临床心血管遗传病学

LINCHUANG XINXUEGUAN YICHUANBING XUE

主编 张开滋 肖传实 邢福泰
　　　华　伟　陈国伟　刘权章

主审 李　璞　陈灏珠

科学技术文献出版社
Scientific and Technical Documents Publishing House
北　京

(京) 新登字130号

内 容 简 介

《临床心血管遗传病学》是顺应"后基因组学时代"浪潮的到来编撰的一部图文并茂的大型专著。全书分总论、各论两篇，共10章。总论有2章，阐述了心血管遗传病学概论、诊断与防治；各论分8章，详细介绍了染色体异常性心血管病、单基因遗传性心血管病、先天性心血管病、风湿热和风湿性心脏病、高脂血症、冠心病、原发性高血压和心肌病。书中采用按文配图的编著方式，系统地阐述了每个心血管病的同义名、溯源与发展、发病机制、临床表现、诊断与鉴别诊断、治疗与防治。

书后附有医学遗传学名词选释，MIM、OMIM释义与功能，人类基因组计划解读，遗传心血管病的皮纹学表现，可供读者查询、领会和吸收书中内容。

本书可供各科临床医师，尤其是心内科、心外科医师、优生优育人员、医学遗传学工作者，以及广大的医学院校师生使用。

科学技术文献出版社是国家科学技术部系统惟一一家中央级综合性科技出版机构，我们所有的努力都是为了使您增长知识和才干。

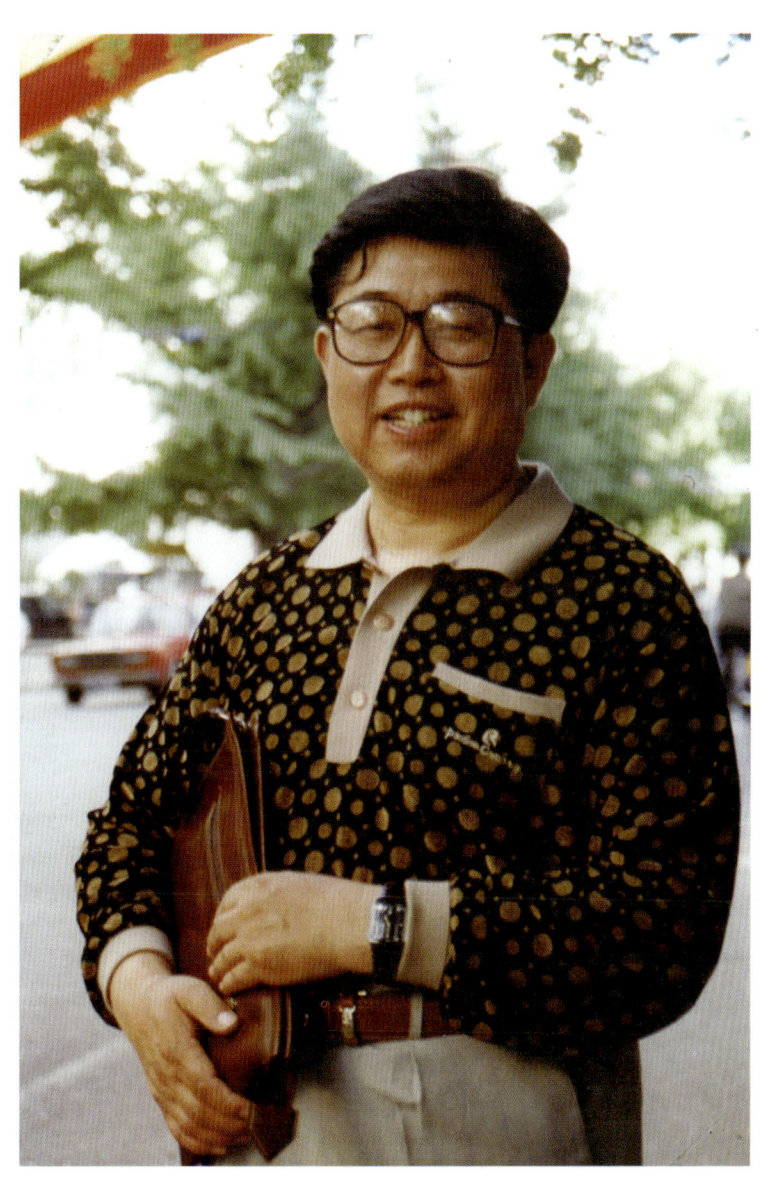

天道酬勤

书于戊子年端午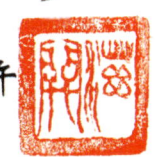

主编简介

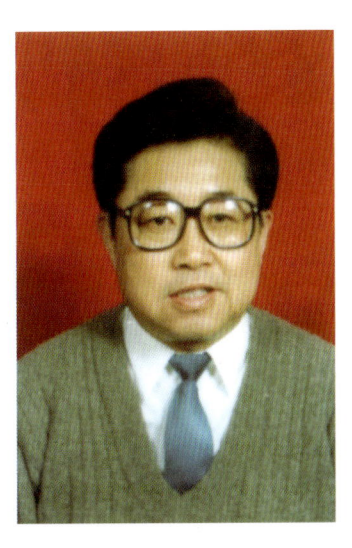

张开滋 教授、主任医师、硕士生导师。祖籍山东莱阳,出身岐黄圣手、医学世家,幼承家学庭训、立志学医。1962年毕业于哈尔滨医科大学医疗系。在校师从著名医学遗传学专家李璞、刘权章教授,著名心血管病专家于维汉院士、傅世英教授。1978年先后在北京协和医院、北京朝阳医院进修内科,受教于著名内科学家翁心植院士、心电学家张晨燕教授。为发扬国粹,传承祖业,再次脱产学习中医后,以中西两法驱病魔,祛沉疴。曾任大连医科大学丹东教学医院心内科主任、医学遗传研究室主任;于1988年在美国乔治·华盛顿大学医学院作访问学者,与国际心血管病专家郑宗锷教授进行学术合作。现任三所大学兼职教授、一家医院名誉院长、一所心研所名誉所长。1997年创建中国心电信息学分会,并任第一、二届委员会主任委员;2005年后任名誉主任委员,中国心力衰竭协会副主任委员,中国心电学学会常务委员,中华医学会辽宁省遗传学会常务委员,辽宁省遗传学会理事,《美国中华心血管病杂志》副主编、《国际心血管与相关疾病杂志》编委、《中国优生与遗传杂志》编委、《实用心电学杂志》编委等职务。

张开滋教授从医近50载,在医疗、教学和科研实践中积累了较坚实的理论基础和丰富的临床经验,擅长治疗心血管疾病。并对Holt-Oram综合征、Marfan综合征予以新命名和分型,得到众多专家的认定和采用。他是我国首位喜马拉雅山P波报道者,是AECG倡用者;于1995年同顾菊康教授等提出"心电信息学"新理念和"静态心电图"规范术语,并按心电信息学图形进行分类,以及系统、完整地介绍各种心电信息检测技术和临床应用,已得到初步认同,并在实践中受到检验和发展。先后发表医学论文180余篇,其中8篇刊登在美国医学杂志、美国心脏杂志、国际心血管杂志上,9篇在加、美、英、意等国召开的七个国际会议上交流,10篇译文。多次主持全国性学术会议,并在北京、天津等地讲学60余次,主编及参编医学专著分为:医学遗传学系列、急诊医学系列、心电信息学系列、心血管病学系列共47部,代表作有:《遗传性心血管疾病》、《心血管遗传病学》、《猝死诊断防治学》、《临床心电信息学》("十五"国家重点图书出版规划)、《临床动态心电图学》、《临床心脏负荷实验学》、《中国心电信息学图解集成》("十一五"国家重点图书出版规划)等。获市、省及军队科技进步奖共9项,还参加多项全国多中心研究课题;并多次担任科研成果鉴定工作。

鉴于在医疗、教学、科研成绩斐然,尤其是在遗传性心血管病方面有所建树,是我国遗传性心血管病学科带头人之一;在心电信息学方面亦有较深造诣,是我国心电信息学的创建者和奠基人。2005年获中国心电信息学分会颁发的特殊贡献奖,2007年荣获中国心电信息学终身成就奖等共17项,享受政府特殊专家津贴。

主编简介

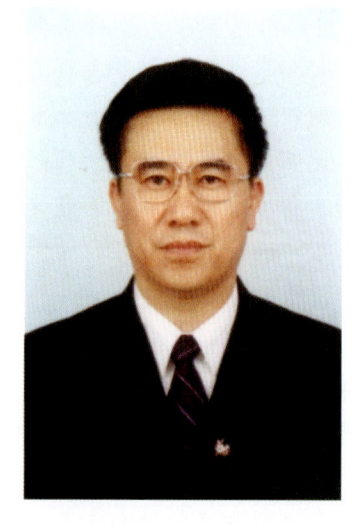

肖传实 1955出生。主任医师、教授，博士生导师，山西省首批跨世纪学科带头人，现任山西医科大学第二临床学院院长。任中华医学会山西省分会理事，中国心电信息学分会主任委员，山西省心血管学会主任委员，山西省医师学会主任委员，山西省流行病学会委员，山西省药品评审委员会委员，中华医院管理学会医院医疗质量管理理事等，《国际心血管与相关疾病杂志》主编、《中国中西医杂志》副主编、《中华心血管病杂志》编委等。

1982年毕业于山西医学院医疗系，1990年公派留学荷兰鹿特丹欧洲心脏中心学习，期间完成两项课题，在欧洲心脏会议上宣读后引起国外专家重视。

1993年利用归国留学科研基金，率先建立了省内第一个心血管病实验室。近20年来，先后承担国家"863计划"项目3项，吴阶平医学基金2项，省级课题11项；研究成果获得省高等学校技术进步一等奖1项，山西省科技进步二等奖4项、三等奖1项，五项课题经省科研鉴定达国际先进水平。先后在各级医学专业杂志发表论文120余篇，出版医学专著8部，代表作《临床心血管综合征学》、《心电图诊断与功能试验》等。1995年成为硕士生导师，2004年成为博士生导师，目前已培养博士研究生3名，硕士研究生36名。

2001年荣获"山西省优秀科技工作者"，2002年荣获"山西省优秀青年专家"称号，2003年荣获"全国优秀管理院长"、"山西省五一劳动奖章"，2004年荣获"山西省劳动模范"，并获国务院授予政府特殊津贴，2005年荣获"中国心电信息学突出贡献奖"，2007年被中国医院协会授予"中国医院优秀院长"称号。

主编简介

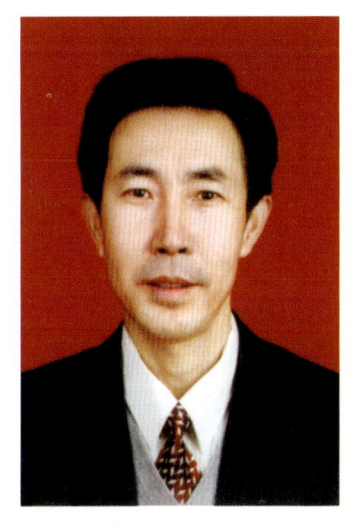

邢福泰 1957年出生。1983年毕业于山西医科大学医学系，医学硕士，现任主任医师，山西医科大学兼职教授，硕士生导师，大同市第四人民医院院长，大同市心血管病研究所所长。现为中国高血压联盟理事，中国心电信息学分会常委，山西医院管理协会病案委员会副主任委员，中华医学会山西心电学会、山西心血管病学会、山西起搏与电生理学会委员、大同市心血管病学会主任委员；担任《实用心血管病杂志》、《中西医结合心脑血管病杂志》编委。

多年来，努力攻克技术难关，20世纪80年代末期，在当地率先开展床旁漂浮导管血流动力学监测、人工心脏起搏、冠状动脉造影、心动过速射频消融、二尖瓣球囊扩张术等项先进技术，填补了省、市医学空白。主攻冠心病、心律失常、高血压的研究。在全国性医学杂志上先后发表研究论文47篇。医学专著10部，代表作《心电学综合征》、《广义监测心电图》等。参与国家"八五"、"九五"多中心协作攻关课题各1项。先后获省、市科技进步奖11项，现承担省、市科研项目2项。先后两次在国际学术论坛上做大会交流。现已被《中国中青年名医辞典》收载。

曾先后获得山西省优秀中青年科技工作者，大同市优秀专家和拔尖人才，省、市政府分别为其荣记立一、二等功。

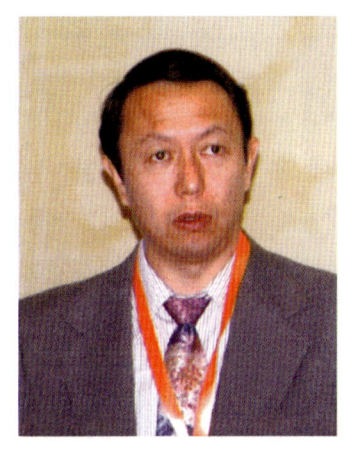

华 伟 1962年出生。主任医师、教授、博士生导师，现任中国医学科学院阜外心血管病医院心律失常诊治中心副主任。1985年毕业于上海医科大学医学系，获医学学士。同年到中国医学科学院阜外心血管病医院心内科工作。先后在中国协和医科大学攻读医学硕士和博士学位。1994—1996年赴澳大利亚墨尔本皇家医院心内科深造，进行临床心脏起搏与电生理专科训练。此后，曾在美国Mayo Clinic心脏中心等参观学习。现被聘为卫生部高级职称评审委员会委员、中国医疗装备协会评审专家组成员、中华医学会医疗事故鉴定专家委员会委员等。中华医学会心电生理与起搏分会心脏起搏专业委员会副主任委员，美国心律学会（HRS），欧洲心律学会（EHRS）会员。

担任《中国介入心脏病学杂志》、《中国心脏起搏与电生理杂志》、《老年心脏病学杂志（英文）》、《中华心律失常杂志》等杂志编委。以第一作者发表论文80余篇，包括美国JACC，PACE等杂志，主编或参编专著10余部。获国家科技进步二等奖1项，中华医学科技进步二等奖1项，卫生部科技进步三等奖1项，北京市科技进步二等奖1项、三等奖1项。

作为课题负责人，承担国家"十五"攻关课题（ICD的应用和心脏性猝死预防研究）、首都科技发展基金重点项目各1项，国家973课题子课题1项，并承担国际合作研究项目2项。

主编简介

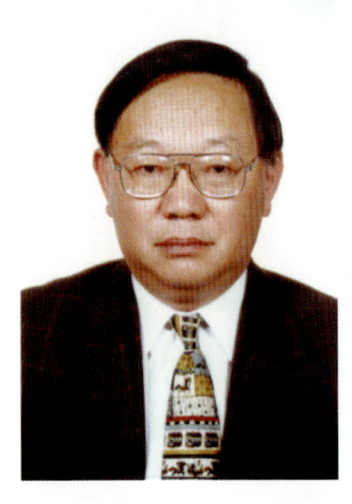

陈国伟 1940年出生。教授、博士生导师。1963年毕业于上海第二医学院医疗系，同年到中山医学院（现称中山大学）附属第一医院内科工作。1992年晋升为教授，2000年任博士生导师。1989年和1992年先后两次应邀赴澳门镜湖医院任心脏科主任，开展心血管病防治工作，获澳门同胞好评。1993年至2000年任中山大学附属第一医院大内科副主任兼心内科副主任。目前主要从事心力衰竭、冠心病和高血压的研究。获中山大学附属第一医院著名专家称号，享受国务院专家特殊津贴，现任广东省老教授协会心血管分会主任委员，曾任国务院学位办和国家教委七年制医学教学和学位授予质量评估专家组成员。中华医学会首届急诊学会全国委员，中南和西南地区中华医学会急诊学会常务理事，中国心力衰竭协会副主任委员和《现代医学仪器与应用杂志》主编，担任多种杂志副总编、常务编委和编委。

在20多家医学杂志发表论文500多篇。主编《实用超声心动图学》、《心血管病诊断治疗学》、《内科症状鉴别诊断》、《现代临床实验诊断学》、《现代急诊内科学》、《现代心脏内科学》（第一版、第二版）、《高级临床内科学》等专著10余部。获卫生部科技进步奖二等奖1项；广东省科技进步三等奖2项。担任副主编、编委和编著者专著10多部。

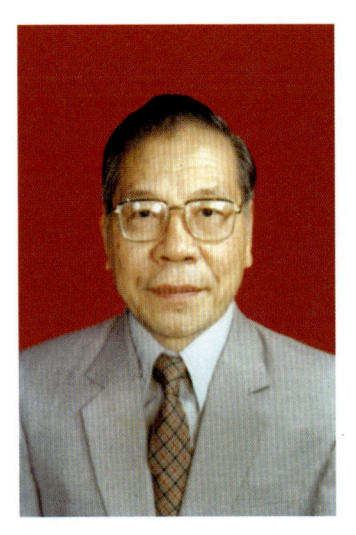

刘权章 1929年出生。1951年毕业于同济大学理学院动物学系，同年到哈尔滨医科大学生物学教研室；历任助教、讲师、副教授，现任哈医大医学遗传研究室教授。2004年2月任卫生部全国产前诊断专家组成员。数十年来一直从事教学、科研、研究生培养、遗传优生咨询门诊等。曾任中国优生科学协会副会长、中国优生优育协会专家委员会委员、东北三省优生协会理事长、黑龙江省遗传学会理事长；兼任哈尔滨市医疗事故技术鉴定委员会委员，《中华医学遗传学杂志》、《中国优生与遗传学杂志》、《中华现代妇产科杂志》编委。主编《医学遗传学纲要》、《优生优育学》、《人类染色体方法学》、《临床遗传学彩色图谱》、《遗传优生计算机咨询、诊断系统》、《遗传咨询》、《病残儿疾病学》等。在国内外发表论文100余篇，曾获国家科技进步二等奖，国家教委、卫生部、黑龙江省科技进步奖多项。2001年被九三学社黑龙江省委员会授予"爱党爱社献身科学好社员"荣誉称号。曾多次应邀在台湾大学、台湾荣民总院、台湾省妇幼保健院进行学术交流，为促进海峡两岸学术界的友好交往做出了有益的贡献。

作者名单

主　　审　李　璞　陈灏珠

主　　编　张开滋　肖传实　邢福泰　华　伟　陈国伟　刘权章

副 主 编　边云飞　王　江　王红宇　刘豫阳　李广镰　支　龙　徐丽英　李德友

主编助理　谷志华　曲晓燕　杨慧宇　汤亚明

编　　委
　　　　　张开滋　教　　　授　大连医科大学教学医院
　　　　　肖传实　教　　　授　山西医科大学第二临床医学院
　　　　　王红宇　教　　　授　山西医科大学第二临床医学院
　　　　　边云飞　教　　　授　山西医科大学第二临床医学院
　　　　　高　奋　副 教 授　山西医科大学第二临床医学院
　　　　　邢福泰　教　　　授　大同市心血管病研究所
　　　　　曹化东　副主任医师　大同市心血管病研究所
　　　　　徐丽英　副主任医师　大同市心血管病研究所
　　　　　张年萍　教　　　授　大同大学医学院
　　　　　刘权章　教　　　授　哈尔滨医科大学
　　　　　李树林　教　　　授　哈尔滨医科大学附属第一医院
　　　　　李　晔　教　　　授　哈尔滨医科大学附属第一医院
　　　　　陈国伟　教　　　授　中山大学附属第一医院
　　　　　李广镰　教　　　授　广州医学院附属广州市第一人民医院
　　　　　华　伟　教　　　授　中国医学科学院阜外心血管病医院
　　　　　王　文　教　　　授　中国医学科学院阜外心血管病医院
　　　　　高玖鸣　教　　　授　中国医学科学院阜外心血管病医院
　　　　　李翠兰　副 研 究 员　北京大学人民医院
　　　　　张望德　教　　　授　首都医科大学北京朝阳医院

曲秀芬	教　　　授	哈尔滨医科大学附属第一医院
刘晓媛	教　　　授	河北医科大学附属秦皇岛市第一医院
祝善俊	教　　　授	第三军医大学附属新桥医院
王　江	副 教 授	第三军医大学附属新桥医院
李德友	副主任医师	解放军61785部队医院
孟庆华	主 任 医 师	中南大学湘雅医学院附属海口医院
刘豫阳	教　　　授	复旦大学医学院附属儿科医院
顾菊康	教　　　授	上海交通大学医学院附属第一医院
杨　波	教　　　授	武汉大学人民医院
鲁　端	教　　　授	浙江大学医学院附属邵逸夫医院
柳　茵	教　　　授	青海大学附属医院
支　龙	主 任 医 师	晋中市第三人民医院
刘　蓉	教　　　授	昆明医学院附属第一医院
张英杰	教　　　授	辽宁医学院附属第一医院
林治湖	教　　　授	大连医科大学附属第一医院
宋明云	教　　　授	山东滨州医学院附属医院

编写者名单

田小利　汪红霞　赵晓月　于　阳　曾　冲　李宝玉　郭　娜
杨晓静　宋盛晗　刘世芳　邓勇志　盛　锋　田　宏　刘致珍
李俊伟　曹春歌　乔　青　仇晓亮　王　欣

李 序

心血管疾病是危害人类健康的主要因素,已构成我国死亡率第一、二位,而备受重视,成为当前研究的热点之一。随着全球人类基因组计划草图和精细图完成后,"后基因组学"时代已经来临,医学遗传学的长足进步也极大地推动了临床医学的发展。

张开滋等于1994年出版的《心血管遗传病学》,在当时是难得的一部训练我国广大医师更新知识的医学遗传学参考书。现紧跟医学分子遗传学发展形势需要,推出了《临床心血管遗传病学》,更为难能可贵。本人作为主审,有幸先睹为快,深悉其内容深广、条理清晰、结构完整、叙述简明,图文辉映;对每种与遗传有关的心血管病进行系统论述,就其遗传方式、发病机制、临床表现、诊断、咨询、治疗、预后及预防措施等方面进行了较系统介绍,比较全面地反映了近年来国内外心血管遗传病学研究进展。

本书主编张开滋教授毕业于哈尔滨医科大学医疗系(1957—1962),从事心血管病学和医学遗传学的医、教、研工作近50年,有较强的理论基础和丰富实践经验;笔耕不辍,有编著40余部书的写作功底,集医学遗传学和心血管病专业两大特点,厚积薄发,数十年经验磨一剑,今与众专家合作,顺应形势发展需要,因势利导推出《临床心血管遗传病学》新作;展阅通篇书稿,字字珠玑;拓展鼎新,启人心扉。古人曰:"举贤不避亲"这是一部反映国内外"心血管遗传病学"的新进展、新观点、新成果的书;是一部具有先进性、科学性、可读性的专著,必将推动我国的心血管病学、医学遗传学的发展。

阅后深感实用性强,值得临床广大医生和医学遗传学工作者阅读参考,故乐于作序。

原中国遗传学会　副理事长
原中华医学会遗传委员会　副主任委员
中国医学科学院学术委员会　委员
国务院学位委员会学科评议组　成员
哈尔滨医科大学遗传研究室　主任

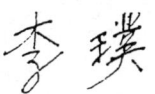

陈 序

20世纪80年代末由著名遗传学家刘祖洞教授主编的一套《医学遗传学丛书》于90年代初由科学出版社陆续出版。由张开滋、李广镰、孙启斌主任等编著的《遗传性心血管疾病》作为该丛书中的一本，于1990年出版，当时我应邀作主审并作序。该书出版后，国内外对遗传性疾病的研究不断地发展，尤其是细胞遗传学和分子遗传学的发展尤为迅速，使得一些遗传性疾病的基因诊断和基因治疗成为可能。医学遗传学也在临床医学中向广度和深度发展，形成新的应用学科——临床遗传学。在这样形势下，李广镰、张开滋和郑宗锷教授及时编著了近60万字的新作《心血管遗传病学》，于1994年出版。书中对212种与遗传有关的心血管疾病进行系统介绍，内容较《遗传性心血管疾病》更广、更深，为当时缺乏医学遗传学培训的我国广大医生提供了一本很好的参考书，为在临床医师中普及遗传学知识做出一定的贡献。

光阴荏苒，2000年国际协作进行的人类基因组计划公布了人类基因组框架结构图，2003年宣布基因组的精细测序工作全部完成，为深入到基因和分子水平来认识遗传性疾病和遗传有关的疾病提供条件。医学遗传学迅猛发展，在向医学领域渗透的同时，也极大地促进临床医学的长足发展。现今"后基因组学时代"浪潮已经到来，在这新形势下，张开滋、肖传实、邢福泰、华伟、陈国伟、刘权章教授等以他们医学遗传学的专长结合诊治心血管病的丰富临床经验，再次及时精心主编这本《临床心血管遗传病学》，还邀请刘豫阳、祝善俊、李广镰、王文、王红宇、曲秀芬、顾菊康、杨波教授等多位心血管病学专家、遗传学专家、心电学专家参加编写。我再次应邀任主审，批阅之余，深感此书结合医学遗传学和心血管病学阐述它们的进展，内容新颖、叙述翔实、编排合理、图文并茂、可读性高、实用性强，是一本可供临床参考的专著。相信它的出版，会使我国广大心脏科医师提高对临床心血管遗传病学新进展的了解，更新知识，提高诊治水平有很大的帮助，必将受到广大临床医师、医学院校师生的欢迎。故乐予作序推荐。

中国工程院　院士
复旦大学附属中山医院　教授
上海市心血管病研究所　所长
世界卫生组织心血管病研究和培训合作中心　主任

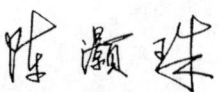

前　言

医学遗传学经过半个多世纪的发展，已经成为一门涉及数千种遗传性疾病的基础理论和临床实践的科学。于世纪之交和本世纪初，随着全球人类基因组计划草图和精细图完成后，人类基因组这部天书已被完全读出，人类基因组的研究正从结构分析转向功能基因组学——"后基因组学时代"已经来临，分子遗传学在向医学领域渗透的同时，使临床医学也得到了长足发展，形成医学遗传学。正如我国卫生部长、著名医学遗传学家陈竺院士所言："所有的医生都需要熟悉遗传学原理和遗传学检测，才能正确地诊断、治疗疾病，以及为病人提供建议。医学遗传学，曾经作为专家领域，现在很快变成了初级医生的必修课。……以此来提高我国医生的遗传学水平。"我们有充分理由相信，21世纪将是医学革命发展的一个世纪，也是开创医学崭新模式的一个世纪，更是医学取得辉煌成就的一个世纪。

我们于1990年出版《医学遗传学丛书》中的一本——《遗传性心血管疾病》，尤其是于1994年编著的《心血管遗传病学》，对212种与遗传有关的心血管疾病进行了系统介绍，为填补空白之作，对当时缺少医学遗传训练的我国广大医生来说，是一本不可缺少的参考书，起到了一定的历史性作用，因此得到时任国家科委主任宋健、卫生部长陈敏章题词，并获得科技进步奖。时光如箭，已过去17个春秋，此书远远不能适应当前的需要。为顺应形势的发展，编写一部紧跟学科发展的高质量新书，自然就成为首要工作。中国心电信息学分会立意编著这部《临床心血管遗传病学》，为铸造这部精品，举学会团队之力，又诚邀学术造诣高、实践经验丰富、勤于笔耕不辍、确有特长的专家，由心血管病学、儿科学、心电学、医学遗传学等专家共同组成实力型编委会，参阅国内外大量文献，博采群说、精心选取、多角度、全方位地反映心血管遗传病学领域中的新进展，其使分类更加合理，病种大为增加，内容更为深广，条理更加清晰，结构更加完整，并配有相应的图表与文辉映，除具相得益彰之效外，更主要的是将新观念、新技术、新方法、新成就、新成果引入，使本书新颖、拓宽、充实、完整、先进，突出面向临床，更为实用。既是《心血管遗传病学》第二版，又是一本崭新的图文并茂新书——定名为《临床心血管遗传病学》。本书理应按染色体病、单基因病、多基因病等分类，考虑到广大读者的阅读习惯以及对离子通道病和线粒体脑肌病的重视，特从心肌病分类中辟出遗传性心律失常专章，故加说明。力争使之成为一部学术价值高的参考书、实用性强的工具书、临床工作的案头书。祈福广大读者从中获益，则是编著者的初衷和至幸。

笔者上述之言，难免张扬之举、自诩之嫌，实则白纸黑字、如履薄冰、铅华油香、接受考验。由于编委们在繁忙工作之余编写，众笔合撰风格不一，重叠或错漏之处在所难免，作为首席主编，难脱其咎。敬希"入乎其内，故能写之；出乎其外，故能观之"的专家、同道悉心指教，斧正润色、补益其疏，以备再版时遵照修订。

　　书成之时，衷心感谢遗传学泰斗李璞教授和心血管病大师陈灏珠院士主审。他们在百忙之中，悉心指导、不惜笔墨、斧正润色，并惠于作序，为本书添色增辉，使我们倍受鼓舞；也真诚感谢著名医学遗传病专家刘权章教授再次与我联手，且与著名心脏病专家肖传实、邢福泰、华伟、陈国伟教授联袂担纲主编；编委绝大多数是我国医学遗传学、心脏病学、儿科学、心电学的知名专家，还有近年来崭露头角、才华横溢的精英新秀，当我捧阅他们的书稿，进行编著此书时，深感读名家之作，收获良多，澎湃之情，在心中油然而生，正是他们挥笔振书，鼎力配合，数易其稿，付出大量心血，互勉互力，使之稿就成书，在此真诚感谢这些编委们！本书的编著离不开传承、吸收国内外前辈的许多宝贵经验，在编写过程中参阅了大量参考文献和相关书籍，在此一并表示感谢！

　　由于编委们在繁忙工作之余抽暇编写，众笔合撰，难免风格不一，重叠或错漏之处在所难免，敬希同仁不吝赐教。

中国心电信息学分会　名誉主任委员

张开滋

目 录

总 论

第一章 心血管遗传病学概论 ... 3

第一节 遗传性心血管病概况 ... 3
一、定义 ... 3
二、简史 ... 3
三、现状 ... 7
四、展望 ... 9
五、遗传手段治疗 ... 9

第二节 遗传因素在遗传性心血管病发生中的作用 ... 10
一、遗传因素在发病上起决定性作用 ... 11
二、遗传因素和环境因素对发病都有作用 ... 11
三、发病基本决定于环境因素 ... 11

第三节 遗传性心血管病的特点及分类 ... 12
一、遗传性心血管病的特点 ... 12
二、心血管遗传病的分类 ... 14

第二章 遗传性心血管病的诊断与防治 ... 26

第一节 遗传性心血管病的诊断 ... 26
一、遗传性心血管病的临床诊断 ... 26
二、遗传性心血管病的遗传学诊断 ... 26

第二节 遗传性心血管病的咨询 ... 30
一、遗传咨询的作用 ... 31
二、遗传咨询的目的 ... 31
三、咨询的对象 ... 31
四、遗传咨询的步骤 ... 31
五、遗传咨询时应注意的事项 ... 34

第三节 遗传性心血管病的防治 ... 36
一、大力开展群体的普查与普防工作 ... 36

二、遗传性心血管病的治疗 ··· 38

各　论

第三章　染色体异常性心血管病 ··· 43

第一节　常见心血管异常改变的染色体综合征 ······································ 44

一、3q部分三体综合征 ··· 44

二、4p部分单体综合征 ··· 44

三、4q部分单体综合征 ··· 47

四、5p部分单体综合征 ··· 49

五、8三体综合征 ··· 51

六、8p部分单体综合征 ··· 52

七、9三体综合征 ··· 54

八、9p部分单体综合征 ··· 55

九、11q部分单体综合征 ··· 57

十、13三体综合征 ··· 58

十一、13q部分单体综合征 ·· 60

十二、14q部分三体综合征 ·· 61

十三、15q部分三体综合征 ·· 62

十四、18三体综合征 ·· 63

十五、18q部分单体综合征 ·· 65

十六、21三体综合征 ·· 66

十七、22三体综合征 ·· 71

十八、22部分四体综合征 ··· 72

十九、Turner综合征 ·· 73

二十、Klinefelter综合征 ··· 75

二十一、49，XXXXY综合征 ··· 77

第二节　少见染色体异常性心血管病 ·· 78

一、1q部分三体综合征 ··· 78

二、2q部分三体综合征 ··· 80

三、3p部分三体综合征 ··· 81

四、3p部分单体综合征 ··· 83

五、4q部分三体综合征 ··· 84

六、6p部分三体综合征 ··· 86

七、6q部分三体综合征 ··· 87

八、7q部分单体综合征 ··· 89

九、8p部分三体综合征 ··· 90

十、8q部分三体综合征 ··· 91

十一、9p部分三体综合征 ··· 92

十二、10p部分三体综合征 ··· 95
　　十三、10q部分三体综合征 ··· 96
　　十四、11q部分三体综合征 ··· 97
　　十五、16p部分三体综合征 ··· 98
　　十六、18q部分三体综合征 ··· 98
　　十七、18q部分单体综合征 ··· 100
　　十八、21环状染色体综合征 ·· 101
　　十九、48，XXXX综合征 ·· 103
　　二十、49，XXXXX综合征 ··· 104

第四章　单基因遗传性心血管病 ·· 106
第一节　常染色体显性心血管病 ··· 107
　　一、Holt-Oram综合征 ··· 107
　　二、Marfan综合征 ·· 118
　　三、豹皮综合征 ··· 125
　　四、尖头并指（趾）Ⅰ型 ·· 131
　　五、颅面骨发育不良综合征 ··· 132
　　六、成骨不全 ··· 134
　　七、下颌面骨发育不良 ··· 136
　　八、耳聋-眼病-白发综合征 ··· 137
　　九、Townes-Brocks综合征 ·· 139
　　十、Noonan综合征 ·· 140
　　十一、尖头并指（趾）Ⅲ型 ·· 141
　　十二、成年多囊肾病 ··· 142
　　十三、心-面-皮肤综合征 ··· 144
　　十四、Hay-Wells综合征 ·· 144
　　十五、遗传性出血性毛细血管扩张症 ·· 145
　　十六、遗传性血管性水肿 ··· 147
　　十七、遗传性血管神经性喉水肿 ·· 148
　　十八、神经纤维瘤 ··· 148
　　十九、腭-心-面综合征 ··· 150
　　二十、Williams综合征 ·· 152
　　二十一、de Lange综合征 ··· 154
　　二十二、眼-耳-脊椎发育不良综合征 ··· 155
　　二十三、Klippel-Feil综合征 ··· 157
　　二十四、先天性多关节弯曲 ··· 158
　　二十五、宽拇指-巨趾综合征 ·· 159
　　二十六、二尖瓣脱垂 ··· 161
　　二十七、早老综合征 ··· 166

第二节　常染色体隐性心血管病 ··· 168

一、点状软骨发育不良AR型 …………………………………………………… 168
二、软骨-外胚层发育不良 …………………………………………………… 169
三、Fanconi贫血 ……………………………………………………………… 170
四、血小板减少伴桡骨发育不全 …………………………………………… 171
五、Meckel综合征 ……………………………………………………………… 172
六、Smith-Lemli-Opitz综合征 ………………………………………………… 173
七、Laurence-Moon-Biedl综合征 ……………………………………………… 174
八、脑-肝-肾综合征 …………………………………………………………… 176
九、鸟头-侏儒综合征 ………………………………………………………… 177
十、侏儒-视网膜萎缩-耳聋综合征 …………………………………………… 178
十一、隐眼-并指综合征 ……………………………………………………… 179
十二、Kartagener综合征 ……………………………………………………… 180
十三、Refsum综合征 …………………………………………………………… 182
十四、肾上腺-性征综合征 …………………………………………………… 183
十五、Mulibrey综合征 ………………………………………………………… 186
十六、镰形细胞贫血 ………………………………………………………… 187
十七、原发性血色病 ………………………………………………………… 188
十八、尿黑酸尿症 …………………………………………………………… 189
十九、囊性纤维变性 ………………………………………………………… 190
二十、毛细血管扩张性共济失调 …………………………………………… 193
二十一、CHARGE综合征 …………………………………………………… 194
二十二、尖头并指（趾）Ⅱ型 ………………………………………………… 195
二十三、愉快性侏儒综合征 ………………………………………………… 196
二十四、Pompe综合征 ………………………………………………………… 197
二十五、Forbes综合征 ………………………………………………………… 200
二十六、Riley-Day综合征 …………………………………………………… 201
二十七、Hurler综合征 ………………………………………………………… 202
二十八、Scheie综合征 ………………………………………………………… 203
二十九、Hurler/Scheie复合综合征 …………………………………………… 204
三十、Hunter B型综合征 ……………………………………………………… 204
三十一、Sanfilippo综合征 …………………………………………………… 205
三十二、Morquio综合征 ……………………………………………………… 205
三十三、黏多糖Ⅴ型综合征 …………………………………………………… 207
三十四、成人型早老症 ……………………………………………………… 209
三十五、Bloom综合征 ………………………………………………………… 210

第三节　性连锁遗传心血管病 ……………………………………………… 212
一、灶性皮肤发育不良 ……………………………………………………… 212
二、色素失调症 ……………………………………………………………… 212
三、CHILD综合征 …………………………………………………………… 214

四、卷发综合征 · 215
　　五、FG综合征 · 216
　　六、Simpson畸形综合征 · 216
　　七、Hunter A型综合征 · 218

第四节　遗传方式未定的单基因心血管病 · 219
　　一、Larsen综合征 · 219
　　二、动脉-肝脏发育不良综合征 · 220
　　三、胎儿面综合征 · 221
　　四、非对称性哭泣面容 · 222
　　五、Kabuki化装综合征 · 224
　　六、Meill-Marchesani综合征 · 224
　　七、Ehlers-Danlos综合征 · 226

第五章　先天性心血管病 · 231

第一节　先天性心血管病概述 · 232
　　一、心血管系统发育的分子基础 · 232
　　二、先天性心脏病的遗传学研究 · 238
　　三、心脏致畸原在先心病中的作用 · 243
　　四、先天性心脏病的基因异常 · 251

第二节　各类型先心性心血管病 · 258
　　一、房间隔缺损 · 258
　　二、房室隔缺损 · 264
　　三、室间隔缺损 · 269
　　四、动脉导管未闭 · 274
　　五、肺动脉口狭窄 · 277
　　六、法洛四联症 · 280
　　七、主动脉缩窄 · 285
　　八、主动脉口狭窄 · 288
　　九、大动脉转位 · 289
　　十、三尖瓣下移畸形 · 294
　　十一、三尖瓣闭锁 · 296
　　十二、三房心 · 299
　　十三、右室双出口 · 301
　　十四、Eisemenger综合征 · 304
　　十五、Lutembacher综合征 · 307
　　十六、左心发育不良综合征 · 309
　　十七、无顶冠状静脉窦 · 310

第六章　风湿热和风湿性心脏病　315
第一节　风湿热和风湿性心脏病概述　315
一、流行病学　315
二、病理生理和发病机制　316
三、病理　321
四、临床表现　322
五、实验室及器械检查　324
六、鉴别诊断　326
七、治疗　326
八、预防与预后　327
第二节　慢性风湿性心脏病的诊治防　328
一、风湿热和急性风湿性心脏病　328
二、慢性风湿性心脏病　328

第七章　高脂血症　356
第一节　高脂血症概述　356
一、血脂的组成及结构　356
二、高脂血症的病因　361
三、高脂血症的遗传学研究　363
第二节　高脂血症的诊治防　367
一、高脂血症的诊断　367
二、高脂血症的治疗　374

第八章　冠心病　388
第一节　冠心病概述　388
一、流行病学　388
二、遗传学研究　394
三、发病机制　401
第二节　冠心病的诊治防　410
一、诊断　410
二、治疗　414
三、预防　428

第九章　原发性高血压　435
第一节　原发性高血压概述　436

一、高血压病的溯源与发展史 ·· 436

　　二、高血压流行病学 ·· 436

　　三、原发性高血压发病机制 ·· 439

　　四、原发性高血压遗传学研究的策略和方法 ··· 450

　　五、高血压基因研究现状和展望 ··· 453

　第二节　高血压病的诊治防 ··· 455

　　一、高血压诊断 ·· 455

　　二、高血压治疗 ·· 462

　　三、高血压防治 ·· 483

第十章　心肌病 ·· 490

　第一节　心肌病概论 ·· 490

　　一、历史演进 ·· 490

　　二、定义与分类 ·· 493

　　三、流行病学 ·· 496

　　四、治疗进展 ·· 496

　　五、我国心脏病现状与展望 ·· 497

　第二节　心肌病的诊治防 ··· 498

　　一、肥厚型心肌病 ··· 498

　　二、扩张型心肌病 ··· 509

　　三、致心律失常性右室心肌病 ·· 522

　　四、心肌致密化不全 ··· 533

　　五、病态窦房结综合征 ·· 540

　　六、长Q-T综合征 ··· 556

　　七、短Q-T综合征 ··· 566

　　八、Brugada综合征 ··· 581

　　九、Kearns-Sayre综合征 ··· 598

　　十、婴儿猝死综合征 ··· 608

　　十一、成人猝死综合征 ·· 616

附　录 ··· 624

　　一、医学遗传学名词选释 ··· 624

　　二、MIM、OMIM释义与功用 ·· 639

　　三、人类基因组计划解读 ··· 641

　　四、遗传心血管病的皮纹学表现 ··· 644

总 论

第一章

心血管遗传病学概论

　　临床心血管遗传病学是临床遗传学的一个分支，包括心血管遗传病的筛查、诊断、治疗、预防、咨询、随访和医学指导等。本章共分三节，阐述了遗传性心血管病概况、遗传因素在发病中的作用，以及遗传性心血管病的特点及分类。介绍了遗传学很多基本知识，使广大读者不仅能更好地领会本书内容，也能贯彻中国医学科学院院长、全国高校8年制临床医学卫生部规划教材编委会主任委员刘德培院士，卫生部长、医学遗传学主编陈竺院士明确写到的："由于遗传因素在疾病诊断和治疗中的重要性，所有的医生都需要熟悉遗传学原理和遗传学检测，才能正确地诊断、治疗疾病以及为病人提供建议。医学遗传学，曾经作为专家领域，现在很快变成了初级医生的必修课"，为更好地为患者提供临床服务的指导精神。其最终目的在于减少遗传性心血管病的发生和减少患者痛楚，使他们尽可能享有平安的幸福人生。

第一节　遗传性心血管病概况

一、定义

　　人类遗传学（human genetics）是研究人类（包括个体和群体）遗传性状和变异规律及其物质基础的科学。医学遗传学（medical genetics）是人类遗传学的主要组成部分，主要是研究人类疾病发生发展与遗传因素的关系，提供诊断、治疗、预防遗传性疾病的科学依据，从而对改善人口素质做出贡献。晚近，从医学遗传学发展出一个重要分支，即临床医学和遗传学相互渗透形成的一门新学科——临床遗传学（clinical genetics），主要是研究遗传病（genetic disease）形成机制、传递方式、诊断、治疗、预后、复发风险和预防措施等，以控制遗传病对人类的危害。遗传性心血管病既是临床常见病、多发病，又是主要遗传性疾病之一，属于临床遗传学的重要组成部分，即遗传性心血管病分支学科或心血管遗传病分支学科。

二、简史

（一）医学遗传学简史

　　人类观察和认识遗传现象由来以久，我国早在春秋战国时期已有"其子类父"、"男女同姓，其生不蕃"的记载。在外国，亚里士多德（公元前384—322年）描述和解释了"类生类"的遗传现象。18世纪Maupertuis研究了白化病家系，指出多指（趾）及皮肤和毛发色素缺乏，这两种性状是有各自不同的遗传方式。

　　1859年Boedeker首先确诊尿黑酸尿症，这是最早报道的先天性代谢病。

　　现代遗传学的奠基人是19世纪奥地利僧侣孟德尔（Mendel 1822—1884年）1866年发表

的《植物杂交实验》一文揭示生物遗传性状的分离和自由组合两大定律,这是以科学实验为基础而诞生的遗传学标志。但 Mendel 这两大定律为中心的遗传因子学说,在他死后的 1900 年两大定律才被重新发现而被重视,并应用于人类遗传学。1901 年遗传学家 Bateson 揭示医学家 Garrod 描述的 4 个尿黑酸尿症家系指出其疾病性状属隐性遗传性状,这是首次提出先天性代谢病的概念。1903 年 Farabee 指出短指(趾)为显性性状,这是人类显性遗传病第 1 例。1909 年 Nilsson 研究数量性状的遗传,用多因子效应和环境因素的共同作用阐述数量性状的遗传规律。这一阶段,遗传学的理论得到了充分发展。

1903 年 Sutton 和 Boveri 明确提出,遗传因子就在染色体上,这就是染色体遗传学说。1909 年 Johannsen 将遗传因子改称为基因(gene),他还是基因型(genotype)和表现型(phenotype)的提出者和创始人。

1905 年 Costle 首先用果蝇开始了动物试验,1910 左右,Morgan 及其学生们用果蝇作了大量研究工作,发现了遗传学上的第三定律即连锁交换律,发表在他的名著《基因论》一书中,这形成了完整的基因学说,由此奠定了现代遗传学上的孟德尔-摩尔根基因论学说。

医学遗传学是在遗传学基础上发展起来的。人类细胞遗传学的发展是与染色体制备和观察方法的进步密不可分的。1952 年徐道觉建立了低渗法染色体制片技术;1956 年蒋有兴等使用秋水仙碱获得了更多中期细胞分裂象,证实人体染色体数目为 46,这标志着细胞遗传学的建立。1960 年 Moorhead 综合了徐道觉、蒋有兴及 Newell 等的应用植物血凝素等技术,建立了人体外周血体外培养和染色体制片等一系列实验技术,从而可简便有效地进行染色体的检查和研究,而使染色体分析技术迅速应用于临床。1959 年有三项成果发现:① Lejeune 等发现 Down 综合征为 21 三体;② Ford 发现 Turner 综合征为 45,X;③ Jacobs 和 Strong 发现 Klinefelter 综合征为 47,XXY。因此,1959 年被誉为临床遗传学的开创之年。1960 年 Nowell 研究小组在美国费城慢性粒细胞白血病患者的血细胞中第一次发现了特定染色体,命名为费城染色体(Ph' chromosome),这是一个标记性染色体,后来证实对肿瘤的诊断、治疗、预后及肿瘤细胞的演变过程的理论研究都有十分重要意义。1970 年 Caspersson 等相继建立了各种显带技术和高分辨显带技术,使更多的染色体畸变引起的疾病不断被发现和报道。

1940 年 Pauling 在研究镰状细胞贫血发现有一种异常血红蛋白 Hbs,从而提出分子病概念;1956 年 Ingram 发现珠蛋白第 6 位氨基酸由谷氨酸变为缬氨酸是该病的致病基因。1961 年 Robert Guthrie 建立检测新生儿是否患苯丙酮尿症的新方法,并且发现限制苯丙氨酸摄入,可有效地防止该病的发展,而取得治疗效果。此项工作对开展早期检出遗传病的研究,以及寻找防治和控制先天性代谢病起了推动作用。

1953 年 Watson 和 Crick 研究 DNA 的分子结构,提出了 DNA 双螺旋结构,使人们认识了遗传物质的化学本质。随着生物化学实验技术的进展,对一些先天性代谢缺陷疾病的生化机制逐步阐明,如糖原贮积症 I 型是由于缺乏葡萄糖-6-磷酸酶(G-6-PD),苯丙酮尿症缺乏苯丙氨酸羟化酶,从而提出了一种基因一种酶的学说。

20 世纪 70 年代,限制性内切酶的使用使研究者第一次能够对 DNA 进行可控操作。1978 年简悦威首次利用 DNA 多态性与致病基因的关联性,成功地实现了对镰状细胞贫血的产前诊断。20 世纪 80 年代出现的聚合酶链反应(PCR)技术能在体外实现 DNA 分子的扩增,从而使某些疾病的 DNA 检测成为临床常规工作,这一切标志性事件,表明分子生物学时代的到来。

免疫学实验技术的发展扩大了遗传病的概念,并为防治带来新的方法。1900 年 Landsteiner 发现了 ABD 血型。之后,陆续发现了 10 余种血型系统,为临床输血配型奠定了基础。1941 年有学者提出新生儿溶血症系由胎母红细胞抗原不相容引起的同种免疫所致;1952 年发现了白细胞凝集素;1964 年揭示了人体多态性的 HLA 系统,使器官移植供、受体配型有了保证;1950 年有学者描述了严重联合免疫缺乏症;1952 年有学者报道了单纯为体液免疫缺乏的低丙种球蛋白血症,……这一切都揭示了一系列遗传方式各异、临床表现多样的遗传性免疫缺乏病。

1959 年 Vogel 提出了药物遗传学,1971 年

Brewer提出生态遗传学；从而丰富了医学遗传学内容。

分子遗传学的发展促进了反求遗传学（reverse genetics）的进展。它是从经典的遗传学研究从表现型到基因型这条路线，转变成从基因型到表现型的反求路线，即在不知道某种遗传病蛋白质异常的情况下，直接寻找致病DNA的变异，从而揭示因DNA变异导致的蛋白质异常。目前科学家已寻找到很多致病基因。表观遗传学（epigenetics）是研究不涉及DNA序列改变的基因表达和调控的可遗传变化的新兴遗传学分支，方兴未艾，这些都使得医学遗传学更加丰富多彩。

（二）临床心血管遗传学简史

早在1745年，意大利著名医生Lancis就曾断言"……无可否认，心脏病变可以由父亲传递给子女。心脏缺陷可在转瞬之间由父母打上深深的烙印并传给下一代"。尽管这种说法在当时更多的是属于一种天才的推测，而并非有充分科学依据的结论，但是它却清楚地表明，至少在200年前，人类就开始觉察到了心血管系统疾病与遗传之间的密切关系。之后，从对单个的病种，少数家族性病例的认识和收集到发展成一门内容丰富、实用性强、具有相应理论体系的新的边缘学科分支，大致经历了三个时期。

20世纪50年代以前，是对遗传和心血管疾病的密切关系认识时期。这一时期人们主要是发现和收集心血管疾病的家族性病例。例如1869年Morgagni，1873年Fagge，1897年Osler，1899年Cheadle，1922年Levy，1923年Weitz，1929年Stocks，1934年Agman，1940年Casekn，1948年Wilkinson等都从不同方面分别报道了不同心血管疾病的家族发病现象，并注意到了其遗传因素，特别是1866年孟德尔发现遗传规律和1900年这些规律重新得到了人们重视，以及1926年摩尔根的《基因论》的发表，从遗传学上给人们提供了研究心血管疾病的理论基础。从此之后，临床医生纷纷应用孟德尔遗传规律和基因论来解释和探讨心血管疾病的家族发病倾向。当时提出的许多见解，经过以后多年的验证，迄今仍被人们认为是正确的。当然，由于历史与技术条件所限，人们在认识心血管疾病与遗传之间有何关系的过程中，尽管有一些失误，但这一时期的工作为以后的心血管遗传学研究打下了坚实的基础。

20世纪五六十年代是心血管疾病遗传学研究迅速发展并开始形成一门新的分支学科的重要时期。进入20世纪，随着医学科学的发展，自然与社会因素的改变，疾病谱亦发生变化，心血管疾病已成为威胁人类健康和生命安全的最大危险因素之一。据美国调查，1900年因心血管疾病而死亡人数只占人口死亡总数的17%，而1950年已占死亡总数的47%，1960年升高至48.1%。心血管疾病的防治已成为人类面临的紧迫问题。这就要求医学界在预防上予以极大的重视；同时，心血管诊断新技术、新仪器的开发与应用，使得心血管疾病的诊断与治疗取得满意的进展，这就促使越来越多的医学工作者有可能将研究重点转移到心血管疾病的病因学、发生机制和流行病学的探讨上来。积极预防心血管疾病发生的有效途径就包括认识和控制遗传因素对心血管疾病发生的影响。同时，这个时期医学遗传学本身也取得了一系列重大突破，染色体技术的发展、人类染色体与染色体病的确定、分子病概念的提出与证实、产前诊断技术的应用、大规模的遗传病普查方法、群体遗传学和遗传流行病学的形成等，都为心血管疾病的遗传学研究提供了理论依据和研究手段。在短短的20年间，心血管疾病的遗传学研究得到长足发展并取得了一系列重大突破。人们发现和证实了许多以心血管疾病为主，甚至为唯一临床表现的遗传性疾病，例如伴耳聋Q-T间期延长综合征（1957）、眼肌麻痹伴心脏传导阻滞（1958）、家族性心律失常（1960）、Holt-Oram综合征（1960）、家族性心脏传导阻滞（1961）、家族性原发性肺动脉高压（1963）、家族性主动脉瓣上狭窄（1964）、不伴耳聋的Q-T间期延长综合征（1965）、Leopard综合征（1969）等。同时，对许多染色体异常的疾病和单基因遗传病所伴心血管损害的特征、发病率和临床意义亦做了更广泛、更深入研究，例如1959年Bowers总结马方综合征患者的心血管损害，提出伴有或不伴主动脉瓣反流的升主动脉扩张是诊断马方综合征的特征之一，心血管病损也是本病90%以上病例的死亡原因；1967年Nora等人发现Noonan综合征与Turner综合征患者不仅染色体核型不同，其所伴发的心血管畸形亦相反；前者62%为肺动脉狭窄，后者70%为主动脉缩窄而肺动脉狭窄极罕见。这种心血管病变类型对于这两种外部特征极为相似的病例具有鉴别诊断意义。20世纪60年代，NarKang编撰的《先天性心血管病与染色体病》和McKusick编著的《人类孟德尔遗传》集中地反应了这一时期的研究成果。更重要的是，这一时期许多学者通过遗传学方法对最常见的高血压、冠心病和先天性心脏病的研究证实了遗传因素对其发病的影响，基本上确定了这些疾病是多基因遗传病及其遗传度和后代发病的风险值，并对遗传咨询做了初步探讨。在对风湿热的研究方面，许多学者证实了1953年Vchida所提出的观点，即风湿热是链球菌感染等环境因素与患者个体遗传易感性相互作用的结果。上述几方面研究成果，大大丰富和充实了心血管遗传学研究的内涵。直至20世纪60年代末，遗传性心血管病作为一门新的分支学科已初具规模。

20世纪70年代以后是遗传性心血管疾病研究进一步发展和完善时期。这一时期的研究具有规模大、目的明确和实用性强、手段先进等特点。人们除进一步补充、验证和总结过去所取得的成果，使之更充实、更广泛、更具有系统性和理论性之外，还积极地将取得的成果应用于临床，以协助识别发病风险较高的人群和制订相应的预防对策，提高诊断治疗遗传心血管疾病的水平，使遗传性心血管疾病成为现代心血管疾病学中的一个不可缺少的有机组成部分。例如Hoheyman（1971）和Keith（1978）对风湿热患者的亲属发病风险的估计和对有阳性家族史者实行重点防治的建议，为控制风湿热的发病起到了积极作用。Palarrogo（1979）、Zabraskie（1985）等分别应用遗传标记测定法和单克隆技术来识别具有风湿热遗传发病倾向的个体，为进一步降低风湿热发病率和探索风湿热遗传易感性的本质提供了新手段。20世纪80年代国内外许多学者通过对高血压病患者及其亲属以及高血压动物的细胞学研究，提出高血压病可能是一种遗传缺陷所致的细胞膜病。在其发病机制中，可能存在某种共同的遗传缺陷和细胞水平的功能障碍。他们认为可以将细胞膜离子转运障碍作为原发性高血压的遗传标记，这一研究对探讨高血压发病机制和高血压的遗传防治开辟了一条新途径。Posonen（1975）等对死亡儿童冠状动脉解剖结构的研究，更证实了遗传因素对冠状动脉的影响在出生时即已存在，并对以后的冠心病发病情况具有决定作用。这一时期在动脉硬化、冠心病的遗传研究上已深入到分子水平，而且阐明了一些重要问题，如发现Ag位点多态性与apoB位点多态性紧密连锁、apoB基因异常对动脉硬化的易感性有重要作用等；对高脂蛋白血症调控基因的研究为以后利用基因工程控制高脂血症和冠心病的发生打下了良好的基础。20世纪70年代后期，Nora、Neill和Mori等人通过总结许多地区的大系列人群发病率和家族发病率的调查材料，确定了各种先天性心脏病的遗传方式及其相应的患者亲属再现风险值，为临床预测先天性心脏病患者子女的发病风险值进行遗传咨询提供了依据。他们关于染色体病和单基因病中先天性心血管畸形的特征和临床意义、遗传因素与环境因素相互作用的机制、遗传学研究的临床应用等方面的成果对临床工作都有重要的指导意义。1983年Taussig应用生物进化论、胚胎发生学和基因演变规律研究先天性心脏病的病因和机制所提出的"先天性心血管畸形是基因突变所致的原始心脏的重显"的观点，不仅对遗传性心血管病，而且对于其他系统遗传病的病因探讨都有启发作用。

相比之下，我国对心血管疾病遗传学研究起步较晚。解放前只有一些遗传病个别病种的病例报道和家系调查散载于医学期刊中。20世纪50年代末取得明显进展。吴旻（1961）、项维（1962）等首先报道了中国人的染色体组型，标志着我国人类细胞遗传学的开始。复旦大学、中国医学科学院、哈尔滨医科大学、湖南医科大学、上海医科大学等对人类细胞遗传学等进行了探索性工作。1963年在卫生部科学委员会下设医学专题委员会，制订了医学遗传学的十年规划，只可惜这些工作由于种种原因而搁浅，未能得到应有进展。

近十几年来，我国的医学遗传学有了长足发展，1978年建立了中国遗传学会，1979年在长沙召开了第一届人类和医学遗传学学术交流会，建立了人类和医学遗传学专业委员会，并设立了8个专题协作组，推动了各学科的协调发展，各地开办各种形式的培训班，大部分医学院校已将医学遗传学列入必修课，使医学遗传学队伍不断扩大，呈现出欣欣向荣、蓬勃发展的景象。这期间不仅报道了大量心血管遗传病，并对其中的病种进行了较系统的研究，例如1978年赵光胜等对高血压遗传因素和1985年对高血压家族史与细胞膜离子转运系统障碍之间关系的研究；1979年胡镇祥对原发性心肌病的分析；1980年陈家畅等对胎儿冠状动脉的解剖；1981年吴英恺等对冠心病的流行病学的探讨，1982年李树林对风心病、先心病的调查和遗传咨询；1983年梁国芬和其后的孙启斌、张开滋对Marfan综合征的研究；1984年张开滋、孙启斌、郑宗锷对Holt-Oram综合征的研究；1989年张思仲等对成人型多囊肾病的基因诊断，张开滋等对其临床的研究；1990年张开滋对心血管病皮纹表现的报道，以及李广镰对Williams综合征的研究和对家族性心脏黏液瘤，家族性心脏传导障碍的综述等。对国内外研究现状做了介绍，特别要提出的是从1978年哈尔滨医科大学出版了《国外医学·遗传学分册》，专门介绍了国际上医学遗传学研究进展的动态；1980年和1989年再版的李璞、刘权章、田瑞符编著的《医学遗传学纲要》，对缺少医学遗传学专业培训的广大临床医生，是一部切合实际的好著作；1982年出版卢惠霖主编的《中国医学百科全书——医学遗传学》；1983年和1991年再版的杜传书、刘祖洞主编《医学遗传学》；1984年李树林结合自己的研究编译《心血管系统疾病》；1989年李璞主编《医学遗传学》统编教材；1990年张开滋等主编的《遗传性心血管疾病》一书，既是中国第一部大型医学遗传学丛书的分册，又是独立成书的第一本心血管遗传病专书，简明系统地介绍了169种与遗传有关的心血管疾病；1990年汤健、周爱儒编著《原位基因与心血管疾病》等，尤其是1994年李广镰、张开滋、郑宗锷主编《心血管遗传病学》是我国最全、最系统心血管遗传病专著。1984年华西医科大学出版的《遗传与疾病》，从1992年更名为《中华医学遗传学杂志》，兰州医学院的《优生与遗传》，重庆的《实用优生杂志》，北京的《中国优生优育杂志》，作为综合期刊的《遗传学报》、《遗传》多年来也发表了一定数量的医学遗传学论文。哈尔滨医科大学《国外医学·遗传学分册》现改名《国际遗传学杂志》即时传递国外信息、动态和趋势。更为可喜的是1982年陈灏珠主编的《中国医学百科全书——心脏病学》及《实用内科学》，陈国伟、郑宗锷主编《现代心脏内科学》（第1、2版），陈国伟、顾菊康、陈灏珠主编《心血管病诊断治疗学》，吴同果主编《心血管病诊断学》，肖传实、张开滋、刘权章等主编《临床心血管综合征学》等也用一定篇幅对心血管遗传病做了介绍。全国的各科医学期刊如雨后春笋报道了大量有关心血管遗传病的文章。这说明我国的生物学者、医学遗传学专家和广大临床工作者正在结合，形成的队伍正在扩大发展，也标志着医学遗传学的飞速进展带动了临床医学各个分科的发展，这已成为现代医学特征之一，使心血管病的研究迈上了一个新台阶。1986年中华医学会遗传学会的成立，并设立了13个学术组，使各领域的研究工作有计划开展，正以迅猛速度向前迈进。

三、现状

近年来，由于医学遗传、分子生物学、微细胞遗传学的进展，以及临床特殊检查技术的进步，对遗传性心血管疾病的研究已经取得了许多重要成果，对某些疾病的发病过程已逐渐清楚，使诊断与治疗从临床水平进展到代谢水平、酶水平，乃至基因水平。如产前诊断技术、羊水细胞培养与生化学检查、染色体显带技术与高分辨显带技术的应用，先天性代谢缺陷及化学物质与药物对人体诱变和致畸的研究，胎儿镜、胎儿超声在临床的应用，以及通过环境工程调节代谢平衡对某些遗传性心血管疾病取得早期治疗和防止发病的效果等。特别是自20世纪70年代末由于重组DNA技术的出现及其在医学中的应用，遗传学进入了一个迅速发展时期。1980年Botstem等又利用限制性片段长度多态性（RFLP）构建人类基因连锁图的系统理论，主张从人类基因中随机分离出DNA片段作为基因探针，确定他们的染色体座位与多态性，然后利用这些多态性的遗传方式对某些疾病进行连锁分析。通过这类DNA探针在短短的几年中已使许多人类遗传病基因被定位或接近于定位。这种首先找出基因，分析基因变异及基因产物,最终探明其生理作用和发病机制的研究策略称为逆向遗传学。它的出现,标志着遗传学发展的一个新阶段,将对临床医学产生深远影响,并为临床遗传学提供了新的强大武器。

在心血管的研究上,由于分子生物学和分子克隆技术的迅速发展,人们已揭示了基因在决定心血管解剖和生理功能上的作用。心肌收缩蛋白中肌球蛋白轻链(mgosin light chain,MLC)分为 MLC-A 和 MLC-V 两类,其基因分别位于小鼠第 11 号和第 19 号染色体。在心脏发育早期,心房和心室均可表达 MLC-A 而使 MLC-V 表达降低,它可能是心肌病的一个重要发病因素。肌球蛋白重链(myosin heavy chain,MHC)为多基因家族表达产物,在人基因组中有 9 个 MHC 基因,其中心肌型 MHC 基因位于第 14 号染色体上,与轻链一样,MHC 亦有 A 型与 B 型两种,在心房肌表达的为 MHC-A,在心室肌表达的为 MHC-B 具有组织的特异性。高血压、心肌肥厚时,心室 MHC 表达增高。人心肌肌动蛋白(α-actin)在其基因末端为其组织特异性表达调节区,可与多种核蛋白相互作用;心肌肌钙蛋白 C(troponin C,TnC)是心肌兴奋收缩偶联的调节蛋白,其基因长 3.5 kb,有 6 个外显子和 5 个内含子。肌钙蛋白 T(troponin,T,TnT)为肌钙蛋白复合体中原肌球蛋白(tropomyosin)的亚基,其活性依赖 Ca^{2+} 且与细胞肌丝蛋白之间相互作用有关。心肌受体与离子通道已被克隆出来。钙离子通道(CRC)的 cDNA、mRNA 长为 16 kb,纯化的心肌 CRC 为 30 S 的复合体,由 4 个分子量为 400 kD 的亚基组成,在电镜下呈四叶首蓿系统疾病基因研究的前沿,也是薄弱环节,许多问题有待进一步深入研究。例如:①患心血管疾病时,哪些癌基因发生变化?变化的机制是什么?②各种不同类型心血管疾病发病时,癌基因变化的特异性;③各种癌基因变化的相互关系;④生长因子、细胞因子、活性多肽、神经介质与癌基因表达的相互关系及其在心血管疾病发病中的作用;⑤控制癌基因表达的条件和方法等。在治疗方面,虽然基因治疗对遗传因素直接进行有效干预,显示前景令人鼓舞,但目前仍处于个别的试验阶段,仍有许多关键问题尚待解决。

我们中国学者(含华裔)有立世界民族之林的决心和作为,在医学遗传学和临床遗传学上,有辉煌的过去,如徐道觉、蒋有兴、简悦威等彪炳遗传学史册上,也有灿烂的今天,如洪蔡是第一位短 Q-T 间期综合征第一个致病基因的发现者;陈义汉是国际上第一位心房颤动致病基因的发现者;以胡大一和李翠兰为首的北京大学人民医院心研所基础研究室;崔长琮和张莉为首的交通大学临床心脏电生理研究室;杨均国为首的华中科技大学附属协和医学院心血管病研究所等在离子通道疾病的研究方面颇有建树;尤其是心脏电生理专家严干新被国际所公认。值得大书特书的是陈竺领导的南方基因组、李焕章领导的北方基因组,代表着中国参加国际人类基因组测序协作组,超前完成了规定人类基因测序工作,不仅为祖国争光,也为世界做出了贡献。

我国对医学遗传学的教育十分重视。为适应我国高等医学教育改革和发展的需要,贯彻教育部教高函 [2004-9 号] 文 "教育部/国务院学位委员会关于增加八年制医学教育(医学博士学位)试办学校的通知" 精神,全国高等医药教材建设研究会和卫生部教材办公室在吴阶平、裘法祖、吴孟超、陈灏珠、刘德培院士的亲切关怀下,以中央领导充分肯定的有 1983 年办学经验的中国协和医科大学为借鉴,于 2004 年 4 月开始进行了全国高等学校八年制临床医学专业规划教材的编写。《医学遗传学》教材由陈竺院士任主编。中国工程院副院长、中国医学科学院院长刘德培院士认为这套八年制医学教材应运而生是我国医学教育史上的伟大壮举,是适应科技的发展、经济与社会的发展、医学模式的转变及医学教育改革的需要,是久经酝酿和孕育的结晶。定位于医学精英教育。裘法祖院士肯定地认为,其内容 "更新、更深、更精",并与国际紧密接轨,毫不逊色欧美和高等医学教材,更有其显著特色。陈竺院士明确指出:"由于遗传因素在疾病诊断和治疗中的重要性,所有的医生都需要熟悉遗传学原理和遗传学检查,才能正确地诊断、治疗疾病以及为病人提出建议。医学遗传学,曾经作为专家的领域,现在很快变成了初级医生的必修课。" 有了上乘教材、杰出师资和良好的教学环境,定会培育出更多更好的临床遗传学人才,为积极防治各种遗传病,改善人类素质,造福于整个社会和全人类。

四、展望

真正使医学遗传学发生革命性变化的是20世纪90年代开始的人类基因组计划（human genome project，HGP）。该计划是美国科学家在能源部（DOE）的一次会议上讨论酝酿，诺贝尔奖获得者Dulbecco于1986年在《Science》杂志上发表文章率先提出的，旨在阐明人类基因组DNA长达3.2×10^9碱基对序列，发现所有人类基因并阐明其在染色体上的位置，从而在整体上破译人类遗传信息。经过学术界几年的争论，1990年美国国会批准这15年（1991—2005）拨款30亿美元的HGP计划，由美国、英国、日本、德国、法国启动，中国在1999年宣布参加国际人类基因组计划，这是继上述五国之后，惟一的一个发展中国家。由国际科学家小组建立的人类基因组组织（HUGO）对此计划在各国的实施进行协调工作。由于HGP是生物医学领域中的阿波罗登月计划，它将给21世纪的生物医学带来一场遗传学革命，其意义重大而影响深远。由于各国政府的重视，科学界的努力，产业界的赞助，使其研究一再提前，取得了重大进展。2006年6月，由美、英、日、德、法、中科学家组成的国际人类基因组测序协作组（IHGSC）和独立研发的Celera公司共同宣布人类基因草图的完成，并由美国总统克林顿和英国首相布莱尔宣布人类基因组序列草图诞生，分别在2001年2月15日的《Nature》和2月16日的《Science》发表了研究结果。2004年10月21日，IHGSC在《Nature》上公布了人类基因组的完成序列，该序列覆盖了约99%常染色质区域，准确率高达99.99%。随着"生命天书"的破译，解读了人体染色体上2万～2.5万个蛋白编码基因，为新世纪的生物医学研究奠定了基础，促使医学发生革命性变化，促进新医学模式的诞生。

随着人类基因组计划的完成，人类基因组的研究正从结构分析向功能基因组——走向后基因组学（功能基因组学）时代，医学遗传学在向临床医学渗透的同时，也促使临床医学长足发展，具体表现在以下几个方面。

1. 疾病相关核型、基因的识别

（1）染色体检测的自动化　可迅速而准确地鉴定出核型，来判定属于何种染色体病。或是发现新的罕见染色体病或新核型。

（2）单基因病　采取定位克隆方法，采用定位候选克隆策略，根据基因完成图的公布，所有人类基因都精确定位于染色体的各个区域。一旦某个疾病位点被定位，即可从局部的序列中遴选出结构、功能相关的基因进行分析，将加速致病基因克隆的研究工作。

（3）多基因疾病　最近启动的单倍型图谱（haplotype map）计划将有效地促进多基因病的研究；运用人类表观基因计划（HEP）将识别人类基因组中所有甲基化可变位点。应用此技术，已发现许多多基因病（如癌症、糖尿病、心血管病）的相关基因。

2. 基于基因组的诊断

疾病相关基因的序列和表达模式，极大地促进遗传病诊断技术。人类有3 000多种单基因病，现50%以上疾病基因已被识别，遗传学心血管病亦是如此，详见第四章致病基因已定位的单基因心血管病。新发现的致病基因正在以每周5个左右的速度增长，这些基因与疾病关系一旦确立，它们将会很好应用于疾病的诊断，此方法使遗传病能得到精确诊断，每年可发现100个新的单基因综合征。每个综合征的基因位点发现也越来越多，如长Q-T综合征，2005年以前发现是4个，2007年发现是8个，2008年已发现10个。

对多基因病可用基因表达进行诊断，除肿瘤外，对癌基因的研究已显现出对心血管疾病的端倪。2006年美国心脏病学会（AHA）心肌病定义和分类专家建议和2008年欧洲心脏病学会（ESC）心肌与心包疾病工作组对心肌病进行新定义与分类，标明分子心脏病时代的来临。又如Brugada综合征SCN5A是唯一致病基因，6年前发现GPDIL基因，现已被公认为是第2个致病基因，亦可用此来诊断Brugada综合征。

五、遗传手段治疗

利用近代物理技术、激光和染色体分离技术，可以对基因的载体——染色体进行分离与"手术",使特定的染色体发生断裂与分离,并促进某一片段的重组,这将为染色体疾病的"手术"治疗提供可能性。

随着免疫遗传学和外科手术学的进展,异体心脏移植已为世人瞩目,已有成功的病例报道。

对癌基因的研究可能从根本上揭示高血压、动脉粥样硬化、心肌病等的奥秘,找到其发病机制和有效的防治途径,现在已取得了可观的效果。

随着对心肌细胞的深入研究,对心力衰竭的治疗已发生了决策上的演变,改变表达异常的基因,为20世纪90年代开始的前瞻性治疗阶段,现已进行了10余年,有望从根本上治疗心力衰竭。

分子遗传学的显著成就和应用重组DNA技术使治疗疾病成为可能,尽管这种基因工程目前还处于实验探索阶段,但它是一次具有方向性和本质性的措施,其前景令人鼓舞。

以疾病相关基因或蛋白作为靶点,是开发新药的有效途径,现在基因工程已研究出许多基因药物,进行定向的靶点治疗在心血管病方面已取得疗效,见本章第三节和有关疾病的治疗。

总之,利用遗传手段进行防治心血管遗传病已指日可待。随着人类基因组计划的完成,绘制了完整的人类基因组图谱——生命的蓝图,人类将彻底了解遗传语言,可以期望今后人类对医学的认识将彻底改变,将超越历史上的2000年,从根本上认识遗传病,相随功能基因组学时代的到来和人类蛋白质组计划的开展,能在基因水平上乃至蛋白质水平上为根治这些疾病开创了光辉前景。任重而道远,重任在肩,这美好的愿望定会在辛勤的汗水、科学的智慧中实现。

(张开滋 肖传实 邢福泰 刘权章)

第二节 遗传因素在遗传性心血管病发生中的作用

心血管疾病是一种严重危害人类健康的疾病,包括我国在内,一些心血管疾病的死亡率已占人类总死亡率的首位,而且各类心血管疾病的发病率有逐年上升的趋势。据卫生部2008年网上公布的资料,我国现有的高血压患者即有2亿人。因此,寻找和阐明心血管疾病的病因和发病机制,以便采取有效的预防和可行的治疗措施,是当前临床面临的紧迫而重要的问题。

从机体与环境统一的观点来看,任何疾病的发生都是机体的遗传性内因与环境的外因相互作用而引起的。在相互作用过程中,随着机体的正常生理功能和代谢过程的紊乱或破坏,而表现出神经、精神异常和各种病理改变畸形,直至死亡。所以,任何疾病的发生、发展,可以说都是遗传因素与环境因素相互作用的结果。只是,在不同疾病的发生中,其遗传因素的作用有大小的差异,只有极少数疾病基本上是环境因素引起的(图1-2-1)。

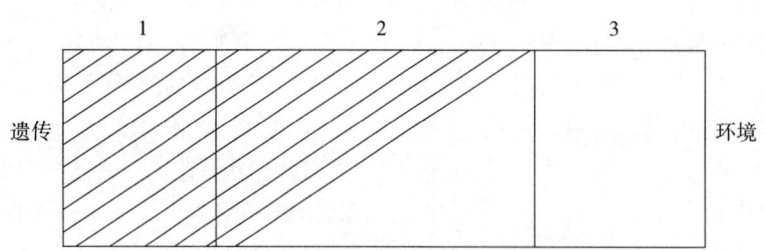

图1-2-1 遗传因素在疾病发生中的作用
1.遗传因素在发病上起决定作用;2.遗传因素和环境因素对发病都有作用,但在不同疾病中两者作用有大小不同;3.发病基本决定于环境因素

根据心血管疾病发生中遗传因素和环境因素作用的大小，可分为如下三种类型：

一、遗传因素在发病上起决定性作用

40多种伴有心血管畸形的染色体病（chromosomal disease），以及100多种以心血管病变为主症（甚至是唯一临床症状）的单基因病（single gene disease）即属于此类型。

二、遗传因素和环境因素对发病都有作用

在不同疾病中，遗传因素和环境因素所起作用各有不同，这一类型的疾病受多个基因控制，故称多基因遗传病（polygenic inheritance disease）简称多基因病（multigenic or polygenic disease），是遗传因素与环境因素共同作用的结果，其遗传基础不是一对主基因，而是多对基因。但每对基因对遗传性状的形成作用是微小的，称之为微效基因（minor gene），但是多对基因累加起来，可形成一个明显的表型效应，称加性效应（additive effect）。上述遗传性状的形成，还有环境因素的参与，故又称为多因子病（multifactorial disease）或复杂性疾病（complex disease）。Nora对4种主要多基因遗传性心血管疾病发病机制中遗传与环境因素的相互作用做了图解说明（图1-2-2）。

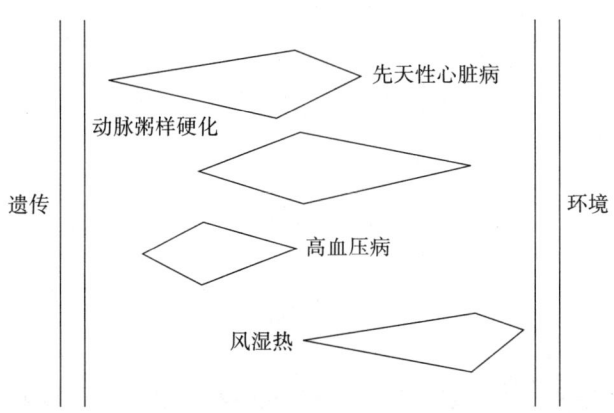

图1-2-2　遗传与环境因素对4种多基因心血管病的发病作用

遗传因素决定一个个体发病高低的风险称为易感性（susceptibility）；遗传因素和环境因素共同作用决定一个个体易于患病的可能性大小，则称为易患性（liability）。易患性高，患病的可能性就大；易患性低，患病的可能性就小。遗传因素即致病基因所起作用的大小称遗传率（heritability），也称遗传度或遗传力，其含义是多基因累加效应对疾病易患性变异的作用大小。一般用百分率（%）表示。如果某一疾病的易患性变异和发病完全由遗传因素决定，其遗传率就是100%，但是这种疾病在多基因遗传病中基本不存在见，在遗传率高的疾病中一般遗传率多在70%~80%，这表明遗传因素在决定这些疾病的易患性和发病上具有主要作用，而环境因素的作用则较小（只占30%~20%），即遗传率是高的，例如唇裂+腭裂为76%，青少年型糖尿病人为80%；另有一些疾病的发病中，遗传因素的作用相对较大，环境因素的作用相对较小，其遗传率为60%左右，如冠心病为65%，原发性高血压为62%；还有一些疾病的发病中，环境因素的作用较大，而遗传因素作用较小，其遗传率小于40%，如先天性心脏病（各型）的遗传率只有35%等，这不会出现明显的家族聚集现象。这表明控制环境对这些疾病的防治具有重要意义。

目前研究认为，在多基因遗传中除了微效基因外，可能存在一些起主要作用的所谓主基因（major gene），这使得多基因遗传更加复杂，但"主基因"对了解多基因遗传病的发生、诊断、治疗和预防很有帮助。

三、发病基本决定于环境因素

创伤、中毒和某些烈性传染病，以及母亲怀孕早期感染风疹病毒后诱发的先天性心脏病等，都是完全由外因引起的。但是随着临床研究的深入，已逐渐发现以前认为与遗传无关的疾病，例如慢性活动性肝炎、脊髓灰白质炎等在发病过程中实际也受遗传因素的影响。此外，现在有人认为即使是外伤、中毒，在其损伤的修复过程中，修复的好坏和快慢也是与个体的遗传类型相关的。

目前研究认为，环境因素对基因的影响作用

对一个个体来说，环境对其基因的影响大致可从以下三个方面理解：①诱发基因突变。如环境中固有的物理（如紫外线、电离辐射）、化学（如烷化剂）和生物（如病毒）因素都是人们熟知的诱变剂，可直接损伤染色体、诱发基因突变或增加基因的突变率，并因此而引起基因功能异常的后果。②不利环境因素对机体的长期刺激和积累，可通过直接或间接作用于细胞内代谢途径或影响基因调控状态，在某些环境上促进疾病的发生和发展。吸烟对肺癌发病的影响也可以从这一角度加以理解。③环境对基因施加影响，使群体产生遗传变异，获得杂合子选择优势，增加人群适应恶劣环境的适合度（fitness）。

上述第1、2类疾病的发病中都有一定的遗传基础，故称遗传病（hereditary disease）。其中第2类疾病为最常见，而单纯受遗传因素或环境因素作用而发病的只占少数，实际上大多数心血管疾病就是遗传因素和环境因素相互作用而发生的遗传病。

20世纪以来，随着医学遗传学、临床遗传学的发展，以及细胞遗传学、分子遗传学等研究技术的发展和应用，临床上不断发现和确证许多严重的心血管疾病的发病是由遗传物质包括染色体、染色体上的基因（gene）或DNA（包括线粒体上DNA）的异常所引起。因此，在探讨心血管疾病的病因、发病机制和进行有效预防和治疗措施等，首先必须先从遗传因素着手进行探讨分析，根据各种心血管疾病的遗传物质改变的不同，分别从染色体病、单基因遗传病、多基因遗传病、线粒体遗传病（mitochondria inheritance disease）、体细胞遗传病——进行探讨分析的基础上，探讨如何进行心血管遗传病的预防，以及如何进行药物、手术治疗和开展酶的代谢治疗、基因治疗，使原来认为不治之症成为可治的疾病。

（刘权章　张开滋）

第三节　遗传性心血管病的特点及分类

一、遗传性心血管病的特点

1. 遗传病的定义

遗传性疾病简称遗传病是由生殖细胞或受精卵的介质（基因或染色体）发生突变（或畸变）所引起的疾病。

基因是遗传得来的，是遗传的物质基础和功能单位。它包含在产生多肽链的DNA序列中，DNA序列的保守性非常重要，如果在传递过程中基因组成或结构发生改变，将引起生物性状的改变，这就是变异。性状（character，trait）是指生物所具有的形态、功能或生化特点，是基因与环境相互的结果，是可表达出来的。生物世代相传的不是性状，而是决定性状的基因。

基因变异是生物界普遍现象，这即是物种进化的源泉，也是人类性状多样性的遗传学基础。基因突变及其导致的遗传性状改变的因果关系可用基因型和表型（phenotype）来表达。基因型指细胞中遗传基因的构成形式，用于描述突变和突变所在基因；表型指个体的外在性状，是特定的基因在个体上的具体表现（相当于临床医学中具体疾病的体征）。

2. 遗传病的五大特征

（1）垂直传递（vertical transmission）　遗传病不同于传染病、营养性疾病，它是以具有上代传递下代的特点，不延伸至无亲缘关系的个体，这在显性方式的疾病中特别突出，而在隐性方式遗传或染色体异常疾病则不明显。

（2）具有明显的遗传物质的改变　由于染色体是基因的载体，主要是基因的突变——致病基因导致的，而染色体异常性疾病是由染色体畸变导致的。

（3）必须强调，不是任何细胞遗传物质改变都可传递给下一代；除体细胞遗传病外，只有生殖细胞或受精卵的遗传物质发生改变，才传递给下一代。

（4）严重性　单基因遗传病都是呈现严重的多系统、多脏器畸形改变甚至夭折；染色体异常性疾病，除各种畸形外，尚有严重智力障碍。

（5）终生性 患有畸形的遗传性疾病，终生不变，且垂直传递给下一代。

3. 遗传病应与先天性疾病区分

先天性疾病（congenital disease）是指出生后即表现出来的疾病，如果主要表现为形态结构异常，则称为先天畸形（congenital anomaly）。

因为许多遗传病在出生后即可见到，因此大多数先天性疾病实际上是遗传病或是与遗传因素有关的疾病，如白化病、Down综合征等。但也有一些先天性疾病是在子宫中获得的，如某些先心病、药物引起的畸形。同样，有不少遗传病出生时毫无症状，要到一定年龄发病，如肌营养不良症到儿童期发病、痛风好发年龄为30～35岁，即延迟显性所致。因此先天性疾病可能是遗传病，亦可能不是遗传病，遗传病与先天性疾病不是等同的。

4. 遗传病应与家族性疾病区分

家族性疾病（famillial disease）是指某种表现出家族聚集现象的疾病，即在一个家庭中有多个成员罹患。遗传病尤其是显性遗传病，是呈垂直传递的，常见为家族聚集现象，但也有不少遗传病，如染色体病，隐性遗传病，并无家族聚集现象。相反，有些传染病（麻风、肝炎、结核）、有维生素A缺乏引起的夜盲症等，因这类疾病是由共同环境条件或饮食习惯引起的疾病，尽管有家族聚集现象，但并不是遗传病。

目前认为"家族性"一词一般用来表达未弄清病因而又怀疑可能为遗传病时用；但在弄清为遗传病因后，应更正改用"遗传性"，但由于习惯，目前还有一些遗传病仍沿用，如"家族性高胆固醇血病"、"家族性预激综合征"等。

5. 遗传病的发病率

（1）遗传病的发病率 目前已发现的人类染色体畸变已超过10 000种，几乎涉及所有染色体；其中已确定的染色体病超过100种，包括常染色体病和性染色体病两大类。人类常染色体病最常见的是21三体综合征（先天愚型、Down综合征），性染色体病的共同临床特征是性腺发育不全或两性畸形、智力低下等，最常见的是先天性睾丸发育不全综合征（Klinefeler综合征），该病在新生男婴中的发病率为1.3%。出生时染色体病发生率为7‰，在妊娠的头3个月自发性流产中，染色体畸变占50%，还有死胎等。染色体病的发病率还在逐年上升的趋势。

（2）单基因病 截至2003年12月20日统计（OMIM），已确定人类单基因病已达15 040种，其中常染色体遗传病14 099种，X连锁遗传病833种，Y连锁遗传病48种，线粒体病60种。2004年4月统计已确定人类单基因病达15 626种，其中常染色体遗传病14 300种（显性遗传病：隐性遗传病＝6∶1），X连锁遗传病854种，Y连锁遗传病48种，线粒体病63种个别单基因病罕见，其发生率上升约2‰；从McKusick著《人类孟德尔遗传：人类基因和遗传病目录》各版收录的由孟德尔式表现型和（或）细胞与分子遗传学方法鉴定的定点条目（详见附录二 MIM、OMIM释义与功用）中，可以看出单基因病在逐年增多，左伋主编的《医学遗传学》载："每年新发现遗传性综合征100种左右。单基因病虽然单个病种发病率低，但病种高达近1 600种，我国是13亿人口大国，所以总体发病率不低。"

（3）多基因病 是威胁人类健康的常见疾病，如高血压、动脉粥样硬化等，其数量虽然比单基因病少，而总体发病率最高。

（4）线粒体病 目前发现约为100余种。

（5）体细胞遗传病 如心脏肿瘤等。

部分重要的人类心血管遗传病，见表1-3-1。

表 1-3-1 部分重要的人类心血管遗传病

类别	名称（OMIM）	受累基因	发病率
染色体病	21 三体综合征（190685）	47，+21	1/600 ~ 1/800
	18 三体综合征	47，+18	1/4 000 ~ 1/5 000*
	13 三体综合征	47，+13	1/5 000 ~ 1/7 600*
	Klinefelter 综合征	47，XXY	新生男婴的 1.3/1 000*
	Turner 综合征	45，X	新生女婴的 1/2 500*
单基因病	苯丙酮尿症（261600）	苯丙氨酸羟化酶基因	1/13 500
	神经纤维瘤I型（162200）	17q11.2	1/2 000，亚洲人罕见
	成骨不全（166200）	I型 17q21.31-q22.05	1/15 000
	家族性高胆固醇血症（143800）		我国南方高发
	α 地中海贫血（140100）	α 珠蛋白基因	1/1 000 ~ 2/1 000
	β 地中海贫血	β 珠蛋白基因	我国南方高发 1/10 000 ~ 3/10 000
	葡萄糖-6-磷酸脱氢酶缺乏症	G-6-PD 基因	广东 8/100，广西 15.6/100（检出率）
	Duchenne 肌营养不良	肌营养不良蛋白基因	1/3 500 男性活婴*
	Huntington 舞蹈病（143100）	Huntington 基因	1/10 000 ~ 5/10 000*
	Marfan 综合征	Fib-1 基因	1/35 000
	肝豆状核变性	WD 基因	1/130 000
	脆性 X 染色体综合征（309550）	FMR1 基因	男性 1/250，女性 1/2 000*
多基因病	高血压	涉及多个染色体上的多种基因	男性 3.27/100，女性 2.69/100（35~59 岁）
	糖尿病（222100；125853）	胰岛素基因、胰岛素受体基因、GCK 基因等	6.09/1 000 ~ 7.10/1 000
	冠心病（209010）		
	先天性心脏病	多个染色体上存在易感基因，少数为单基因病	3/1 000 ~ 1/100
线粒体病	Kearns-Sayre 综合征		

注：表中数据为我国人群发病率的综合资料；* 标注为国外统计数据
[引自药立波. 医学分子生物学. 北京：人民卫生出版社，2006，137]

二、心血管遗传病的分类

人类遗传病种类众多，分类也不统一。随着医学遗传学和分子遗传学理论和研究技术的发展，以及人类基因组研究的深入，像其他遗传性疾病一样，发现了许多新的遗传心血管疾病，导致遗传心血管疾病的病种不断增加。本书根据近年来国内外学者报道和确认的遗传性心血管病，采用了两种分类方法进行描述：一种是根据我国目前广大读者的实际情况和习惯，为便于查阅本书的目录与正文，故按心血管损害的病理特点进行分类叙述；另一种是为了突出本书所载的各病的遗传学特点，使广大的读者便于了解遗传性心血管疾病的全貌，而按遗传方式和遗传物质的不同进行遗传学分类。在论述上两种方法各有侧重，但两者间相互有参照，结合，使遗传性心血管疾病的两大特点更能相得益彰。

本文重点介绍依据遗传方式和遗传物质的不同对遗传性心血管病进行分类，以突出遗传学特点，见表 1-3-2。

表 1-3-2 心血管遗传病的分类

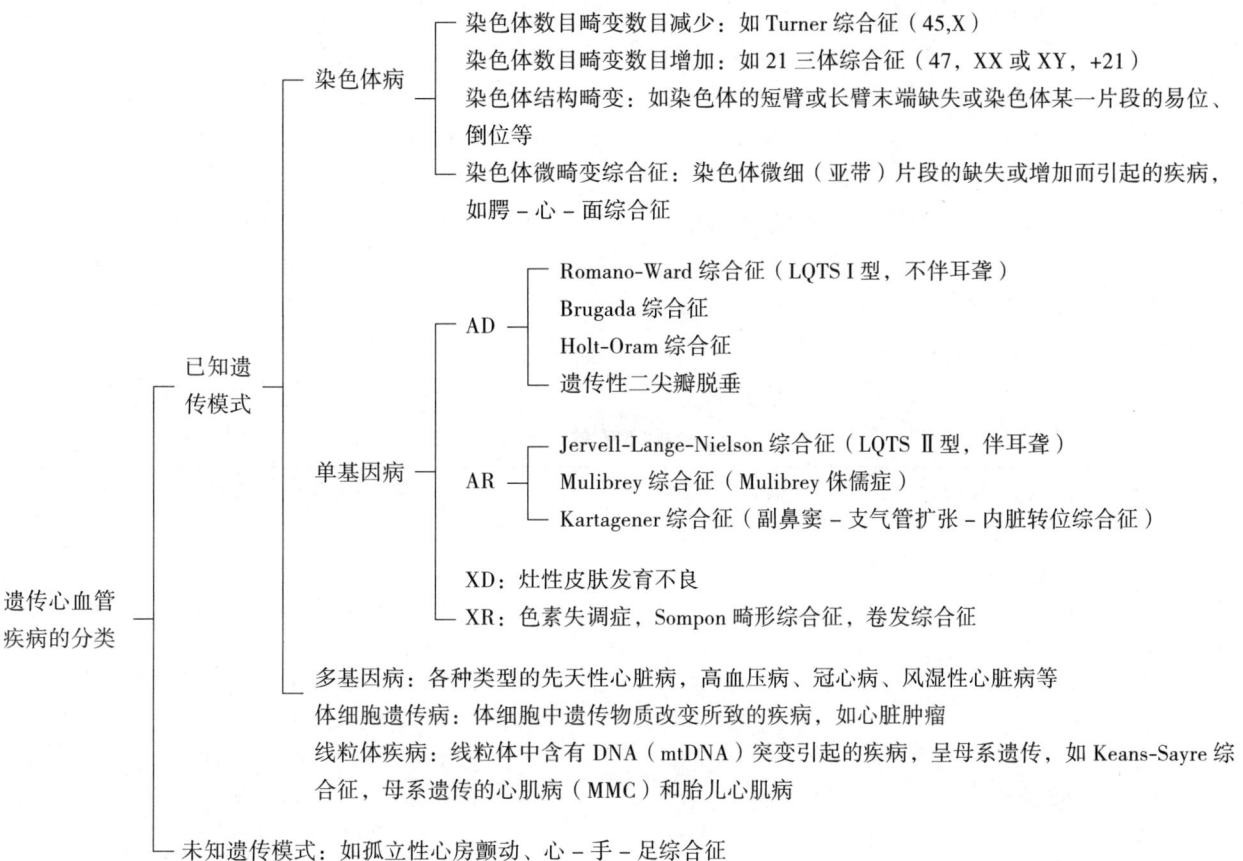

此分类是由笔者和我国著名遗传学家、卫生部产前诊断技术专家组成员、哈医大研究生导师刘权章教授，结合自己的经验，吸纳当今遗传病最新研究成果而制定的，具有最新、最全、最系统、最完整、最先进的特点，表现为按遗传方式分为已知遗传方式和未知遗传方式两大类；在已知遗传方式中，又分为染色体病、单基因病、多基因病、体细胞病、线粒体病，在染色体病中把最新进展染色体微畸变病明确列出，剔除了误认为是基因突变所致；在单基因病中，把以往遗传心血管病中认为很少有的 X 连锁显性遗传病列出；在多基因病中，按遗传与环境因素相互作用以遗传因素对疾病产生中的作用而排列；明确列出体细胞疾病，不仅生殖细胞的遗传物质可遗传，而体细胞的遗传物质也可遗传，其遗传物质的改变，就可引起体细胞病，如心脏肿瘤等，反映了最新进展。又把目前关注的热点，线粒体疾病等作为独立的一类疾病，单独列出。

（一）染色体病

正常人的体细胞中含有 23 对（46 条）染色体，其中 22 对为常染色体，1 对（X、Y 染色体）为性染色体。染色体是遗传物质基因的载体，共载有 20 000～25 000 个结构基因。即每条染色体上平均具有 1 000 个以上的基因。所以，每条染色体发生的任何畸变，包括染色体的数目异常如 21 三体或结构畸变如某一染色体长臂（q）或短臂（p）发生的部分缺失形成的部分单体，或发生部分重复形成的部分三体等，都将造成其上的基因大量增加或丢失，从而导致许多基因表达和生理功能、代谢的紊乱。由于染色体数目异常或结构畸变引起的疾病，称为染色体病。染色体畸变通常会涉及到多个或一组基因的增减或易位，致使机体多种器官或组织结构和功能的异常。依据染色体的名称，分为常染色体病（数目畸变遗传病、结构畸变遗传病）、性染色体病（X染色体病、Y染色体病），目前尚未发现心血管Y染色体病。染色体病往往比较严重，约50%患者在胚胎早期即流产，在新生儿中染色体异常的发生率约1%，存活的患者除具有不同程度的智力障碍外，还具有各种先天性畸形和症状，故又称染色体综合征（chromosome syndrome）。染色体异常的患者中，心血管损害的发生高低不一，高者如21三体综合征可高达99%，最低的为14%（49，XXXXY综合征）。表1-3-3A示各种染色体改变的心血管综合征。

随着人类染色体显带技术的发展和应用，人们发现许多在320条带的中期染色体上认为是"正常"的染色体，却在高分辨（550条带以上）染色体上存在一些微细异常。进而发现以前一些被认为是"单基因病"及其表现的各种症状，实际上由于某一染色体在亚带水平（550条带以上）上的微细畸变（缺失或重复）所引起，称染色体微畸变综合征。表1-3-3B所示为原认为是"单基因病"，现明确是染色体微畸变综合征及其心血管损害类型。

表1-3-3A 染色体改变的心血管综合征

病名	发病率	心血管损害的主要类型
1q 部分三体综合征	不详	复杂型 CHD
2q 部分三体综合征	不详	各种 CHD
3p 部分三体综合征	不详	VSD、PDA、PS、TOF、ASD
3q 部分三体综合征	75%	VSD、ASD、PDA
3p 部分单体综合征	不详	ASD、VSD、CH、PDA
4p 部分单体综合征	50%~60%	ASD、VSD、PDA
4q 部分单体综合征	60%	TOF、ASD、PPS
4q 部分三体综合征	不详	大血管异常、TOF、ASD
5p 部分单体综合征	35%	VSD、PDA、ASD、PS
6p 部分三体综合征	不详	各种 CHD
6q 部分三体综合征	不详	CHD
7q 部分单体综合征	不详	CA、VSD
8p 部分单体综合征	50%↑	VAD、ASD、PS
8p 部分三体综合征	不详	CHD
8q 部分三体综合征	不详	VSD、PS
8 三体综合征	50%	VSD、ASD、PDA
9 号环状染色体综合征		CHD
9 三体综合征	50%	VSD、PDA
9p 部分单体综合征	50%	VSD、PS
9p 部分三体综合征	不详	CHD
10p 部分三体综合征	33%	PDA、PS、Dex
10q 部分三体综合征	25%	VSD、HIHS
11q 部分三体综合征	25%	VSD 等
13 三体综合征	80%	PDA、VSD、ASD
13q 部分单体综合征	25%~50%	VSD、PDA
14q 近端部分三体综合征	50%↑	PDA、ASD、TOF
15q 部分三体综合征	69%	CHD、VSD
16p 部分三体综合征		CHD、单一脐动脉
18 三体综合征	90%↑	VSD、PDA、ASD、PS
18pter→q12 三体综合征	不详	CHD
18q 部分单体综合征	不详	VSD、PDA、ASD、PS

(续 表)

病名	发病率	心血管损害的主要类型
18q 部分三体综合征	不详	ASD 等
21 三体综合征	50%	VSD、ECD、TOF
21 号环状染色体综合征	不详	VSD、AS
22 三体综合征	67%~72%	ASD、VAD、PDA、TA
22 部分四体综合征	40%~50%	TOF、三尖瓣狭窄
48，XXXX 综合征	不详	多孔型 ASD、PDA
49，XXXXX 综合征	50%~79%	PDA、ASD、VSD
49，XXXXY 综合征	75%	PDA、ASD 易伴发 PH
Turner 综合征	30%	CA
Klinefelter 综合征	比一般群体高 5 倍	TOF、ASD、VSD

注：①遗传方式 AD：常染色体显性遗传；AR：常染色体隐性遗传；XD：X 连锁显性遗传；XR：X 连锁隐性遗传；MF：多基因遗传。

②心血管损害 AI：主动脉瓣关闭不全；AS：主动脉瓣狭窄；ASD、房间隔缺损；AVB：房室阻滞；AVC：房室通道；CA：主动脉缩窄；CHD：先天性心脏病；Dex：右位心；EA：三尖瓣下移畸形；ECD：心内膜垫缺损；EF：心内膜弹力纤维增生症；HIHS：左心发育不良综合征；PGD：多基因病；MI：二尖瓣关闭不全；MVP：二尖瓣脱垂；PA：肺动脉瓣闭锁；PS：肺动脉瓣狭窄；PDA：动脉导管未闭；PH：肺动脉高压；PPS：外周肺动脉狭窄；PTA：永存动脉干；SA：单心房；SAS：主动脉瓣上狭窄；SV：单心室；TA：三尖瓣闭锁；TGA：大动脉转位；TOF：法洛四联症；Var：其他类型；VSD：室间隔缺损；WPW：预激综合征

表 1-3-3B 染色体微畸变心血管综合征

病名	染色体微变部位	心血管损害的主要类型
腭 - 心 - 面综合征（DiGeorge 综合征）	22q11.2 缺失	VSD、主动脉异常、永存动脉干
宽拇指 - 巨趾综合征（Rubinstein-Tayb 综合征）	16p13.3 缺失	PDA、VSD、ASD
11p 部分三体综合征（Beckwith-Wiedemann 综合征）	11p15.5 重复	心脏扩大、ASD、VSD

（二）单基因病

由单个基因突变引起的遗传病，称为单基因病，其遗传方式遵循孟德尔遗传规律，故也称孟德尔遗传病。依据突变基因所在染色体和基因型的不同，单基因病分为常染色体显性遗传病、常染色体隐性遗传病、X 连锁显性遗传病、X 连锁隐性遗传病、Y 连锁显性遗传病和 Y 连锁隐性遗传病。

各种单基因遗传性心血管病的发生率高低不同，此外应该注意还存在一些可以影响单基因心血管病发病的因素：①表现度（expressivity）差异，即同一基因型的心血管病患者的病情严重程度，可在不同环境因素和遗传背景的影响下而轻重不同；②基因多效性（gene pleiotropy），指某一致病基因可引起多种临床症状；③遗传异质性（genetic heterogeneity），指不同的基因型可以引起相同的表型或相同的临床症状。遗传异质性又分为两种类型：①等位基因异性质，指同一基因座上发生的不同突变，使同一种疾病的不同家系带有不同类型的突变；②基因（座）异质性，指发生在不同基因（座）上的突变都引起相同或相似的表型或临床症状。因此，在对某些单基因遗传性心血管疾病的诊断时必须注意进行综合性分析。现按遗传方式的不同将几种较常见的单基因遗传性心血管疾病分述如下：

1. 常染色体遗传

常染色体遗传性疾病所涉及的是常染色体上

的基因变异。根据基因型与表型关系的不同，常染色体遗传方式分为常染色体显性遗传（AD）和常染色体隐性遗传（AR）两种。显性和隐性的概念最初来源于遗传学的奠基人孟德尔（Gregor Mendel，1822—1884）著名的豌豆相对性状研究报告中。孟德尔定律的核心是阐述了生物的遗传性状（即表型）是由其基因型决定的。就人体二倍体细胞而言，基因型是指遗传基因的构成，即所给定染色体位点的等位基因（allele）的构成形式，或控制某一遗传性状的一对等位基因的构成形式。等位基因也就是染色体某一给定位点上控制某一遗传性状的一对基因之一或基因的不同形式之一。

（1）常染色体显性遗传　常染色体显性遗传是由于常染色体上的显性基因所控制的遗传方式。AD遗传病的基本概念是：显性等位基因（AA）为致病基因，其对应的隐性等位基因（aa）为正常基因，由于人群中的致病基因的频率很低，所以AD方式遗传病的患者多是杂合子（Aa）发病，而纯合子（AA）很少见，即杂合子（Aa）的表型取决于显性基因（A），故杂合子为患病个体，典型的AD遗传病的遗传规律，见图1-3-1。其特征：①由于致病基因位于常染色体上，因而致病基因的遗传与性别无关，即男女患病的机会均等；②患者的双亲中必有一个为患者，但绝大多数为杂合子，患者的同胞中约有1/2的可能性也为患者；③系谱中可见本病的连续传递，即通常连续几代都可以出现患者；④双亲无病时，子女一般不会患病（除非发生新的突变）。杂合子（Aa）患者的表型与显性纯合子（AA）患者的表型完全相同，称为完全显性（complete dominance）。

由于基因的表达受到多种复杂因素的影响，显性基因所控制的性状的外显方式会呈现为下述不同的类型：①不完全显性（incomplete dominance），其特征为杂合子患者（Aa）的表型介于正常人（aa）之间，其临床表现不典型或很轻微，而显性纯合子患者呈重型表现，病儿常夭折，也称半显性（semidominance）或中间型显性（intermediate dominance）；②共显性（codominance），其特征为杂合子状态的一对等位基因之间没有显性和隐性

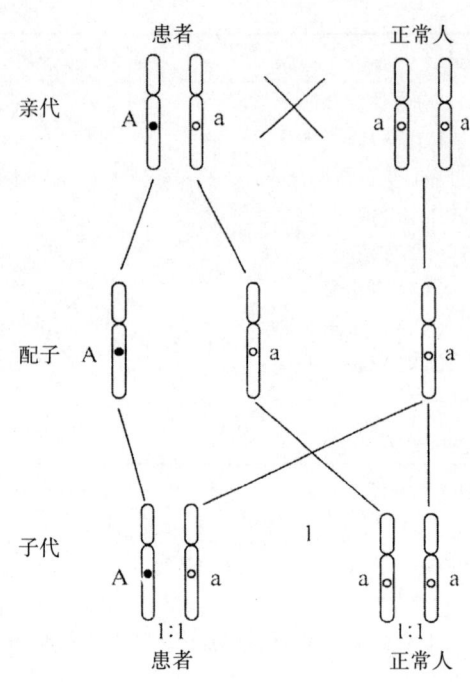

图1-3-1　AD遗传病的杂合子患者与正常人婚配生育图解

之分，各自的作用均能表现出来。如MN血型（MN blood group）、ABO血型（ABO blood group）；③不规则显性（irregular dominance），其特征为杂合子状态的显性基因在不同的条件下，可能由于遗传背景的差异或环境因素的影响，不同个体可呈现不同的外显率（penetrance），有的表现出显性性状，有的表现出隐性性状，或虽表现出显性性状，但表现程度不同，又称条件显性（conditional dominance）；④延迟显性（delayed dominance），年龄作为修饰因子，其特征为一些常染色体显性遗传的杂合子，致病基因在早年并不表达，只有达到一定的年龄后才发挥作用；⑤从性显性（sex-influenced dominance），性别作为修饰因子，其特征为遗传受性别的影响，杂合子呈现出男女性分布比例上或表现程度上的差别，又称性控遗传（sex-controlled inheritance）。

各种常染色体显性遗传性心血管病，见表1-3-4A。

表 1-3-4A 常染色体显性心血管综合征

病名	心血管损害		遗传学特点	
	发生率	主要类型	遗传方式	致病基因定位
Holt-Oram 综合征	50%～100%	ASD、VSD	AD	12q24.1
Marfan 综合征	38.5%～60%	二尖瓣和主动脉瓣病	AD	Ⅰ型 15q21.1；Ⅱ型 3p24.2-p25
豹皮综合征	90%～95%		AD	12q24.1
尖头并指（趾）Ⅰ型	10%～20%	VSD、TOF、CA	AD	8p11.12-p12
颅面骨发育不良综合征	低度	CA、AS、PDA	AD	10q25-q26
成骨不全（Adair-Dighton syndrome）	5%～10%	AI 周围动脉硬化	AD	Ⅰ型 17q21.31-q22.05，Ⅱ型 17q21.31-q22.1
下颌面骨发育不良	10%	ASD、VSD、PDA	AD	5q32-q33.1
耳聋-眼病-白发综合征	低度	ASD	AD	Ⅰ型 2q37.3，Ⅱ型 3p14.1-21.3
Townes-Boncks 综合征	低度	ASD	AD	16p12.1
Noonan 综合征	50%	PS、ASD、VSD、左室肥厚	AD	12q24.1
尖头并指（趾）Ⅲ型（Saethre-chetze syndrome）	低度	ASD、VSD	AD	10q25
成人型多囊肾病（内脏多囊肿综合征）	低度	MVP	AD	16p13.3-p13.12
心-面-皮肤综合征	20%	PS、ASD	AD	7q34
Hay-Wells 综合征	低度	VSD、PDA	AD	3q27
遗传性出血性毛细血管扩张症（Rendu-Osler-weber 综合征）	100%	出血性毛细血管扩张	AD	Ⅰ型 9q33-9q34.1；Ⅱ型 12q11-q14；Ⅲ型 5q31.3-q32；Ⅳ型 7q14
遗传性血管性水肿	100%	血管扩张和水肿	AD	11q11-q13.1
遗传性血管神经性喉水肿	100%	血管水肿	AD	11q12-q13
神经纤维瘤（von Recklinghausen 综合征）	5%～10%	高血压、PS	AD	Ⅰ型 17q11.2；Ⅱ型 22q11.2
腭-心-面综合征	80%	VSD、TOF	AD	22q11.2 片断染色体微缺失
Williams 综合征	80%	AD、MVP	AD	7q11.23
De Lange 综合征	20%	VSD、TOF	AD	3p26.3
眼-耳-脊椎发育不良综合征	50%	ASD、VSD、TOF	AD	14q32
Kippel-Feil 综合征	4.2%～50%	VSD、PDA	AD	5q11.2
先天性多关节弯曲	10%～25%	PDA、CA	AD	14q32
宽拇指-巨趾综合征	25%	PDA、ASD	AD	16p13.3
二尖瓣脱垂	100%	二尖瓣脱垂	AD	16p11.2-p12.1
早老症	100%	动脉粥样硬化	AD	1q21.2

（2）常染色体隐性遗传 常染色体隐性遗传是由位于常染色体上的隐性基因所控制的遗传方式。AR 遗传病患者的基因型为隐性致病基因纯合子（aa）。其杂合子（Aa）由于有正常的显性基因（A）的存在，隐性致病基因（a）的作用不能得到表现，故而不发病。但可将此隐性致病基因向后代传递，即携带致病基因的杂合子，称为携带者（carrier）。携带者一般为正常个体，但通常会有一些与疾病相关的特异性形态、生化或功能改变的表型，这些变化可作为疾病初步诊断或遗传筛查的指标。当双亲均为携带者时，虽然外表正常，但两者婚配（Aa×Aa）后，他们每生一个孩子均有 1/4 的机会为患儿（aa），有 3/4 的机会为正常个体，其中 1/4 为正常的显性纯合子

（AA），2/4为携带者（Aa）。典型AR遗传病的遗传规律如图1-3-2所示，其特征为：①由于基因位于常染色体上，所以它的发生与性别无关，男女发病机会相等；②系谱中患者的分布往往是散发的，通常看不到连续传递现象，有时在整个系谱中甚至只有先证者一个患者；③患者的双亲表型往往正常，但都是致病基因的携带者（Aa，Aa），此时出生患儿的可能性占1/4，在无病子女中，1/3是真正的正常个体，有2/3的可能性为携带者；④近亲婚配时，子女中隐性遗传病的发病率要比非近亲婚配高得多。

在群体发病率较高的AR遗传病中，临床上尚可见到携带者（Aa）与患者（aa）婚配的情况，在其所生的女子中，有1/2是携带者，1/2是患者（图1-3-3）。在极个别情况下，如果同一遗传病AR患者间婚配，则所生子女都是患者（图1-3-4）。

常染色体隐性遗传性心血管病，见表1-3-4B。

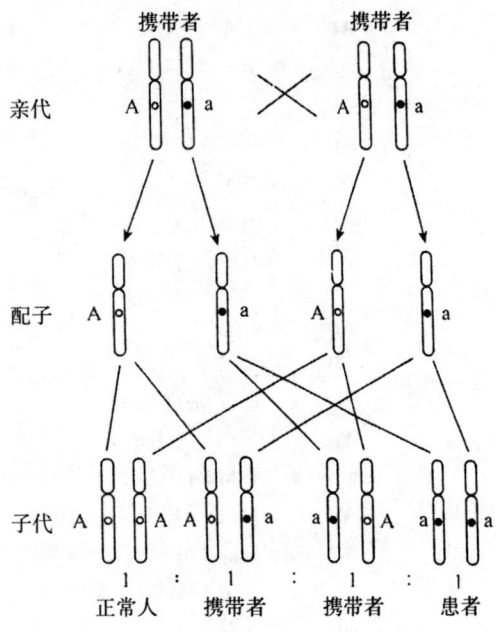

图1-3-2 AR遗传病的携带者之间（Aa×Aa）的婚配生育图解

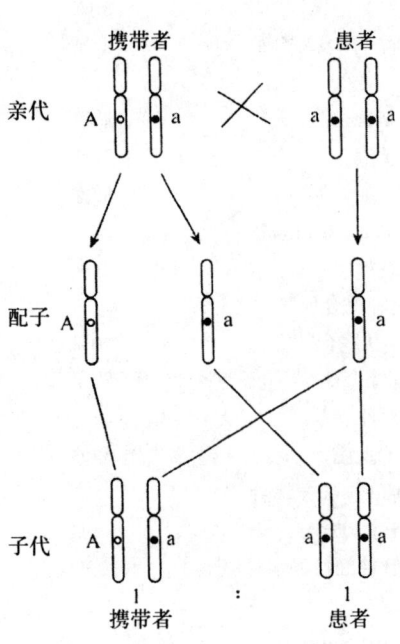

图1-3-3 AR患者与携带者（Aa）婚配生育图解

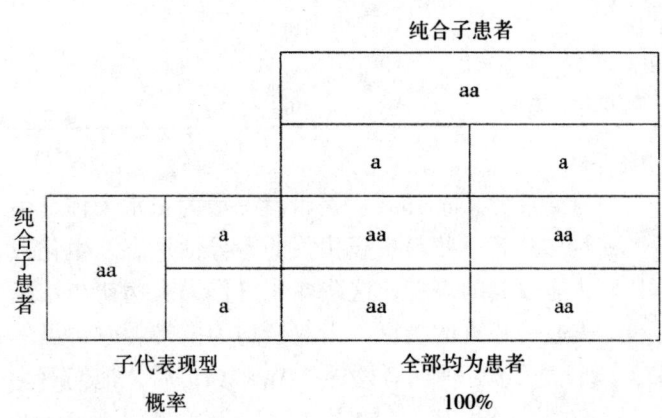

图1-3-4 AR患者之间（aa×aa）的婚配图解

表 1-3-4B 常染色体隐性遗传性心血管病

病名	心血管损害		遗传学特点	
	发生率	主要类型	遗传方式	致病基因定位
点状软骨发育不全	低度	PDA、VSD	AR	4p16.3
软骨 - 外胚层发育不良 Ellis-Van-Creveld 综合征	50%~60%	SA、ASD	AR	4p16
Fanconi 贫血	低度	ASD、PDA	AR	16q24.3
血小板减少伴桡骨发育不全	30%	ASD、TOF、Dex	AR	17q21.3
多脾综合征	25%	静脉血管异常等	AR	17q23
Pompe 综合征（糖原贮积症Ⅱ型）	不详	心肌病	AR	17q25.2
Forbes 综合征（糖原贮积症Ⅲ型）	不详	心肌病	AR	1p21
Hurler 综合征	100%	瓣膜受损	AR	4p16.3
Scheie 综合征	不详	主动脉瓣病	AR	4p16.3
Hurler/Scheie 复合综合征	不详	瓣膜受损	AR	4p16.3
Hurler 综合征 A、B 型	100%	动脉硬化、瓣膜受损	AR	4p16.3
Sanfilippo 综合征	50%~80%	二尖瓣病	AR	17q21
Morquio 综合征	50%~80%	动脉硬化、主动脉瓣病	AR	16q24.3
黏多糖 V 型综合征	不详	AI	AR	4p16.3
Smith-Lemli-Opitz 综合征	50%	TOF、PDA、ASD	AR	11q12-q13
Laurence-Moon-Biedl	30%	ASD、VSD、TOF	AR	BBS 为 20p12 等
脑 - 肝 - 肾综合征（Zellweger 综合征）	低度	ASD、VSD、POA	AR	20p13
鸟头 - 侏儒综合征（Seckel 综合征）	25%	ASD、PDA	AR	3q22-q24
侏儒 - 视网膜萎缩 - 耳聋综合征（Cockayne 综合征）	100%	动脉硬化、高血压	AR	5q12
隐眼 - 并指综合征	50%	ASD	AR	13q13.3
Kartagener 综合征（不动纤毛综合征）	100%	Dex	AR	9p21-p13
Refsum 综合征	50%	心肌病、心律失常	AR	6q22-q24；10pter-p11.2
肾上腺 - 性征综合征（Apert-Gallais 综合征）	低度	心律失常	AR	6p21.3
Mulibrey 侏儒综合征	30%~80%	缩窄性心包炎	AR	17q22-q23
镰形细胞贫血	85%	心腔扩大、心功能不全	AR	11p15.5
原发性血色病	15%~30%	心肌病变	AR	6p21.3
黑尿酸尿症	不详	动脉硬化	AR	3q25-q26
囊性纤维变性	低度	继发性右心室衰竭	AR	7q31.2

2. 性连锁遗传

性连锁遗传又称伴性遗传，是相对于上述常染色体遗传而言的一类由位于性染色体（X 或 Y）上的基因所控制的遗传方式，包括 X 连锁遗传（X-linked inheritance）和 Y 连锁遗传（Y-linked inheritance）。由于人类重要的性连锁遗传病主要为 X 连锁遗传病，尚未发现心血管 Y 连锁遗传病，因此，这里主要阐述 X- 连锁遗传的基本概念。

与常染色体遗传类似，X 连锁遗传也分为 X 连锁显性遗传（X-linked dominant inheritace, XD）和 X 连锁隐性遗传（X-linked recessive inheritance, XR）。在 X 连锁遗传中，男性的致病基因只能来自母亲，传给女儿（图 1-3-5），不存在男性向男性传递的可能，这种现象又称为交叉遗传（criss-cross inheritance）。由于女性的性染色体为XX，男性为XY，而且Y染色体很短小，缺乏X染色体上的相应的等位基因，因此位于男性X染色体上的基因仅有一个，称为半合子（hemizygote），故无论是显性还是隐性基因控制，男性都会表现出基因缺陷的性状，而女性则与常染色体遗传病类似，显性基因控制XD遗传病，隐性基因控制XR遗传病。

（1）X连锁显性遗传　XD遗传病，由于女性有两条X染色体，其中任何一条有致病基因（X^AX^a或X^aX^A）的杂合子（X^AX^a）和纯合子（X^AX^A）都是患者，而男性只有1条X染色体，因此X染色体上具有致病基因即发病，男性患者为半合子（X^aY），发病率与致病基因频率相等，故人群中女性患者约为男性患者的1倍，但通常女性常为杂合子发病（X^AX^a），故病情较男性的轻。但女性带有的正常基因（X^A）如果发生Lyon化失活时，其病情则较重。此外，应该注意男性的X染色体来自母亲，将来他只能将此X染色体传给自己的女儿，而不能传给自己的儿子。其特征：①人群中女性患者比男性患者约多1倍，前者病情常较轻；②患者的双亲中必有一名是该病患者；③男性患者的女儿全部都为患者，儿子全部正常；④女性患者（杂合子）的子女中各有50%的可能性是该病的患者；⑤系谱中常可看到连续传递现象，这点与常染色体显性遗传一致（图1-3-5，图1-3-6）。

（2）X连锁隐性遗传　人类单基因遗传病中有一些重要的遗传病属XR遗传病，其基本特征是：致病基因为隐性基因，由于男性只有一个X染色体，这类疾病的基因携带者只限于女性（X^AX^a），患者一般为男性（X^aY），男性患者一般不能生育或婚配机会少，女性只有纯合子（X^aX^a）时才发病，杂合子（X^AX^a、X^aX^A）不发病而是携带者；女性纯合子患者非常罕见，其特征：①人群中男性患者远较女性多，系谱中往往只有男性患者；②双亲无病时，儿子可能发病，女儿则不会发病；儿子如果发病，母亲肯定是携带者，女儿也有1/2的可能为携带者；③男性患者的兄弟、外祖父、舅父、姨表兄弟、外甥、外孙等也有可能是患者；④如果女性是患者，其父亲一定也是患者，母亲一定是携带者（图1-3-7，图1-3-8）。

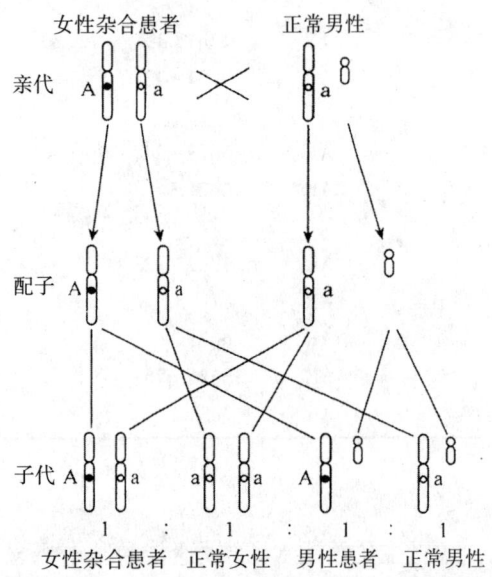

图1-3-5　XD遗传病杂合女性患者与正常男性婚配生育图解

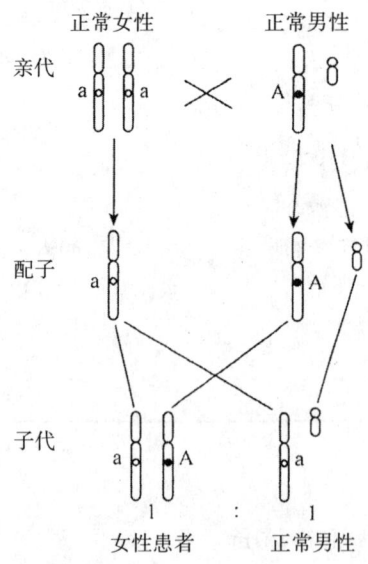

图1-3-6　XD遗传病半合子男性患者与正常女性婚配生育图解

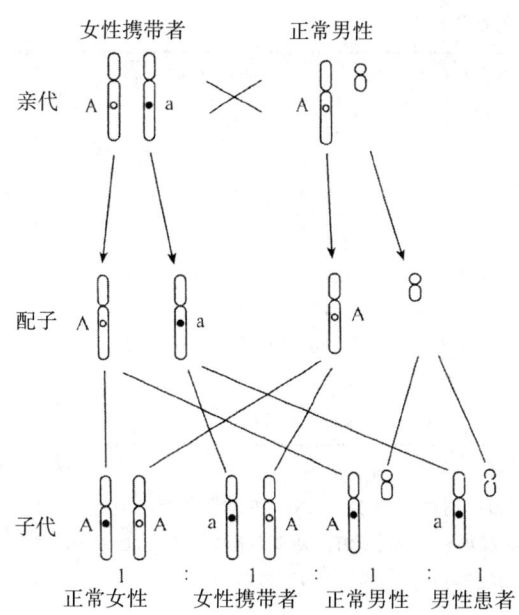

图 1-3-7　XR 遗传病女性携带者（$X^A X^a$）与正常男性（$X^A Y$）婚配生育图解

		半合子男性患者	
		$X^b Y$	
		X^b	Y
正常女性 $X^B X^B$	X^B	$X^B X^b$ 携带者	$X^B Y$ 正常
	X^B	$X^B X^b$ 携带者	$X^B Y$ 正常
子代表现型		携带者女性	正常男性
概率		1/2	1/2
概率比		1 :	1

图 1-3-8　XR 遗传病半合子男性患者与正常女性婚配生育图解

X 连锁遗传性心血管病，见表 1-3-4C。

遗传方式未定的心血管病，见表 1-3-4D。

（3）Y 连锁遗传　致病基因位于 Y 染色体上，故只能由父亲传给儿子，儿子再传给孙子，称全男性遗传或限雄遗传（holandric inheritance）。目前尚未发现 Y 连锁遗传性心血管病，故不予介绍。

3. 多基因病

由两对或两对以上的多基因遗传因素与环境因素共同作用而引起的疾病，称为多基因病（polygenic disease）。多基因病的遗传方式不遵循孟德尔遗传规律。多基因遗传的遗传基础不是一对基因，而是由若干对基因控制，每对基因没有显性、隐性的差别，在遗传性状的形成上各相关基因的作用是微小的，故称微效基因（minor gene），但多对微效基因的共同作用，即可形成一个明显的表型效应，称加性效应（additive effect）。其致病基因效应为共显性遗传，即每一个基因的作用都是微效的，但基因之间的作用有明显的累加效应。多基因遗传的性状为数量性状（quantitative trait），而其性状在群体中的分布是连续的，不同个体之间没有质的区别，只有量的差异，而且绝大多数处于中间状态，极端个体少。数量性状的形成，不仅受遗传基因的影响，而且受环境因素的影响，是遗传因素和环境因素相互作用的结果。近年来的研究表明，多基因遗传病的发病中，除微效基因外，也有一些主基因参与。这些主基因在某些遗传病的发病过程中，除了微效基因和环境因素的作用外，还存在其外显率极高，并对易患性有直接的影响，所以这类多基因遗传病又称复杂性疾病（complex disease），多基因遗传性心血管疾病虽然病种不多，但常见的心血管疾病如先天性心脏病、高血压病、动脉硬化症和风湿性心脏病等都属于多基因遗传病，在人群中受累者可高达 20%，其发病率平均 > 1%，其中先天性心脏病可达 6% ~ 8%。患者的一级亲属的再发风险比单基因病低，一般为 1% ~ 10%。但是不同病种的遗传率有高低不同的差异，如为 70% ~ 80% 时，则患者一级亲属的发病率接近一般群体发病率的平方根（Edwaed 公式）。

表1-3-4C 性连锁遗传性心血管综合征

病名	发生率	主要类型	遗传方式	致病基因定位
灶性皮肤发育不良（Goltz综合征）	不详	AS、ASD、肺动脉高压	XD	Xp22.31
色素失调症（Bloch-Sulzberger综合征）	40%	PDA	XD	Ⅰ型 Xp11.21 Ⅱ型 Xq28
CHILD综合征	不详	心脏畸形	XD	Xq28
FG综合征	不详	VSD	XR	Xq11、Xq28、Xq22.3 Xq12-q21.31
Simpson畸形综合征	33%	VSD、心律失常	XR	Xq26、Xp22
卷发综合征	60%	广泛性动脉硬化	XR	Xq13
Hunler A型综合征※	不详	瓣膜损害、动脉硬化	XR	Xq27.3-q28

注：※该综合征属黏多糖贮积症ⅡA型；AD：常染色体显性遗传；AR：常染色体隐性遗传；CHD：先天性心脏病；AI：主动脉瓣关闭不全；ARCA：右冠状动脉异常；AS：主动脉瓣狭窄；ASD：房间隔缺损；CA：主动脉缩窄；Dex：右位心；DORV：右室双出口；ECD：心内膜垫缺损；MVP：二尖瓣脱垂；PDA：动脉导管未闭；PH：肺动脉高压；PS：肺动脉瓣狭窄；SA：单心房；SV：单心室；TAPVR：完全性肺静脉异常分流；TGA：大动脉转位；TOF：法洛四联症

表1-3-4D 遗传方式未定的心血管病

病名	发生率	主要类型	遗传方式	致病基因定位
Larsen综合征	不详	ASD、VSD	AD？AR？	3p14.3
动脉-肝脏发育不良综合征	80%	外周动脉发育不良	AD？AR？	20p11.2
胎儿面综合征	低度	VSD、ASD	AD？AR	9q22
非对称性哭泣面容	不详	VSD	？	22q11
Kabuki化装综合征	31%	SV、VSD	？	Yp11.2 片断异常
Meill-Marachesami综合征	15%	PDA、ASD	AR？	19p13.2-p13.3
Ehllers-Danlos综合征	50%	房或室瓣畸形	AD、AR、XR	2q31-q32.3 1p36.2-p36.3

（三）线粒体病

线粒体病（mitochondrial disorder）是一类相对少见的、由胞质中的线粒体DNA突变而引起的疾病。线粒体DNA为16 569 bp的环状DNA双链分子，因其存在于胞质中可随卵细胞遗传给下一代，故线粒体病表现为母系遗传（maternal inheritance）。线粒体是细胞内的一种重要细胞器，在不同细胞中的数目从数个至上千个不等。在正常组织中，所有的线粒体DNA分子都是一致的。但由于线粒体DNA在氧化磷酸化的过程中容易受到氧自由基的损害，又缺少DNA修复机制，其DNA突变率大约是染色体DNA的10倍。一旦线粒体DNA发生突变，将造成同一细胞或组织中存在两种或两种以上的线粒体DNA分子，称为异质性（heteroplasmy）。由于线粒体中的大多数酶和蛋白质由核基因编码，线粒体的复制、转录和翻译也受核基因的控制，因此，有些由核DNA突变引起的线粒体功能障碍也被纳入线粒体病。

线粒体是真核细胞核外含有DNA的细胞器，称线粒体DNA（mitochondrial DNA，mtDNA）。人类受精卵中的线粒体绝大部分来自卵细胞，即来自母系，然后传递给子、女，再由其女儿传递给外孙儿、孙女，这种传递方式即称母系遗传。现已发现人类的线粒体DNA基因组突变而引起的疫病有100多种，与心血管疾病相关的主要有两种：

（1）线粒体心肌病 病因是患者的线粒体DNA基因组发生部分缺失或突变的结果。患者心脏扩大、心动过速，常发生严重心力衰竭。

（2）KS综合征（Karns-Sayre syndrome）

病因是线粒体DNA基因组发生大片段缺失（>1 000 bp）或DNA重复的结果，典型症状除有进行性眼外肌麻痹和视网膜色素变性外，还有心脏传导功能障碍。

（四）体细胞遗传病

体细胞遗传病（somatic cell genetic disorder）是在特异的体细胞中发生的，体细胞遗传基因突变是此类疾病发生的基础。癌家族可有家族性肿瘤遗传易感性，体细胞肿瘤病灶具有克隆性（clonality）。除心脏肿瘤之外，某些先天性畸形亦属此类。在经典的遗传病中，并不包括体细胞遗传病。

（张开滋　刘权章　邢福泰）

参 考 文 献

1. 杜传书. 医学遗传学基础. 广州: 广东科学技术出版社，1982,1-107.
2. 李树林编译. 心血管系统遗传疾病. 哈尔滨: 黑龙江科学技术出版社，1984,1-107.
3. 卢惠霖. 中国医学百科全书——医学遗传学. 上海: 上海科学技术出版社，1984,1-196.
4. 张开滋，李广镰，孙启彬，等. 遗传性心血管疾病. 北京: 科学出版社，1990,1-32.
5. 李广镰，张开滋，郑宗锷. 心血管遗传病学. 北京: 北京医科大学、中国协和医科大学联合出版社，1994,1-28.
6. 陈　竺. 医学遗传学（7年制高校教材）. 北京: 人民卫生出版社，2001,1-99.
7. 余元勋. 中国遗传咨询. 合肥: 安徽科学技术出版社，2003,6-19.
8. 刘　雯. 医学遗传学. 上海: 复旦大学出版社，2003,9-31.
9. 杨保胜. 医学遗传学原理与应用. 北京: 中国人口出版社，2005,26-58.
10. 陈　竺. 医学遗传学（8年制高校教材）. 北京: 人民卫生出版社，2005,1-181.
11. 傅松滨. 医学生物学. 第6版. 北京: 人民卫生出版社，2006,107-139.
12. 药立波. 医学分子生物学. 北京: 人民卫生出版社，2006,133-157.
13. 刘权章. 临床遗传学彩色图谱. 第2版. 北京: 人民卫生出版社，2006,75-91.
14. 左　伋. 医学遗传学. 北京: 人民卫生出版社，2008,1-192.
15. 张开滋. Kearns-Sayre综合征. 国际心血管与相关疾病杂志，2009,1(2):124-125.

第二章

遗传性心血管病的诊断与防治

为了预防遗传性心血管病的发病和及时进行有效的治疗，早期做出诊断具有十分重要的意义。临床的实践证明，遗传性心血管病的诊断与一般的心血管病的有所不同。首先要注意临床的检查、诊断方法，明确该病症的病理解剖与病理生理损害及功能分级；其次必须及时进行临床遗传学的检查、诊断，确定其遗传类型，以便及时制定有效的防治措施和婚、育的优生指导，以防止出生或再生患儿。因此，进行遗传性心血管病的诊断必须包括心血管疾病的临床诊断和临床遗传学的诊断两方面的内容。

第一节 遗传性心血管病的诊断

一、遗传性心血管病的临床诊断

无论是以心血管缺陷为唯一临床症状，还是作为伴发畸形之一的遗传性心血管病，其心血管病变虽然表现各异，病损程度不一，但都将引起心血管结构畸变和生理功能障碍，以及心肌损害、心电异常。因此，其临床诊断方法与其他心血管疾病相同。即包括询问病史、临床检查、实验室诊断，以及特殊检查，并将各方面的资料进行全面综合分析，最后做出心血管损害的临床病理诊断，确定病症名称和类型。近年来，随着X线、电子、超声等技术的发展与临床应用，采用精密仪器诊断心血管病的方法愈来愈多。如X线断层显像、心电图、心向量图、动态心电图、放射性核素、心导管与心血管造影、磁共振与心肌活检等，特别是对病人无损伤的非侵入性诊断方法的开展和广泛应用，也给遗传性心血管病的临床诊断带来极大方便和促进。

二、遗传性心血管病的遗传学诊断

遗传学诊断是临床医生经常面临的新问题。由于遗传性心血管病病种较多，表型各异，且其遗传学特征的特异性不高并相互交叉，加上单基因遗传与染色体畸变所致的心血管病症的发病率较低，临床医生日常碰到的机会不多，因而这方面的遗传学知识和诊断经验积累不足，所以临床医生对心血管疾病往往只注重于临床病理诊断，而忽视遗传学的病因诊断，导致未能及时做出正确诊断和及时采取有效的婚育、优生措施，给患者或其家属造成本来可以避免的痛苦和损失。因此，对遗传性心血管病的诊断时，注意和加强遗传学的诊断具有十分重要的意义。

现就遗传学诊断的主要内容和步骤分述如下：

（一）系谱分析

由于遗传病具有特有的遗传传递规律和传递

方式,所以,准确采集和正确分析患病个人的家族发病史即系谱分析(pedigree analysis)在遗传学诊断上具有特殊重要的意义。应用系谱分析可以确定待诊疾病是不是遗传病?是单基因(遗传)病还是多基因(遗传)病?其遗传方式是 AD、AR、XD 或 XR,并将有助于对遗传异质性疾病(指同一种遗传病在不同家庭中,是由不同的遗传改变所引起的),或不符合孟德尔方式的遗传性疾病如染色体病、线粒体病。因此,绘制的系谱必须准确、完整(一般需要包括三代以上各成员的资料)、真实,只有这样才能得出正确的分析结果。采集病人家族发病史要注意家族性发病不一定是遗传病,而散发病例却一定不是遗传病的问题,以免造成误诊。

在进行系谱绘制和分析时,应该注意以下几个问题:

(1)绘制系谱时,应从先证者(proband)开始着手,调查家系中各成员的发病情况,并按一定方式和符号(图 2-1-1)绘制。

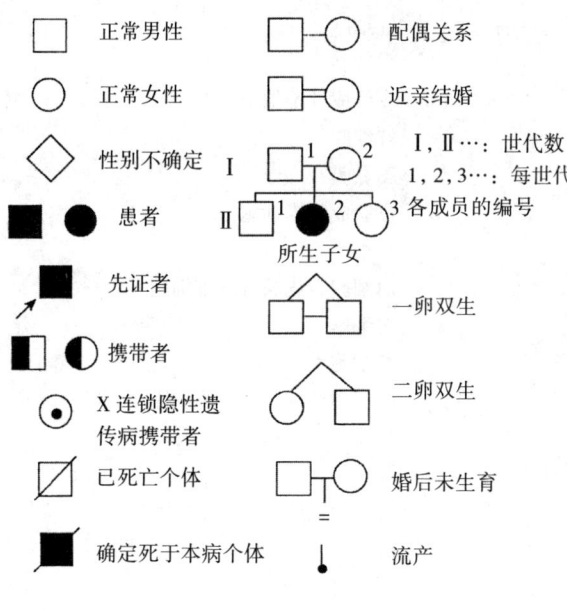

图 2-1-1 系谱中常用的符号

(2)对家系中各成员的发病情况,应力求信息准确无误,不应只凭患者或其家属的口述为依据,而应根据临床检查诊断资料或医生亲自诊查。

(3)查询要充分,特别是关键成员的资料不能遗漏,除患者的主要临床体征、发病年龄、病情特点、病情进展情况、死亡及死亡年龄外,还应注意相关成员的怀孕史,生育史,流产史,以及是否近亲婚配等。

(4)查询的家系成员(特别是遗传病患者及其近亲成员)越多越好,以便尽量获得尽量多的遗传信息,以利于分析认定。

(5)分析时要综合、全面。要特别注意遗传异质性、外显不全、延迟显性和新发生的基因突变等情况的鉴别诊断。

(6)注意统计子女的发病比值时,常由于选样的偏差而造成统计误差,此时需用先证者法予以校正。

(二)染色体与性染色质检查

目前,应用染色体显带包括高分辨显带技术、分子细胞遗传学技术以及荧光原位杂交(fluorescence in situ hybridization,FISH)技术,已成功地应用于各种染色体畸变的临床诊断和产前诊断。现已发现的人类染色体数目异常和结构异常有 10 000 多种,已确定或描述过的染色体综合征有 100 多种。根据调查资料,在新生活婴中染色体异常的发生率为 0.7%;人类中外表正常但是某种染色体的平衡易位携带者的频率为 0.25%~0.47%。孕早期流产的胎儿中约 50% 是染色体异常引起的。所以,染色体病已成为临床常见和危害严重的病种之一,因此,染色体病的检查、诊断已成为临床检查的重要内容。一般在具备有下列情况之一的即应考虑进行染色体检查。

(1)家庭成员中有多个先天畸形患者;

(2)有多发性流产、死产史的夫妇;

(3)临床表现可疑为先天愚型、脆性 X 综合征的患儿及其双亲;

(4)有明显体态异常,智能发育不全和先天畸形的患者;

(5)X 染色质、Y 染色质数目异常者;

(6)有内外生殖器发育不全或畸形,以及原发性闭经,不育症患者;

(7)身材高大,性格、行为异常,有攻击性行为的男性。

(三) 生化检查

生化检查是遗传性代谢缺陷的一个重要的辅助诊断方法,临床上许多单基因病是由于控制酶和蛋白质的基因突变,导致酶和蛋白质的量或质的变异,而引起各种代谢异常和发病,所以,进行酶和蛋白质的定性、定量检查是诊断这些代谢缺陷病的重要辅助手段(表2-1-1)。

目前,随着生物化学检测技术的发展,不仅能对酶活性或蛋白质的变化进行测定,还能对酶和蛋白质结构变异做出鉴定,因而极大地有助于对各种基因病的诊断和亚型的分类。蛋白质的变异类型主要靠电泳技术、免疫技术,以及肽链氨基酸序列分析来区分。但是由于酶的纯化比较困难,所以除少数能进行氨基酸分析外,对酶的变异型大都采用酶动力学特点,以及采用免疫交叉反应、层析等辅助手段来鉴别分型。酶和蛋白质的检查主要采用血清,但有时必须采取活体组织(如肝、甲状腺、皮肤、肾脏、肠黏膜等)进行检查。应该注意的是某种待查的酶变异情况,不一定能在所有组织中查出,因此事先要确定采用哪种组织和应用哪种检查方法才能获得预期的结果。目前尚有许多单基因病的病因尚未确定,因此,目前对此类型疾病尚无法应用酶和蛋白质检查做出诊断。此外,也有一些遗传性代谢病虽然病因已经明确,但目前尚无有效的酶和蛋白质测定方法用以诊断。因此有时需对酶促反应的中间产物或代谢的旁路产物进行测定,或者采用间接反应以测定其蛋白质的量与质异常。

表2-1-1 通过酶活性检测可以做出诊断的遗传代谢症

疾病名称	缺陷的酶	采样
白化病	酪氨酸酶	毛囊
半乳糖血症	半乳糖-1-2磷酸-尿苷转移酶	红细胞
黑矇性痴呆	氨基己糖酶	白细胞
Gaucher病	β-葡萄糖苷酶	皮肤成纤维细胞
腺苷脱氨酶缺乏症	腺苷脱氨酶	红细胞
糖原贮积病Ⅰ型	葡萄糖-6-磷酸酶	肠黏膜
糖原贮积病Ⅱ型	α-1,4葡萄糖苷酶	皮肤成纤维细胞
糖原贮积病Ⅲ型	红细胞脱支酶	红细胞
糖原贮积病Ⅳ型	α-1,4葡萄糖苷酶	白细胞、皮肤成纤维细胞
糖原贮积病Ⅵ型	肝磷酸化酶	白细胞
精氨酸琥珀酸尿症	精氨酸琥珀酸裂解酶	红细胞
胱硫醚尿症	胱硫醚酶	肝、白细胞、成纤维细胞
组氨酸血症	组氨酸酶	指(趾)骨屑
同型胱氨酸尿症	丙氨酸、丁氨酸、胱硫醚合成酶	肝
枫糖尿症	支链酮酸脱羧酶	肝、白细胞、成纤维细胞
苯丙酮尿症	苯丙氨酸羧化酶	肝
酪氨酸血症Ⅰ型	对羟苯丙酮羟化酶	肝、肾
酪氨酸血症Ⅱ型	酪氨酸氨基转移酶	肝
氨酰脯氨酸缺乏症	氨酰脯氨酸酶	白细胞
高苯丙氨酸血症	二氢蝶啶还原酸	皮肤成纤维细胞
瓜氨酸血症	精氨酸琥珀合成酶	皮肤成纤维细胞
Duchenne肌营养不良(DMD)	肌酸磷酸激酶	血清

（四）症状前诊断

对遗传病患者的检查诊断，一般都是患者出现临床症状之后进行的，称临症诊断（symptomatic diagnosis）。而某些常染色体显性遗传病具有延迟显性的特点，如 Huntington 舞蹈病多在 30～40 岁后才开始发病，而此时本症患者（即尚未发病的显性致病基因携带者）往往已经结婚生儿育女，且其子女可有 1/2 几率是亦将发病的患者。因此，对这样的患者在临床症状之前做出明确诊断即症状前诊断（presymptomatic diagnosis）后，将可及时采取婚、育优生措施，避免生育或再生患儿。

（五）产前诊断

产前诊断（prenatal diagnosis）又称出生前诊断。其技术要点是采用羊膜腔穿刺术、绒毛取样术、脐带血穿刺术、超声诊断和胎儿镜检查，以及从母血中分离胎儿细胞等检查技术，以确定胎儿的染色体或基因是否正常，有无神经管缺陷以及有无内脏及肢体等畸形，以便胎儿在宫内时即做出诊断，及时采取中止妊娠或治疗措施。目前随着产前诊断技术的推广和技术的不断完善，产前诊断技术已日益显示出它对优生优育、提高人口素质上的重要意义和价值。

1. 产前诊断的对象

根据遗传病的严重程度和发病率的高低，可将产前诊断的对象分为：①35 岁以上的高龄孕妇；②夫妇之一有染色体畸变，特别是染色体平衡易位携带者；或夫妇正常，但曾生育过染色体患儿或常染色体隐性遗传病患儿的孕妇；③有习惯性流产特别是孕早期有流产、死产史的孕妇；④夫妇之一有先天性代谢缺陷，或生育过这种患儿的孕妇；⑤曾生育过严重神经管缺陷的孕妇；⑥X 连锁遗传病隐性基因携带者；⑦夫妇之一有致畸因素接触史的孕妇；⑧具有遗传病家族史，又是近亲婚配的孕妇。

2. 常用方法

（1）羊膜穿刺术（amniocentesis） 产前诊断中最常用的方法。可适用于染色体病、遗传性代谢病，神经管缺陷和遗传性疾病的 DNA 检测。其方法是在 B 型超声仪的监视下，用无菌穿刺针经羊膜腔抽取羊水及羊水中的胎儿身上脱落的上皮细胞或纤维细胞，以便细胞培养后制作染色体标本，或用作生物化学、DNA 的分析诊断。最佳的取样时间在妊娠 14～18 周，以便确诊后能及时终止妊娠。

（2）绒毛取样术（chorionic villus sampling, CVS） 其方法是在 B 型超声仪的监视下，用取样器经子宫颈口进入子宫，在子宫壁处吸取 5～10 mg 绒毛，即可进行酶检测和提取 DNA 进行分析，以及经短期培养后，进行染色体分析。绒毛的最佳取样时间在孕早期的第 7～9 周，其突出的优点是：①取样时间比羊膜穿刺术早 7～9 周，一旦做出明确诊断，如需进行选择性流产时，不会给孕妇造成较大的损伤问题。②绒毛穿刺术所吸取的绒毛是正处于生长旺盛期的细胞（而羊膜穿刺术所获得的是脱落至羊水中的退化细胞），所以采集到的绒毛细胞即可（或短期培养）进行酶学、DNA、染色体分析诊断。③绒毛细胞是正处于增殖的细胞，其生化功能比羊水细胞更适于作代谢病的分析诊断。但应该注意的是在绒毛取样中，绒毛样本可能有母体细胞污染或特异性嵌合体，此时，需要再进行羊水穿刺术，根据羊水的分析进行确证。

（3）脐带穿刺术（cordocentesis） 在 B 型超声仪的监视下，用穿刺针经母体腹壁刺入胎儿脐带采取胎儿血样。取样时间一般在妊娠的 18 周左右，但在分娩前也可进行。本法与羊膜穿刺术比较，难度较大。与此相关的并发症亦较高。但是，应用本技术可直接获取胎儿血样，故可快速进行染色体核型分析，又可直接诊断胎儿的血液系统疾病。此外，本法还可在妊娠晚期取血样检查，并可用于胎儿的一些宫内治疗，因此在产前诊断和开展宫内治疗上，本技术的开展和应用具有十分重要的地位。

（4）胎儿镜（fetoscopy）检查 胎儿镜是一种带有羊膜腔穿刺的双套管光纤维内窥镜，又称羊膜腔镜或宫腔镜，在妊娠 15～18 周时应用此技术既可直接观察胎儿的外形、性别、有无畸形等，又可抽取羊水或胎儿血样和活体组织，以及进行宫内治疗。但由于技术操作要求较高，而且容易引起感染、出血、流产及胎盘早期剥离等并发症，故应用受到一定限制。目前，随着纤维镜技术的发展，可应用小直径的胎儿镜，甚至在孕早期（妊娠12周前）可应用的小型胚胎镜（embryoscopy）进行检查，因而可大大减少操作的创伤性，并可大大提高诊断水平，故本技术已日益受到重视和应用。

（5）超声诊断（ultrasonography）检查 一种对胎儿和母体均无伤害的检查方法。根据报道应用这种技术已可检出200多种胎儿的各种先天畸形，如胎儿水肿、羊水过少、无脑畸形、脑积水、脑膨出、脊柱裂、膈疝、脑内囊肿、肺发育不全、心脏畸形、十二指肠闭锁、食管闭锁、腹腔畸形、多囊肾、肾发育不全、肾盂积水、宫内骨折、成骨发育不全、短肢侏儒综合征，以及多胎妊娠、胎盘定位等。近年来，Norman和Dehereta等联合应用M型超声心动图、二维实时影像系统和多普勒超声技术检查胎儿心脏，可以获得图像更加清晰、分辨率更高的结果，因而可以大大提高胎儿心血管畸形的检出率。

（6）基因诊断（gene diagnosis） 构成人体基本单位的细胞，不论是何种器官或何种组织的，其细胞中的基因组成都是完全一致的（只有免疫球蛋白、T细胞受体基因和肿瘤组织例外），而且基因的突变也存在于一切细胞之中（只有某些特化的组织细胞中某些基因不表达），所以，在个体发育的任何阶段，采用任何一种组织细胞的细胞核，即可进行基因分析并对其基因缺陷做出诊断，因此发展迅速。基因诊断不仅可以对分子水平已明确病变性质的遗传病做出准确诊断，而且对那些基因产物不清，发病机制不明的单基因病，可以通过限制内切酶的酶谱分析或限制性片段长度多态性连锁分析做出逆向诊断（inverse diagnosis）。应用聚合酶链反应法对目的基因体外扩增法，更可对某些基因缺失的单基因病做出快速基因诊断。此外，应用本技术对一些隐性遗传病杂合体即致病基因携带者（如Aa、Bb）亦可检出。但是，由于基因突变的类型多种多样，除了缺失、插入、倒位、动态突变和一些高发的点突变等可通过基因分析直接检测并在临床上进行诊断外，大多数基因突变需要繁琐的分析才能确定，一般难以直接检出，因此基因诊断的临床应用目前主要是用于产前诊断方面。

（六）植入前诊断

植入前诊断（preimplantation diagnosis，PD）是对体外人工授精、在体外培养的试管内早期胚胎（4~8个细胞）进行遗传学检测，以确定受检胚胎是否健康后再移植到母体宫内，以实现其父母生育一个健康儿女的愿望。与产前诊断相比，其优点是将可能存在的遗传病排除在胚胎着床前，避免了患病胎儿的人工流产而给孕妇带来的损伤和痛苦，并可有保证地有遗传病风险的夫妇生出健康的子女。目前随着技术的发展，本技术已成功地应用于一些常见的染色体病和人类单基因病的检测，如Down综合征、地中海贫血、假肥大型肌营养不良、甲型血友病、Marfan综合征、Huntington舞蹈病等。

（七）皮纹学检查

人体的手指、脚趾和手（脚）掌处的皮肤具有特异性的皮肤纹理（dermatoglyphics）。对一卵双生儿的研究证明，这些皮纹形成与遗传有关，它在胚胎发育的第6~7周开始出现，至第14周左右形成后终生不变。值得注意的是一些染色体病和一些遗传病患者的皮纹，各自存在相同的特异性变化，例如先天愚型（21三体综合征）都具有通贯手、三叉点高位（t'）、第5指只有一指褶纹、拇趾球区胫侧弓形纹等，故可用作辅助诊断的重要依据。

（刘权章）

第二节 遗传性心血管病的咨询

遗传咨询（genetic counseling）也叫遗传商谈，是临床医生或遗传学工作者就遗传病患者或其家属提出的有关所患遗传病的病因、发病机制、遗传方式、发病或再发风险，以及如何治疗、预防等系列问题，进行解答、讨论和商谈。最后在知情同意、避害、有利的原则下，由患者或其家属作出选择和决定，并在咨询医生的协助下付诸实施，以达到最佳的防治效果，避免生出患儿或再生同样患儿。

一、遗传咨询的作用

遗传咨询的作用是可使患者或其家属在咨询过程中了解如下问题：①待诊的疾病是不是遗传病；②提示为遗传病的依据；③诊断的方式、方法；④该遗传病在他们家系中的发生和遗传的过程；⑤发病或再发风险的概率；⑥可以采取的对策和最佳的优生措施。

二、遗传咨询的目的

遗传咨询的目的是有效地应用现代医学技术以降低人群中遗传病的发病率，减少家庭和社会压力和负担，不断地提高人口的素质。因此通过遗传咨询应该达到：

（1）对患者本人　①了解所患遗传病的发病根源，使患者能理智地面对现实，以减轻患者心理和精神上的痛苦和压力；②了解病情、发展趋势和预后的信息；③了解可能的治疗信息；④了解遗传的风险和可采取的最佳的婚、育优生措施。

（2）对有关双亲或夫妇　①提供遗传信息，减轻他们的内疚和不安，并协助他们制定可行的生育计划；②确定携带者，协助他们制定生育的可行措施；③对家系中有高风险的成员，建议进行必要的检测和提供婚、育的优生建议；④对有遗传病、先天畸形患儿的父母，提供患儿的教养方法和意见，以提高患儿的生活质量。

（3）社会目的　①使全民认识遗传病的严重危害性，提高优生意识；②降低遗传病的发生率、发病率和遗传负荷，以不断提高人口素质。

三、咨询的对象

临床上较常见的遗传咨询对象包括：①本人或家系成员患有某种遗传病或先天畸形；②生过遗传病或先天畸形患儿的父母；③不明原因在孕早期流产或有反复流产、死产的夫妇；④未婚青年的相恋对象或其家系成员有某种遗传病或先天畸形；⑤婚后多年不育的夫妇；⑥性器官发育异常的男女或原发性闭经的妇女；⑦35岁以上的高龄孕妇；⑧长期接触不良环境因素、病毒感染、服药不当，以及患有某些慢性病的孕妇；⑨青年男女的婚前检查与咨询。

四、遗传咨询的步骤

（一）明确诊断

准确做出患者所患疾病的临床诊断是遗传咨询工作的第一步，也是最基本、最重要的一步。因为只有通过检查、分析，准确确定患者所患的疾病名称后，才能进一步结合遗传学检查（包括染色体、生物化学、酶学、DNA、基因分析），以及病史、家系调查和系谱分析，以确定是否为遗传病。由于遗传病所特有的传递规律在遗传病和其遗传方式的确定上具有特殊重要意义，所以对患者的病史和家系资料采集时，必须特别注意其准确性和完整性。

（二）确定遗传方式

目前，很多单基因遗传病的遗传方式已经确定，因此明确诊断后即可了解其遗传方式，以及患者同胞和其子女的发病风险。对一些遗传方式尚不清楚的遗传病，则可查阅 Victor A.McKusick 所著的《Mendelian Inheritance in Man: Catalogs of Autosomal Dominant, Autosomal Recessive, and X-linked Phenotype》，该书现已有网络版（其网址为：http://www3.ncbi.nlm.nih.gov/omin），现在该数据库已收录1 000多条单基因遗传病及其遗传方式、性状的信息。应该注意的是，对于一些有表型模拟和遗传异质性的遗传病，则应通过家系调查，分析其遗传方式做出鉴别。例如视网膜色素变性其遗传方式有 AR 型（在我国占92%）、AD 型占（5%）、XR 型（占3%）。如一例家系中男性连续发病，其父亲也是患者，据此可确定是 AD 型遗传；如一例男性患者，其父母为外表正常的表兄妹婚配的夫妇，他姐姐46岁正常，而他36岁因视网膜色素变性而失明，据此可确定是 XR 型遗传。

（三）发病或再发风险的推算

根据不同的遗传方式推算遗传病的发病或再发风险（recurrence risk）是遗传咨询工作的核心内容之一。基本原则是根据其遗传物质改变的不同可分为三种类型：

1. 染色体病

理论上染色体病的发病或再发风险一般是以群体发病率作为经验危险率（只有少数例外）。例如，约50%先天性心脏病由染色体异常所致，其中大部分是突变引起，只有部分是双亲之一是染色体平衡易位携带者的结果。一般来说，源自新突变的患者其同胞发病的经验危险率与群体发病率相同，而源自亲代的染色体平衡易位携带者则发病或再发风险高。因此，主要应根据患者或其双亲的核型来推算其发病和再发风险。例如，21三体综合征（Down综合征）患者的核型90%是单纯型21三体型，少数是D/G易位、G/G易位型。单纯21三体患者的同胞再发风险，如母龄在34岁以下，平均约1/700，35岁以上孕妇随年龄增高而增高。如果是染色体D/G（如14/21染色体）易位型21三体患者，其父母核型正常，则其同胞中再发风险与群体发病率相同，如父母之一是14/21染色体平衡易位携带者，则其同胞的再发风险为25%，即1/4；1/4为21单体而流产；1/4是14/21染色体平衡易位携带者；1/4为正常个体。如果患者是21/21易位型三体患者，如其双亲核型正常，则其同胞中再发风险与群体发病率相同；如父母之一是21/21染色体平衡易位携带者，则每次生育时其子女将有1/2发病；1/2将因缺少一条21号染色体即21单体而流产。

2. 遗传性单基因病

（1）常染色体显性遗传（AD）病 患者的父母之一是患者，其同胞兄妹有1/2再发风险。

（2）常染色体隐性遗传（AR）病 患者父母外表正常但都是同一隐性致病基因携带者。其同胞兄妹再发风险为1/4，一般为散发。近亲婚配时其子女发病风险明显增高。

（3）X连锁显性遗传（XD）遗传病 男性患者（X^AY）与正常女性（X^aX^a）婚配时，子女中男孩均正常（X^aY），女孩均发病（X^AX^a或

X^aX^A）；女性患者（X^AX^a）与正常男性（X^aY）婚配时子女各有1/2发病（X^AY或X^AX^a）。

（4）X连锁隐性遗传（XR）病 男患者（X^aY）的兄弟中约1/2发病，其姐妹不发病（X^AX^A或X^AX^a），但有1/2为携带者，患者的子女一般不发病；女患者（X^aX^a）的子女中，儿子均发病（X^aY），女子都是携带者（X^AX^a）。

3. 多基因遗传病

多基因遗传病如常见的冠心病、先天性心脏病、高血压病、风湿热等是由遗传因素和环境因素相互作用下发生发展的。但是，由于病种不同，其遗传率与发病阈值各有差异，故其发病和再发风险的推算较为困难。因此，要熟悉和掌握多基因遗传存在的下述特点：①有明显的家庭聚集倾向，患者亲属的发病率高于群体的发病率，而随着亲缘关系的级别变远，其发病率骤减、甚至近似群体发病率；②家系中患病的人数越多，再发风险越高；③患病个体的病情越严重，其同胞再发风险就越高；④患者所患多基因病的发病率有性别差异时，表明不同性别的发病阈值高低不同，即发病率高的性别其阈值低，一旦发病，其子女的发病风险低；相反，发病率低的性别其阈值高，一旦发病，其子女的发病风险高，原因是他（她）携带的致病基因多才发病，因此其子女发病风险增高，尤其是与其性别相反的子女。

因此，在估计多基因遗传病的发病风险时，要全面考虑上述各方面因素，进行综合评价才能得出较准确的结果。下面列举的一些资料可作为遗传咨询时参考：

（1）常见多基因遗传病和先天畸形的遗传病、群体发病率、患者一级亲属发病率和性别比例（表2-2-1）。

（2）当多基因遗传病的群体发病率为0.1%~1%，遗传率为70%~80%时，患者的一级亲属的发病率qr接近于群体发病率qg的开方值，即$qr=\sqrt{qg}$（Edwards公式，1960年）；遗传率低于70%~80%时，患者的一级亲属的发病率低于群体的开方值；遗传率高于70%~80%时，患者的一级亲属的发病率高于群体发病率的开方值（表2-2-2）。

第二章 遗传性心血管病的诊断与防治

表 2-2-1 常见多基因遗传病和先天畸形的遗传度、群体发病率和性别比例

疾病与畸形	遗传度（%）	群体发病率（%）	患者一级亲属发病率（%）	男/女
原发性高血压	62	4～8	20～30	1
哮喘	80	4	20	0.8
消化性溃疡	37	4	8	1
冠心病	65	2.5	7	1.5
精神分裂症	80	1.0	10	1
糖尿病1型（早发型）	75	0.2	2～5	1
糖尿病2型	35	2～3		1
脊柱裂	60	0.3	4	0.8
无脑儿	60	0.2	2	0.4
唇裂±腭裂	76	0.17	4	1.6
腭裂	76	0.04	2	0.7
先天性畸形足	68	0.1	3	2.0
先天性髋关节脱位	70	0.07	4	0.2
先天性幽门狭窄	75	0.3	男先证者2 女先证者10	5.0
先天性巨结肠	80	0.02	男先证者2 女先证者8	4.0
强直性脊椎炎	70	0.2	男先证者7 女先证者2	0.2

表 2-2-2 一些先天性心脏病的患者一级亲属发病率

病名	患者同胞中的发病率（%）	期望频率（$\sqrt{qg}$）	病名	患者同胞中的发病率（%）	期望频率（$\sqrt{qg}$）
房间隔缺损	4.3		室间隔缺损	3.2	2.6
动脉导管未闭	3.2		肺动脉狭窄	2.9	2.6
法洛四联症	2.2		主动脉狭窄	2.6	2.1

（3）根据遗传率，双亲和同胞中已患病的人数估计同胞的再发风险（表2-2-3）。例如，精神分裂症的群体发病率为1.0%时，遗传率为80%，一位患有精神分裂症的母亲已生育2个孩子，其中一个已经发病，询问另一个孩子将会发病的风险如何？此时，按表2-2-3资料即可估计出其发病风险为18%。

（四）提出对策，加强婚姻和生育的优生指导

根据遗传资料分析，明确发病或再发风险后，即应根据其风险大小，对患者或其父母、亲属进行婚、育的优生指导，在知情同意，"有利"、"避害"的原则下，使咨询者明智、自觉地选择可行措施，以防止患儿的出生或再生患儿。

（1）不宜结婚、生育 ①对一些危害严重、严重智力低下、残疾的遗传病，且发病或再发风险大于10%，尚无法治疗的；②直系血亲或表兄妹之间，不宜结婚、生育。如已结婚，应采取绝育或避孕措施，避免生出患儿。

（2）产前诊断 对一些生过病损严重、难以治疗，再发风险高，并可用产前诊断确诊的遗传病的父母，如果不幸又怀孕或者患儿父母又渴望生育一个健康的孩子时，即应进行产前诊断。经产前诊断确诊为正常胎儿时，则可继续妊娠至足月分娩，如确诊是患儿则应建议采取选择性流产以防止患儿出生。

表 2-2-3　患者亲属中根据发病人数和遗传率推算再发风险

双亲患病数		0			1			2		
群体发病率（%）	遗传率（%）	同胞患病数			同胞患病数			同胞患病数		
		0	1	2	0	1	2	0	1	2
	100	1	7	14	11	24	34	63	65	67
1.0	80	1	6	14	8	18	28	41	47	52
	50	1	4	8	4	9	15	15	21	26
	100	0.1	4	11	6	16	26	62	63	64
0.1	80	0.1	3	10	4	14	23	60	61	62
	50	0.1	1	3	1	3	9	7	11	15

（3）植入前诊断　例如一对夫妇婚后数年，所孕第一、二胎均在孕早期流产。经染色体检查，丈夫核型正常，妻子为 14/21 染色体平衡易位携带者。因夫妇渴望生一个正常健康的孩子，可在医生协助下进行体外受精，并在胚胎发育早期（8 个细胞期）应用荧光原位杂交（FISH）技术进行植入前诊断，确诊为正常胚胎后，再植入宫内可满足该夫妇的愿望生出一个正常儿。

五、遗传咨询时应注意的事项

进行遗传咨询时，医生或遗传工作者除了应掌握扎实的医学遗传学、临床遗传学的知识和最新的研究进展、工作经验外，为了取得良好的咨询效果，还必须注意下述一些事项。

（1）对咨询对象必须抱有尊重、同情和热情关怀的态度、认真负责的精神。谈话中应该注意谈话的用语、不应随便使用白痴、兔唇、狼咽等有刺激性的语言形容患者的特征。要充分理解患者或其家属由于对遗传性疾病不了解而产生的恐惧和内疚不安的心理状态，故应在通过遗传病发病原因等解释过程中，设法解除他们的顾虑和亲属间可能产生的误会或埋怨，以取得他们的充分与信任，使他们能自觉、主动配合和愿意详细提供有关病史和家庭资料，保证家系分析和诊断更为准确可靠，使婚、育的优生指导更能完善落实。

（2）根据遗传信息推算的发病或再发风险，只是推算的概率，不宜做出绝对的保证；可以进行产前诊断做出确诊的，应建议进一步做产前诊断，以便做出明确诊断。

（3）对婚姻和生育的优生指导，应通过说理，在有利、避害的原则指导下，进行真诚、坦率的商谈，以便在"知情同意"的原则下完善实施，以避免或减少遗传病患儿的出生。

（4）应用 Bayes 法推算遗传病发病风险　1963 年 Bayes 提出一种确诊两种相互排斥事件相对概率的理论即 Bayes 法，1975 年以后，又被成功地用以遗传咨询以计算遗传病发病和再发风险的概率。现以假肥大型肌营养不良（DMD，XR）的发病风险为例，说明 Bayes 法的推算程序和优越性（图 2-2-1）。

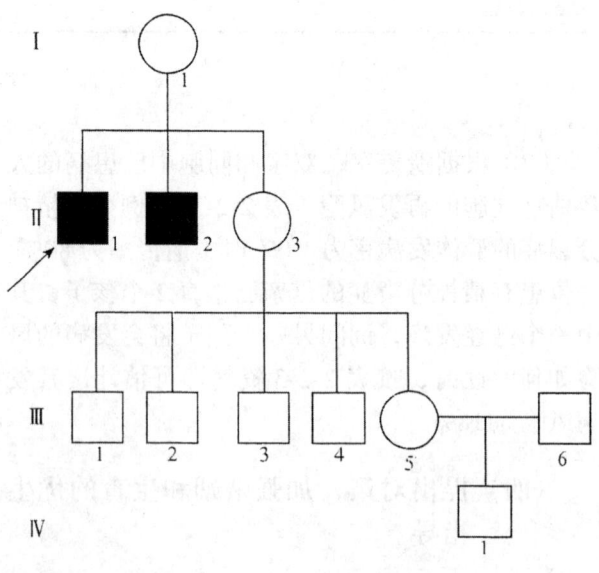

图 2-2-1　一个 DMD 病例家系系谱

如图 2-2-1 所示，II_1、II_2 连续发病，表明此家系中的致病基因不是新突变产生，而是他们的 X 隐性基因携带者的母亲传来，即 II_1 为携带者。因此 II_3 有 1/2 概率为携带者、II_5 有 1/4 概率为携带者，据此，按 XR 的遗传规律计算 IV_1 的发病风险应为 1/8。但是，按 Bayes 法计算时，由于要考虑家系中存在的附加信息，因而结果不同，但是其结果是更准确的。按 Bayes 法的计算方法，需进行四种概率的推算：①前概率（prior probability）是指孟德尔分离定律推算的某个成员具有某种基因型的概率；②条件概率（conditional probability）是指在某种条件下出现的实际情况的概率（如在不规则显性遗传病中，由于外显率低而未患病个体的概率；在延迟显性遗传病中，由于未到达发病年龄而尚未发病的个体；在隐性遗传病中，携带者已生出一定数量正常子女的概率）；③联合概率（joint probability）是将前概率与条件概率相乘所得的概率；④后概率（posterio probability）是某一假设下的联合概率除以所有假设条件下的联合概率的数值，即为再发风险的最终概率。

图 2-2-1 病例为 X 连锁隐性遗传（XR）病，男性发病风险决定于其母亲是否为致病基因携带者，和她已生出的儿子中的发病情况。所以，先要计算 II_3 是携带者的概率（表 2-2-4）。

如表 2-2-4 所示，根据遗传规律计算：① II_3 是携带者和不是携带者的前概率各为 1/2；②其次从系谱中获得的重要信息是 II_3 已经生出 4 个儿子都是无病的。这一信息提示 II_3 如是携带者，她连生 4 个儿子都无病的概率是 $1/2 \times 1/2 \times 1/2 \times 1/2 = 1/16$；如 II_3 不是携带者，她连生 4 个儿子都无病的概率是 16/16（即 1），这就是他们的条件概率；③将前概率与条件概率相乘，可得出各自的联合概率，分别为 1/32 和 16/32；④将两项联合概率相加作为分母，将每项联合概率作为分子，即得出后概率分别为 1/17 和 16/17。据此表明，考虑到 II_3 已连生 4 个无病的儿子，因此，她是携带者的后概率不是 1/2，而是 1/17；相反，她不是携带者的后概率不是 1/2，而增高到 16/17。

再计算 III_5 是携带者的概率。根据 II_3 是携带者的后概率是 1/17，所以，III_5 是携带者的概率为 $1/2 \times 1/17 = 1/34$，最后计算出 IV_1 的发病风险将为 $1/2 \times 1/34 = 1/68$。表明按遗传规律计算的发病风险和按 Bayes 法计算的 IV_1 发病风险有很大差别，前者的结果为 1/8，后者为 1/68。因为 Bayes 的计算方法考虑到家系中存在的附加信息，所以计算的结果更为真实、确切，因此，在推算单基因病的发病风险时 Bayes 法被广泛应用。

（5）多基因遗传病的再发风险的推算　临床上绝大多数先天性心脏病属多基因遗传病，其发病符合病理阈值学说。计算时用 5 级直方图（histogram）代替常态分布曲线（高斯曲线，gaussian curve），等位基因的数因以数学方法计算（图 2-2-2）。

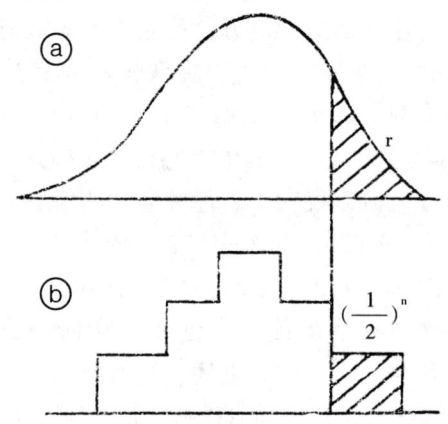

图 2-2-2　高斯常态分布曲线（a）和直方图（b）分布图

直方图末级的大小（超过阈值的部分）为 $(1/2)^n$，n 代表等位基因的数目，据此估计，引起先天性心脏病的基因数是 2/8 或 8/10 等位基因

表 2-2-4　II_3 是携带者的概率

	$X^A X^a$（携带者）	$X^A X^A$（正常）
前概率	1/2	1/2
条件概率	1/16	16/16
联合概率	1/32	16/32
后概率	(1/32)/(17/32)=1/17	(16/32)/(17/32)=16/17

目前分析人类多基因遗传病发病风险的计算公式尚有Edwoard公式和Monrer公式，其计算结果近似，特别是再发风险率更加相似。

Canter和Edward总结的多基因遗传病的特点是：①患者亲属（特别是一级亲属）再发风险率较群体高，一般是$\sqrt{p}$；②一级亲属间风险的变动常是相同的；③畸形越严重，亲属发病的风险越高；④如果性别间发病比例不等于1，如男性发病数多（比值＞1），较少发病的女性的亲属发病风险较高。

虽然先天性心脏病患者的亲属的发病，有时表现出不一致性（discordant），但多数患者的亲属的发病表现为完全或部分一致性（concordance）。当然，这一现象显然与血缘关系直接相关，即一级亲属中发病一致性高，而远亲中的一致性低。

（刘权章）

第三节 遗传性心血管病的防治

随着卫生保健事业的发展，自然与社会因素的转化，人类疾病发生谱亦发生了巨大的变化，心血管疾病已成为严重危害人类健康和生命的重大疾病之一。据美国的调查资料，1900年美国因心血管疾病致死者占人口死亡总数的17%，1950年占47%，1960年升至48.1%。近年来美国因心血管疾病住院的近500万，死亡人数100万，占美国死亡人数50%以上。在我国心血管疾病的发病率亦显著上升，上海市1978年的人口死亡率为634/10万人口，其中因心血管疾病死亡的为103/10万人口，仅次于恶性肿瘤和脑血管病，即占第三位；重庆市1973—1978年统计，心血管疾病的死亡率为132.98/10万人口，居第二位；福建省的心血管疾病的死亡率更高，为141.89/10万人口。其中，先天性心脏病、高血压病、动脉硬化和风湿热等常见心血管疾病，属多基因遗传病，还有一些是以心血管损害为唯一病损或主要症状的单基因遗传病和染色体异常病。遗传性心血管病的危害性已越来越引起人们重视，其严重性不仅是病种多，发病率高，预后不佳，而且还具有先天性、终生性、家族性、代代遗传的特点。虽然近20年来由于生物工程学、分子生物学、微电子技术、核医学等新学科、新技术的发展，临床心脏病学与心血管学科正以空前的速度领先前进，举世公认，人类已开始进入人工心脏时代。但是，贯彻以预防为主的方针，尤其是加强遗传性心血管病的防治，以避免出生或再生有心血管损害的病儿，对我国的优生保健事业和提高我国人口素质上都是有特殊重要的意义。为达到这一重要目标，必须切实做好下述预防措施。

一、大力开展群体的普查与普防工作

对遗传性心血管病防治的关键在于患者在临床发病之前。因为一旦发病出现了心血管损害，将是终生性的损伤，治疗往往难以奏效。因此，开展早期的普查、普防是十分重要的防治手段。普查是通过社会群体调查和遗传筛查（genetic screening）的方法，以初步查明该个体是否患有心血管疾病，以便进一步确诊是否为遗传性心血管病、是哪类遗传病以及是哪种遗传方式等，以便及时采取防治措施。所以，世界各地已普遍采用遗传咨询、遗传筛查、产前诊断三结合的办法，对有效地降低各国遗传病的发病已起到了显著的效果。此外，通过遗传筛查，还能获得一套较完整的遗传数据，以用于探讨遗传病的发病规律和流行特点。目前，遗传筛查主要包括出生前筛查、新生儿筛查、携带者检测三个方面。所有这些筛查项目的开展和应用时，应该遵循下述的原则和标准：①疾病定义明确，但其临床表现和体征，一般难据此做出及时准确诊断；②病情严重、甚至可危及生命；③发病率相对较高，患病者与非患病者在人群中分布情况明确；④对该病有明确的治疗效果；如果是无法治疗的疾病，确诊后可进行选择性流产；⑤筛查费用成本低，具有较明显的价值和社会效益；⑥筛查方法简便、安全，易被受检者接受；⑦对所筛查疾病的检出率高，假阳性和假阴性率低，且有敏感性和特异性高的确诊方法配合；⑧有配套的遗传信息和医疗服务包括遗传、优生指导、随访和治疗等有力支持。

（一）出生前筛查

出生前筛查或称产前筛查（prenantal screening），采用无创伤性方法，采取孕早、中期孕妇血样进行检查，以检出有遗传病高风险的胎儿。但这一筛查本身不是一种诊断手段，对筛查测定的高风险病例，必须再通过其他诊断方法做出最后确诊。实践证明，出生前筛查是生化遗传，细胞遗传、分子遗传和临床实践紧密结合，在遗传病的检出诊断上具有很强的实用价值。因此，近年来，发展非常迅速，目前除染色体病外，国际上已有100多种遗传病可做出生前筛查，如特定酶缺陷所致的遗传性代谢病，可进行DNA检测的遗传病，多基因遗传的神经管缺陷以及有明显形态改变的先天畸形等。

（二）新生儿筛查

目前对一些遗传病在新生儿期如能给予及时治疗，已可防止患儿的临床症状的出现，因而大大地推动了新生儿遗传病筛查的研究和应用。许多国家已将新生儿筛查列入优生保健工作项目之一，筛查病种有10多种。我国针对危害性大、发病率高，及时发现和及时治疗后有较好疗效的遗传病，如苯丙酮尿症、先天性甲状腺功能低下，葡萄糖-6-磷酸脱氢酶（G-6-PD）缺乏症等已列入常规筛查项目。但是，根据我国目前开展筛查工作的情况来看，必须注意要有较完善的协作系统，有相对统一的敏感、准确的筛查试剂和方法，有完善的遗传病登记条例，筛查出的阳性新生儿应送统一的遗传咨询中心，进行进一步的明确诊断，对确诊患儿提出治疗方案和定期随访，对患儿家系中相关成员进行必要的婚、育优生指导等。

（三）携带者筛查

遗传携带者是指外表正常，但是是携带有致病遗传物质（致病基因或异常染色体），并能传递给后代使之发病的个体。主要为：带有隐性致病基因的个体（杂合子如Aa，Bb，X^AX^a等）；带有平衡易位染色体的个体。作为携带者筛查的遗传病主要是发病率高、危害严重，对家庭和社会可造成严重的经济负担和社会负担的病种。因此，通过筛查和确诊后，有的可控制发病诱因，防止或减轻临床症状；有的可通过婚、育优生指导避免生出患儿。而且通过携带者筛查将有助于对该病群体发病率的确定和发病风险的推算，能更有效地进行婚、育优生指导，防止疾病的蔓延。例如意大利的人群中，地中海贫血的携带者频率高达1/10，因此该国的法律规定，所有学龄前儿童必须接受地中海贫血基因携带者的筛查检测，确定为携带者的男女禁止相互婚配，对已婚配的个体则进行生育指导以防止生出患儿，采用这一优生措施后现已收到明显效果。在国外携带者筛查除法国的地中海贫血外、其他常见的遗传病筛查尚有黑种人的镰状细胞贫血、犹太人的Tay-Sache病，以及北欧、北美白种人的囊性纤维变性；我国南方则对发病率高的地中海贫血和G-6-PD缺乏症等，表明携带者筛查有较强的种族性和地区特点。

（四）症状前筛查

这是针对具有延迟显性致病基因尚未发病的个体，在症状出现前进行预测性筛查诊断，以便及时采取预防性治疗、防止或降低可能发生的严重临床后果。例如对具有显性致病基因尚未发病的个体，在筛查、诊断后，给予优生指导；如对成人多囊肾病患者，在筛查诊断后，可采取预防性手术和治疗，以防止发生严重后果。目前随着有关临床遗传学和相关技术的发展，对一些遗传性易感基因携带者（如高胆固醇血症），也可应用症状前筛查后，对尚未发病的患者如果及时进行预防性药物、食物治疗，已可防止严重后果的发生。此外尚有研究表明，对具有遗传性乳腺癌易感基因（BRCA1，BRCA2）的个体和具有遗传性卵巢易感基因（TP53，PTEN）的个体，在未发病前进行症状前筛查，确诊后，进行预防性手术切除即可防止癌症发生。这些事实说明，作为遗传病防治的一种新的症状前筛查诊断技术必将迅速发展并取得成效。

二、遗传性心血管病的治疗

虽然长期以来认为遗传性心血管病是不治之症，但事实上对一些这类疾病的治疗已取得一定的成功。随着分子生物学、医学遗传学、心脏临床诊断学的进步，对一些遗传性疾病的发病机制和发病过程已逐渐清楚。目前遗传病的治疗已从临床水平进入到代谢水平，酶水平和基因水平。为遗传病的根治开辟了广阔的前景。

（一）常规治疗

包括药物及饮食疗法、手术治疗两部分，其目的是通过环境工程（改变环境因素、控制饮食、药物和手术治疗、酶补充和酶活性诱导疗法），调节代谢平衡以达到早期治疗和预防某些遗传性心血管病的目的。

1. 药物及饮食治疗

其原则是禁其所忌、去其所余、补其所缺。如避免风疹等病毒感染和致畸药物的应用，可预防先天性心脏病的发生；减少动脉硬化的危险因子可降低动脉硬化的发病；给家族性高胆固醇血症患者服用糠麸，减少肠内对胆固醇的吸收，或口服消胆胺促进胆固醇转化为胆酯并从胆道排除，可以延缓或减轻动脉粥样硬化的发展。给肝豆状核变性患者服用青霉胺去除体内细胞中堆积的铜离子，进行治疗。此外，现在临床已应用血浆置换（plasmapheresis）或血浆过滤技术，以去除家族性高胆固醇血症患者血液的有毒物质，取得了明显的临床效果；如将家族性高胆固醇患者的血液输入含有肝素-琼脂糖小球和氧化钙的输血瓶内混匀后，可使患者低密度脂蛋白与肝素形成不溶性复合物，因此不能通过滤器再回入患者体内，也可完成选择性清除有害物质的治疗目的。

从1976年建立第一家生物技术公司（Genentech公司）开始，到2001年已发展到9 000家生物技术公司。目前，全世界已有20多种基因工程药物面世，400多种生物制剂正在临床实验。我国自1986年"863"计划实施以来，基因工程产业化获得迅猛发展，至2002年已批准上市有重组人表皮生长因子（EGF）、重组人碱性成纤维细胞生长因子（bFGF）等心血管基因工程药物。

2. 手术治疗

对于遗传性心血管病患者已发生的心血管损害目前尚无特殊方法治愈。现在临床上对遗传性心血管病除了采取积极治疗其并发症，维护和改善心脏功能、对严重的心血管畸形进行手术矫正。而对冠心病除药物治疗外，进行介入治疗和外科治疗，而后者包括冠状动脉成形术和心脏移植，以改善临床症状及预后，但介入治疗和冠状动脉成形术都可导致冠状动脉血管再狭窄以及移植后导致组织排斥等。

但是无论是用上述的环境工程治疗、手术治疗包括严重心血管的手术矫正，心脏移植，都不能改变其致病基因和去除此致病基因对其后代的威胁。

（二）基因治疗

是指将正常和野生型的基因插入靶细胞的染色质基因组中，修补缺失基因或替代遗传缺陷的基因、或关闭抑制异常表达基因，借助基因表现物——蛋白质的作用，产生新的表型以达到预防和治疗遗传病的一种实用的治疗方法。这是20世纪的一项重大发明，是医学界的一项崭新的、划时代的创举，已引起广泛的重视。

基因治疗必须具备：①目的基因；②靶细胞；③目的基因导入靶细胞的转基因方法。

基因治疗是最近10年来疾病治疗中的新的热点，而遗传性心血管病亦是其中研究的重要方面。迄今为止世界上已有900余个基因治疗方案用于临床，治疗病例超过8 000例，心血管疾病的基因治疗虽仅占8%，但却是基因治疗成功率最高的领域。心血管疾病基因治疗占全部基因治疗临床研究的比例呈逐年增加，在美国该比例从1994年3%上升至2000年17%，2005年达到23%；基因治疗的对象也从单基因心血管病扩展到多基因心血管病，如冠心病、高血压、心肌肥厚、高脂血症等。

单基因心血管病，截至2005年报道已治疗309例，其中心血管疾病86例，因是单一基因突变和缺陷引起的，基因治疗的靶基因明确，只要外源性基因在体内长期稳定表达，效果就好。如囊性纤维化（cystic fibrosis，CF）是一种常见的

AR遗传病，该病基因已被克隆，该基因产物为一种跨膜离子转导调节因子（CFTR）。利用腺病毒载体输入正常的CFTR到达呼吸道上皮的多基因治疗已获成功，并取得进展。CF也累积胃肠道、胰腺及肝胆系统，同理应用腺病毒载体，输入正常CFTR，转移到体内胆管上皮细胞后，即可使转移基因在肝内胆管上皮细胞表达，取得根治性疗效。

多基因心血管疾病是环境因素和遗传因素相互作用引起的，发病的确切分子机制的认识还在不断深入研究中，基因治疗作为全新的治疗手段，可能为多基因心血管疾病的治疗开辟新的途径。如最近美国密歇根大学医生将一位患有严重性家族性高胆固醇血症的女性患者，将其肝脏切下15%，然后进行细胞分离和培养，并将一种编码清理胆固醇蛋白的基因即低密度蛋白受体基因（LDL-R），与反转录病毒载体重组后，通过肝门静脉回输入肝内，而取得了良好的临床治疗效果；也可用腺病毒载体介导极低密度脂蛋白受体基因（VLDL-R），直接输入肝，治疗高胆固醇血症，标志着基因治疗又迈进了一个新的阶段。

又如，冠心病基因治疗进展包括三大方面：

（1）急性冠脉综合征的基因治疗　本征是由于不稳定性动脉粥样硬化斑块的破裂，引起血栓形成所致的严重急性心肌缺血的一组疾病病谱。基因治疗第一种途径是向粥样硬化斑块转移一种特定的基因，其产物应能通过使斑块的脂质和使含量减少，使不稳定易脆的斑块变得稳定。第二种途径是向粥样硬化斑块内引入可溶性蛋白编码，或为能够使内皮细胞的生理性抗血栓功能的生长因子编码基因，则在斑块破裂时，可能抑制血栓形成。据此可用这两种方法来防治急性冠脉综合征。

（2）慢性心肌缺血的基因治疗　是治疗慢性、无法用冠脉搭桥术或介入疗法解决心肌缺血的新方法。所用的基因多是促进血管形成的生长因子，如血管内皮生长因子（VEGF）和成纤维细胞生长因子（FCF）。这两种因子均能刺激血管内皮细胞的增殖，后者尚能促进血管平滑肌细胞（VSMC）和成纤维细胞的增殖，从而改善和进一步消除狭窄或闭塞血管的血运。

（3）预防和治疗冠状动脉血管成形术再狭窄　冠脉成形术再狭窄发生率高达30%~45%，在临床上出现心绞痛症状的复发率31.1%，而症状复发的主要原因为成形术后再狭窄（71.9%）。对再狭窄进行局部基因治疗时，是通过一些有关基因的过度表达来达到以下目的：①调节血管平滑肌细胞周期；②抑制VSMC的移行；③赋予内皮细胞以其血管保护性；④刺激内皮的生长和血管生成。目前采用的基因有8种，以一氧化氮合酶（iNOS）为例，将其转移到血管壁，使一氧化氮（NO）产生增多，NO具有抗细胞增殖作用的效能，这可能抑制平滑肌细胞激活分裂，作用于许多凋亡环节促进凋亡，抑制平滑肌细胞增殖和迁移。目前，重组DNA技术的发展，可设计出新的载体，以较高的转化率将DNA导入血管内皮和导管肌细胞内，在血管成形术中取得了成功。

本节简要地对心血管遗传病进行介绍，具体病的治疗详见专章专节专病的治疗。

鉴于基因治疗具有重要的科学意义及巨大的应用价值，各国为促进和指导基因治疗研究、开发和工业化进程，各国政府都加强科学规范管理，出台了一些法规，引导其正常发展，我国于2003年已批准临床应用VEGF基因治疗闭塞性血管病。截至2000年世界上已陆续成立了100余家基因治疗公司，实施"人类基因组计划"，迎接"后基因组学时代"的到来，可谓方兴未艾。

总之，基因治疗展现了对心血管遗传病治疗的曙光，其所蕴藏的巨大潜能有力地证明，心血管遗传病是完全可以治疗的，随着研究的深入，坚持严谨的科学态度、精细的设计，基因治疗必在21世纪开花结果，取得更加令人振奋的辉煌成果。

（刘权章　张开滋）

参考文献

1. Young L. Introduction to risk calculation in genetic counseling. 2nd ed. New York: Oxfor University, 1999.
2. Mueller RF. Emrys element of medical genetics. 10th ed. Churchill Livingstone, 1999.
3. Jorde LB. Medical Genetics. 2nd ed. St Louis:Mosby, 2000.
4. Oline Mendelian Inheritance in Man(OMIM) 网址：http://www.ncbi.nlm.nih.gov/omin.
5. 陈国伟．现代内科心脏病学．长沙：湖南科学技术出版社，1993.
6. 王培林．遗传病学．北京：人民卫生出版社，2000.
7. 陈竺．医学遗传学（全国高等医药院校教材）．北京：人民卫生出版社，2002.
8. 王惠珍．基因治疗冠心病的展望．临床医学，2003, 23(4):48.
9. 陆传新，王立杰．心肌注射血管内皮生长因子基因治疗冠心病的方法学．国外医学·心血管疾病分册，2003,30(5):281.
10. 赵寿元．英汉遗传工程词典．上海：复旦大学出版社，2003.
11. 唐艳平．医学遗传学．武汉：湖北科学技术出版社，2003.
12. 丁显平．人类遗传与优生．北京：人民军医出版社，2003.
13. 李胜利．胎儿畸形产前超声诊断学．北京：人民军医出版社，2004.
14. 李璞．医学遗传学（面向21世纪课程教材）第2版．北京：中国协和医科大学出版社，2004.
15. 左伋．医学遗传学（全国高等医药院校教材）北京：人民卫生出版社，2005.
16. 刘权章．遗传优生计算机咨询诊断系统2.0版．哈尔滨：黑龙江文化音像出版社，2005.
17. 鲍翠玉，马业新．冠心病基因治疗的基因与临床研究．咸宁学院学报(医学版)，2005,19(1):7.
18. 刘权章．临床遗传学彩色图谱．第2版．北京：人民卫生出版社，2006.
19. 药立波．医学分子生物学（全国高等医药院校7年教材）．北京：人民卫生出版社，2006.
20. 莫鸿辉，黄衍寿，洪永敦，等．冠心病基因治疗进展．广州中医药大学学报，2006,23(2):104.
21. 崔广晖．冠心病基因治疗研究现状的前景．中国心血管研究杂志，2006,4(2):149.
22. 肖小芹．医学细胞生物学与遗传学．北京：高等教育出版社，2006.
23. 傅松滨．医学生物学．第6版．北京：人民卫生出版社，2006.
24. 陆国辉．临床遗传咨询．北京：北京大学医学出版社，2007.
25. 秦卫．内皮性一氧化氮合酶基因——冠心病基因治疗的靶点．中国心血管病研究，2008,6(5):392.

各 论

第三章

染色体异常性心血管病

　　染色体主要由高度螺旋化的DNA构成，是组成细胞核的基本物质，在细胞分裂时，在显微镜下各染色体均可显示出各自的结构特征。染色体是遗传物质（基因）的载体。决定和控制各种性状的基因呈直线排列在各染色体上。在正常人的精子或卵子中，各含有一个单倍染色体组，各有23条染色体，称单倍体（haploid, n=23）。精卵受精形成的个体的体细胞中含有20 000～25 000个结构基因。如按平均数计算，每条染色体上都负载有上千个基因。各染色体上的基因有严格的排列顺序，各基因间的毗邻关系也是较稳定的。因此，人类的24种染色体（1～22为常染色体和一条性染色体即X或Y染色体）形成了24个基因连锁群（linkage group）。所以，如果染色体发生畸变，不论是染色体数目异常或结构发生异常，都可能导致胚胎和个体的死亡，或引起各种畸形和疾病。这种由于染色体数目或畸变而引起的疾病即称染色体病。由于每条染色体都具有上千个基因，因此，每条染色体即使微细的结构异常，都将导致其上的一些染色体重排（chromosome rearrangement），导致原有基因间的排列顺序的改变，而引起具有多种症状的综合征，称染色体综合征，包括多发畸形、智力低下、生长发育迟缓和一些特异性皮肤纹理改变等。此外大部分染色体畸变还将导致胎儿流产或死产。现在已发现的人类染色体的数目异常和结构畸变有10 000多种，已确定或已描述过的染色体综合征有100多种。这些畸变如涉及第1～22号常染色体的，称常染色体综合征（autosomal syndrome），涉及性染色体即X染色体或Y染色体的称性染色体综合征（sex chromosome syndrome）。心血管畸形是染色体综合征中较常见的症状，例如，在已确定的染色体综合征中，有50%以上具有心血管异常。其中，18三体综合征患者有90%伴有先天性心血管疾病。所以，在心血管疾病的临床鉴别诊断上，染色体的检查和核型分析（karyotype analysis）具有十分重要的辅助诊断作用。下面按常见染色体异常性心血管病和少见染色体异常性心血管病，分别加以论述。

第一节 常见心血管异常改变的染色体综合征

一、3q 部分三体综合征
partial 3q trisomy syndrome

【溯源与发展】

1966 年 Falek 等首先描述本病，1975 年 Allderdice 等根据一家系的 3 个病例，始确定为 3q 部分三体综合征。1977 年 Yunis 等根据文献报道的 12 例病例资料对本症进一步进行了综述，现已报道的病例有 40 多例。

【遗传学特点】

主要核型有 46，XX，der（18），t（3；18），(q12；p11)；46，XX，der（10），t（3；10）(q21；p15)pat；46，XX，der（13），t（3；13）(q21；q34)mat；46，XX，der（21），t（3；21）(q21；qter)mat；46，XX，der（22），t（3；22）(q21；p11)mat；46，XY，der（15），t（3；15）(q26；p12)mat；46，XX，der（2），t（2；3）(p25；q21)mat；46，XX，rec（3），dup inv（3）(p25q21)；46，XY，der（12），t（3；12）(q21；q24)mat；46，XX，der（5），t（3，5）(q21；p15)mat；46，XX，der（9），t（3；9）(q25；p24)mat；46，XY，der（2），t（2；3）(q37；q35)pat；46，XX，der（2），t（2；3）(q37；q25)mat；46，XX，dir ins（3）(q21；q21q27)；46，XY，der（22），t（3；22）(q25；p11)mat 等。所有病例均涉及常见型脆性部位之一的 3q27 片段的重复。

皮纹学：通贯手，指纹中弓形纹少，三叉点 t 高位（t'）。

【发病机制】

病因是第 3 对染色体之一的长臂部分片段发生重复的结果。大部分病例源自亲代的染色体平衡易位携带者（balanced translocation carrier）。

【临床表现】

出生前后生长发育迟缓，严重智力低下，持久的角弓反射性肌张力亢进，癫痫，说话晚。小头，四方形脸。眼距宽，鼻根宽，蒜头鼻（短鼻），鼻孔朝天。人中长，腭弓高，上颌突起，上唇薄，小下颌。耳低位、畸形，颈短。乳间距宽，肾畸形，脐疝。多毛症，指（趾）畸形，男性隐睾，小阴茎（图 3-1-1）。

心血管损害：75% 的病例有室间隔缺损，房间隔缺损或动脉导管未闭等。

【诊断】

主要依据：①核型分析；②生长发育迟缓，严重智力低下；③颅缝早闭，小头，四方形脸，鼻根宽，蒜头鼻（短鼻）；④颈短，蹼颈，指（趾）畸形，心脏畸形；⑤男性隐睾，阴茎短小。

【预后】

预后不佳，多数在婴儿期死亡。已报道的病例最大年龄为 10 岁，有严重智力低下，应加强婚育的优生指导。

二、4p 部分单体综合征
partial 4p monosomy syndrome

【同义名】

Wolf-Hirschhorn 综合征（Wolf-Hirchhorn syndrome），4p- 综合征。

【溯源与发展】

1965 年由 Wolf 与 Hirschhorn 分别在 Humangenetic 杂志上同期报道了本症，故曾称 Wolf-Hirschhorn 综合征。至今已报道的本症病例有 100 多例。

【遗传学特点】

已报道的核型有 46，XX，del（4）(p11→15.2)；46，XX，del（4）(p15)；46，XY（XX），del（4）(p1)；46，XX，del（4）(p11→p13)；46，XY，del（4）(p15)；46，XX，del（4）(p16)；46，XX，del（4）(p15→pter)；46，XX，del（4）(p14→pter) 等。

皮纹学：通贯手，指纹中弓形纹多，故总嵴纹计数（total finger ridge count，TFRC）低。

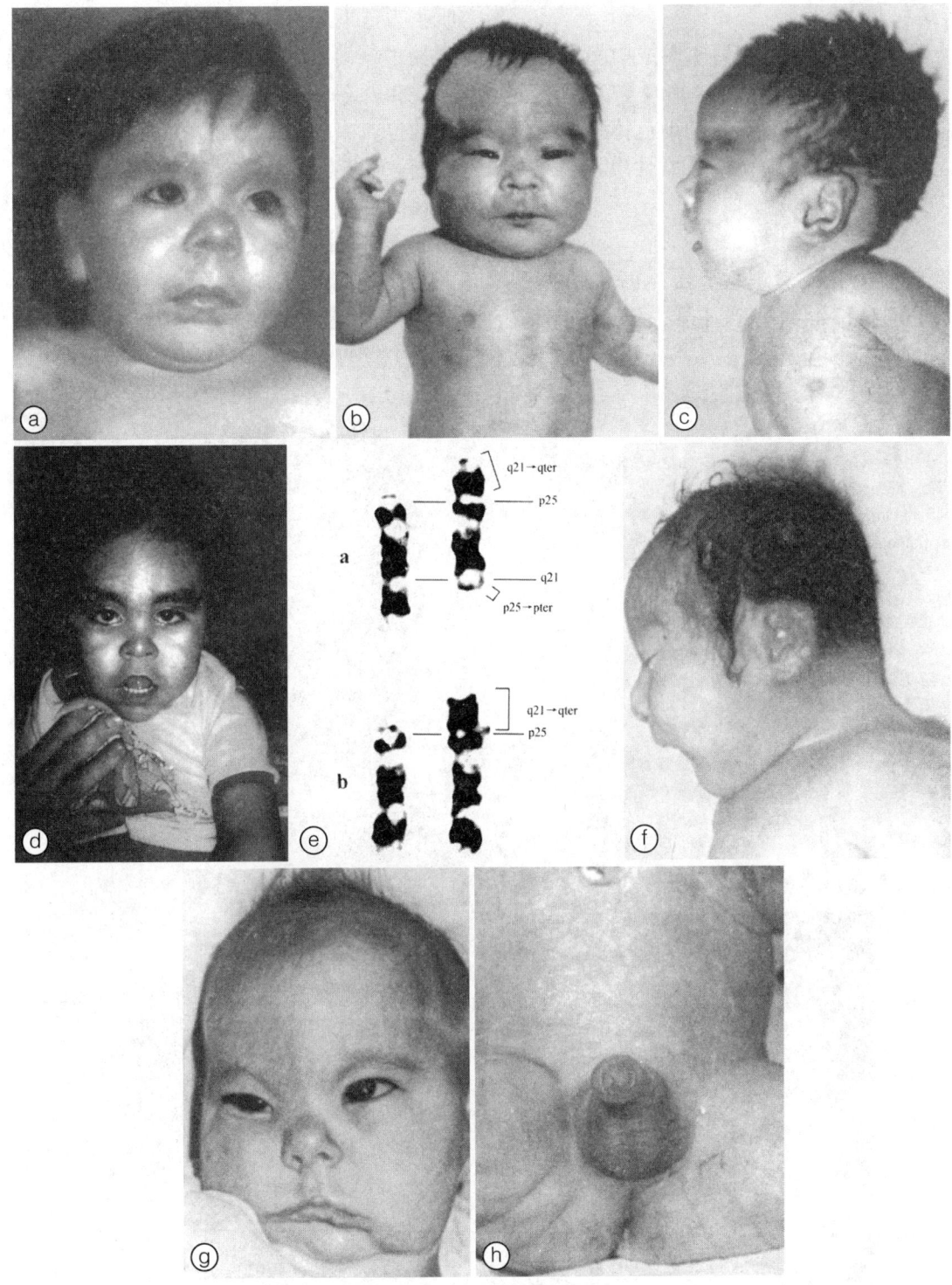

图 3-1-1 3q 部分三体综合征

a. 2岁男孩（3q13→qter 三体患儿），智力低下，眼距宽，蒜头鼻（短鼻），鼻孔朝天，人中长，颈短。b、c. 3q21→qter 三体，18天龄女婴（生后61天夭亡）。d. 3月龄男婴；患婴生长发育迟缓，严重智力低下，颅缝早闭，小头。鼻根宽，蒜头鼻（短鼻），鼻孔朝天，人中长，耳畸形，低位，颈短。心房间隔缺损（B），指（趾）畸形。e. 示患儿的异常染色体：①其母为染色体倒位携带者，其母核型为 46，XX，inv（3）(pter→p25∷q21→p25∷q21→qter）；②患儿的核型为 46，XY，rec（3），dup q inv（3）(qter→p25∷q21→qter），即 3q21→qter 片段增加。f. 3q23→qter 三体，新生女婴，四肢短型矮小。耳畸形，颈短，室间隔缺损，小下颌，肌张力亢进，多毛症，指（趾）畸形。通贯手，三叉点 t 高位（t'）。g、h. 3q25→qter 三体伴 3pter→p25 单体，2月龄男婴。身体发育差，智力低下。四方形脸，眼距宽，外眼角上斜。蒜头鼻（短鼻），鼻孔朝天，人中长，上唇薄，小下颌。耳畸形、低位，颈短，蹼颈，隐睾，阴茎畸形

【发病机制】

第 4 对染色体之一的短臂末端或中间发生缺失，缺失的关键片段为 4p26.1。90% 源自新发生的染色体畸变，10% 源自亲代的染色体平衡易位携带者。群体发病率约 1/16 万，女性患者多于男性患者（约 2∶1）。

【临床表现】

出生前后生长发育迟缓，出生时平均体重 2 000 g，平均身长 44 cm。严重智力低下，癫痫，肌张力低下。头小而长，眉间隆凸，眼距宽，内眦赘皮，斜视，外眼角下斜。鼻根宽，鹰嘴鼻。唇裂和/或腭裂。人中长或人中短而沟深。耳大、耳低位。下颌小而后缩。颈部细长，躯干长，四肢细，手指尖细。脊椎裂，骶骨裂，髋关节脱位，马蹄内翻足。女患者卵巢发育不良，子宫发育不良或子宫、阴道缺如；男患者隐睾，阴茎有尿道下裂（图 3-1-2）。

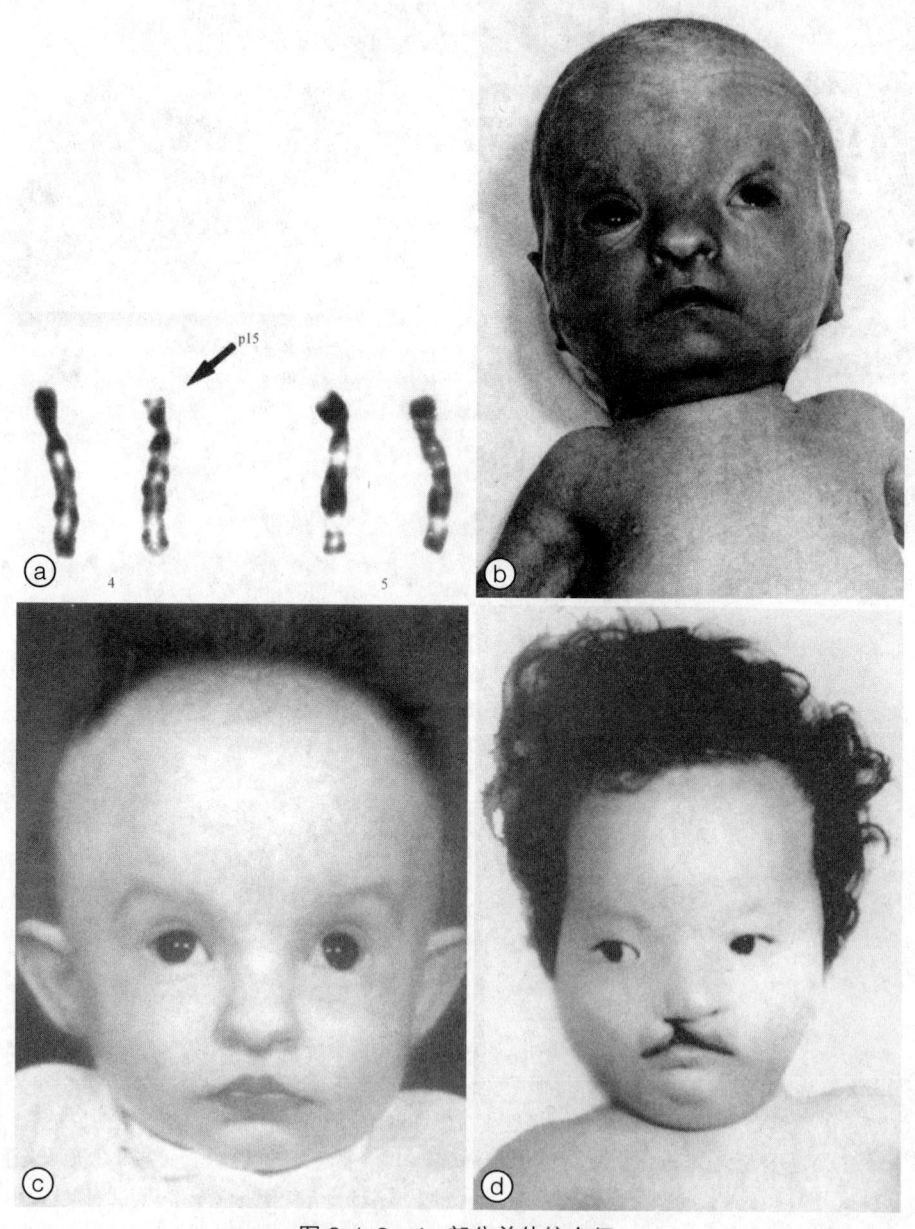

图 3-1-2　4p 部分单体综合征

a. 示 4 号染色体短臂 p15→pter 缺失。b. 新生男婴。c. 19 天龄女婴。d. 2 岁女孩，均为 4p15→ter 单体。患者身材矮小，重度智力低下，肌张力低下，头小而长，眉间隆凸，眼距宽，外眼角下斜，耳大、耳低位、唇裂（d）。先天性心脏病，通贯手，指纹中弓形纹多

心血管损害：50%～60%有先天性心脏病。常见心室间隔缺损、房间隔缺损，动脉导管未闭，肺动脉狭窄。有些病例可有复杂心血管畸形，如左心发育不良、右位心、三尖瓣闭锁、法洛四联症或心内膜垫缺损等。

【诊断】

主要根据：①核型分析；②从胎儿期即出现生长发育迟缓，严重智力低下，癫痫，肌张力低下；③头小而长，眉间隆凸；④唇裂、腭裂，脊椎裂，先天性心脏病；⑤生殖系统发育不良。

【预后】

不佳。40%患儿在婴儿期死亡。幸存者有的可活至30岁，但有严重的智力低下，应加强婚育的优生指导。

三、4q 部分单体综合征
partial 4q monosomy syndrome

【同义名】

4q 缺失综合征。

【溯源与发展】

1967年由Ockey等人首次报道，1981年Townes等让实4q缺失综合征的存在。Mitchell（1981）和Lin（1988）进一步描述了4q缺失综合征的表现特征。

【遗传学特点】

常见核型有46, XX（XY）, del（4）(q31→qter)；46XX, del（4）(q3)；46, XX（XY）, del（4）(q31)；46, XY, der（4）, t（4; 20）(q31: q13) pat；46, XY, del（4）(q28)；46, XY, del（4）(q28.2)；46, XY, del（4）(q32.1)；46XX（XY）, del（4）(q33)；46, XX, del（4）(q22→q25)；46, XX, del（4）(q25→q31)；46, XY, del（4）(q25→q27)；46, XX, delinv（4）(pter→p16：: q24→p16：: q32→qter)；46, XX（XY）, del（4）(q21→q25)；46, XX（XY）, del（4）(q21.3→q26)；46, XX（XY）, del（4）(q27→q31.3)；46, XX（XY）, del（4）(q33→qter)等。

皮纹学：通贯手，小指指褶纹发育不全或缺如。

【发病机制】

第4对染色体之一的长臂发生部分缺失，大部分病例源自新发生的染色体畸变（末端缺失或中间缺失），50%为长臂末端涉及q31→qter的缺失。

【临床表现】

生后即生长发育迟缓，身材矮小，中度至重度智力低下。眼距宽，鼻根高，鼻梁宽，腭裂，小下颌，耳廓畸形、低位。咽、喉、呼吸道肌张力低下，易发生呼吸困难。生殖泌尿系统异常。指畸形，指甲发育不良（图3-1-3）。

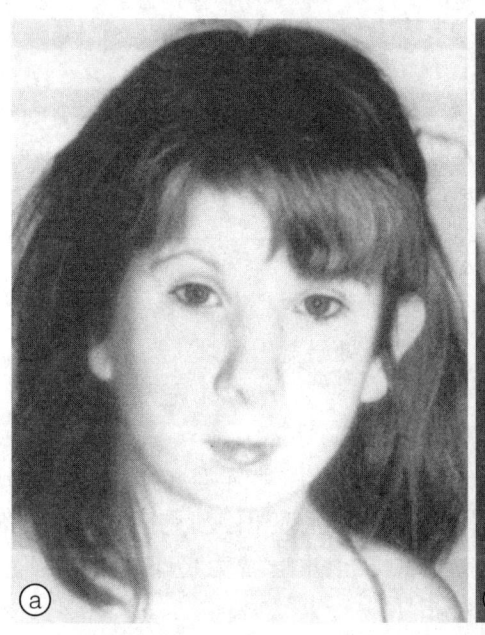
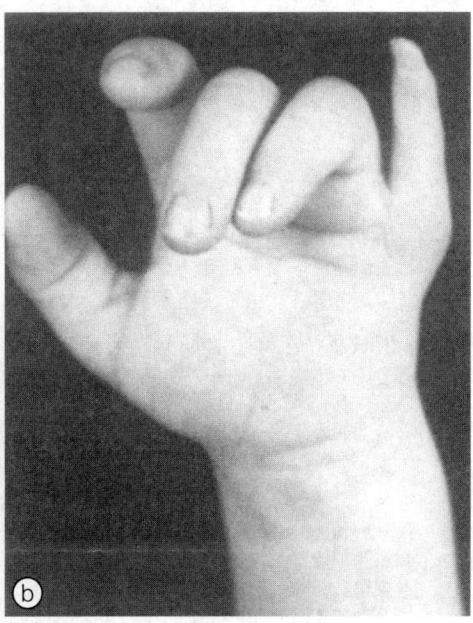

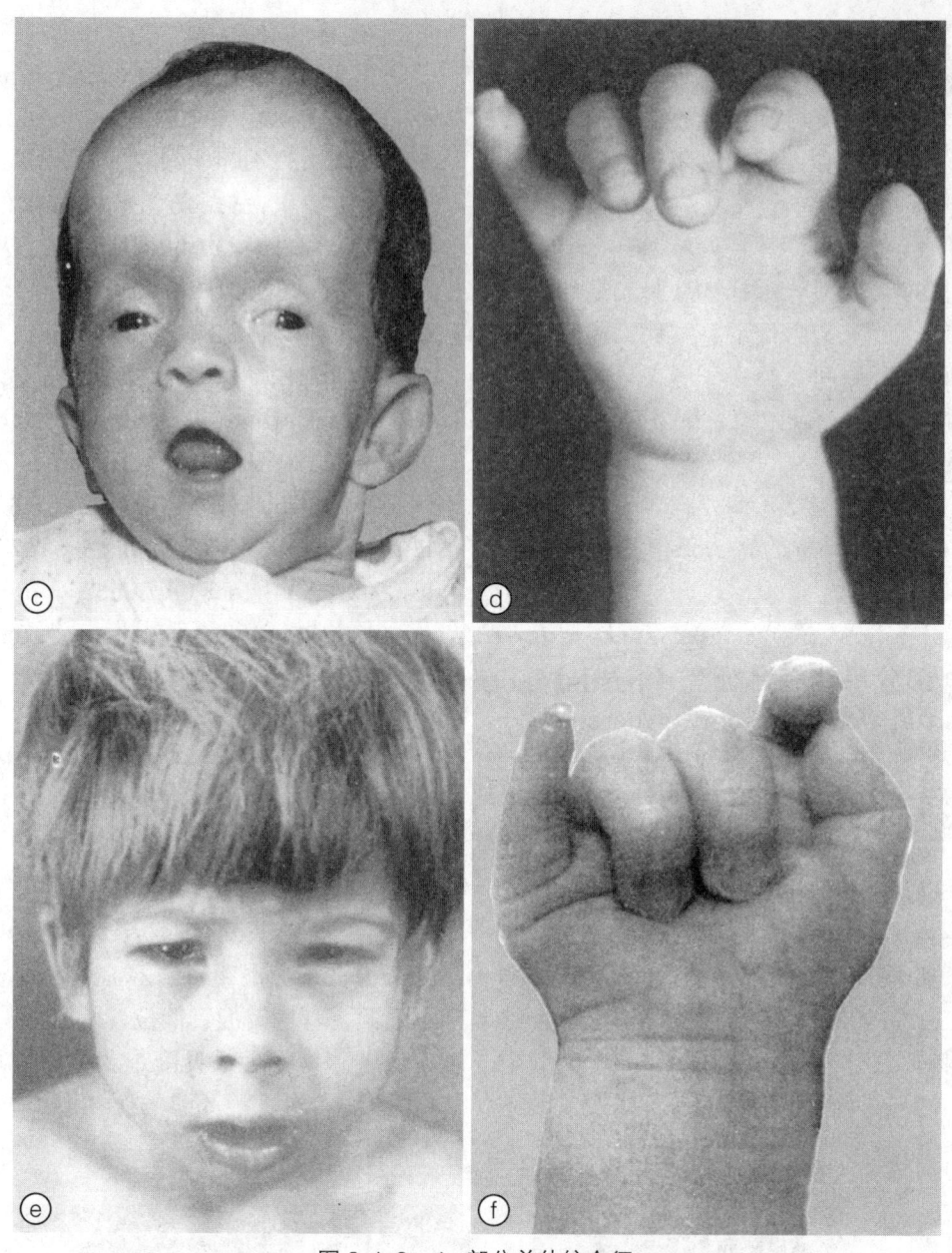

图 3-1-3 4q 部分单体综合征

a, b. 4q32→qter 单体。12 岁女孩，中度智力低下。眼距宽，鼻梁高而宽，小下颌，耳廓畸形，第 5 指尖细，指褶纹缺如；c, d. 4q31→qter 单体。2 岁男孩，生长发育迟缓，重度智力低下。前额隆凸，眼距宽，鼻根高，耳低位、畸形。小下颌，腭裂，先天性心脏病。通贯手，第 5 指指尖缺如；e, f. 4q31→qter 单体。$5\frac{6}{12}$ 岁男孩，生长发育迟缓，身材矮小，严重智力低下。头发浅白，眼距宽，房间隔缺损。通贯手，第 5 指尖细，指甲发育不良

心血管损害：60% 有先天性心脏畸形，包括室间隔缺损，动脉导管未闭，外周肺动脉狭窄，三尖瓣闭锁，房间隔缺损，主动脉缩窄，法洛四联症等。

【诊断】

主要依据：①核型分析；②生长发育迟缓，身材矮小，中度至重度智力低下；③眼距宽，鼻根高，鼻梁宽。腭裂，小下颌。耳廓畸形、低位，指畸形，通贯手；④先天性心脏畸形

【预后】

预后差，多在婴儿期死于心肺功能障碍，包括窒息、呼吸暂停和充血性心力衰竭，幸存者中有中度至重度智力低下。应加强婚、育的优生指导。

四、5p 部分单体综合征
partial 5p monosomy syndrome

【同义名】

猫叫综合征（cat cry syndrome），5p- 综合征。

【溯源与发展】

1963 年由 Lejune 等首次报道，已报道的病例有 200 多例。

【遗传学特点】

常见核型有 46，XX（XY），del（5）(p1)；46，XX（XY），del（5）(p13)；46，XY/46，XY，del（5）(p13)；46，XX，del（5）(p14)；46，XY，der（5），t（5；6）(p13；q27) mat；46，XY，q$^+$，r（5）(p15q35)；46，XX（XY），del（5）(p15q35)；46，XX（XY），der（5），(p15)；46，XX，del（5）(p15.1)；45，XX，t（15；14）(p11；q11) mat 等。

皮纹学：通贯手，三叉点 t 高位（t' 或 t"），指纹中斗形纹多。

【发病机制】

第 5 对染色体之一的短臂发生部分缺失，5p15.3 → p15.2 是引起本综合征的关键片段。引起本症典型症状之一的猫叫样哭声的喉软化基因即定位于 5p15.3。另一些典型症状如小头，婴儿期圆脸，眼距宽，小下颌，耳低位及智力低下等则与 5p15.2 片段缺失相关。大部分病例源自新发生的染色体畸变，10% ~ 15% 源自亲代的染色体平衡易位携带者，80% 新发生的病例是父源性的。新生儿中的发病率约为 1.5/1 000，女患者稍多于男患者（6∶5）。

【临床表现】

宫内即生长发育迟缓，出生体重轻（平均小于 2 500 g），平均身长 47 cm。生后体重增加缓慢，严重智力低下（IQ ≤ 20），严重语言障碍，因喉肌发育不良，故婴儿期哭声尖细，音质单调，声波异常似猫叫（图 3-1-4A），故称猫叫综合征。如存活，猫叫样哭声可随年龄增长而逐渐消失。小头，（出生时平均头围为 31 cm），婴儿期脸圆如满月，以后随年龄增长逐渐变成瘦长脸。眼距宽，肉眦赘皮，外眼角下斜，鼻梁宽而扁平，耳位低，小下颌。肾畸形，男性隐睾，小阴茎。肌张力异常（婴儿期肌张力低下，成年患者肌张力亢进）。第 5 指短、内弯（图 3-1-4B）。

心血管损害：1/3 病例伴发先天性心脏病，常见为室间隔缺损和动脉导管未闭，其次为房间隔缺损和肺动脉狭窄等。

【诊断】

主要依据：①核型分析；②婴儿期时哭声尖细似猫叫；③严重智力低下；④小头，婴儿期脸圆，少年期后脸形逐渐变长。眼距宽，外眼角下斜。

【预后】

相对较好，多数能活至成年，但有严重智力低下和严重语言障碍。

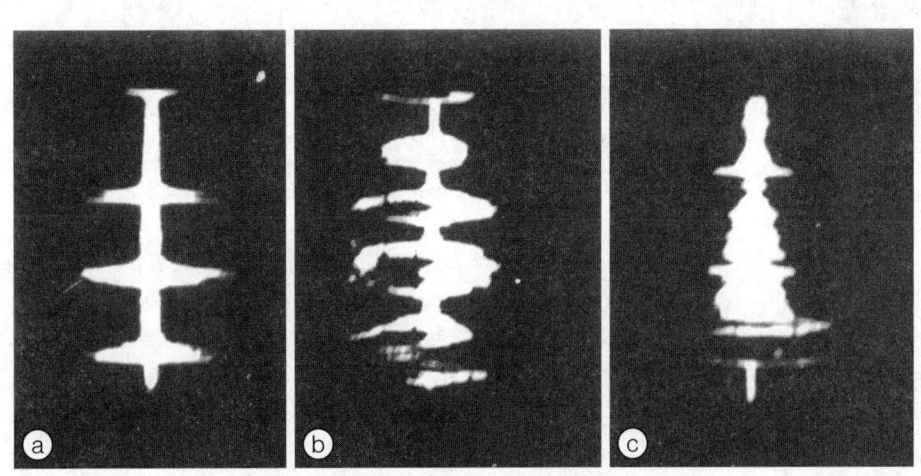

3-1-4A　5p 部分单体综合征患儿的哭声声波图
a. 猫叫声；b. 患儿哭声；c. 正常儿哭声

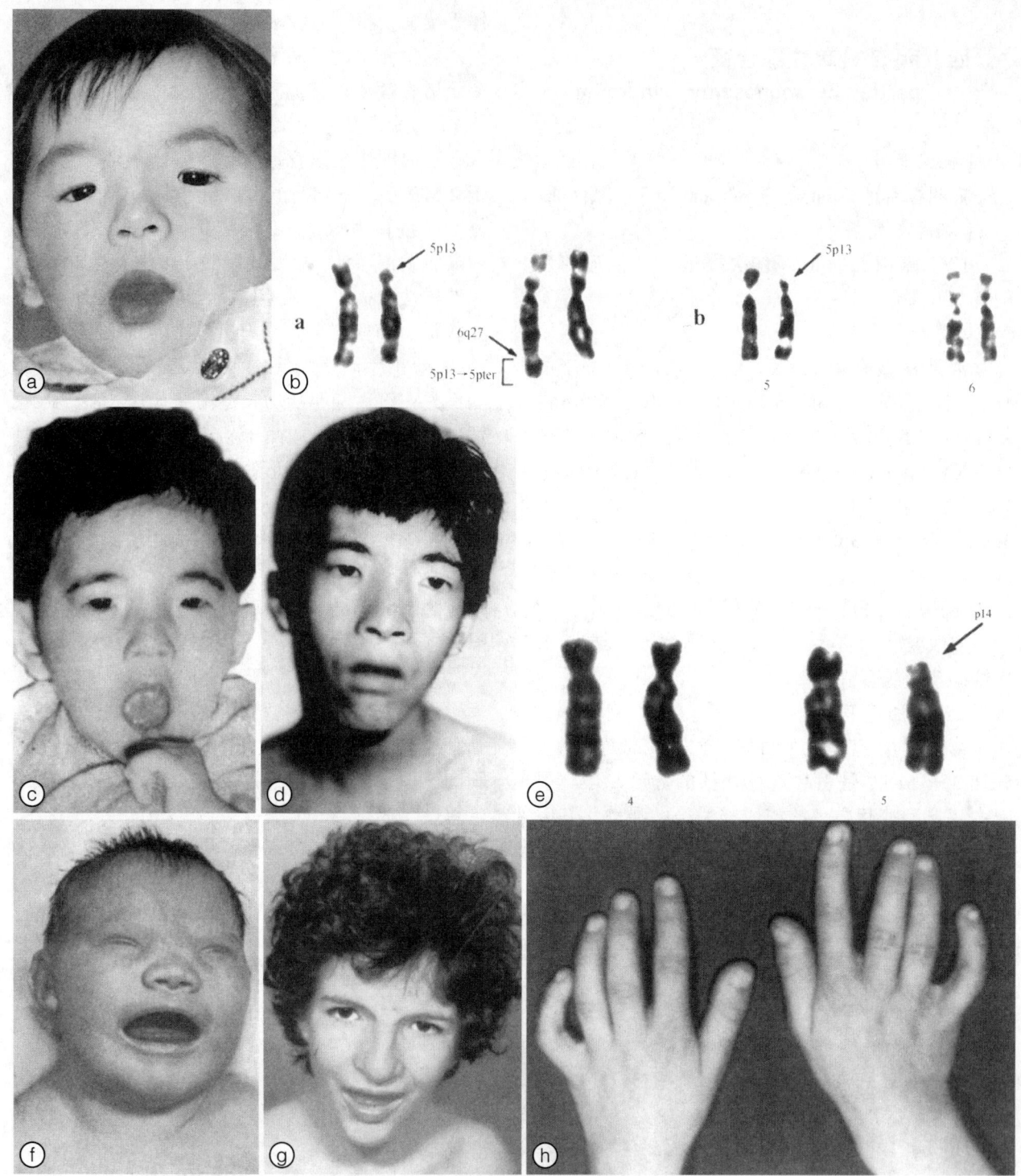

图 3-1-4B 5p 部分单体综合征

a. 示 5p13→pter 单体的 2 岁患儿脸容；b. 示患儿的母亲为 5/6 染色体平衡易位携带者，其核型为 46, XX, t (5; 6) (5qter→5p13∷6q27→6qter；6pter→6q27∷5p13→5pter) mat；b. 患儿的核型为 46, XX (XY), del (5)(qter→q13) 即 5p13→pter 片段缺失；c, d. 示 5p14→pter 缺失患儿 8 月龄至 11 岁时的圆脸变成瘦长脸；e. 示该患儿的异常染色体其核型为 46, XY, del (5)(qter→p14)，即 5p14→pter 片段缺失）；f, g. 示 5p15→pter 单体患儿从 3 月龄至 26 岁时圆脸变成瘦长脸；h. 示其第 5 指指内弯

五、8三体综合征
trisomy 8 syndrome

【同义名】

C三体综合征。

【溯源与发展】

1962年Pfeiffer等首先描述过本症病例。1969年Leujeune等根据对3个病例的观察，认定是C组染色体增多一条，而提出C三体综合征的命名。1971年Grouchy等应用显带技术确定本症是增多了一条8号染色体后，改称为8三体综合征。

【遗传学特点】

常见核型有46,XX/47,XX,+8；46,XY/47,XY,+8；47,XX（XY），+8等。

皮纹学：指纹中弓形纹数多，故总嵴纹计数（TFRC）低。

【发病机制】

均源自新发生的染色体畸变：①如父母的精子或卵子形成时，在减数分裂过程中发生染色体不分离，而产生了染色体数目异常的精子（n=24,+8）或数目异常的卵子（n=24,+8），结果与正常卵子受精或正常精子受精后，即产生8三体的患儿，其核型为47,XX（XY），+8；②正常的受精卵在在胚胎发育的卵裂初期的细胞，在有丝分裂过程中发生了染色体不分离，而形成由两种或三种细胞组成的嵌合体（如47,+8/45,-8,或46/47/45）个体。因绝大多数病例流产，所以其群体发病率不详。至今报道有100多例，男性发病率高于女性（3∶1）。

【临床表现】

因单纯型8三体综合征病例绝大多数流产，故临床报道的存活病例均是嵌合型的。轻度到中度智力低下（IQ=75～45），语言障碍。前额隆凸，眼距宽，眼窝深。鼻梁宽，鼻孔朝天。耳大、耳低位、外耳发育不良，腭弓高尖，嘴唇厚，下颌小而后缩（成年后不明显）。颈短，躯干长，脊椎、肋骨异常，隐性脊柱裂。肩和骨盆狭窄，胸骨异常。骶骨缺如，肘关节等异常，活动受限，且随年龄增长症状日益加重。肾异常，男性隐睾，尿道下裂。肌张力低下，手掌脚掌有深沟纹，指（趾）畸形（图3-1-5）。

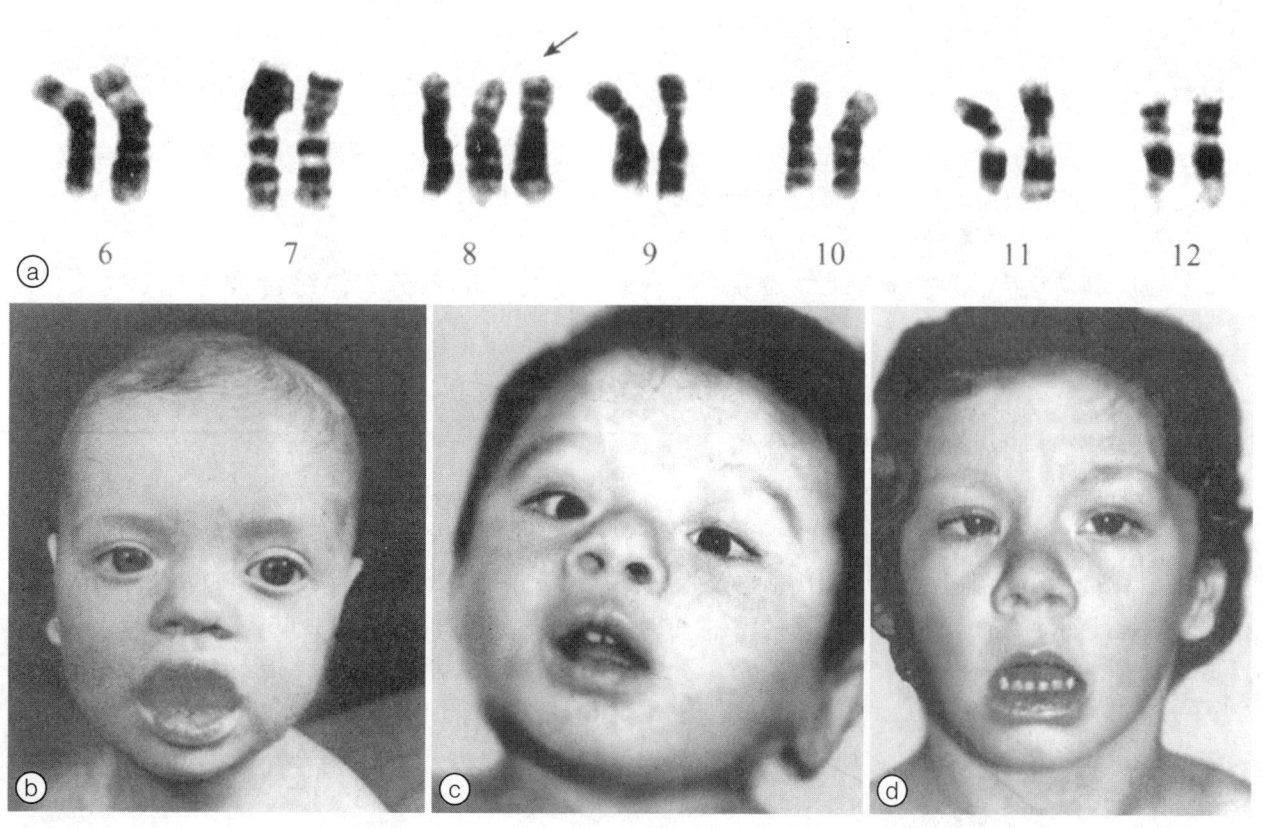

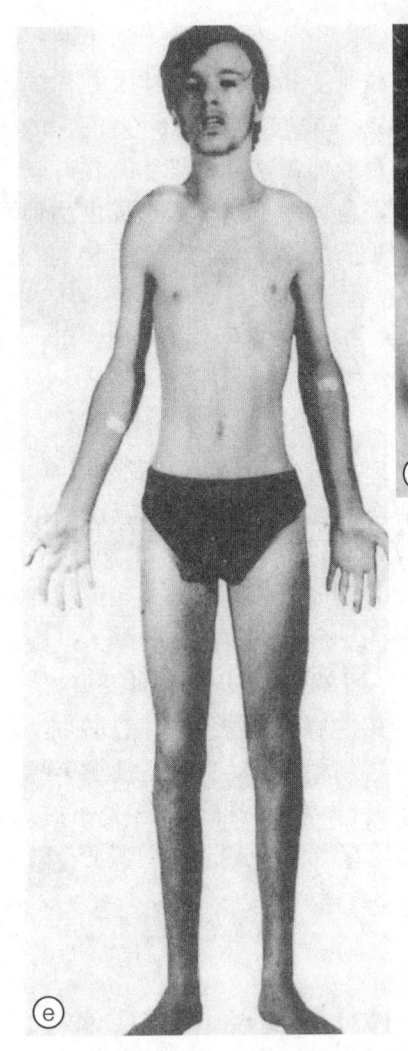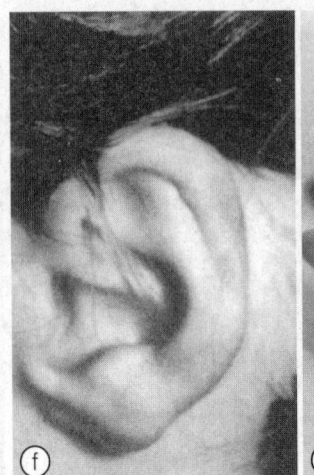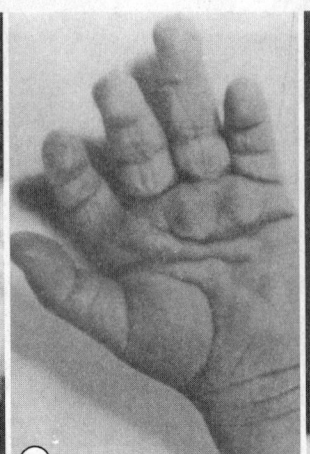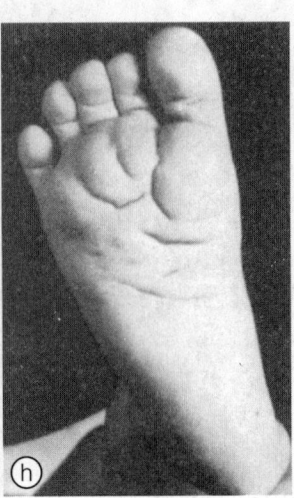

图 3-1-5　8三体综合征
　　a. 示 8 号染色体三体，其核型为 47, XX 或 XY, +8；b. 6 月龄男患儿；c. 8 月龄男患儿；d. 10 岁女患儿；e. 24 岁男患者。以上 4 例均为正常/8 三体两种细胞系的嵌合型患者。各种患者均身材矮小，轻度智力低下，说话不清。前额隆凸，眼距宽，鼻根宽，鼻孔朝天。耳低位、畸形；f. 示耳廓畸形，外耳发育不良；g, h. 示患儿手掌、脚掌有深沟纹

　　心血管损害：约 50% 患者伴发先天性心脏病。常见类型为室间隔缺损，其次为房间隔缺损及动脉导管未闭。此外，常有肺动脉狭窄、永存动脉干（Ⅳ型），肺动脉异位联结和左上腔静脉等。

【诊断】
　　主要依据：①核型分析；②轻、中度智力低下，语言障碍；③前额隆凸，鼻梁宽，蒜头鼻（短鼻）；④耳大、耳位低，外耳发育不良；⑤脊椎、关节异常，活动受限；⑥手掌脚掌有深沟纹；⑦心脏畸形。此外，已知谷胱甘肽还原酶基因定位于 8p21，故患者的谷胱甘肽还原酶比正常人高，据此，测定此酶活性的水平可作为辅助诊断的重要指标。

【预后】
　　单纯型 8 三体在胎儿期即流产。嵌合型预后较好，多数可活至成年。文献中曾报道一例嵌合型女性患者，其外表正常，但两次妊娠均流产，故应加强婚、育的优生指导。

六、8p 部分单体综合征
partial 8p monosomy syndrome

【溯源与发展】
　　1976 年由 Orye 等确认。

【遗传学特点】
　　已报道的病例核型有 46, XY, del（8）(p12 p23)；46, XX（XY）del（8）(p21)；46, XX（XY），del（8）(p12.2)；46, XX（XY），del（8）(p22)；46, XX（XY），der（15），t（8；15）(p11；p11) pat；46, XX（XY）der（13），t（8；15）(p11；p34) pat；46, XY（XY）dup（8）(p21 p23) 等。

皮纹学：通贯手，三叉点 t 高位（t'），手指褶纹少。

【发病机制】

第 8 对染色体之一的短臂发生部分片段缺失，大多数病例源自新发生的染色体畸变；少数源自亲代的染色体平衡易位携带者。携带者的子女发病的经验危险率为 9.04%±2.70%。男性患者发病率多于女性患者。

【临床表现】

宫内和生后生长发育迟缓，出生时体重、身长均偏低，身材矮小，中度至重度智力低下。小头，头顶窄，前额宽而隆凸。内眦赘皮，斜视，鼻梁高，凸出的"双弓形"上唇。颈短，胸部宽，乳距窄。外生殖器发育不良，男性阴茎小，隐睾（图 3-1-6）。

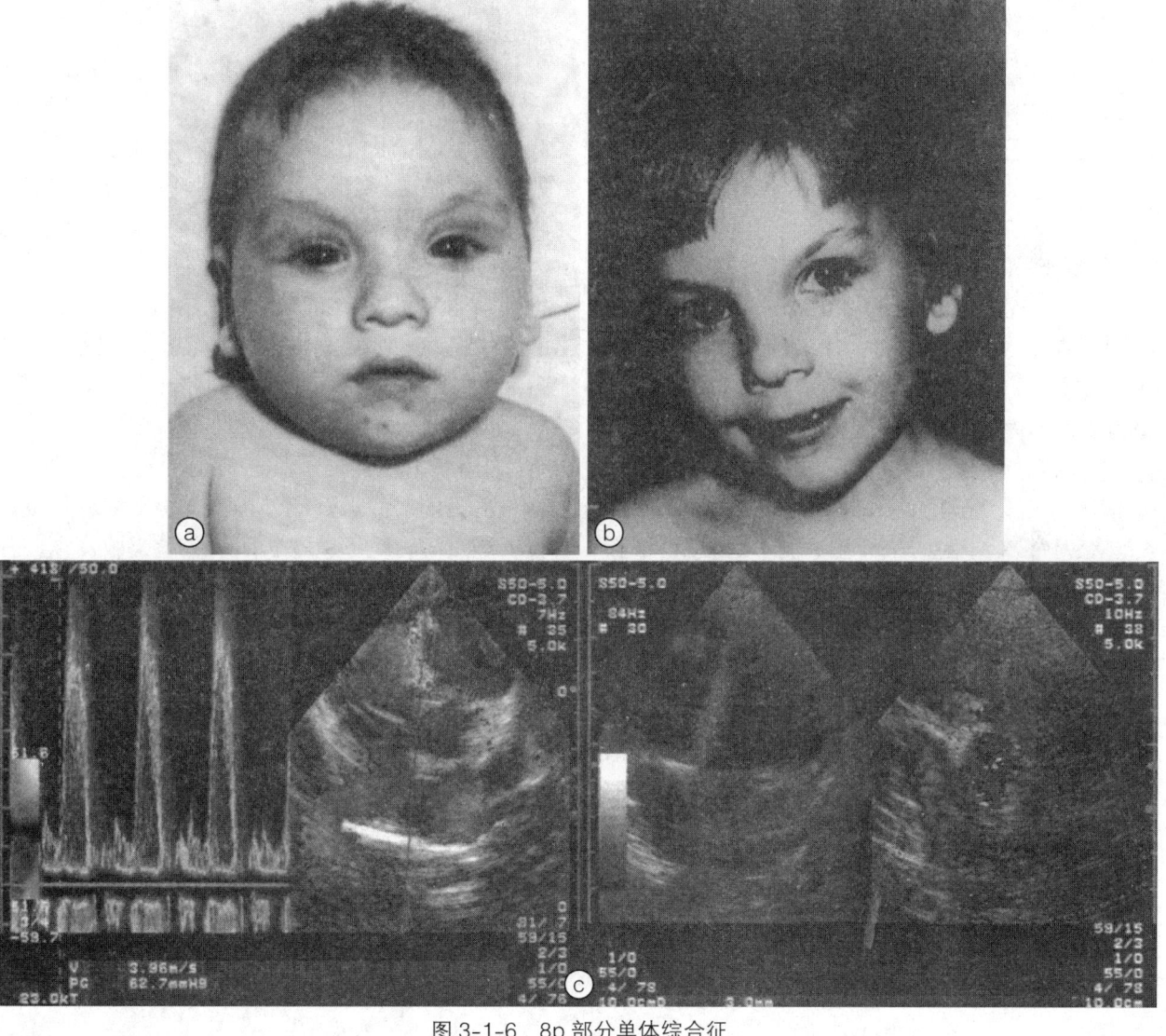

图 3-1-6　8p 部分单体综合征

a,b. 患儿 4 月龄时和 6 岁时的特征,其核型为 46,XY,del（8）(p21→pter)。患者身材矮小,中度智力低下。小头,头顶窄,前额宽而隆凸。鼻梁高,上唇突起。颈短,阴茎小,隐睾。c. 超声显示患者左心房内径偏大,室间隔与左室后壁厚度基本正常,运动幅度增强,室间隔嵴下部回声脱失约 4 mm,主肺动脉内径偏宽,肺动脉瓣运动幅度偏大。心腔内各瓣膜形态、结构、启闭未见异常,大动脉关系未见异常；CDFI 见室水平探及左右高速分流（分流速度 3.96 m/s）,收缩期三尖瓣口探及少量反流,估测肺动脉收缩压 46 mmHg；超声提示：①先天性心脏病,室间隔缺损（嵴下型）、轻度肺动脉高压；② Doppler：室水平左向右分流,三尖瓣少量反流

心血管损害：50%以上的病例有先天性心脏病，主要为室间隔缺损、房间隔缺损、肺动脉狭窄等。

【诊断】

各病例的症状变异较大，故临床诊断较为复杂和困难。诊断时主要依据：①核型分析；②生长发育迟缓，智力低下；③小头，前额宽而突出，凸出的"双弓形"上唇；④先天性心脏病，外生殖器发育不良。

【预后】

预后较好，一般可活至青春期，存活者生长发育迟缓，智力低下。

七、9三体综合征
trisomy 9 syndrome

【溯源与发展】

1973年由Feingold等和Haslam在同一杂志的同一期上（J. Med Genet 10，1973）分别发表例单纯型9三体综合征的病例。同年，Haslam等报道1例46/47，+9的嵌合型9三体病例。

【遗传学特点】

47，XX（XY），+9；46，XX/47，XX，+9；46，XY/47，XY，+9。嵌合型病例中，9三体细胞系所占的比例，在所检查的不同组织中可有不同。例如，Tropp等（1977）观察的血液样本中，9三体为2.1%，骨髓中为52%；Schinzel等（1974）观察的血液标本中为51%，皮肤为0，并且在6例嵌合型患者的外周血培养标本中，9三体约占50%的有2例，占12%以下的有4例。这提示对疑为9三体综合征的病例，有必要认真检查2~3种组织才能取得可靠的结果。

皮纹学：可有通贯手。

【发病机制】

均源自新发生的染色体畸变。群体发病率不详，男患者多于女患者。

【临床表现】

出生前后生长发育迟缓，严重智力低下，肌张力低下。长头，囟门闭合延迟。脸长，眼距宽，睑裂狭小，外眼角上斜，眼窝深。耳低位、畸形、四肢关节僵硬、变形、脱臼，活动受限。男性隐睾，阴茎小或有尿道下裂（图3-1-7）。

心血管损害：50%以上病例有先天性心脏异常，最常见的为室间隔缺损。在1983年报道过的17例嵌合型9三体病例中，有室间隔缺损的占8例，动脉导管未闭的5例，其余4例为室间隔缺损伴动脉导管未闭。

【诊断】

主要依据：①核型分析；②生长发育严重迟缓，严重智力低下；③长头、长脸，眼窝深，蒜头鼻（短鼻）；④心血管畸形；⑤关节变形、脱臼，活动受限；⑥外生殖器异常。

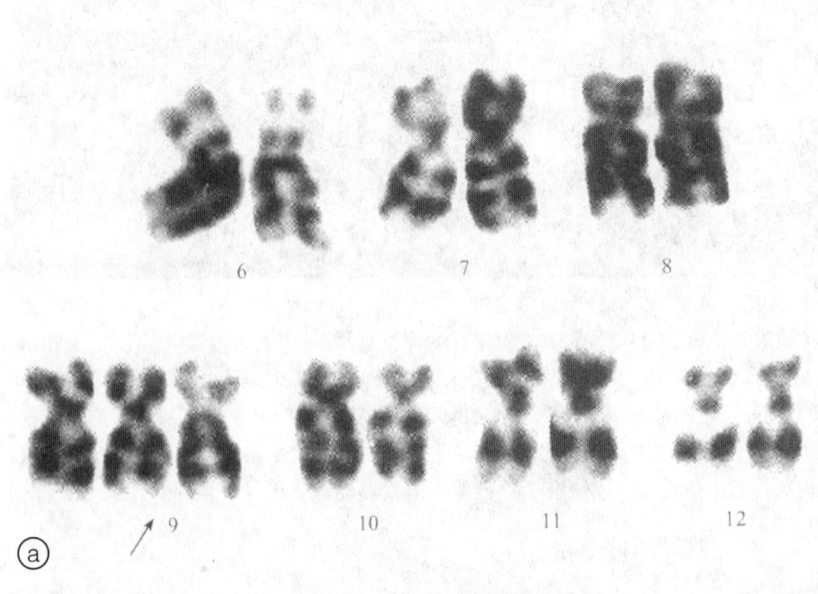
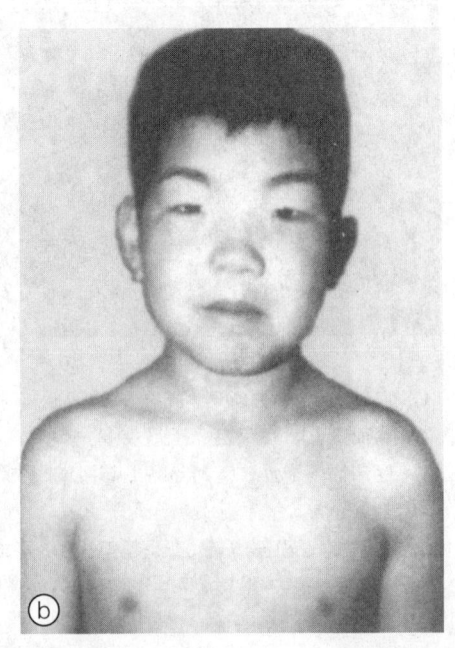

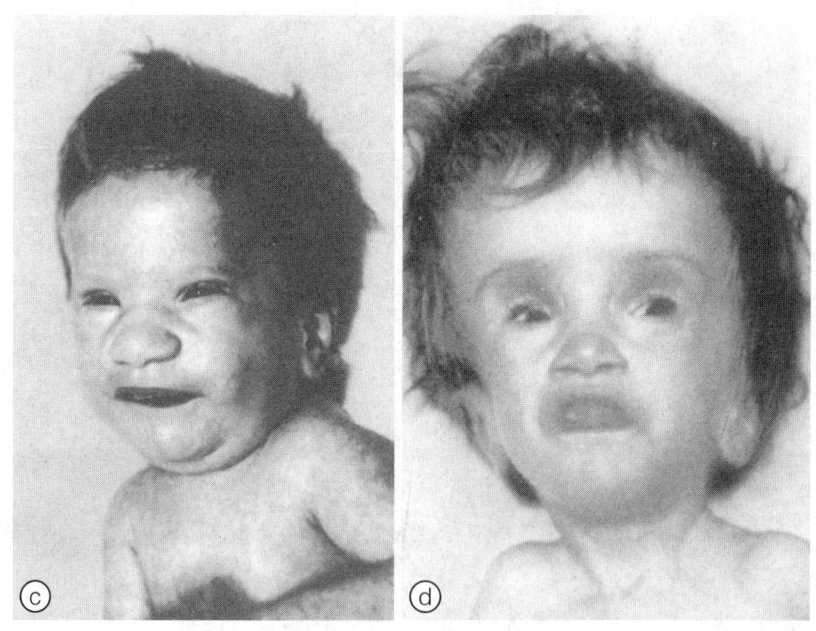

图 3-1-7 9 三体综合征

a. 示 9 号染色体三体，其核型为 46，XY，+9/46，XY；b. 9 岁男孩，出生体重轻（2 200 g），出生时Ⅲ°窒息、皮肤发绀；c. 2 岁男孩；d. 4 岁男孩，三病例均为嵌合型 9 三体综合征。患者身材矮小，智力低下。头长、脸长、眼距宽、眼窝深，塌鼻梁，耳位低。四肢关节僵硬，活动受限。室间隔缺损，肌张力低下

【预后】

预后不佳，大部分在婴儿期死亡。嵌合型异常细胞数比例较低的幸存病例，有严重生长发育迟缓和严重智力低下，5 岁才开始行走，6 岁才开始说话，应加强婚、育的优生指导。

八、9p 部分单体综合征
partial 9p monosomy syndrome

【同义名】

9p- 综合征。

【溯源与发展】

1973 年由 Alfi 等首次报道，1976 年他们又收集到 6 例本症病例，并根据各患者所具有的共同临床特征而确定为 9p 部分单体综合征。现已报道的病例有 100 多病例。

【遗传学特点】

常见核型有 46，XX（XY），del（9）(p13)；46，XX，del（9）(p23 → p13.3)；46，XY，del（9）(p2)；46，XX（XY），del（9）(p21)；46，XY（XX），del（9）(p22)；45，XX，der（9），t（9；15）(p22；q11)；46，XX（XY），der（14），t（9；14）(p22；q32) mat 或 pat 等。

皮纹学：指纹中斗形纹多，故总嵴纹计数（TFRC）增多，三叉点 t 高位（t′ 或 t″）。

【发病机制】

第 9 对染色体之一的短臂发生了部分缺失，缺失的主要片段涉及 9p21 → pter 片段。大部分源自新发生的染色体畸变。女性发病率高于男性（7：3）。

【临床表现】

轻度生长发育迟缓，中度至重度智力低下（IQ60～30），婴儿期肌张力亢进。三角形头，前额中部隆凸。眼距宽、眼球凸出，外眼角上斜，内眦赘皮，弓形眉。短鼻，鼻梁宽，鼻孔朝天。人中长，腭弓高。耳畸形、低位。颈短，颈部宽或蹼颈。脐疝，腹股沟疝。女性大阴唇发育不良，小阴唇过度发育，男性阴茎有尿道下裂。指、趾长，主要为第 2 指（趾）骨延长并多了一个指（趾）褶纹。指甲方形、凸起（图 3-1-8）。

心血管损害：50% 病例有先天性心脏病，常见为室间隔缺损，有的为肺动脉狭窄。

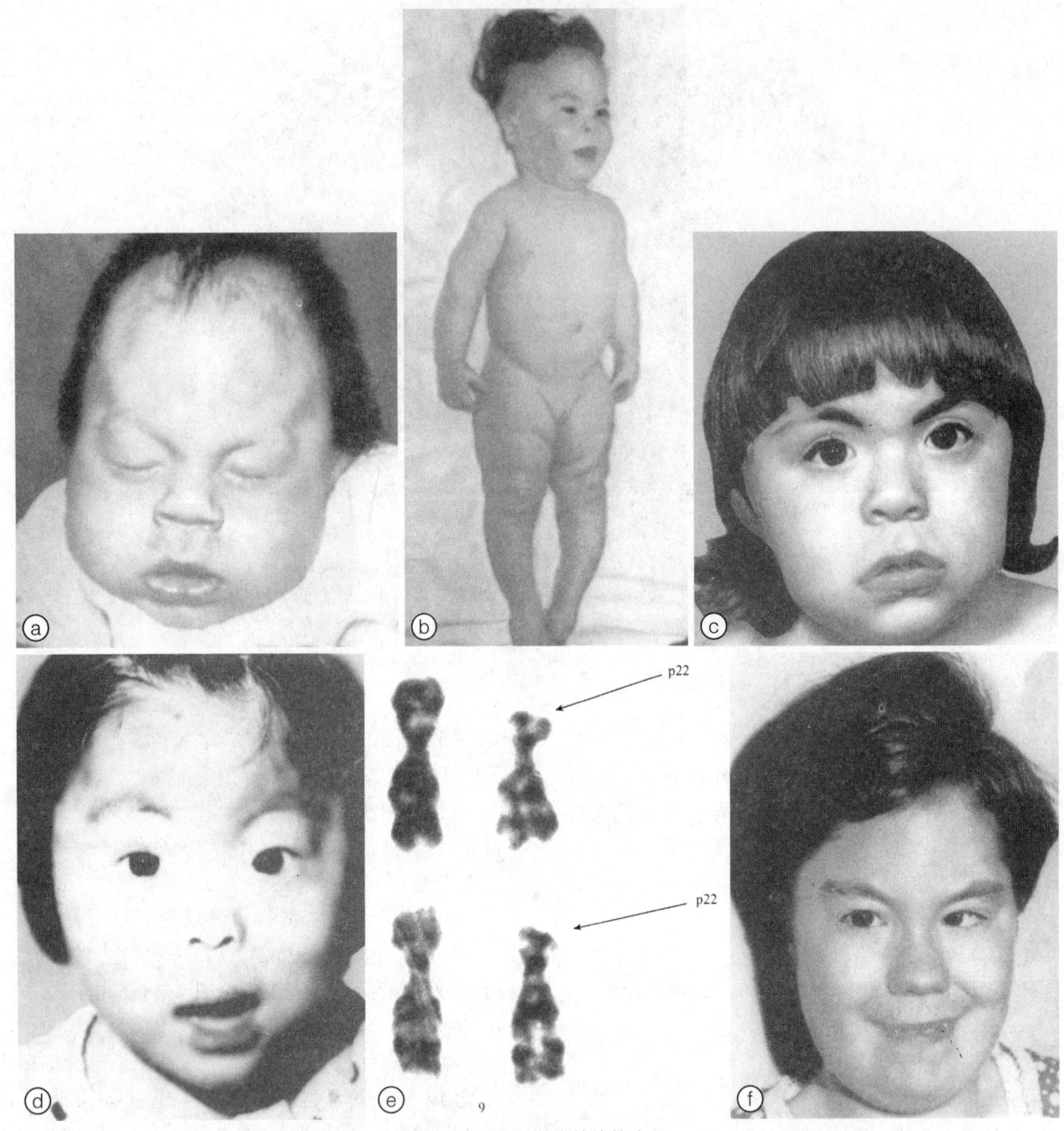

图 3-1-8 9p 部分单体综合征

a. 新生男婴；b. 10 月龄女婴；c. $4\frac{11}{12}$ 岁女孩；d. 5 岁女孩，以上 4 例均为 9p22→pter 单体；e. 患者的异常染色体，核型为：46，XX（XY），del（9）（p22→pter），即 9p22→pter 片段缺失。患者身材矮小，中度智力低下。前额中部隆凸，枕部扁且呈三角形。弓状眉，眼距宽，内眦赘皮，外眼角下斜。蒜头鼻（短鼻），鼻孔朝天，人中长，小下颌，耳廓发育不良。颈短，男性隐睾，室间隔缺损，三叉点 t 高位（t'）；f. $18\frac{9}{12}$ 岁女孩，9p21→pter 单体患者。患者身材矮小，中度智力低下。三角形头，耳低位，耳廓发育不良。颈短、乳距宽，大阴唇发育不良，小阴唇发育过度。三叉点 t 高位（t'）指纹中螺形纹增多，故总嵴纹计数（TFRC）亦高

【诊断】

主要依据：①核型分析；②三角形头，前额中部隆凸，弓状眉，眼球隆凸；③鼻短，鼻梁宽，鼻孔朝天。耳畸形、低位，人中长；④指（趾）长，指甲方形、凸起；⑤婴儿期肌张力亢进；⑥心脏畸形。

【预后】

没有心血管畸形的病例预后良好，已报道的病例多数为6～20岁的患者。存活者多数性格开朗，具有社会适应能力。

九、11q 部分单体综合征
partial 11q monosomy syndrome

【溯源与发展】

1973年由 Jacobsen 等首次报道，现已报道约90多个病例。

【遗传学特点】

已报道的病例核型有46, XX（XY）, del（11）(q23); 46, XX, del（11）(q23.1); 46, XX, del（11）(q23.3); 46, XX, del（11）, t（11; 21）(q23; q22) 等。

皮纹学：通贯手。

【发病机制】

第11号染色体之一的长臂的部分片段发生了缺失，大多数源自新发生的突变，多数涉及 11q23→qter 片段的缺失。

【临床表现】

宫内即生长发育迟缓，中度至重度智力低下，说话晚，少数可智力正常。婴儿期肌张力低下，血小板发育异常、功能障碍。常发生进行性痉挛，偶有耳聋。小头，前额隆凸。眼距宽，内眦赘皮，上睑下垂，斜视。蒜头鼻（短鼻），塌鼻梁，鼻孔朝天。人中长，鲤鱼嘴，上唇薄，耳低位、畸形，小下颌，关节挛缩、肾畸形，男性隐睾，尿道下裂（图3-1-9）。

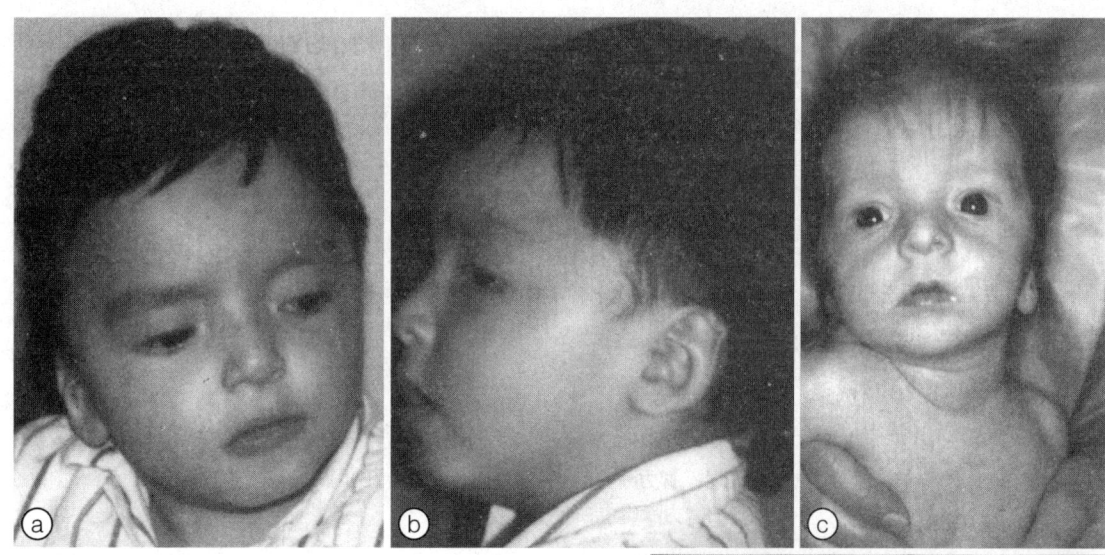

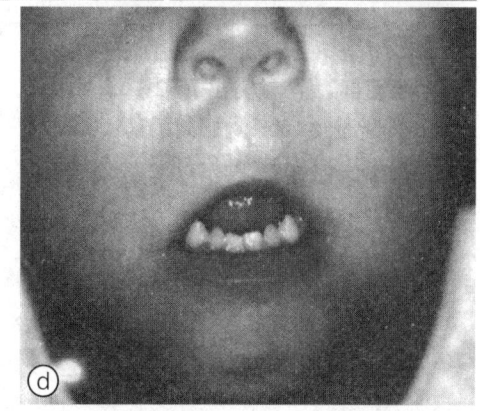

图3-1-9 11q 部分单体综合征

a, b. 3岁男孩外观，身材矮小，严重智力低下，小头，前额隆凸，眼距宽，上睑下垂，耳大、畸形；c, d. 3岁女孩外观，身材矮小，智力低下，说话晚。小头，前额隆凸。眼距宽，蒜头鼻（短鼻），人中长，耳低位、畸形，鲤鱼嘴，小下颌

心血管损害：60% 有先天性心脏缺陷，主要为室间隔缺损和左侧闭塞。

【诊断】

主要依据：①核型分析；②生长发育迟缓，智力低下，婴儿期肌张力低下，进行性痉挛；③小头，前额隆凸。眼距宽，内眦赘皮，上睑下垂，蒜头鼻（短鼻），鼻孔朝天。人中长。鲤鱼嘴。耳低位、畸形；④关节挛缩，肾畸形，男性隐睾、尿道下裂，先天性心脏病。

【预后】

除伴有心脏缺陷和血小板异常性出血病例在婴儿期死亡外，一般可活过童年，应加强婚、育的优生指导。

十、13 三体综合征
trisomy 13 syndrome

【同义名】

Patau 综合征（Patau syndrome）。

【溯源与发展】

1957 年 Bartholin 首先描述过本症的临床特征，1960 年 Patau 等确认本症的病因是多了一条 13 号染色体而称 13 三体综合征，也称 Patau 综合征。

【遗传学特点】

主要核型为单纯型 13 三体；部分为易位型 13 三体或嵌合型 13 三体。

皮纹学：通贯手，三叉点 t 高位（t'），指纹中弓形纹多，故 TFRC 低，三叉点 A 线通向大鱼际。

【发病机制】

病因是第 13 号染色体多了一条，即 47, XX（XY），+13。约 80% 源自原发性染色体不分离，多数与母亲年龄较高有关；15%~20% 源自亲代的染色体平衡易位携带者（多数为 13/14 易位）；约 5% 为嵌合体。多数病例为散发，家族性病例罕见，新生儿中的发病率约为 1/5 000~1/6 000。

【临床表现】

宫内生长发育迟缓，出生体重轻，严重智力低下，癫痫，肌张力低下或亢进。小头，矢状缝和囟门宽。全脑畸形或前脑畸形，无嗅脑。头顶、枕部头皮缺损。胎儿血色素生后继续存在。小眼球或无眼球，虹膜缺损，视网膜发育不良。唇裂和／或腭裂，小颌。耳低位、畸形。颈短，蹼颈。皮肤松弛、有皱褶。肋骨薄或缺如，多囊肾，骨盆发育不良。多指（趾），特异性握拳姿势（第 3、4 指紧贴掌心，第 2、5 指压于其上）摇椅形足底，跟骨凸出。男性隐睾，女性卵巢发育不良，双角子宫等（图 3-1-10）。

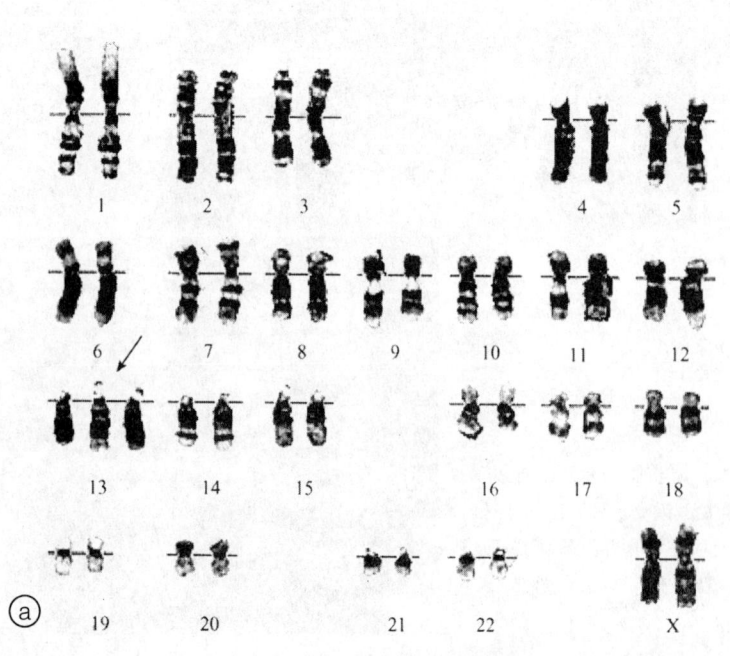
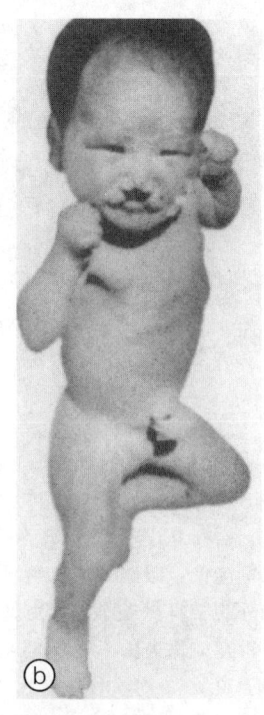

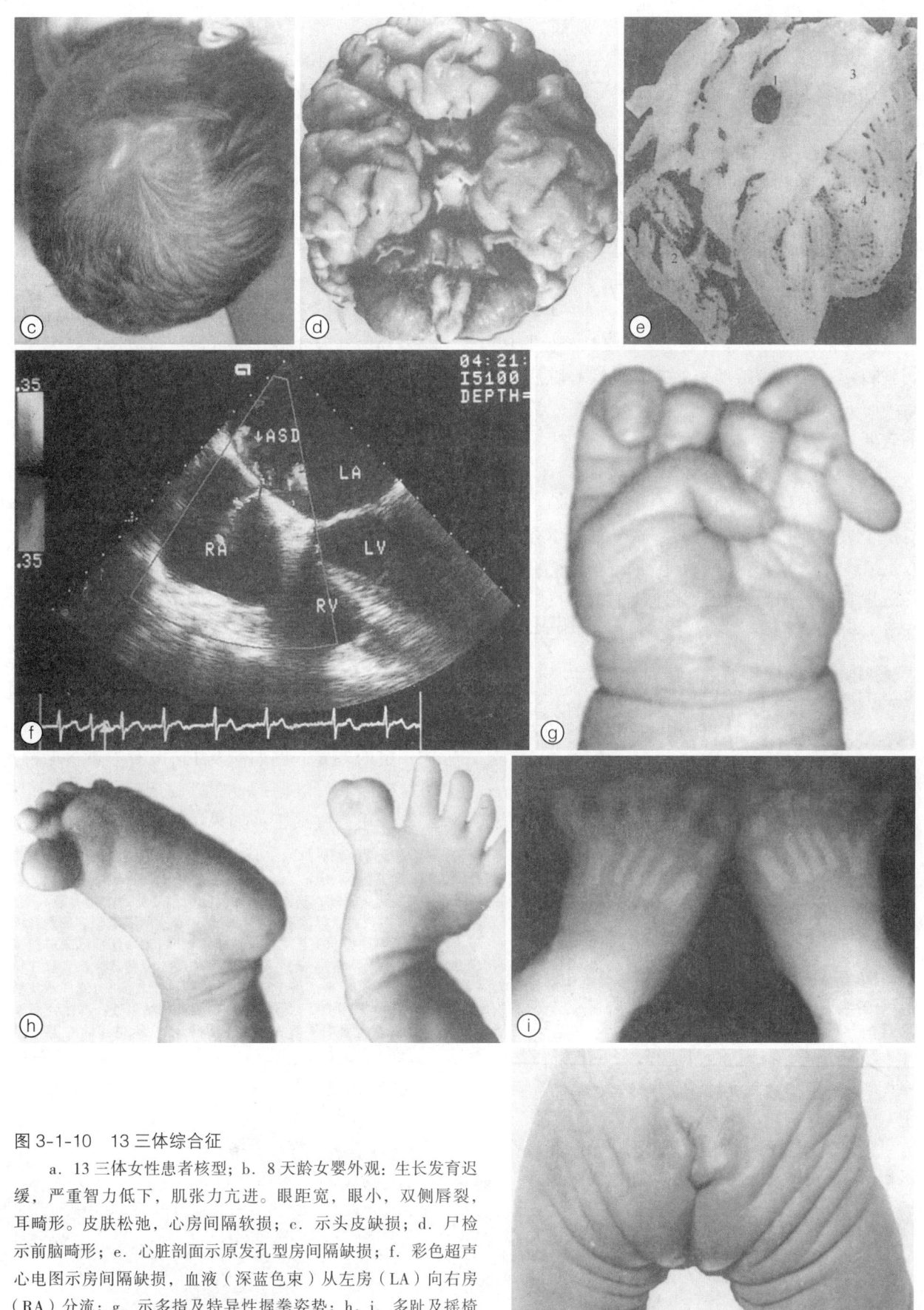

图 3-1-10　13 三体综合征

a. 13 三体女性患者核型；b. 8 天龄女婴外观：生长发育迟缓，严重智力低下，肌张力亢进。眼距宽，眼小，双侧唇裂，耳畸形。皮肤松弛，心房间隔软损；c. 示头皮缺损；d. 尸检示前脑畸形；e. 心脏剖面示原发孔型房间隔缺损；f. 彩色超声心电图示房间隔缺损，血液（深蓝色束）从左房（LA）向右房（RA）分流；g. 示多指及特异性握拳姿势；h，i. 多趾及摇椅形足底；j. 皮肤松弛、有皱褶

心血管损害：80%有先天性心脏病，最常见的损害为动脉导管未闭（约占63%），其次为室间隔缺损（约占48%），房间隔缺损（约占40%），动脉导管未闭或瓣膜异常（约占22%），主动脉缩窄（约占10%），右位心（约占5%）。本病例中常见（约3/4）复合型心血管畸形，其中，以室间隔缺损合并动脉导管未闭为多见。本病中偶见的先天性心脏畸形有主动脉弓异常，单脐动脉，主动脉骑跨，冠状动脉异常等。

【诊断】

主要依据：①核型分析；②小眼球或无眼球；③脑畸形；④唇裂或腭裂；⑤先天性心脏病，多指（趾）；⑥胎儿血色素生后持续存在；⑦存活率较低。

【预后】

极差，平均生存期不到100天，45%在出生后1个月内死亡；50%可活到6个月，幸存5年以上者少于5%，且多因喂养困难和易发生窒息，导致生长发育严重迟缓，故应加强婚、育的优生指导。

十一、13q 部分单体综合征
partial 13q monosomy syndrome

【溯源与发展】

1963年Lele等报道1例由于D组染色体长臂部分缺失而引起生长发育迟缓；智力低下并伴发视网膜母细胞瘤的病例。1971年Kucerova等确认本症是第13号染色体长臂部分缺失而引起的综合征已报道的病例有100多例。

【遗传学特点】

常见患者的核型有46，XX（XY），del（13）（q22）；46，XX（XY），del（13）（q21）；46，XY，del（13）（q22q23）；46，XX，del（13）（q32）；46，XY，del（13）（q33）等。

【发病机制】

第13对染色体之一的长臂发生部分缺失，缺失片段涉及13q21→qter，多数源自新发生的染色体畸变。

【临床表现】

宫内即生长发育迟缓，出生体重轻（平均2 000 g），严重智力低下。全脑或前脑畸形，前额窄而低斜，肌张力低下。眼距宽，眼窝深，内眦赘皮，斜视，部分病例有视网膜母细胞瘤，50%病例有虹膜和/或脉络膜缺损和睑裂狭小。鼻根高，上颌门齿突出，下颌小，腭弓高窄。耳大，耳低位、畸形。颈短，后发际低。脊柱侧凸，指（趾）畸形或发育不良（图3-1-11）。

心血管损害：25%～50%病例伴发心血管畸形。根据染色体缺失片段的不同，其临床表现存在一定的差异。例如涉及13q14片段缺失时除可引起视网膜母细胞瘤外，其临床症状较轻，很少伴发严重心脏损害；如果13q32→qter片段发生缺失，则易伴发主动脉缩窄，残留左上腔静脉等。

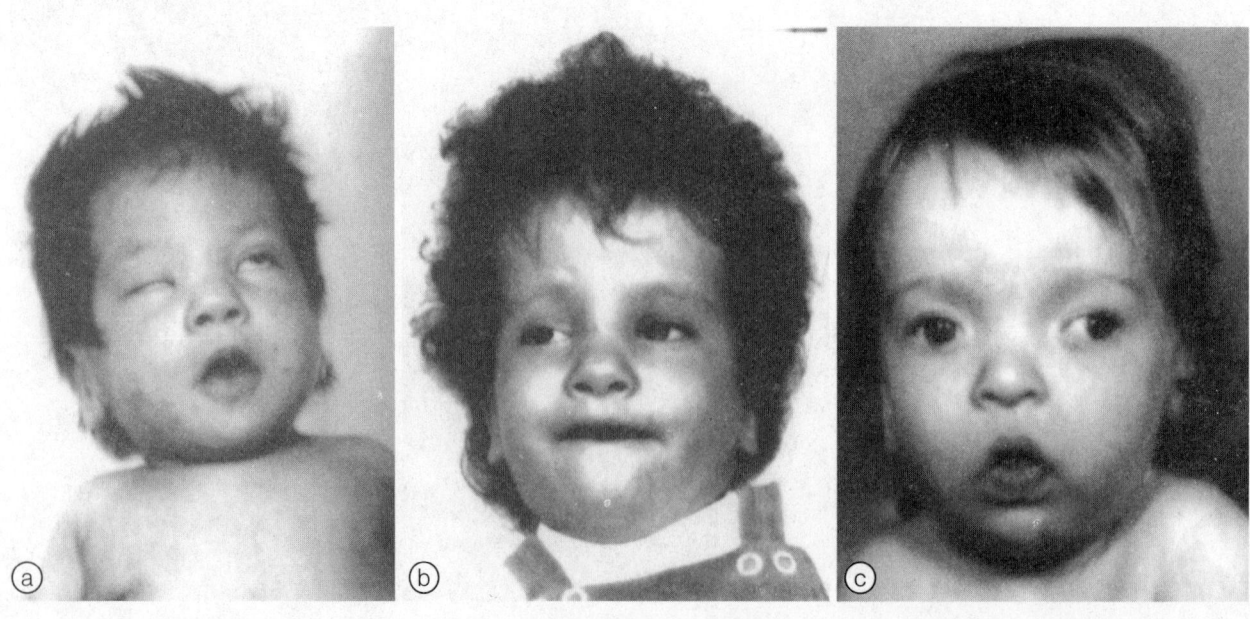

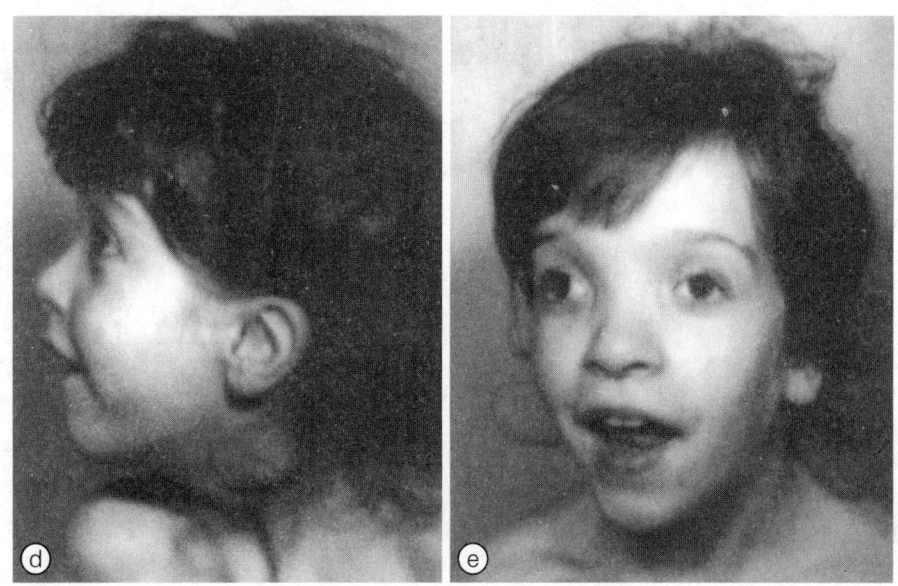

图 3-1-11 13q 部分单体综合征

a. 5 周龄女婴；b. $2\frac{6}{12}$ 岁女孩；c, d. 1 岁女孩；e. 10 岁女孩。患者的共同特征是：身材矮小，严重智力低下，肌张力低下。小头，前额窄，眼窝深。鼻根高而宽，鼻孔朝天，人中长，耳大，主动脉狭窄

【诊断】

主要依据：①核型分析；②小头，脑畸形，严重智力低下；③眼距宽，鼻根高，耳大，耳低位、畸形，小下颌；④指（趾）畸形或发育不良；⑤心脏畸形。

【预后】

预后不佳，多数死于婴儿期，只有少数能活到儿童期，应加强婚、育的优生指导。

十二、14q 部分三体综合征
partial 14q trisomy syndrome

【溯源与发展】

1971 年由 Allderdice 等首次报道，1975 年 Raoul 等综合 8 个病例的资料，确定出本综合征。

【遗传学特点】

常见核型有 47, XY, +der（14），t（10；4）（p14；q21）mat；47, XX, +der（14），t（14；20）（q22；31）mat；47, XX, +der（14），t（14，16）（q11，q24）mat；47, XX, +del（14）（q2）；47, XX,（XY），+del（14）（q24）；46, dup（14）（q24q32）等。

皮纹学：通贯手，指纹中弓形纹多，故总嵴纹计数（TFRC）较低。

【发病机制】

患者的第 14 号染色体之一的长臂部分片段发生重复，大部分病例涉及 14q22→pter 片段增加。多源自亲代的染色体平衡易位携带者。亲代为染色体平衡易位携带者时，所孕胎儿大部分流产，再生出患儿的经验风险率为 11.96%±3.38%。

【临床表现】

出生前后生长发育迟缓，严重智力低下。小头，后发际低，额窄。眼距宽，上睑下垂，内眦赘皮，小眼球。鼻根、鼻梁高宽，鼻孔朝天。上唇长，鲤鱼嘴。耳低位、畸形。腭弓高尖或腭裂。小下颌，颈短，脊柱前凸，髋关节脱位，马蹄内翻足，指屈曲，锥形指。可有肾异常、肋骨异常（图 3-1-12）。

心血管损害：50% 以上病例伴有心血管畸形，最常见的损害依次为动脉导管未闭、心房间隔缺损和法洛四联症。

【诊断】

主要依据：①核型分析；②生长发育迟缓，严重智力低下；③小头，额窄，眼距宽，上睑下垂；④鼻根、鼻梁宽，鼻孔朝天；⑤上唇长，耳低位、畸形，鲤鱼嘴；⑥先天性心脏病。

【预后】

多数可活到 10 多岁，但有明显的生长发育迟缓和严重智力低下，常见的死亡原因是心力衰竭。

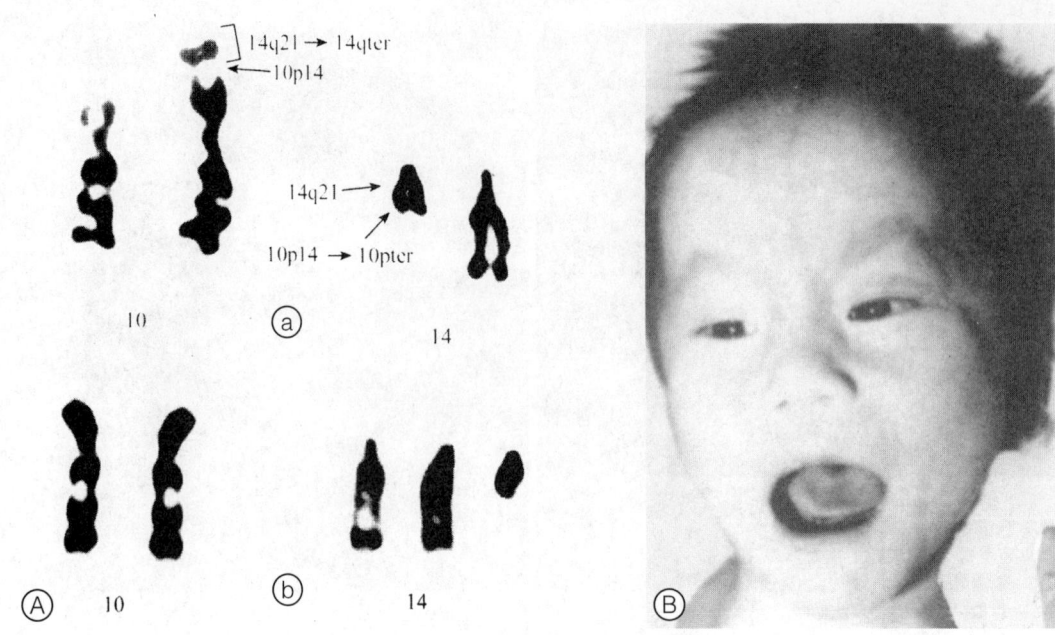

图 3-1-12 14q 部分三体综合征

A. 患儿及其母的异常染色体：a. 示其母为 10/14 染色体平衡易位携带者，其核型为 46，XX，der（10），t（10；14）（10qter→10p14：：14q21→14qter；14pter→14q21：：10p14→10pter）；b. 患者的核型为 47，XY，+der（14），t（10；14）（p14；q21）mat，即 14q21→14qter 片段增加。B. 10 月龄患儿外观：身材矮小，严重智力低下，肌张力低下。小头，前额窄。眼距宽，小眼球，鼻梁高。耳低位、畸形，髋关节脱位，动脉导管未闭

十三、15q 部分三体综合征
partial 15q trisomy syndrome

【溯源与发展】

1974 年由 Fujimoto 等首次描述了本症，至今已报道的病例有 30 多例。

【遗传学特点】

已报道的主要核型有 47，XX，+der（15），t（2；15）（q37；q15）mat；46，XY，der（21），t（15；21）（q22；q2）mat；46，XX，der（6），t（6；15）（q27，q23）pat；46，XX，der（6），t（6；15）（q27；q23）pat；46，XX，der（6），t（6：15）（q27：q24）pat 等。

皮纹学：三叉点 t 高位（t'）。

【发病机制】

第 15 对染色体之一的长臂发生部分重复，在已报道的病例中，绝大部分的断裂点在 15q21 和 15q25 之间，另有 2 个家系的断裂点在 15q25。多数源自亲代染色体平衡易位携带者。

【临床表现】

生后生长发育迟缓，乳儿期喂养困难，严重智力低下，癫痫，肌张力低下。小头，头型异常。眼距宽，外眼角下斜。鼻根宽而高，鼻梁宽，鼻孔朝天。耳低位，耳廓发育不良。人中长，小下颌，颈短，手指异常（图 3-1-13）。

心血管损害：69% 有先天性心脏损害，常见为室间隔缺损，右心房心室扩大，二尖瓣狭窄，主动脉瓣发育不良等。

【诊断】

主要依据：①核型分析；②生后发育发育迟缓，严重智力低下，癫痫，肌张力异常；③小头，头型异常。眼距宽，外眼角下斜。鼻根、鼻梁宽；④耳低位、耳廓发育不良，人中长，小下颌；⑤颈短，先天性心脏病。

【预后】

除伴有严重心脏病的患者外，多数患儿可活到儿童期。但幸存者有严重智力低下，且易患呼吸道感染、肺炎等，应加强婚、育的优生指导。

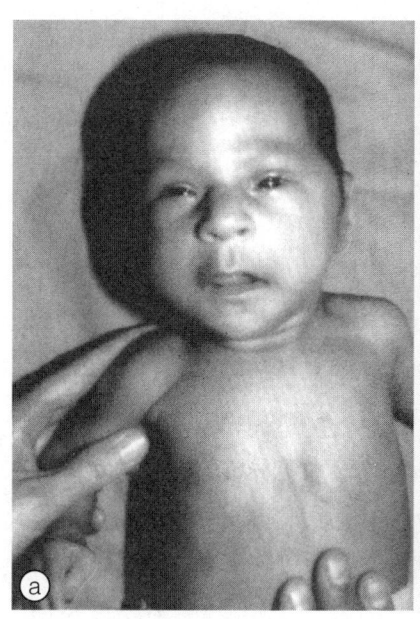
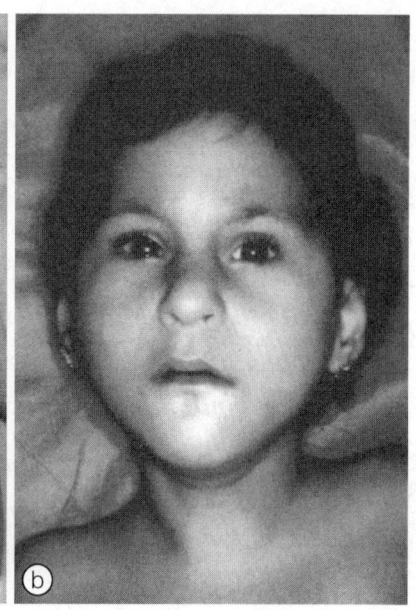

图 3-1-13　15q 部分三体综合征

a，b. 患儿婴儿期和 $3\frac{5}{12}$ 岁外观。病因是 15q22→qter 片段增加。生长发育迟缓，喂养困难，身材矮小，重度智力低下，婴儿期有癫痫发作史。小头，双额窄，眼距宽。鼻根高、宽，耳廓发育不良。人中长，小下颌

十四、18 三体综合征
trisomy 18 syndrome

【同义名】

Edwards 综合征（Edwards syndrome）。

【溯源与发展】

1960 年，Edwards 等和 Patau 等同时在同一杂志上报道此染色体病例。最初，Edwards 曾认为是 17 号染色体三体，以后才确认是 18 三体。

【遗传学特点】

80% 为单纯型 18 三体，即 47,XX（XY），+18；约 10% 为嵌合型，如 46,XX（XY）/47,XX（XY），+18；约 10% 为多重三体如 48,XXY，+18 等。

皮纹学：三叉点 t 高位（t″），指纹中弓形纹多（7 个以上），故总嵴纹计数（TFRC）低，30% 为通贯手。

【发病机制】

病因是多了一条第 18 号染色体，源于新发生的染色体畸变，主要为亲代的生殖细胞形成时，在减数分裂过程中 18 号染色体发生了染色体不分离的结果。根据统计资料分析，多数患儿在孕早期时流产，故本综合征尚无确切的群体发病率，一般估计为 1/4 000～1/5 000。出生时双亲的平均年龄父亲为 34.9 岁，母亲为 32.5 岁，女性发病率多于男性（约 3:1）。

【临床表现】

宫内即生长发育迟缓，平均出生体重为 2 240 g，多数为过期分娩（平均妊娠 42 周），胎动少，羊水过多，胎盘小。生后生长发育迟缓，吮吸能力差，喂养困难，生活力低。严重智力低下，婴儿期肌张力低下，继之为肌张力亢进，头小而长，枕部隆凸。眼距宽，内眦赘皮。鼻梁狭长，鼻孔朝天，小嘴，腭弓狭窄。耳低位，耳廓扁平，对耳轮发育不全，上端尖，形似"动物耳"。下颌小而后缩，颈短、皮肤松弛。胸骨短，脐疝，腹股沟疝。严重消化系统异常包括美克尔憩室、肠旋转异常、肛门闭锁等。肺分叶异常，肾畸形、肾积水。骨盆狭窄，男性隐睾，女性大阴唇发育不良。特异性握拳姿势（握拳时第 3、4 指紧贴掌心，第 2、5 指压于其上），摇椅形足底等（图 3-1-14）。此外，部分病例可有唇裂、腭裂、脊柱裂、脑膜膨出、双角子宫、短肢畸形、龙虾爪畸形等等，其畸形多达 115 种以上。其中，鼻梁狭窄，下颌小而后缩，对耳轮发育不全和耳廓扁平、上端尖似"动物耳"、骨盆狭窄，指纹中弓形纹多等特点，正好与 18q 单体综合征症状相反的对应性特征。

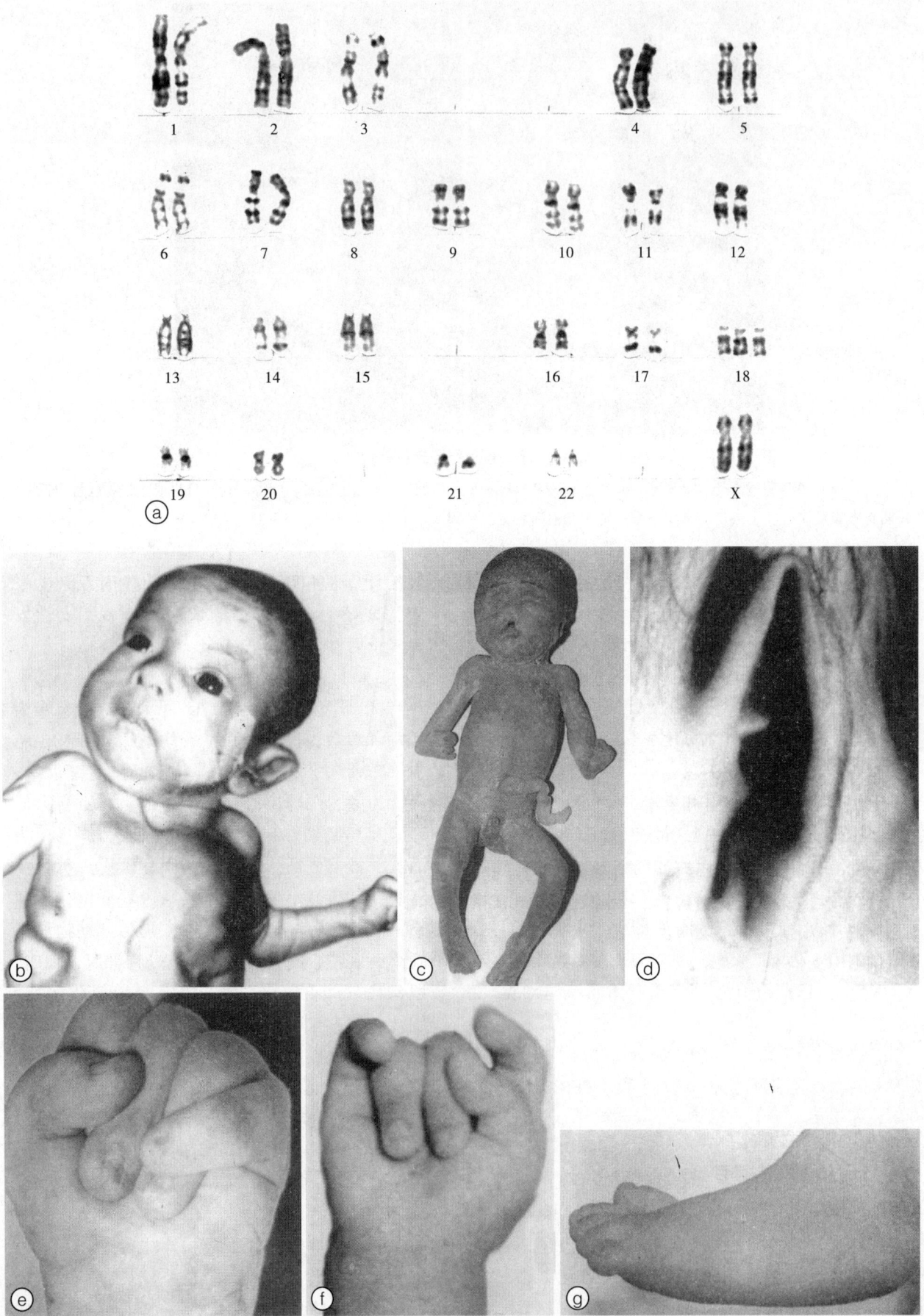

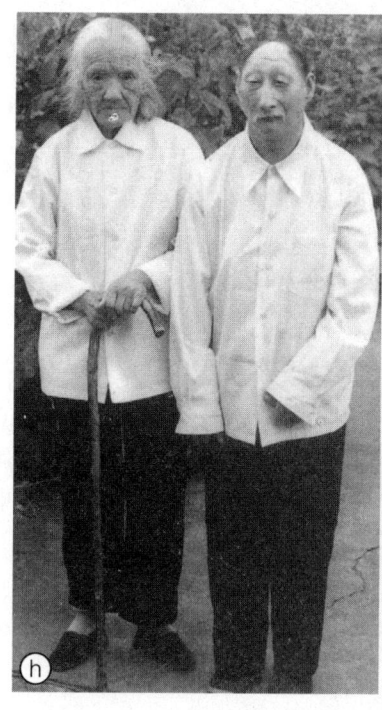
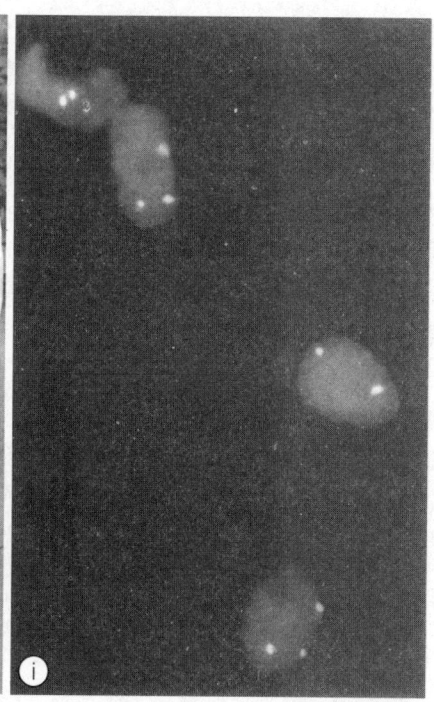

图 3-1-14　18 三体综合征

a. 18 三体综合征男性患者核型；b. 6 月龄女患儿外观；c. 经产前诊断确诊为 18 三体胎儿后引产的患儿。患儿生长发育迟缓，严重智力低下，肌张力低下。长头，枕部隆凸。眼距宽，鼻梁狭长，鼻孔朝天。嘴小，腭弓高窄，"动物耳"样耳廓。颈短，皮肤松弛。d. 示"动物耳"样耳廓；e, f. 特异性握拳姿势；g. 摇椅形足底；h. 示 36 岁的嵌合型 18 三体男性患者（右）及其核型正常的母亲（左，75 岁）；i. 荧光原位杂交技术显示，嵌合型 18 三体综合征患者的体细胞中，含有 2 条 18 号染色体和含有 3 条 18 号染色体的荧光标记

心血管损害：90% 以上病例有先天性心脏病，主要为室间隔缺损，动脉导管未闭。少数有房间隔缺损，主动脉瓣、肺动脉瓣异常及胸腔大血管异常。1979 年北京儿童医院报道的 4 例 18 三体综合征病例中均有先天性心脏病。

【诊断】

主要依据：①核型分析；②生长发育迟缓，生活力低；③严重智力低下，肌张力异常；④头小而长，鼻梁狭长，"动物"样耳、耳低位；⑤心、肾畸形、生殖器异常；⑥特异性握拳姿势；摇椅形足底等。

【预后】

预后极差。单纯型 18 三体 95% 在胎儿期流产，活产患儿中 1/3 将在生后 1 个月内死亡，50% 在生后 2 个月内死亡，90% 在 1 岁内死亡，故应加强婚、育的优生指导。应用 18 号染色体着丝粒探针 D1821 与绒毛细胞或未培养的羊水细胞进行荧光原位染交（FISH）技术，可做出产前诊断。

十五、18q 部分单体综合征
partial 18q monosomy syndrome

【溯源与发展】

1964 年 de Grouch 等首报 1 例具有身材矮小、智力低下、肌张力低下、特异性面容和外耳道狭窄等异常症状的患者，但是限于当时的染色体检查技术，不能确定患者有缺失的染色体是属于第 17 号还是第 18 号染色体。1966 年 Wertelocki 等应用放射自显影（autoradiography）技术分析本症患者的核型后，始确定本症是 18q 染色体部分缺失即 18q 部分单体综合征。

【遗传学特点】

已报道的核型有 46，XX（XY），del（18q）；46，XX，del（18）（q12.2 → q21.1）；46，XX（XY）del（18）（q21）；46，XX（XY），del（18）（q21.1）；46，XY，del（18）（q21.1 → q21.3）；46，XX（XY），del（18）（q21.3）；46，XX，del（18）（q22.2）mat 等。

皮纹学：指纹中斗形纹比例高（有的高达 10 个），故总嵴纹计数（TFRC）高。

【发病机制】

病因是第 18q 染色体之一的长臂 18q21 → qter 片段发生缺失引起。80% 源自新发生的染色体畸变。在活产婴儿中的发病率约为 1/4 000，男性患者多于女患（3∶2）。现已报道的病例有 100 多例。

【临床表现】

生长发育迟缓，身材矮小（身高一般低于

150cm）。轻度到重度智力低下（IQ80～30）语言障碍，吐字不清。癫痫，肌张力低下，俯卧时呈蛙样体态（下肢屈曲，外旋，过度外展）。小头，特异性面容：面部中央凹陷而下颌隆凸。眼距宽、眼窝深、眼球水平震颤，上睑下垂，斜视，视网膜、脉络膜变性，内眦赘皮。鼻短、畸形、鲤鱼嘴。耳廓异常，对耳轮突起，外耳道狭窄或闭锁。乳距宽，生殖器发育不良（男性睾丸异位，小阴茎伴尿道下裂，女性小阴唇萎缩）。指细长，指尖凸起。1/3病例的免疫球蛋白IgA减少甚至缺乏，肽酶A值降低（图3-1-15）。

心血管损害：常见为单纯型心脏缺陷，如室间隔缺损，动脉导管未闭，房间隔缺损和肺动脉狭窄。

【诊断】

主要依据：①核型分析；②生长发育迟缓，智力低下，语言障碍；③特异性面容：面中部凹陷，眼窝深，眼距宽，上睑下垂。下颌隆凸，鼻短、畸形，鲤鱼嘴；④俯卧时呈蛙样体态；⑤指纹中斗形纹多；⑥心脏畸形。

【预后】

除少数（约10%）病例在生后数个月内死亡外，多数可存活，有的可活至成年，但生长发育迟缓和智力低下的症状始终存在。

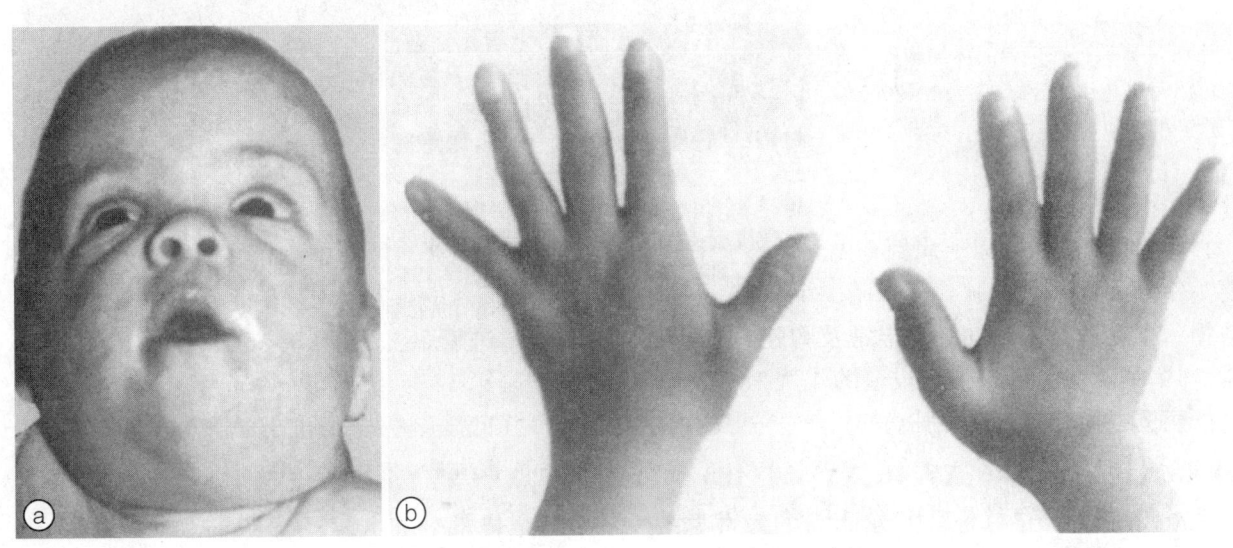

图3-1-15　18q部分单体综合征

a. $2\frac{6}{12}$ 岁女孩外观；b. 示患儿手指细长，指尖凸起。患儿生长发育迟缓，身材矮小，智力低下，癫痫，肌张力低下，俯卧时呈蛙样体态。脸中部发育不良，眼距宽，斜视。蒜头鼻（短鼻），耳大、耳低位。人中长，鲤鱼嘴，颈短，手指细长，室间隔缺损

十六、21三体综合征
trisomy 21 syndrome

【同义名】

Down综合征，先天愚型，"软白痴"，伸舌样痴呆。

【溯源与发展】

早在1846年Sequin对本症首先做过描述。1866年Langdon Down进一步介绍了本病的临床症状，故称Down综合征。1959年Lejeune等首报本病的病因是多了一条染色体，即其后被确认地多了一条第21号染色体，其核型为47，XX（XY），+21，而称21三体综合征。1960年Polani和Francaro等首次报道了易位型21三体综合征病例，1961年Clarke首次报道了46/47，+21的嵌合型病例。高分辨染色体显带技术确定，21号染色体的21q22.3微小片段的增加是引起21三体综合征典型症状的关键片段。

【遗传学特点】

绝大多数（92.5%）为单纯型21三体，其核型为46，XX（XY），+21（图3-1-16A）；约4.8%为易位型21三体，其核型为46，XX（XY），der（14；21）（q10；q10），+21（图3-1-16B）或46，

XX（XY），（q10；q10）；约2.7%为嵌合型21三体，如46/47，+21嵌合型。由于核型不同，患者临床症状的严重程度会有不同。单纯型21三体和易位型21三体患者具有典型的临床症状，而嵌合型患者则根据其异常细胞系的比例大小，其临床症状会有轻、重的差异。如染色体不分离发生的较晚，异常细胞系所占比例小于5%时，一般不表现出临床症状。本例的群体发生率平均约为1/700。年轻夫妇生下了一个单纯型21三体型患儿后，再生患儿的风险约为1%，但随孕妇年龄增高，其染色体不分离频率随之增高（表3-1-16），故高龄孕妇特别是35岁以上的怀孕妇女，均应劝她进行胎儿的产前诊断，以防止患儿的出生。易位型21三体综合征的病因是增多的一条第21号染色体易位到第14号染色体（14/21易位）或第13、15、22号染色体上，共同形成一条衍生染色体（derivative chromosome，der）。因此，发生易位后，这个个体的细胞中的染色体，从总数来看少了一条染色体，其核型为45，XX（XY），der（14；21）（14qter→14q10：：21q10→21qter），但从基因成分来看仍保持着基因平衡，故是外表正常的染色体平衡易位携带者。但是，如图3-1-16C所示，14/21染色体平衡易位携带者在其生殖细胞形成时，经过减数分裂可以产生4种类型的配子，故与正常个体婚配后，理论上可以产生4种核型的个体：①核型为46，XX或XY的正常个体；②核型为46，XX或XY，-21的个体，因为少了一条21号染色体（21单体）而将流产；③核型为46，XX（XY），der（14；21）（14qter→14q10：：21q10→qter），+21，即多了一条21号染色体的14/21易位型21三体型综合征患者。因此类患者从染色体总数来看仍是46条，故称假二倍体（pseudoploid）；④核型为45，XX，（XY，）der（14；21）（14qter→14q10：21q10→qter）的14/21染色体平衡易位携带者。如果父母之一是21/21染色体平衡易位携带者（图3-1-16D）时，对其子女的影响更为严重，每次怀孕时，1/2的胎儿核型为45，XX或XY，-21，将因少掉一条21号染色体而流产；1/2的核型为46，XX或XY，der（21；21）（21qter→21q10→21qter），+21的21/21易位的21三体综合征患者。因此，应及时检出染色体平衡易位携带者和进行婚、育优生指导；如已怀孕则应及时进行产前诊断，以防止患儿的出生，这在优生上具有极其重要的意义。

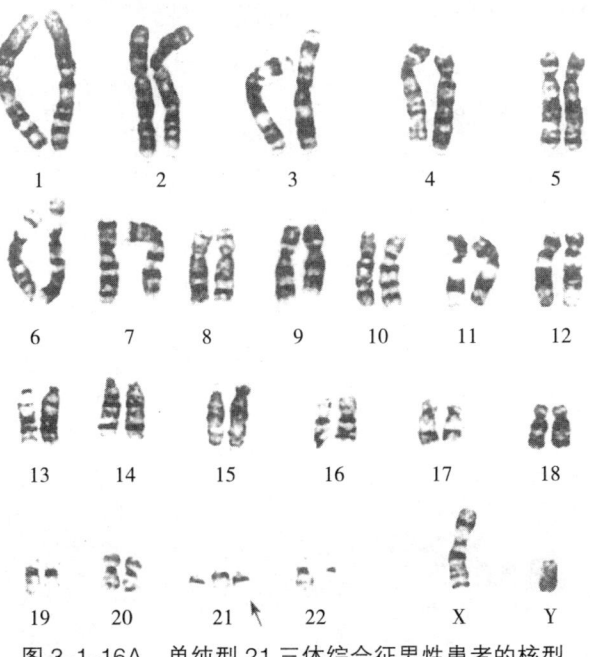

图3-1-16A 单纯型21三体综合征男性患者的核型

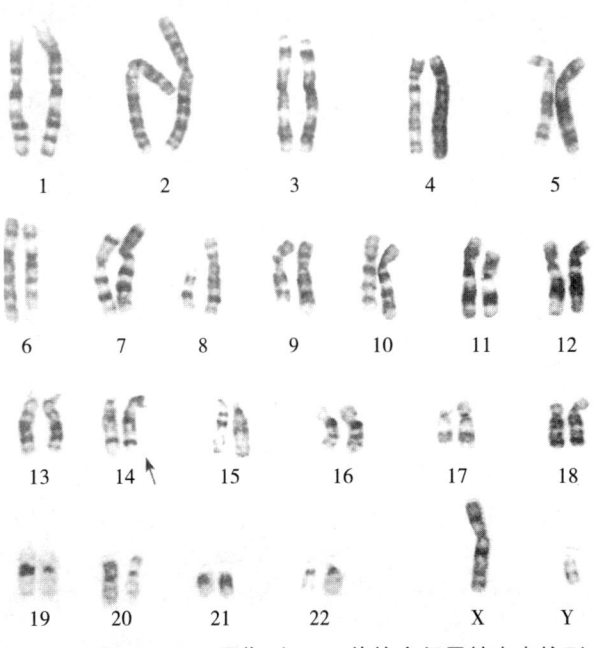

图3-1-16B 14/21易位型21三体综合征男性患者核型
箭头示14/21易位染色体

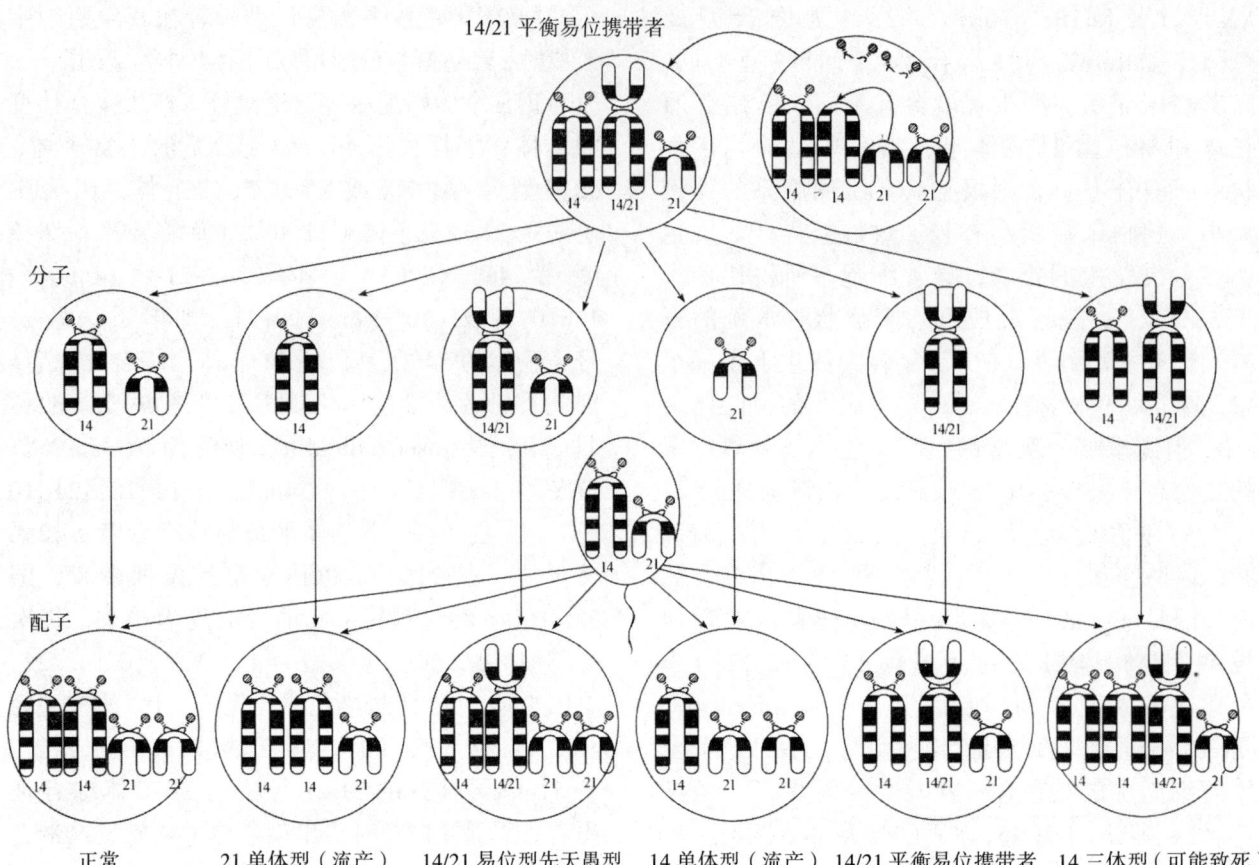

图 3-1-16C　14/21 染色体平衡易位携带者及其新生子女情况图解

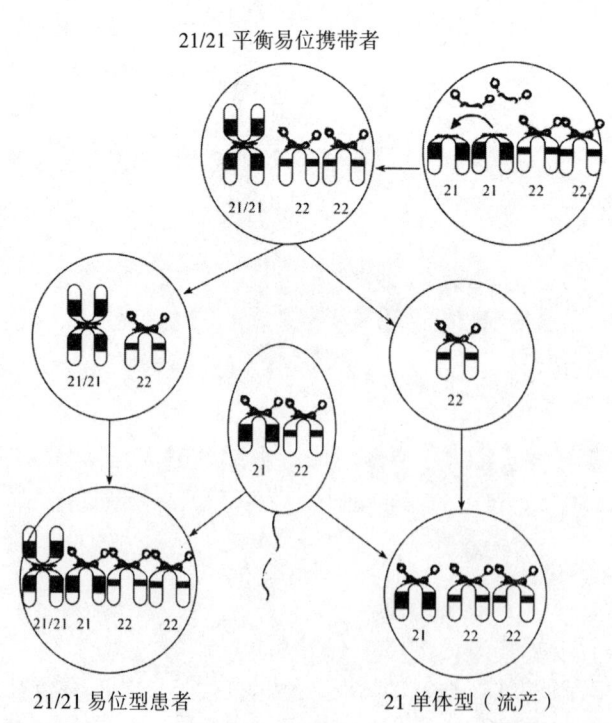

图 3-1-16D　21/21 染色体平衡易位携带者及其子女情况图解

皮纹学：通贯手（双手），三叉点 t 高位（t'），第 5 指桡侧弯曲，第 5 指只有一指褶纹，第 1、2 趾间距宽。拇指球区胫侧弓形纹。

母亲年龄与 21 三体综合征发生率的关系，见表 3-1-16。

【发病机制】

病因是第 21 号染色体增多了一条。主要原因是亲代的生殖细胞形成的减数分裂时或受精卵裂早期的有丝分裂时，第 21 号染色体发生了染色体不分离，或是源自亲代的染色体平衡易位（多数为 14/21 易位）携带者。

【临床表现】

主要症状为严重智力低下（IQ 最低＜25）或智力低下，肌张力低下，关节可过度屈曲（故曾称软白痴）。特异性面容：面部扁平，眼距宽，外眼角上斜，内眦赘皮，鼻根低平。幼时常张嘴、伸舌、流涎。腭弓高、短而窄，手短而宽，颈后皮肤松弛。患者的免疫球蛋（IgE）水平低，故易发生肺炎等呼吸道感染（图 3-1-16E）。

心血管损害：约 50% 患者伴有心血管损害。Schinzel 曾分析 9 组伴有五种先天性心脏病的 21 三体综合征病例，并与非本病的先天性心脏病患者的资料相互比较，结果表明 21 三体综合征患者最常见的心脏损害是室间隔缺损（图 3-1-16F）和心内膜垫缺损，其发生率分别为 29% 和 32%，其次为继发孔型房间隔缺损（占 11%），法洛四联症（占 7.9%），动脉导管未闭（占 6.7%）此外，尚可有大血管错位、主动脉狭窄、主动脉发育不良、主动脉和肺动脉瓣异常。这些伴发的先天性心脏异常多数为单一性损害，约 30% 患者为复合心脏畸形。21 三体综合征患者的心脏损害，如果伴有心内膜垫缺损和室间隔缺损时，比单纯一种病损易发展为艾森门格尔综合征，且发病早、症状重，这可能是造成 2/3 的 21 三体综合征患儿在 1 岁内死亡的重要原因。

表 3-1-16　母亲年龄与 21 三体综合征发生率的关系

母亲年龄（岁）	21 三体综合征患儿发生率/1 000 个新生活婴	母亲年龄（岁）	21 三体综合征患儿发生率/1 000 个新生活婴
20～24	1.1	35～39	5.0
25～29	1.1	40～44	15.0
30～34	2.1	45～	30.0

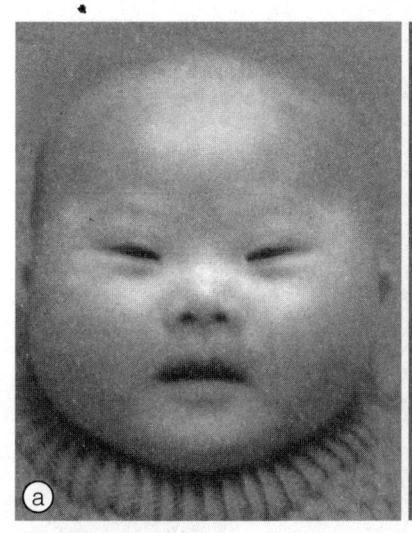
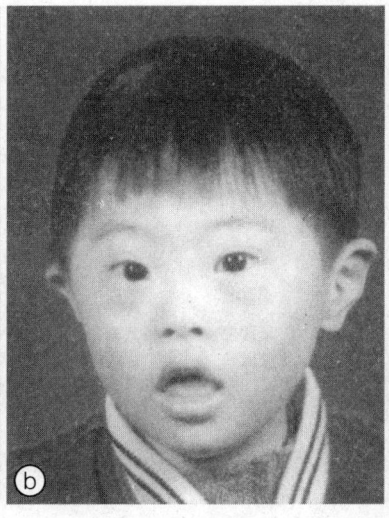
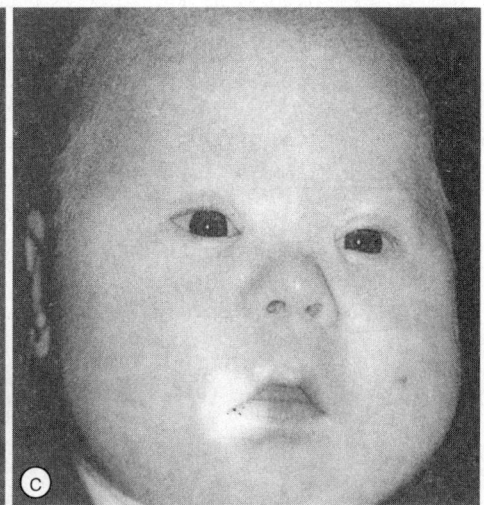

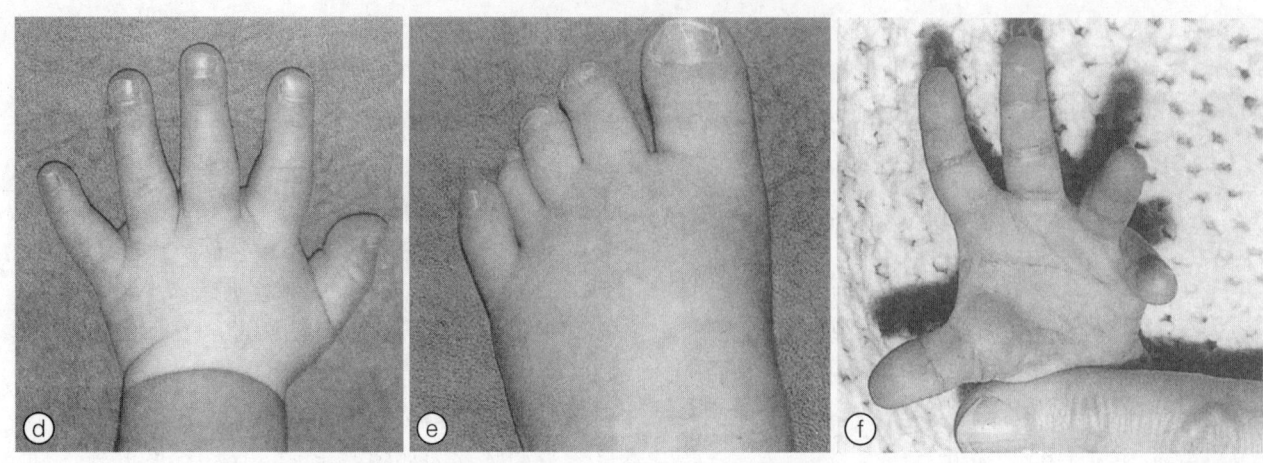

图 3-1-16E 21 三体综合征患者特征

a. 1 岁女孩；b. 6 岁男孩，均为单纯型 21 三体患者；c. 8 月龄女婴，21/21 易位型 21 三体患儿。共有的典型特征是：严重智力低下，肌张力低下。眼距宽，外眼角上斜，内眦赘皮，鼻根低平。腭弓高狭，室间隔缺损；d. 手短而宽；e. 手掌短，通贯手，第 5 指内弯、只有一条指褶纹；f. 示第 1、2 趾趾间距宽

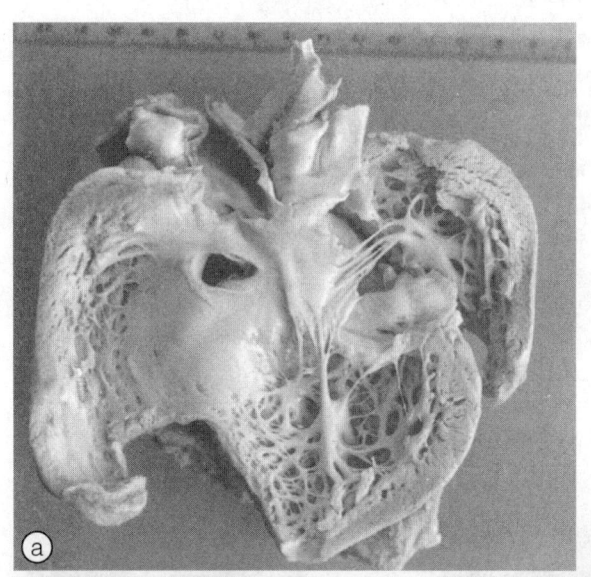

图 3-1-16F 21 三体综合征患儿的室间隔缺损

a. 患儿的心脏剖面示室间隔缺损；b. 示超声心电图在四腔位观察时，在右心室（RV）和左心室（LV）之间，可见隔膜处（s）有一大的肌肉缺损；c. 示超声心电图在短轴位观察时，显示右心室（RV）和左心室（LV）之间的隔膜处有一大块肌肉缺损

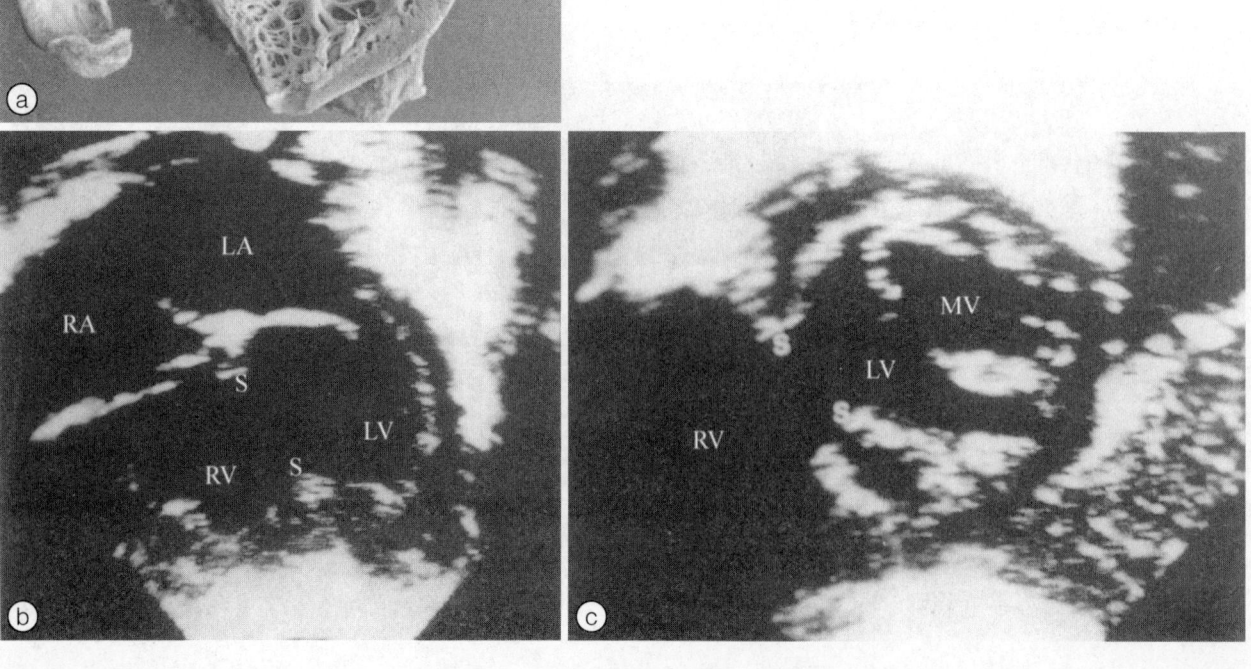

【诊断】

主要依据：①核型分析；②严重智力低下；③特异性脸容；④通贯手，三叉点t高位（t'），胫侧弓形纹。手短而宽，第1、2趾间距宽，第5指内弯，只有一指褶纹；⑤心脏畸形，IgE水平低，易患肺炎等。

【预后】

伴发心血管损害的患者预后较差。嵌合型患者，特别是异常的细胞系比例小的预后较佳。目前，随着医疗保健事业的发展和生活水平的提高，本症患者的寿命有所延长，据国外一份统计资料，21三体综合征患者的平均死亡年龄已从1983年的25岁上升至49岁（1997），故对患儿应加强关心、护理和日常生活上的训练、教育，以利于患儿生活质量的提高。

十七、22三体综合征
trisomy 22 syndrome

【同义名】

Goodman综合征（Goodman syndrome）。

【溯源与发展】

1971年由Goodman等确认，并于1976年、1978年对本病进一步做了描述，因而称Goodman综合征。

【遗传学特点】

已报道的核型有46，XX（XY），+22；46，XX（XY），t（22q2.2q），+22等。

皮纹学：通贯手，有的病例的三叉点t高位（t'或t"）。

【发病机制】

第22号染色体增加了一条。源自新发性的染色体畸变或亲代的染色体平衡易位携带者。新生儿的发生率为1/3万~1/5万。

【临床表现】

严重生长发育迟缓，严重智力低下（IQ<20）。癫痫，肌张力低下，肌肉萎缩。体弱，生活能力低。小头，头颅不对称。眼距宽，内眦赘皮，外眼角下斜，斜视。人中长，腭裂或腭弓高窄，悬雍垂分叉或小。下颌小而后缩，耳大、耳低位，耳前有凹窝。颈短，乳头低位、发育不良。肾脏异常，脐疝，腹股沟疝，肛门闭锁，先天性髋关节脱位。男性隐睾，阴囊发育不全，阴茎小（图3-1-17）。

心血管损害：67%~72%有心血管损害，主要为瓣膜闭锁不全，肺动脉狭窄，动脉导管未闭，室间隔缺损，主动脉狭窄，锁骨下动脉异常。此外，尚可有室间隔缺损并发右位心和右心室双出口。右室双出口是一种较复杂的先天性心脏病，其特点是一条大血管和另一条大血管的大部分起源于右心室，其临床表现似法洛四联症或艾森门格尔综合征。

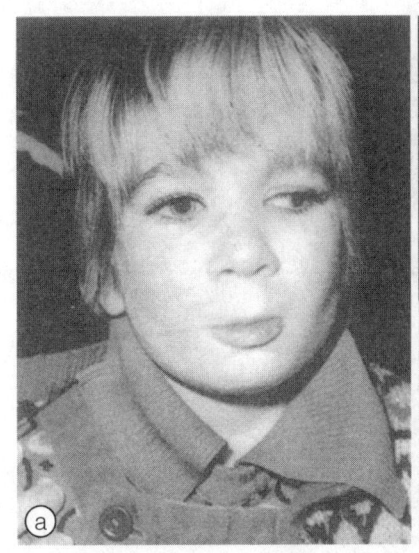 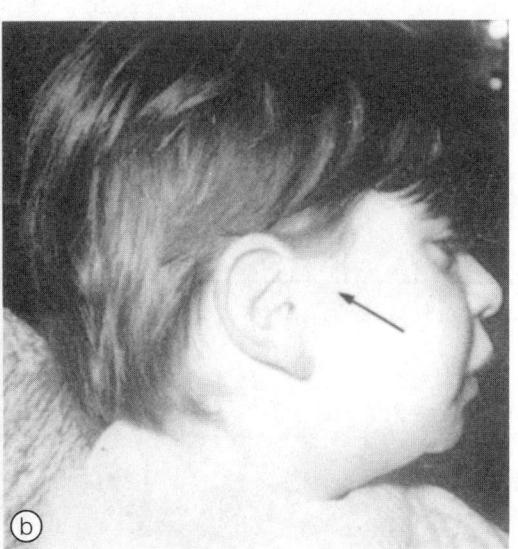

图3-1-17 22三体综合征患者外观

a. 8岁男孩，外眼角下斜，斜视，人中长，小下颌；b. 6岁男孩，耳大，耳低位，耳前有凹窝（←）。二患儿身材矮小，严重智力低下

【诊断】

主要依据：①核型分析；②明显的生长发育迟缓，严重智力低下；③耳大而低位；④人中长，下颌小而后缩，颈短；⑤指细长；⑥先天性心脏异常。

【预后】

差。1/3病例在1岁内死亡，少数可活至成年期，但有严重智力低下，生活能力低，应加强婚、育的优生指导。

十八、22部分四体综合征
partial terasomy 22 syndrome

【同义名】

猫眼综合征（cat eye syndrome）。

【溯源与发展】

1965年Schachemann等在3例猫眼综合征患者中，均发现有G组染色体的重复、增多，但到1980年才被Smith等确认是22部分四体综合征。

【遗传学特点】

常见核型为47，XX或XY，+i（22）(q11)，即22pter→q11为四体。McKusick编著的《人类的孟德尔遗传》(Mendelian inheritance in Man，MIM)第11版（1994）中，以猫眼综合征（MIM 115470）列入该书。

【发病机制】

一般为新发生的染色体畸变。绝大多数为散发。双亲年龄较高是诱发因素之一。个别病例源自表型有轻度异常并具有超数染色体的亲代。群体发病率不详，近期报道的病例增多。

【临床表现】

生长发育迟缓，轻度智力低下或正常，特异性面容：眼距宽，外眼角下斜，内眦赘皮，斜视，虹膜、脉络膜和/或视网膜缺损。塌鼻梁，耳低位、畸形，耳前有凹窝或皮赘。人中长，下颌小。肾异常，肛门闭锁，生殖器异常。胸腺发育不良或缺损（图3-1-18）。

心血管损害：40%~50%有心血管损害，主要为法洛四联症，三尖瓣狭窄等。

【诊断】

主要依据：①核型分析；②生后生长发育迟缓，轻度智力低下或智力正常；③特异性脸容：眼距宽，外眼角下斜，巩膜、脉络膜等缺损，塌鼻梁；④耳大而低位、畸形；⑤心脏畸形，肛门闭锁。

诊断时需与22pter→q13三体综合征相鉴别。两者表型相似，但本症常见眼部缺损和肛门闭锁，多数智力低下的症状较轻；而22pter→13三体综合征多数智力严重低下，且有癫痫发作。

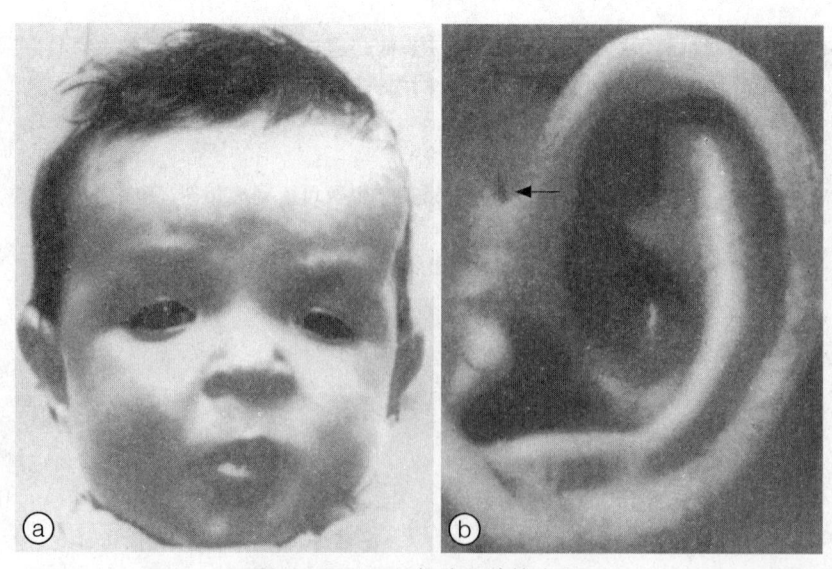

图3-1-18 22部分四体综合征

a. 3月龄女婴。轻度智力低下，眼距宽，外眼角下斜。大血管易位，肛门闭锁。

b. 示患儿耳大，耳前有凹窝（↑）

十九、Turner 综合征
Turner syndrome

【同义名】

女性性腺发育不全，X 单体综合征，先天性卵巢发育不全综合征。

【溯源与发展】

1938 年 Turner 首先描述过本症的主要临床症状。1954 年 Polani 发现本综合征患者的间期细胞核中，不像正常女性那样有一个 X 染色体质（Barr 小体）。1959 年 Ford 确认本症患者虽然外表呈女性，但比正常女性少了一条 X 染色体，其核型为 45，X。故又称 X 单体综合征。

【遗传学特点】

最常见的核型为 45，X（约占 55% 以上），约 25% 为 X 染色体的各种异常结构重排，如 46，X，i（Xq）；46，X，i（Xp）；46，X，del（Xp）；46，X，del（Xq）；46，r（X）等。约 10% 为 45，X/46，XX；45，X/47，XXX 等。在 X 染色体已明确定位的基因有 100 多个，其中与性别发育异常有关的基因主要有 XY 女性型性腺发育不全基因（p21→p22），原发性性腺发育不全基因（p21.2→p21.3）和睾丸女性化基因（p11→q11）；Aarskog-Scott 综合征（面部、生殖系统发育不全）的基因定位于 q13 等。

皮纹学：三叉点 t 高位（t'），指纹中斗形纹比例高，故总嵴纹计数（TFRC）亦高，一般 ≥ 200，三叉点 A 线通向大鱼际区。

【发病机制】

病因是患者的核型（45，X）比正常女性（46，XX）少了一条 X 染色体，或者其 X 染色体之一发生部分片段缺失，如 Xp-、Xq-、i（Xq）、i（Xp）等。绝大多数源自新发生的染色体畸变。新生女婴的发病率为 1/2 500，但在自然流产儿中的发生率为 7.5%，表明 45，X 的胚胎多在胎儿期死亡或流产。

【临床表现】

表型女性，身材矮小，成人身高一般不超过 150cm。卵巢萎缩呈索条状，原发性闭经，不育。乳距宽，乳房不发育，盾状胸。子宫小，外生殖器发育不良，成年后仍呈幼稚状态，阴毛、腋毛稀少。蹼颈，后发际低，肘外翻，新生儿期手、脚呈淋巴水肿。第 4、5 指（趾）骨与掌（跖）骨短或畸形。面部、背部等有多发性黑痣。患者一般智力正常，少数智力稍差（图 3-1-19）。

【预后】

预后相对较好。除伴有严重心、肾异常者在婴儿期死亡外，一般可活至成年期。

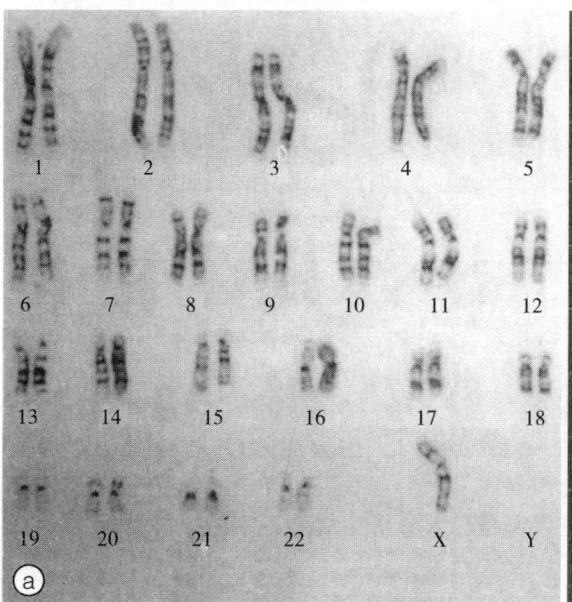 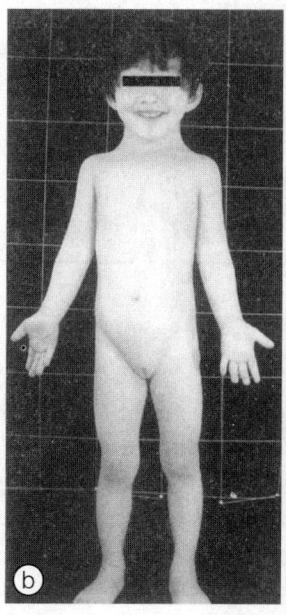 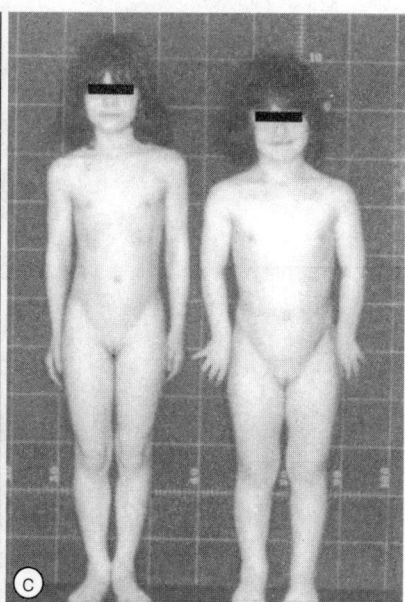

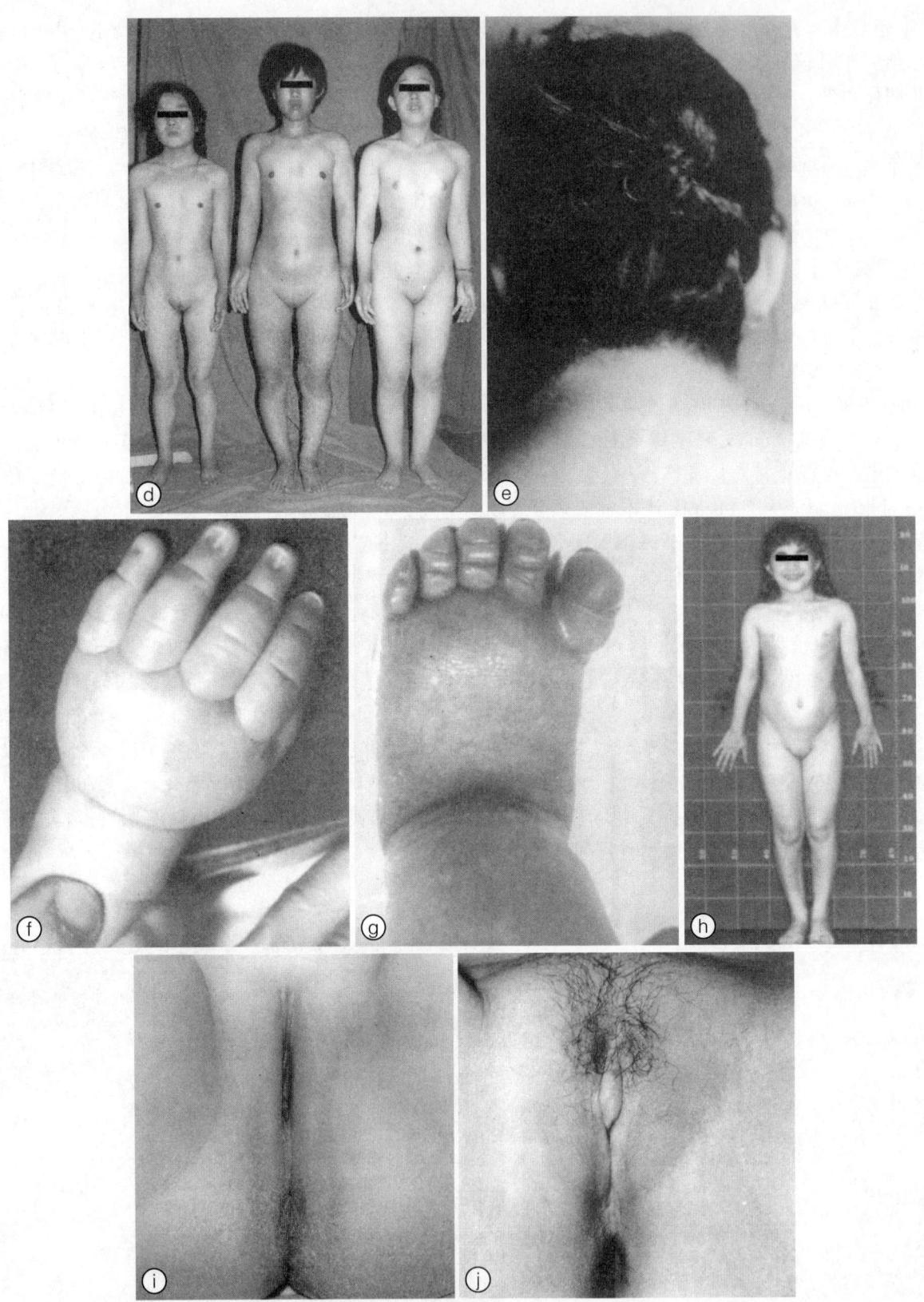

图 3-1-19 Turner 综合征

a. 患者的核型（45, X）；b. 示 8 岁女孩；c. 姐（左 9 岁）、妹（右 7 岁）患者；d. 示 19 岁（左），24 岁（中），21 岁（右），患者的外观：体矮，蹼颈，肘外翻。青春期后外生殖器仍呈幼稚型，乳距宽，乳房不发育，无阴毛、腋毛。主动脉狭窄（c 图中姐姐）；e. 后发际低；f, g. 示 2 月龄患儿的手、脚呈淋巴水肿；h, i. 示 21 岁患者采用雌性激素治疗前的外阴；j. 示采用雌性激素治疗 4 个疗程后，外阴性征明显改善，身高亦增长了 6 cm

嵌合型病例的临床症状一般较轻，其中20%左右可有月经。X染色体有结构异常的病例中，具有X染色体短臂等臂即46，X，i（Xp）或X染色体长臂部分缺失即46，X，Xq- 的病例（两者均有X染色体长臂缺失或长臂部分缺失），一般身高正常，有月经，只有30%的病例具有本综合征的各种典型症状；而46，X，i（Xq）或46，X，Xp- 的病例（两者均有X染色体短臂缺失或部分缺失），则身材矮小和具有性腺发育不全的各种症状。根据近期报道的10例X染色体短臂缺失的病例分析表明，如果是Xp21→pter缺失，一般可以生育，但如果是Xp11→pter缺失则不孕，据此可以推测，Xp11片段对卵巢的发育和功能具有重要的作用。

心血管损害：约30%以上病例有先天性心脏病，主要为主动脉狭窄（占50%以上），其次为主动脉双瓣叶、主动脉下狭窄、室间隔缺损、二尖瓣脱垂等；有5%~10%伴发与主动脉狭窄无关的高血压。近年来Miller等应用超声心动图技术发现，本综合征患者中34%伴发无狭窄的二叶主动脉瓣。患者生命晚期有主动脉裂。

【诊断】

主要依据：①核型分析，X染色质阴性；②体矮，蹼颈，肘外翻，后发际低；③卵巢、子宫发育不全，外生殖器幼稚，原发性闭经，乳距宽，盾状胸，乳房不发育，无阴毛、腋毛；④新生女婴手背、脚背有明显的淋巴水肿，皮肤有黑痣；⑤心脏畸形。

【预后】

伴发心脏病的患者多在婴儿期死亡，其余多数可存活。对存活者应及时在医师指导下，从13~14岁开始给予雌激素替代疗法治疗（在12岁前进行治疗可能会进一步对身高发生不利影响），可以改善一些临床症状，如身高增加、促进第二性征如乳腺、外阴、阴毛的发育等。

二十、Klinefelter 综合征
Klinefelter syndrome

【同义名】

先天性睾丸发育不全，XXY综合征。

【溯源与发展】

1942年Klinefelter收集了9例外表呈男性的性畸形病例。他们的共同临床特征是：小睾丸，阴茎短小，男性乳房发育，尿中促性腺激素水平高而提出是一个综合征，其后即定名为Klinefelter综合征，又称先天性小睾丸症。1956年Baradburg等证明本综合征患者的间期细胞核中，X染色质阳性。1959年Jacobs等确证本症患者的核型为47，XXY，有一个X染色质和一个Y染色质，故也称XXY综合征。

【遗传学特点】

已报道的病例核型中，80%为47，XXY；其余为嵌合型如47，XXY/46，XY；47，XXY/46，XX；47 XXY/46，XY/45，X等。

皮纹学：多数患者的三叉点t高位（t'），指纹中的总嵴纹数比正常男性低。

【发病机制】

病因是患者的性染色体组成中比正常男性多了一条X染色体，即其核型为47，XXY。为新发生的染色体畸变，其发生频率随其双亲年龄增大而增加（如图3-1-20b中，患儿出生时，其父亲年龄为$35\frac{5}{12}$岁，母亲为$31\frac{3}{12}$岁）。在男性不育症患者中发病率较高（约2.48%），在精神异常的男性患者中发病率为0.39%。

【临床表现】

表型男性，但比正常男性多了一条X染色体，其核型为47，XXY，X染色质1个，Y染色质1个。一般在青春期才表现出本症的典型症状。患者具男性外生殖器，但呈去势体征。睾丸小，阴茎发育不良。睾丸组织活检显示精曲小管萎缩（呈玻璃样变性），排列不规则，内有大量间质细胞和支持细胞，无精子生成或生存不良，故不育（占男性不育症的1/10）。此外，由于睾丸内的雄性激素转变为雌性激素增多、卵泡刺激素（FSH）增高，导致血液中雌性激素与雄性激素比例失调，而产生各种女性化性状和男性乳房发育，皮肤较细腻，阴毛呈女性分布，无喉结、无胡须，腋毛稀少或缺如。一般智力正常，但有的病例可有智力障碍或精神症状（性格或行为异常）。患者在学龄前身高一般正常，到了青春期身高迅速增加（一般在1.75 m以上），且在男性人群中有随身高

增加本症发病比例亦增加的趋势。例如，根据统计资料，身高在1.81～1.89 m的男性中，本症的发病率为1/200；身高在1.90～1.99 m的男性中发病率则为1/10以上（图3-1-20）。

心血管损害：本综合征伴发心血管损害的比一般人群高5倍左右，其畸形的类型比较多，其中，最常见的为法洛四联症，其次为房间隔缺损、室间隔缺损、爱勃斯坦畸形、主动脉狭窄，动静脉瘤和右心室双出口等。部分病例可有静脉曲张，深层静脉栓塞等。

【诊断】

主要依据：①核型分析；②睾丸小，阴茎小，第二性征发育不良，男性乳房发育；③身材较高（多在1.75 m以上）；④智力正常或轻度智力障碍，可有性格、行为异常；⑤心脏畸形。

【预后】

相对较好，一般能活到成年，从青少年（11～12岁）开始进行雄性激素替代治疗，可改善临床症状。

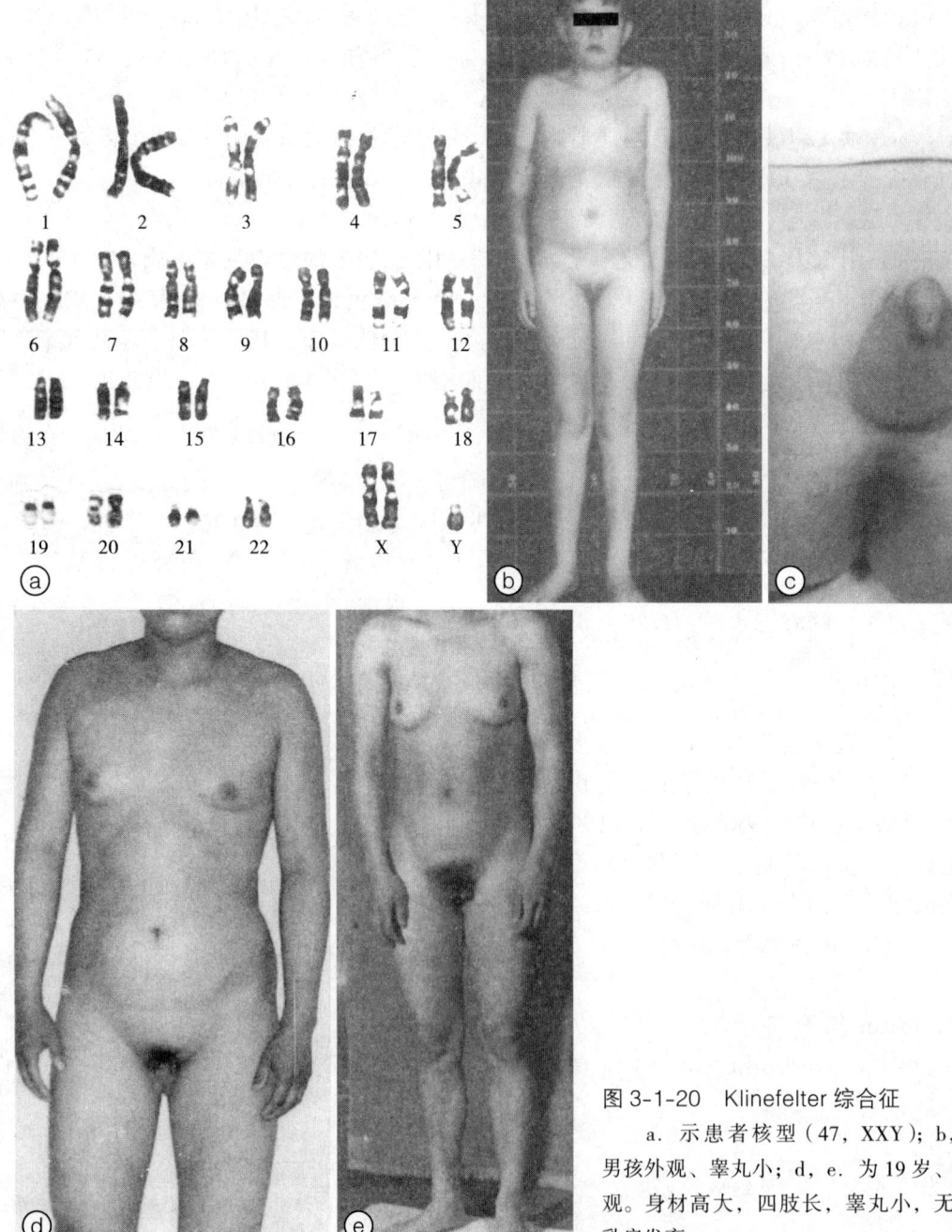

图3-1-20　Klinefelter综合征

a. 示患者核型（47, XXY）；b, c. 示9岁男孩外观、睾丸小；d, e. 为19岁、20岁男性外观。身材高大，四肢长，睾丸小，无喉结，男性乳房发育

二十一、49，XXXXY 综合征
49，XXXXY syndrome

【溯源与发展】

1960年Fraccaro等曾描述一例具有男性表型，但伴有睾丸小，阴茎小，先天性心脏病，枕部扁平、内眦赘皮和腹部膨隆的男孩病例，当时他们描述的患者核型是49，XXY，+8，+11。1962年进行染色体复查后，始确定其核型是49，XXXXY，因而定名为49，XXXXY综合征。以往，常将本病归入核型为47，XXY的Klinefelter综合征范围，但是随着对本病例的观察分析的例数增加后发现，本病虽具有与Klinefelter综合征相似的睾丸发育不全的典型症状，但却具有与Klinefelter综合征明显不同的临床特征，因而现已将本症确定为一种独立的综合征，即49，XXXXY综合征。

【遗传学特点】

常见核型为49，XXXXY，X染色质3个，Y染色质1个。少数（15%）为嵌合型（48，XXXXY/49，XXXY）。

皮纹学：指纹中总嵴纹数低。

【发病机制】

病因是表型男性的患者核型中X染色体数目增多，应用在X染色体上确定的Xq血型基因（定位于Xq）对本症患者所具有的各条X染色体进行Xq血型的检查分析后，发现本综合征患者增多的X染色体源自母方，即患者母亲的卵细胞发生过程中，在第一次减数分裂和第二次减数分裂时，其X染色体连续发生了染色体不分离，因而形成具有26条染色体（22条常染色体和4条X染色体）的卵子，与正常精子（22+Y）受精后即形成49，XXXXY综合征患者，发病比例比49，XXXXX病例高10倍。

【临床表现】

除具有与Klinefelter综合征类似的临床特征如外生殖器发育不全，曲细精管萎缩和玻璃样变性，缺乏精原细胞故不育外，本症尚具有不同的典型症状，如中度到重度智力低下（IQ60～20），小头，眼距宽，内眦赘皮，斜视，鼻翼宽大。颈短、蹼颈、耳畸形、低位。脊柱后侧凸，驼背，肘关节畸形。此外，患者隐睾，睾丸小而硬，曲细精管中缺乏支持细胞，青春期尿中促性腺激素高等（图3-1-21）。

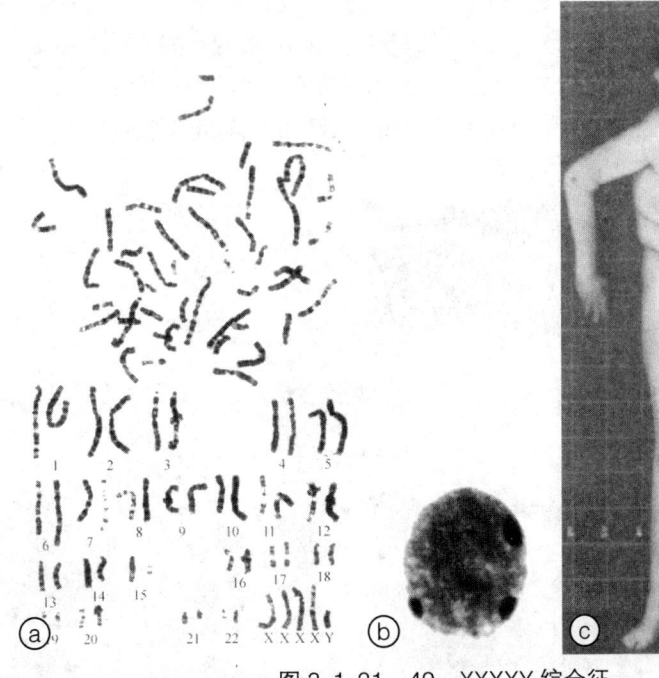
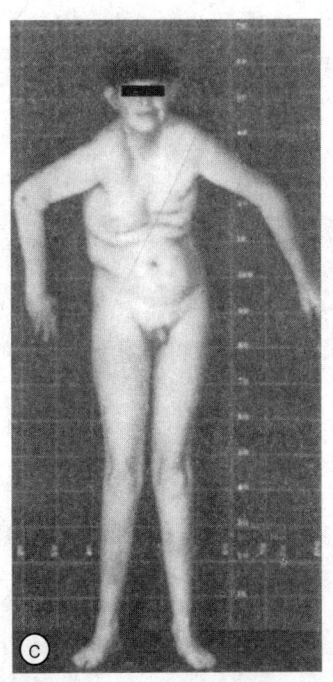

图3-1-21　49，XXXXY综合征

a. 示患者的核型为49，XXXXY；b. 示患者的间期核有3个X染色质；c. 示20岁患者外观：小头，脊柱畸形，驼背，肘关节畸形。隐睾，小阴茎，无喉结，阴毛、腋毛缺如

心血管损害：根据1975年Karsh统计，本综合征的3/4患者有先天性心脏病，最常见的损害是动脉导管未闭，其次为肺动脉狭窄和伴发肺动脉高压，房间隔缺损，冠状动脉异常等。

【诊断】

主要依据：①核型分析；②智力低下，小头，眼距宽，耳低位、畸形；③颈短、蹼颈，脊柱后侧凸，驼背，肘关节畸形；④隐睾，睾丸小而硬，阴茎短小；⑤心脏畸形。

【预后】

除伴发严重心脏畸形者外，一般可活至成年。

（刘权章）

第二节　少见染色体异常性心血管病

一、1q部分三体综合征
partial 1q trisomy syndrome）

【溯源与发展】

1973年由Neu与Gardner，Vanden Berghe等分别报道一例母亲为1q染色体平衡易位携带者，各自生出一例1q部分三体综合征患儿的事例。

【遗传学特点】

已报道的病例核型有46, XX, der（4）, t（1; 4）（q2; q）mat；46, XY, der（3）, t（1; 3）（q23; q25）pat；47, XY, +der（18）, t（1; 18）（q42; p11）mat, +mar pat；46, XY, der（21）, t（1; 21）（q25; q42）pat；46, XY, der（3）, t（1; 3）（q25; q35）mat；46, XX, dir dup（1）（q25→q32）；46, XY, dir dup（1）（q31→q44）；46, XY, dir dup（1*）（q31→q43）；46, XX, der（10）, t（1; 10）（q32→q26）pat；46, XY, dir dup（1）（q31→q43）；46, XX（XY）, dir dup（1）（q25→qter）；46, XY, dir dup（1）（q24→qter）等。

皮纹学：通贯手。

【发病机制】

病因是第1对染色体之一的长臂1q23→qter片段增加，多数源自亲代的染色体平衡易位携带者，少数是新发生的染色体畸变。

【临床表现】

生长发育迟缓，出生体重低，轻度到重度智力低下。眼距宽，睑裂狭窄，鼻根、鼻梁高而宽，耳低位、畸形，小下颌。颈短，胸廓变形。手指细长，四肢、腰部、背部多毛，男患者隐睾等（图3-2-1）。

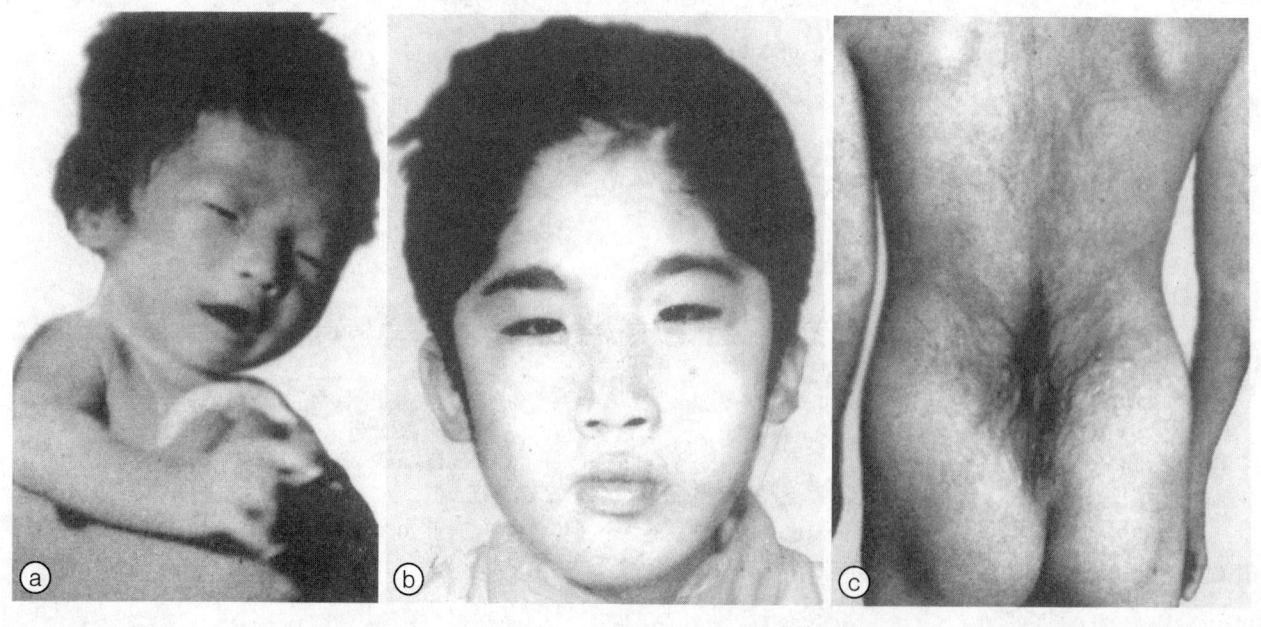

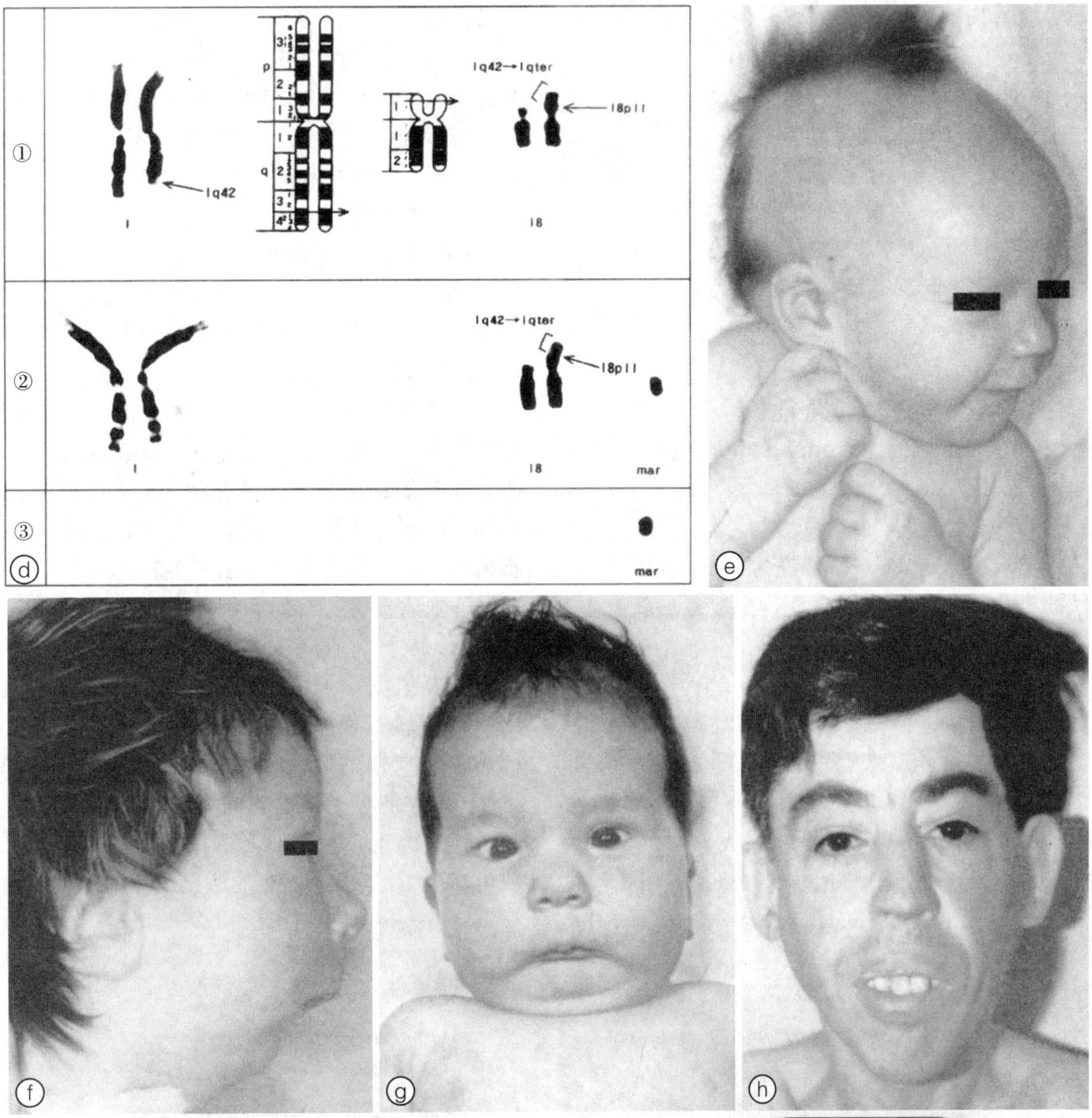

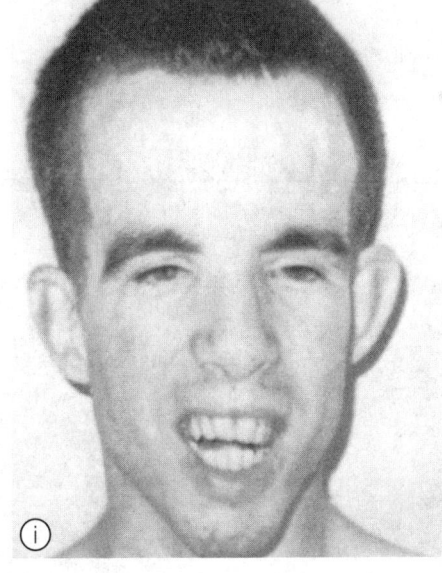

图 3-2-1　1q 部分三体综合征

a, b. 1q42→qter 三体, +mar 患儿, 示新生儿期和 14 岁时外观: 小头, 智力低下。眼距宽, 睑裂狭窄, 鼻根、鼻梁高而宽, 耳畸形。c. 示背部、腰骶部多毛。d. 示患儿的异常染色体: ①其母为 1/18 染色体平衡易位携带者, 核型为 46, XX, der (18), t (1; 18) (1pter→1q42: : 18p11→18pter; 18qter→18p11: : 1q42→1qter); ②患儿核型为 47, XY, der (18), t (1; 18) (q42; p11) mat, +mar pat 即 1q42→1qter 三体, +mar; ③此标记染色体 (mar) 源自其父亲。e. 3 个月龄女婴。f. 5 岁女孩。g. 2$\frac{6}{12}$岁女孩, 三患儿均为 1q25→q32 三体, 主要症状是智力低下, 鼻根、鼻梁高而宽, 耳畸形, 小下颌, 颈短。h. 示 15q25→qter 三体的 39 岁男患者外观。i. 示 1q42→1qter 三体的 30 岁男性患者外观, 该患者重度智力低下, 睑裂狭窄, 人中长, 鼻根、鼻梁高而宽, 胸廓变形

心血管损害：一些病例有复杂型先天性心脏病。

【诊断】

主要依据：①核型分析；②生长发育迟缓，出生体重低，智力低下；③复杂型心脏病；④眼距宽，睑裂狭小。鼻根、鼻梁高而宽，耳畸形。

【预后】

不佳，多数在婴儿期死亡，少数可活至成年，应加强婚、育的优生指导。

二、2q 部分三体综合征
partial 2q trisomy syndrome

【溯源与发展】

1973年由Forabosco等首次报道。多数源自亲代的染色体平衡易位携带者，少数源自新发生的染色体畸变。

【遗传学特点】

已报道的病例核型有：46, XX, dir dup(2)(q21→q33); 46, XY, der(2), ins(6; 2)(p22; p22q34) mat; 46, XY, der(9), t(2; 9)(q31; p24) pat; 46, XY, der(18), t(2; 18)(q31; p11) mat; 46, XX, der(15), t(2; 15)(32; q26) mat; 46, XX, der(17), t(2; 17)(q32; q25) mat; 46, XX(XY), der(8), t(2; 8)(q34; p25) mat(pat); 46, XX, inv dup(2)(q34→q37)等。

皮纹学：三叉点t高位（t'～t"），指纹中总嵴纹数低。

【发病机制】

病因是第2对染色体之一的长臂部分片段增加，所有病例几乎都涉及2q32→qter的重复。多源自亲代的染色体平衡易位携带者。

【临床表现】

宫内生长发育迟缓，出生体重轻，智力低下，肌张力低下。小头，头形不对称，前额隆凸。眼距宽，鼻短，塌鼻梁，鼻孔朝天。人中凸起，鲤鱼嘴，腭裂，耳低位，颈短。女性患者阴蒂肥大，指畸形。指甲发育不良（图3-2-2）。

心血管损害：有的病例有先天性心脏病。

【诊断】

主要依据：①核型分析；②生长发育迟缓，出生体重轻，智力低下；③小头，头形不对称，前额隆凸；④塌鼻梁，人中凸起，鲤鱼嘴，颈短。

【预后】

伴发严重心脏畸形者多在婴幼儿期死亡。多数可活至10岁以上，有的活至成年。

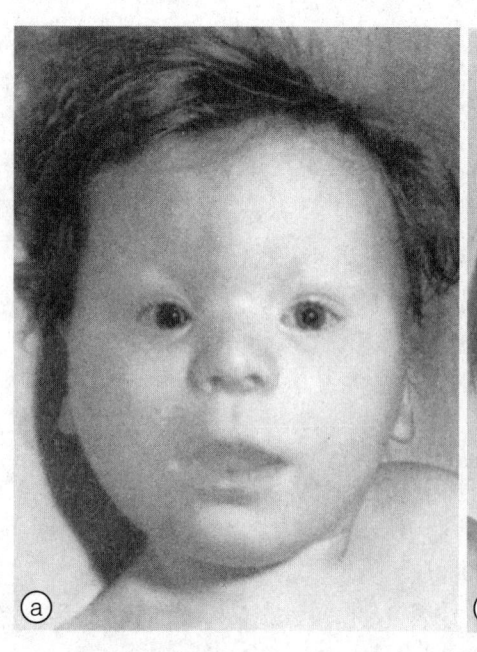 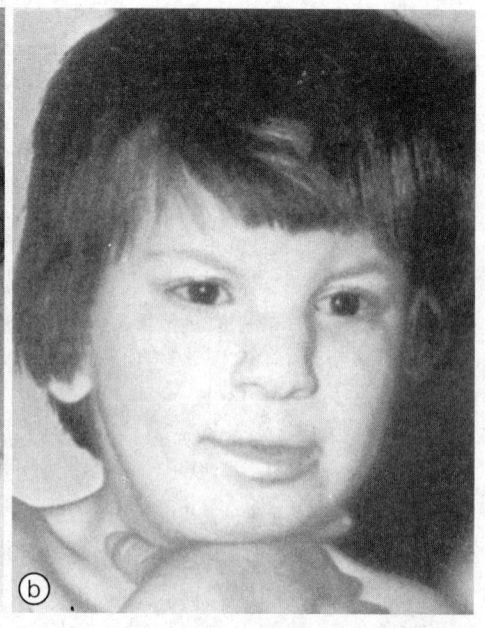

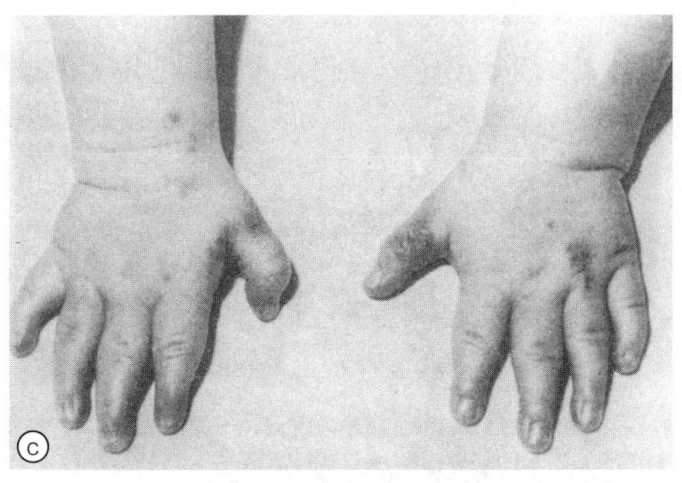

图 3-2-2　2q 部分三体综合征

a. $1\frac{10}{12}$ 岁女孩；b. 5 岁女孩外观；c. 指畸形，指甲发育不良。患者身材矮小，智力低下。前额隆凸，眼距宽，人中凸起，颈短。心房间隔缺损，心室间隔缺损

三、3p 部分三体综合征
partial 3p trisomy syndrome

【溯源与发展】

1972 年由 Rethore 等首次报道，小石等于 1980 年首次报道 1 例产前诊断病例。多数病例源自亲代的染色体平衡易位携带者。

【遗传学特点】

已报道的病例核型有 46, der (4), 9qh⁺, t (3; 4; 14)(p12; q13; p13) mat, 9qh⁺ mat; 46, XY, del (7) inv ins (7; 3)(q31; p21p26) mat; 46, XY, der (18), t (3; 18)(p24; q22) mat; 46, X, rea (X; 3)(Xpter → Xq13 :: Xq22 → Xq13 :: 3p21 → 3pter); 46, XY, der (22), t (3; 22)(p21, q13.3); 46, XX, der (4), t (3; 4)(23; p16) mat; 46, XY, der (18), t (3; 18)(p25, q23) mat 等。

皮纹学：指纹中斗形纹多，故总嵴纹计数（TFRC）高。

【临床表现】

中度到重度智力低下。小头，前额隆凸，四方形大脸，颞部凹陷。眼距宽，内眦赘皮，人中长而凸起，鲤鱼嘴，小下颌。耳大，颈短。消化道畸形，男性隐睾，阴茎小，有的鼻梁扁而宽，唇腭裂（图 3-2-3）。

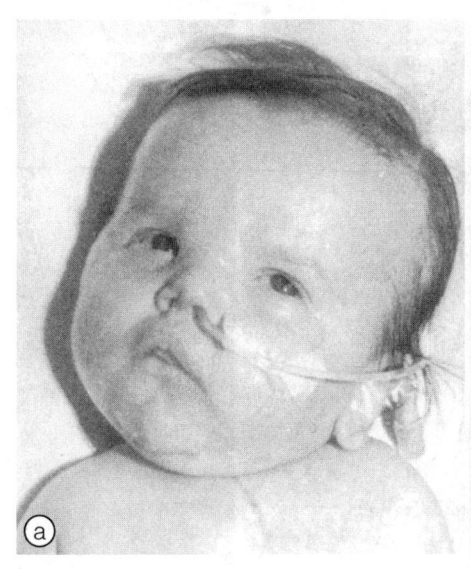
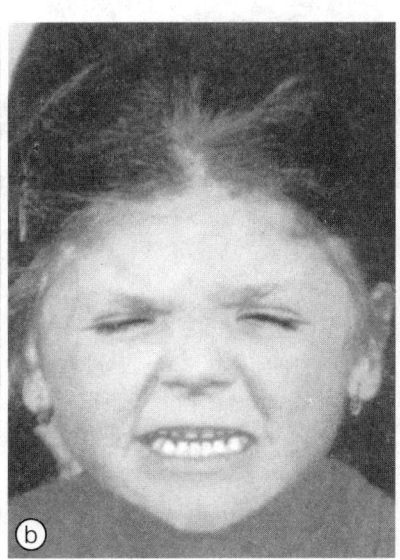
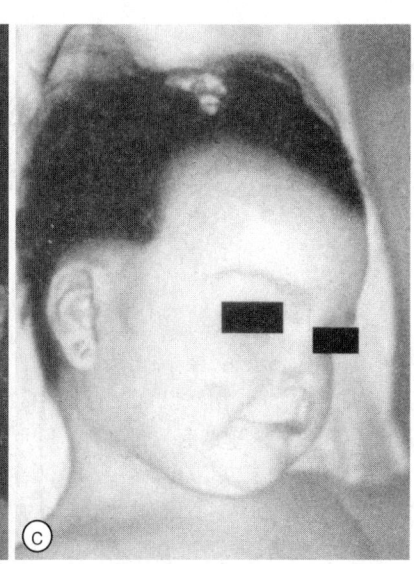

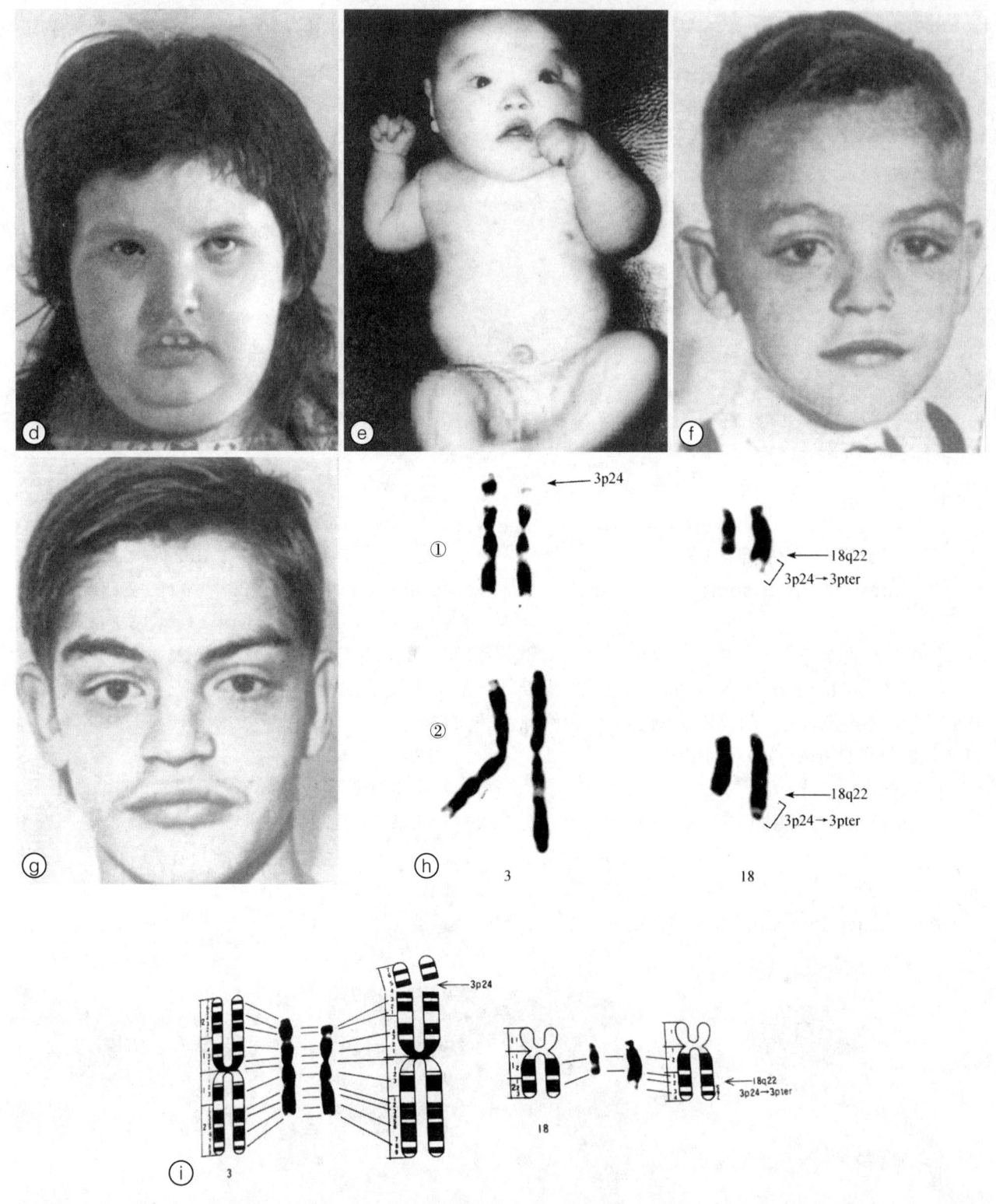

图 3-2-3　3p 部分三体综合征

a. 6月龄女婴，b. 9岁女孩外观，均为3p21-pter三体；c. 8月龄男婴，d. 19岁女性外观，均为3p24-pter三体；e. 6月龄的3p24-pter三体的男婴；f，g. 3p25-pter三体患者6岁时、19岁时外观。上述各病例的共同特征是：智力低下，前额隆凸，眼距宽，人中凸起，鲤鱼嘴，耳大，畸形，颈短，男性隐鼻。h. 本病例的异常染色体：①其母、外祖母均为3/8染色体平衡易位携带者，其核型为46, XX, der (18), t (3, 18) (3qter→3p24:: 18q22→18qter, 19pter→18q22:: 3q24-3pter); ②患儿的染色体，其核型为46, XY, der (18), t (3; 18) (18pter→18q22:: 3q24→3pter) mat, 即 3p24→pter三体。i. 示病例e的母亲的异常染色体图解

心血管损害：有的患者有室间隔缺损或动脉导管未闭、肺动脉狭窄、房间隔缺损、法洛四联症、右位动脉弓等。

【诊断】

主要依据：①核型分析；②智力低下；③前额隆凸，四方形大脸，双额凹陷；④人中长，鲤鱼嘴；⑤心脏畸形。

【预后】

预后差，多数在婴儿期死亡，幸存者均有中度到重度智力低下，应加强婚、育的优生指导。

四、3p 部分单体综合征
partial 3p monosomy syndrome

【溯源与发展】

1978 年 Varjaal 和 De Nef 首次报道了 3 号染色体短臂远端部分缺失的病例。现已报道的病例有 20 多例。

【遗传学特点】

主要核型有 46,XX,del（3）（p11→p14.2）；46,XX（XY），del（3）（p13→p21）；46,XY,del（3）（p13→p21.1）pat；46,XX（XY），del（3）（p25）；46,XY,del（3）（p25.3）等。

皮纹学：部分病例手指箕形纹多。

【发病机制】

病因是第 3 对染色体之一的短臂部分片段缺失的结果。多数是新发生的染色体畸变，少数源自亲代的染色体平衡易位携带者。

【临床表现】

生长发育迟缓，重度智力低下，脑发育不良，肌张力低下。小头，眼距宽，内眦赘皮，有的双眼睑下垂，鼻孔朝天。耳畸形，低位，人中长，小下颌（图 3-2-4）。

心血管损害：先天性心脏畸形，主要为室间隔缺损。二尖瓣、三尖瓣闭锁，心室扩大等。

【诊断】

主要依据：①核型分析；②生长发育迟缓，重度智力低下，肌张力低下；③小头，眼距宽，耳畸形，低位，人中长，小下颌；④心脏畸形。

【预后】

预后差，多数在婴儿期死亡，幸存者有重度智力低下，应加强婚、育的优生指导和产前诊断，以防止患儿出生。

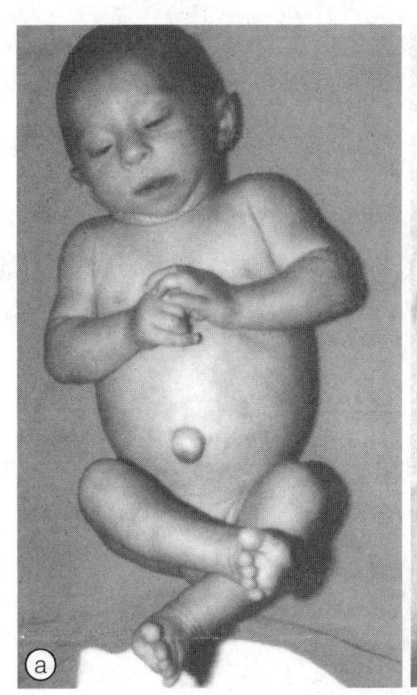 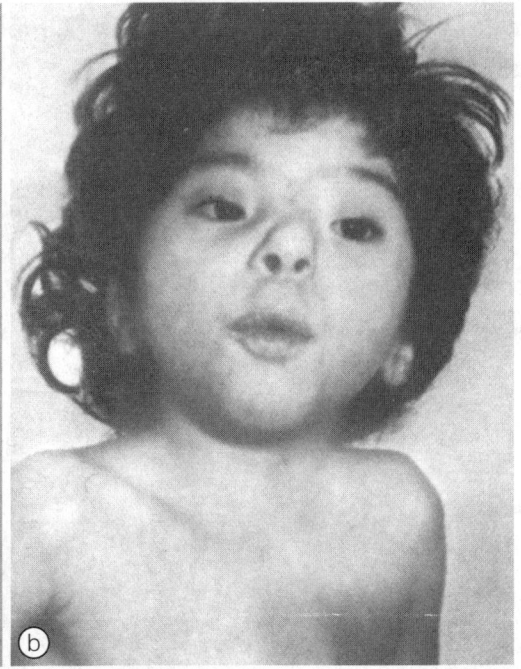

图 3-2-4 3p 部分单体综合征

a. 5 月龄患婴；b. 4 岁女孩；均为 3p25→pter 片断缺失。生长发育迟缓，重度智力低下，小头，眼距宽，耳低位，小下颌，心脏畸形

五、4q 部分三体综合征
partial 4q trisomy syndrome

【溯源与发展】

1972年由 Surana 及 Conen 首次报道。1975年 Dutrillaux 根据4个病例文献资料及自己检查的3例病例材料而确定出本综合征。1976年 Cervenka 等对 14 例病例、1977 年 Sparves 等对 13 例病例和 1979 年 Stelle 等对 21 例病例分别做了综述。

【遗传学特点】

已报道的病例核型有 46，XX，der（10），t（4；10）(q27；q26) mat；46，XX，der（11），t（4；11）(q25；qter) mat；46，XX，der（9），t（4；9）(q23；qter)；46，XX，der（9），t（4；9）(q23；q24) mat；46，XX，der（18），t（4；18）(q22.5；qter) pat；46，XY，der（18），t（4；18）(q26；q23) mat；46，XY，inv dup（4）(pter→q35：：q35→q25：：q35→qter)；46，XX（XY），der（18），t（4；18）(q27；q23) mat；46，XX，del（21），t（4；21）(q32；q22) mat；46，XX，dup（4）(pter→q34：：q34→q25：：q34→qter)；46，XX，inv dup（4）(q28→q35)；46，XY，del（5），t（4；5）(q31；p15) pat 等。

皮纹学：通贯手，三叉点 t 和 D 线缺如。

【发病机制】

第4对染色体之一的长臂部分片段发生重复，几乎所有病例均涉及 4q25→qter 片段。q25 是断裂、易位热点。大部分病例源自亲代的染色体平衡携带者。根据 Borgankar（1984）统计资料，本症的染色体平衡易位携带者生出患儿的经验危险率为 10.53%+2.87%。

【临床表现】

出生前后生长发育迟缓（出生时平均体重 200 g，平均身长 44 cm），侏儒。严重智力低下，癫痫，肌张力低下。小头、短头。眼距宽，小眼畸形，睑裂狭小，内眦赘皮，外眼角下斜。鼻长，鼻梁高，人中长而凸起，上唇凸起，下唇下方带有酒窝的点状颏。耳后翻，耳有附耳轮。颈短，肾畸形（马蹄肾或肾积水、肾发育不便等）(图3-2-5)。

心血管损害：可伴发大血管畸形或法洛四联症，房间隔缺损，动脉导管未闭等。

【诊断】

主要依据：①核型分析；②生长发育迟缓，侏儒，严重智力低下，癫痫，肌张力低下；③小头，眼距宽，外眼角下斜，人中长而凸起，颈短；④心脏畸形。

【预后】

1/4 患儿死于婴儿期。幸存者有严重智力低下，应加强婚、育的优生指导。

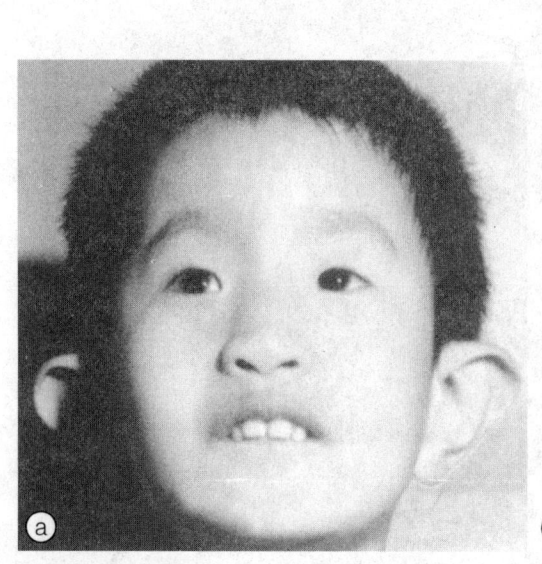
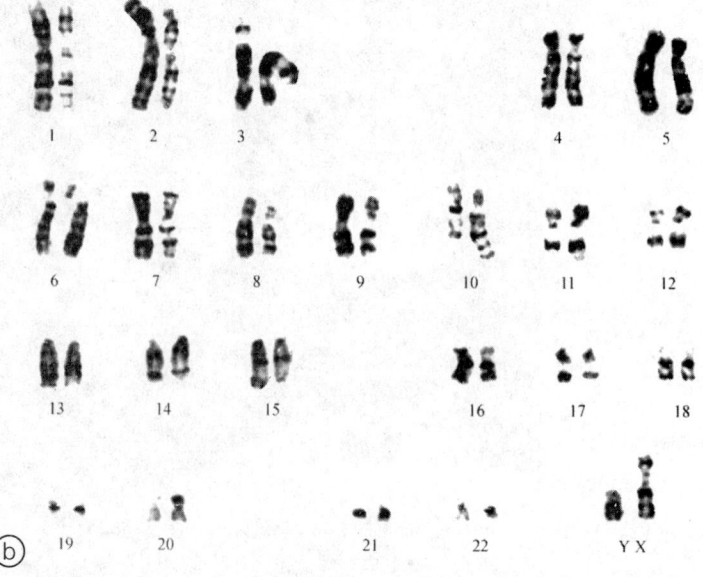

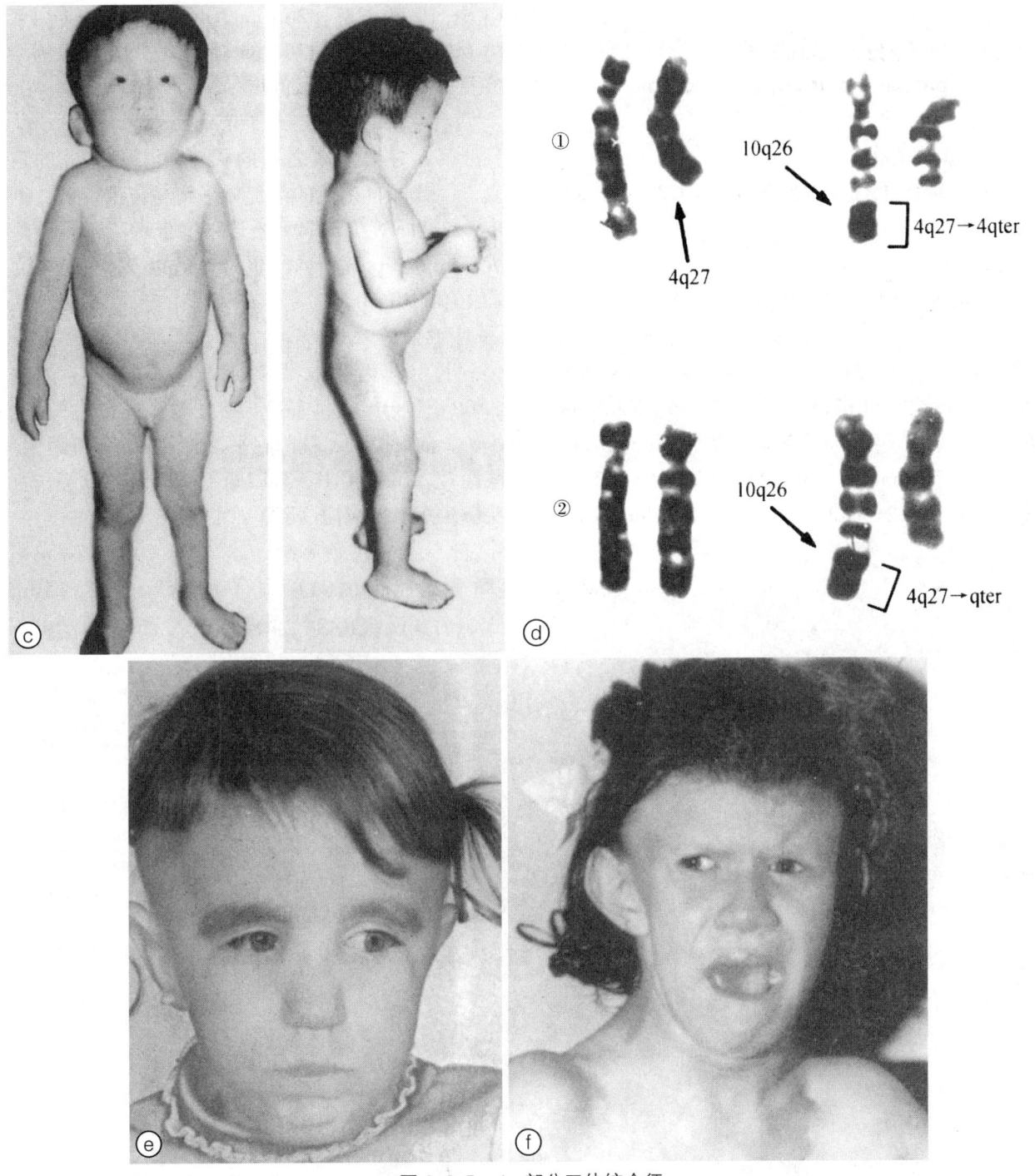

图 3-2-5 4q 部分三体综合征

a. 4q23→qter 三体的 8 岁患儿,侏儒,严重智力低下,肌张力低下,内眦赘皮,外眼角下斜。耳大、耳位低。动脉导管未闭。b. 示患儿的核型为 46, XY, der（10）, t（4, 10）(10pter→10q26∷4q27→4qter) mat, 即 4q27-qter 片段增加。c. $3\frac{7}{12}$ 岁男儿（4q27→qter 三体）。生长发育迟缓,身材矮小,中度智力低下,阵发性癫痫。小头、短头,内眦赘皮,耳畸形,人中长而凸起,颈短。d. 示图 c 患儿的异常染色体：①其母为 4/10 染色体平衡易位携带者,其核型为 46, XX, der（10）, t（4; 10）（4pter→4q27∷10q26-10qter）; ②患儿核型为 46, XY, der（10）, t（4; 10）(10pter→10q26∷4q27-4qter) 即 4q27→qter 增加。e. 4q25→pter 三体的 3 岁患儿,生长发育迟缓,身材矮小,严重智力低下,阵发性癫痫。小头、短头,内眦赘皮,耳畸形,人中长而凸起。f. 4q31→qter 三体的 $8\frac{6}{12}$ 岁女孩。身材矮小,严重智力低下,儿童期即开始衰老,皮肤萎缩,皮下脂肪减少,早掉牙。眼距宽,外眼角下斜,人中长而凸起,耳大,先天性心脏病（动脉导管未闭）

六、6p 部分三体综合征
partial 6p trisomy syndrome

【溯源与发展】

1975 年由千代等首次报道，1978 年经 Cote 等进一步确认。

【遗传学特点】

已报道的病例核型有 46，XX，der（2），t（2；6）（p25；p21）mat；46，XX，der（15），t（6；15）（p21；p12 或 p13）pat；46，XX，der（20），t（6；20）（p21；p13）pat；46，XX，dup（6）（p22→p24）；46，XX（XY），inv dup（6）（p21；p27）mat 或 pat；46，XY，der（22），t（6；22）（p22；q13）mat；46，XX der（10），t（6；10）（p22；p26）pat；46，XY，der（13），t（6；13）（p22；q34）pat 等。几乎所有病例均涉及 p21→pter 片段的增多。

【发病机制】

第 6 对染色体之一的长臂发生了部分的重复，多数源自亲代的染色体平衡易位携带者，据 Borgaonkar 等（1984）统计，携带者所孕患胎除大部分流产、死产外，生出患儿的经验风险率为 13.13%+3.39%。

【临床表现】

出生前后生长发育迟缓（平均出生体重 2 100 g，身长 45.4 cm），身材矮小，智力低下。小头，前额隆凸，枕部扁平，囟门大，颅缝迟闭。眼距宽，睑裂狭小，外眼角下斜，眼球震颤。蒜头鼻（短鼻），鼻孔朝天（图 3-2-6）。

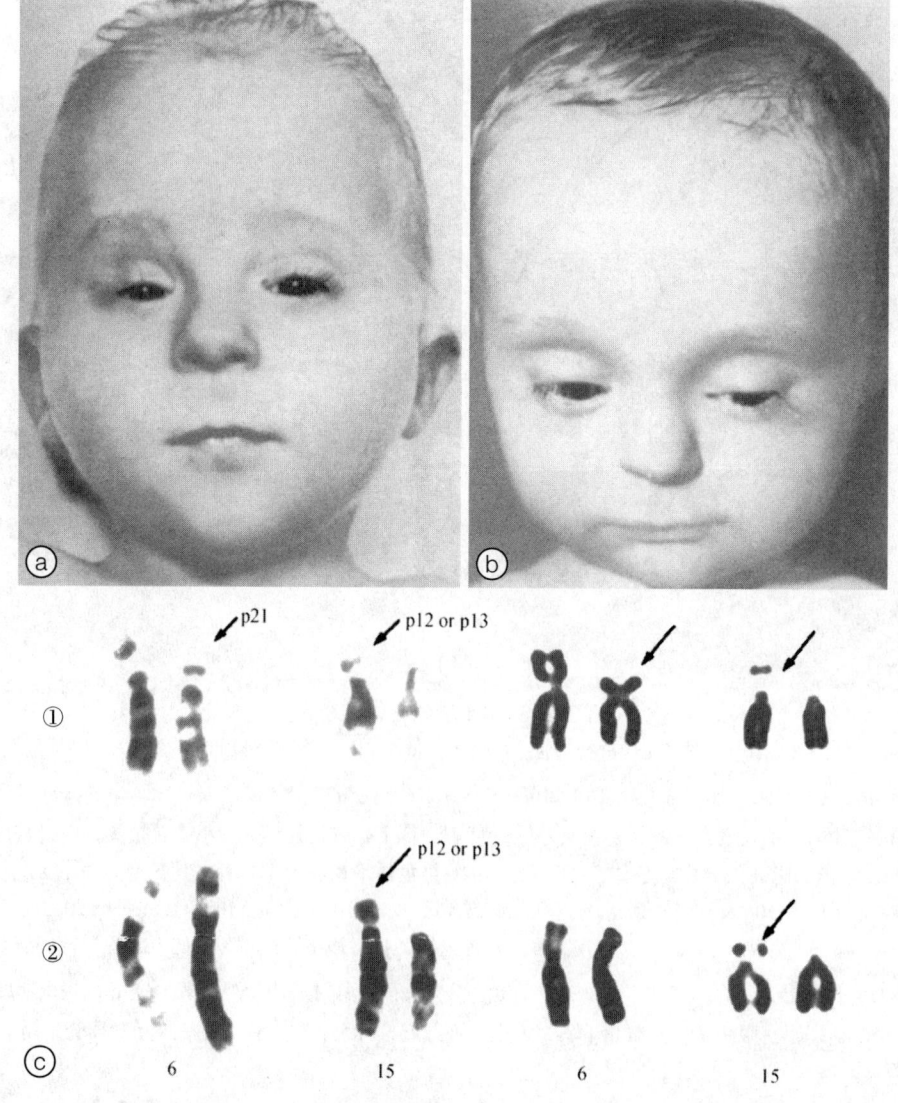

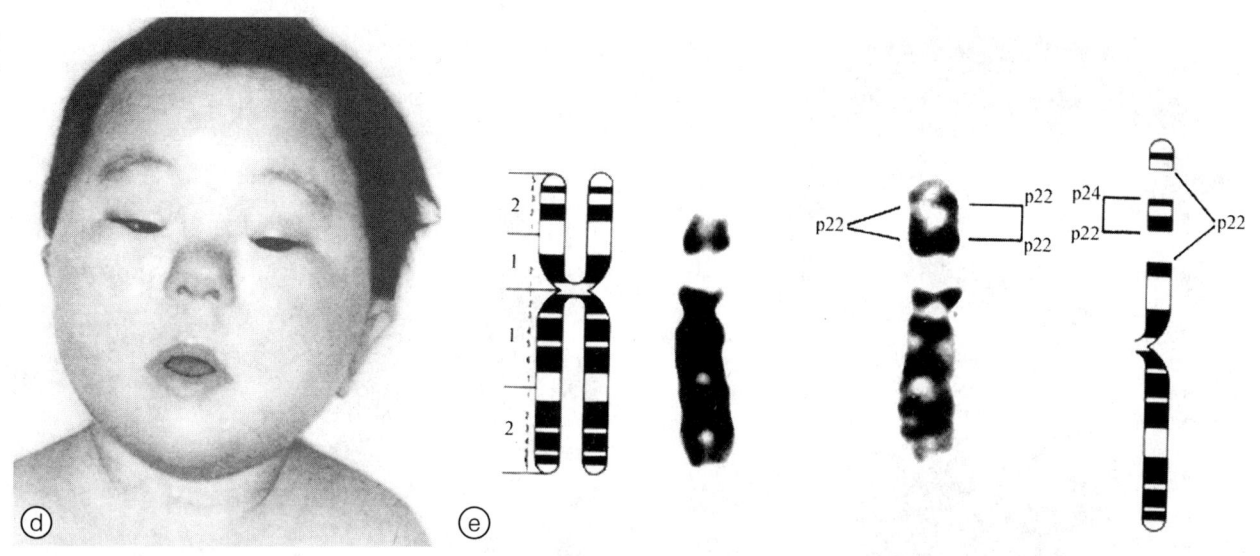

图 3-2-6 6p 部分三体综合征

a. $1\frac{5}{12}$ 岁男孩。b. 3 岁女孩。均为 6p21 → pter 三体。患儿身材矮小，智力低下。前额隆凸，囟门大，眼距宽，睑裂狭小。蒜头鼻（短鼻），人中长，嘴小，唇薄，耳低位、畸形。c. 示图 b 的异常染色体：①示患儿的父亲为 6/15 染色体平衡易位携带者，其核型为 46，XY，der（15），t（6；15）（6qter → 6p21：：15p12 → 15pter；15pter → 15p12：：6p21 → 6pter）；②患儿的核型为 46，XX，der（15），t（6；15）（15qter → 15p12：：6p21 → 6pter），即 6p21 → 6pter 片段增加。d. 6p22 → p24 三体的 $1\frac{6}{12}$ 岁女孩。前额隆凸，囟门大，颅缝迟闭，枕部扁平。眼距宽，睑裂狭窄，斜视。蒜头鼻（短鼻），耳低位。e. 示图 d 患儿的异常染色体，其核型为 46，XX，dup（6），（pter → p22：：p24 → p22：：p22 → qter），即 6p22 → p24 片段增加

心血管损害：有的有先天性心脏病。

【诊断】

主要依据：①核型分析；②生长发育迟缓，身材矮小，智力低下；③小头，前额隆凸，囟门大，颅缝迟闭。眼距宽，睑裂狭小，蒜头鼻（短鼻），耳低位、畸形；④先天性心脏病，肾脏小。

【预后】

预后差，多在婴儿期死亡，幸存者智力低下，应加强婚、育的优生指导。

七、6q 部分三体综合征
partial 6q trisomy syndrome

【溯源与发展】

1975 年由 Robertson 等首报，1976 年经 Chen 等进一步确认。

【遗传学特点】

已报道的病例核型有 46，XX，dir dup（6），（q21 → q27）；46，XY，dir ins（5；6）(q33 q15q27) mat；46，XX，der（22），t（6；22）(q26；p12) mat；46，XX，der（11），t（6；11）(q25；q25) mat；46，XX，der（14），t（6；14）(q25；qter) 等。

皮纹学：通贯手，第 5 指只有一指褶纹。

【发病机制】

第 6 对染色体之一的长臂发生了部分的重复。多数源自亲代的染色体平衡易位携带者。

【临床表现】

出生前后生长发育迟缓，婴儿期喂养困难，身材矮小，严重智力低下。小头，扁平脸，鼻根扁平，塌鼻梁。人中长，鲤鱼嘴，下唇中央凹陷，下颌后缩，牙齿异常，腭弓高。耳畸形、低位。颈短，特异性宽而短的蹼颈。脊柱侧弯、后弯，四肢挛缩、畸形。乳距宽，男性生殖器发育不良（图 3-2-7）。

心血管损害：有的有心脏畸形。

【诊断】

主要依据：①核型分析；②身材矮小，严重智力低下；③小头，扁平脸，塌鼻梁。人中长，鲤鱼嘴，耳低位、畸形；④颈短，蹼颈，四肢挛缩。

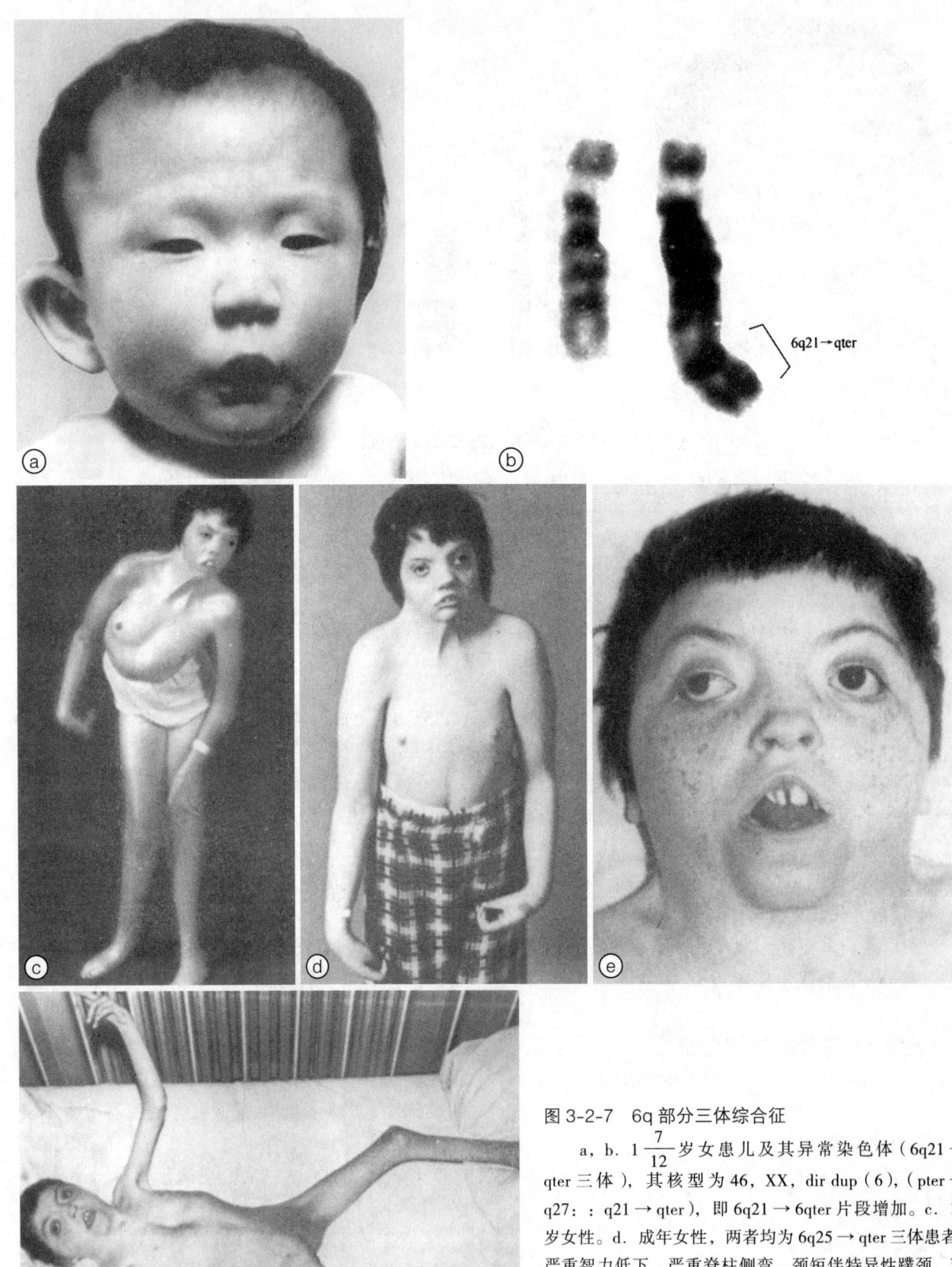

图 3-2-7 6q 部分三体综合征

a, b. $1\frac{7}{12}$ 岁女患儿及其异常染色体（6q21→qter 三体），其核型为 46, XX, dir dup (6), (pter→q27：：q21→qter), 即 6q21→6qter 片段增加。c. 16 岁女性。d. 成年女性，两者均为 6q25→qter 三体患者。严重智力低下，严重脊柱侧弯，颈短伴特异性蹼颈，乳距宽，上肢挛缩畸形。e, f. 14 岁女孩，6q23→qter 三体。严重智力低下，扁平脸，鳄鱼嘴，齿畸形，齿列不齐。短而宽的蹼颈，四肢挛缩，活动受限

八、7q 部分单体综合征
partial 7q monosomy syndrome

【溯源与发展】

1973 年由 Shakeir 等、1976 年由 Ayrand 等、1977 年 Harris 等分别对 7q 不同片段缺失的病例进行了报道。

【遗传学特点】

已报道的病例核型有 46, XX（XY）, del（7）(q11q21); 46, XX, del（7）(q11q22); 46, XY, del（7）(q11q21.2); 46, XX, del（7）(q21q32); 46, XX（XY）, del（7）(q22q31); 46, XX, del（7）(q22.1q21.3); 46, XX（XY）, del（7）(q32); 46, XX, del（7）(q3105 q3405); 46, XX, del（7）(q34); 46, XX（XY）, del（7）(q35) 等。

皮纹学：可有通贯手，斗形纹增多。

【发病机制】

病因是第 7 对染色体之一的长臂部分片段发生了缺失。大部分源自新发生的染色体畸变。

【临床表现】

智力低下，肌张力低下。小头，前额隆凸，耳畸形，小下颌，唇裂，腭裂。腹股沟疝，外生殖器异常（图 3-2-8）。

心血管损害：可有室间隔缺损等心脏畸形。

【诊断】

主要依据：①核型分析；②生长发育迟缓，智力低下，肌张力低下；③小头，前额隆凸。耳大、畸形，唇裂，腭裂；④外生殖器异常。

【预后】

预后差，多在婴儿期死亡，但幸存者多可活过儿童期，应加强婚、育的优生指导。

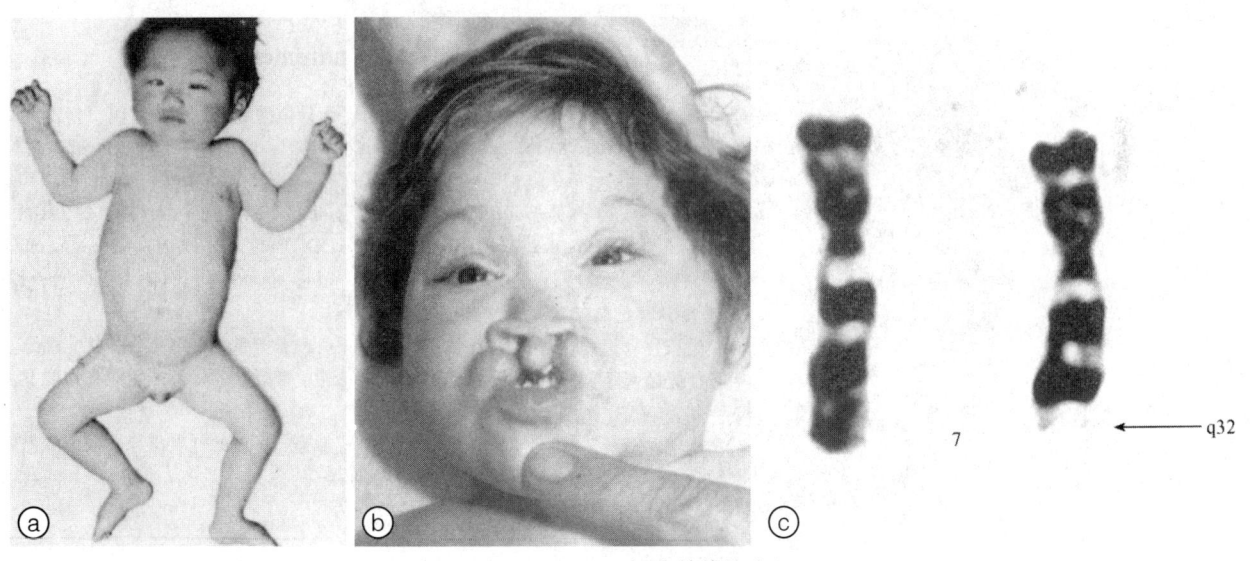

图 3-2-8 7q 部分单体综合征

a. 示 7q11→q21 单体的 6 月龄女孩。身材矮小，智力低下，耳大、畸形；b. 示 7q32→qter 单体的 $2\frac{3}{12}$ 岁女孩。身材矮小，智力低下，肌张力严重低下。小头，蒜头鼻（短鼻），双侧Ⅲ°唇裂，腭裂。耳低位、畸形，并指（趾）；c. 示该患儿的异常染色体（7q32→qter 片段缺失）

九、8p 部分三体综合征
partial 8p trisomy syndrome

【溯源与发展】

1973 年由 Rosenthal 等连续报道了数例 8p 部分三体的病例，1975 年 Chiyo 对本症做了进一步补充和描述。

【遗传学特点】

已报道的病例核型有 46, XY, der (13), t (8; 13)(p11; q34) pat; 46, XY, der (15), t (8; 13)(p11; q34) pat; 46, XX (XY), der (13), t (8; 13)(p11; q34) pat; 46, XX (XY), dup (8)(p12); 46, XX, inv dup (8)(p12; p23); 46, XY, dup (8)(p21p23) 等。

皮纹学：通贯手，手指指褶纹缺如或减少。

【发病机制】

病因是第 8 对染色体之一的短臂部分片段重复。多源自亲代的染色体平衡易位携带者。根据统计资料携带者生出患儿的经验危险率为 9.40%+2.70%。

【临床表现】

生长发育迟缓，身材矮小。严重智力低下，癫痫。枕部扁平，脑室扩大。眼距宽，外眼角下斜，内眦赘皮，高鼻梁，耳低位、畸形。小下颌，口角下垂。颈短，脊椎及髂骨畸形，足畸形。指（趾）短，指甲发育不全。男性隐睾，阴茎短小（图 3-2-9）。

心血管损害：可有先天性心脏病。

【诊断】

主要依据：①核型分析；②身材矮小，严重智力低下，癫痫；③枕部扁平，脑室扩大，耳低位、畸形；④脊椎、髂骨和足畸形。

【预后】

预后不良，虽然多数患者可活至青春期，但智力严重低下和有骨骼畸形，故应加强婚、育的优生指导。

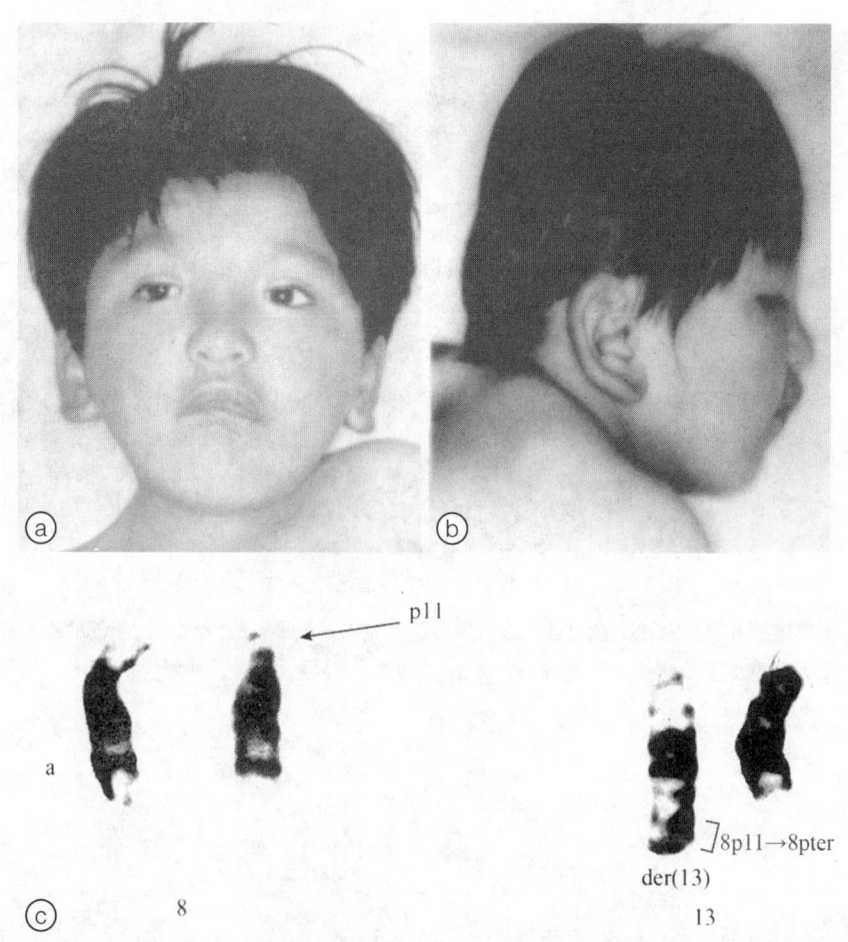

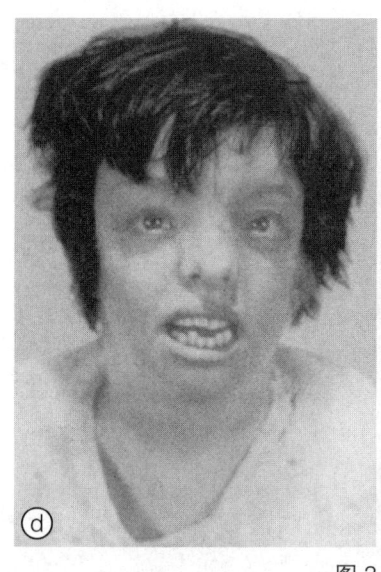

图 3-2-9　8p 部分三体综合征

a，b. 8p11→pter 三体的 4 岁男孩，阴茎小；c. 患儿父亲的 8/13 染色体平衡易位的图像，患儿因获得源自其父亲的 der (13) 染色体而发病，患儿核型为 46，XY，der (13)，t (8；13) (13pter→13q34：：8p11→8pter) pat；即 8p11→pter 片段增加；d，e. 8p21→pter 三体的 20 岁女性，患者的主要特征为身材矮小，严重智力低下。眼距宽，外眼角下斜，内眦赘皮，鼻梁高而宽，鼻孔朝天，耳低位、畸形。脊柱侧弯，小指屈曲，有多发性骨骼畸形，足畸形需轮椅代步

十、8q 部分三体综合征
partial 8q trisomy syndrome

【溯源与发展】

1973 年由 Leieune 等首次报道。Riccard (1977) 和 Crandall (1978) 曾认为 8q 三体和 8 三体综合征症状相类似，而 Abnelo 等与 Schince (1978) 则认为两者有所不同。1979 年 Finema 针对 8 三体、8p 三体、8q 三体病例的临床症状做了详细的对比分析后，证明 8q 三体和 8 三体确有许多相似的特征，但也存在一些明显的不同之处。

【遗传学特点】

常见的病例核型有 46，XX，der (2)，t (2；8) (q37；q27) mat；46，XY，der (13)，t (8；13) (q21；q34) mat；47，XY，+der (9)，t (8；9) (q21；q24)；46，XY，der (15)，t (8；15) (q22；cen) 等。

皮纹学：三叉点 t 高位 (t′)，指纹中弓形纹多。

【发病机制】

病因是第 8 对染色体之一的长臂部分片段重复。大部分源自亲代的染色体平衡易位携带者。男性患者多于女性患者（5：3）。

【临床表现】

中度到重度智力低下。前额隆凸，长脸，眼距宽，外眼角上斜。鼻根宽，鼻梁宽，鼻孔朝天。耳大，招风耳，耳低位，下唇厚而外翻。骨关节异常、活动受限，肩窄，骨盆狭窄。男性隐睾，性功能障碍，女性原发性闭经（图 3-2-10）。

心血管损害：可有室间隔缺损，肺动脉狭窄等。

【诊断】

主要依据：①核型分析；②有与 8 三体综合征相似的面容（前额隆凸，眼距宽，鼻梁高宽，唇厚，耳大）；③智力低下程度比 8 三体综合征重，但比 8p 三体综合征轻；④骨关节异常、心脏畸形（但发生率比 8 三体综合征低）；⑤手掌、脚掌没有 8 三体综合征所具有的深褶纹而易于做出鉴别诊断。

【预后】

未伴有严重心脏畸形的病例，至少可活过儿童，已有活至成年期的病例报道。

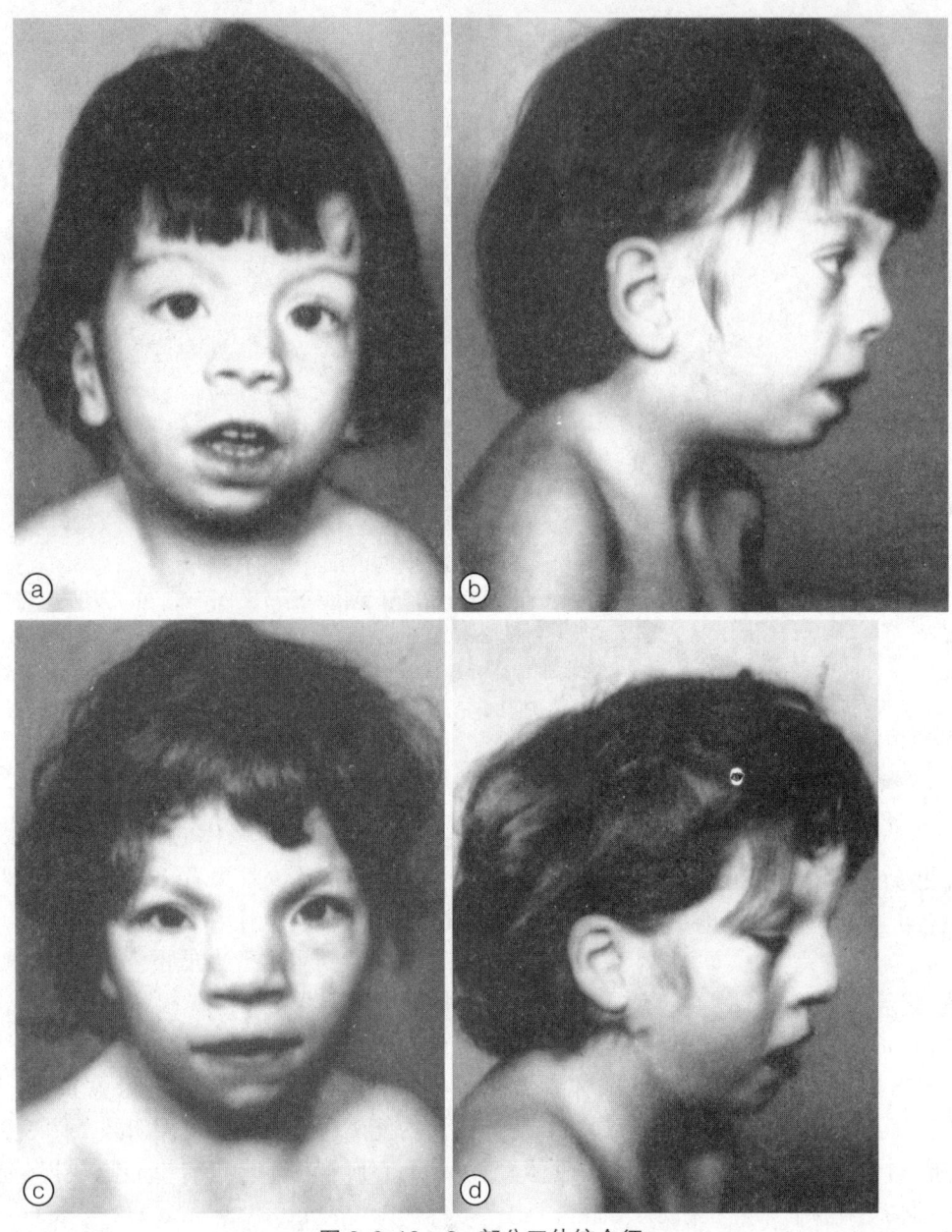

图 3-2-10 8q 部分三体综合征

a，b. 2岁半女孩；c，d. $8\frac{8}{12}$ 岁女孩，二人均为 8q23→qter 综合征患儿。身材矮小，中度智力低下。前额隆凸，眼距宽，外眼角下斜。鼻根宽，鼻梁高而宽，唇厚，小下颌。肩窄，胸骨异常，动脉导管未闭

十一、9p 部分三体综合征
partial 9p trisomy syndrome

【溯源与发展】

1970 年 Rethore 等根据四个家系涉及 C 组染色体平衡易位携带者所生的 4 个子女中，发现 C 组均有一条染色体短臂部分增加，并伴有智力低下，容貌特征相似和有相同的四肢畸形等，而推测是一种 9p+ 染色体病。1973 年他们应用染色体显带技术，分析 10 个病例的核型而确定是 9p 部分三体后，而称之为 9p 三体综合征。至今已报道的病例有 200 多例。多源自亲代的染色体平衡易位携带者，少数为新发生的染色体畸变，女性患者多于男性（2∶1）。嵌合型 9p 四体的临床特征与 9p 三体相似，但症状更为严重。现已确证 p13→qter 片段的增加与本症患者的特异性面容相关。

【遗传学特点】

已报道的核型主要有 46，XY，der（9），t（9；21）（p11 或 p12；q11）mat；46，XY，inv dup（9）（p11→q24）；47，XX，+der（9），（pter→q11）；47，XX，+der（9），（pter→q21）；47，XY，+der（9），（p11）；46，XX，dup（9），（p13→q22）；46，XY，+der（7），t（7；9）（pter；q11）；46，XX（XY），der（14），t（9；14）（p22；q32）pat（mat）；46，XY，der（22），t（9；22）（cen；p11）mat；46，XY，der（22），t（9；22）（p13；p12）mat；46，XX，der（13），t（9；13）（p11；p11）；46，XX，der（15），t（9；15）（p11；p11）等。

皮纹学：通贯手，第五指只有一指褶纹。

【临床表现】

出生后生长发育迟缓，青春期延迟。身材矮小，中度智力低下，说话晚。小头，颅缝和囟门愈合延迟。眼距宽，眼窝深，外眼角下斜。蒜头鼻（短鼻），上唇短（张口露齿），下唇外翻，口角下垂。耳大（招风耳）。颈短，蹼颈。漏斗胸，乳距宽，脊柱前凸或侧弯，骨成熟延迟。性腺发育不良，女患者初潮晚。乳儿期四肢关节僵硬，指屈曲，指发育不良，第五指短，掌骨、跖骨和小指中节骨假骺（图 3-2-11）。

心血管损害：可有先天性心脏病。

【诊断】

主要依据：①核型分析；②生后生长发育迟缓，身材矮小，中度智力低下，说话晚；③小头，颅门和囟门闭合延迟，眼距宽，外眼角下斜。蒜头鼻（短鼻），上唇短，耳大；④颈短，蹼颈，脊柱畸形，性腺发育不良；⑤指屈曲，指发育不良。掌骨、跖骨和小指中节骨假骺。

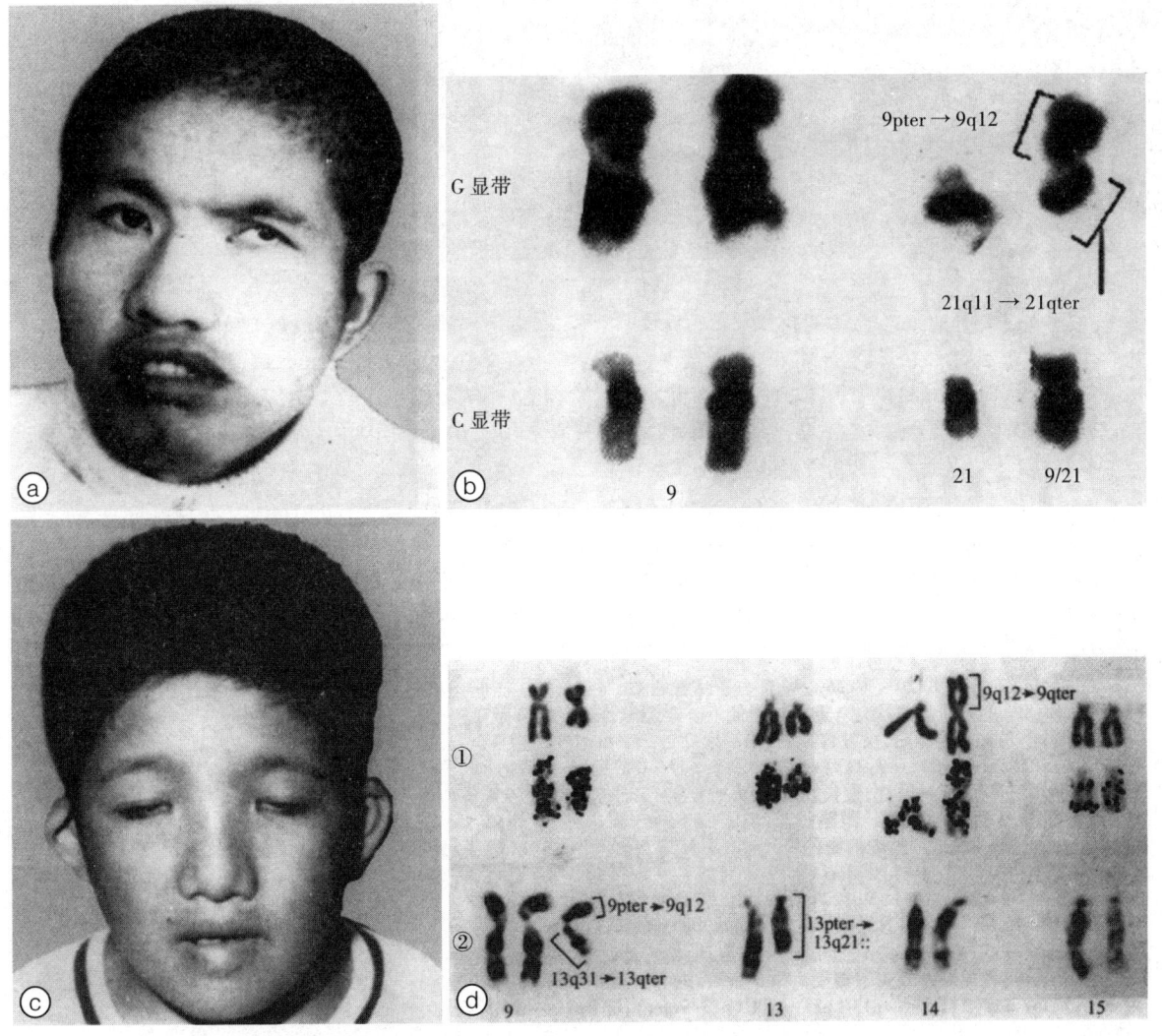

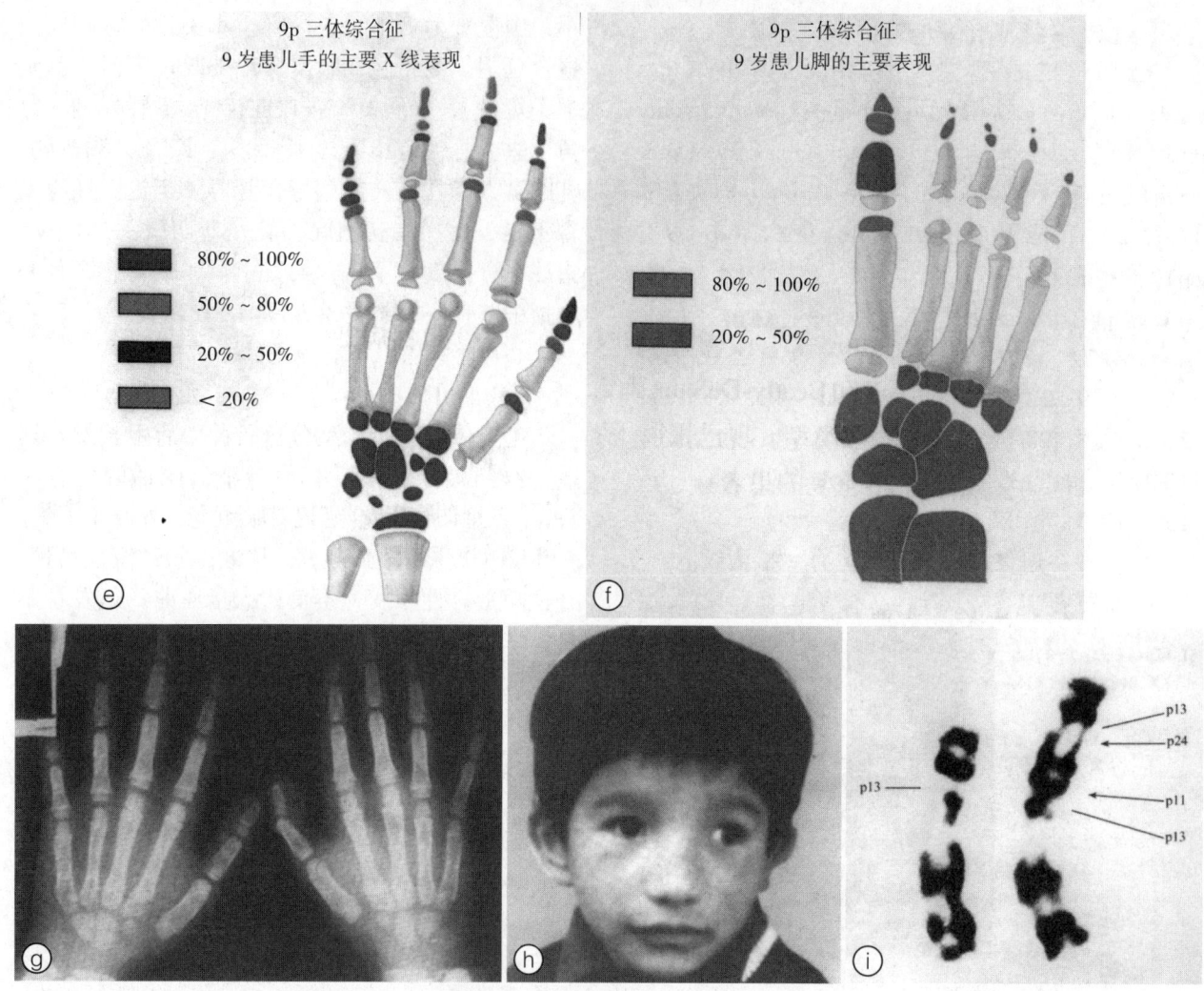

图 3-2-11 9p 部分三体综合征

a. 9p12→qter 三体的 26 岁男性，身材矮小，重度智力低下，眼距宽，外眼角下斜。上唇短（张口露齿），口角下垂，颈短，小睾丸，指屈曲，指发育不良，第五指只有一指褶纹。b. 示患者的异常染色体，其核型为 46，XY，der（9），+（9；11）（q11；q11）mat，即 9q12→qte 片段增加，21q11→qter 片段缺失。c. 9p12→qter 三体的 23 岁男性，生长发育迟缓，3 岁初迈步，6 岁才能说单音节的"爸"，"妈"几个字音；身材矮小，骨龄延迟，中度智力低下。眼距宽，耳廓畸形，颈短，漏斗胸，足外翻，通贯手，三叉点七高位（t'），指纹中弓形纹多，TFRC 低。d. 示患者的异常染色体：①其母为涉及 9、13、14 号染色体的平衡易位携带者，其母核型为 46，XX，der（9），der（13），der（14），t（9；13；14）（9pter→9q12：：13q31→13qter；13pter→13q31：：14qter→14p1：：9q12→qter）；②患儿的核型为：47，XY，+der（9），der（13），（9pter→9q12：：13q31→13qter；13pter→13q31）mat，即 9q12→qter 片段增加。e～g. 示 9 岁患儿手、足的 X 线检查显示，骨成熟延迟，第 2-5 掌骨和跖骨假骺；拇指（趾）骨切迹、指骨的近节和中节骨切迹、小指中节指骨发育不良，远节指骨发育不良，中节和远节趾骨发育不良，骨骺厚，特别是拇趾，拇指和小指的远侧指（趾）骨骨骺厚，小指屈曲。h. 9p11→pter 三体的 5 岁男孩，生长发育迟缓，4 岁才会迈步，5 岁仍不会说话，智力低下。眼距宽，耳大，招风耳，乳儿期四肢关节僵硬。第 5 指短，内弯。i. 示图 f 患儿的异常染色体，其核型为 46，XY，inv dup（9）（pter→p13：：p11→p24：：p13→qter），即 9p11→p24 片段增加。

【预后】

一般能活到成年，少数在幼儿期死亡，存活者智力低下，肢体畸形，故应加强婚、育的优生指导。

十二、10p 部分三体综合征
partial 10p trisomy syndrome

【溯源与发展】

1968 年由 Insley 等首次报道，1973 年 Hirschhorn 等首先应用显带技术报道 1 例 10p 部分三体的患儿（其母为染色体平衡易位携带者）。1975 年 Nakagome 用培养的羊水细胞对 1 例 10p 部分三体胎儿做出产前诊断。

【遗传学特点】

常见的病例核型有 46, XX, der (5), t (5; 10) (p15.1; p11) mat；46, XX, der (12), t (10; 12) (p11; q24) pat；46, XX, der (13), t (10; 13) (p11; p11)；46, XY, der (18), t (10; 18) pat；46, XY, der (15), t (10; 15) (p11; p11)；46, XY, rec (10), dup p, inv (10) (p13; q26) mat 等。

皮纹学：少数病例为通贯手，三叉点 t 高位（t′ 或 t″），指纹中斗形纹增多。

【发病机制】

第 10 对染色体之一的短臂发生了部分片段重复，多源自亲代的染色体平衡易位携带者。亲代易位携带者所孕胎儿除流产、死产外，生出患儿的经验危险率 16.33%+5.93%。

【临床表现】

出生前后生长发育迟缓，出生时易发生窒息，出生体重低，生后吮吸无力。严重智力低下，肌张力低下。长头，颅缝迟闭，前额隆凸，枕部扁平。弓状眉，眼距宽，眼球震颤。鼻根高，蒜头鼻（短鼻）。耳位低、畸形。上唇薄，"海龟"样嘴，可有唇裂或腭裂。耳位低、畸形。肾异常，男性隐睾，阴茎短小。指屈曲、畸形，第 5 指短，扁平足（图 3-2-12）。

心血管损害：约 1/3 病例有先天性心脏病，包括动脉导管未闭，主动脉狭窄，肺动脉狭窄，房间隔缺损，右位心等。有的为复合畸形，如永存动脉弓伴有房间隔缺损，房间隔缺损伴动脉导管未闭等。

【诊断】

主要依据：①核型分析；②生长发育迟缓，出生时易发生窒息。生后肌张力低下，吮吸能力差，智力低下；③前额隆凸，鼻根高，蒜头鼻（短鼻），"海龟"样嘴；④心血管畸形，肾畸形。

【预后】

预后差，1/4 为流产、死产儿，出生的患儿半数 14 个月前死亡。已报道的病例最大年龄为 20 岁，伴有严重智力低下，生长发育障碍，应加强婚、育的优生指导。

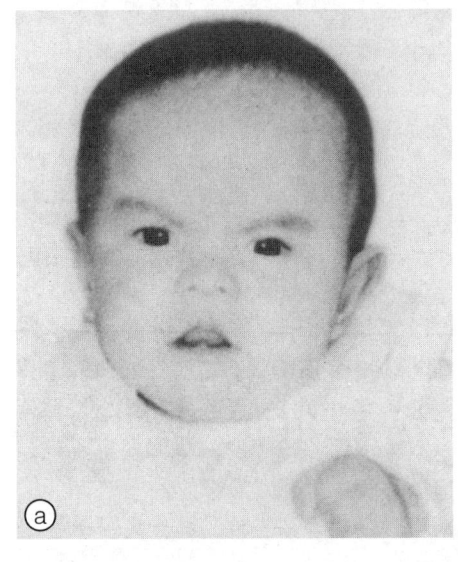
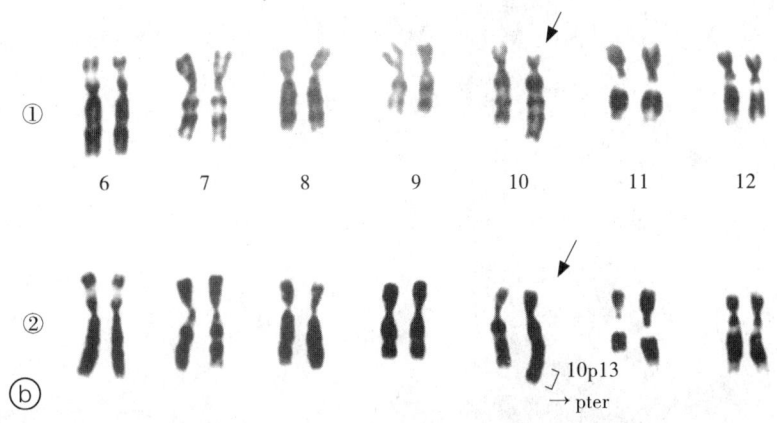

图 3-2-12　10p 部分三体综合征

a. 5 月龄男婴，生长发育迟缓，肌张力低下，不能抬头；头长、前额隆凸，鼻根高而宽，鼻短而宽；上唇薄，嘴似"海龟"样嘴，耳大，耳位低，先天性心脏病；小阴茎，扁平足；10 月龄时因化脓性脑膜炎而夭亡。b. 示患儿的异常染色体：①其父为 10 号染色体臂间倒位携带者，其核型为 46, XY, inv (10) (pter → p13: : q26 → p13: : q26 → qter)；②患儿核型为 46, XY, rec (10), dup p, inv (10) (p13; q26)，即 10p13 → pter 片段增加而发病

十三、10q 部分三体综合征
partial 10q trisomy syndrome

【溯源与发展】

1972 年 de Grouchy 等对 1 例死产儿、Francke 等对 1 例 3 岁患儿分别确诊为 10q 部分三体患儿。其后，根据 Yunis 和 Sanchez（1974）、Prieur 等（1975）、Berger 等（1976）整理的临床资料始确定，本症为 10q 部分三体综合征。

【遗传学特点】

常见的病例核型有 46，XY，der（22），t（10；22）（p24；p12）mat；46，XX（XY），inv（3）（q13；q26），der（9），t（9；10）（p24；q23）pat；46，XY，dir dup（10）（q11→q22）；46，XX，dir dup（10）（q22；q26）；46，XX，der（12），t（10；12）（q24；q13）；46，XX（XY），der（17），t（10；17）（p25；p13）mat（pat）；46，XY，der（18），t（10；18）（q24；p11）pat 等。

皮纹学：指纹中尺侧箕形纹比例多，通贯手。

【发病机制】

病因是第 10 对染色体之一的长臂发生部分片段重复。多数病例的重复片段为 q24→qter，现已确定此片段与本综合征的主要症状、性状密切相关。多数病例源自亲代的染色体平衡易位携带者，男性患者多于女性患者（7：2）。

【临床表现】

出生前后生长发育严重迟缓，出生体重低，严重智力低下，肌张力明显低下。小头，前额宽而隆凸，扁平脸。眼距宽，小眼球，睑裂狭窄，外眼角下斜。蒜头鼻（短鼻），鼻孔朝天。腭裂或腭弓高尖，耳低位，耳廓后旋。人中长，小下颌。颈短，脊柱后侧凸，关节松弛，指屈曲，第 1、2 趾趾间距宽。肾异常，男性隐睾（图 3-2-13）。

心血管损害：1/4 病例有先天性心脏病，主要为室间隔缺损，左心发育不良等。

【诊断】

主要依据：①核型分析；②宫内即生长发育迟缓，严重智力低下，肌张力明显低下；③小头，前额宽而隆凸。扁平脸，睑裂狭窄，外眼角下斜。鼻短，鼻孔朝天，小下颌；④关节松弛，指屈曲。

【预后】

预后不佳，多在婴儿期死亡。少数可活到成年，但生长发育迟缓，智力严重低下。曾报道一例患儿 19 岁仍不会走路，不会说话。应加强婚、育的优生指导。

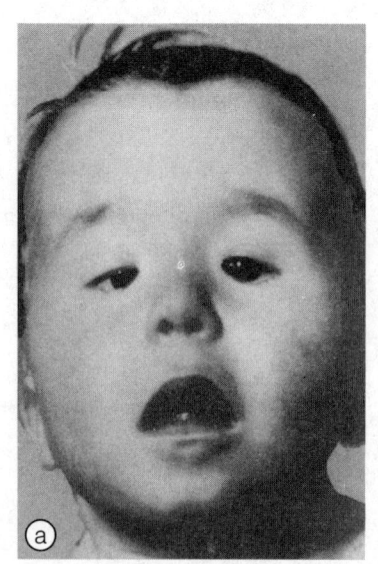
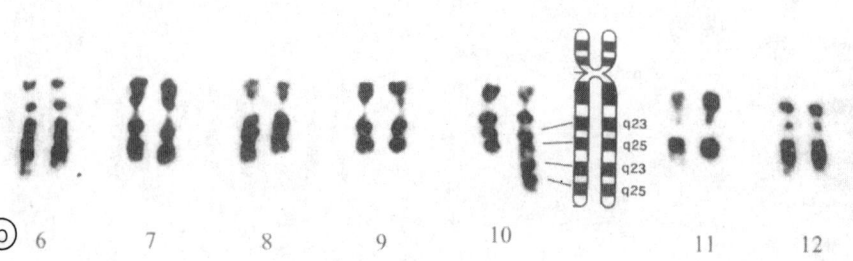

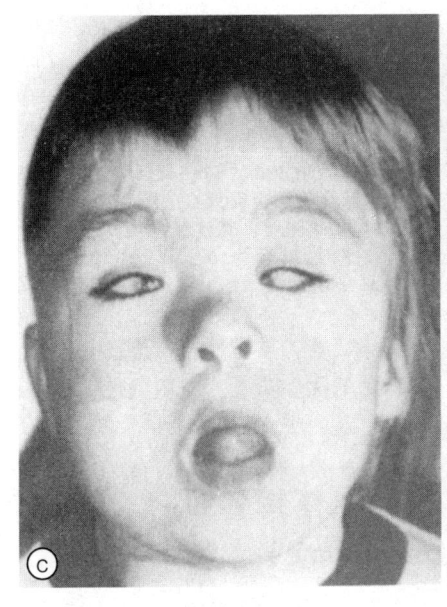
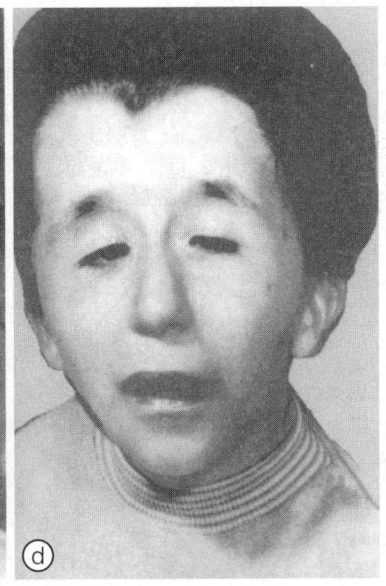
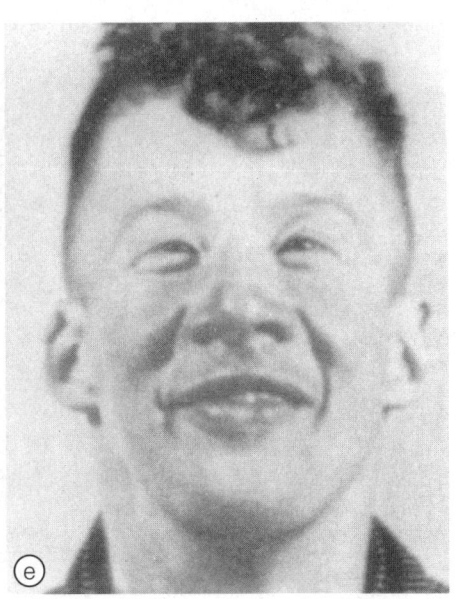

图 3-2-13　10q 部分三体综合征

a. 10q22→q26 三体的 3 岁男孩，身材矮小，严重智力低下，肌张力明显低下。前额隆凸，睑裂狭窄，外眼角下斜。鼻短，鼻孔朝天。人中长，耳低位，耳廓后旋。b. 示图 a 患者的异常染色体（双亲核型正常），其核型为 46，XX，dir dup（10），(pter→q26：：q22→qter)，即 10q22→q26 片段增加。c. 10q24→qter 三体的 3 岁男孩，严重智力低下，眼距宽，睑裂狭窄，巩膜、虹膜缺损，失明。蒜头鼻（短鼻），人中长，动脉导管未闭。通贯手，手脚掌有深褶纹。d. 10q24→qter 三体的 10 岁男孩，身材矮小，严重智力低下，肌张力低下；小头，睑裂狭窄，上睑下垂，外眼角下斜。脊椎后侧凸，先天性心脏病。e. 10q25→qter 三体的 52 岁男性，身材矮小，重度智力低下，小眼球，睑裂狭窄，蒜头鼻（短鼻），耳低位、畸形。通贯手，第 1、2 趾趾间距宽

十四、11q 部分三体综合征
partial 11q trisomy syndrome

【溯源与发展】

1972 年由 Rott 等首次报道，1977 年 Franck 等从临床和病例核型的特点对本综合征做了详细综述。

【遗传学特点】

已报道的病例核型有 46，XX，der（2），t（2，11）（q25；q13）mat；46，XY，der（3），t（3；11）（p25；q13）pat；46，XX（XY），der（4），t（4；11）（q35；q23.1）mat（pat）；46，XX，der（5），t（5；11）（p15；q21）mat；46，XX，der（6），t（6；11）（q27；q23）；46，XY，der（21），t（11；21）（q23；q22）mat；47，XX，+der（22），t（11；22）（q11.1；q23.1）mat 等

皮纹学：指纹中斗形纹、箕形纹比例高，故总嵴纹计数高。

【发病机制】

第 11 对染色体之一的长臂发生了部分片段重复，大多数病例的重复片段为 q23→qter，绝大部分病例源自亲代的染色体平衡易位携带者。

【临床表现】

出生前后生长发育迟缓，出生体重低（平均 2 250 g），严重智力低下。新生儿期躯干肌张力低下，四肢肌张力亢进。小头，前额隆凸，蒜头鼻（短鼻）。人中长而凸起，耳大而低位。颈短，乳距宽，锁骨异常，髋关节脱位，皮肤松弛。男性隐睾，阴茎小（图 3-2-14）。

心血管损害：1/4 有先天性心脏病，主要为室间隔缺损，右心室发育不良等。

【诊断】

主要依据：①核型分析；②宫内即发育不良，出生体重低，严重智力低下，肌张力异常；③小头，蒜头鼻（短鼻），人中长，小下颌，下颌后缩；④颈短，髋关节脱位，皮肤松弛。

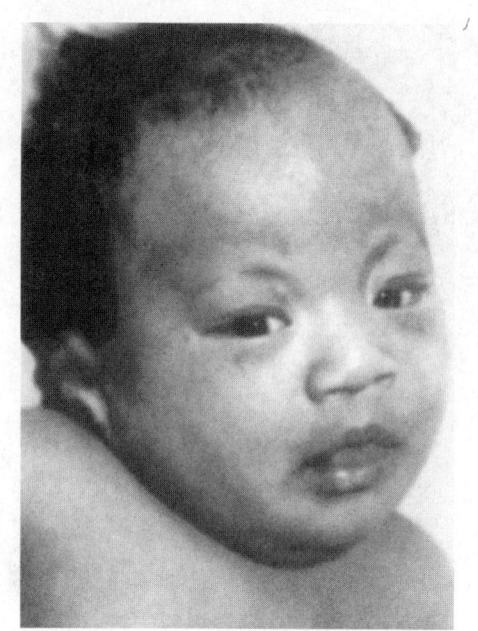

图 3-2-14　11q 部分三体综合征

3 岁男孩，身材矮小，严重智力低下。前额隆凸，囟门大，闭合延迟。眼距宽，内眦赘皮，蒜头鼻（短鼻），腭裂。四肢关节僵硬，腹部皮肤松弛

音调异常，智力低下。小头，长头，头颅不对称。头发、眉毛和睫毛稀少，脸中部发育不良。眼距宽，蒜头鼻（短鼻），鼻孔朝天。腭裂，人中长，"鲤鱼"嘴。耳畸形、低位。颈短，蹼颈，生殖器异常。关节挛缩，拇指发育不良或缺如，指头重叠（图 3-2-15）。

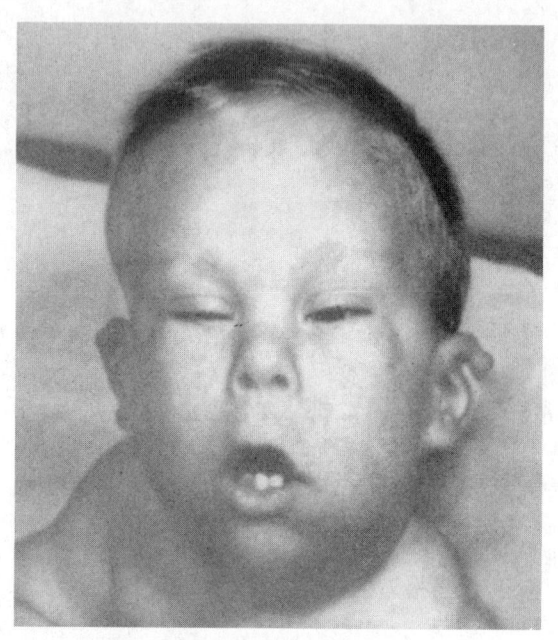

图 3-2-15　16p 部分三体综合征

$1\frac{8}{12}$ 岁男孩，宫内生长发育迟缓，出生体重轻，喂养困难，智力低下。长头，前额隆凸，囟门大，头颅不对称。眉毛、睫毛稀少。脸中部发育不良，内眦赘皮，蒜头鼻（短鼻）。人中长，耳畸形、低位。萌牙迟，齿列不齐。颈短，蹼颈，单一的脐动脉

【预后】

预后差，多在婴儿期死亡，少数可活到 8～12 岁，应加强婚、育的优生指导。

十五、16p 部分三体综合征
partial 16p trisomy syndrome

【溯源与发展】

1978 年由 Roberts 等首次报道，源自亲代的染色体平衡易位携带者或新发生的染色体畸变。

【遗传学特点】

已报道的病例核型有 46，XX，der（21），t（16，21）（p11；q22）mat；46，XX，der（14），t（14；16）（p11；q11）+16p；47，XX，+del（16），（q11）mat；46，XX，dic（16），（pter→q23：：p11→pter）；46，XX，+der（21），t（16；21）（p11；q22.3）mat 等。

【发病机制】

病因是第 16 对染色体之一的短臂的部分片段发生了缺失。

【临床表现】

宫内生长发育迟缓，出生体重轻，哭声微弱，

心血管损害：先天性心脏病，单一的脐动脉等。

【预后】

预后不良，多死于婴儿期，个别病例活至 29 岁（智力低下伴各种畸形），应加强婚、育的优生指导。

十六、18q 部分三体综合征
partial 18q trisomy syndrome

【溯源与发展】

1972 年由 Rott 等首次报道，1977 年由 Turleau 等确认为 18q 部分三体综合征。

【遗传学特点】

大部分病例源自亲代的染色体平衡易位携带者，少数为新发生的染色体畸变。已报道的病例核型有 46，XX，der（6），t（6；18）（p11；q23 q23）；46，XX，der（6），t（6；18）（p25；q21）pat；46，XX，der（13），t（13；18）（p13；q12）mat（pat）；46，XX，der（21），t（18；21）（p11；q11）mat；46，XX，dup（18）（pter→q12：：q12→qter）等。

皮纹学：通贯手，10 指均为弓形纹，故总嵴数为 0。

【发病机制】

病因是第 18 对染色体之一的长臂发生了部分片段重复。其中，q21 片段的重复对本症的临床症状具有重要的作用。主要临床特征与 18 三体综合征类似，但本症的症状较轻。

【临床表现】

出生前后生长发育严重迟缓，身材矮小，智力低下。前额隆凸，枕部隆凸。蒜头鼻（短鼻），鼻孔朝天。耳低位、后旋。腭弓高，小下颌，下颌后缩。蹼颈，肾畸形，摇椅式足底（图 3-2-16）。

心血管损害：可有先天性心脏病，如房间隔缺损等。

【诊断】

主要依据：①核型分析；②基本特征与 18 三体综合征相似，但本症的特点是伴发的畸形少，而且具有蒜头鼻（短鼻），10 指均为弓形纹和一般婴儿期仍可存活。但是对两者进行鉴别诊断时，主要应根据核型分析的结果。

【预后】

预后比 18 三体综合征好，幸存者也比 18 三体综合征多，已有数例成年病例的报道，应加强婚、育的优生指导。

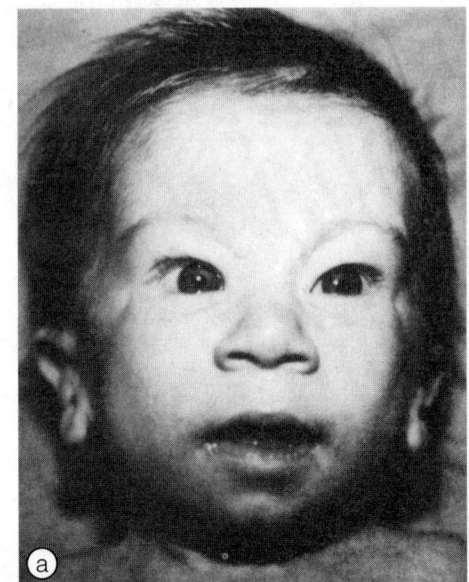
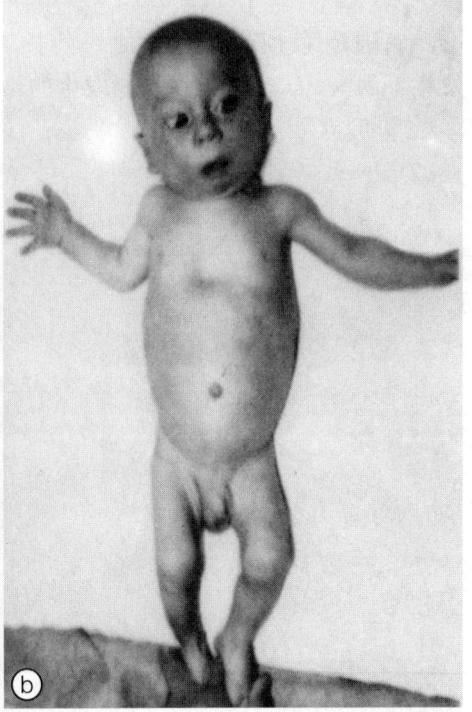
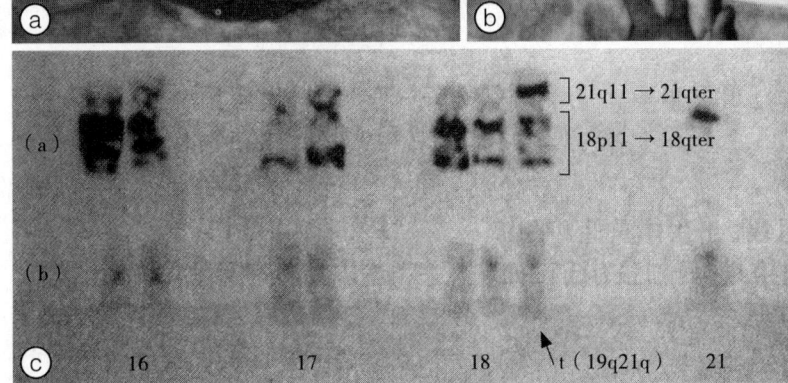

图 3-2-16　18q 部分三体综合征

a. 3 月龄女婴。b. 4 月龄男婴，均为 10q21→qter 三体。四肢短型矮小，智力低下。前额隆凸，囟门大，枕部隆凸。蒜头鼻（短鼻），鼻孔朝天。耳低位，耳廓后旋，小下颌，下颌后缩，漏斗胸，摇椅形足底。c. 示患儿（a）的异常染色体（a. 为 G 显带；b. 为 C 显带）。其核型为 46，XX，der（18），t（18；21）（18qter→18q11：：21q11→21pter）mat，即 18q11→18qter 片段增加，21q11→pter 片段缺失

十七、18q 部分单体综合征
partial 18q monosomy syndrome

【溯源与发展】

1964 年由 DeGrouchy 等首次报道，至今已报道的病例有 100 多例，在新生儿中本症的发病率约为 1/40 000，女性多于男性（3∶2）。

【遗传学特点】

已报道的病例核型有 46，XX（XY），del（18q）；46，XY，del（18）（q12.2 → q21.1）；46，XX（XY），del（18）（q21）；46，XX（XY），del（18）（q21.1）；46，XY，del（18）（q21.1 → q21.3）；46，XX（XY），del（18）（q21.3）；46，XX，del（18）（q22.2）mat 等。

皮纹学：指纹中斗形纹多（有的可达 10 个），故总嵴纹数高。

【发病机制】

病因是第 18 对染色体之一的长臂部分片段发生了缺失，80% 病例源自新发生的染色体畸变。多数病例涉及 18q21 → qter 缺失，少数为涉及 18q21 → qter 范围的中间缺失。

【临床表现】

生长发育迟缓，身材矮小，智力低下。癫痫，肌张力低下，俯卧时呈蛙样体态。脸中部发育不良，眼距宽，斜视，视网膜变性，视力差。蒜头鼻（短鼻），对耳屏和对耳轮大而凸出，外耳道狭窄或闭锁（传导性耳聋），鲤鱼嘴。生殖器畸形（男性睾丸易位，小阴茎，尿道下裂；女性小阴唇萎缩）。手指细长，肽酶 A 水平低，有的有传导性耳聋（图 3-2-17）。

心血管损害：先天性心脏病。

【诊断】

主要依据：①核型分析；②生长发育迟缓，身材矮小，智力低下，癫痫，肌张力低下；③脸中部发育不良，眼距宽，视网膜变性，蒜头鼻（短鼻），外耳道狭窄或闭锁导致传导性耳聋，鲤鱼嘴；④先天性心脏病，外生殖器畸形，手指细长，肽酶 A 水平低。

【预后】

预后不佳，10% 在婴儿期死亡，大部分病例虽可活到成年，但临床症状严重。对染色体平衡易位携带者应加强婚、育的优生指导。

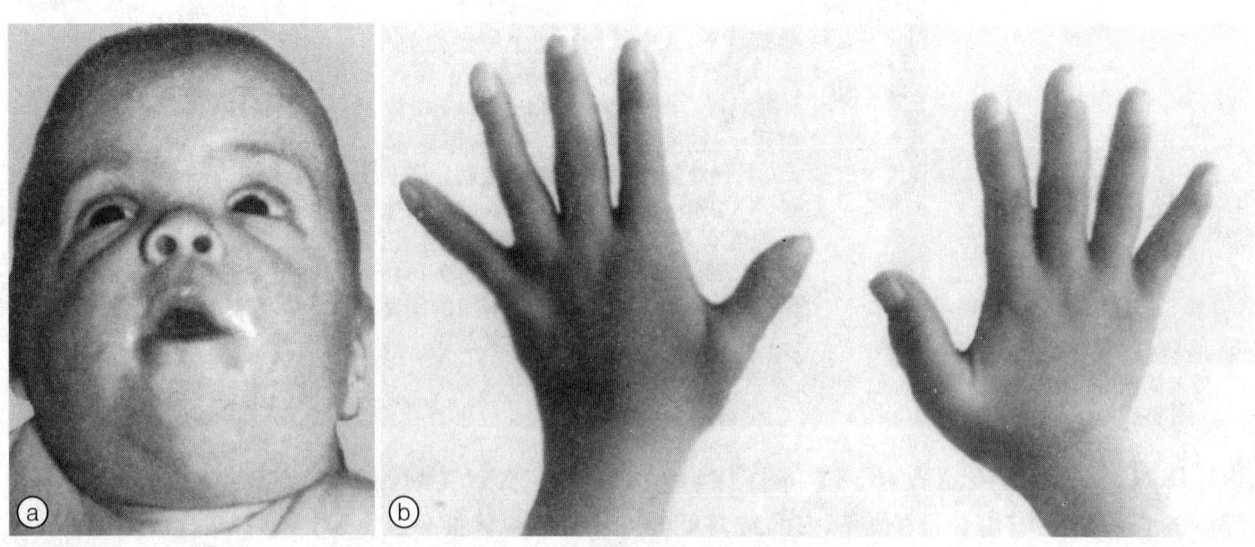

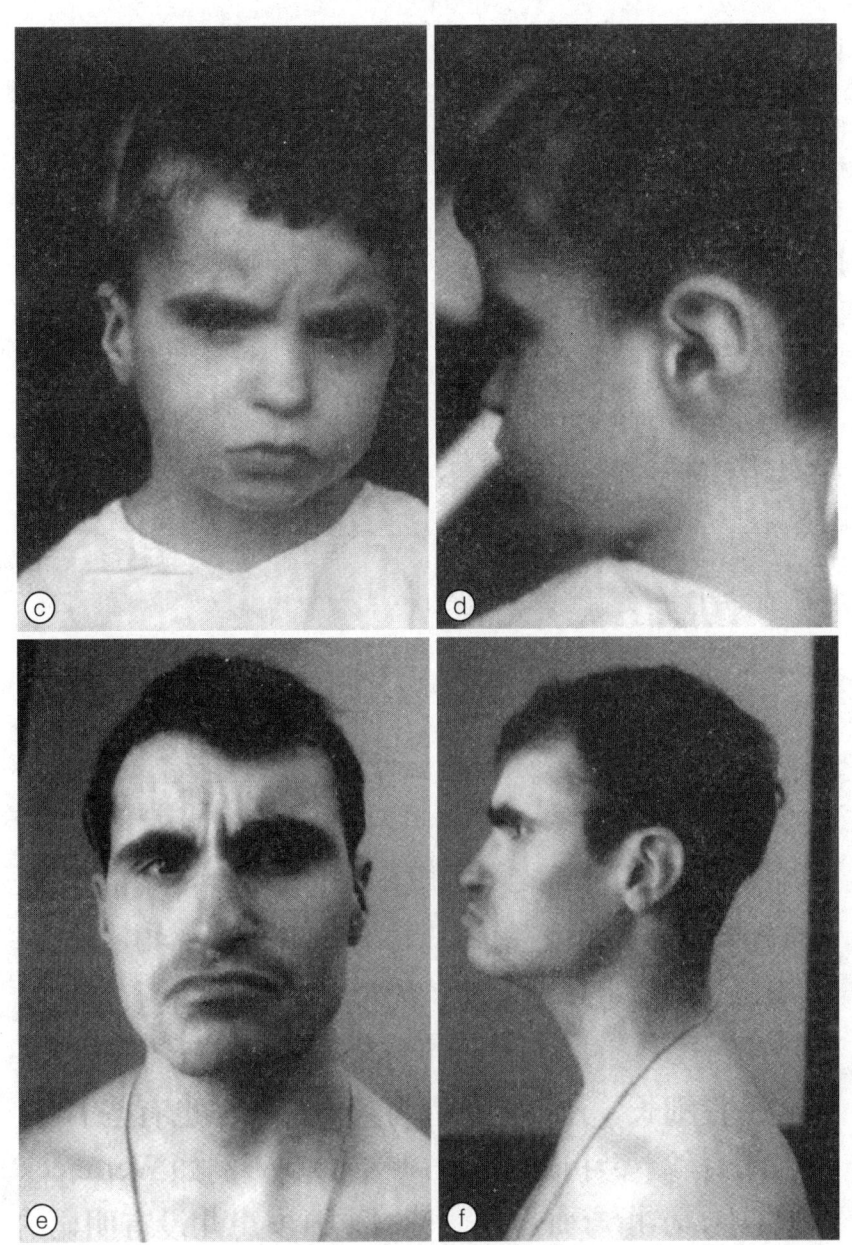

图 3-2-17 18q 部分单体综合征

a，b. 示 3 月龄男婴外观及其细长的手指。c～f. 示一儿童期至成年期的病例外观。患者生长发育迟缓，出生体重轻，身材矮小，智力低下。有癫痫发作史，肌张力低下。脸中部发育不良，眼距宽，视网膜变性，视力差。对耳轮大、凸出，外耳道闭锁导致传导性耳聋，鲤鱼嘴。颈短，手指细长

十八、21 环状染色体综合征
ring 21 chromosome syndrome

【溯源与发展】

1964 年 Leieune 等首报 1 例属于 G 组的环状染色体的病例，患者的一些特征与 21 三体综合征的相反，当时被认定为 r（21）。1972 年 Magenes 等根据显带技术和对本症的一些病例进行综合分析后，始确定为 21 环状染色体综合征。

【遗传学特点】

已报道的病例核型有 46，XX（XY），r（21）；46，XY，r（21）(p13；q22)；45，XX，-21/46，XX，r（21）；46，XY，r（21）(p11；q22)；45，XY，-21/46，XY，r（21）(p12q22.2) 等。

皮纹学：皮肤嵴纹过度成熟。

【发病机制】

第21对染色体之一的长、短臂远侧发生断裂后,两端片段丢失,而由长、短臂的两臂断端相互连接形成环状染色体(ring chromosome, r)。均源自新发生的染色体畸变。

【临床表现】

出生前后生长发育迟缓,出生体重低(平均2 400 g),智力低下。小头,前额高而隆凸,前额发际高,枕部隆凸。眼距宽,眼小,内眦赘皮,外眼角下斜,白内障,角膜混浊,眼球震颤。鼻根高,鼻尖宽,鼻孔大而朝下。嘴小,上唇长,腭裂,下颌小而后缩,耳大(耳廓、外耳道均大)。有多种内脏畸形(幽门狭窄,腹股沟疝,肾发育不全,输尿管异常等)。半脊椎畸形,13条肋骨,髂骨发育不良。男性隐睾、尿道下裂。可有血小板减少,嗜伊红细胞增多,丙种球蛋白减少等(图3-2-18)。

心血管损害:先天性心脏病,包括室间隔缺损,主动脉狭窄,大血管转位。

【诊断】

主要依据:①核型分析;②除上述的临床特征外,应根据核型分析和本症所具有的与21三体综合征相反的一些特征(表3-2-18),做出鉴别诊断。

【预后】

一般在儿童期死亡,个别可活到成年,但有智力低下和伴发各种畸形、临床症状,应加强婚、育的优生指导。

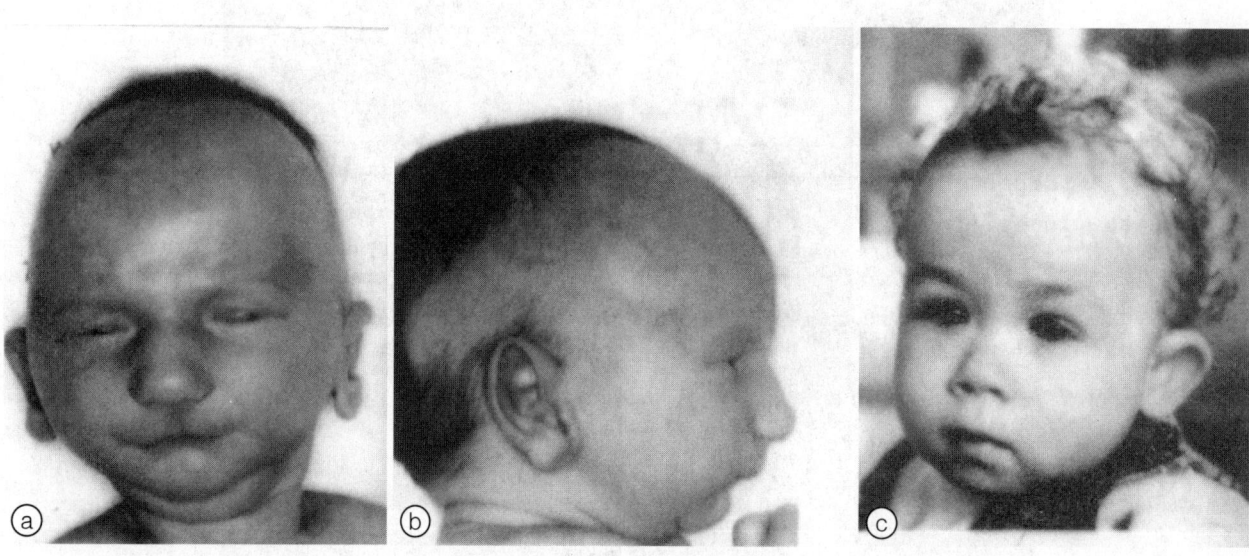

图 3-2-18 21环状染色体综合征

a,b. 示新生男婴外观;c. 示7月龄女孩外观。患儿身材矮小,智力低下。小头,前额隆凸,前额发际高,枕部隆凸。眼小,外眼角下斜。鼻根高,鼻孔大而朝下。耳大、耳低位。先天性心脏病,嵴纹过度成熟

表 3-2-18 21三体综合征与21环状染色体综合征的一些特征对比

特征	21三体综合征	21环状染色体
肌张力	肌张力减退	肌张力亢进
颅型	枕部扁平	枕部隆凸
鼻根	低平	高
外眼角	上斜	下斜
鼻孔	小而朝天	大而向下
耳	小	大
皮纹学	通贯手,三叉点t高位(t'),嵴纹发育不良	掌纹正常,嵴纹过度成熟

十九、48，XXXX 综合征
48，XXXX syndrome

【溯源与发展】

1961 年由 Carr 等首次报道。

【遗传学特点】

绝大多数病例的核型为 48，XXXX，X 染色质 3 个，少数为 46，XY/48，XXXX 或 48，XXXX/46，XX 嵌合型。

皮纹学：通贯手，总嵴纹数低。

【发病机制】

病因是比正常女性的性染色体（46，XX）多了 2 条，即 48，XXXX，故 X 染色质 3 个。一般源自母方的卵细胞形成的减数分裂时，X 染色体发生不分离的结果。根据 Xq 血型的分析结果表明，其 4 条 X 染色体均源自母方，可能是卵母细胞的染色体在减数分裂时，连续发生两次染色体不分离而形成 26，XXXX 的卵细胞，同时，这种卵与精子受精后，来自父方精子的 X 或 Y 染色体又发生了丢失的结果。发病率不详，但总的发病率比 47，XXX、48，XXXY、49，XXXXY 综合征低，这可能与本症患者的智力一般正常，表型畸形少，故被发现的几率低有关。

【临床表现】

生长发育迟缓，身材矮小，智力一般正常（少数有轻度智力低下，语言障碍）。小头，蹼颈，脊柱侧弯，第 5 指屈曲。女性卵巢功能异常，初潮晚，月经失调。乳房发育不良，外阴发育不良，阴毛、腋毛稀少或缺如（图 3-2-19）。

心血管损害：可有先天性心脏病，如多孔型房间隔缺损，动脉导管未闭。

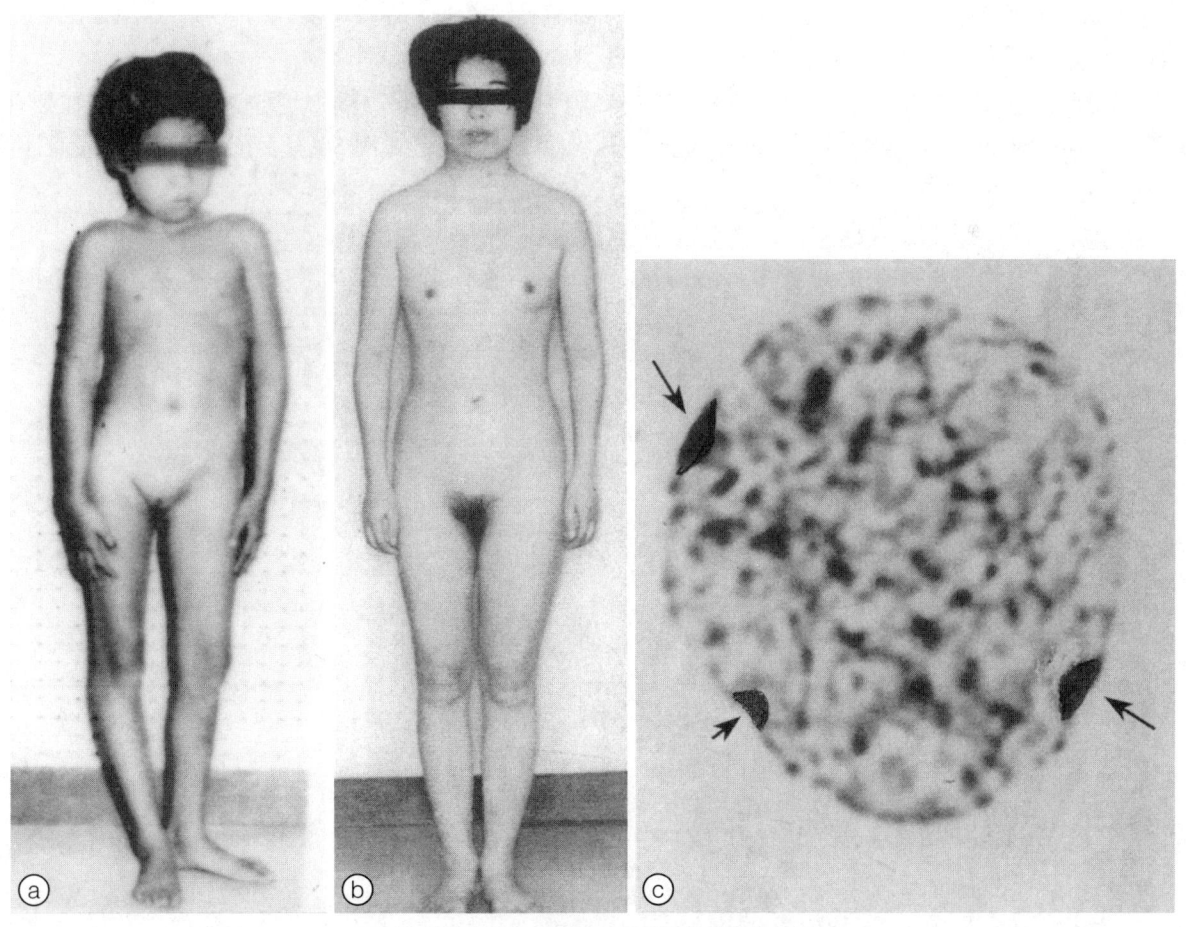

图 3-2-19 48，XXXX 综合征

a. 9 岁女孩外观，生长发育迟缓，身材矮小；中度智力低下，2 岁半才开始会说"爸"、"妈"单音语。先天性髋关节脱位，6 岁发生股关节炎，留下跛行后遗症。精神障碍，人际关系差。b. 29 岁女性外观，轻度智力低下，身体发育不良。初潮晚，乳房发育差，月经失调。17-（甾）酮、17-羟皮质类固醇水平低。c. 示口腔黏膜上皮细胞有 3 个 X 染色质

【诊断】

主要依据：①核型分析；②身材矮小，小头，脊柱侧弯，蹼颈；③卵巢功能异常，初潮晚，乳房，外阴发育不良；④先天性心脏病，通贯手，第5指屈曲。

【预后】

预后相对较好，对生活影响较小。

二十、49，XXXXX综合征
49，XXXXX syndrome

【溯源与发展】

1963年由Kasaree和Nooley首次报道1例本症病例。

【遗传学特点】

2/3病例的核型为49，XXXXX，X染色质4个，少数为嵌合型患者。

皮纹学：通贯手，TFRC明显减少。

【发病机制】

病因是比正常女性的性染色体（46，XX）多了3条X染色体，即49，XXXXX。根据Xq血型分析（参阅48，XXXX综合征）表明，其中4条X染色体来自母方，另一条X染色体来自父方的精子。

【临床表现】

生长发育迟缓，出生体重轻，智力低下，具有与21三体综合征相似的特异性面容（眼距宽，外眼角上斜，内眦赘皮）。牙齿发育不良，错𬌗。颈短，后发际低。桡尺骨愈合，第5指内弯。有的有脊柱侧弯，脚趾重叠，耳低位，耳廓后旋，肘关节脱臼等（图3-2-20）。

心血管损害：50%～79%有先天性心脏畸形，常见为动脉导管未闭，房间隔缺损，室间隔缺损等。

【诊断】

主要依据：①核型分析；②智力低下，特异性脸容（眼距宽，外眼角上斜，内眦赘皮、鼻根低平）；③牙齿发育不良，错合。颈短，后发际低；④先天性心脏畸形，桡尺骨愈合，通贯手，总嵴纹数低。

【预后】

预后一般，伴发严重心脏病患儿多在婴儿期死亡，已报道1例16岁女孩，第二性征发育不良。

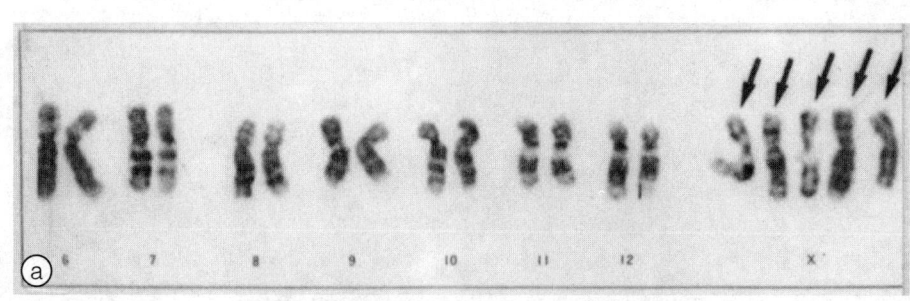

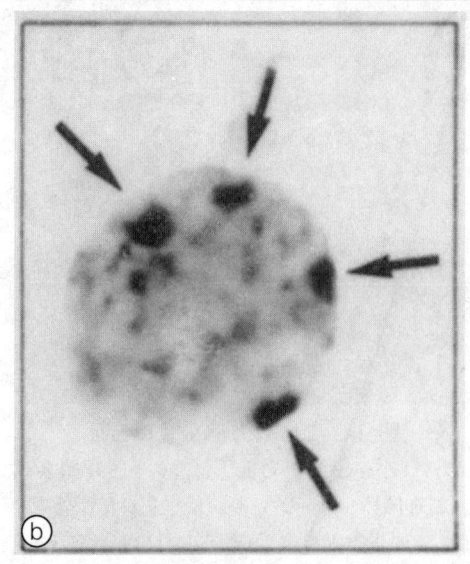

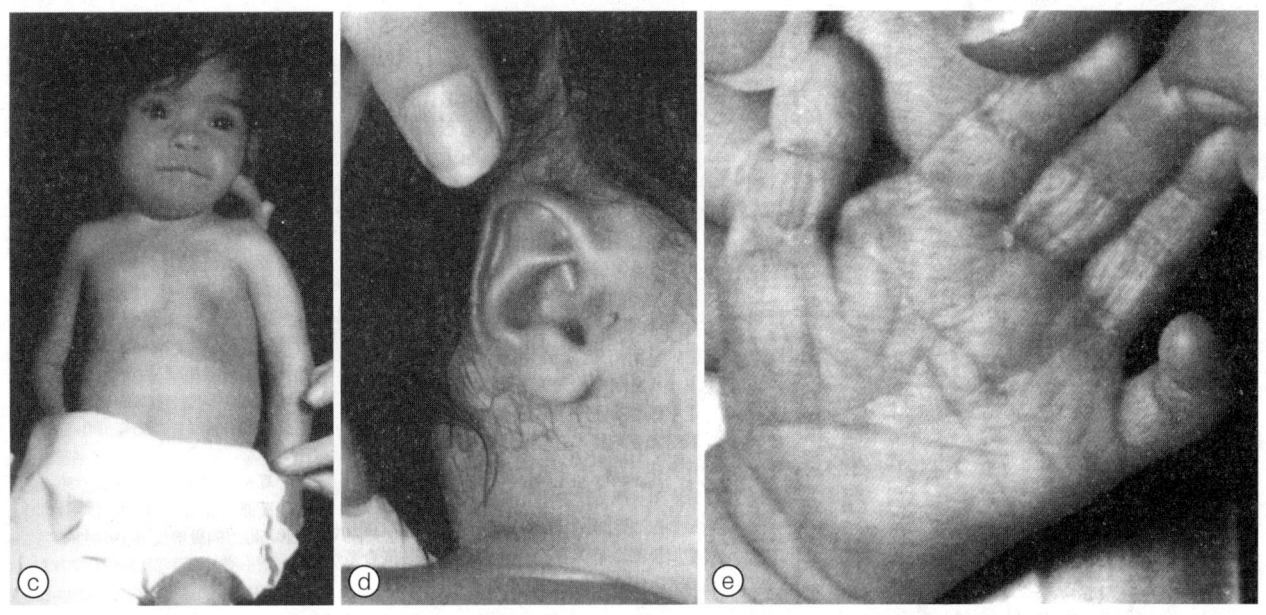

图 3-2-20　49，XXXXX 综合征

a. 示患者的异常染色体（49，XXXXX）；b. 示患者的间期细胞核有 4 个 X 染色质；c，d. 示 8 月龄女婴。眼距宽，外眼角上斜，内眦赘皮。鼻根扁平，腭弓高，小下颌。颈短，蹼颈。心室间隔缺损，动脉导管未闭（术后），心脏有杂音。肌张力低下，第 5 指内弯；e. 示手小、小指弯曲、通贯手

（刘权章）

参 考 文 献

1. Garner RJM Suther. Chromosome abnormalities and genetic counseling. New York: Oxford Univerity Press, 1999.
2. Albert Schinzel. Catalogue of unbalanced chromosome in Man. Berlin New York: Walter de Gruyter, 1984.
3. 夏家辉. 染色体病. 北京：科学出版社，1989.
4. 刘权章. 人类染色体方法学. 北京：人民卫生出版社，1992.
5. 刘权章. 遗传咨询. 哈尔滨：黑龙江科学技术出版社，1992.
6. 陈竺. 医学遗传学. 北京：人民卫生出版社，2002，45-60.
7. 刘权章. 遗传优生计算机咨询诊断系统（2.0 版）. 哈尔滨：黑龙江文化音像出版社，2005.
8. 刘权章. 临床遗传学彩色图谱. 第 2 版. 北京：人民卫生出版社，2006.
9. 马慰国. 实用医学皮纹学. 北京：科学技术文献出版社，2008.
10. 肖传实，张开滋，刘权章，等. 临床心血管综合征学. 北京：科学技术文献出版社，2009，1-79.

第四章

单基因遗传性心血管病

单基因遗传又称孟德尔遗传（Mendelian inheritance）是指单基因的性状受一对等位基因控制，按孟德尔遗传定律进行传递。

单基因心血管遗传病数量多，危害大，是以心血管损害为唯一表型或伴有心血管损害的遗传病，1978 年 Nora 统计为 55 种，1984 年李树林编译的《心血管系统遗传病》载 110 种；1990 年张开滋，李广镰，孙启斌等主编《遗传性心血管疾病》载 114 种；1994 年李广镰，张开滋，郑宗锷主编《心血管遗传病学》载 137 种；本书精选后载 153 种，这些疾病严重危害着人类健康。

单基因心血管病病种多，虽然每一种单基因病发病率不高（有的因无详细统计资料故未列入）为 1/10 万～1/100 万，但某些病种并不低，如成人型多囊肾病为 2‰，马方综合征为 0.04‰，我国是 13 亿人口大国，这一数字是不容忽视的。为提高中国人口素质，必须首先控制遗传病在我国人群中的流行，心血管遗传病危害性极大，其控制更是首当其冲。

从新生儿出生缺陷发病率看，我国每年约有 30 余万名出生缺陷患者，排列前 10 种之内累及心血管损害的就占 3 种。据最新公布的我国监测的 19 种出生缺陷中，先天性心血管病即列入其内，国际分类编码为 746～747。

据初步统计，伴有智力低下的单基因心血管疾病共有 50 种以上，而且遗传性心血管病所致的智力低下所占比重和程度都是最严重的。

从优生条例看，须先实行优生绝育术才可结婚的，一些遗传性心血管疾病也是位列其中，如结节性硬化、成骨不全、马方综合征、家族性小头畸形综合征、糖原贮积症等。

总之，单基因心血管疾病越来越被人们重视，其严重性不仅是因为病种多，总体发病率高，预后不良，而且还在于先天性、终身性、家族性、代代相传的遗传学特点。

本章是指明确了具有遗传性又有心血管病变两大特点，以单基因致病为基础，按遗传方式分为常染色体显性遗传（AD）、常染色体隐性遗传（AR）、X 连锁显性遗传（XD）、X 连锁隐性遗传（XR），再按致病基因定位，突出各征遗传学特点、临床表现及心血管损害分别进行论述。

第一节　常染色体显性心血管病

一、Holt-Oram 综合征
Holt-Oram syndrome, HOS (MIM 142900)

【同义名】

心-手综合征，心房-指综合征，心肢综合征，心房-手指发育不良，上肢血管综合征，家族性心脏上肢异常综合征，遗传性心血管-上肢畸形综合征。

【概述】

本征是一种发病率约 1/10 万人口，外显率高，表现度不一，主要累及心血管畸形和上肢骨骼畸形为二大主征，呈常染色体显性遗传方式（AD）为特征的一组临床综合征。

【溯源与发展】

1949 年首由 Nicolas Stonon 报道 1 例，1949 年 Oppenheimer 报道 3 例，其后其他学者亦有报道，但均未引起重视。至 1960 年 Holt 和 Oram 报道一家系 4 例，追溯家族史四代人中有 9 人患病，这些患者都为房间隔缺损继发孔型，合并拇指畸形，其拇指与其他手指处于同一平面，其末节指骨弯向尺侧，并指出本征与常染色体显性遗传（AD）有关。1961 年 McKusick 等发现一个 HOS 家系中心脏畸形为室间隔缺损，指出 HOS 的心脏畸形不只限于房间隔缺损，并将本征命名为 Holt-Oram syndrome（HOS）。1979 年 Smin 等通过大量 HOS 病例的研究提出，继发孔型房间隔缺损是 HOS 最普遍的心脏缺损，但不是唯一的心脏畸形，并可有其他心脏畸形。研究还发现，仅有肢体畸形的 HOS 不完全型父母双亲，其后代可以是 HOS 完全型。1970 年 Poznanski 等研究提出，对 HOS 来说，腕骨的畸形比拇指更具有特征性。1980 年薛崇成在我国首报 1 例，嗣后陈远光、朱杰敏等都有个例报道。1982 年刘晓程等通过自己的 4 例结合文献进行了综合描述：上肢的主要病变为前臂、腕及手的桡侧骨骼变异或缺如，拇指的病损是更具有特征性的表现，上肢畸形一般为双侧，但多为非对称性；他们还从胚胎发育学角度，提出发生变异的根据（见发病机制）。国内曾有心-手综合征等多种命名，不仅造成文献上的混淆，有的不够确切，甚至是错误的。1984 年张开滋和孙启斌结合陆续发现的四家系 21 例，收集国内报告共 55 例，对照国外文献，进行了临床和细胞遗传学的研究，证明了 HOS 不属于细胞遗传学范畴，也基本同意刘晓程等的意见；又根据本征具有遗传性及临床上心血管和上肢受损的两大特征，于 1987 年建议命名为遗传性心血管-上肢畸形综合征，现已被国内多数学者所采用。1989 年张开滋等研究证实 HOS 皮纹学改变中，斗型纹出现率高，环形纹为 100%。1996 年 Newbury-Ecob 等，通过对 44 个有家族性的病例和 11 个散发病例研究，其结论为 HOS 患者均有程度不一的上肢畸形，拇指病损为 85% 以上，其次为腕骨及桡骨畸形，肱骨及肩胛骨畸形较少见，常为双侧性、不对称、左侧较右侧严重，具有不同程度关节功能障碍。心脏畸形发病率为 96%，其中房间隔缺损约占 36%，室间隔缺损约占 27%，其他心脏畸形约占 33%，无心脏异常约 4%。

1994 年 Terrett 等用微卫星 DNA 标记连锁分析法对发现 HOS 基因定位于 12q。1997 年 Li 等和 Basson 等各克隆了与 HOS 发育有关的 TBX5 基因，并检测出 6 个突变，从而证实 TBX5 为本征的致病基因。2000 年湖南医大湘雅二院的杨进福等在对国内 3 个家族性 HOS 家系及 4 个散发 HOS 患者用单链构象多态性分析（SSCP）和测序分析、进行 TBX5 基因突变检测，发现了 3 个新位点基因突变，1 个 HOS 家系患者为 TBX5 基因单个碱基替换引起错义突变，从而证明中国人 TBX5 基因突变可引起 HOS，开创了国内 HOS 研究进入分子遗传学时代。

2001 年杨进福等将 1982 年至 1998 年自己观察的 HOS 患者 47 例，做了统计分析，这是继 1984 年张开滋等报道 55 例以来的我国又一大样本报道，可贵的是不仅对心脏畸形和上肢畸形两大主征进行详尽分析，证实心脏畸形严重程度与上肢畸形严重程度无正相关，研究还从侧面证实基因功能损害程度与上肢畸形有密切关系的观点。2002年广东省心血管病研究所谢育梅等对1990—2000年收治14例HOS患者进行报道，明确提出手术选择主要取决于先心病的严重程度，肢体畸形可行外科矫形手术的治疗方案。

【遗传学特点】

1. 遗传方式

经家系调查和绘制系谱图分析，证明HOS遗传方式属AD（图4-1-1A）。病因是显性致病基因遗传所致；有的杂合子显性基因由于某种原因而不表现相应性状而呈隔代遗传现象，称不规则显性遗传（图4-1-1B）。

亦有散发病例，为基因突变所致。

2. 染色体定位

1994年Terrett通过微卫星DNA标记对7个HOS家系连锁分析发现，5个家系标记出现在12q上，并将这5个家系进一步分析，限定在距12号染色体长臂远端21 cm范围内。1994年Basson通过连锁分析发现标记在12q2区带，经过DNA标记定位判断，认为HOS基因最可能区域为12q21.3-q22。同年Bonnt利用多点连锁分析法对9个HOS家系研究，认为HOS基因定位于D12S84和D12S79之间（Lod值=81）。经过科学家多年研究得出的最后结论：HOS致病基因定位于染色体12q24.1上。

3. 致病基因

1996年Terr等通过染色体扫描和利用YAC及黏粒进行FISH对HOS研究，这种方法对HOS致病基因克隆起着极大的推动作用。1997年Bason等及Li等，通过FISH、基因文库筛选、外显子捕获及PCR扩增、分段测序、基因拼接等一系列方法，成功地克隆了HOS致病基因——TBX5（601620）。

TBX5基因定位于12q24.1，具有8个外显子，cDNA长24 kb，gDNA长20 kb，编码349个氨基酸。TBX5基因是T-box（TBX）基因家族中成员之一，该基因家族功能是作为转录因子控制胚胎心脏和上肢发育过程，其家族基因均具有相当稳定的保守区（核苷酸847-1388），人类TBX基因家族与老鼠TBX基因家族有97%同源性，经研究证实TBX1基因杂合性缺失可引起Di Geroge综合征、圆椎干畸形综合征等，TBX3突变导致Ulnar-Mammary综合征，而TBX5基因突变则引起HOS。

各学者提出有的TBX5基因突变，有13种，较认同的有6种：无义突变、移码突变、剪接点突变、缺失突变、插入突变、错义突变。杨进福等对HOS家系进行突变检测，发现国际上未报道的3个新位点杂合型基因突变，还证实了TBX5基因突变引起基因转录功能降低，其上肢发育情况与TBX5突变类型可能密切相关，即表型在上肢比在心脏更具特征性，也排除了基因多态性。

Li等研究发现，人胎发育26天时TBX5基因在原始心房、房间隔及静脉窦有高水平表达，而在35～52天前臂、气管、肺等组织有高水平表达，证明TBX5在胚胎心脏和上肢发育过程中起着非常重要作用。

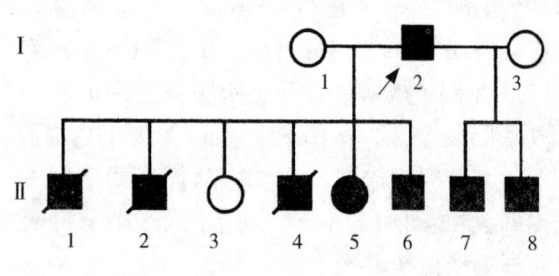

图4-1-1A 徐氏家族HOS的系谱（详见图4-1-1D的系谱）

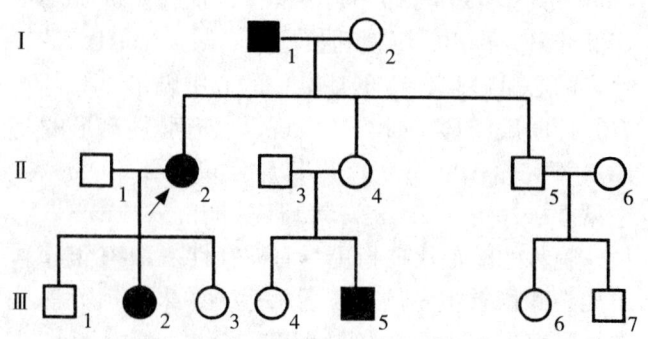

图4-1-1B 王氏家族HOS的系谱

4. 遗传异质性

1994年Terrett等通过微卫星DNA标记发现，在7个HOS病例家系中有2例与12q没有关系，经计算机HOMOG程序处理后，指出HOS具有遗传异质性；1995年Basson通过连锁分析，也发现2个HOS家系中不与12q连锁，经研究认为 *hom ebet* 基因、肽成长因子、视黄酸受体等可能是HOS的候选基因；1996年Fryns等也发现1个HOS家系与12q无关。1997年Li等和Bosson等克隆了*TBX5*基因，用该基因对HOS患者突变检测发现，只有30%~40%患者有*TBX5*突变，而其余60%~70%则无*TBX5*突变，证明HOS确有遗传异质性。

尽管目前采用各种遗传学手段，证实了HOS存在着遗传异质性，但除*TBX5*外尚未找出新的致病基因，为从遗传学角度研究治疗HOS最有效方法——基因治疗，达到最终治疗、最根本治疗的目的，找出所有致病基因，这是今后努力的方向。

5. 皮纹学检测

对徐氏家系4例患者进行38个指纹图（例3双拇指缺如）检查，斗形纹22个占57.9%，其中环形纹出现率达100%；王氏家系进行20个指纹图检查斗形纹18个占90%，其中环形纹指出现率达100%。而散发7例斗形纹亦程度不同增多。HOS斗形纹发生率高，尤其环形纹更高与Rydak等观察一致，可能是HOS一个遗传特征。

【发病机制】

1. 遗传学角度

*TBX5*已被认为是HOS的致病基因，1999年Basson研究揭示，*TBX5*基因不同的突变类型引起心脏和上肢畸形的严重程度不同，无义突变引起上肢和心脏畸形的严重程度不同，Gly80Arg导致心脏严重畸形而上肢畸形较轻；Arg237Cln和Arg237Trp引起广泛的上肢畸形但心脏畸形轻微。2000年Satoda研究认为靠近5′端的点突变导致明显的ASD和VSD，而靠近3′端的点突变导致肢体畸形严重，总的来讲*TBX5*突变对上肢畸形作用比心脏畸形作用大，这就解释了临床不同表型。本征具有外显率高，表现度有差异的特点。最近，Zarago等鉴定出人类*TBX5*的转录激活功能域位于C末端第339~379个氨基酸，而第325~327个氨基酸KRK可能是*TBX5*的核定位信号。

2. 胚胎学角度

原心管的主要分化过程及上肢胚芽的发生，均起源于胚胎第4周，且都在第2~3周内完成，而下肢的发生晚于此期。在此期间由于致病基因遗传或基因突变以及受环境因素诱发导致基因调节系统失常，均可使心血管与上肢发育异常。根据Ggenoaur的原始翼理论，尺骨及其附近相当于原始鳍线的主干，桡骨是另4条附属线之一，且发生于尺骨之前，尔后又趋于消失，故桡侧骨骼更易受累，由于下肢分化晚于上肢，所以下肢不受累及。

【临床表现】

1. 心血管畸形

综合我们54例，杨进福47例，谢育梅14例共115例HOS病例的分析，有心血管畸形的共108人，发生率93.9%，可有各种心脏畸形：房间隔缺损（ASD）、室间隔缺损（VSD）、动导管未闭（PDA）、肺动脉高压（PH）、主动脉缩窄（CoA）、法洛四联症（TOF）、完全性房室间隔缺损（CAVC）、主动脉瓣关闭不全（AI）、单心房（SA）、单心室（SV）、右位心（Dex）、肺动脉瓣狭窄（PS）、右室双出口（DOPV）、大动脉转位（TGA）、二尖瓣脱垂（MVP），其中最多见为ASD 47例，占43.5%，其次VSD为36例，占33.3%，两者共83例，占76.8%。除心脏畸形外，还有桡动脉缺失、右锁骨下动脉移位等血管病变。这说明不仅限于心脏畸形，也有血管发育异常改变，单称心脏畸形不如改称心血管畸形更为确切，因而这是我们将HOS命名"遗传性心血管——上肢畸形综合征"的缘由。

心律失常：发生率97%，心律失常为最普遍表现。因心脏畸形不同，心律失常类型亦不同。心脏畸形轻者可无症状，但有心电图表现；常见为一度房室传导阻滞，右束支或左束支阻滞、心房肥大、电轴左偏、心肌缺血、心动过缓等。但仔细分析是有规律可循，出现特异的先天性P波，房间隔缺损可出现房室传导阻滞，而形成房间隔缺损-房室传导延长综合征；若心脏畸形严重或心功能不良，可出现期前收缩，室上性或室性心动过速；临终时则出现濒死心律失常表现。

2. 骨骼畸形

115例患者中均有上肢骨骼畸形，发生率

100%，且以桡侧受损最多见，多为双侧性，不一定对称，左侧比右侧重，女性比男性重（图4-1-1C）。一部分HOS患者上肢畸形严重而心脏畸形并不严重，即上肢畸形严重程度与心脏畸形严重无正相关。拇指畸形最多见，发生率为86.2%，包括缺如、并指、三节指骨、分叉状、短小等发育不全，其次为腕骨、桡骨、尺桡骨发育不良；另外还有上臂短缩、肱骨发育不良，除上肢骨骼畸形为绝大多数外，文献中尚有锁骨、肩胛骨发育不良，肋骨辐辏个别记载。而绝无下肢骨骼受累，这是HOS骨骼畸形特征性表现。

继发性骨骼肌改变，伴骨骼畸形同时相应有大、小鱼际肌、上肢肌群、胸大、小肌、肩胛肌发育不良、萎缩等，并伴有相应的关节活动障碍。

3. 其他病损

少数病例出现唇裂、腭裂、脊柱裂、消化道畸形、泌尿系异常，外展神经麻痹，再生障碍贫血、血小板减少、皮肤色素沉着、副乳、钙胆汁，这是并发症还是合并症，尚有待进一步研究。

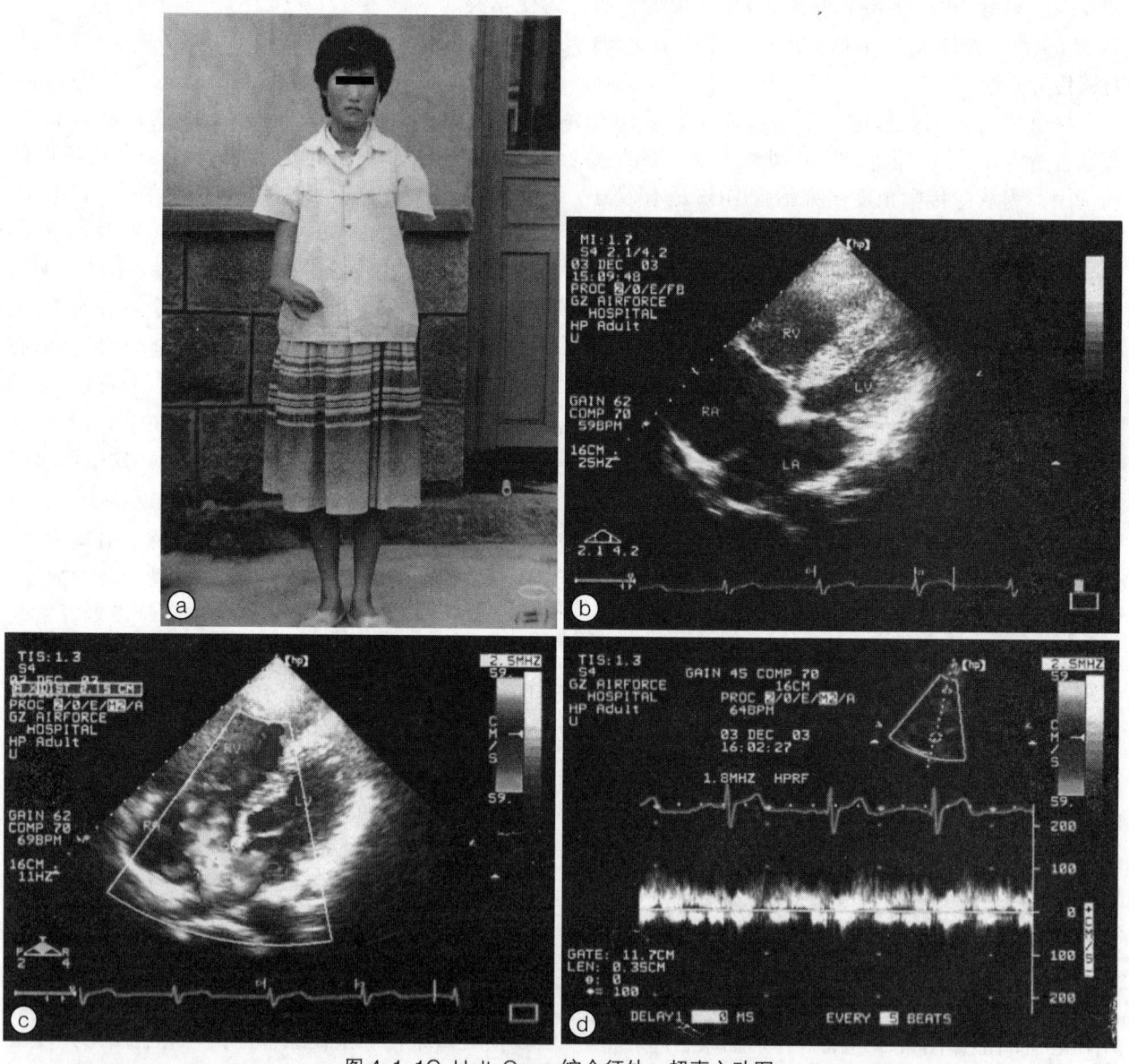

图 4-1-1C Holt-Oram 综合征外、超声心动图

a. 14岁女孩，双手拇指缺如、左手挛缩、前臂消失，腕骨与上臂相连，腕关节固定，上臂短缩，为严重双上肢畸形，左侧重于右侧；双亲非近亲婚配，家族内无HOS患者；b. 胸骨旁四腔断面显示房间隔中部回声中断，右房、右室内径增大，右心大于左心。c. 彩色多普勒血流显像显示房间隔缺损处左向右黄红色过隔血流。d. 脉冲多普勒血流频谱：经房间隔缺损处以舒张期为主心动周期的双峰分流频谱。超声心动图提示：继发孔型房间隔缺损（中心型）。临床诊断：HOS（散发型）

【附】一家系二代 8 例 HOS

A. 徐氏家系二代 8 例 HOS 临床研究及 27 年随访观察（图 4-1-1D）

笔者调查了徐氏家系四代 96 名成员通过访问先证者姑母（Ⅱ₁₁）提供的情况，在第Ⅰ、Ⅱ代成员中未发现上肢畸形者，先证者也证实其父母皆正常。第Ⅲ代 23 个家族成员中，除先证者外，其他成员均未发现异常，第Ⅳ代成员中也只有先证者后代有畸形患者，其他各小家系成员全部正常。先证者二次结婚：前妻（高度近视 -2000°）生 4 男 2 女，其中 5 人患病（4 男 1 女），4 人童年夭折，现存活一男性患者及一名正常女孩；现妻生 2 男，均系患者。先证者共有 7 名子女患病，男女为 6∶1，前妻改嫁后又生 1 男 1 女均正常（图 4-1-1D）。后代皆正常的家系分支，进行了省略。

例 1　先证者徐××（Ⅲ₄），男性，52 岁。出生后即发现双上肢畸形，近 3 年心悸、气短，活动后加重。查体：智力正常，轻度发绀，呈漏斗胸，胸骨左缘第 3、4 肋间闻及 4/6 级粗糙的全收缩期杂音，可触及震颤，肺动脉瓣区第二音亢进，心律规整，心率 73bpm，双肺呼吸音清，肝脾不大，下肢无浮肿。心电图示窦性心律，右室肥厚劳损，一度房室传导阻滞。X 线片示：心脏左室增大，肺动脉圆椎突出，主动脉结缩小，肺野充血，符合室间隔缺损（图 4-1-1E-b）。上肢骨骼改变：双拇指短小，左手第一掌骨中近端缺如，右手第一掌骨发育细小，左第二节指骨短小、外展，双腕骨发育异常，双前臂短，两锁骨短右＞左，胸骨体短小，呈二节，剑突未发育，两肩骨大小不等，左＞右（图 4-1-1E-a～c）。

临床诊断：HOS（完全型）。

例 2　患者男性，19 岁；例 1 之四子（Ⅳ₆）。查体：智力正常，出生后即发现左上肢轻度弯曲，双眼视力减退（-1500°）心脏正常。心电图示窦性心律正常心电图。X 线平片示心肺未见异常，左 4、5 肋骨，右 3、4 肋骨辐辏（图 4-1-1F-a）。两手第一掌骨发育相对细小，左桡骨呈弓形弯曲（图 4-1-1F-b）。

临床诊断：HOS（不完全型），高度近视。

例 3　患者男性，15 岁；例 1 之五子（Ⅳ₇）。出生后即发现双上肢严重畸形，活动后心悸、气短、发绀。查体：智力正常，轻度发绀，双手活动功能受限，漏斗胸，胸骨左缘 2、3 肋间闻及 4/6 级收缩期杂音，肺动脉瓣区第二音亢进，呈固定性分裂，心率 65 bpm，双肺未闻及啰音，肝脾不大，下肢无浮肿。心电图示：窦性心动过缓并不齐，巨大 P 波，右房肥大，右室肥厚劳损，不完全性右束支传导阻滞，一度房室传导阻滞。X 线显示：右房、右室增大，肺动脉圆椎突出，主动脉结缩小（图 4-1-1G-c）；上肢骨骼改变：两拇指缺失，双手四指等长，左远排腕骨融合，右近排腕骨仅有一月骨，双手与前臂纵轴呈 90% 畸形，前臂呈弧形缩短。左桡骨呈骨性融合，右桡骨 1/2 缺失，残留部细小，胸骨、锁骨、肩胛

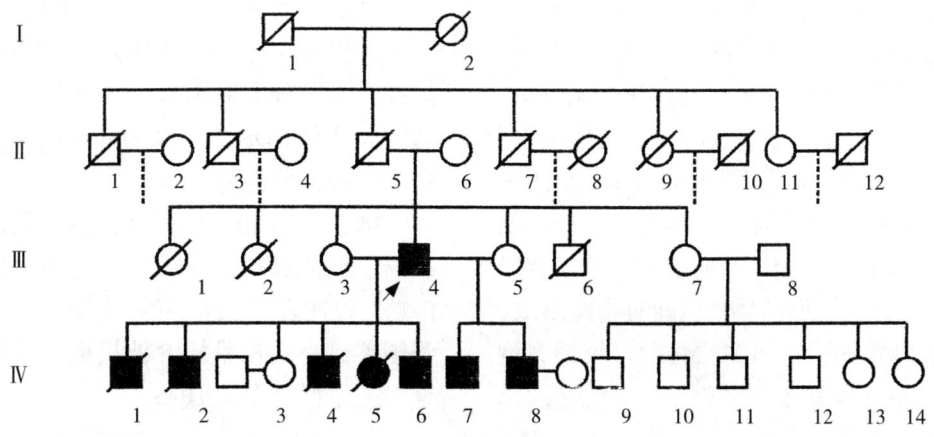

图 4-1-1D　1981 年徐氏家系 HOS 的系谱图

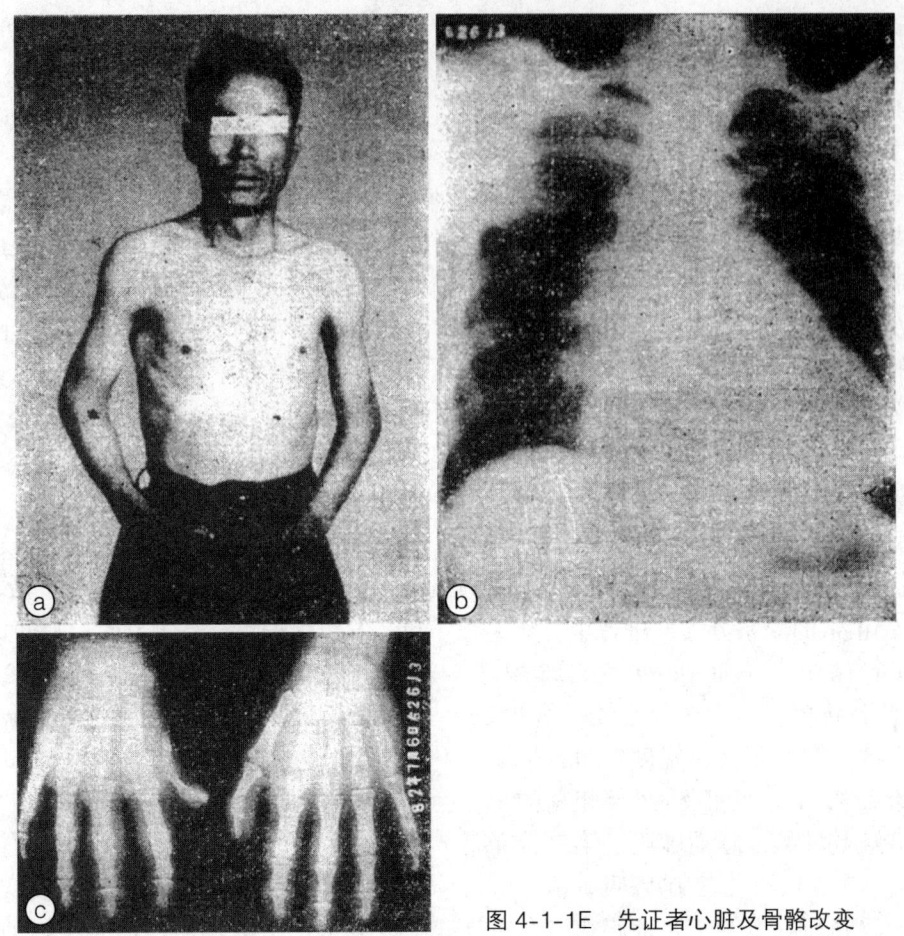

图 4-1-1E 先证者心脏及骨骼改变

骨异常改变同例1。肱骨发育细小，而肩关节呈脱位（图4-1-1G-a，b）。超声心动图示：X轴位（舒张期时）显示肺动脉内径大于动脉内径和肺动脉反流（蓝色），提示房间隔缺损，肺动脉高压，符合房间隔缺损（图4-1-1G-d）。

临床诊断：HOS（完全型）。

例4 患者男性，9岁；例1之六子（Ⅳ$_8$）。出生后即发现双手畸形。查体：智力正常，无发绀，心脏检查同例3。心电图示窦性心律，右房肥大，右室肥厚劳损，一度房室传导阻滞。胸部X线平片示肺充血，右房右室增大，心胸比>0.55（图4-1-1H-c）。上肢骨骼改变：两拇指细小呈三节畸形，尤以中节较短，右拇指、食指间有指蹼形成，两手第一掌骨发育细小，两侧肱骨发育较细，胸骨、锁骨、肩胛骨异常改变同例1，胆囊充满钙胆汁（图4-1-1H-a，b）。

临床诊断：HOS，房间隔缺损。

B. 各病例特点

先证者心脏改变为室间隔缺损，上肢骨骼改变为双拇指短小。

例2（Ⅳ$_6$），心脏正常，上肢骨骼改变轻微，但肋骨辐辏为特点，为HOS不完全型。又患高度近视，为一种多基因病，可能与生母患高度近视有关，具有HOS的单基因病和高度近视的多基因病于一身，值得进一步探讨。

例3（Ⅳ$_7$），心脏改变最严重，虽为房间隔缺损，但伴肺动脉高压，心电图出现先天性巨大P波，曾发表于1985年心电学杂志上，经查证为我国首例喜马拉雅样P波报道；骨骼畸形也最严重，为重型完全型HOS。

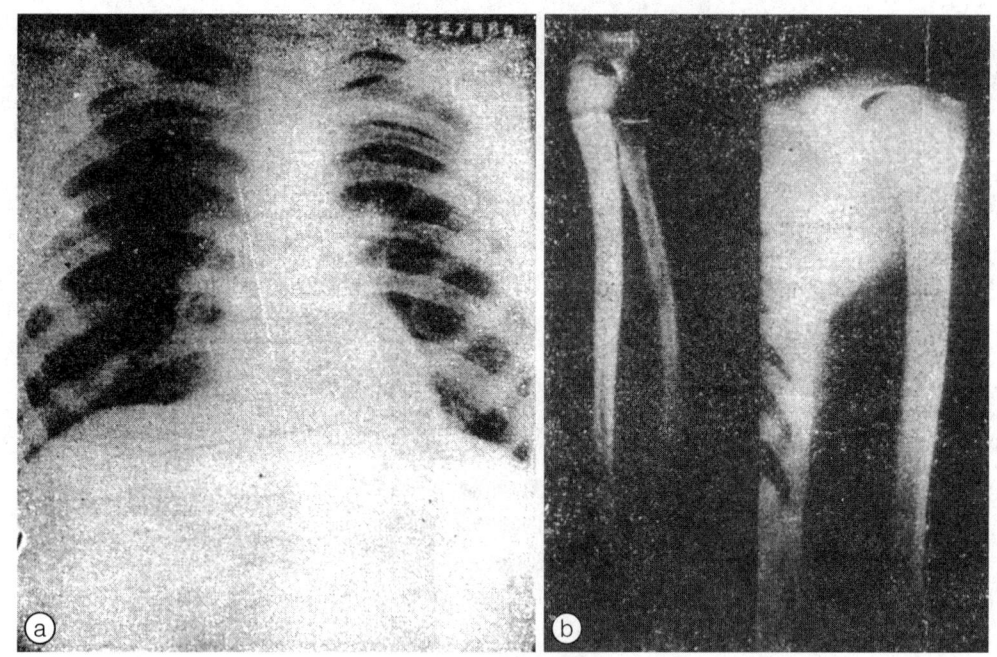

图 4-1-1F　例 2 心脏及骨骼改变

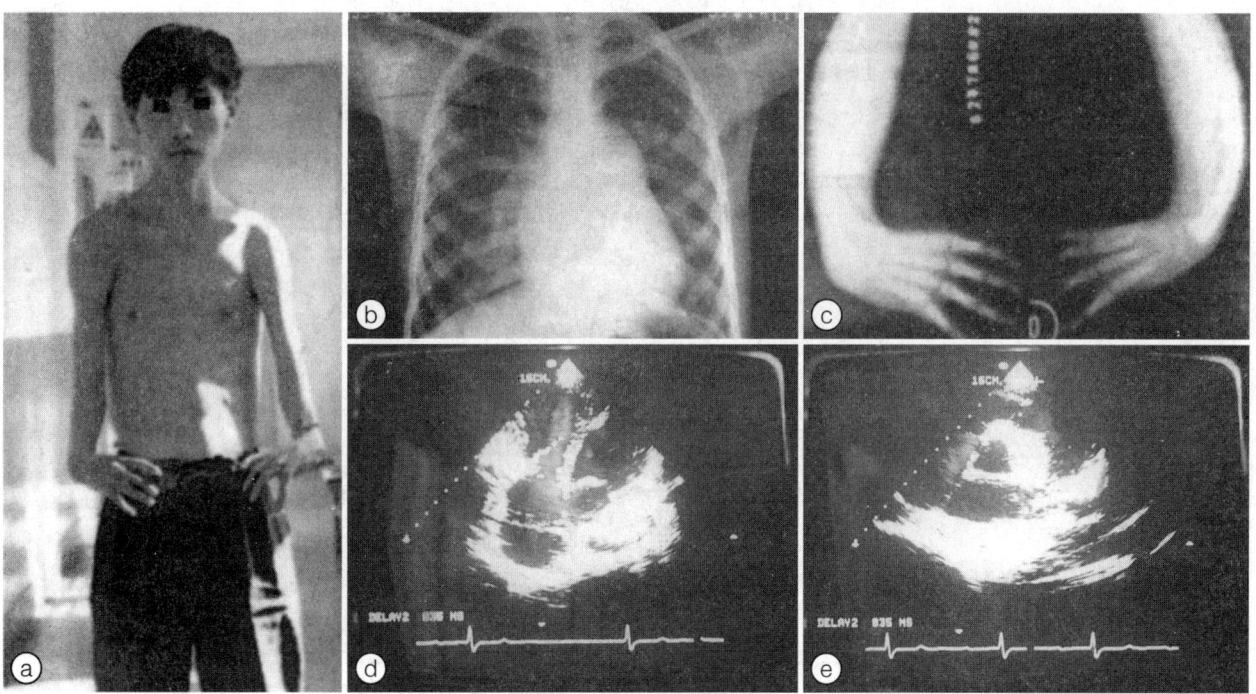

图 4-1-1G　例 3 心脏及骨骼改变

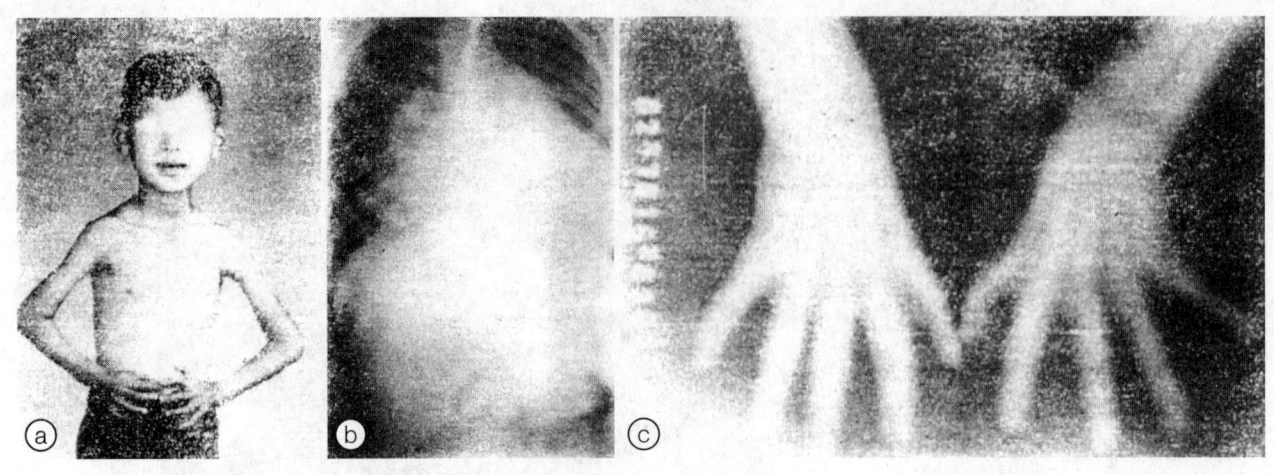

图 4-1-1H 例 3 心脏及骨骼改变

先证者之长子、次子、三子及次女出生即有与其父相似的胸廓及上肢畸形，心脏情况不明，并先后于 3～4 岁时因患肺炎，心肺功能不全等相继死亡

例 4（IV_8），心脏改变为房间隔缺损，上肢骨骼改变也较严重。突出的是胆囊为钙胆汁，这是 HOS 文献中没有报道的新病损。

徐氏家系 HOS 是由先证者将致病基因传递给下一代而发病，但由于 $TBX5$ 基因的多效性，以及表现度不同，各病例间表型不一，临床表现为轻重不一，类型不同。

C. 预后

先证者，于 1988 年 60 岁因心力衰竭救治无效死亡；例 3 于 1991 年 25 岁亦死于心力衰竭。可见 HOS 一旦出现心力衰竭，预后不良。

例 4（IV_6），至今未结婚，为单身。例 4（IV_8），于 1987 年 25 岁时与正常女性结婚，2 年后生一正常男孩，至今健在。先证者长女系正常人与正常男性结婚生一正常女孩（V_2），见系谱图（图 4-1-1I）。

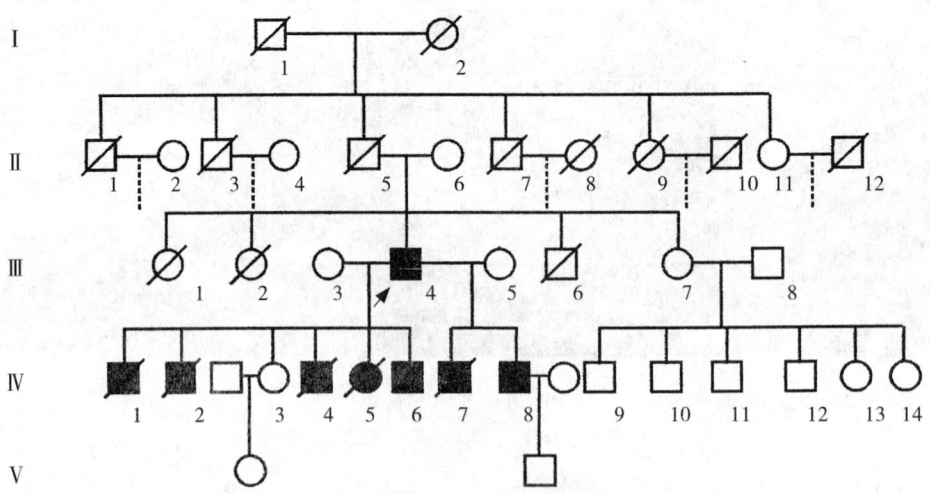

图 4-1-1I 2008 年徐氏家系 HOS 经 27 年随访，已五代的系谱图

先证者孙辈未出现患者，这可能与例2（Ⅳ$_6$）未婚配生育，例4（Ⅳ$_8$）仅生一个孩子有关，即在AD遗传中，虽后代有50%风险，这在大样本的观察中，才能反映出来，而在一个家系的小样本中往往出现较大偏差，可能高于50%或低于50%，生一个孩子不是患者则为正常人。徐氏家族第5代没有患者出现，则代代遗传现象即为终止，成为万幸之事，一般不会再出现患者。

总之，HOS危害性较大，是AD遗传方式的一个代表性心血管遗传病，应认识该征，即时做出诊断，更应采取防治措施。

4. 散发性发病

临床必须具备心血管或上肢两个系统畸形，方可诊断（参见图4-1-1C）。

【诊断】

心血管和上肢两个系统畸形同时存在，诊断并不困难。如遇一个系统畸形患者，应注意寻找有无另一系统的畸形，以免漏误诊断。张开滋等修正的高尾笃良诊断标准如下：

（1）家族性发病

1）遗传方式　呈AD，但也有隔代遗传现象的不规则显性遗传。

2）心血管畸形　可出现各种心血管畸形，其中以房间隔缺损多见，次为室间隔缺损。

3）上肢骨骼异常　以拇指骨、腕骨、桡骨病损为主。

上述三项中具备两项即可诊断。

•分型

依据在一个家系内或家系间外显率不同、表现度差异、表型不同而分型。

临床分型：①完全型　具有心血管和上肢骨骼两系统畸形，但程度可有不同。②不完全型　只有心血管或上肢骨骼一个系统畸形。

（2）发病方式

1）家族型　致病基因源自亲代。

2）散发型　基因新突变所致。

【鉴别诊断】

（1）心-手-足综合征（heart-hand-toe syndrome）

1992年王天赞首报1例7岁女孩，从出生即有上下肢畸形。查体：左右肢不对称，右上肢较左上肢长，右手中指缺如，左手中指与无名指呈蹼状并指；双侧胫骨下1/3骨隆起，双侧腓骨缺如。跖指骨粗，跟骨距骨融合，足内翻导致内收外展功能受限，跛行。两侧胸廓对称，无隆起，触之无震颤，胸骨左缘2/6～3/6级收缩期杂音，第二心音亢进、分裂，心尖区听及二尖瓣脱垂喀喇音。X线片示肺野充血，肺动脉增粗，右房、室增大。超声心动图示房间隔缺损（继发孔型），轻度二尖瓣脱垂。

皮纹学检查：通贯手，三叉点t高位。

经张开滋为首的专家鉴定组鉴定，查阅国内外文献尚无此类报道，本病例具有明显的心脏、上、下肢畸形及特异性皮肤纹理学改变，鉴定为可能是一种新的遗传性综合征，命名为心-手-足综合征（图4-1-1J）；或是HOS一种变异型或亚型，有待进一步研究确定。

本征虽有两侧肢体畸形，但右侧比左侧重，拇指正常，以中指改变突出，尤其是两下肢有严重骨骼改变，皮纹学无斗形纹增加，可与Holt-Oram综合征鉴别。

（2）血小板减少伴桡骨缺如综合征（MIM27400）

本征又称无桡骨血小板减少综合征、TAR综合征（图4-1-1K）。本征虽有桡骨发育不全、先天性心脏病，但另一个特异性表现为新生儿期出现出血点和紫癜，血相检查血小板严重减少，骨髓检查巨核减少，其遗传方式为AR，致病基因定位于17q21.3，可与Holt-Oram综合征鉴别。

（3）肢残缺-心脏畸形综合征（MIM246570）

本征1981年由Hecht和Sott首次报道。主要表现为生后四肢远端严重残缺，耳大畸形，先天性心脏病（图4-1-1L）。根据肢体残缺而不是畸形，其遗传方式为AR，基因未定位，可与Holt-Oram综合征鉴别。

（4）Fryns综合征（MIM229850）　本征又称膈疝、异常面容和肢端异常（图4-1-1M）。本征虽有心脏畸形，但下肢有肢体异常，呈特异性面容和膈疝为特征，遗传方式为AR，可与Holt-Oram综合征鉴别。

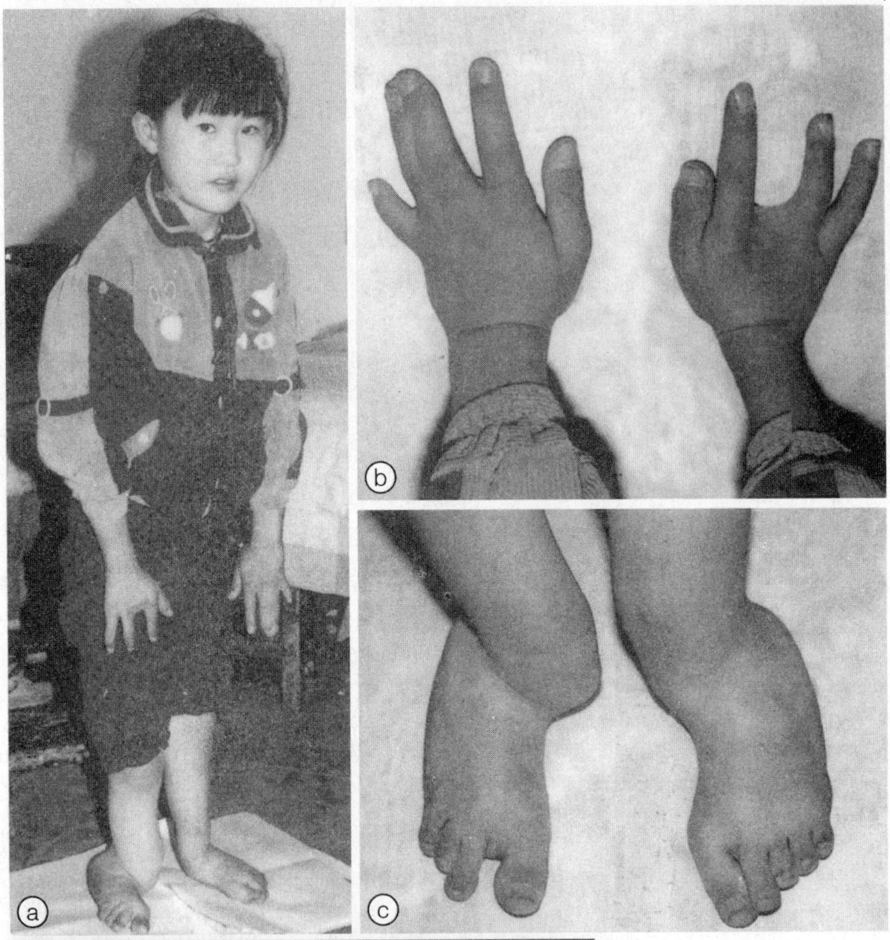

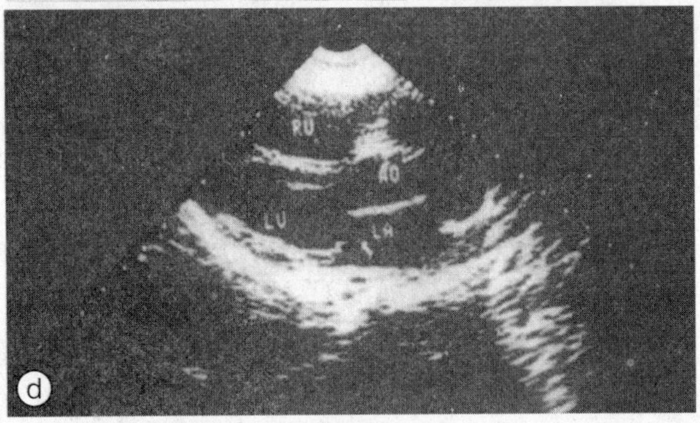

图 4-1-1J 心-手-足综合征

a~c. 7岁女孩，左、右肢严重畸形（详见【鉴别诊断】中的心-手-足综合征）；d. 超声心动图示房间隔缺损（继发孔型），轻度二尖瓣脱垂

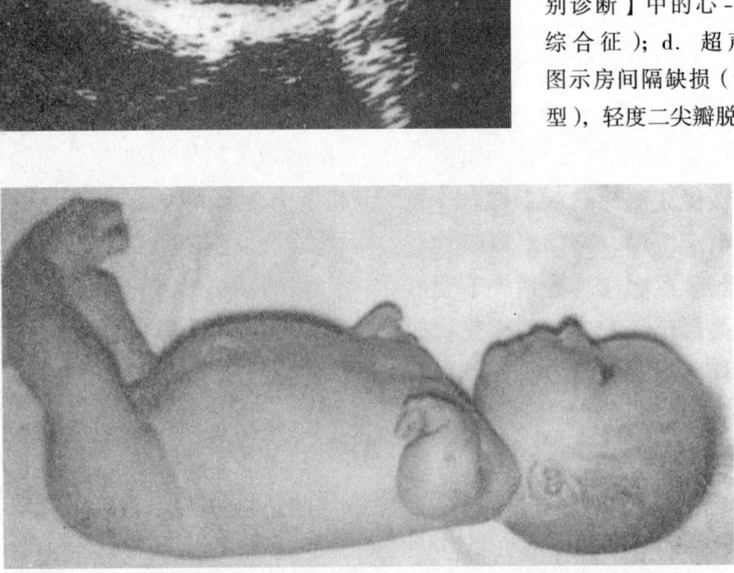

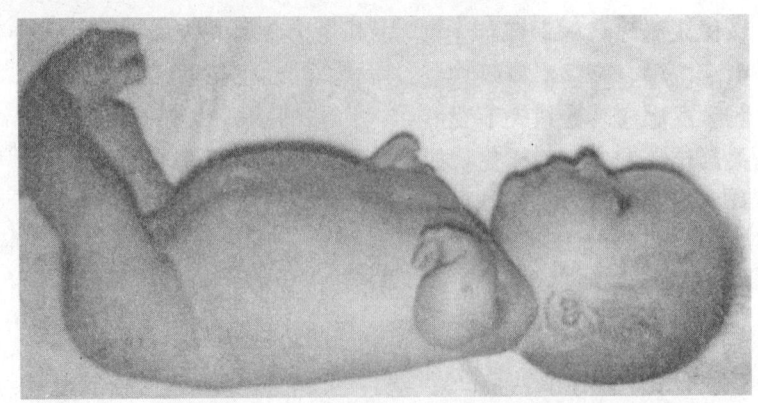

图 4-1-1K 血小板减少伴桡骨缺如综合征

6月龄男婴，发作性血小板减少，双手桡骨缺如。全身皮肤有冷发性出血点。鸡胸、腹部膨隆，指（趾）屈曲，挛缩

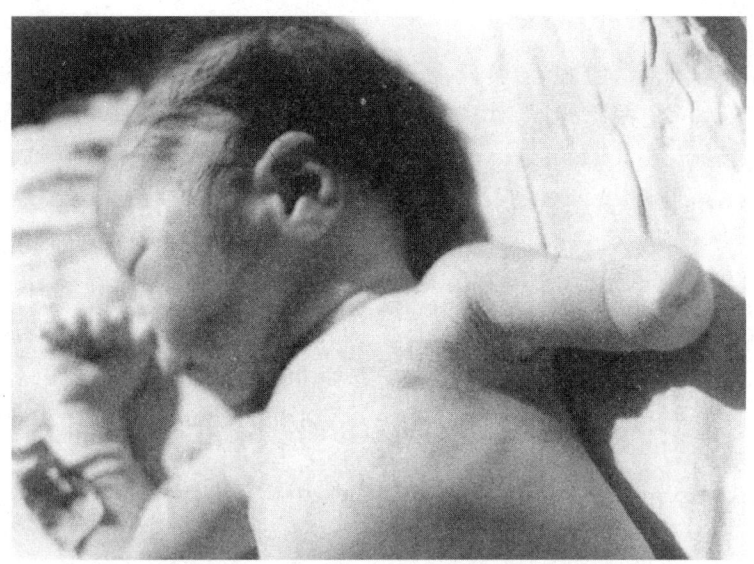

图 4-1-1L 肢残缺 - 心脏畸形综合征
新生女婴，左肢前臂残缺，耳大、畸形，房间隔缺损

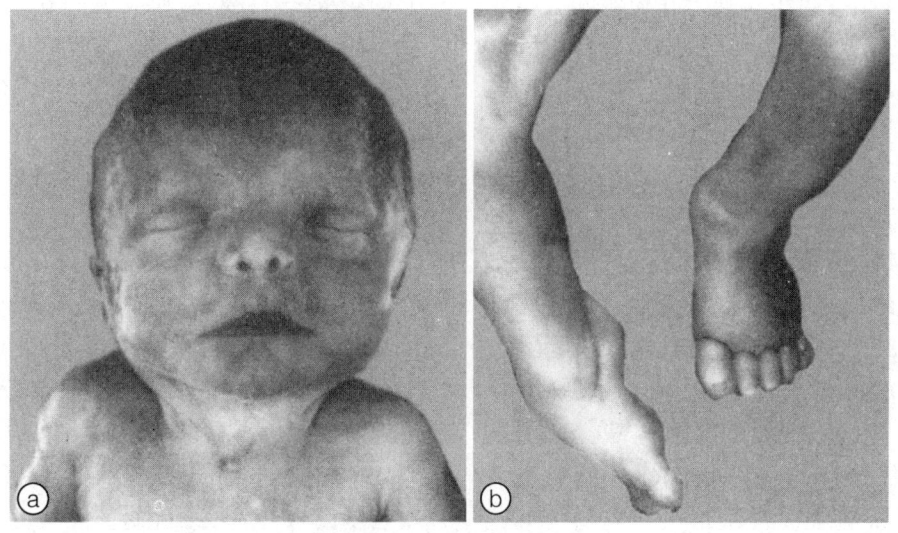

图 4-1-1M Fryns 综合征
死亡胎儿，尸检显示脑畸形，胼胝体发育不良。面容粗陋，塌鼻梁，鼻孔朝天。耳廓畸形，下颌后缩，蹼颈。主动脉畸形，房间隔缺损。下肢畸形、挛缩，指（趾）甲发育不良

（5）先天性心脏病 - 耳聋 - 骨骼畸形综合征
本征又名先心病 - 耳聋 - 骨骼畸形三联症。主要表现为先天性传导性耳聋、肺动脉瓣狭窄，多种骨骼畸形的一种遗传方式未定的畸形综合征，可与 Holt-Oram 综合征鉴别。

（6）其他　尚需与 Ellis-Van-Grevela 综合征（中外胚层发育不全综合征），以及其他有肢体和心脏畸形的染色体病相鉴别。

【治疗与预后】
目前尚无特效疗法，主要是维护心功能，防止心衰发生。可视心血管与上肢畸形进行外科矫形手术，以改善生活能力。预后取决于心脏病程度，严重者多在 1 岁内死亡。

本病子代的发病或再风险为 50%。且有一代比一代加重趋势，为减轻家庭及社会负荷，防止遗传流行，应加强婚育的优生指导，对患者应提出忠告，患者间不应结婚或绝育后婚配。一旦结婚应进行医学监督，要积极采取优生干预措施，对胎儿进行监测，妊娠 14～18 周做胎儿超声检查，发现患病胎儿应行流产治疗，这对优生优育、

提高人类素质具有积极作用。

（在此衷心感谢哈尔滨医科大学傅士英教授、李璞教授、白求恩医科大学吴振庚教授，中国医科大学金春和教授的指导）

（张开滋　刘权章　柳茵　邢福泰）

二、Marfan 综合征
Marfan syndrome，MFS（MIM 154700）

【同义名】

马方综合征，蜘蛛指（趾）病、细长肢体病、长肢病、指（趾）过长综合征、长瘦忧郁症、蜘蛛手合并晶状体脱位。

【概述】

MFS 主要是 FBN1 基因突变导致的一种常染色体显性遗传性结缔组织疾病，在遗传学上呈外显率高，表现度不一等特点，故临床表现多种多样，差别较大，主要表现为骨损害、眼损害及心血管病变三联症。MFS 发病率为 0.04‰~0.1‰，实际发病率远比此数高。

【溯源与发展】

1896 年巴黎儿科医生 Antoine Marfan 首次报道 1 例 5 岁女孩，有特别细长的四肢，他称为细长肢体病。1902 年 Achard 重新命名为蜘蛛指（趾）病。1914 年 Börger 首先将晶体脱位与蜘蛛指联系起来。1921 年 Sall 解剖首例患本综合征的婴儿，发现为卵圆孔未闭。1931 年 Weve 综合分析 84 例为 Marfan 综合征，首次指出本病遗传方式为常染色体显性遗传（AD），并认为是中胚层发育异常所致。1943 年 Baer 等报道 Marfan 综合征患者患有主动脉扩张和夹层动脉瘤，并指出 MFS 也见于成人。1955 年 McKusick 报道和分析 MFS 的 50 个家系 105 名患者的骨骼、眼及心血管损害，强调为遗传性疾病。

1991 年 Diez 等通过家族的连锁分析，将 MFS 基因定位于 15q15~q21.3。同年发现 FBN1 基因突变能导致本综合征。1994 年法国学者 Collod，又发现非典型 MFS，即 2 型的基因定于 3p24.2~p25。20 世纪初之后对 MFS 的分子遗传学研究更加深入，2004 年和 2005 年提出 TGFBR1 和 TGFBR2 基因异常可以导致一组新型的 MFS 相关结缔组织病的概念。

国内早在 1915 年起已采用首次报道者 Marfan 的名字而命名为 Marfan 综合征，另外尚有马方综合征、蜘蛛手合并晶体移位等多种名称。1983 年遗传学家杜传书等采用蜘蛛指（趾）综合征的命名，同年梁国芬及其后孙启斌、张开滋等进行了临床和遗传学研究，并建议国内应统一采用 Marfan 综合征（Marfan syndrom，MFS）或马方综合征为妥，现已被广泛采用。国内关于 Marfan 综合征大样板报道有 1990 年张开滋，孙启斌的 Marfan 综合征 610 例遗传探讨；2009 年张建强，张颖，惠汝太等的马方综合征 151 例初步分析。

【遗传学特点】

1. 流行病学

张开滋、孙启斌、郑宗锷等回顾性地收集了中国 1951—1988 年所报道的 610 例 MFS，同时也普查了 29 067 名儿童，其结果显示群体患病率为 0.72‰，基因频率为 8.61×10^{-4}，外显率为 71.28%，突变率为 3.09×10^{-5}。这与陆炳新的报道相似。

2. 遗传方式

主要呈 AD 方式遗传，如 McKuaick 报告 50 个家系 105 例 MFS 中，AD 占 85%，Cross 和 Jonson 报道 AR 占 1.08；与欧美国家相比较：①我国有家族史者为 455 例占 74.59%，其中 AD 占 73.6%，AR 占 0.98%；②散发病例为 155 例占 25.4%，这可能由于基因突变或前代个体所携带致病基因未外显或家系调查不完全所致。

3. 基因定位

1991 年 Diez 等将典型 MFS 致病基因定位于染色体 15q21.1；1994 年法国学者 Collod 将 MFS 2 型定位于染色体 3p24.2-p25。

4. 致病基因

（1）典型 MFS　主要由原纤维蛋白1（Fibrillin1，FBN1）基因突变所引起，基因大小约 110kb，含有 66 个外显子其编码 2 871 个氨基酸。世界各地的家系研究显示，该基因的突变在不同的病例中存在有明显的差异，概括起来有外显子的缺失（如第 51 外显子的缺失、第 60~62 外显子的缺失）、单个碱基的置换与替换（如 Cys1265Arg、Arg1170His、Cys1249Ser、Cys1663Arg、Arg1137Pro、Cys2307Ser、Asn2144Ser、Gly985Leu

等），以及终止密码突变（如Tyr2113Ter、Arg529Ter、Arg2776Ter等）。但也有学者认为迄今发现的FBN1突变达601个，遍布整个基因，无明显的突变热点，仅接近12%的突变是重复出现的。FBN1突变有两种类型：第一种类型（38.6%的突变）倾向于引起fibrillin1分子缩短的突变，包括无意义的突变，影响链接错误，剪接的突变，插入。最显著的事件是早期终止密码突变，将引起严重的骨骼疾患和关节松弛，很少出现眼部的病变。第二种类型（60.3%的突变）包括无意义的突变，大部分位于cb-EGF样区域。这导致该区域的半胱氨酸残基被替换，因此影响了cb-EGF样结构域与钙离子的结合，使原纤维在细胞内的正常运转受到干扰。

有学者认为，目前所发现FBN1变异的众多不同性不能解释MFS家族间和家族内的不同表现型。实际上，几个已经报道的相同的基因变异可以引起不同的MFS表型。目前，对一个给定的FBN1变异推测引起的表现型还不可能。本病表现型复杂，变化范围很大，即使同一家族的同一等位基因的突变也会出现不同严重程度的表型，这给建立表现型与基因型之间的关系造成困难。这提示MFS的发生除了基因突变的基础外，其他因素如环境因素等有可能影响表现型。

（2）MFS 2型 认为是转化生长因子β受体2（transforming growth factor beta receptor type Ⅱ, TGFBR2）基因和转化生长因子β受体1（transforming growth factor beta receptor type Ⅰ, TGFBR1）基因突变所致。

目前发现MFS 2型除身材矮小外与典型MFS临床表现相同，其基因定位于3p24.2~p25，而排除了FBN1变异，而确定为编码TGFBR2，其变异位于丝氨酸-苏氨酸激酶区域。

2005年，报道TGFBR1或TGFBR2变异引起的一种新型综合征（Loeys-Dietz aortic aneurysm syndrome，LDAS）。LDAS主要表现为面部器官距离过远，悬雍垂裂，腭裂，广泛全身动脉纤曲，升主动脉瘤及夹层。除了一个剪接受体位变异外，总共有5个TGFBR2变异被确定。所有变异都位于激酶区域完整无缺的氨基酸上，与MFS 2型的变异点很相似。在10个患有LDAS的家族中，6个家族发现TGFBR2变异，其余4个家族发现TGFBR1变异。在此基础上，有人认为TGF-β介导的信息传递异常导致MFS、MFS2型、LDAS的发病基础，因此提出了一组新型MFS相关的结缔组织病：TGF-β信息传递疾病的概念。这尚待进一步被证实。

5. 疾病表现

MFS在临床上可有骨骼、眼、心血管均改变的完全型，亦可表现为分别由上述三主征组合的各种不完全型。即使在同一家系中其表现程度亦有多少或轻重之分。这种表型的不一，是基因多效性所致。

【发病机制】

对于MFS的发病机制，不同时期提出不同发病学说，如1931年Were提出先天性中胚叶营养不良学说；1953年Gore提出生化代谢异常学说等。

现代分子遗传学认为是由于FBN1基因突变而导致MFS。因为原纤维蛋白1是形成结缔组织弹性纤维的基础。弹性纤维遍布身体的各种组织系统，没有这种原纤维蛋白提供的结构支持，许多组织、系统是纤弱的，会导致严重后果，例如主动脉扩张、动脉夹层甚至破裂等。有学者报道FBN1基因点突变能导致终止密码子的提前出现，使蛋白质合成提前终止，会引起关节松弛和骨骼损害等。

近年，Saldivar发现1例非典型MFS患者携带FBN1蛋白的精氨酸1 170位精氨酸到组氨酸变化。其实早在1994年，Hayrrard也曾报道过1例类似病例。2006年陈琳玲等，通过克隆的新基因提示该位点的氨基酸具有类别是特异性，支持是致病基因突变的发病机制推理。

硬脊膜膨出发生机制是因MFS细胞外基质缺陷，致结缔组织活力下降，硬脊膜长期持续受到脑脊液搏动性压力影响，特别是直立位时，蛛网膜下腔压力在腰骶部椎管最高，造成腰骶部脊柱的侵蚀，蛛网膜下腔囊肿以及盆腔脊膜膨出。

总之，FBN1基因突变导致全身中胚层组织广泛发育不良，而产生多系统损害，引起典型MFS。

晚近，方凯等提出，由TFG-β信息传递的异常干扰和/或重塑细胞外基质稳态是MFS、MFS2、LDAS的核心发病机制。异常的信息传递，可能导致各种不同的临床表现，这在成人患者中尤为明显。

【临床表现】

1. 骨骼病变

MFS可累及许多部位的骨骼并呈现不同程度的表现，我国610例MFS骨骼受损率为97.2%，与国外文献报道相近。MFS的身材瘦高和蜘蛛指（趾），为最常见的骨骼异常且具特异性，其出现率分别为84.4%和77%，与国外报道的80%无明显差异。

（1）瘦高身材　成人>180cm，四肢修长，特别是前臂和大腿更为明显，中指间距大于身长，上半身比下半身短，其比值<0.92。

（2）手足改变　手指和脚趾特别长，呈蜘蛛样指（趾），中指长达10cm或以上。

（3）头颅改变　由于身体各部位纵向生长过度，因而发生头长、面窄、腭弓高、凸颌等，但亦有短头与尖头者，副鼻窦可增大。

（4）其他改变　尚有鸡胸、漏斗胸、驼背导致的胸廓畸形，脊柱侧弯和扁平足等改变。另外还有皮下脂肪少，肌肉发育不全，关节松弛，易患腹股沟疝或切口疝。

（5）测量指标具体包括以下几点　①腕征：患者以一手拇指和小指握住对侧手腕桡骨茎头近端处，如果拇指和小指相互重叠，则为阳性，它反映手指长和手腕细二者比例发生改变。②拇指征：患者拇指内收，横置掌心，伸直并握拳，如果拇指超出该手尺侧缘，则为阳性对诊断有所提示，笔者检查41例，两征出现率分别为65.9%和85.3%，国外报道两者分别为58%和82%，值得注意的是有假阳性和假阴性。③掌骨指数：Siachain等介绍正常人掌骨指数，其检查方法是双手X线后前位片上，将食、中、无名和小指的4个掌骨长度与4个掌骨中部的平均宽度之比值<80，MFS>80在8.4与10.4之间（男性>8.4、女性>9.2），笔者检查率为80%。Suridge指出掌骨指数特异性远远超过中指间距/身长和上半身/下半身之比率，笔者同意此意见并认为较腕征和拇指征可靠性更大。④指骨指数：Pavish测右手环指在近端指骨长度与最小宽度之比，男性患者>4.6，女性患者>5.6。⑤手与身高之比>11%；脚与身高之比>15%。

2. 眼部病变

笔者资料显示MFS眼部病变出现率为63.8%。其中双眼晶状体脱位为最常见病变，占86.8%，多为半脱位且具有诊断价值。与欧美方国家报道83%相近。晶状体的半脱位、全脱位导致继发性眼部病变及合并轴性屈光异常，导致高度近视，其他尚有遍平角膜、斜视、前房间异常、视网膜剥离、虹膜震颤、白内障等。

3. 心血管病变

MFS患者发生心血管病变可早至5岁，晚至60岁，以10～40岁起病多见，常为进行性。有家族史者发病较早，男多于女。我国的MFS心血管病变发现率为38.5%，欧美文献报道为40%～60%，但病理检查心血管损害发生率为95%～100%。主要是主动脉中层坏死。川岛综合日本文献发现77%病例有主动脉中层坏死以及二尖瓣黏液变性。

（1）主动脉病变　包括升主动脉扩张形成升主动脉瘤以及主动脉扩张伴主动脉瓣关闭不全。Sllis等称之为"主动脉环-主动脉扩张症"，为MFS的特征性改变。这种扩张最早和最多发生在主动脉根部。多数患者的主动脉瓣、二尖瓣反流及左室扩张继发于主动脉扩张，少数患者这种血流动力学改变可先于主动脉扩张。主动脉瘤破裂、Valsalva破裂、动脉夹层破裂、二尖瓣腱索破裂以及主动脉瓣关闭不全并心衰是主要死因。

（2）二尖瓣病变　二尖瓣黏液变性使瓣叶变薄、过长或腱索伸展导致二尖瓣脱垂（MVP）。伴或不伴反流。

在欧美国家MVP为最常见的瓣膜疾病，在MFS中出现率超过80%，国内为14%，MVP伴骨骼畸形与MFS相似。Glesby和Pyeriz认为MFS伴MVP，二者的关系有待进一步探讨。MFS少数出现二尖瓣环钙化。

二尖瓣环扩张引起二尖瓣关闭不全，可单独存在，亦可与主动脉瓣关闭不全同时存在，但二尖瓣病较主动脉病变少见。

（3）其他　可有肺主动脉扩张、降主动脉或腹主动脉扩张或夹层；冠状动脉、肺动脉、全身小动脉"中层囊性坏死"而出现相应临床表现。

早年文献提及先天性心血管畸形占1/3，国内资料仅占2.4%，如：房、室间隔缺损、法洛四联症、动脉导管未闭、肺动脉狭窄等，现已被认为与MFS无病因上关联。少数患者可并发感染性心内膜炎。

4. 硬脊膜膨出

Pyeritz曾对57例MFS患者以及与其年龄、性别配对的非MFS 57例做对照研究，发现63%MFS患者可见腰部椎管增宽现象；而对照者中无1例发现。国内结果为66.7%，与之类同，说明硬脊膜膨出是MFS的常见特征性改变。Pyeritz研究证实，硬脊膜膨出的发生与骨骼畸形、晶体脱位以及主动脉损害的严重性之间并无一定关系，且腰骶部硬脊膜膨出多无症状。

【附】一家系三代7例Marfan综合征

先证者（Ⅲ$_4$），女，31岁，因心悸，活动后心前区阵痛4个月，于1986年3月入院。家族史，经家系调查，绘制系谱（图4-1-2A），祖父、母非近亲婚配，祖母（Ⅰ$_2$）、父（Ⅱ$_1$）、叔（Ⅱ$_3$），皆为完全型MFS患者，死于心脏病（原因不详）；姑母（Ⅱ$_6$）患双眼晶体半脱位，心脏为轻度主动脉扩张，无骨病变，为不全型MFS患者；大堂弟（Ⅲ$_6$）为完全型MFS患者；二堂弟（Ⅲ$_8$）患轻度双眼晶体脱位，身材高大、蜘蛛指（趾）等骨骼病变，无心血管病变，为不完全型MFS患者；家族中余者成员正常。

查体：体温36.7℃，脉搏87次/分，呼吸18次/分，血压136/54 mmHg。神清语明，口唇无发绀，身材瘦长，身高174 cm，中指间距178 cm，坐高78 cm，蜘蛛指（趾），拇指征阳性。鸡胸，心率87 bpm，心律正常，心尖搏动弥散，叩之心界向两侧扩大，以左下明显，触之无震颤，胸骨左缘3、4肋间闻及舒张期哈气样杂音，未见Austin-Flint杂音，周围血管征（水冲脉、毛细血管征、枪击音、点头征）阳性。双肺未闻啰音，腹平软，肝脾不大，双下肢无浮肿。裂隙灯检查：双眼晶状半脱位。X线检查：双房双室扩大，二尖瓣脱垂；双手指骨细长，掌骨指数8.6。心脏超声检查：主动脉呈球形扩张，主动脉瓣关闭不全（图4-1-2B）。

诊断、治疗及预后：依据典型的症状、体征及呈常染色体显性遗传的阳性家族史，临床诊断：完全型Marfan综合征。给予一般对症治疗，同意患者及家属要求，转上级医院进行心脏手术治疗。

【实验室检查】

（1）X线 ①管状骨异常伸长，愈向远端愈明显，所以指、掌骨和趾跖骨特别增长。骨骼长度和宽度极不对称，骨长而细，骨质质变薄，骨小梁纤细。骨成熟过程加速或正常。②左心室、左心房扩大为主，对升主动脉扩张诊断困难，常需心血管造影。

（2）心电图 ①以左室肥厚多见，亦可见左房、右室肥大，电轴左偏，ST-T改变。②心律失常以心房颤动多见，可有房室传导阻滞、束支阻滞，次为阵发性房性心动过速、室性期前收缩。频发性室性期前收缩是猝死的危险信号，应从速处置。③其他尚有房性期前收缩、预激综合征等。

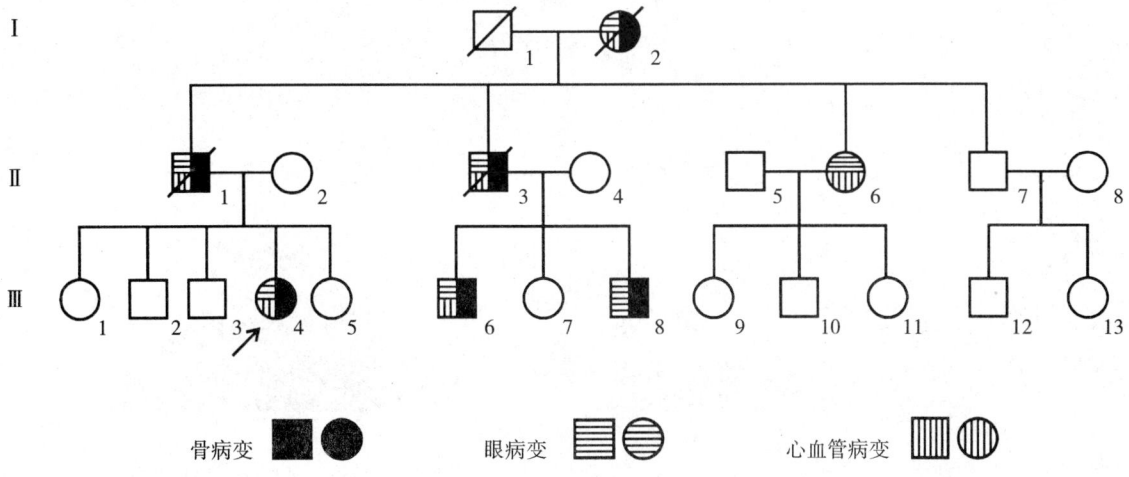

图4-1-2A 一个Marfan综合征的系谱

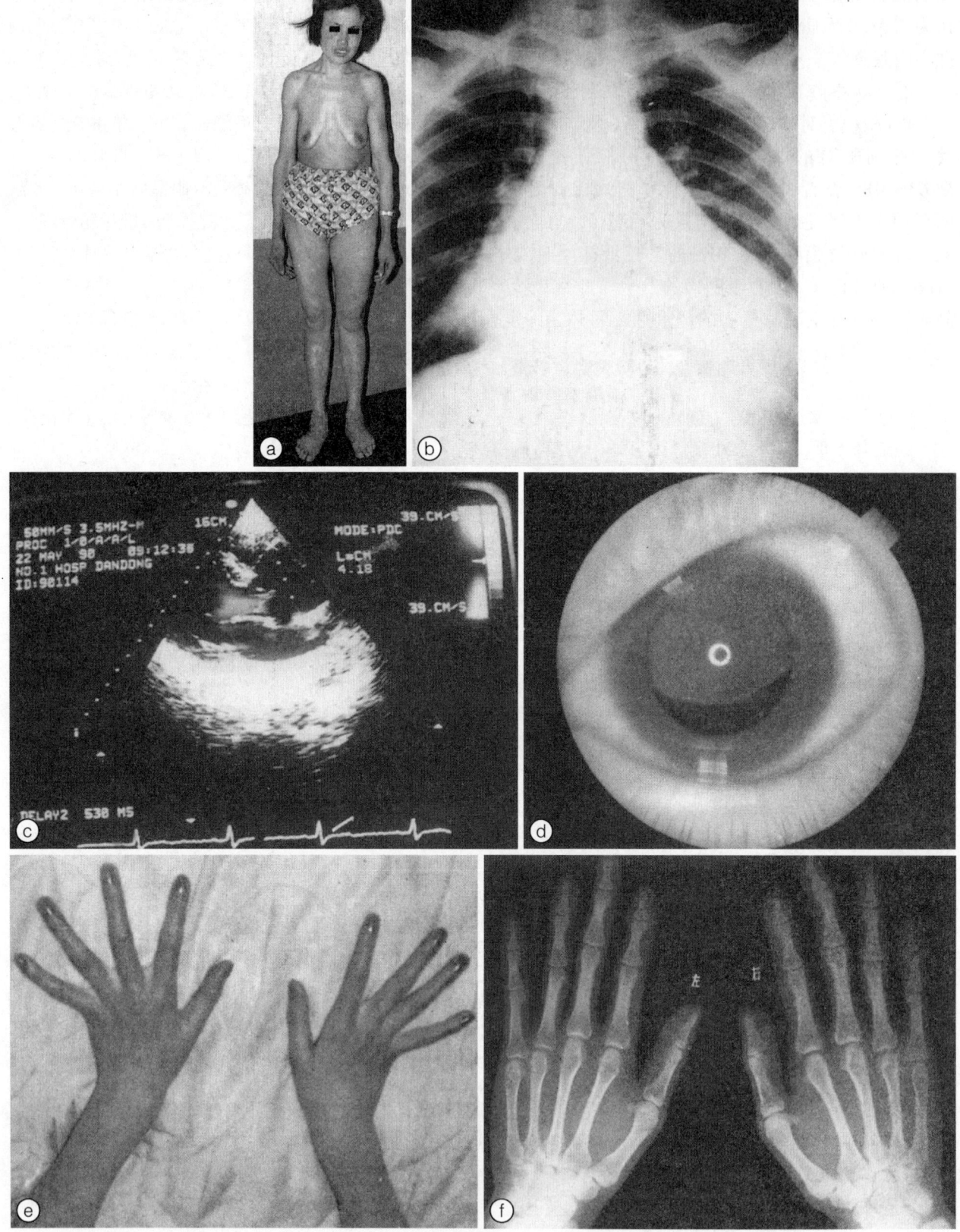

图 4-1-2B Marfan 综合征外貌、检查图

a. 31岁女性；身材修长，四肢细长，指（趾）细长如蜘蛛趾样；皮下脂肪少；b. X线片显示心脏扩大（左心室、右心室、双心房均扩大），二尖瓣脱垂；c. 超声心动图显示主动脉呈球形扩张，主动脉瓣关闭不全，有明显的血液反流（呈蓝色）；d. 眼底照片显示晶状体半脱位；e, f. 示手指、指骨细长

（3）超声心动图 ①具有特征性改变是主动脉根部明显增宽，成人主动脉根部内径男性＞35 mm，女性＞34 mm。②左房/主动脉比率≤0.7。③如有主动脉夹层，可见主动脉前壁和（或）后壁双层。④主动脉瓣口扩大，出现关闭不全。⑤可见二尖瓣脱垂，以后叶多见。⑥若有主动脉或二尖瓣反流，可出现左室和/或左房增大。

（4）CT、磁共振 比X线、超声心动图更准确。

（5）裂隙灯检查 可确定有否晶状体移位及程度。

（6）化验 张建强等认为高敏C-反应蛋白（HsCRP）水平对提示是否出现动脉夹层有价值。尿羟基脯氨酸排泄增加，对诊断有一定辅助作用。

【诊断】

MFS的诊断依据1964年由Wilner和Finby提出，而后1979年由Pyeritz和McKusick修订的四项诊断标准：①骨骼病变：蜘蛛指（趾）为最特征性改变；②眼部病变：晶体脱位最具特征性；③心血管病变：主动脉根部扩张最具特征性；④遗传性家族史。国内资料表明，骨骼异常为最常见，其次为主动脉根部扩张。尿中羟基脯氨酸排泄增加，掌骨指数≥8.4，在诊断上具有重要参考价值。Hirst Gore指出主动脉窦扩张为MFS中膜变性最早的发病部位，可作为诊断线索。1986年全世界第七届人类遗传学大会和1988年首届MFS专题会议确立了新的诊断标准，1993年国际MFS会议修订了新的诊断标准，1996年国际MFS会议再次重新修订，被视为统一标准。见表4-1-2。

表4-1-2 Marfan综合征最新诊断标准（1996年）

1. 具体内容

（1）骨骼系统

主要标准：以下表现至少有4项——鸡胸；漏斗胸需外科矫治；上部量/下部量的比例减少，或上肢跨长/身高的比值大于1.05；腕征、指征阳性；脊柱侧弯大于20°，或脊柱前移（侧弯计）；肘关节外展减小（＜170°）；中踝中部关节脱位形成平足；任何程度的，髋臼前凸（髂关节内陷）（X线片上确定）。次要标准：中等程度的漏斗胸；关节活动异常增强；高腭弓，牙齿拥挤重叠；面部表征：长头——正常头颅指数为75.9或以下、颧骨发育不全、眼球内陷、缩颌、睑裂下斜

骨骼系统受累需符合的条件：至少有两项主要标准或一项主要标准加两项次要标准

（2）眼睛系统

主要标准：晶状体脱位

次要标准：异常扁平角膜（角膜曲面计测量）；眼球轴长增加（超声测量）；虹膜或睫状肌发育不全致瞳孔缩小。眼睛系统受累需符合标准：主要标准或至少两项次要标准

（3）心血管系统

主要标准：升主动脉扩张伴或不伴主动脉瓣反流，以及至少Valsalva窦扩张；升主动脉夹层

次要标准：二尖瓣脱垂伴或不伴二尖瓣反流；主肺动脉扩张（在无瓣膜或外周肺动脉狭窄及其他明显原因下，年龄又小于40岁）；二尖瓣环钙化（年龄小于40岁）；降主动脉或腹主动脉扩张或夹层（50岁以下）

心血管受累需符合的条件：有一项主要标准或一项次要标准即可

（4）肺系统

主要标准：无

次要标准：自发性气胸；肺尖肺大泡（胸片证实）

如果一项存在即可认为肺系统受累

（5）皮肤和体包膜

主要标准：无

次要标准：皮纹萎缩（牵拉痕），与明显超重、妊娠或反复受压等无关；复发性疝或切口疝

一项次要标准存在即可认为皮肤或体包膜受累

（续　表）

（6）硬脑（脊）膜

主要标准：CT 或 MRI 发现硬脊膜膨出

次要标准：无

（7）家族或遗传史

主要标准：父母、子女或兄弟姊妹之一符合该诊断标准；FBN1 基因中存在已知的导致 MFS 的突变；存在已知的与其家族中 MFS 患者相同的 FBN1 基因单倍型

次要标准：无

由于家族或遗传史在诊断中意义重大，主要标准中必须有一项存在

2. 诊断标准

对特定病例：如果无家族或遗传史者，至少需有 2 个不同系统的主要标准以及 1/3 的器官受累；如果检出一个已知 MFS 的基因突变，一个系统中有一项主要标准和第二项系统受累即可诊断

对特定病例的家属：在家族史中有一项主要标准、一个系统的一项主要标准和第二个系统受累即可诊断

笔者认为，对瘦高体型，四肢细长怀疑为 MFS 者，如未发现心血管病变，应定期做超声心动图检查，必要时也可做心血管造影以资诊断。总之，具有骨骼、眼、心血管病变和遗传家族史四项中任何两项，即可诊断本病。如仅有心血管病变，而无其他改变者亦应疑及，以防漏诊。

MFS 临床与遗传学分型：

（1）临床分型　①完全型（典型）：同时具备骨骼、眼、心血管三主征；②不完全型（非典型）：只具备三主征中的一至两项。

（2）发病方式分型　①家族性，是上代致病基因遗传所致；②散发性：是基因突变，亦可是上代致病基因未外显。

（3）分子基因分型　①典型 MFS 是 FBN1 基因所致；② MFS 2 型是 TGFBR1 或 FGFBR2 基因所致。

【鉴别诊断】

需与下列疾病鉴别：①同型胱氨酸尿症；②家族性或散在性二尖瓣脱垂综合征；③家族性或散在性主动脉瓣环扩张；④风湿性心脏病；⑤ Ehler-Danlos 综合征；⑥先天性挛缩性蜘蛛样指（趾）；⑦ Weill-Marchesani 综合征（反 Marfan 综合征）；⑧ Stricker 综合征；⑨ Chprintzen-Goldberg 综合征；⑩ 18 三体综合征。

【治疗】

目前尚无特殊治疗方法，主要是采取对症治疗。

1. 骨骼病变治疗

主要治疗有致残性的脊柱侧弯，对青春期前的女性患者，可服用雌激素及黄体酮以提前进入青春期，防止因生长过快造成脊柱侧弯的进展。轻度侧弯可用机械性支架减慢进展，重度侧弯应尽早进行脊柱融合术。如胸廓畸形压迫心肺，影响心肺功能障碍应考虑手术解除。

2. 眼部病变治疗

应避免外伤，引起视网膜剥离及晶状体向前房脱位造成失明。防止感染可进行相应的药物治疗。晶状体摘除术应从严掌握适应证，有选择地进行。总之，对眼部病变防治原则是避免加重损伤，对症治疗及酌情矫正手术。

3. 心血管病变治疗

（1）内科治疗　目的是改善或延缓症状，防止猝死，延长寿命。

①长期使用蛋白同化激素如甲雄甾烷诺龙 5 mg，每 5 日一次口服。可促进蛋白质合成，防止结缔组织进行性损害。②长期服用维生素 C 200 mg，每日 3 次口服，对防治胶原纤维变性有一定作用。③主动脉病变者，应积极服用普萘洛尔，剂量应个体化，可使心室排血量和压力减低，从而减轻主动脉壁的承受冲击，可延缓主动脉根部扩张的发展及防止主动脉夹层的发生。④对二尖瓣损害者，应预防感染，避免亚急性感染性心内膜炎的发生。⑤对心律失常的处理，心房颤动一般不主张复律；频发性室性期前收缩是高危猝死信号，恶性心律失常是继心血管病变猝

死的第二位致死原因，应尽快认真处理，以转危为安，三度房室传导阻滞是猝死过程中的常见表现，应按急、危重症从速抢救治疗。⑥积极防治心力衰竭。

（2）外科治疗 具有主动脉环-主动脉扩张手术指征者，宜行人造血管和瓣膜置换术。若动脉夹层宜行紧急手术治疗。

【预后】

预后多数不良。婴儿患者多死于感染；一组报告显示50%患者在40岁左右死于心血管病变及并发症，其中死于主动脉瓣关闭不全者占19%，主动脉瘤破裂占16%，动脉夹层占11%。国外文献报道成人患者92%死于心血管病变。因此，应积极预防治疗心血管病变和并发症如心力衰竭、心律失常、亚急性感染性心内膜炎、肺内感染等；对主动脉瘤、夹层动脉瘤应争取早期手术治疗。

因妊娠易发生动脉夹层，故有心血管改变者，应避免妊娠，以防不测。对运动员选材上，应避免选用MFS患者，尤其是不宜从事剧烈的对抗性运动，以防猝死。

（张开滋　柳　茵　田小利
刘权章　孟庆华）

三、豹皮综合征
LEOPARD syndrome，LS（MIM 151100）

【同义名】

LEOPARD综合征、Moynahan综合征、多发性黑痣综合征（multiple lentigines syndrome）、弥漫性黑痣综合征（lentiginosis profusa syndrome）、心脏皮肤综合征（cardiocutaneous syndrome）、神经心肌病性黑痣综合征（neurocardiomyopathic lentiginosis syndrome）、耳聋-心脏病-雀斑综合征（deafness cardiac disease and freckles syndrome）、全身黑痣病伴多发先天畸形综合征、心脏雀斑综合征、多发性斑点综合征、多发性色斑综合征、进行性心肌病性色斑病、心肌病伴色斑病、神经心肌病性色斑病、泛发性斑痣。

【概述】

豹皮综合征是一种少见的常染色体显性遗传性疾病。1969年Gorlin等将本病临床表现归纳七大主征：多发性斑痣（lentigines），心电图示传导异常（electrocardiographic conduction defects），眼距过宽（ocular hypertelorism），肺动脉狭窄（pulmonary stenosis），生殖器异常（abnorrnalities of genititalia），生长迟缓（retardation）和耳聋（deafness），取其第一个英语字母联成一个缩略词LEOPARD（豹皮），恰与患儿出生后不久全身特殊斑痣的豹皮样外观相似，故得名豹皮综合征。豹皮综合征由染色体12q24上的 *PTPN*11基因突变所导致；发病也与 *NF*1、*RAF*1基因突变有关。

【溯源与发展】

1936年首由Zeisler和Becker报道1例出生后即有全身性黑痣的24岁女性患者，并命名为泛发性斑痣病，除全身性泛发性斑痣外，还有眼距宽、鸡胸、下颌骨突出等异常。1942年Rosen发现本综合征呈家族性发病。1957年Lamy报道，本病还有耳聋和肺动脉狭窄。1962年Moynahan通过报道2男1女3病例，又补充了生殖器发育不全和生长障碍等特征。

1966年Walther等报道了一家系二代3例患者，全身都遍布多发性斑痣，经心导管检查证实为中度肺动脉狭窄，其女儿心电图检查为ST-T改变，其儿子发展为心肌梗死。1967年Watson报道了临床表现不是多发性斑痣，而是呈牛奶咖啡斑及肺动脉狭窄的病例。1968年Matthews也报道一家系二代3例患者，都有全身性斑痣和心电图异常的病例。1969年Gorlin等依据本病七大临床表现，取其第一个字母缩写成"LEOPARD"（豹皮）一词，命名为豹皮综合征。1972年Polani和Moynahan报道了一家系8例患者，都表现为全身性斑痣、肥厚型梗阻性心肌病及神经感觉性耳聋，但其父母均没有耳聋病史，并提出了进行性心肌病性色斑病的命名。1981年John Sutton等报道了11名患者，其中10名为男性，他们均表现为典型的肥厚型梗阻性心肌病和色素斑，而智力障碍、耳聋、性腺功能不全、生长发育迟缓较少见。以后报道逐渐增多，既有散发性的也有家族性的，其临床表现亦不同，肺动脉狭窄、肥厚型心肌病都有报道。

1969年Gorlin等证实了豹皮综合征是一种常染色体显性遗传疾病。1997年Coppin和Temple

对本征进行了回顾性分析,包括1972年Polani等所报道的患者及家族,再结合自己补充的5个病例,发现与Noonan综合征重叠。2002年Digili等对11名患者,2005年Kalidas等对本综合征三个家族进行了突变PTPN11基因检查的分析。2006年Digilio等对10名有临床症状、怀疑豹皮综合征的新生儿进行基因测定发现其中8名患儿证实患有此病,并诊断为PTPN11基因突变所致,此后又有1名患儿被诊断为此病,但却是NF1基因突变所引起的,同时对该患儿的母亲进行评估,发现该母亲同样具有NF1基因的异常。对上述8名确诊为豹皮综合征的患儿的临床特点进行回顾性分析发现他们均有面部的特征性表现,包括:眼距过宽(100%),耳部畸形(87%),耳低位伴有耳垂翻转(50%)。6名患儿(75%)同时还伴有骨骼、胸廓的畸形。另外尚有87%的患儿患有肥厚型心肌病,75%的患儿有牛奶咖啡斑。

2009年Lehmann等报道了1例通过基因测定证实为豹皮综合征的37岁的女患,其临床表现为肥厚型心肌病,多发性黑痣、耳聋、发育障碍、眼距过宽及斜视,进一步的心脏检查未患有肺动脉狭窄,却发现患心室心尖部肥厚,心室纤维化及冠状动脉扩张。

1984年Voron根据80例统计资料分析,认为主要有13项临床改变,而提出新的诊断标准。

我国于1985年施秀明首先报道一家系母子3例诊断为豹皮综合征患者,1986年刘金耀等也有该综合征报道,之后又有少数病例报道,截止1996年不全统计,我国已报道100余例。

【遗传学特点】

1. 遗传方式

主要表现为具有明显的家族发病倾向,经系谱分析,其遗传方式属常染色体显性遗传(AD),外显率50%以上,在同一家族以及不同家族受累个体间,有不同表现度。

但也有基因突变而导致的散发病例发生。

2. 基因定位

经多年学者的研究,豹皮综合征的致病基因定位于染色体12q24.1。

3. 致病基因

多数报道是PTPN11基因突变所致,少数报道为NF1基因异常所致。详见溯源与发展所述,

如2006年Digilio等在报道10名豹皮综合征中,在基因检测中,8名患者为PRPN11,其母及另1名患儿都为NF1。除此之外,2008年Limonlli等对24例豹皮综合征中16例为PTPN11基因突变,2例为RAF1基因突变,6例未发现有基因异常。文献中也报道很多豹皮综合征检测不出上述突变基因,可能由尚未知晓的不同基因突变所导致的。

虽然是PTPN11基因突变导致的豹皮综合征,但突变方式、氨基酸序列也不尽相同。如Digiliio等发现10名患者出现了两种突变中的一种:PTPN11所编码的蛋白质的279位氨基酸由络氨酸变成了半胱氨酸(Y279C)或468位的苏氨酸被蛋氨酸取代(T468M)。

在6名被诊断为豹皮综合征的日本患者中,Yoshida等发现其中4名患者具有下列三种杂合子错义突变的一种:编码的蛋白质的279位氨基酸由酪氨酸变成了半胱氨酸(Y279C),或461位的丙氨酸变为苏氨酸(A461T);或464位的甘氨酸被丙氨酸取代(G464A)。

2005年Kalidas等对三个家族(连续三代均患有豹皮综合征)进行PTPN11基因的测定以及相关突变氨基酸序列的分析。结果发现一个家族携带了一种新的错义突变(第510个氨基酸谷氨酰胺被脯氨酸取代Q510P),而另外两个家族并没有发现在PTPN11基因编码的氨基酸序列上有异常变化,表明这两个家族的豹皮综合征与PTPN11基因无关,提示豹皮综合征是一种不同基因突变所导致的遗传性疾病。

2006年Tartaglia等证实了导致豹皮综合征反复发作的突变氨基酸序列(Y279C和T468M)促使蛋白酪氨酸激酶SHP2催化活性的丧失,因此验证了以往未被大家承认的由于PTPN11基因突变导致的一系列生物学效应。

同年,Kontaridis等检测了由于PTPN11基因突变导致豹皮综合征产生的酶的活性,发现与导致Noonan综合征和肿瘤形成的突变体相比,豹皮综合征的突变体催化活性丧失,同时作为显性负向的突变体干预了生长因子/ERK-MAPK介导的信号传导途径。分子模型以及生化研究提示豹皮综合征突变体调控SHP2的催化结构域并导致了SHP2处在开放,失活的状态。Kontaridis总结了豹皮综合征的发病机制,他认为豹皮综合征

与Noonan综合征是两种疾病，并建议鉴别它们的最好方法是进行突变基因分析而不是依靠临床表现。

4. 基因型/表现型的相关性

2008年Limongelli等对24例豹皮综合征患者进行研究，发现其中16例为*PTPN*11基因突变导致，2例为*RAF*1基因突变造成的，其余6例未发现有基因的变异。没有发现*PTPN*11基因突变的豹皮综合征患者表现为更高频率的猝死家族史，左心房体积的扩大，心律失常，以及可能发生更高危险的心血管事件。3例在PTPN11基因第13个外显子发生突变的豹皮综合征患者，通过一直随访观察，均表现为双心室梗阻型肥厚，同时出现早期心力衰竭的症状。

5. PTPN11基因多效性

2002年Digilio等在11名患者中分析了*PTPN*11基因突变，该基因已知是Noonan综合征的致病基因。在这11名患者中，有9名诊断为豹皮综合征（其中包括一对母女），2名诊断为Noonan综合征，均表现为周身多发性牛奶咖啡斑。这说明豹皮综合征与Noonan综合征因有相同致病基因，既能导致豹皮综合征，也能引起Noonan综合征，故出现部分临床表现有重叠现象。

【发病机制】

目前认为豹皮综合征的致病基因为*PTPN*11，而它所编码的蛋白为SHP2由于该基因突变使蛋白氨基酸序列上的发生改变，最终导致了多系统发育畸形和皮肤色素斑形成。

病理特征：表皮轻度突起，基底层黑色素密度增加，黑色素细胞和基底细胞的黑色素量均增加，在真皮上部出现噬色素细胞，并有轻度炎症细胞浸润。心肌组织学检查呈典型肥厚型心肌病表现，有大小不同的心肌纤维与核仁增大。若心脏改变为肺动脉狭窄，则有肺动脉狭窄的病理改变。

【临床表现】

男性多于女性（1.6:1）。自幼发病，50%为家族性发病，另外50%为散发病例。

（1）皮肤损害 发生率高达80%~96%，呈多发性斑痣，为本病特征性改变，一般出生后即有，或在儿童期出现，随年龄的增长而增多，颜色加深，呈黑褐色扁平疹或斑痣、直径2~8mm，遍布全身，常集中躯干上部、面颈部、四肢、手掌、脚心、头皮、生殖器等。少数为棕色斑块散在性分布于黏膜表面。但到青春期后，斑痣不再进展，亦无恶变趋势。罕有牛奶咖啡斑、神经纤维瘤以及其他色素性损害。少数病例可无皮损。

（2）心血管损害 发生率高达90%~95%。肺动脉狭窄最常见，可单独存在，亦可同时有主动脉缩窄，二尖瓣关闭不全等。近年来肥厚型心肌病报道渐多。其他尚有心内膜弹力纤维增生症。

心电图改变，包括P-R间期延长，一度至三度房室阻滞、左前分支阻滞、室内阻滞，ST-T改变，1/3患者出现电轴左偏。复合性肺动脉瓣狭窄患者心律失常发生率高而复杂，其原因与伴有其他心血管畸形或心肌病变有关。

（3）骨骼系统 病变一般较轻，可出现发育障碍，眼距过宽，漏斗胸，鸡胸。脊柱后凸，侧弯等，下颌突出，翼状骨，骨囊肿，纤维性骨发育不良和关节活动过伸等。

（4）神经性耳聋 发生率为20%~25%，表现为程度不等的神经感觉性耳聋。

（5）泌尿生殖系统 性腺发育不全，尿道下裂，卵巢缺如或发育不全，隐睾等。

（6）眼 眼距过宽，斜视，眼球震颤，眼睑下垂。

（7）神经精神系统 轻、中度智力障碍，自主神经系统紊乱，癫痫等。

【附】一家系五代4例豹皮综合征

先证者（Ⅲ₁）男，16岁。从2岁开始出现黑褐色斑痣，由面部逐渐扩展四肢、躯干、大小不等，无不适感，听力逐渐下降，近2年活动后出现心悸、气短，而来求诊。家族史：经家系调查，绘制系谱图（图4-1-3A）。外祖父、母非近亲结婚，外祖父（Ⅰ₁）全身散在斑痣，死于心脏病（原因不详）；母亲（Ⅱ₂）全身皮肤散在少许黑褐色斑痣，身材略矮，患肥厚型心肌病；舅父（Ⅱ₃）全身皮肤散在斑痣，身材略矮，患肥厚型心肌病；家族中父、妹及家系中其他成员正常。弟（Ⅲ₂）无斑痣，1岁时因患肺炎死亡；查体（Ⅲ₁）：体温36.8℃，脉搏66次/分，呼吸17次/分，血压110/70 mmHg，身高158 cm，体重51 kg，全身散在黑褐色斑痣，面、胸、背、四肢明显，状似豹皮（图4-1-3B），体型矮小，吐字欠清，眼球震颤，眼距过宽，听力检查为感觉神经性耳聋，下颌略突，颈短，口唇及手指无青紫，心前区稍隆起，胸骨左缘可触及收缩期震颤，可闻及 3/6～4/6 级喷射性收缩期杂音，心率 69 次/分，律正，双肺呼吸音清，腹平软，肝脾不大，双睾丸及阴茎较小伴尿道下裂，下肢无浮肿，无杵状指（趾）。心电图示窦性心动过缓，一度房室传导阻滞（图 4-1-3C）。心脏超声示肺动脉瓣狭窄（图 4-1-3D）。

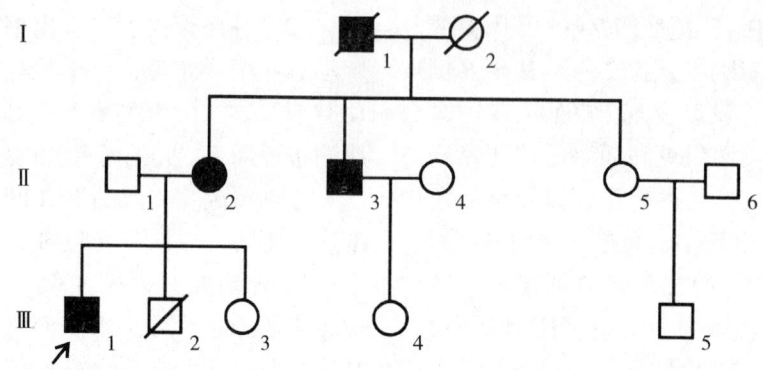

图 4-1-3A　一家系豹皮综合征的系谱

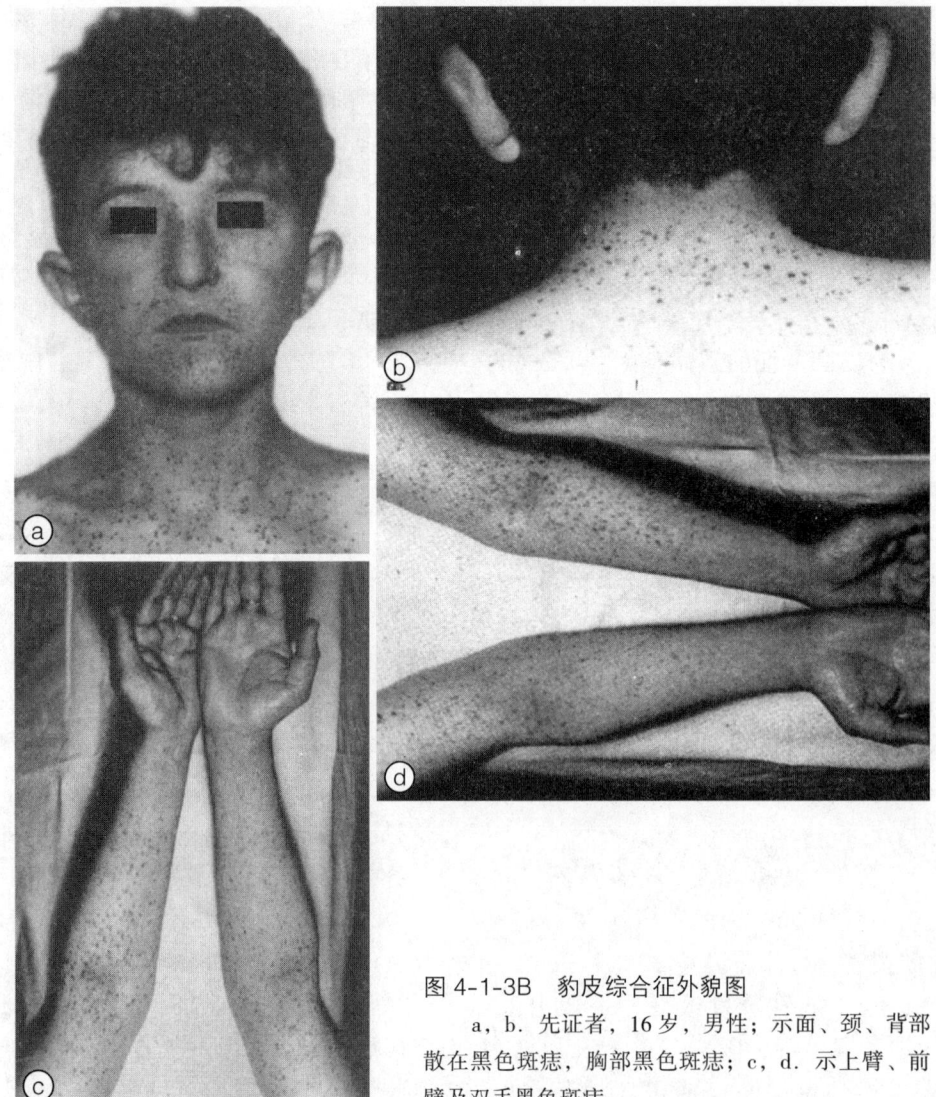

图 4-1-3B　豹皮综合征外貌图
　　a，b. 先证者，16 岁，男性；示面、颈、背部散在黑色斑痣，胸部黑色斑痣；c，d. 示上臂、前臂及双手黑色斑痣

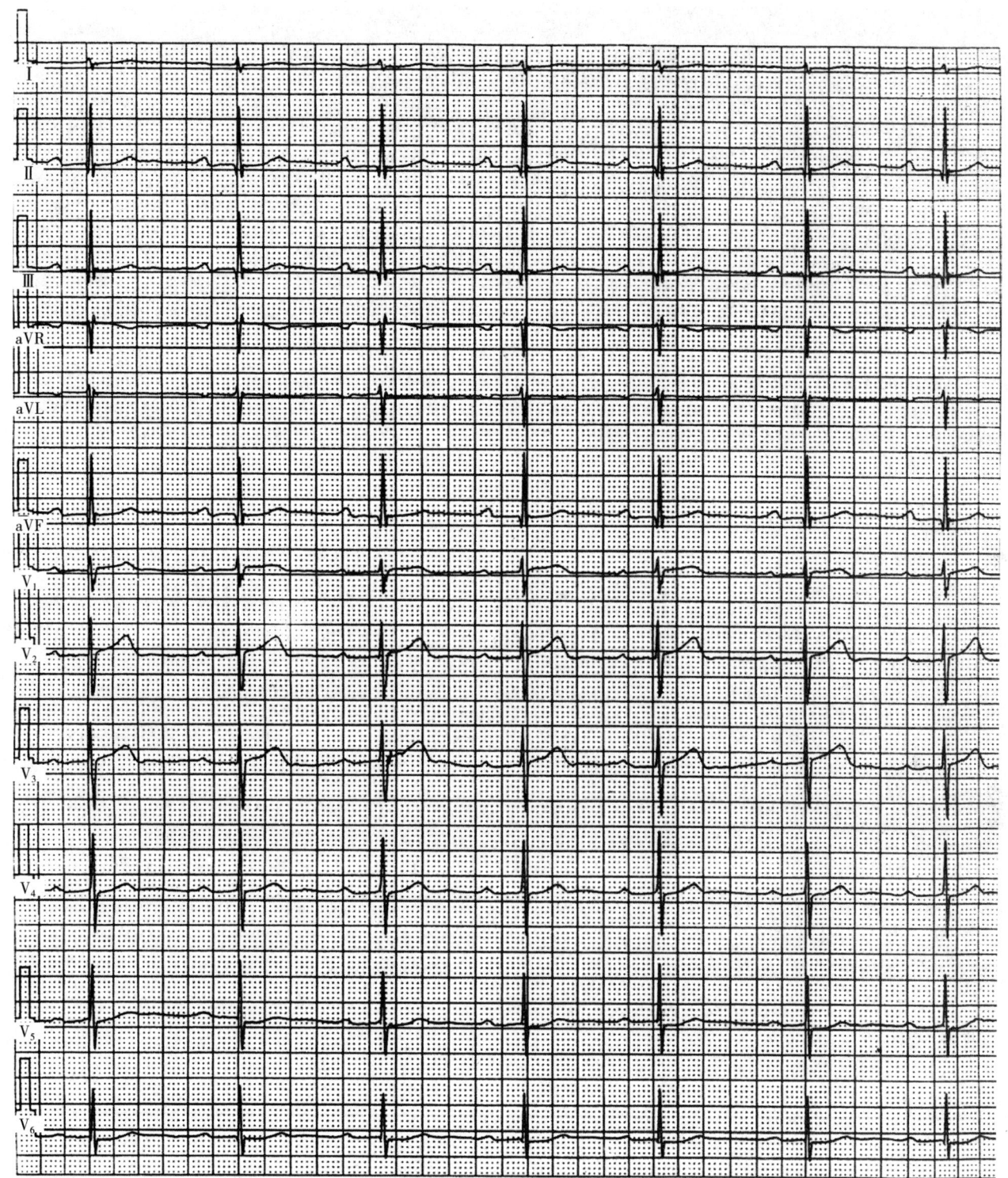

图 4-1-3C 一度房室传导阻滞心电图

心电图示心率 54 bpm，P-P 间期规整，P-R 间期 0.32 s，为一度房室传导阻滞；QRS 波群形态、时限正常，ST 段在 V_5、V_6 导联呈水平型压低 0.05 ~ 0.075 mV，T 波在 V_5、V_6 导联低平。

静态心电图诊断：窦性心动过缓，一度房室传导阻滞，ST-T 改变

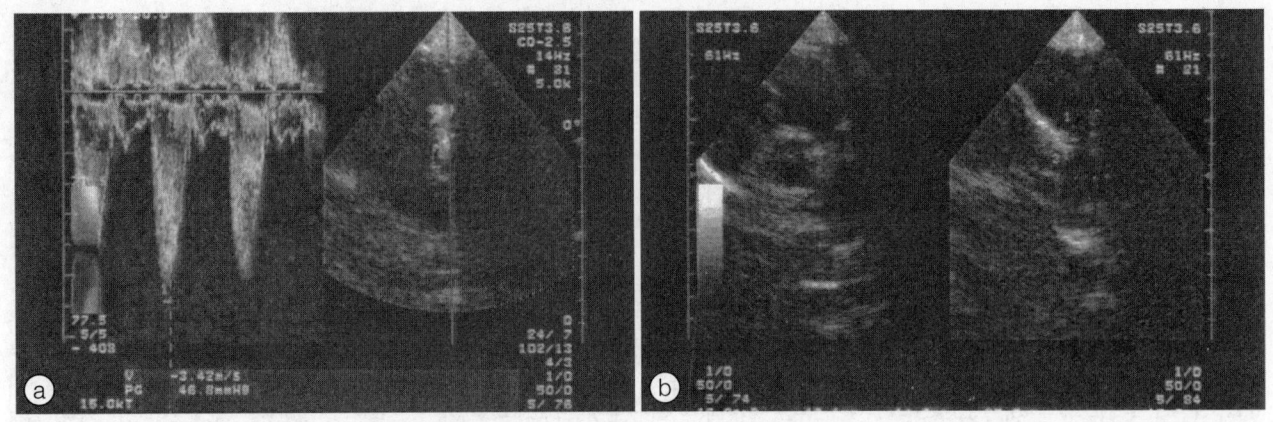

图 4-1-3D　肺动脉狭窄超声心动图

超声显示：右心房室内径增大，右室壁增厚，左心房室内径正常，室壁运动正常。房室间隔连续完整，肺动脉内径无明显变窄，肺动脉瓣回声增强增厚，瓣叶开放受限，主肺动脉呈窄后扩张，其他瓣膜形态、结构未探及明显异常。CDFI：收缩期肺动脉前向主流增速，收缩期三尖瓣口探及少量反流信号。

超声提示：先天性心脏病，提示肺动脉瓣狭窄；Doppler：肺动脉前向血流增速，三尖瓣少量反流，左室功能大致正常

临床诊断：豹皮综合征。

讨论：该患（先证者）具有全身性斑痣，心脏病变、心电图改变，神经性耳聋、眼距过宽、身材矮小、生殖系统异常、呈常染色体显性遗传的阳性家族史，诊断豹皮综合征当属无疑。其外祖母有心脏改变，其母与舅有多发性斑痣及肺动脉狭窄改变，为一家系豹皮综合征，是外祖母显性遗传所致。

鉴于目前患者已有心脏改变和一度房室传导阻滞，为防病情恶化，可酌情进行手术矫正心脏畸形，以避免猝死。

【诊断与鉴别诊断】

豹皮综合征的诊断主要依据临床表现，泛发性黑痣可作为诊断线索，若具备七大特征，诊断可成立。阳性家族史有助诊断，进行突变基因检测可确诊。

Voron 根据 80 例的统计资料分析，认为七大主征虽便于记忆，可供诊断，但不全面。本征主要有 13 项临床改变：多发性斑痣，其他皮肤异常，心脏病变，心电图改变，心脏病症状，泌尿生殖系异常，内分泌异常，神经性耳聋，眼距过宽，身材矮小，骨骼病变，精神神经系统紊乱，家族史，有些特点发生率并不高，其各自价值亦不同，故提出新的诊断标准：①如存在多发性斑痣，最少还需具备上述其他两项；②如果不存在多发性斑痣，最少需具备上述其他 3 项以上，并且直系家族内有符合上述标准的患者才可诊断。不符合上述标准者，应予否定诊断。

这个新标准突出多发性斑痣为主线，进行综合判定，较全面、客观，笔者认为值得倡用和推广。

需相鉴别的疾病：

（1）Aarskog-Scott 综合征（MIM 100050）又称皮肤色素沉着-纤维性骨发育不良综合征，其主要表现为身材矮小，眼距宽，披巾形阴囊、短指（趾），可与豹皮综合征鉴别。

（2）Noonan 综合征（MIM 163950）又称先天性卵巢发育不全综合征、翼状颈皮肤综合征，虽然临床表现与豹皮综合征有许多相同之处，但本征有蹼颈而无雀斑，可与豹皮综合征鉴别。

（3）神经纤维瘤（MIM 162200，101000）又称神经纤维瘤病。本病以皮肤牛奶咖啡斑，多发性神经纤维瘤为特征，可与豹皮综合征鉴别。

（4）Peutz-Jeghers 综合征（MIM 175200）又称黑色素斑-胃肠道多发性息肉综合征，除有皮肤黏膜多发性黑色素斑外，因胃肠患多发性息肉而出现消化道症状及合并症，可与豹皮综合征鉴别。

（5）雀斑　雀斑常出现在 6~8 岁，比豹皮综合征晚、阳光照射后雀斑数量增多，但黑色素细胞含量比豹皮综合征少，又没有其他系统改变，可与豹皮综合征鉴别。

其他尚需与 Forney 综合征、Klippel-Feil 综合征、面部中央黑痣病、一侧性黑痣病、恶性黑痣等相鉴别。

【治疗与预后】

无特殊疗法。无心脏畸形、多发性斑痣，于青春期后不再发展，预后较好；若有心脏畸形，可酌情进行手术矫正心脏畸形，若有心律失常应积极纠正心律失常。脊柱侧凸可试行融合术，隐睾可试用激素治疗。

严重心脏病和恶性心律失常预后不良，可导致突然死亡。

（张开滋　曲秀芬　邢福泰
刘权章　汪红霞）

四、尖头并指（趾）Ⅰ型
acrocephalosyndactyly type Ⅰ
(MIM 101200)

【同义名】

尖头并指（趾）畸形Ⅰ型、尖头并指（趾）畸形Ⅰ型综合征、并指型尖头综合征、Apert 综合征。

【溯源与发展】

1906 年首由 Apert 报道 9 例，以后得名 Apert 综合征。1920 年 Park 和 Powers 又报道 20 例并详加描述，认为是一个独立的综合征。1960 年 Buckley 指出此并指为骨性融合，多见于 2～4 指并指。我国于 1966 年黄少勇等开始报道，目前已有少数病例报道。Blank 及高桥认为，本征是常染色显性遗传，由冠状缝过早闭合而形成的尖头、颅骨、耳骨发育畸形、伴并指（趾）为特征的综合征。

【遗传学特点】

家族性发病经系谱分析属 AD 方式遗传。多数为新发生突变，致病基因定位于 8p11.12-p12，为 FGFR1 基因突变，具有遗传异质性。

【发病机制】

目前认为是一种遗传性先天性畸形，Blank 指出在高龄夫妇的新生儿中发生率高，尤其是与生育年龄过高有重要关系，认为老年机体代谢产物是一种化学异常刺激物，而导致双亲生殖细胞发生基因突变，由于基因多效性，而产生多系统发育缺陷。

【临床表现】

各骨缝间早闭，尤其是冠状缝融合导致大囟门向上隆起，颅顶短而高耸，呈塔形尖头，枕骨扁平，颜面骨形成异常。眼上缘发育不全，形成眼眶浅，眼球突出，眼睑裂缝向下或向外倾斜，眼距宽，斜视。鼻短而呈钩形，上颌发育不全，下颌突出，面部不对称。高腭弓，伴正中沟、软腭裂、悬雍垂裂。牙齿拥挤，牙龈错位，呈特殊面容。皮肤遍生痤疮，智力正常或迟钝，听力丧失，手足骨或软组织的并指（趾）畸形，最常见累及第 2～5 指（趾），指（趾）关节强直，肘关节强直，指甲畸形，严重者有内脏器官畸形（图 4-1-4）。

心血管损害：发生率为 10%～20%。常见的为室间隔缺损、法洛四联症、主动脉缩窄和传导阻滞等改变。

【诊断】

具有典型的面貌，颅面骨形成异常，伴有并指（趾）畸形，即可考虑诊断，如有 AD 遗传家族史，更有助于确诊。

【鉴别诊断】

需与下述疾病相鉴别：①尖头并指（趾）畸形Ⅱ型（MIM 201000，肥胖，性功能低下）；②尖头并指（趾）畸形Ⅲ型（MIM 101400，头颅不对称，经度并指（趾））；③尖头并指（趾）畸形Ⅴ型（MIM 101600，拇指宽而短，脚趾大，2、3 趾并趾）。

【治疗】

对颅骨早期愈合者，应行颅骨减压术，防止视力和智力低下发生和发展，并指和心血管畸形者可行矫正手术，美容治疗可改善面貌异常，口腔治疗也是非常重要的，如出现精神迟缓，特殊教育可有所帮助。

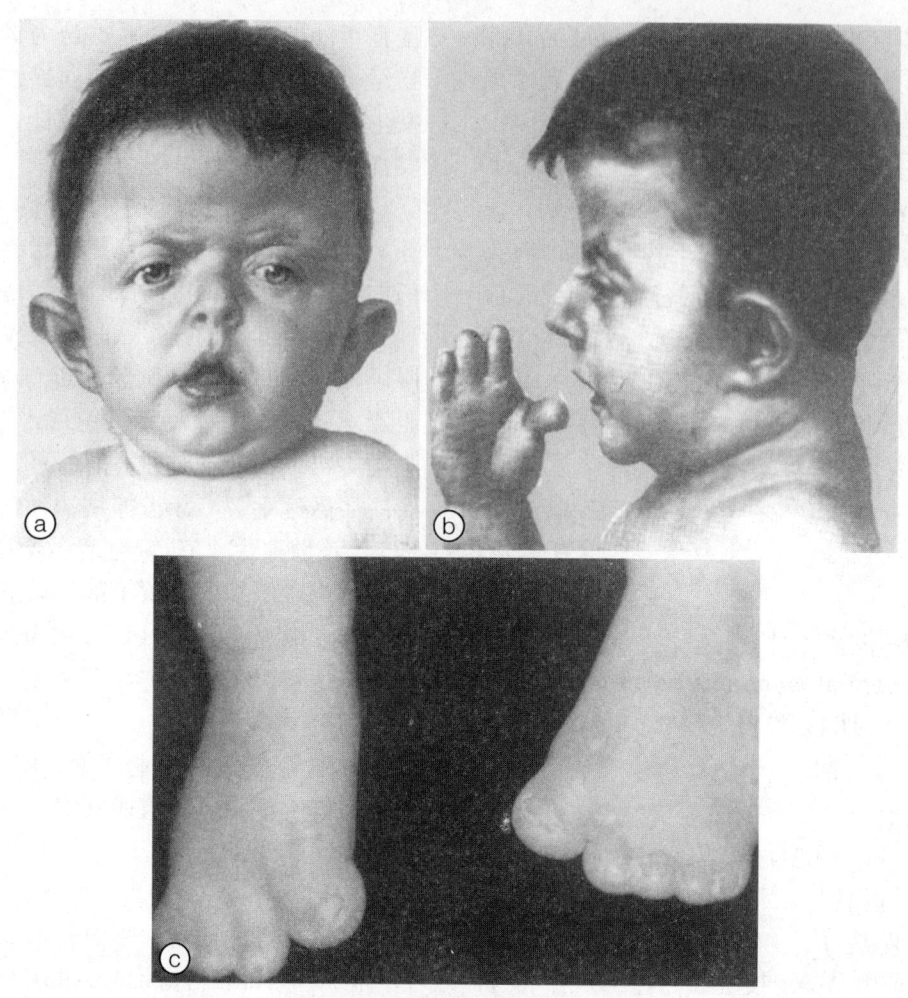

图 4-1-4 尖头并指（趾）I型

a. 2岁女孩。尖头，前额隆凸。眼距宽，眼球凸出，外眼角下斜。鼻根、鼻梁高宽。人中长而凸起，上颌发育不良。耳大，耳低位。指（趾）短，皮性并趾。b. $2\frac{4}{12}$岁男孩，尖头，前额隆凸，脸中部发育不良，腭弓窄，中线有沟。耳大，耳低位。指（趾）短，"棒球手套样"并指。c. 示图a的并趾，趾甲发育不良

（张开滋　邢福泰　杨　波　刘权章）

五、颅面骨发育不良综合征
craniofacial dysostosis syndrome (OMIM 123500)

【同义名】

Crouzon颅面骨发育不良、Crouzon综合征、鹦鹉头、尖头症、狭颅症、颅面部发育不全、Virchow尖头综合征、Apert-Crouzon综合征、Vogt尖头并指（趾）综合征、尖头并指综合征Ⅱ型、I型颅面骨发育异常。

【溯源与发展】

1912年首由法国的Crouzon报道母子二人头部畸形，1915年又再次报道一家系，故得名为Crouzon综合征。此后陆续有报道，1938年Atkinson结合自己病例和收集共86例做了综合报道，其中有家族史56例，散发18例。1952年Kake，1958年Bertelseu，1966年Vulliamy，1972年Hall等学者报道的病例，都证实为遗传病。国内于1953年范鸿简首次报道了1例，1966年卢筱英报道本症的X线特征，1984年刘祖洞等报道一家系五代17人患病的大家系。其特点为呈AD遗传方式，眼球突出、眼眶过浅、外斜视、下颌骨突出及鹦鹉头面容为特征的综合征。

【遗传学特点】

本病为基因突变所致；家族性发病的经系谱分析属AD方式遗传。外显率有差异，表型不一，

属于轻症的可能由于修饰基因的作用或宫内环境的影响造成。致病基因定位于10q25-q26，为*FRFR*2基因突变引起。

【发病机制】

正常人主要颅面骨缝于婴儿5~6个月开始闭合，而本病颅面骨缝过早愈合，与胚胎期神经嵴细胞的异常诱导有关。Posmillow给妊娠第8天的大鼠服用大量维生素A，可导致神经嵴细胞生长受限，造成颅面骨发育不全，由此推论，控制本病遗传因子的作用方式可能与此类似。

【临床表现】

颅骨面骨畸形，颅缝早闭，造成尖头或短头，上眼眶变浅，形成眼球突出，外斜视和其他前眼或后眼异常，鹦鹉头面容。由于上颌骨发育不全，外观上面中部1/3发育不良，呈凹形面容而显得下颌突出。

颅内早闭程度不同，可有颅内压增高，可出现呕吐、抽搐及头痛症状，随年龄增长脑组织生长也缓慢，症状也相随减轻。有的因上气道窄、软腭下塌、会厌发育小等能引起上呼吸道梗阻。智力发育受限。

心血管损害：发病率低。最常见为主动脉缩窄、主动脉瓣狭窄、动脉导管未闭。继发有心肌炎、心包炎等（图4-1-5）。

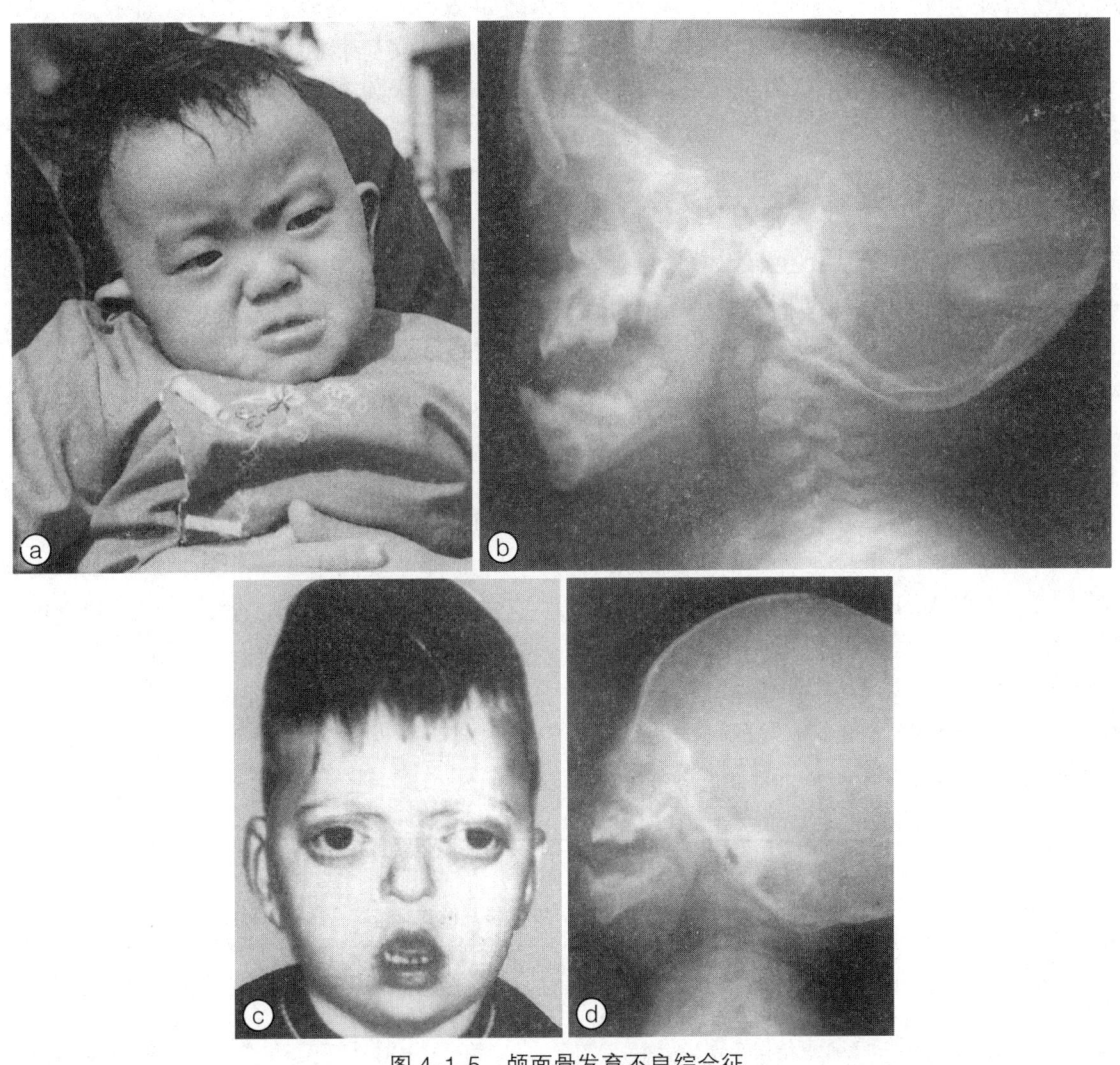

图4-1-5 颅面骨发育不良综合征

a. $2\frac{11}{12}$岁男孩。轻度智力低下，颅缝早闭，前额隆凸。眼距宽、鼻根低平。上颌发育不全，下颌凸出伴上呼吸道狭窄，呼吸困难，听力差。b. X线显示上颌发育不全，上气道狭窄，下颌前凸。c. $6\frac{2}{12}$岁男孩。前额隆凸，双颞窄。眼眶浅，眼球突出。上呼吸道狭窄，呼吸困难。d. X线显示患儿在$1\frac{2}{12}$岁即颅缝早闭，上气道狭窄

【诊断】

根据临床表现及头颅 X 线检查，即可做出诊断。Nagen 提出分为 5 型。Ⅰ型：局限于头部，即头颅狭小症。Ⅱ型：颅面骨同时受累，即颅面骨发育不全症。以上两型可有或无四肢畸形。Ⅲ型：仅侵犯面部即下颌面骨发育不全症。Ⅳ型：仅两眶距过远。Ⅴ型：其他一些罕见异常。

【治疗】

当视乳头出现水肿，严重影响视力，应及时施行颅内减压术；若突眼严重而致角膜暴露，可做眼睑缝合或在颅内减压同时做眶顶骨切除。

（张开滋 支 龙 刘晓媛 刘权章）

六、成骨不全

osteogenesis imperfeta （MIM 166200、166210、120150、259420）

【同义名】

成骨不全综合征，先天性成骨不全病，迟缓性成骨不全症，Vrolik 型成骨不全，脆骨综合征，Lobsteir 脆症，青色巩膜症，蓝巩膜-脆骨-耳聋综合征，Lobstein 综合征，Van der Hoeve 综合征，Eddowes 病，Durante 病，Porak-Durante 综合征，Spurway 综合征，Hoeve-Dekleyn 综合征，Adair-Dighton 综合征。

【溯源与发展】

1983 年首由 Henachell 发现，1983 年 Lobsten 首报本征，1912 年 Adar-Dighton 首次发现本征有蓝巩膜、耳硬化及多发性骨折。1917 年 Vander-Hoeve 强调本征是由遗传因素引起。其后 Vrolik 发现胎儿型成骨不全症。Spurway 发现一种无耳硬化的成骨不全症，称之为 Spurway 综合征。

我国于 1926 年首次由梁铎报道 1 例，1940 年刘士豪又报道 2 例，1943 年宗浩报道 1 例青色巩膜，1964 年李梦鹤首次报道胎儿型成骨不全症。成骨不全是一组因 Ⅰ 型胶原异常而引起遗传异质性疾病，其特点为蓝巩膜、脆骨、耳聋三大主症的一种结缔组织综合征，即胶原蛋白病之一。

【遗传学特点】

多数学者认为遗传方式属 AD，亦有隔代遗传报道，但各种临床表现在家系内有表现度与外显率差异，先天性重型成骨不全常不重现于家族内，但可有迟发型本病的同胞。

Ⅰ 型致病基因定位于 17q21.31-q22.05（MIM166200），为 COLIA1/COLIA2 基因突变。病因为胶原基因各种点突变导致胶原成熟缺陷。例如 α_1 键胶原基因 COL1A1 即胶原蛋白第 178 位氨基酸残基第 1 个碱基发生了 C-T 的单碱基替换，导致甘氨酸被半胱氨酸替换。

Ⅱ 型致病基因定位于 17q21.31-q22.1（MIM 120150）。这可能是一种致死性基因。胶原基因突变比 Ⅰ 型更复杂，主要涉及 α_1 链胶原基因 COL1A1 和 α_2 链胶原基因 COL1A2 上的甘氨酸密码子点突变或重排。例如 COL1A1 即 α_1 链 94 位上的甘氨酸被半胱氨酸替代，导致了 Ⅱ 型成骨不全表型。

成骨不全分为四型，其中以 Ⅰ、Ⅱ 型常见，见表 4-1-6。

【发病机制】

一种全身性结缔组织病。病因是胶原组织形成障碍，成骨细胞的活性受损，而导致骨骼、肌腱、韧带、筋膜、牙本质、巩膜、内耳等出现病理损害并引起相关症状。Ⅰ 型为最常见类型，但症状相对较轻；Ⅱ 型预后极差，多数死于宫内或生后不久死亡。

表 4-1-6　成骨不全的遗传与临床特征

类型	遗传方式	分子变化	遗传缺陷
Ⅰ型	AD	Ⅰ型胶原结构正常但量减少 50	突变至 Parα_1（Ⅰ）mRNA 合成量下降
Ⅱ型	AD	Ⅰ型胶原结构变异（特别是羟基端）	编码甘氨酸的密码子突变（包括 α_1 或 α_2 基因）
Ⅲ型	AD	Ⅰ型胶原结构变异（特别是氨基端）	同Ⅱ型
Ⅳ型	AD	同Ⅲ型	①同Ⅱ型；② α_2 基因外显子跳跃突变

病理：全身结缔组织病变，对心血管系统具有选择性，累及主动脉瓣叶和二尖瓣，主动脉有囊性中层坏死改变，瓣叶呈黏液瘤样变性及囊性缺陷。可造成主动脉瓣、二尖瓣的瓣叶有洞孔，断裂的腱索及气球样膨胀、裂缝和冗长的瓣叶。主动脉及瓣环可能扩张，可能出现Valsalva窦动脉瘤。

【临床表现】

成骨不全患病率约为1/5 000，是最常见AD遗传病，主要表现如下。

骨骼病变：骨骼发育不良，骨皮质变薄疏松。易发生反复的自发性骨折，儿童期常反复发生骨折，好发于长骨与肋骨。随年龄增长，骨折发生率减少。骨折愈合较一般为快，骨痂可多可少。胎儿型产前即发生多次骨折。尚可有脊柱侧凸，椎体呈双凹变型，耻骨突出或凹陷，头颅增大呈蘑菇状。其他尚有耳骨化致中耳或迷路型传导性耳聋，但不累及双侧，呈进行性。发病年龄在20岁左右，另外尚有身材矮小，发育迟钝，皮肤菲薄并萎缩，毛发变细，韧带松弛，关节脱臼，肌无力，牙齿缺损，钙化不全，指甲发育差。

眼病变：因巩膜变薄，大多数呈两侧对称性浅蓝色，当情绪激动、兴奋而出现面红耳赤时，巩膜的蓝色可同时加深。可见大角膜或圆锥状角膜与小眼球等。

• 成骨不全Ⅰ、Ⅱ型临床特点

Ⅰ型成骨不全又称为蓝色巩膜综合征。病变累及骨骼、肌腱、韧带、筋膜、牙本质及巩膜等。主要临床症状为骨质疏松致脆性增加而易反复骨折，巩膜呈蓝色，关节可过度活动而易于受伤并导致肢体畸形，牙齿生长不齐、畸形，伴传导性耳聋，多在青春期后发病。本病重症者矮小，X线显示多发生骨痂。

Ⅱ型成骨不全又称先天性致死性成骨不全。其临床症状比Ⅰ型成骨不全严重得多，表现为长骨短宽，宫内即可因骨质疏松、发脆而引起四肢、肋骨多发性骨折。蓝色巩膜，耳硬化性聋。身材矮小，患者一般为死胎或生后早期死亡。存活者伴有进行性脑积水，长骨囊性变。

心血管损害：发生率的5%~10%，主动脉和二尖瓣呈环形扩张，形成主动脉关闭不全，二尖瓣功能障碍，周围动脉硬化。

辅助检查：AKP增高，但也可正常。血磷正常，血钙1/3病例增高。X线示骨质普遍疏松，尤以四肢长管状骨与颅骨明显。椎体可见有双凹形改变。在骨折时，四肢长管状骨、肋骨与锁骨可有多处于不同时期骨折或骨痂，骨痂丰实处可呈球形（图4-1-6）。

【诊断】

本病诊断根据发病年龄及病变特征并结合X线特点，血钙升高，AKP升高，诊断不难。

按Sillenee分为四型：

Ⅰ型 轻型；最多见，发病率1/3 000，特征为蓝巩膜、易骨折但无骨畸形和进行性耳聋。遗传方式呈AD。

Ⅱ型 围生致死型；多为低体重出生儿，往往死胎或在新生儿期死亡。特征为严重骨折畸形、黑巩膜。发生率为1/6 000，较Ⅰ型为低，遗传方式呈AD。

Ⅲ型 进行性畸变；新生儿、婴儿期多发生骨折畸形，常常在出生后和儿童期发病，长骨和脊柱逐渐弯曲变形，蓝巩膜，听觉丧失。遗传方式呈AD。

Ⅳ型 正常巩膜性畸变；各年龄均可发病，患儿多矮小，仅有遗传性胎性骨折和畸形表现，听觉丧失，而无蓝巩膜。遗传方式呈AD。

虽分为四型，但以Ⅰ型和Ⅱ型为较常见，各型分子变化及遗传缺陷，见表4-1-6。

【治疗与预后】

对病患儿无良好病因治疗。应做产前诊断，进行优生干预。曾有用甲状腺提取物治疗，移植唾液腺、垂体，给予钙、镁、磷、大量维生素C、蛋白同化激素、氧化物。骨折愈合常无延迟。髓内针可促进其愈合及良好固定，但必须注意反复骨折引起的畸形。骨折畸形在青春期后自然减轻。颅骨及胸部骨折畸形可危及生命，但存活者度过青春期后，一般生活及寿命正常，有些可活至高龄。

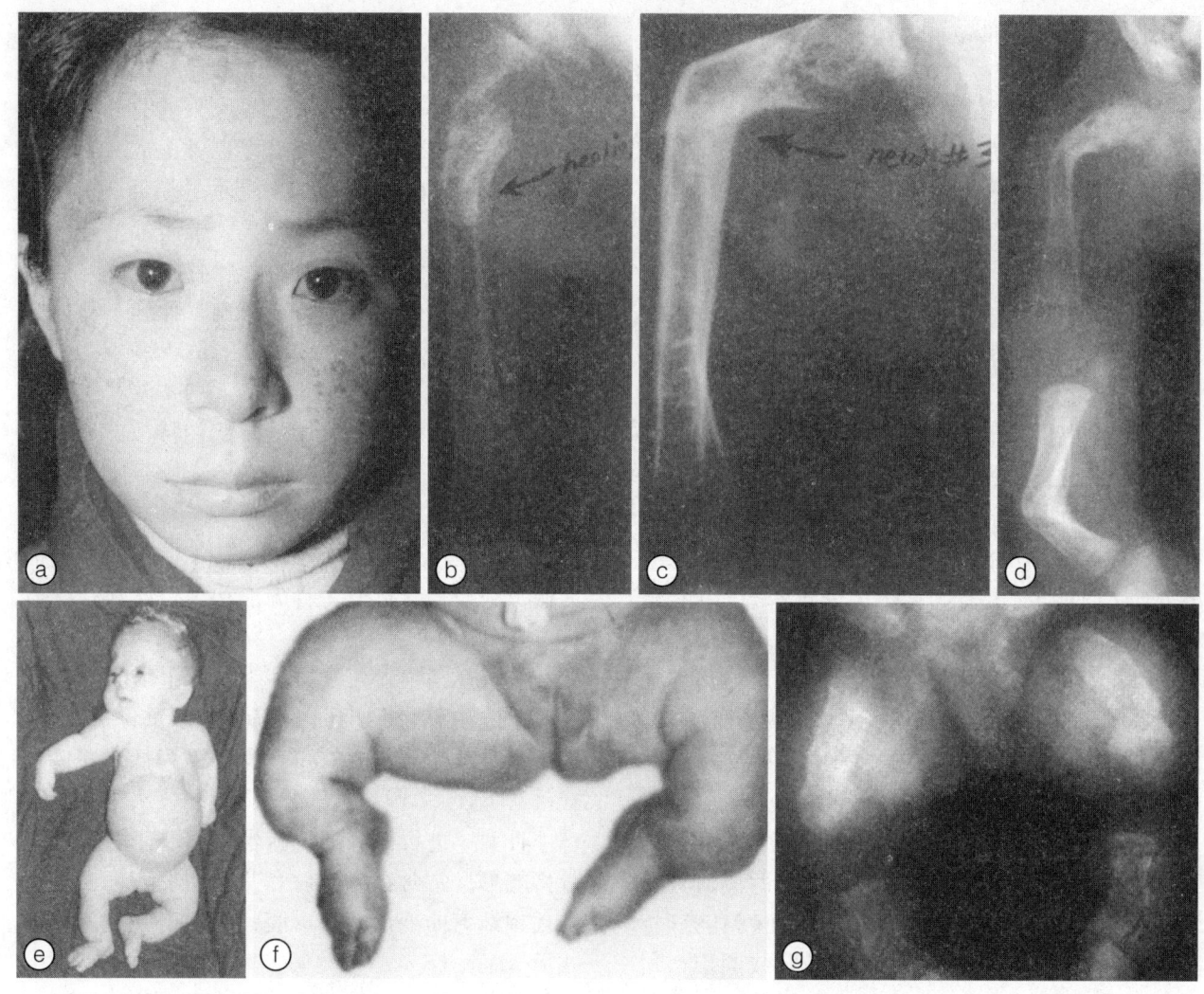

图 4-1-6 成骨不全

a. 8岁女孩,为成骨不全Ⅰ型患儿。身材矮小,骨质疏松、发脆,生后反复发生骨折。前额宽而隆凸,眼距宽,蓝色巩膜。牙齿发育不良,牙畸形,进展性耳聋。b~d. X线显示在16~17个月龄时发生的3处骨折,愈合后,骨皮质仍薄。e,f. 成骨不全Ⅱ型,新生女婴,四肢短型侏儒。前额隆凸,囟门大。胎儿期即发生肋骨、四肢骨折,导致胸廓狭小、变形,四肢弯曲、缩短。蓝色巩膜。g. X线显示骨骼发育不良,长骨多发性骨折和骨折处愈后形成的骨痂

(张开滋 刘权章 杨波 曹化东)

七、下颌面骨发育不良
mandibulofacial dysostois (MIM 154500)

【同义名】

下颌-面骨发育不良综合征,第一鳃弓综合征,多发性面部畸形综合征,Berry-FranceschettiKlein 综合征,Treacher-Collins 综合征。

【溯源与发展】

早在1846年已有报道,1900年、1923年分别由 Berry、Treacher、Collins 和 Dires 等相继报道,1944年 Franceschetti 进行报道并正式提出本征概念,于1949年由 Klein 将本病分为五型,此后文献称 Franceschetti 综合征或 Franceschetti-Klein 综合征。1958年 McKenaie 认为本征造成头颈部有八种异常,因而分为八型。国内于

1964年俞诺报道1例,此后有少数报道。其特点为头面部多种畸形伴耳聋为特征的综合征(图4-1-7)。

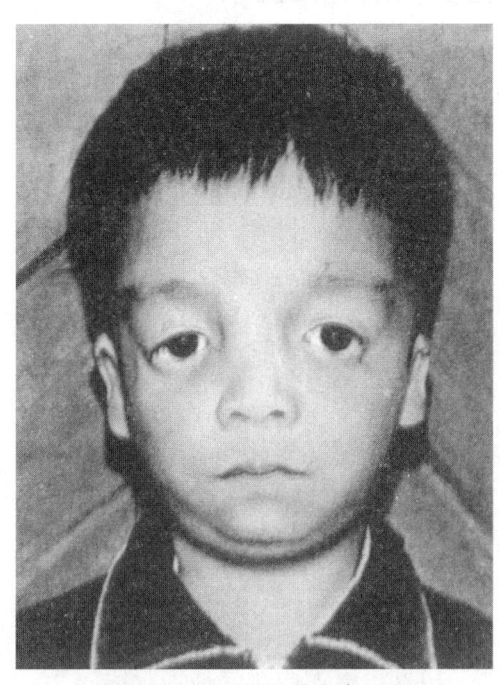

图4-1-7 下颌面骨发育不良

8岁男孩,中度智力低下。眼距宽,外眼角下斜,双侧下眼睑缺损,下眼睑睫毛缺如。耳畸形,外耳道闭锁导致传导性耳聋,小下颌

【遗传学特点】

家族性发病的经系谱分析属AD方式遗传。完全外显,具有不同的表现度,致病基因定位于5q32-q33.1。为TCOF1基因突变,表现度不一。在某些家系内发现死胎,此种基因可能具有致死效应。

【发病机制】

致病基因导致第一鳃弓发育不全或异常。

【临床表现】

面貌特征为睑裂向外下斜,30%有下眼裂,约50%缺损的内侧无睫毛,约35%有一舌状头发伸向面颊,虹膜或脉络膜裂,50%口角与耳屏之间有耳下皮赘、耳漏或耳前凹陷,30%无外耳道,听小骨畸形致传导性耳聋,小耳畸形。钩鼻,小下颌,颧弓发育不良,30%有腭裂,错𬌗等,有智力障碍。

心血管损害:发生率约为10%,多为房、室间隔缺损,动脉导管未闭。

【诊断】

依据面部的特殊性表现,结合X线检查示面部骨骼的多发畸形,可做出诊断。

由于表现度不同,临床上可分为完全型、不完全型。

【鉴别诊断】

需要鉴别的疾病有:①Negar肢端面骨发育不全:除下颌发育不全外,尚有轴前上肢缺损及其他异常,为AR遗传;②Wildervanck-Smith综合征:伴有轴前、轴后上下肢缺损及其他异常,呈散发性,遗传方式未明。

【治疗】

新生儿期因下颌畸形需加强喂养,耳聋可配助听器,面部进行手术治疗,以达美容效果,心血管畸形应预防和治疗并发症或行矫正手术。

(张开滋 支 龙 刘权章 杨 波)

八、耳聋－眼病－白发综合征
deafness-oculopathy-white hair syndrome

【同义名】

Waardenburg综合征,Klein-Waardenburg综合征(MIM 193500,193510),Mende综合征,胚胎固定综合征,部分白化病与耳聋综合征。

【溯源与发展】

1946年首由Mende加以描述,1947年首由Klein报道局限性白化病伴耳聋的病例。1951年荷兰眼科医生Waardenburg报道眼向内眦移位、耳聋及局限性白化病的病例,并提出作为独立的综合征。鉴于上述学者贡献,该综合征以其姓名命名。继后陆续有报道。1965年Pugel报道一家系连续6代患病,其遗传方式属AD。我国于1980年徐冠杰首先报道1例,之后有少数报道。最初认为本征仅限于荷兰人,以后才发现各种人种均能发病,但仍以荷兰人患病较多。其特点是先天性耳聋,眼眦与泪点移位,白额发或灰白发,局部皮肤色素减退为特征的综合征。

【遗传学特点】

家族性发病的经系谱分析属AD方式遗传。可能有遗传异质性(图4-1-8A)。

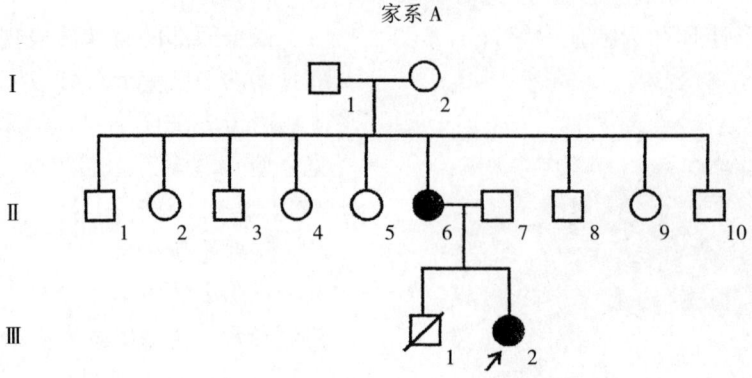

图4-1-8A 耳聋-眼病-白发综合征一家系谱

根据症状分为四型：Ⅰ型（MIM 193500，有内眦移位）；Ⅱ型（MIM 193510，无内眦移位）；Ⅲ型（MIM 148820，无内眦移位，有上肢畸形），Ⅰ、Ⅱ、Ⅲ型为AD型；Ⅳ型为AR型（MIM 277580，为变异型Waardenburg综合征，无耳聋，有肠梗阻）。Ⅰ型基因定位于染色体2q35，为PAX3基因突变，约1/3为新发生；Ⅱ型的基因（MITF基因）定位于染色体3p14.1-p21.3。

【发病机制】

致病基因导致胚胎发育异常，形成多系统受损。

【临床表现】

20%～40%患者有先天性单侧或双侧耳聋。其程度不等。典型患者100%可见内眦和泪点外移，35%虹膜变色或发育不良。70%～100%可见眉毛向内侧增生，几乎连成并眉，20%～30%患者睫毛和眉毛过早变成灰白色，以及额发变灰或变白。白发区可扩延增大。80%～100%患者鼻梁低平，生长延迟，眼距增宽。Ⅱ型的患者只有耳聋、白发，但无内眦外移等眼部病变，亦无智力低下，鼻梁低平现象（图4-1-8B）。

心血管损害：发生率约10%。部分患者有先天性心血管畸形，以房间隔缺损常见。

【诊断】

依据先天性耳聋、内眦外移、额部白发的临床表现，结合家族史，即可以明确诊断。

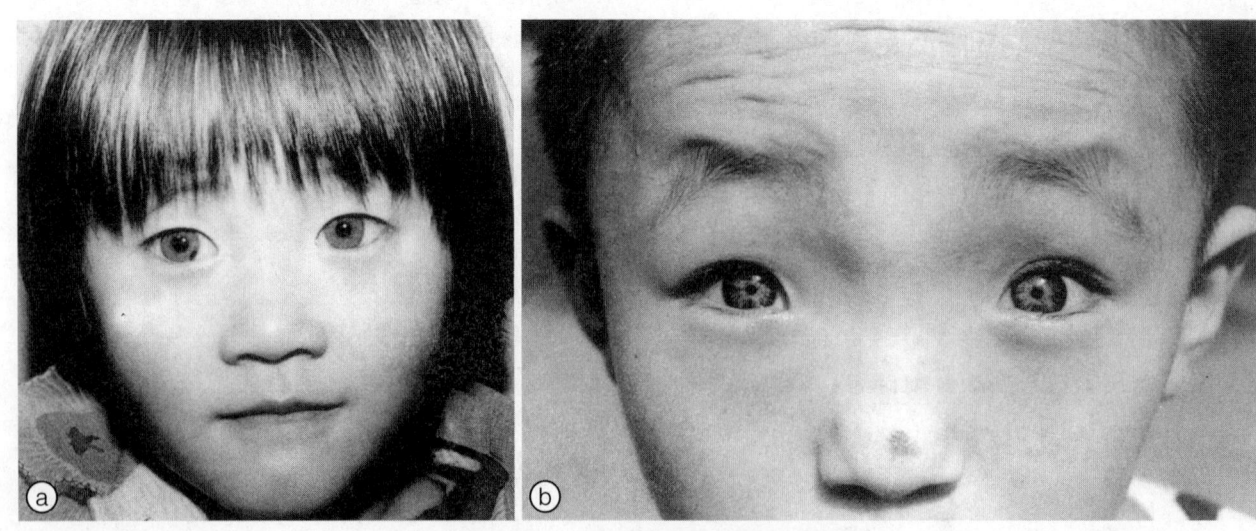

图4-1-8B 耳聋-眼病-白发综合征

a. 5岁女孩；b. $9\frac{10}{12}$岁男孩。患儿出生后即有白色额发，蓝色巩膜或异质巩膜，眼距宽、内眦移位，鼻根宽，鼻梁高而宽

【治疗】

尚无特殊疗法，除非伴有心血管畸形，一般不影响寿命。

（张开滋　刘权章　李德友　杨波）

九、Townes-Brocks 综合征 Townes-Brocks syndrome (MIM 157480)

【同义名】

肛门-耳-肢体畸形综合征、Townes综合征。

【溯源与发展】

1972年首次由Townes以肛门闭锁，伴手、足、耳异常的遗传性综合征做了报道。其后Brocks做了进一步报道。继之1976年Reid、1978年Kumit做了散发病例报道。嗣后，1984年Monteiro和1986年Herih等报道的病例中有房间隔缺损，此综合征渐被人们认识和重视。目前国内尚未有报道。其特点为肛门、耳及肢体畸形，伴有听力丧失为特征的综合征。

【遗传学特点】

Townes等报道的一家系其父亲及5名后代均受累，系谱分析属AD方式遗传，表现度有差异。其他5篇文献报道的5名患者均为散发病例，其致病基因具有多效性，尚有不同的表现度。致病基因定位于16q12.1，为 *SALL* 基因（OMIM602218）突变。

【发病机制】

致病基因导致的多系统发育异常。

【临床表现】

主要表现为肛门闭锁，耳廓畸形，可有耳前皮赘，感觉性、神经性耳聋，甚至听力丧失。肢体畸形包括手、足骨骼的多种异常，如三角型拇指、杵状指（趾）、扁平足等。此外可有面部缺损，长人中，唇宽，尿道下裂，肾脏畸形等（图4-1-9）。

心血管损害：发生率低。在报道的11例中有2例有房间隔缺损。

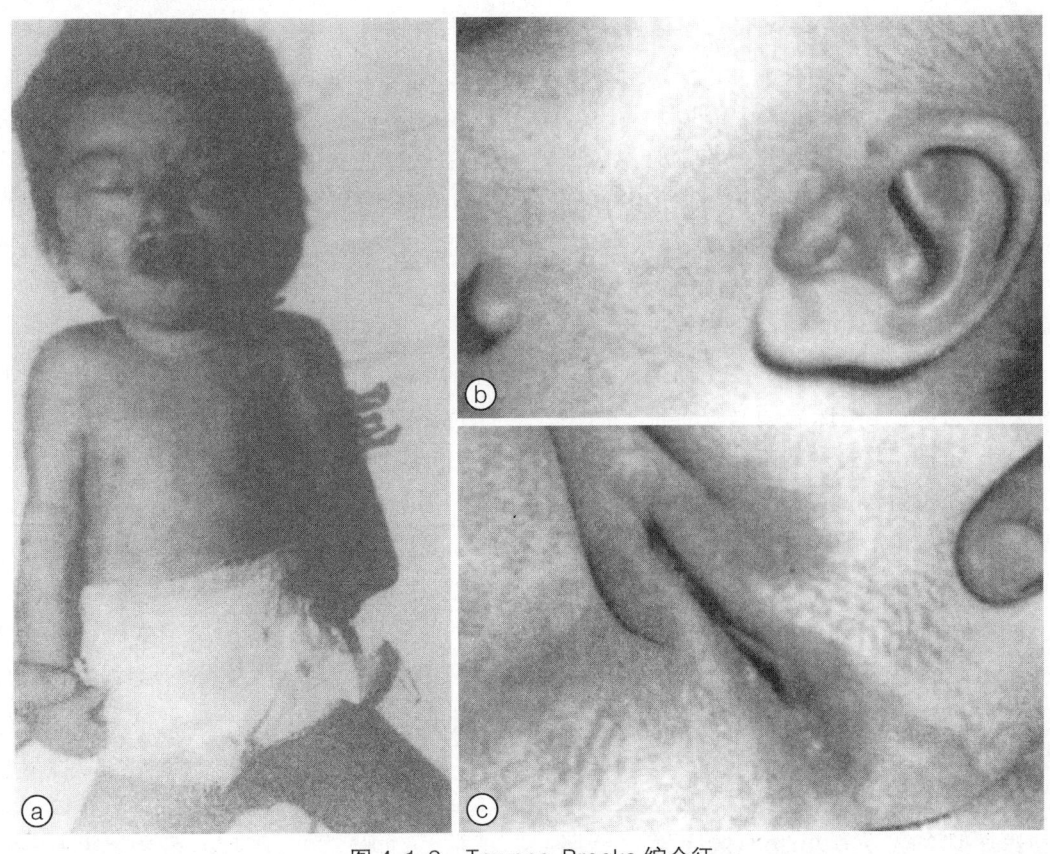

图 4-1-9　Townes-Brocks 综合征

a. 新生女婴，一侧脸小，耳大，耳低位，畸形。轴前多指，第5指弯曲；b. 示有前赘；c. 示肛门闭锁

【诊断】

根据典型的肛门闭锁、耳畸形、肢体异常伴听力丧失的临床表现，可确诊。

【鉴别诊断】

应与VACTERL联合畸形相鉴别。本征以肛门、耳、肢体畸形为特征伴听力丧失，可有心肾异常，属AD方式遗传。VACTERL以脊柱、肛门、心脏、气管、食管、肾、肢体畸形为特征，可有耳畸形、唇裂、生殖系统及神经管缺损，为散发病例。

【治疗】

手术治疗为主，以矫正畸形。

（张开滋　刘权章　刘蓉　汤亚明）

十、Noonan 综合征
Noonan syndrome (MIM 163950)

【同义名】

先天性侏儒痴呆综合征（congenital dwarfism idiocy syndrome），翼状颈综合征，男性Turner样综合征，女性假Turner综合征，Ullrich-Noonan综合征，心脏颜面综合征，努南综合征。

【溯源与发展】

1883年首由Kobilinsky报道，1930年Ullrich又进行报道，1938年Turner报道具有肘外翻、蹼颈的1例女孩，命名为Turner综合征，1963年Noonan和Ehmke对835例先天性心脏病报道中，有242例合并心外畸形；之后Noonan发表19例以题为"眼距增宽Turner表现型，伴有先天性心脏病的一种新的综合征"的论文，从而确立为一个独立的疾病，即先天性侏儒痴呆综合征。后由Sumitt对具有Noonan发表过的临床表现，而染色体核型正常者命名为Noonan综合征，目前对男性Turner综合征表现，染色体核型为46，XY者也纳入Noonan综合征中。我国于1980年由冉家彦等报道1例女性患者，1986年吕敬仁等报道1例男性患者，以后国内陆续有报道。

【遗传学特点】

家族性发病的经系谱分析属AD方式遗传。外显率高，表现度可不一。虽然文献中有男传男现象记载，但多数受累男性不像受累女性那样，他们所生子代的数目极少，这与两个因素有关：①男性有严重心脏病变的发生率比女性高，因此很难存活到生育年龄；②75%男患有双侧隐睾，而女性有正常性腺功能。致病基因定位于12q24.1，为编码非受体型蛋白酪氨酸SHP-2的 *PTPN*11 基因突变。

【发病机制】

致病基因导致多系统发育异常。

【临床表现】

身材矮小，智力低下，眼距宽，招风耳。牙齿发育不全，上腭高拱，下颌小。发际低，颈短，有蹼颈，喉结小，发童音等特殊表现。胸廓脊柱畸形，肘外翻，手指和指甲发育不良，隐睾及肾脏畸形等（图4-1-10）。

心血管损害：发生率为50%。最常见病变为肺动脉狭窄（62.5%），其特征属血管发育不良型，瓣环大小正常，但瓣叶增宽且固定。心电图改变与通常的肺动脉狭窄不同，出现左前分支阻滞，且胸导联常有深的S波。其他畸形有房间缺损（25.1%），室间隔缺损（9.2%），肺动脉分支狭窄（4.4%），法洛四联症（2.4%）等。多数为单一心脏畸形，但有些患者兼有肺动脉狭窄与房间隔缺损或二尖瓣脱垂或肥厚型心肌病。左心室偏心性肥厚为本病另一特征性改变，左室肥厚可波及游离壁与心尖，呈离心性肥厚，通常室间隔与左室壁之比为1.3∶1，间隔厚度大于正常值的150%，除心脏畸形外，还有冠状动脉瘘，周围肺动脉狭窄，血管瘤，周围淋巴管扩张等。

【诊断】

凡是遇到肺动脉狭窄和身材矮小的患者都应想到本病，进行有关检查。根据遗传学特点及临床特点，诊断并不困难。

【鉴别诊断】

需与Turner综合征鉴别。本病以肺动脉狭窄、眼距宽常见。女性患者可正常生育，表型男或女，核型为46，XY或46，XX，而Turner综合征以主动脉狭窄常见，眼距增宽少见，常无生育，表型只有女性，核型为45，XO，可有45，X/46，XX嵌合体等。

【治疗】

对症治疗。如无或轻的心血管病变，寿命可正常，对严重的心脏病变可考虑手术矫正，但手术难度较大，常因心功能衰竭和继发感染而死亡。

第四章 单基因遗传性心血管病

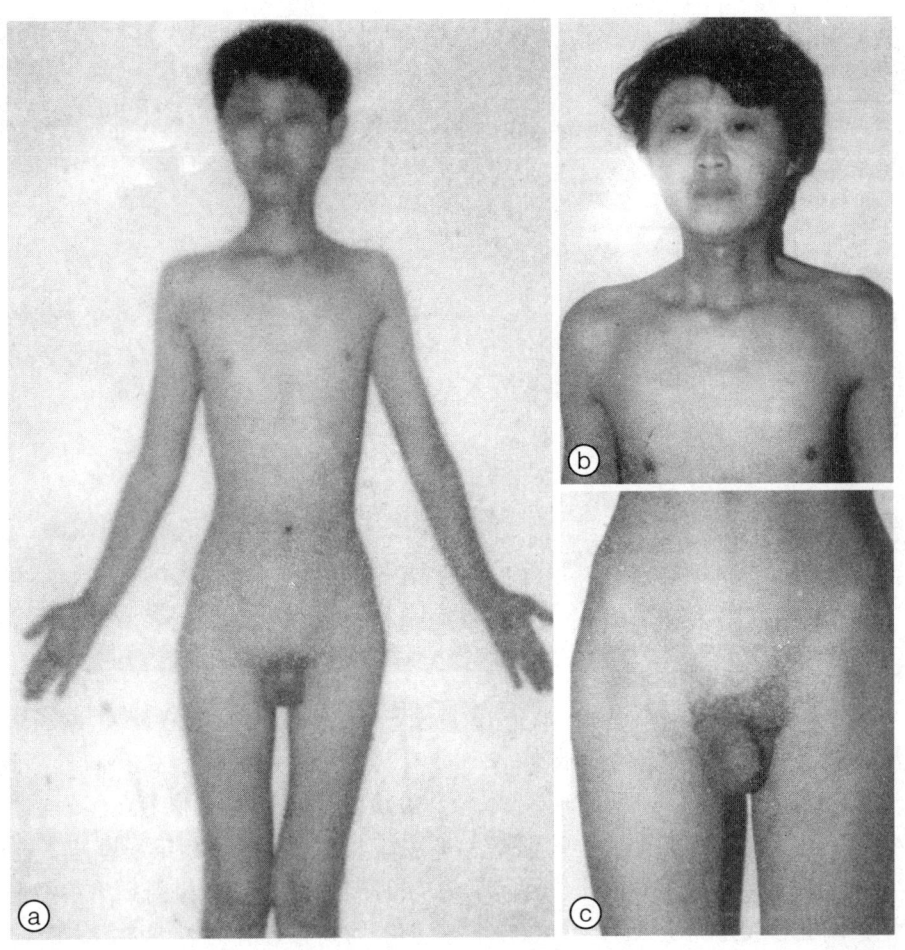

图 4-1-10 Noonan 综合征

a. 9岁男性,核型正常(46, XY)。身材瘦小,轻度智力低下。有轻度蹼颈,肘外翻。眼距宽,内眦赘皮,外眼角下斜。乳距宽,睾丸小,阴茎小,无阴毛。b、c. 示患者在确诊后,应用雄性激素替代治疗后,显示性征、体征明显改变,出现阴毛

(张开滋 刘权章 顾菊康)

十一、尖头并指(趾)Ⅲ型
acrocephalosyndactyly type Ⅲ (MIM 101400)

【同义名】

尖头并指(趾)畸形Ⅲ型综合征、Saethre-Chotze 综合征。

【溯源与发展】

1906年首由 Saethre 报道,其后由 Chotze 等详加描述,后称 Saethre-Chotze 综合征。因患者有尖头、并指(趾)畸形,亦称尖头并指(趾)Ⅲ型。

【遗传学特点】

家族性发病的经系谱分析属 AD 方式遗传,基因定位于10q26。完全外显,但有不同的表现度。

皮纹学表现为通贯手。

【发病机制】

不明。可能为致病基因导致的多系统发育异常。

【临床表现】

头盖骨骨性融合,小头畸形,尖头,前额倾斜,枕骨平坦。上睑下垂,眼距宽,斜视,弱视,泪管异常。钩鼻,鼻中隔偏斜。耳位低,上颌侧切齿畸形,前发际低。手指弯曲、短指或并指,拇指外翻。桡尺骨性联合,有隐睾及肾脏畸形(图4-1-11)。

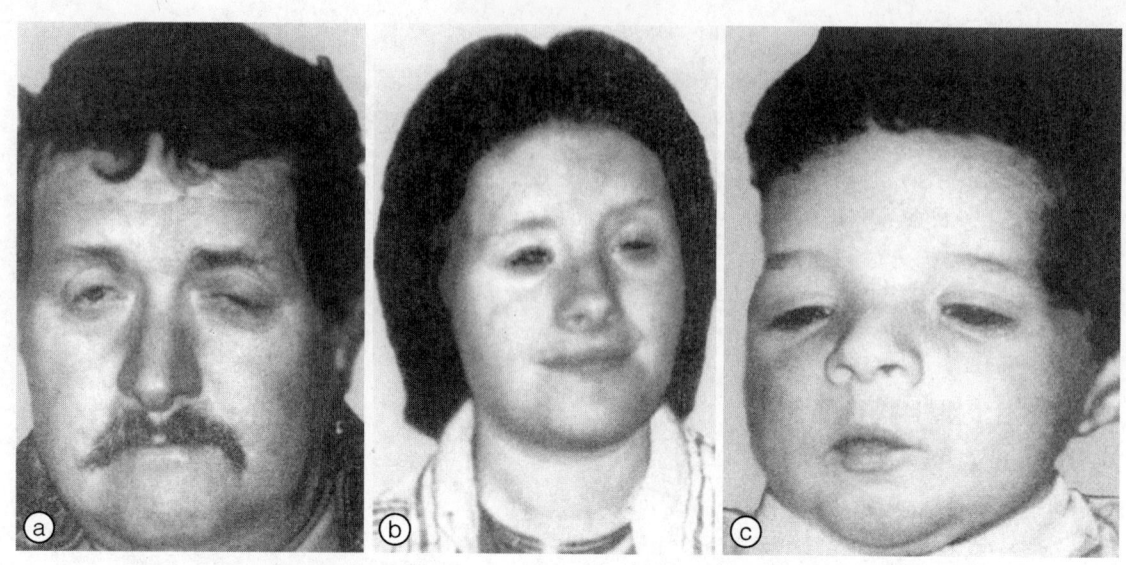

图 4-1-11 尖头并指（趾）Ⅲ型

图示一家 3 个病例的家系，示患病父亲（a）及其 2 个患病女儿（b、c）的面容。颅缝早闭，头小而尖，前额宽，枕部扁平。眼距宽。外眼角下斜，斜视。鼻根、鼻梁高，鼻中隔偏移，耳低位。并指（趾）、短指（趾）

心血管损害：低度。多为房、室间隔缺损。

【诊断】

根据临床特征及 X 线检查显示各种骨骼畸形，可做出诊断。但诊断时应与Ⅰ、Ⅱ、Ⅳ型尖头并指（趾）畸形（MIM 101200, 201000、101600）相鉴别。

【治疗】

有颅内压增高的患者应及时进行开颅减压术，以改善症状。对一些患者可早期进行美容手术，可改善脸容外貌。

（刘权章　支　龙　孟庆华　曹化东）

十二、成年多囊肾病
policystic kidney disease, adult
(OMIM 173900)

【同义名】

成人型内脏多囊肾病（adultpolycystis kidney disease, APKD）、内脏多囊肿病、内脏多囊肿综合征（splanthnic polycystic syndrome）。

【溯源与发展】

此病 1954 年首先由 Poinso 等报道，1960 年 Ditlefsen 和 Tongum 描述了一个家系，其后报道渐多，并确认其遗传方式呈 AD 遗传。临床特征为肾内大量液性囊肿，晚期出现尿毒症，并常伴有其他系统的疾病，如高血压、肝和胰腺囊肿等。1979 年我国的崔广根等在国内首报家族性二尖瓣脱垂与多囊肾；1989 年张思仲等进行了基因诊断，张开滋等对其临床进行研究，并把 2 个或 2 个以上脏器同患囊肿命名为内脏多囊病。

【遗传学特点】

家族性发病的经系谱分析属 AD 方式遗传，本病是人类单基因遗传病中常见的一种，发病率 1/200～1/1 000。B 超诊断的准确性随年龄而增加。多为 30 岁以后发病，少数发生于儿童或婴儿期呈高度外显性，Daoddrd 认为活到 80 岁者几乎可达 100%。1985 年英国的 Reeders 发现 APKD 与 α 球蛋白基因簇的 3′端高变区（3′HVR）紧密连锁，而将致病基因定位于 16p13.3-p13.12。研究证实 16 号染色体上的 PKD1（polycystic kidney disease, PKD）基因或 4 号染色体上的 PKD2 基因的突变均为该病的分子病因。PKD1 和 PKD2 编码的跨膜蛋白协同作用，共同参与细胞间的信号转异，PKD1 或 PKD2 的突变均可造成信号通路受阻，引发疾病。本病属于不同基因座位上的突变引起同一种遗传病的基因座异质性（locus heterogeneity）现象，基因座异质性并不罕见，这一概念对此遗传病的基因诊断、预防和确定基因治疗靶点具有重要意义。欧美学者和我国张思仲等人联合采用分别位于 PKD

两侧的探针3′HVR连锁，也与旁侧序列探针24-1连锁，其诊断的准确性超过99%。APKD的异质性研究取得越来越多的证据，预计在最近几年，随着APKD的基因分离和基因异常的性质阐明，采用直接基因诊断和更简便的检测诊断技术将成为可能。

少数为散发病例，可能由新发生的基因突变所致。基因突变率为$6.5 \times 10^{-5} \sim 10 \times 10^{-5}$。

【发病机制】

APKD常为双侧性，因进展的非对称性，故有时印象为单侧性，其末病情，肾脏畸形可增至足球大小，表面布满大小不一囊肿，切片见肾脏呈蜂房状巨块，囊肿内含清晰或血样甚至脓样液体。显微镜下可见囊间有岛样正常组织存在，囊肿的发生可在肾小球表面、细襻、皮髓质的集合管部位。多数囊肿与肾小球和肾小管交通。光镜可见囊肿壁为立方上皮细胞排列在衬里，APKD的变性病变各个时期均含有正常结构的肾单位。合并肝囊肿表现为胆管囊性扩张和增生，门脉周围纤维化及门脉高压。

【临床表现】

疼痛为常见症状，多为腰痛和腹痛，有时疼痛剧烈，呈间歇性或持续性，其发生率为28%~33%。这是由于肾增大扩张，肾包膜囊张力增加或压迫邻近器官及牵拉组织而引起。急性肾绞痛发生率14%~15%，因出血进入囊腔，血凝块或结石在肾盂和输尿管的移动而引起。

泌尿系统的其他表现：

（1）血尿　多为周期性发作，血色深浅不一，发生率33%~44%，无痛性血尿占13%，伴有肾区疼痛的血尿占10%，另外囊肿壁破裂也会发生血尿。

（2）蛋白尿　亦较常见，菌尿、脓尿、囊肿感染，都可引起腰腹不适，伴有发热、败血症的症状。

（3）尿毒症　为APKD末期表现，而肾单位功能丧失的失代偿阶段，也可因血凝决、结石或增大的囊肿阻塞输尿管和肾盂而造成的恶化，表现为少尿或无尿。其他尚有失盐性低血钠症、高尿酸血症。

其他器官囊肿，常见为多囊肝（HC）、Oppehoimer发现占28.5%，西村秀男报道占50%，Gabow研究得出HC与APKD严重程度有关；随增龄而增加；女患HC的报道数量、体积均大于男患HC；妊娠过的女患HC较未妊娠体积大。其次为胰脏、脾脏。少见的尚有肺、骨、睾丸、甲状腺、子宫、膀胱等囊肿。所以成人多囊肾病是一种多系统疾病，张开滋等把2个或2个以上脏器同时罹患囊肿病，命名为成人型内脏多囊病。

心血管损害：二尖瓣脱垂为APKD的主要肾外表现，尤其是在伴有HC多见，有报道占2%~3.8%。脑基底动脉瘤约占10%，现报道累及50余例。Dalgaard统计173例，尸检合并HC占43%，心脏增大增重者占50%，冠脉硬化者占40%，脑出血者占11%；其他学者报道尚有高血压、视网膜动脉硬化等。

【诊断】

认断的主要依据如下：

1. 临床诊断

凡有血尿、肾功能不全等症状，体检发现两侧肾脏肿大，特别是肾表现有结节时应首先考虑本病，如有家族史则诊断并不困难，确诊必须依据影像学检查。

（1）尿路造影　对APKD的确诊率达70%。

（2）超声检查　B超属无创性，最为实用，具有特殊价值，其诊断率可达80%。超声诊断可分为三型：Ⅰ型，双肾明显增大，表现不规则，肾内布满大小不等的液性暗区，正常肾脏结构消失。Ⅱ型，一侧肾脏大小正常，一侧肾增大，肾内散在类圆形液性暗区，可分辨出正常肾脏结构。Ⅲ型，双肾大小正常，肾内散在类圆形液性暗区，可分辨出正常结构肾内液性囊肿为APKD的特征性改变。

（3）CT、磁共振　费用较高，难于普及，其确诊率与B超检查相近。

2. 基因诊断

由于APKD的基因本身尚未克隆，故目前只能采用间接的分析法。用3′HVR探针可以对90%以上的病例进行基因诊断，用3′HVR与APKD的基因之间尚有40%重组，若再采用探针顺序24-1与APKD的基因之间重组，当两者合并使用就使基因诊断的准确性达到99.84%，可以成功地作为出产前或婚育前的诊断。

分型：临床上可分为两型：

Ⅰ型（单纯型）：仅有多囊肾。

Ⅱ型（内脏多囊病）：2个或者2个以上的脏器，如肾、肝同患囊肿病。

【治疗】

目前尚无制止囊肿扩大和病变发展的有效措施，只能采取姑息疗法。若病变已累及双侧肾脏，出现肾功衰竭，常采用内科治疗，控制感染，降低高血压，改善肾功能，若透析治疗无效，采用肾移植的方法可获得一定疗效。

【预防】

本病是常染色体显性遗传病，用超声检查可检出患者；若夫妇一方患APKD，中期妊娠行超声检查可发现APKD胎儿（正常和患病胎儿各占1/2），应严格禁止患此病的男女双方婚配。有效的手段是用监控措施，一旦监测出患病胎儿，应行流产治疗。

（张开滋　刘　蓉　李德友　孟庆华）

十三、心－面－皮肤综合征
ardiofaciocutaneus syndrome
(MIM 115150)

【同义名】

CFC综合征。

【溯源与发展】

1986年由Reynolds等首次报道。1991年Bottani结合文献资料和自己观察的病例进行了综述。

【遗传学特点】

家族性发病的经系谱分析属AD遗传方式，致病基因定位于7q34。已报道的病例多为散发。

【发病机制】

根据已报道的病例中，由致病基因作用，使胚胎多系统发育异常；也与患儿出生时父龄较高（平均39岁以上）的"父亲年龄"效应有关。

【临床表现】

生长发育迟缓，智力低下。轻度脑积水，脑皮质发育不良和脑干萎缩，肌张力低下。前额隆凸，双额狭窄。头发稀疏、易碎，眉弓发育不良。眼球震颤，外眼角下斜。塌鼻梁，耳大、畸形。外胚层发育不良，皮肤斑点性角化过度（图4-1-13）。

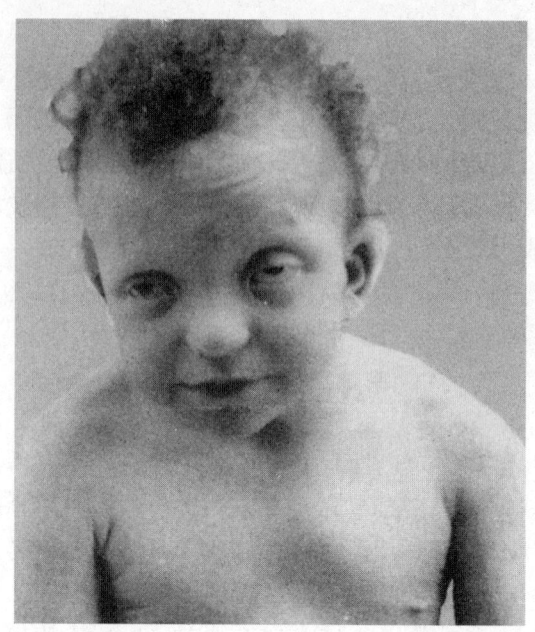

图4-1-13　心－面－皮肤综合征

$7\frac{10}{12}$岁男孩。生长发育迟缓，身材矮小，智力低下。前额隆凸，双额窄，头发稀疏、发脆。眼球震颤，外眼角下斜。塌鼻梁，耳大、耳廓畸形。肺动脉狭窄，肌张力低下，皮肤有干皮样变

心血管损害：发生率20%。常见为肺动脉狭窄，房间隔缺损。

【诊断】

根据临床特征和X线、CT检查所见可做出诊断。

【预后】

预后一般不良，应加强婚、育的优生指导。

（刘权章）

十四、Hay-Wells综合征
Hay-Wells syndrome (MIM 126260)

【同义名】

AEC综合征，睑缘粘连－外胚层缺陷－唇裂、腭裂。

【溯源与发展】

1976年由Hay和Wells首次报道，1985年Speigel和Colton报道一家母子发病的家系，提示为一种AD遗传病。

【遗传学特点】

家族性发病的经系谱分析属AD方式遗传。

致病基因定位于3q27，为TP63基因突变。

【发病机制】

胚胎期（第9周）由于外胚层发育异常而引起的系列病损。

【临床表现】

先天性外胚层发育不全，卵圆形脸，线性睑缘粘连。鼻梁宽，唇裂，腭裂，上颌骨发育不良。牙齿发育不良（部分缺牙，锥形齿，牙间隙宽）。毛发稀疏、粗糙、发硬。汗腺发育不良，部分患者无汗。掌跖皮肤角化，指（趾）甲缺如或营养不良，皮肤色素深。部分患者泪导管闭锁，耳聋，软组织并指（趾）（图4-1-14）。

心血管损害 发生率低。多为室间隔缺损，动脉导管未闭。

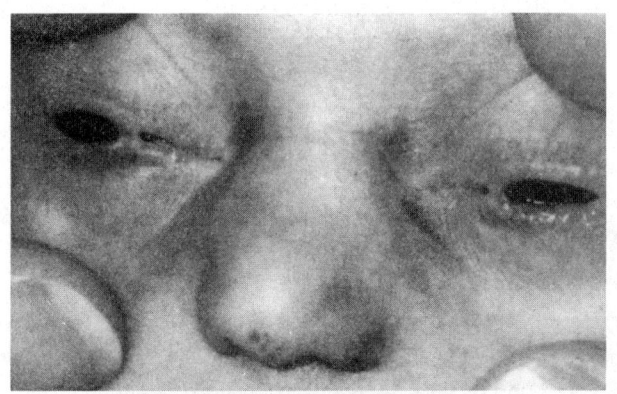

图4-1-14 Hay-Wells综合征

患者部分睑缘粘连，皮肤色素深，毛发稀疏。鼻梁宽，唇裂，腭裂，缺牙。汗腺发育不良，少汗。掌跖皮肤角化，指甲薄、变形。

【诊断】

依据睑缘粘连及外胚层发育不全的各种表现可做出诊断。

【治疗】

对症治疗，在新生儿早期切开粘连的睑缘，应适时进行心脏畸形、唇裂、腭裂修补术，可改善临床症状，预后较好。

（刘权章）

十五、遗传性出血性毛细血管扩张症 hereditary hemorrhagic telangiectasia, HHTT (MIM 187300)

【同义名】

Rendu-Qsler-Weber综合征、Osler出血性毛细血管扩张症。

【溯源与发展】

1864年首由Sutton报道。1865年Babington第一次发现本病的家族遗传性的特性，其后1896年Rendu，1901年Osler和1924年Weber又分别进行详细描述，故而得名。这是一种全身性的血管发育异常，以皮肤和黏膜（包括内脏）的毛细血管扩张并导致反复出血为特征的一种毛细血管壁异常所致的出血性疾病。

【遗传学特点】

经系谱分析属AD方式遗传（图4-1-15A）。致病基因定位于9q34.1，为编码endoglin基因（*ENG*，OMIM 131195）突变，群体患病率1/10 000～2/10 000。

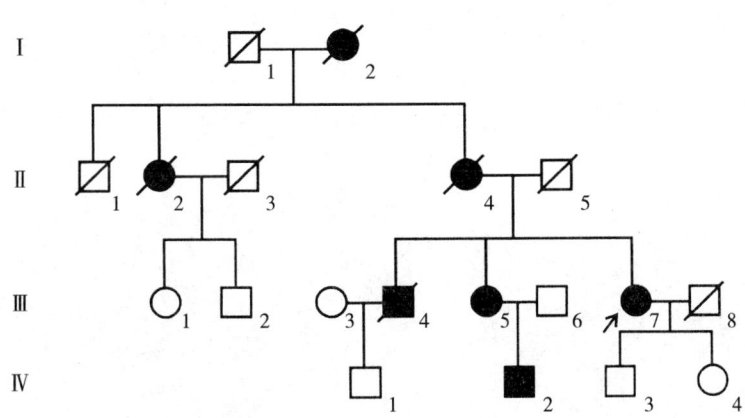

图4-1-15A 遗传性出血性毛细血管扩张症系谱

遗传性出血性毛细血管扩张症分为四型：

Ⅰ型致病基因定位于 9q33-q34，为编码 endoglin 基因（ENG, OMIM 131195）突变。

Ⅱ型致病基因定位于 12q11-q14，为 ACVRL1 基因突变。

Ⅲ型致病基因定位于 5q31.1-q32。

Ⅳ型致病基因定位于 7p14。

【发病机制】

本病为先天性血管发育异常。皮肤和黏膜的毛细血管和小静脉卷曲、扩张、管壁变薄。小静脉缺乏肌层和弹力纤维层，重者仅有一薄层内皮，血管无解剖学上的支持结构，也无收缩能力。由于血管结构脆弱、自发或受轻微外伤后即可破裂出血。

【临床表现】

本病为最常见的伴出血倾向的遗传性血管病。主要表现为扩张的毛细血管破裂所致的反复发作的黏膜出血，以鼻衄最常见和最早期症状见于 80%～90% 的病例，多于 10 岁左右开始，21 岁之前显现，2/3 的患者在首次鼻衄后，将愈趋严重，40～50 岁时达高峰，此时出血也最严重。患者的止血和凝血功能正常、故能经受各种手术。由于慢性失血、常合并缺铁性贫血。肉眼可见的病变为 3 mm 左右直径的毛细血管扩张，呈扁平淡紫色，用玻片压之褪色。形态自针尖至结节状甚至蜘蛛痣样均有。毛细血管扩张典型的好发部位是：鼻黏膜、唇、齿龈、颊黏膜、上腭、舌两侧、面部、而结膜、甲床、躯干、手掌和足跖面却少见。毛细血管扩张亦可发生在消化道占 10%～40%、肺占 25%～30%、肝占 8%～16%、脑占 15% 和泌尿生殖道占 3%。上述脏器可出现便血、咯血和血尿，同一部位可发生反复出血。可有动静脉瘘，且随年龄增多和加重。可导致出血和感染，表现为反复咯血、肺部感染、颅内出血、脑栓塞和脑脓肿。肺内动静脉分流可导致血氧饱和度下降、杵状指和红细胞增多。

心血管损害：发生率 100%。出血性毛细血管扩张（图 4-1-15B）。

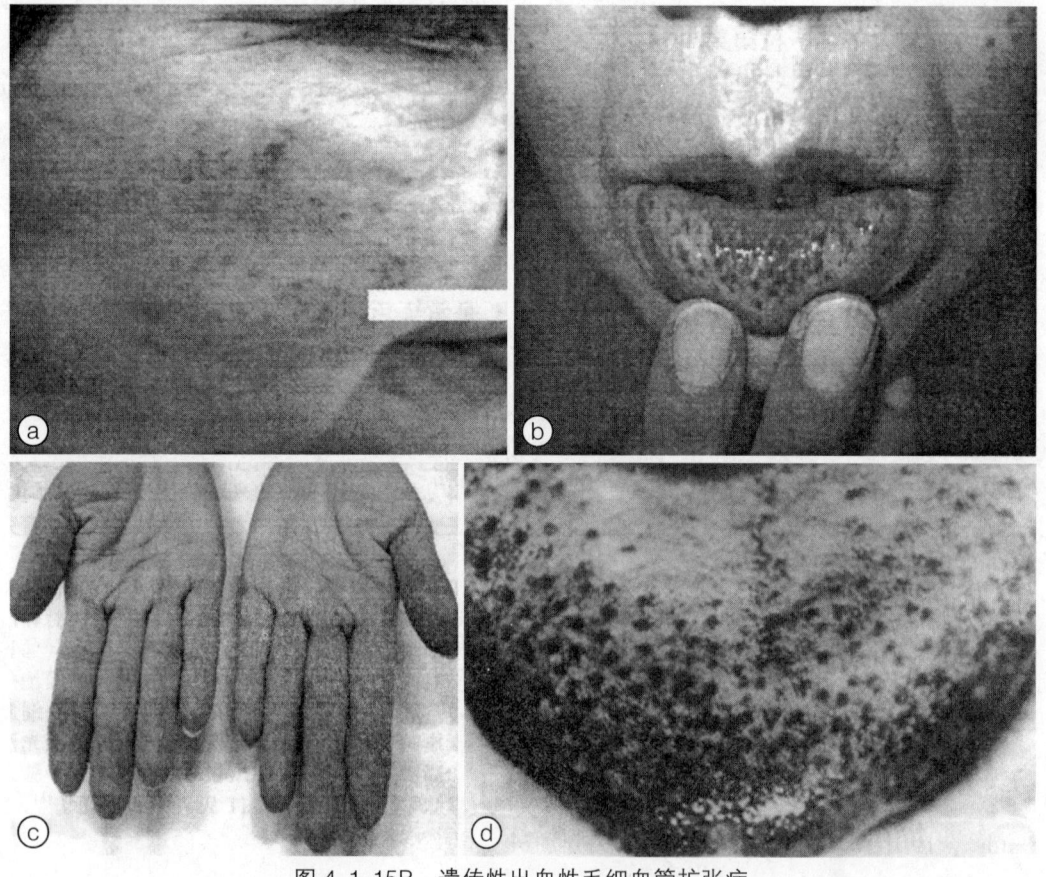

图 4-1-15B 遗传性出血性毛细血管扩张症
1 例女性患者皮肤黏膜毛细血管扩张和出血点表现：a. 皮肤；b. 唇；c. 双手；d. 舌

【诊断】

国际 HHTT 基金科学委员会拟定了确诊 HHTT 的 Curacao 标准，包括四个方面的内容：①鼻出血：多为自发性和反复性；②毛细血管扩张：为多发性，特征性位于唇、舌、口腔、手指和鼻等部位；③内脏损害：为胃肠道、肺、脑、肝和脊柱等处动静脉畸形；④家族史：一级亲属患有 HHTT。确诊 HHTT：满足上述 3 个诊断标准；疑似 HHTT：满足 2 个诊断标准；阴性 HHTT：少于 2 个诊断标准。

【鉴别诊断】

本病需与各种出血性疾患如血友病、血小板疾病等鉴别。也应与血管角质瘤、血管蜘蛛痣、老年性血管瘤鉴别。

【治疗与预后】

HHTT 的治疗目标是控制局部症状，监控和预防由动静脉畸形引发的器官损害。

对鼻出血目前没有有效治疗方法，可采取多种方法控制鼻出血（如鼻填塞、电或化学烙术、血管结扎、激光和激素治疗等）。皮肤损伤一般不需要治疗，但若皮肤毛细血管扩张影响美观或引起频繁出血，则可采用激光消融术和局部用药。

约 10% 的 HHTT 患者死于肺、脑动静脉畸形，所以应对 HHTT 患者应长期随访。

（张开滋　邢福泰　曹化东）

十六、遗传性血管性水肿
hereditary angioedema

【同义名】

遗传性血管神经性水肿（MIM 106100）C1 酯酶抑制因子缺乏症。

【遗传学特点】

经系谱分析属 AD 方式遗传。致病基因定位于 11q11-q13.1，为 $C1$-INA 基因突变。家系中 85% 左右的患者 $C1$-INA 浓度明显降低，仅为正常的 5%～30%。其余 15% 的患者有一种免疫学上与 $C1$-INA 有交叉反应但无功能的蛋白质。

【发病机制】

患者先天性不能合成具有正常功能的 C1 酯酶抑制物（$C1$-INA），使 C1 的激活无限制地进行，C1 活性得不到控制。随着 C2 和 C4 的分解，释出一种血管活性多肽（激肽），作用于毛细血管后的小静脉，造成血管扩张和局限性水肿。

【临床表现】

水肿呈发作性、局限性和自限性，多在轻微外伤如碰撞、挤压，剧烈运动后、月经期或感情障碍时发生。水肿液快速积聚、局部皮肤发亮、隆起，形态不一，可蔓延成片。非凹陷性，亦不对称，不红不痒，不形成荨麻疹，多在 2～3 天内逐渐消褪。水肿如发生在小肠壁可导致剧烈腹痛、腹泻、呕吐，如不伴皮肤水肿，多误诊为外科疾病而手术。如发生在咽后壁或喉头，可致喉头梗阻感、呼吸困难，甚至窒息死亡（图 4-1-16）。

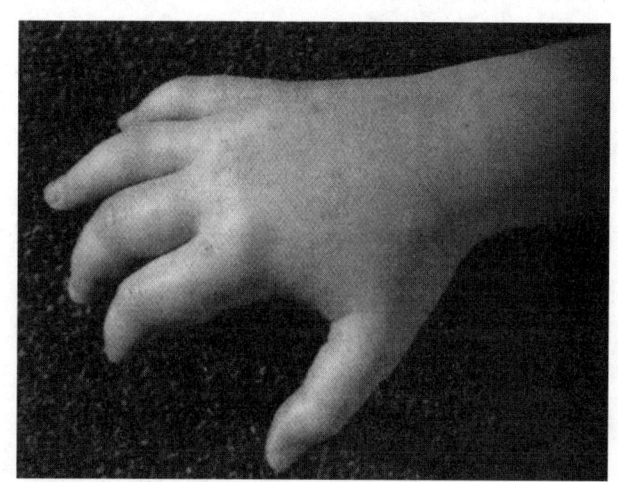

图 4-1-16　遗传性血管神经性水肿
患者 9 岁女童，右手呈现皮肤发亮、隆起、水肿

心血管损害：发生率 100%。血管扩张和局限性水肿。

辅助检查：发作时水肿部位的 C2 和 C4 降低，CH50 显著减少，C3 正常。血清内合成性脂肪水解的能力显著增高。γ 球蛋白、IgA 和 IgM 增高。

【诊断】

依据病史和家族遗传史，有典型局限性水肿可作诊断。血清学检查有助于确诊。

【防治】

发作时可进行抗过敏、抗纤溶治疗。局部皮肤水肿可不作治疗。如喉头水肿，应紧急气管插管或气管切开。

（李广镰　张开滋　李德友）

十七、遗传性血管神经性喉水肿
heredietary angioneurotic edema of the larynx

【同义名】

Cicardi 综合征。

【溯源与发展】

1982年 Cicardi 等报道31个家系104例，继后他们还报道22%患者有 C1-INH 功能缺陷，78%C1-INH 虽具有抗原活性但功能活性很大，因而得名。国内1986年由钱雪治等首次报道。现已明确为一种罕见的补体缺陷遗传病，截至1990年我国已报道了16例。

【遗传学特点】

经系谱分析属 AD 方式遗传。致病基因定位于11q11-q13.1，为 C1 抑制基因（C1INH，OMIM 606860）突变。

【发病机制】

由于 C1 酯酶抑制因子（C1-INH）生物合成缺陷，当其缺乏时，血清 C15 增多导致血管扩张，通透性增高，另一方可消耗 C2 和 C4，活化补体产生 C2b 具有激肽样作用，导致血管扩张。C1-INH 缺乏，还能导致 C1 增多，进一步影响血管通透性。

【临床表现】

均在青少年或青春期发病，以感冒、寒冷、劳累、外伤、精神刺激等为诱因，夏季发病少，冬季增多，无明显变态反应病史。其特点呈突然发作性，无发热，以唇面部四肢、呼吸道、胃肠道的急性皮下及黏膜水肿，严重的喉水肿可引起急性喉阻塞，可致窒息死亡。

心血管损害：发生率100%，喉部及全身血管水肿。

【治疗】

甲基睾丸酮对50%以上患者可预防，男性应用氟羟甲基睾丸素，女性应用康复龙有效，炔羟雄烯异恶唑（danazol）不仅有效，还可提高 α_1 抗胰蛋白酶、Ⅻ和Ⅸ因子水平。止血环酸对70%患者可使发作减轻。抗过敏药、肾上腺素及激素效果欠佳。如果发生急性重症喉水肿，应当机立断采取气管切开，以挽救生命。

（杨 波 李德友 李广镰）

十八、神经纤维瘤
neurofibromatosis, NF (MIM 162200, 101000)

【同义名】

神经纤维瘤病、von Recklinghausen 病。

【溯源与发展】

1849年首先由 Smith 报道，1882年 von Recklinghausen 对其临床表现和病理作了全面论述，故又称 von Recklinghausen 病。本病属斑痣性错构瘤或神经皮肤综合征范畴，为外胚层组织异常生长而导致的独特皮肤病变、神经系统畸形和肿瘤。是以皮肤牛奶咖啡斑和多发性神经纤维瘤为主要特征的一种最常见的遗传性疾病之一。

【遗传学特点】

经系谱分析属 AD 方式遗传。外显率有差异。

NF1 基因（OMIM 162200）：其致病基因定位于17q11.2。现已能对该基因进行分离和克隆，结果显示 NF1 基因是一个很大的基因，在17q11.2位置上占据约300 kb，其转录起始于该基因的染色体末端，靠近着丝粒方向转录，但内含子数目尚不清楚。

该基因有多种突变，主要类型有：缺失突变、内含子插入突变，点突变和易位突变。根据 NF1 患者表现的多样性，推测其效应也是多效性，这可能会影响到细胞的增殖等与癌发生有关的代谢过程，因而 NF1 突变后会发生癌变。

NF2 基因（OMIM 607379）：其致病基因定位于22q11.2。5%患者为新的基因突变，突变率约每代 10^{-4}/基因座。

发病率为 1/2 000 ~ 1/5 000，男性多于女性，为最常见的遗传病之一。

【发病机制】

致病基因导致神经生长因子（NGF）合成过程调节障碍，可能是本病发生原因。神经纤维瘤系来源于外周神经的 Schwann 细胞。

【临床表现】

症状可起自出生时，但多数于儿童和成年期逐渐发生。以皮肤色素斑和末梢神经瘤为主要特征。

1. 皮肤色素斑

最具特征性的皮肤色素斑是牛奶咖啡斑，见于身体各部位，为形状不规则的、边缘光滑的色素增加区，随年龄增长而增多。一般有直径大于1.5 cm的色素斑6个以上。其他皮肤病变包括雀斑，特征性在腋窝丛形雀斑，称Crowe征。

2. 皮肤和皮下肿瘤

少儿期和少年期可出现有蒂软性皮肤神经纤维瘤和坚硬的皮下神经纤维瘤。丛形神经纤维瘤可从针头到桔子大小，甚至瓜样大。多侵犯面部和单个肢体。发生于脑神经或脊神经根的神经纤维瘤可产生各种相应症状，如耳鸣、视力减退、失明、角膜反射丧失、眩晕、共济失调和颅内压增高的症状。

3. 神经系统症状

30%~46%患者可出现，主要是由肿瘤引起，另一部分是由胶质增生、血管畸形或骨骼畸形引起，可分为三类，但有的是混合出现。

（1）颅内肿瘤 以一侧或两侧听神经瘤最为常见，其次累及三叉神经，视神经、舌咽神经、迷走神经、副神经及舌下神经。常可伴发脑膜瘤、神经胶质瘤，其中以星形细胞瘤最为常见，儿童发生视神经胶质瘤是一种特殊类型。极少数还患弥漫性胶质瘤病，则会出现相应症状。

（2）椎管内肿瘤 可患椎管内神经纤维瘤，少数可伴发椎管内脊膜瘤和髓内肿瘤。

（3）周围神经肿瘤 为本病的主要表现之一，可引起身体任何部位的周围神经。如出现剧烈疼痛和神经纤维瘤快速增长，预示癌变。

4. 其他表现

约10%的患者智力低下，少数发生惊厥。也可合并多种先天畸形，包括：胫骨弯曲、假性关节病、长骨囊肿、骨和软组织过度生长、脊柱侧凸和巨颅畸形。

神经纤维瘤现已确立为遗传性肿瘤综合征范畴，其相关的原发癌，Ⅰ型为神经纤维瘤。临床上以Ⅰ型多见，具有上述的临床表现；Ⅱ型为中枢型，以第Ⅷ对脑神经病、脑膜病、脊髓背根神经鞘病为特点，而无周围神经纤维瘤（图4-1-18）。

心血管损害：发生率为5%~10%。患者常合并嗜铬细胞瘤、高血压、肺动脉狭窄、主动脉缩窄、毛细血管扩张等。

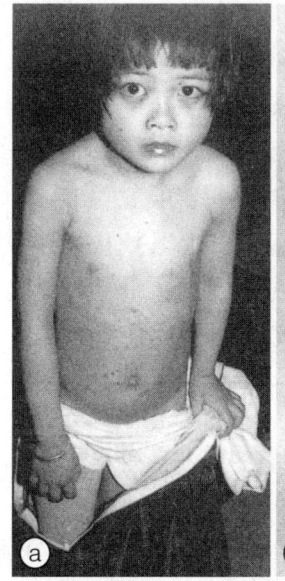
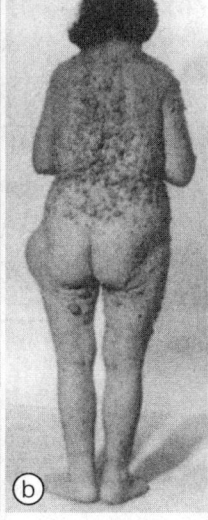
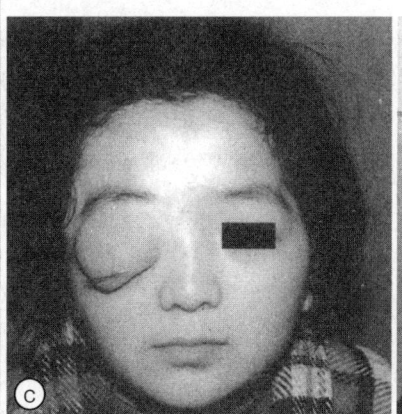
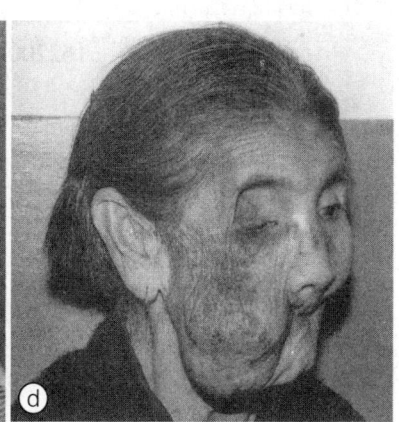

图4-1-18 神经纤维瘤

a. 6岁女孩，胸、腹部等多处有多发性牛奶咖啡斑。b. 31岁女性，背部等多处有严重多发性神经瘤，呈进展性增多、增大，伴有癫痫发作，共济失调等神经系统症状。c. 14岁女孩，示右眼瘤变，全身有多发性牛奶咖啡斑和神经纤维瘤。d. 54岁女性，右脸部严重瘤变，有严重的多发性神经纤维瘤，并有共济失调等神经系统症状

【诊断】

主要根据临床表现的牛奶咖啡斑和多发性神经纤维瘤两大主症。牛奶咖啡斑为具有诊断意义的体征，患者性成熟期前至少应有6个大于5 mm，性成熟期后至少有6个大于15 mm直径的牛奶咖啡斑才有诊断价值。近年邱维勤等（1992）应用探针puc-10-41进行杂交经RFLP连锁分析，发现1例仅有一个浅棕色斑的4岁女孩，但其基因图谱具有神经纤维瘤病的典型表现。故用上述对牛奶咖啡斑所定的指标以肯定或否定本病的诊断仍有再次商榷的必要。

肿瘤性质难定者可做肿瘤活检。CT或磁共振检查对颅内肿瘤有定位诊断价值。

家族中有同样病者对诊断有很大帮助。丛形神经纤维瘤和腋窝丛形雀斑也具有诊断意义。应注意牛奶咖啡斑也见于McCune-Albright综合征和豹皮综合征。

NF存在广泛异质性、其基因诊断应慎重。

鉴别诊断：结节硬化症（MIM 191100），本病特点面部有红褐色小结节性丘疹，毛细血管扩张，脑内有多发性硬化结节，可资鉴别。

【防治】

仅有皮肤色素斑和皮下结节的患者，无需特殊治疗；多发性的神经纤维瘤可对症处理；如为颅内和椎管肿瘤，或肿瘤引起机械性损害或发生恶性变时可手术切除。患者的寿命一般不受影响。患者应被告知其子女有50%的机会患本病，应加强婚育的优生指导。

（张开滋　李德友　李　晔
李树林　刘权章）

十九、腭-心-面综合征
velo-cardio-facial syndrome
(MIM 192430)

【同义名】

22q11.2片段缺失综合征、Di George综合征、Shprintzen综合征。

【溯源与发展】

1965年Di George首先报道了一例患者有甲状旁腺机能减退和继发于胸腺发育不良的细胞免疫功能缺陷的患者。其后，陆续报道了一些与本征相关的畸形，包括典型的第三、第四咽囊缺陷，心脏和面部的某些畸形等。1978年Shprintzen等报道了一组具有腭裂或腭咽机能不全、心血管异常、特殊面容和智力障碍的儿童病例，并定名为Velo-Cardio-Facial综合征。现已证实，具有Velo-Cardio-Facial综合征的患者以及符合DiGeorge主要特征的大多数患者都具有染色体22q11.2的片段缺失，表明此两种综合征实际是同一遗传缺陷引起的不同表现型。

【遗传学特点】

系谱分析属AD方式遗传。有22q11.2片段的染色体微缺失。

【发病机制】

按McKusick著《人类孟德尔遗传》一书的论述，DiGeorge综合征（MIM 188400）和Velo-Cardio-Facial综合征（MIM 192430）均属常染色体显性遗传单基因病。1992年，Driscoll DA等在Velo-Cardio-Facial综合征，Scrambler等在Velo-Cardio-Facial综合征及DiGeorge综合征病例发现均有染色体22q11.2片段的微缺失，所以亦称22q11.2片段的微缺失综合征。但两综合征的一些患者表现型有较大差异。故在鉴别诊断时，应对患者的父母进行染色体检测，以确定是否为携带者，以利于进行婚育的优生指导。

【临床表现】

患者100%有腭裂，其中以继发性腭黏膜下裂为最常见，约占70%；全层裂占30%。异常面容，常见为前额隆凸、丰满、脸较长、鼻根宽、鼻梁宽而鼻翼窄，人中较平坦，耳大，下颌小而后缩。绝大部分病例都学习差，尤其抽象思维、理解力、数学计算和视觉运动能力低下；少数有神经精神紊乱，但智力测定表明仅有50%有智力障碍(低度和中度智力低下)。婴儿期肌张力低下，吞咽无力。有的身材矮小，小手、手指细长无力，腭裂引起的传导性耳聋等（图4-1-19A）。

心血管损害：80%以上的病例有心血管畸形，其中以室间隔缺损为最常见，占59%~65%；其次为右位心动脉弓（约占30%）。此外尚有法洛四联症、肺动脉瓣狭窄、动脉导管未闭、左锁骨下动脉迷失和持续性左上腔静脉引流等（图4-1-19B）。

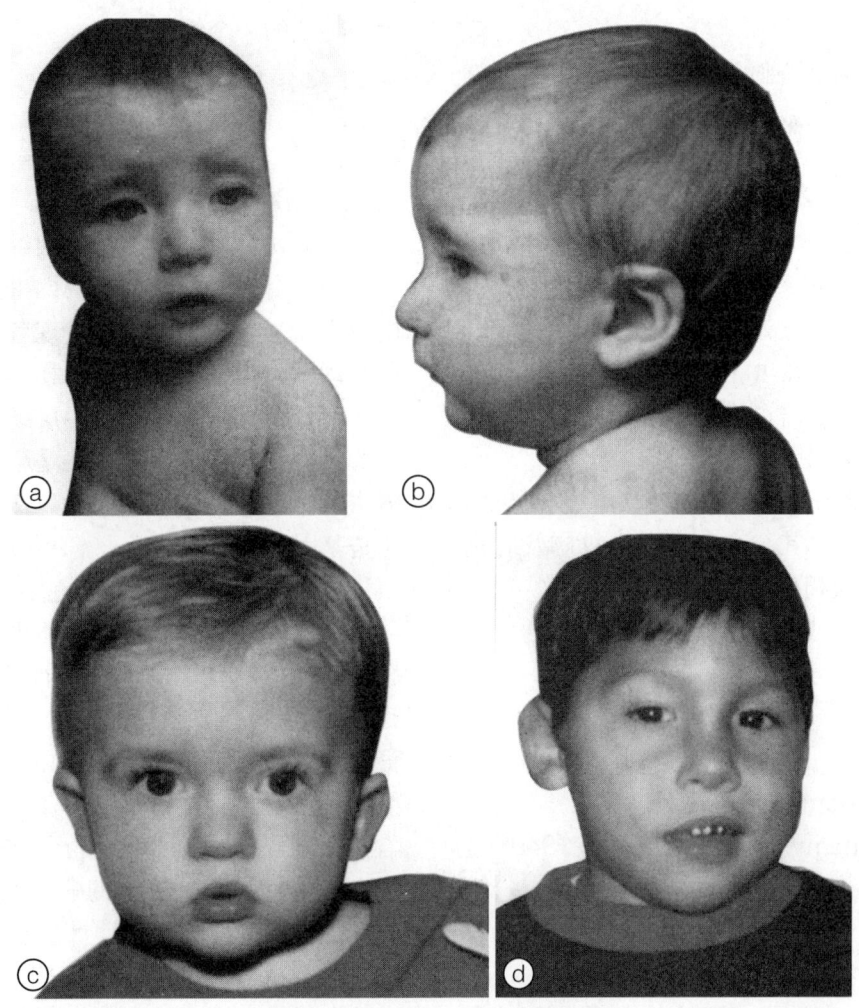

图 4-1-19A 腭－心－面综合征

a，b. 8月龄婴儿，c. 2岁，d. 3岁时患儿的外观：前额隆凸、丰满，脸较长、鼻根宽，鼻梁宽而鼻翼窄，人中较平坦，耳大，下颌小而后缩

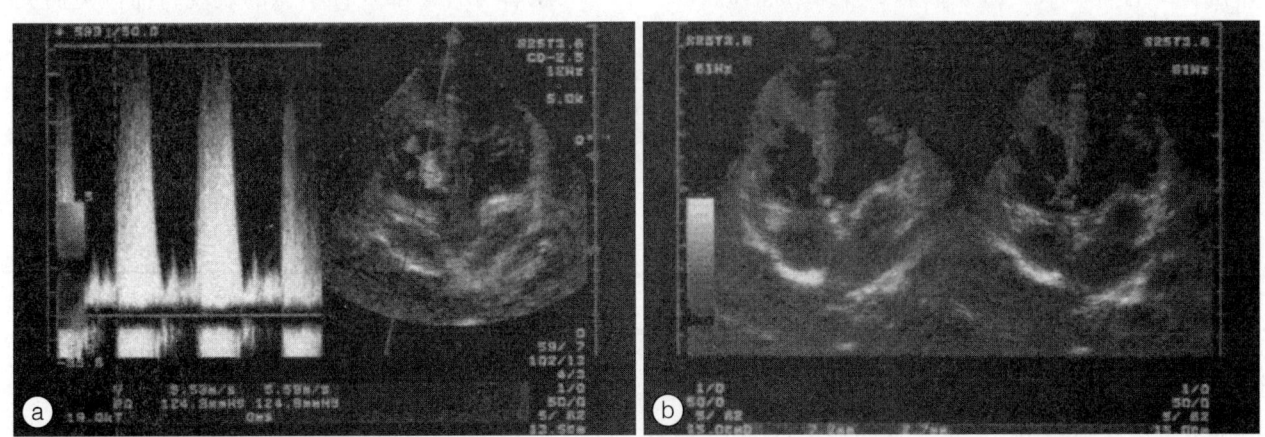

图 4-1-19B 腭－心－面综合征心脏超声心电图

超声显示：左心房内径偏大，右室内径正常，室间隔与左室后壁厚度正常，运动幅度偏强，室间隔膜部呈瘤样向右室膨凸，基底部宽7 mm，顶部破口约4 mm。肺动脉内径偏宽，肺动脉瓣运动幅度偏大，心腔内各瓣膜形态、结构、启闭未见明显异常；CDFI：室水平探及左向右高速分流，分流速度为5.59 m/s。收缩期三尖瓣口探及少量返流，预测肺动脉收缩压为36 mmHg。

超声提示：①先天性心脏病，室间隔缺损（膜部并膜部肿瘤）；CDFI：室水平左向右分流，三尖瓣少量反流

【诊断】

主要依据腭裂、心血管畸形、特殊面容和学习能力较差四大特征做出诊断。

【鉴别诊断】

虽然1984年Greenwood统计的单纯腭裂者中有4.3%~9.1%伴有心血管缺损,但这些腭裂患者的脸容和智力正常,故易和本征相鉴别。对于同时有心血管和面部畸形的Williams综合征、Noonan综合征,Pierre-Robin综合征,则必须进行染色体检查以便做出正确的诊断。

【治疗与预后】

除8%的患者死于心脏病(绝大多数在生后6个月内死亡)外,其余多可存活。故应及时进行腭裂和心血管缺损修补手术,以及进行特殊的智力训练,以减轻或消除症状,提高患者的生活质量和学习工作能力。

(刘权章 支 龙)

二十、Williams综合征
Williams syndrome (MIM 194050)

【同义名】

主动脉瓣上狭窄综合征(supravalvular aortic stenosis syndrome,SAS),Williams精灵面容综合征,小妖精脸综合征,小人面综合征,怪颜综合征,婴儿高血钙-主动脉瓣狭窄综合征,特发性高血钙综合征,Beuren综合征,Williams-Beuren综合征。

【溯源与发展】

1952年Lightwood认为本病是暂时性高血钙征,同年Fanconi报道2例小儿患慢性高血钙,有特异面容,解剖发现主动脉瓣膜上狭窄。1961年Williams报道4例有小妖精面容,智力低下,并经心导管检查确立为主动脉瓣上狭窄,认为是一种新的综合征。1975年Beuren和Jones等把此种病作为一种独立疾病详加描述,并命名为Williams综合征。我国于1977年唐典俊首先报道,此后报道渐多,1991年李广镰等报道了一家系7例,并进行研究。其特征是小妖精面容,发育迟缓、智力缺陷,主动脉瓣上狭窄,婴儿期自发性高血钙为特点的一个综合征。

【遗传学特点】

系谱分析属AD方式遗传。致病基因定位于7q11.23。多数为散发。

【发病机制】

有人认为是一种邻接基因综合征,病变是由于弹性蛋白基因(*ELN*,MIM 130160)突变引起。由于本病患者尸检时常可发现各种心血管畸形和全身动脉先天性发育不良,如动脉内膜增厚、局部坏死,弹力纤维变性、中层纤维化和平滑肌增生等,故许多作者认为本病是胎儿期心血管发育障碍的结果,且这种发育障碍在家族性病例中可能是基因突变引起的。

【临床表现】

80%以上的患儿出生时体重低于正常,出生后生长发育迟缓、身高和体征均低于同龄儿童,且在出生后头4年最为明显。可同时伴有指甲发育不良,短指节,脚踇趾外翻,第5指弯斜。牙釉发育不良,小颌,错𬌗,脊柱后侧弯等发育缺陷。一半以上病例头围小于正常,但仅不到1/5有小头畸形。90%以上的病例有智力发育障碍,语言表达、理解、记忆、计数和活动能力均低于正常人。重者生活不能完全自理,轻者完成中、小学学习亦有困难。半数病例有性格异常,如饶舌、多动或冷漠等。可同时伴肌力减退等轻中度神经功能障碍。

患者可有面部发育不良的表现,前额宽而突出,并眉。眼距宽,小眼裂,蓝眼,星状巩膜。低鼻梁,鼻孔朝天,人中长,唇宽而厚。面圆,颊丰满、尖耳廓等,整个面容类似西方神话中精灵。部分病例有内眦赘皮,先天性斜视,高腭弓等(图4-1-20)。

50%左右的病例出生时血钙高于正常。婴儿期常有高血钙所致的易激惹,躁动不安。喂养困难,呕吐,便秘,腹痛,甚至抽搐。X线检查可见骨化延迟,颅骨弯薄,上颌窦发育不良。血钙水平多在一年内渐降至正常,但亦有少数患儿血钙长期持续不降,并由此导致颅骨内耳、心血管瓣膜和肾的钙盐沉积和钙化。

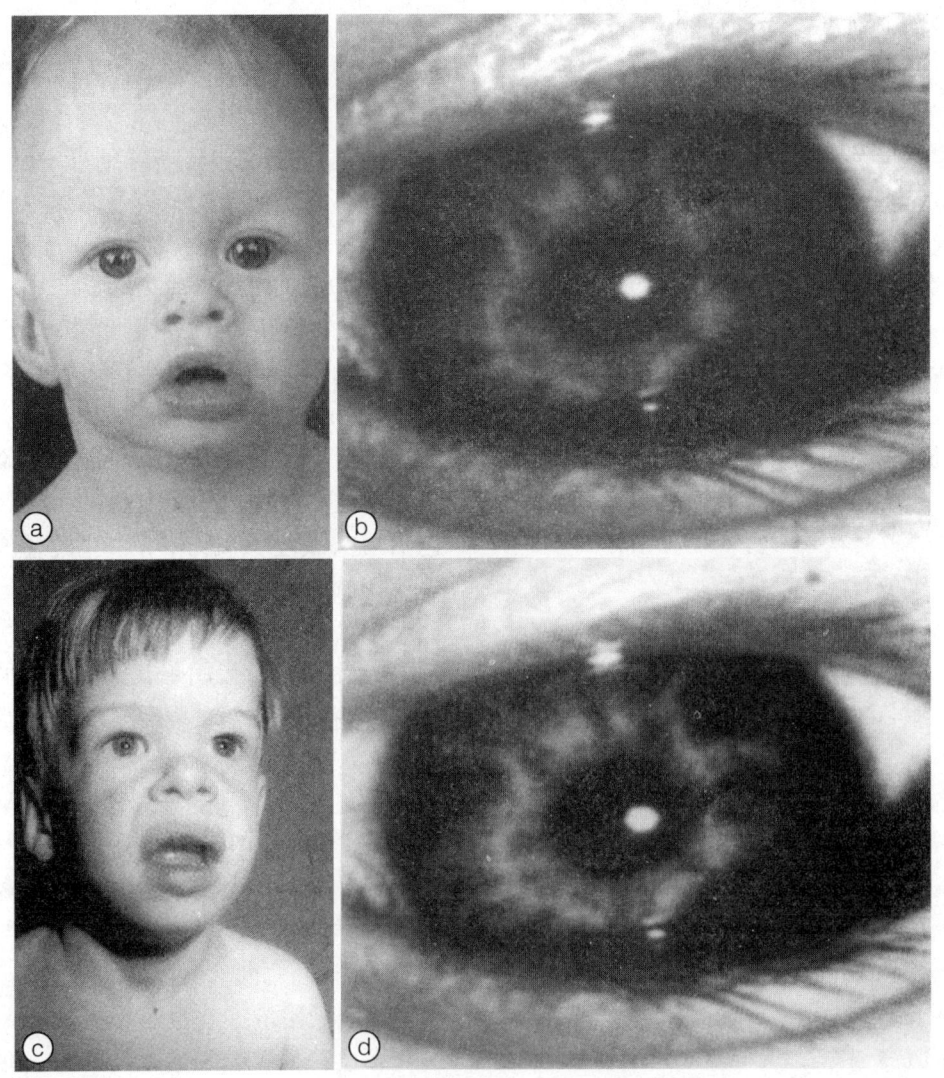

图 4-1-20 Williams 综合征

a, b. 2 岁男孩；c, d. 4 岁男孩。生长发育迟缓，身材矮小，轻度智力低下。小精灵样脸容：圆脸，眼距宽，虹膜呈放射状，眼睛周围丰满。蒜头鼻（短鼻），鼻孔朝天。耳大，人中长，面颊下垂，唇厚而宽，常张嘴。漏斗胸，血钙高

心血管损害：发生率在 80% 以上。其中以主动脉瓣上狭窄为最常见，占 64%～95%。其次为肺动脉主干或分支狭窄，占 24%～50%。主动脉瓣上狭窄可分为三种解剖类型：①纤维嵴型：主动脉中层和内层肌纤维增厚，管腔呈滴漏样狭窄；②膈膜型：主动脉腔为纤维隔膜封闭，上有一偏心或中心开口；③发育不良型：升主动脉广泛管样狭窄。三型中以发育不良型为多见，少数患者可两种类型并存。由于主动脉瓣上狭窄，可致左心室肥厚、左心功能不全和冠状动脉供血不足，患者可因之而心力衰竭、心绞痛、昏厥、甚至猝死。此外可有主动脉瓣、二尖瓣或肺动脉瓣狭窄，二叶式主动脉瓣，二尖瓣脱垂，室间隔缺损，动脉导管未闭，法洛四联症，肾或冠状动脉畸形，顽固高血压等也屡有报道。

【诊断】

主要依据特殊面容、智力低下和躯体发育障碍、主动脉瓣上狭窄等心血管病损，以及婴儿期高血钙四大特征做出诊断。需具备上述四项特征中的几项方可作出诊断尚无定论。有人主张将本病分为完全型（具备四项特征）和不完全型（只其中一项或一项以上）两类。据国外对 229 例患者的统计，完全型只占 35%。亦有人主张对散发病例诊断宜慎重，需具备精灵面容和其他三项中的至少两项方可作出诊断；家族性病例可适当放宽，如患者只有主动脉瓣上狭窄和特发性高血钙。

由于高血钙仅有心脏杂音而无症状，故诊断多延迟而且不全面。早期诊断依据于对发育延迟、易激惹的儿童注意做心脏及血钙的详细检查，尤其是在有阳性家族史及家人有特征性面容时。

【治疗与预后】

预后取决于主、肺动脉狭窄的程度。轻者预后较好，可存活至成年。严重者常死于心衰或猝死。

高血钙及其并发症对远期预后虽影响不大，但偶可致婴儿期死亡。可对症处理，给予低钙饮食，和给予维生素D_3以增加钙的肠吸收，降低血钙。

（李广镰　刘权章　支　龙　张开滋）

二十一、de Lange 综合征
de Lange syndrome (MIM 122400)

【同义名】

阿姆斯特丹型侏儒综合征（Amsterdam types dwarfism syndrome），Amsterdam 综合征，Amsterdam 型侏儒征，Lange 综合征、Cornelia de Lange I 型综合征，Brachmann-de-Lange 综合征，浓眉－小头－短肢综合征、PELARR 综合征。

【溯源与发展】

1961年由 Brachmann 首次报道，1933年荷兰女医师 Cornelia de Lange 详细描述而得名。此后 Swanson 根据本征属多系统缺陷疾病，取英文字头：进展性（progress）、内分泌的（endodrime）、淋巴网状的（lympho reticulo）、动静脉的（arteral venous）、肾病的（renal）、生殖器（reroduction）连成的 PELARR 而得 PELARR 综合征之称。我国于1998年石如娴等首先报道，迄今报道例数不多。

【遗传学特点】

大多数病例呈散发性，但由于在少数家族中可见有多个成员受累，系谱分析属 AD 遗传方式。

存在遗传异质性，致病基因定位于 3p26.3。

【发病机制】

本病病因未明，曾有单基因突变、染色体异常和妊娠早期接触致畸原等多种学说，现在认为是致病基因所致。病理解剖可发现脑发育异常、大脑及小脑脑回变形，以及骨骼、心血管和胃肠道的发育异常。

【临床表现】

半数以上患儿有妊娠期发育障碍，出生时低体重。约4/5的患儿出生后生长发育迟缓，身材矮小呈侏儒状，伴中重度智力障碍；喂养困难，活动力低下，只可发音而不能完整说话。约12%有反复抽搐发作。几乎100%的患儿有特殊面容，包括短头或小头畸形；青光眼、白内障、斜视、近视、长眼裂和并眉等异常；鼻梁凹陷、鼻孔外翻、长人中、薄上唇、下唇弯曲、高腭弓、腭裂、悬雍垂分叉、小牙、齿间距宽等口鼻畸形，以及小颌、耳低位畸形、颈短、发际低、面额及颈背部多毛等。半数以上病例有多种骨骼畸形，包括四肢缩短，手足短小，手指弯斜，手扁平呈铁铲样。近端拇指、第2和第3趾并趾，桡骨错位，尺骨及指（趾）缺失。肘活动受限，腕骨融合，甚至可呈海豹样畸肢。少数患者有脊柱侧弯、后弯或半脊椎等畸形。此外，隐睾、尿道下裂、脐疝、小阴茎、肠梗阻等亦有报道。

心血管损害：发生率约20%。主要有室间隔缺损、法洛四联症、动脉导管未闭等心血管畸形，且为患者早期死亡的主要原因（图4-1-21）。

【诊断】

主要依据患儿的特殊面容、身体和智力发育障碍以及骨骼畸形做出诊断。婴儿早期，某些面部特征和发育障碍常不明显，需作追踪方可明确诊断。染色体检查有时可发现非特异性的染色体异常，但伴或不伴染色体异常者的临床表型并无明显差异。

【治疗与预后】

目前尚无特殊治疗方法，仅可对症处理。预后不佳，多在儿童死亡，仅少数可存活至成年，且存活至成年者多有严重的智力和躯体发育不良。

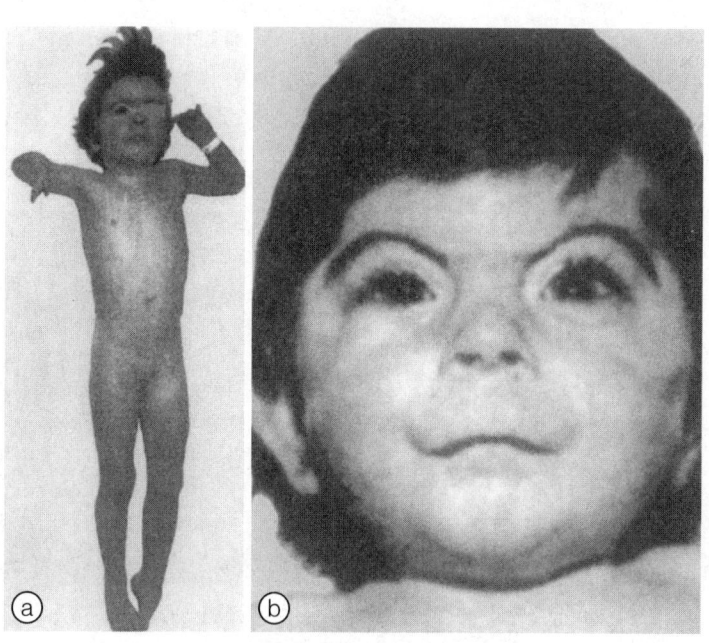

图 4-1-21 de Lange 综合征

a. 3月龄女婴（身长如新生儿）。b. $5\frac{6}{12}$ 岁女孩（身高如2岁儿）。共同临床特征是出生前后生长发育迟缓，出生体重低，四肢短形矮小，手足小。智力低下，浓眉、连眉（一字眉）、弓状眉。白内障，睫毛长而卷曲，鼻根低平，塌鼻梁。人中长、上唇薄，口角下垂，耳低位、畸形。室间隔缺损，肘屈曲挛缩。病例 a 右手残缺、挛缩、缺指

（张开滋　刘权章　邢福泰　张年萍）

二十二、眼－耳－脊椎发育不良综合征
oculo-auriculo-vertabral dysplasia syndrome

【同义名】

Goldenhar 综合征（MIM 164210），眼－耳－脊柱综合征，颜面－听－脊柱异常，耳－脊柱综合征，下颌颜面发育不全－眼球上皮样囊肿、第一、第二鳃弓发育异常综合征。

【溯源与发展】

1845 年首次由 van Arlt 报道，1952 年 Goldcnhnr 又报道了 3 例，并将其确立为一独立疾病。1963 年 Corin 将其命名为眼－耳－脊柱发育不良综合征。1982 年 Rollnick 对 97 例患者进行家族调查，认为有不同的表现度和明显的遗传异质性，国外文献到 1986 年已报道 260 例。我国于 1987 年王天木、裴言明、王伟等分别报道 9 例。其特征是眼球上的皮样囊肿或脂肪瘤，耳前皮赘和脊柱畸形三大主征。

【遗传学特点】

经系谱分析属 AD 方式遗传，表现度有差异，群体发病率 1/3 000 ~ 1/5 000，男多于女（3：2）。致病基因定位于 14q32。

【发病机制】

病因未明。家族性病例由遗传决定，而散发性病例则可能是胚胎早期由于排卵或受精延迟，卵老化，减数分裂异常而致眼、支气管弓和脊索始基发育的间断，是"高危妊娠中生殖力弱化的特例"。

【临床表现】

患者几乎 100% 可见眼球或结膜下有皮样囊肿、脂肪瘤或脂肪皮瘤。皮样囊肿多位于眼球颞侧下 1/4 象限的角膜与巩膜连接处；脂肪瘤和脂肪皮瘤则多见于颞侧上 1/4 象限的结膜下；两者可以同时发生。患者可同时伴上眼睑残缺，多为单侧，累及上睑的颞侧，此外可伴有外眼肌缺损、小眼畸形、小角膜、虹膜缺损、角膜溃疡等。

几乎全部病例可见单个或多个耳前皮赘（附耳），先天性耳前瘘管。约 80% 的病例尚可有外耳形态、位置或大小的异常，甚至外耳缺失。此外，可伴有外耳道闭锁、听力丧失、无鼓膜、中耳缺失、前庭三角硬化等。

50% 以上的病例有脊椎畸形，表现为二节或数节颈椎和/或胸椎融合成一个大的畸形椎节，脊椎一侧发育不良形成半脊椎，脊椎裂，楔状脊椎或脊柱侧弯、后弯畸形。

80% 左右的病例有上颌或单侧面部发育不良，小颌，巨口，高腭弓，唇裂，腭裂，齿咬合不正等。肋骨发育不良，先天性肩胛上抬，骶骨发育不良，杵状足。腹股沟疝，肛门闭锁，肾畸

形等亦有报道。10%~15%的患者智力迟钝，多认为由听力丧失引起，但亦有颅骨畸形、脑病变诱发的报道。

心血管损害：发生率约50%。常见心血管畸形，如房或室间隔缺损，法洛四联症，动脉导管未闭，大动脉转位等（图4-1-22A、B）。

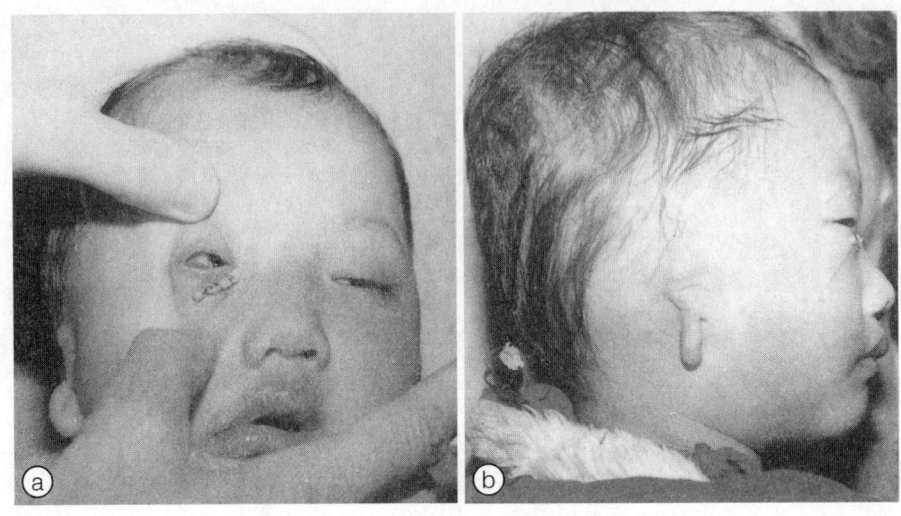

图 4-1-22A 眼-耳-脊椎发育不良

$4\frac{10}{12}$岁男孩，颜面一侧发育不良，右眼睑下缘有皮样囊肿（a），右眼角膜有脂样囊肿；右耳畸形（b），右侧外耳完全闭锁导致传导性耳聋。颈部半脊椎畸形，动脉导管未闭

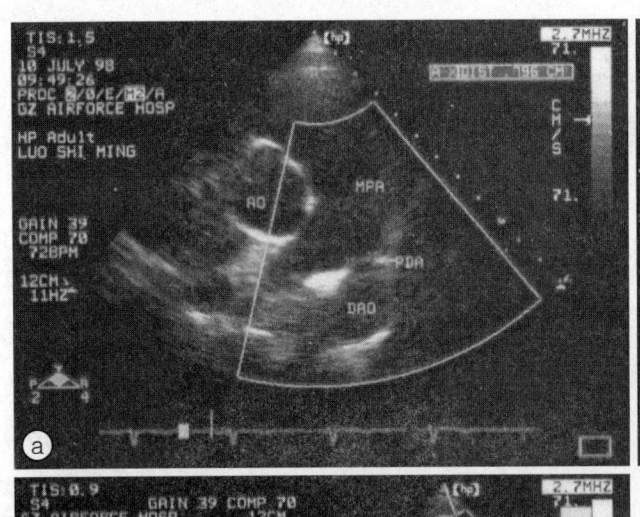

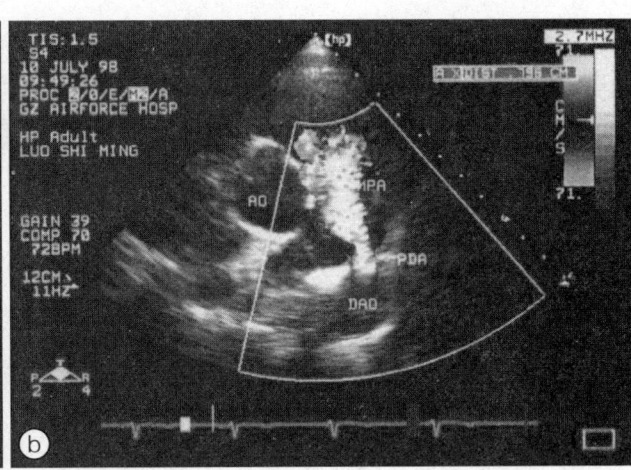

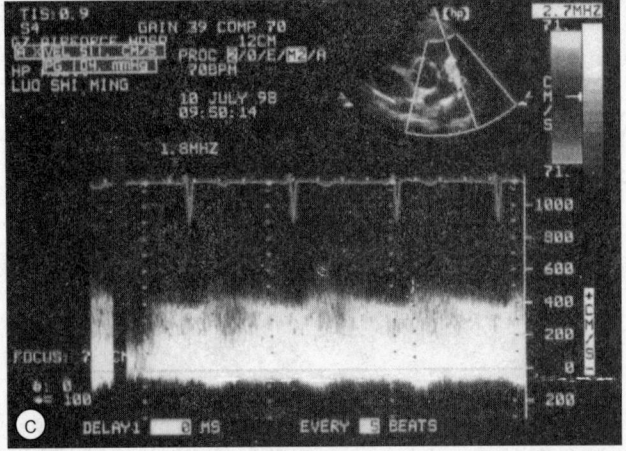

图 4-1-22B 眼-耳-脊椎发育不良综合征超声心动图

a. 主肺动脉长轴断面：可见未闭导管与降主动脉及左肺动脉根部相通；

b. 彩色多普勒血流显像：显示起源于降主动脉并沿主动脉中央部上行的红色为主五彩镶嵌的分流束；

c. 连续多普勒血流频谱：示双期分流的连续性湍流频谱。

超声提示：动脉导管未闭

【诊断】

1978年Feingold提出的诊断标准为：

（1）眼异常（眼球皮样囊肿、脂肪瘤、脂肪皮瘤或上眼睑缺损）。

（2）耳畸形（耳前皮赘或耳形态异常）。

（3）下颌发育不良或不发育。

（4）脊椎畸形。

以上四项中第一项加后三项中的任两项即可诊断本病。

【治疗与预后】

颜面部缺损较常见，相应的整形手术常可得到满意的疗效。由耳畸形致先天性耳聋者，应在婴儿期做外耳道成形术。心血管畸形和脊椎缺损常为患者病残和死亡的主要原因，应及早手术矫治。

（孟庆华　徐丽英　张开滋　刘权章）

二十三、Klippel-Feil 综合征 Klippel-Feil syndrome (MIM 149000)

【同义名】

克利佩尔-费尔综合征，先天性颈胸椎融合综合征（congenital cervical-vertebral syndrome），先天性蹼状颈综合征，先天性骨性斜颈综合征，颈胸椎先天性骨融合综合征，短颈-耳聋综合征，短颈综合征，Qsttum-Furst综合征。

【溯源与发展】

1843年Haller曾描述颈胸椎融合畸形病例。1912年Klippel和Feil详加描述，并作为一种独立疾病加以报道。以后陆续屡有报道，并以Klippel-Fell综合征命名。其特征为2个或2个以上颈椎融合畸形，表现为颈椎数目减少，颈项缩短，头颈部运动受限并伴有其他部位异常。

【遗传学特点】

家族性发病的经系谱分析属AD方式遗传。致病基因定位于5q11.2。

【发病机制】

病因未明。有作者认为本病是胚胎发育第3～8周中胚层分化障碍所致。

【临床表现】

按颈椎畸形可分为三型。Ⅰ型：2个以上颈椎和上段胸椎融合成一个大骨块。Ⅱ型：仅2个颈椎融合，椎间不能分离。以第2、第3颈椎融合为最常见，第5、第6颈椎融合次之。Ⅲ型：颈椎、下段胸椎或腰椎融合。其中以第Ⅱ型最常见，亦最常伴有其他系统畸形。由于颈椎融合，致使颈椎缩短、头颈活动受限，尤以向外弯曲或转动时为明显。患者多同时伴有颈斜方肌过度向外侧突起而形成的宽大皮蹼（颈蹼），后发际低，斜颈和颈肋。半数以上病例伴脊柱裂，半脊椎，脊髓空洞，脊柱后侧弯，先天性肩胛抬高。扁平颅，颅颈连接部畸形亦有报道。

由于脊椎异常，压迫神经，患者常有躯干和四肢麻痹、疼痛、烧灼感。感觉迟钝、无力、震颤、抽搐，甚至偏瘫等神经压迫症状。20%～25%的病例有肢体镜像运动，即一侧肢体的随意运动可连带引起另一侧肢体不随意的类似运动。患者尚可伴有其他多系统损害，如面部不对称，眼球震颤，眼肌麻痹，内耳畸形引起的神经性耳聋，外耳道闭锁，肾缺失，肾积水，腭裂等。

心血管损害：发生率各家报道不一，从4.2%～50%。以室间隔缺损为最常见，此外可见动脉导管未闭，法洛四联症，肺动脉狭窄，大动脉转位，肺静脉畸形引流等。患者多有肺动脉高压，从而限制了手术矫治的成功率。

【诊断】

主要病损为颈椎畸形。典型病例有短颈，头颈活动受限和低发际三联症。如同时伴有其他系统畸形，诊断不难。X线检查不仅可以明确颈椎融合的存在，估计其畸形的程度，亦可为鉴别其他可致颈部挛缩、颈活动受限的疾病提供依据。

【治疗与预后】

颈椎融合本身可无症状，故本病轻者常被忽略，直到10～30岁时才发现。如有明显压迫神经症状，宜早期手术松解以解除压迫。无症状者不需治疗。其他系统，包括心血管畸形亦可相应手术矫治。

（邢福泰　徐丽英　张年萍　曹化东）

二十四、先天性多关节弯曲
cogenita multiple arthrogryposis

【同义名】

Guerin-Sterm 综合征，关节弯曲综合征，关节肌肉发育不良综合征，先天性多发性关节挛缩，先天性多发性关节强直，先天性四肢挛缩症，先天性关节肌肉发育不良，先天性肌营养不良，先天性多发性挛缩合并肌缺损，胎儿畸形肌营养不良，神经-关节-肌肉发育不良综合征。

【溯源与发展】

1923年首由 Stem 报道，提出 anthrogryposis，意见就是关节弯曲。从1960年之后有少数报道，1974年 Pena 和 Shokei 报道关节挛曲伴肺发育不良，称之为 Pena-Shokeir 综合征。我国于1965年首先由上海第二医院报道1例，后于1990年龚敏报道1例。其后国内有少数报道，其特征为出生后即有多关节弯曲、强直、挛缩、僵硬，伴有关节带附近的肌肉发育障碍及多系统畸形。

【遗传学特点】

本病多呈散发性，但亦有不少家族发病的报道。1960年 Frisckenecht 报道3例同胞受累，尸解发现病变累及脊索和前角细胞，称之为神经关节肌肉发育不良。1970年 Lebenthal 等报道一个阿拉伯家族中23人患病，其中6例有心血管畸形。1971年 Stewart 则报道一家族5代人中12例有多关节弯曲，7例伴有耳聋。他们认为本病可在某些家族中呈家族性发病。1974年 Pena 和 Shokeir 报道两姐妹有多关节挛缩、面部畸形和肺发育不良，认为本病可呈 AR 遗传。同年，Hall 等报道3兄弟同患本病，其中一对双胎有心脏和肺发育不良，认为不能排除本病呈性连锁遗传。

但目前，许多学者认为本病属 AD 方式遗传。致病基因定位于14q32。

【发病机制】

病因未明。由于部分患儿病理解剖发现有脊索、脑干和小脑的神经元消失；局灶性前角细胞缺损：动物试验中发现给动物胚胎注入神经松弛剂可引发本病，故有些作者认为本病可能与胚胎期运动神经受损有关，称为神经原性关节弯曲。

目前本病病因究竟为原发性肌肉疾患抑或为神经病变尚无定论。目前认为不论是肌肉还是神经病变，都可使胎儿在子宫内关节活动减少，发育不正常，导致关节固定，肌肉萎缩。胚胎呼吸活动减少则可引致肺发育不良。

【临床表现】

患者除下颌及脊椎关节较少受累外，躯干、四肢各关节均可受累而呈屈曲挛缩状。其中双侧上下肢同时受累者占46%~50%；单纯下肢受累占40%~43%；单纯上肢受累占12%。受累关节呈固定弯曲位、僵硬，活动受限，可同时伴有腓骨、指骨和脊椎骨缺损畸形。受累关节附近肌肉萎缩、发育不良，皮肤萎缩或变厚呈纸板样。由于肌肉萎缩，常有姿势性畸形，如髋关节脱位、马蹄形内翻足等。30%~50%的患者有跨受累关节的蹼状组织。

大部分病例有妊娠期子宫内发育迟缓，羊水过多，胎盘小或胎盘异常及出生时低体重。约10%的患者伴智力低下。少数病例有小头，小颌，宽眼距，内眦赘皮。高腭弓、腭裂、耳低位畸形等特殊面容脑积水、腹股沟疝，隐睾，后鼻孔闭锁，肛门闭锁等亦有报道。此外，部分病例伴有原发性肺发育不良，称为 Pena-Shokeir 综合征。此类患者出生时即有紫绀，啼哭时尤其明显，检查可见低血氧症，肺内动静脉分流，肺内节段性灌注不足等。Pena-Shokeir 综合征者面部畸形的发生率可高达80%以上，伴先天性耳聋者亦不少见。

心血管损害：发生率10%~25%。常见的先天性心血管畸形，以动脉导管未闭，主动脉缩窄，房或室间隔缺损为最常见。右心发育不良，肺动脉狭窄和法洛四联症亦有报道（图4-1-24）。

【诊断】

主要依据患儿出生时即有多个关节屈曲挛缩伴肌肉萎缩。X线骨关节片可见受累关节肿大畸形、骨质异常。肌肉活检示多灶性肌肉萎缩及纤维化。如患者同时合并有异常面容和肺血管发育不良，可诊断为 Pena-Shokeir 综合征。

【治疗】

治疗主要是矫正严重的关节畸形。

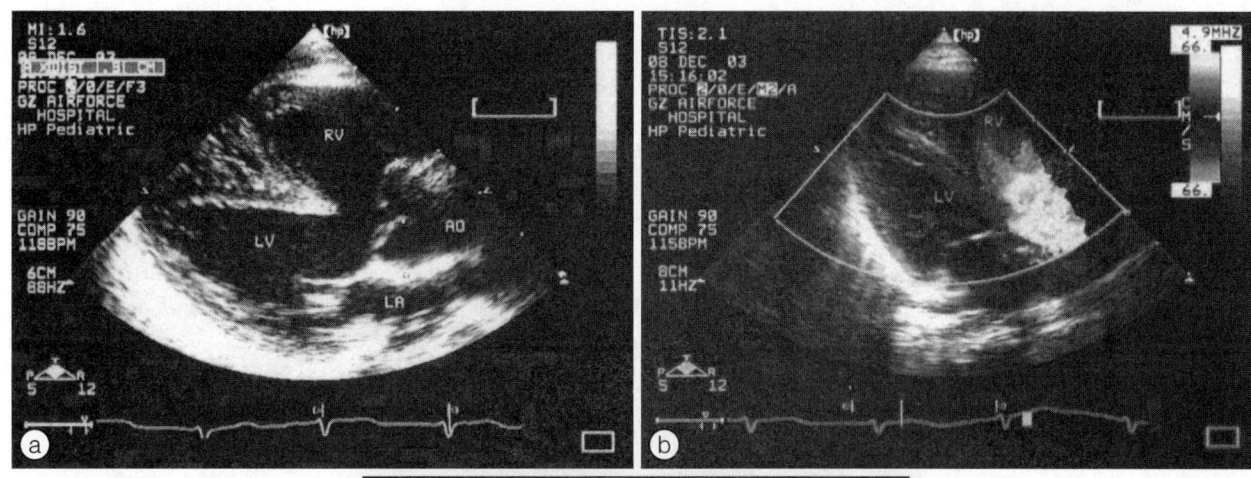
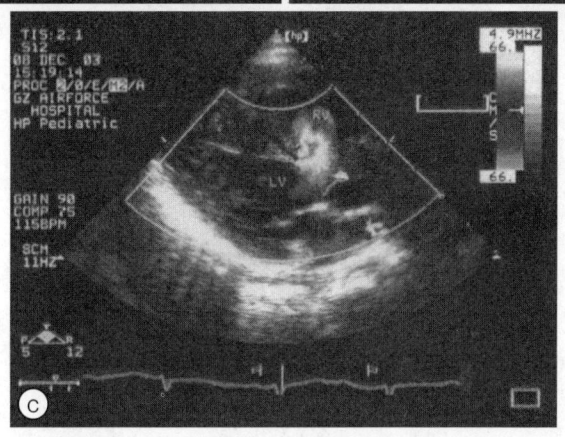

图 4-1-24 先天性多关节弯曲超声心动图

a. 胸骨旁左室长轴切面：显示主动脉增宽、前移，主动脉前壁与室间隔连续中断，骑跨室间隔上，主动脉后壁与二尖瓣前叶连续正常，右室腔增大，右室肌肥厚；b. 彩色多普勒血流显像：心脏收缩期：左、右心室蓝色血流同时射入升主动脉；舒张晚期：左向右过隔红色分流；c. 超声提示：法洛四联症

（张开滋　孟庆华　刘　蓉　赵晓月）

二十五、宽拇指-巨趾综合征
broad thumb great toe syndrome

【同义名】

Rubinslein-Taybi 综合征（MIM 180849），拇指粗大-大脚趾综合征，阔指（趾）综合征，Rubinslein 综合征。

【溯源与发展】

1963 年首由 Rubinslein 和 Taybi 二人以宽拇指、趾和颜面异常为题报道了 7 例。1966 年 Johnson 报道了同胞病例。1969 年 Rubinslein 复习文献 114 例，并指出本病的诊断特征。国内 1984 年刘义等报道 1 例，之后有少数报道。其特征为特殊面容、拇指和大踇趾宽大和智力障碍。

【遗传学特点】

经系谱分析属 AD 方式遗传。有 16p13.3 片段的染色体微缺失。

【发病机制】

病因未明，单基因突变、染色体病和致畸原作用均有报道。Schinzel（1979）认为是在妊娠早期，器官形成过程中的缺陷所致。最有说服力的假说是 1993 年 Breuning 等认为存在 16p13.3 染色体有微小缺失，导致胚胎早期缺陷、器官形成障碍。

【临床表现】

拇指和踇趾增宽是诊断本病的基本特征。拇指增宽不呈比例，以末端指节为明显，呈三角形刮铲样，宽度可为正常的 2 倍。踇趾大而宽其他指（趾）的末端指节亦可增宽。约 50% 病例同时伴有多指、并指，脊柱后侧弯，漏斗胸，肋骨缺损，扁平足，小髌等骨骼异常。

患者面容有特殊面容：外眼角下斜，内眦赘皮，长睫毛。弓形上睑下垂，近视或外斜视。鼻梁宽平、鼻尖钩状呈"喙"样。高腭弓，耳低位和畸形。患者普遍有智力低下和发育延迟。IQ在20～80，随意运动迟缓，可行走但步态迟钝笨拙。身材和头围均低于正常。隐睾、阴茎异常，皮纹改变亦有报道（图4-1-25）。

心血管损害：约25%的患者伴动脉导管未闭，房或室间隔缺损等心血管畸形。

【诊断】

依据宽拇指，智力障碍和特殊面容可做出诊断。

【鉴别诊断】

与其他伴拇指异常的疾病，如短拇指，遗传性杵状指，遗传性早期骨化等的鉴别在于这些疾病的拇指增宽常不以末端指节为明显，且不伴特殊面容。

【治疗与预后】

约16%的病例在儿童期死亡，死因多为反复呼吸道感染和心血管畸形，亦有报道少数病例存活至50岁以上者。除对症处理和酌情进行修补心血管缺损外，无特殊治疗方法。

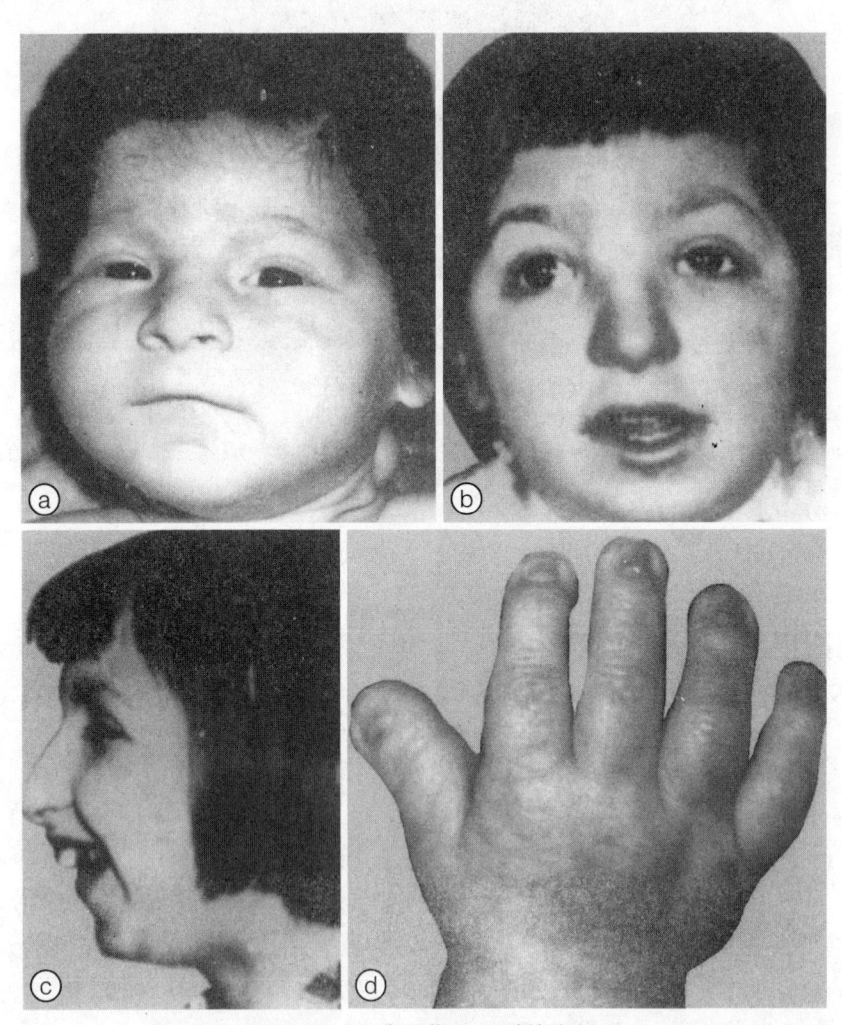

图4-1-25 宽拇指－巨趾综合征

a～c. 分别为患病女孩在2岁，$3\frac{6}{12}$岁和14岁的外观。患者身材矮小，智力低下，$1\frac{6}{12}$岁初语，至14岁时亦只能说1～2个字的单语。短头，小头，前额多毛，额发上卷。外眼角下斜，睫毛长。鼻根、鼻梁高而宽，拇指（趾）宽。d. 示指短宽，拇指宽，指甲发育不良，第5指内弯

（邢福泰　张开滋　李德友

刘晓嫒　刘权章）

二十六、二尖瓣脱垂
Barlow syndrome

【同义名】

二尖瓣脱垂综合征，收缩中期喀喇音-收缩晚期杂音综合征（systolic with late systolic murmur syndrome），Reid-Barlow 综合征、Barlow 综合征。

【概述】

二尖瓣脱垂（mitral valve prolapse）是指由二尖瓣结构的一个或多个部分，包括瓣叶、腱索、乳头肌和瓣环的多种病理改变所引起的一种常见而多变的临床综合征，其特征为二尖瓣瓣叶在左心室收缩期向左心房脱垂。二尖瓣脱垂的病因尚未完全阐明，一般分为原发性与继发性。前者属常染色体显性遗传病，具有家族遗传倾向，常找不出病因。后者多继发于其他疾病如 Marfan 综合征、Ehlers-Danlos 综合征等。患者有不典型心前区疼痛、胸闷、类似心绞痛，内科治疗无效时，可考虑二尖瓣手术。

【溯源与发展】

Reid 于 1961 年用心音图记录到收缩中期喀喇音，认为系心室收缩后期腱索突然拉紧的拍击所致，并引起二尖瓣关闭不全及收缩期杂音。Barlow 于 1963 年经心血管造影证实二尖瓣脱垂是本综合征二尖瓣关闭不全的原因。本综合征是指二尖瓣叶过长，在收缩期向左房脱垂，伴有或不伴有二尖瓣关闭不全的一组综合征。本征患病率为 1%～5%。各年龄组均可发病，但多见于 30～50 岁，女性青年多于男性，中、老年患者则无明显性别差异。本征有明显的家族发病倾向。

近年来，随着超声心动图的广泛应用，诊断准确率提高，二尖瓣脱垂的检出日渐增多，目前已是较为常见的心脏瓣膜病之一，发生率为 3%～5%，任何年龄均可发生，但在 20～40 岁女性中最高。

【遗传学特点】

Strahan 等提出在某些家族中，发现几个受累个体时可以认为二尖瓣脱垂有遗传性，通常是常染色体显性遗传。Disse 等认为黏液性二尖瓣脱垂是常染色体显性遗传的心血管疾病，并将第一个致病基因定位于 16p 11.2-p 12.1。另外，Kyndt 等报道了一种早期的二尖瓣脱垂综合征，被称为"严重的黏液性瓣膜损害"，其遗传方式属于 X 连锁遗传，并将该病基因定位到 X 染色体上，位点是 Xq28。

Disse 等应用定位后选基因的方法，注意到了基因对房室瓣的结构或发育可能有明显的影响，Towbin 等认为心血管疾病与基因突变有关，最近提出了一种"终极通道"假说，认为有相似表现型和遗传异质性的心血管疾病是由于既编码相似功能又编码参与"终极通道"联级蛋白质的基因异常而引起的。例如，所有编码肌原纤维节（心脏的收缩单位）蛋白质的基因都与肥大性心肌病有关。另外，由于心脏的离子通道中基因突变引起的不同遗传方式的室性心律失常，如 Q-T 延长综合征和 Brugada 综合征。

Towbin 还提出了细胞骨架的蛋白质异常有可能发生扩张型心肌病的假说，他认为肌节和细胞骨架通过肌营养不良蛋白与肌动蛋白细胞骨架相连结，可能会出现中间表现型。发生在肌动蛋白中靠近肌营养不良位点，并引起扩张型心肌病的基因突变位点和识别，进一步支持这种假说。

当肌原纤维 21 基因发生突变时，引起 Marfan 综合征，这种病例常可见到二尖瓣脱垂和主动脉根撕裂。由于编码这种结缔组织的基因发生了突变，临床表现的变异性增高，除了典型的 Marfan 综合征症状外，还可出现多向性症状，包括心脏的、血管的、骨或骨骼的和眼的畸形，也可使得单纯的骨骼畸形和单纯的心血管畸形表现型增加，如主动脉血管瘤。另一种与结缔组织异常有关的心血管疾病是 Williams 综合征，这种病所表现出的精神迟缓，形态异常，主动脉瓣狭窄等症状与弹性蛋白基因突变有关。同样的基因突变也可引起单纯的心血管疾病，即所谓的"家族性主动脉瓣狭窄"。最后，和基因突变有关的心血管疾病是 Ehlers-Danlos 综合征，由于它所表现出的主动脉和二尖瓣瓣膜异常与骨骼异常、成骨不全有关，并且和由于胶原蛋白基因突变而引起的骨骼的和血管的异常相联系，因此，可以考虑与主动脉和二尖瓣以及结缔组织异常有关的终极通道好像是编码结缔组织蛋白的基因。这似乎有理由提出单纯的常染色体显性黏液二尖瓣脱垂可能是由于这些既编码这个家族成员的蛋白质，又编码这些结缔组织功能联级中相互作用产物的基因异常而引起的。

一些研究显示原发性二尖瓣脱垂在有自发性神经内分泌功能紊乱的倾向，表现为血液儿茶酚胺异常，肾上腺素功能亢进，肾素-醛固酮等调节异常，以及肾素-血管紧张素系统在二尖瓣脱垂的发病中起重要作用，有研究提示人类 ACE 基因 I/D 多态性与心血管疾病密切相关，尤其 ACE 与二尖瓣脱垂相关的各种症状如胸痛，低血压等密切相关。人类 ACE 基因位于染色体 17q23 上，共有 26 个外显子和 25 个内含子，第 16 个内含子上的 287Alu 片段的有无为标志，将 ACE 基因分为 3 型：纯合子插入型（Ⅱ），缺失型（DD）和杂合子型（ID）。国内外曾相继报道二尖瓣脱垂与血管紧张素Ⅱ型受体基因多态性、ACE 基因 I/D 多态性，血管紧张素原基因 M235T 多态性等的关系，且报道的结果各不相同。

卢荔红等研究结果发现二尖瓣脱垂综合征者的血压（收缩压和舒张压）明显低于正常人，对照组中 ACE 基因 I、D 等位基因频率与 Chou 等所报道相一致，重度 MVPS 的 ACE 基因 I 等位基因频率明显高于正常人，说明二尖瓣脱垂综合征与人类 ACE 基因 I/D 多态性密切相关，此与 Chou 等所报道相一致，以往研究显示在原发性高血压及其有严重并发症中，其与人类 ACE 基因 I/D 多态性相关性表现为 DD 基因型及 D 等位基因频率明显增高，据此，亦可能解释二尖瓣脱垂综合征患者常可并发有低血压。但是在本研究发现只有重度二尖瓣脱垂综合征的 ACE 基因 I 等位基因频率明显高于正常人，在有 ACE 基因 I 等位基因的异常表达；而在轻度二尖瓣脱垂综合征中的 ACE 基因 I 等位基因频率与正常人相比有所增高，但无统计学意义，此与 Chou 等所报道有所差异，他们的研究结果提示二尖瓣脱垂综合征组（轻度和重度组）ACE 基因 I 等位基因频率明显高于正常人，而在重度和轻度二尖瓣脱垂综合征中 ACE 基因 I 等位基因频率与正常人。

【发病机制】

本征系先天性异常，呈常染色体显性遗传，部分患者原因不明，称"特发性二尖瓣脱垂"。病理改变主要为二尖瓣黏液样变性，瓣叶过长、过大和过厚。与二尖瓣脱垂并存的其他疾病有创伤、风湿性二尖瓣炎及结节性动脉周围炎。主要病因如下：

（1）冠心病 冠心病可致乳状肌-左室收缩异常引起二尖瓣脱垂，一组 95 例冠心病患者，心血管造影有 30 例显示二尖瓣脱垂。

（2）继发孔型房间隔缺损 继发孔型房间隔缺损二尖瓣脱垂占 8%～37%。其机制可能为：

1）房间隔左到右分流使左室容量减少至二尖瓣叶及腱索因心室腔小而相对过长。

2）室间隔收缩期的异常向前运动，影响主动脉根部及邻近的二尖瓣前叶的运动。

3）房间隔缺损及二尖瓣脱垂可能为同一结缔组织损害的解剖学表现。

（3）原发性心肌病 乳头肌病变及左室腔过小是产生本综合征的主要基础，乳头肌或所附着的左室壁收缩失调可使腱索在收缩期松弛而造成瓣叶脱垂。

（4）Marfan 综合征 有报道 Marfan 综合征 100% 合并二尖瓣脱垂，与二尖瓣黏液变性有关。

（5）其他 Ehlers-Danlos 综合征、软骨发育不全、直背综合征、风湿性心脏炎、二尖瓣手术后等可有二尖瓣脱垂。

病理：正常二尖瓣主要包括三层。第一层，心房面层，含弹力纤维结缔组织；第二层，中层，又称海绵组织层，含疏松的、黏液样的结缔组织；第三层，心室面层，又称纤维质层，含浓密的胶原纤维。腱索也是由浓密的胶原纤维所构成，插入纤维质层。

二尖瓣叶过长为本综合征的主要病理变化，可有后叶或前后两叶脱垂，单纯前叶脱垂少见。瓣叶过长部分常稍增厚、起皱，呈苍白色。特征性的组织学改变是瓣叶黏液样浸润，导致正常纤维和弹性组织中酸性黏多糖增多。二尖瓣环可中度或显著扩张，使二尖瓣叶不能正常闭合。环亦可钙化而妨碍瓣叶的闭合。腱索的典型变化为伸长、变薄和脆弱，导致瓣叶松弛并影响其关闭。左心室节段性收缩使腱索和瓣叶处于松弛状态，引起或加重其过长，使收缩晚期脱垂和关闭不全加重。

【临床表现】

1. 症状

轻重不一，20%～25% 无症状，约半数以上的患者有不典型的心前区疼痛、胸闷，类似心绞痛。胸痛位于心前区，为钝痛、锐痛或刀割样痛，轻重不等，与劳累无关，与情绪改变有关，持续时间长短不一，硝酸甘油偶可使其缓解。胸痛可能是由脱垂的瓣叶突然拉紧，致使乳头肌及其下面的心肌张力增加而缺血。常有乏力，休息和运动时心悸、气促、头昏和眩晕。头昏和眩晕时常不伴心律失常，但有极少数严重病例可因心律失常导致晕厥。神经、精神症状如忧虑、情绪不稳、性格改变、精神异常等均可发生，其原因不明，有些患者的症状出现于就诊之前，有些发生在确诊之后。后者可能与精神因素有关。

2. 体征

（1）体型　可完全正常，但一般体型瘦而高。上臂和指距/身长可大于正常，可能有高腭弓、胸廓畸形，如漏斗胸、扁平胸、直背（正常腰椎后突消失）和脊椎侧突等，对诊断有一定参考价值。

（2）心脏体征

1）心前区触诊　心尖搏动多正常，但搏动可呈双重性，尤以左侧卧位时明显，此乃正常的向外搏动与收缩中期喀喇音一致的收缩中期突然退缩所中断。

2）听诊　少数病例可无杂音，称"寂静型"二尖瓣脱垂。对本综合征具有确诊意义的是收缩期喀喇音，以收缩中期多见，常在第1心音后0.14 s或以上，为脱垂的腱索突然拉紧所致。有时收缩早、中或晚期同时出现，称"重叠型"喀喇音，可能是过长的瓣叶在不同部位、不同时期发生脱垂所致。有时仅有收缩期喀喇音，但常与收缩期杂音同时存在。偶有超声心动图发现二尖瓣脱垂，有全收缩期杂音，而没有喀喇音。收缩期杂音的特点：出现于收缩晚期，与喀喇音同时或紧接喀喇音后开始，常为递增型偶呈递增-递减型，持续至S_2，是二尖瓣脱垂致使瓣叶关闭不全所致，左侧卧位、坐位向前倾或向前站立位更明显，为高调的音乐性杂音，多为两个瓣叶同时脱垂。约10%的病例，特别是老年患者可能有中到重度二尖瓣关闭不全及收缩期杂音，此杂音可掩盖收缩中期杂音。

3）某些动作与药物对本综合征听诊的影响。立位深吸气与Valsalva动作使回心血量降低，左室容积减小，瓣叶脱垂明显，使喀喇音靠近S1，收缩期杂音延长。亚硝酸异戊酯吸入产生双向反应，先杂音强度降低，随之喀喇音提前，杂音变成全收缩期。卧位、快速蹲踞，握拳等增加回心血量，左室舒张末期容积增大，喀喇音后移，杂音缩短。升压药如新福林增加动脉阻力，使杂音增强，喀喇音及杂音后移向第二心音。

3. 辅助检查

（1）心电图改变　异常心电图见于2/3的患者，多为Ⅱ、Ⅲ、aVF各导联T波低平或倒置，少数涉及V_5、V_6导联。ST段压低较少见，Q-T间期延长者达64%，是导致危险性心律失常和猝死的重要原因。可有各种心律失常，以室性期前收缩最多见（30%~40%），其他有室性或室上性心动过速，心房扑动或颤动，窦房结功能异常，房室阻滞，预激综合征（图4-1-26A）等。腱索与乳头肌的牵拉造成二尖瓣叶异常应激或乳头肌缺血，可引起心律失常。运动试验可呈阳性，在口服普萘洛尔20 mg后1 h多数（86%）转为阴性。

应特别指出，二尖瓣脱垂综合征的患者，常伴有室上性心动过速。Kligfield认为这与这类患者预激综合征发生率有关。在一般人群，有室上性心动过速发作史者仅20%有旁路存在；但在二尖瓣脱垂又有室上性心动过速发作史的患者中，60%有旁路存在。而且旁路总在左侧。上述事实说明，二尖瓣脱垂合并折返性室上性心动过速的患者，必须进一步做心脏电生理检查。

（2）动态心电图　二尖瓣脱垂综合征患者进行动态心电图监测时，85%患者可检出频发性室性期前收缩，50%可检出短暂性室性心动过速，30%可检出室上性心律失常。心律失常的出现与性别、年龄、瓣膜脱垂程度、喀喇音有无，ST-T改变，QT间期延长与否等因素无明显相关性。

动态心电图检测时，偶可检出窦性心动过缓、窦性停搏、窦房阻滞及不同程度的房室阻滞。

（3）X线检查　胸部骨骼异常为二尖瓣脱垂综合征最常伴随的X线征象（60%~70%），大多数为直背、漏斗胸或脊椎侧突。无并发症的二尖瓣脱垂患者心影多正常。合并二尖瓣关闭不全者，可有左室和左房增大。左室造影可显示二尖瓣脱垂和反流，伴左心室收缩异常，亦有合并三尖瓣或主动脉瓣脱垂者。

二尖瓣脱垂的杂音，可受到生理、体位、药物等影响，使其增强、减弱、或性质发生变化。识别这些变化对二尖瓣脱垂综合征的诊断很有价值（表4-1-26）。

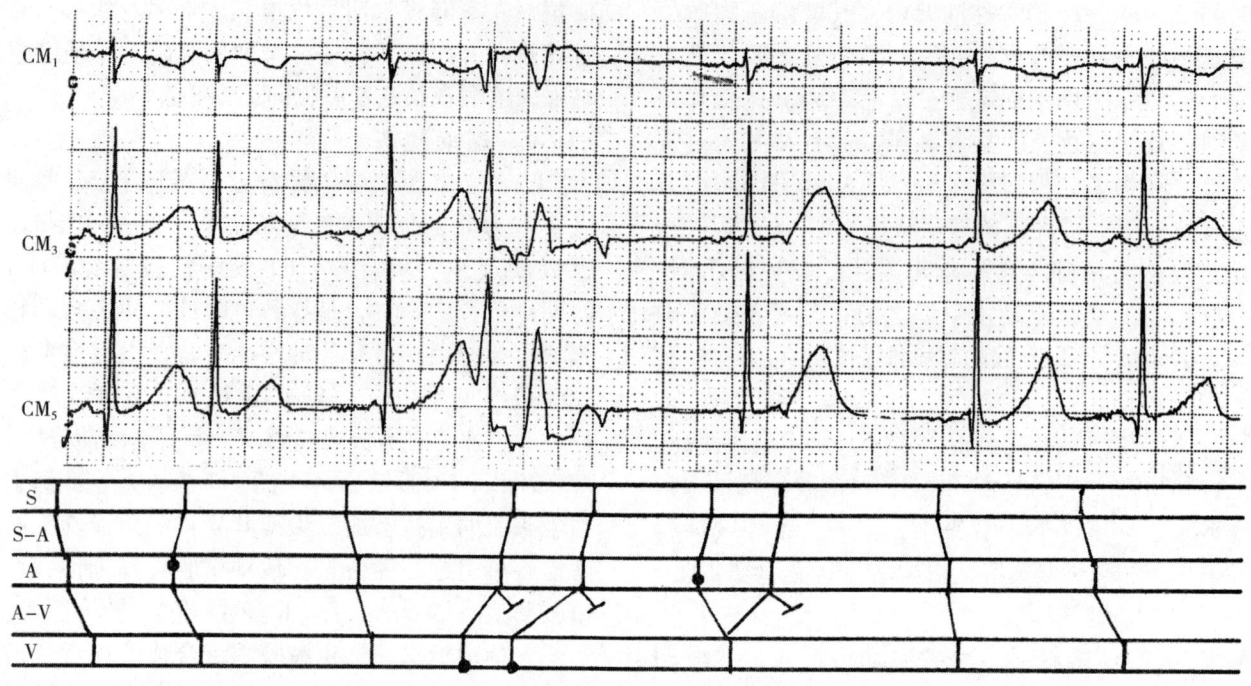

图 4-1-26A 二尖瓣脱垂心电图

患者女性，67岁；临床诊断：二尖瓣脱垂。图示窦性心律，房性期前收缩第3、第7个心搏为交接性逸搏，Q-T间期长达600 ms，第4、第5个QRS波群起自心室伴室房传导，第6个心搏为房性逸搏形成完全性反复搏动。

心电图诊断：窦性心律，房性期前收缩，交接性逸搏，完全性反复搏动，Q-T间期延长

（此图由卢喜烈提供）

表 4-1-26 二尖瓣脱垂收缩期杂音的鉴别

方法	二尖瓣脱垂	二尖瓣关闭不全	主动脉瓣狭窄
Valsalva 动作	减弱或增强	减弱	减弱
站立	增强	减弱	增强或无变化
握拳或下蹲	减弱	增强	减弱或无变化
仰卧抬腿	减弱	无变化	增强或无变化
运动	增强	减弱	增强或无变化
服用亚硝酸异戊酯	增强	减弱	增强

4. 并发症

（1）感染性心内膜炎　占2%~8%，男性多见，95%有杂音或杂音加喀喇音，如无杂音仅有喀喇音，很少发生感染性心内膜炎。因此本综合征患者应预防感染性心内膜炎的发生。

（2）进行性二尖瓣关闭不全　见于5%~10%的患者，甚至发生腱索断裂，引起二尖瓣反流，引起二尖瓣反流造成心力衰竭、晕厥。多为男性。

（3）心脏性猝死　少见，多因室速或室颤所致。

（4）体循环栓塞　本综合征可有血栓形成，栓子脱落引起脑栓塞。据报道小于45岁发生脑卒中者二尖瓣脱垂占40%，因此，年龄小于45岁发生脑卒中者应考虑本征。栓塞除脑动脉外，还可发生视网膜动脉、冠状动脉及其他动脉。

5. 超声心动图

（1）M型超声心动图　二尖瓣叶曲线CD段呈弧形向后移动，呈"吊床"样改变；前叶活动幅度增大；左房腔内可见脱垂的二尖瓣回声，收缩期出现，舒张期消失；左房内径增大，左房、室间隔、左室后壁运动幅度增加（图4-1-26B）。

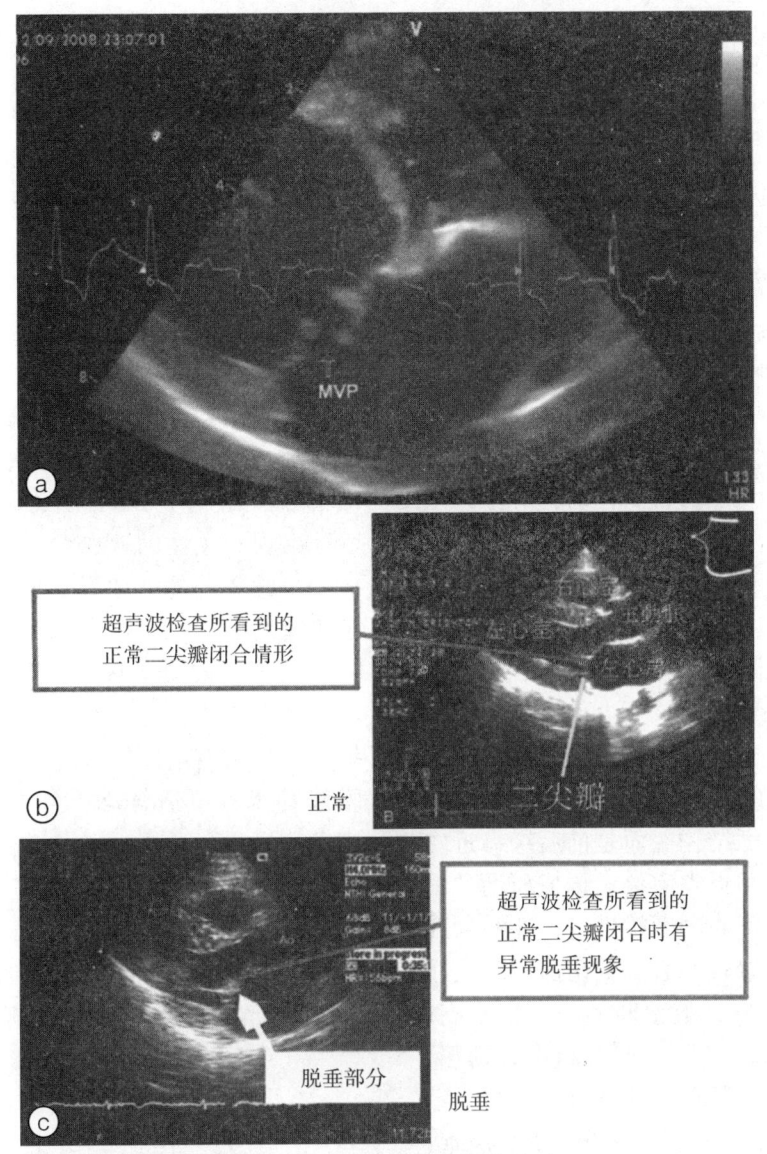

图 4-1-26B 二尖瓣脱垂超声心动图

患者男性，64 岁；临床诊断：二尖瓣脱垂。a. 示二尖瓣曲线 CD 段，呈"吊床"样改变；b. 示正常二尖瓣闭合；c. 示异常二尖瓣闭合，有二尖瓣脱垂。超声心动图提示：二尖瓣脱垂

（2）二维超声心动图 二尖瓣活动幅度增大，前后叶结合点错位；前叶与主动脉根部后壁及与左房前壁的夹角、后叶与左房后壁的夹角均变小，成锐角；二尖瓣收缩期凸入左房，超过二尖瓣前后叶附着点的连线。

（3）多普勒超声心动图 二尖瓣口左房侧及左房内可探及源于二尖瓣口的收缩期负向蓝五彩反流束及反流频谱。

【诊断】

二尖瓣脱垂综合征的诊断标准尚未统一。Perloff 等提出的二尖瓣脱垂临床诊断标准可为参考，该标准分为肯定诊断标准和可以诊断标准，分列如下：

1. 有下列一项或多项即可确诊

（1）听诊 心尖区收缩中、晚期喀喇音，收缩晚期杂音或"高鸣声"杂音单独或同时出现；

（2）二维超声心动图

1）二尖瓣瓣叶在收缩期显著向心房侧移位，瓣叶粘连点位于瓣环平面或其上。

2）二尖瓣瓣叶在收缩期轻到中度向心房侧移位，合并腱索断裂；二尖瓣反流；瓣环扩张。

（3）心脏听诊加上超声心动图

超声检查，心室收缩期，二尖瓣叶呈轻-中度向心房侧移位，同时伴有下列之一：

1）心尖区可闻及明显的收缩中、晚期喀喇音；

2）年轻人心尖区可闻及收缩晚期杂音或全收缩期杂音；

3）收缩晚期吼鸣音。

2. 二尖瓣脱垂综合征的疑诊标准

（1）听诊可闻及响亮的第一心音和全收缩期杂音。

（2）二维超声心动图 心室收缩时，二尖瓣后叶呈轻到中度向心房侧移位，同时伴有下列之一者：

1）有局灶性神经症状发作史或一过性黑矇史的年轻人；

2）直系亲属中已有确诊者。

在二尖瓣脱垂综合征的诊断方面，超声心动图占有十分重要的地位。超声检查时，宜十分准确地了解瓣环与瓣叶的相对关系。许多研究表明，二尖瓣环并不是一平面结构，而是前后缘靠近左房侧，内外侧结合部靠近左室侧，构成所谓"马鞍"样形态。二维超声心动图检查时，在心尖四腔图上，瓣环连线位置较左心长轴切面瓣环连线的位置低，靠近左心室，故诊断的假阳性率高。近年发展的三维超声心动图和四维超声心动图，能重建二尖瓣装置的马鞍形立体结构，直接显示瓣环和瓣叶的解剖关系，对正确诊断二尖瓣脱垂，重新评价其诊断标准可能有较大价值。

【鉴别诊断】

（1）心包积液时，因左室容量减小，使腱索相对延长，产生二尖瓣 CD 段"吊床"样图形，积液吸收后消失。

（2）肥厚型心肌病，重度肺动脉高压，房间隔缺损等，因左室舒张末期容积较小，出现类似二尖瓣脱垂图形。

（3）Marfan 综合征是一种结缔组织广泛异常的遗传性疾病，主要累及眼、骨骼和心血管系统，超声心动图可见二尖瓣前叶和（或）后叶脱垂入左心房。

【治疗】

无症状或症状轻微者，不需治疗，可正常工作生活，定期随访。有晕厥史，猝死家族史，复杂室性心律失常，Marfan 综合征者，应避免过度的体力劳动及剧烈运动。

胸痛者，可用 β 受体阻滞剂，减少心肌氧耗和室壁张力，减慢心率，减弱心肌收缩力，改善二尖瓣脱垂的程度，从而缓解胸痛。硝酸酯类药物可加重二尖瓣脱垂，应慎用。

对伴有二尖瓣关闭不全者，在手术、拔牙、分娩或侵入性检查前后，应预防性应用抗生素，以防止感染性心内膜炎。

对心律失常伴心悸、头昏、眩晕或昏厥史者，可用 β 受体阻滞剂，无效时可用苯妥英钠，奎尼丁等，必要时可联合用药。

出现一过性脑缺血者，应使用阿司匹林等抗血小板聚集药物，如无效，可用抗凝药物，以防脑栓塞发生。

严重二尖瓣关闭不全合并充血性心力衰竭者，常需手术治疗。对于腱索延长或断裂，瓣环扩大，二尖瓣增厚但运动良好无钙化者，宜行瓣膜修补术；不适合瓣膜修补者，行人工瓣膜置换术。

【预后】

二尖瓣脱垂综合征患者，多数预后良好。大多数无症状患者可多年没有临床及实验室表现，15%患者在 10~15 年后出现二尖瓣关闭不全。

（曲秀芬　于　阳　张开滋　杨　波）

二十七、早老综合征
progeria syndrome（OMIM 176670）

【同义名】

早老症（progeria），小儿早老症，早老矮小症，早衰综合征，Hutchinson-Gilford 综合征，过早老化综合征（Premature senilirty syndrome）。

【溯源与发展】

1986 年首由 Hutchinxon 报道，1897 年 Gilford 尸解 1 例，并作详细描述而得名。其特点是为一出生时正常，其后逐渐生长停滞，呈侏儒并发生各种过早衰老表现的综合征。

【遗传学特点】

文献报道有先证者同胞患病的现象和亲代近亲婚姻史，故过去认为本病的遗传方式为 AR。

患者出生时父亲年龄高和单卵双生儿同时发病率高也支持这一观点。但经近年更多家系的分析提示本病更符合 AD，致病基因定位于 1q21.2。为编码细胞结构支架蛋白质基因（*LAMINA*）。

2003 年美国的科学家发现是一种叫 *Lamin A* 的蛋白突变造成这种早衰症的。最近的研究表明 *Lamin A* 突变会使 DNA 受损修复系统丧失功能，从而导致早衰现象的出现。另有研究提示，端粒长度变短和端粒酶活性异常可能在 HGPS 早老的致病过程中起重要作用。细胞遗传学分析示同卵双生的 HGPS 患者皮肤活检示 70% 的细胞存在染色体异常 46, XY, inv ins（1; 1）(q32; q44q23)，提示与 HGPS 有关的基因可能位于插入染色体片段的断裂处。

【发病机制】

早老综合征的发病机制未明。患者的甲状腺、甲状旁腺、肾上腺和垂体的功能均正常，对生长激素的反应亦无异常。皮肤成纤维细胞的培养过程显示每一代细胞的寿命缩短，细胞内酶的热不稳定性部分增加。某些患者尿中透明质酸排泄量增加，有抗胰岛素现象。

【临床表现】

患儿出生时体重、身长正常，婴儿期生长亦大致正常，但可出现一些本征的特征如硬皮、面正中部青紫、鼻尖削等。1 岁后生长停滞，出现特征性面容和各种过早衰老的表现，但动作和智能发育正常。

患者貌似小老人，头颅相对较大，但实际头围偏小。头皮静脉曲张，头发逐渐脱落，代之以高低不等的细毛。睫毛和眉毛也相继脱落，秃头，眼突显。鼻瘦削，鼻尖钩形，鼻唇区青紫，唇薄，凸耳，上颌发育不全，小颌、齿过度拥挤。皮下脂肪少，肌肉发育差，皮肤菲薄、干枯、皱缩、有散在棕色老年斑。下腹，大腿，臀部皮肤呈硬皮病样，皮下脂肪消失。指甲营养不良。末节指骨短、渐细，X 线片呈透明状。身矮，体重低于身高应有值，但四肢与躯干比例正常，呈匀称性侏儒状态。髋外翻，膝微向内似骑马姿势，步态如老人。随年龄增加肌肉和皮下脂肪逐渐消失、关节显得突出，患者无性成熟表现，呈幼稚型。

正常老年过程常见的白内障，老年聋，老视，角膜老年环，骨关节炎和老年性格均不见于本病。

心血管损害：5 岁以后逐渐出现高血压，广泛而严重的全身动脉粥样硬化，心绞痛。7 岁便可发生心肌梗死和脑血管意外（图 4-1-27A，图 4-1-27B）。

【诊断与鉴别诊断】

依据临床表现的容貌特征，侏儒样外现，全身老化表现以及幼儿少年期患有高血压、动脉硬化及冠心病，诊断即可成立。

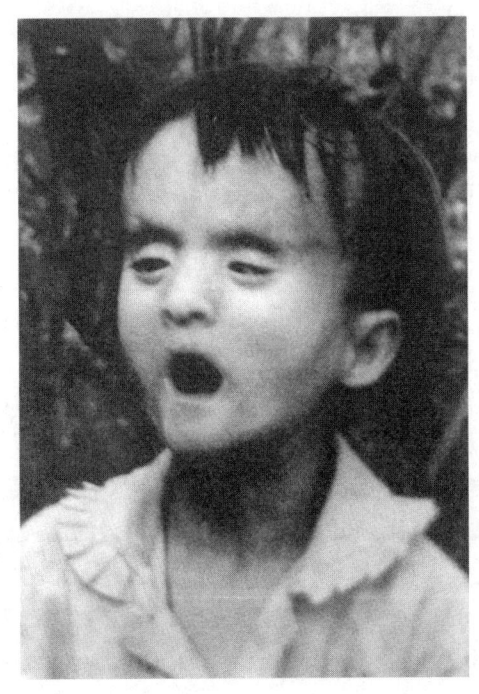

图 4-1-27A 早老综合征

13 岁女孩，身材矮小。面容衰老，皮肤萎缩、变薄，皮下脂肪逐渐减少。牙早掉，现已无牙。关节发硬，活动受限。听力减退，动脉粥样硬化

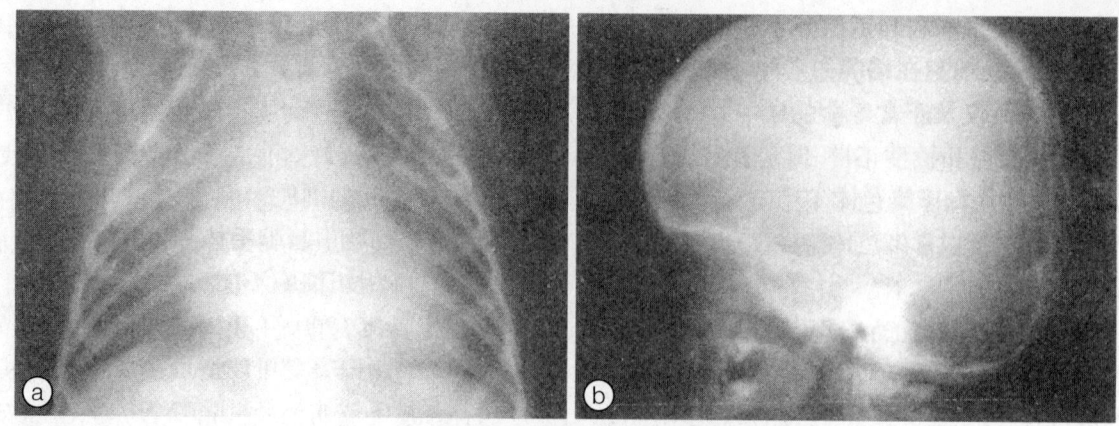

图 4-1-27B 早老综合征 X 线表现
a. 胸廓呈上窄下宽，肋骨纤细，心脏扩大；b. 颅面骨和穹隆骨不对称，下颌骨窄小，牙列不整齐

需鉴别疾病如下：① Lawrence-Seip 综合征（全身性脂肪不良综合征），患者虽有消瘦和早老表现，但肌肉发达，躯体发育较快，生殖器肥大等可资鉴别。② 垂体性侏儒症，患者虽有体矮，躯体发育不全，但无早老和早老心血管受损表现。③ 其他早老症，如成人型早老综合征，肢端早老综合征，变形性早老综合征，依据发病年龄及各征特点即可鉴别。④ 某些畸形综合征如 Hallermann-Schreiff 综合征、Seckel 综合征和 Cockayne 综合征易被误诊为早老症，应加鉴别。

【防治及预后】

本病无特效治疗方法，一般只能对症处理，物理疗法有助于防止挛缩。亦有人建议应用大量维生素 E 和短期内应用生长激素。本病迄今无产前诊断方法。应按孟德尔遗传规律进行遗传咨询。

早老症预后不良，常在 20 岁以前因并发症死亡，存活年龄的中位数为 12 岁。

（李广镰　张开滋　刘权章　张望德）

第二节　常染色体隐性心血管病

一、点状软骨发育不良 AR 型 chondrodysplasia punctata AR type (MIM 215100)

【同义名】

Conradi 综合征，肢根型点状软骨发育不良，点状骨骺发育不全，先天性点彩骨骺，先天性斑点状骨骺，点状钙化性软骨血管病，胎儿软骨发育不良。

【溯源与发展】

1914 年首由 Conradi 报道，1954 年 Fraser 和 1960 年 Allansmith 和 Senz 都有报道，后由 Hunerman 详加描述。1971 年 Spranger 等认为在多种遗传性、非遗传性疾病中，也可有点状软骨内或软骨外钙化，但本病存在严重对称性近端肢体缩短特点，故称肢根型点状软骨发育不良。

【遗传学特点】

经系谱分析呈 AR 方式遗传。致病基因定位于 4p16.3。

【发病机制】

病因是过氧化酶体障碍，患者红细胞磷脂内所含的缩醛磷脂严重缺乏和乙酰辅酶 A 活性不全。

【临床表现】

胎儿期起病，肢根型点状软骨发育不良。四肢短型矮小，肱骨、股骨短。小头，智力低下。脱发，扁平脸，白内障，双侧性角膜混浊，塌鼻梁，腭裂。点状骨骺钙化，脊椎冠状裂，多发性关节挛缩。皮肤似鳞癣样皮肤病和皮肤呈挛缩样改变。

心血管损害：发生率低度，主要为动脉导管未闭，房间隔缺损（图 4-2-1）。

第四章 单基因遗传性心血管病

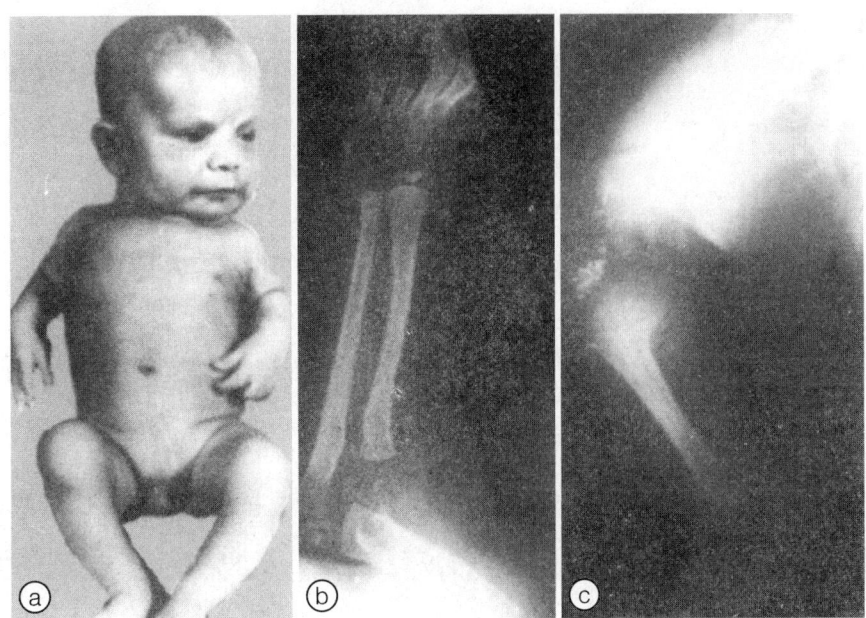

图 4-2-1 点状软骨发育不良（AR 型）

a. 7 岁男孩。四肢短型矮小，上臂、大腿短，智力低下；头发稀疏，易脱落。扁平脸，白内障，塌鼻梁。多发性关节挛缩。b, c. X 线显示肱骨、股骨短，伴点状钙化

【诊断】

根据临床症状和特点及 X 线所见，可以做出诊断。但诊断时需与 AD 型点状软骨发育不全（MIM 118650，无白内障）相鉴别。母亲在妊娠早期服用抗凝剂（双香豆素或华法林），亦可产生与本症类似的症状。

【预后】

预后极差，绝大多数在婴儿期死亡，应加强婚、育的优生指导。

（刘权章　李树林　李　晔）

二、软骨-外胚层发育不良
cartilang ectodermodysplasia

【同义名】

Ellic-van-Creveld 综合征（MIM 225500），中外胚层发育不良，多指和软骨发育不良，肢端发育不全Ⅲ型，六指侏儒症。

【溯源与发展】

1933 年首由 Mointosh 报道 1 例，1940 年由英国 Ellis 和荷兰 van-Creveld 经过系统观察后作了 2 例报道，并详加描述其特点而得名 Ellis-van-Creveld 综合征。国内于 1980 年首由许宏伟和张和熙各报道 1 例，此后陆续有少数报道。其特征为离心性四肢短缩性侏儒，轴后多指及指甲、毛和牙齿等外胚层、软骨发育不全和以心房为主的心脏异常。

【遗传学特点】

经系谱分析属 AR 方式遗传。致病基因定位于 4p16，为 EAC（OMIM604831）基因突变。Amish 族的 13% 人为基因携带者。

【发病机制】

不明。病理为皮肤、指甲等外胚层组织发育不良。软骨发育不良，骨骺不能产生柱状软骨，四肢骨干骺端近端畸形，手、足骨成熟和融合加速。

【临床表现】

四肢呈短肢性侏儒，随年龄增加更为明显，成人身高 115～150 cm，眶上骨凸起，鞍形鼻，口唇外翻，肥厚，上唇与牙槽嵴相连，出牙晚且缺损或结构不良，下颌骨增大，上颌发育不良，形成特征性丑貌。汗腺和皮脂腺缺少或功能紊乱，皮肤干燥、角化，毛发稀少，指（趾）甲异常，多指（趾），有时伴有并指畸形，膝外翻。智力低下，免疫功能缺陷，易受感染，X 线示：四肢干骺端变圆，长骨离心性短，以尺、桡、胫、腓骨最明显，手部的头状骨与钩状骨融合，为本病特点之一。

心血管损害：发生率为 50%～60%。先天性心脏病患儿，经常在婴儿期死亡。受累主要为心房，如单心房，大的房间隔缺损，亦可合并主动脉闭锁，升主动脉发育不全，左心室发育不良（图 4-2-2）。

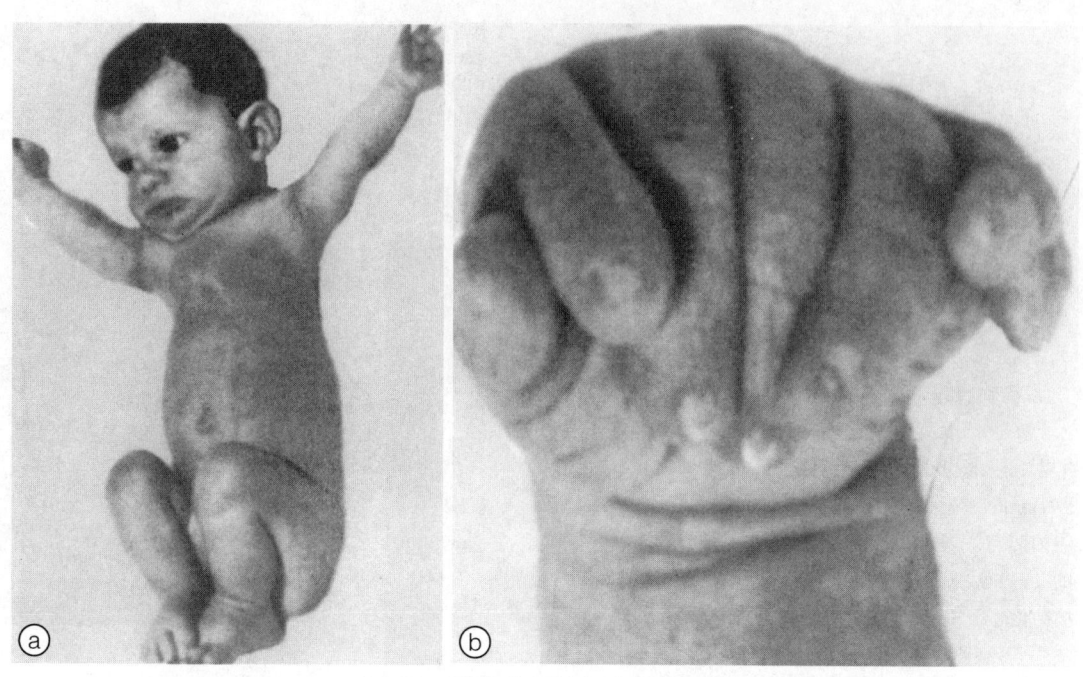

图 4-2-2 软骨－外胚层发育不良
a. 患者 5 月龄男孩，四肢严重缩短性侏儒，胸廓狭小，单心房。出生即有牙（出生牙，MIM 187050）；b. 示多指，指甲发育不全

【诊断】

本病多有双侧多指（趾）畸形，可用超声或胎儿镜做产前诊断，采取优生干预措施，使其流产或引产治疗。出生后根据临床表现，结合 X 线诊断及家族性发病特点，可做出诊断。

【鉴别诊断】

需要与软骨发育不全、克汀病及佝偻病等鉴别。

【治疗与预后】

缺乏特效疗法，对多指及并指可做手术矫形，对心脏病变主要是维护心功能治疗。亦可酌情做外科手术治疗。

【预后】

预后差，多在婴儿期死于心脏、呼吸功能衰竭，应加强婚育的优生指导。应用 B 超等可做出产前诊断。有些畸形可做手术矫正以改善功能。

（张开滋 曲晓燕 刘权章 刘 蓉）

三、Fanconi 贫血

Fanconi anemia, FA (MIM227650)

【同义名】

Fanconi 综合征（MIM 227650、227660），先天性全血细胞减少症，Fanconi 型难治性贫血，体质性再生障碍性贫血，家族性再障伴先天性畸形，家族性全血贫血伴先天性畸形，先天性再障伴多发畸形，慢性全血细胞减少伴先天性畸形。

【溯源与发展】

1927 年首由 Fanconi 报道一家系 3 例患先天性再生障碍性贫血伴有多种畸形，此后陆续有报道。国内于 1963 年首由严文伟等报道 1 例，1981 年吴梓对 Fanconi 综合征做了染色体改变的观察报告。其特征为全血细胞减少、骨髓再生障碍、多系统的先天性畸形。

【遗传学特点】

50%～70% 患者有家族史，20%～25% 为近亲婚配，故考虑为 AR 遗传。在培养的 FA 细胞中普遍存在着染色体不稳定，包括染色体断裂等，因此，FA 属于染色体不稳定（染色体断裂）综合征范畴。一些 FA 互补组的基因已经定位于染色体上的特定位点。传统的连锁分析和纯合定位法确定 FAA 互补组的 FAA 基因在 16q24.3。应用 FAC cDNA 作为探针从基因组文库中分离出来了并将 FAG 基因定位于 9p13。FAG 基因证明与 XRCC9 基因一致，XRCC9 基因正常，其在 DNA 修复上起重要作用，并用可能参加与调节细胞周期；当其功能异常时，则导致肿瘤的发生，尤其会促使上皮细胞瘤的演进。

【发病机制】

原发病因不明，一般认为是由于基因异常所致，因基因多效性而呈多种组合畸形。

【临床表现】

绝大多数患者从小智力低下，多在8岁以内发病，经中山医科大学统计的典型病例中未有23岁以后发病的报道。发病男性多于女性，约为2∶1。患者发育较差，出现生长停滞现象，呈贫血表现，血象示全血细胞减少，网织红细胞绝对值减少，血红蛋白不增加，骨髓增生低下。常伴有其他先天性畸形，如皮肤褐色素沉着、矮小、小头、小眼、斜视畸形、智能发育不全、性腺发育不良、脾和肾脏萎缩。有的前臂和拇指骨骼发育不良和缺如，有时合并生长激素不足所致的侏儒。

易患白血病，以粒、单核细胞白血病多见，此外在口唇、肛门、阴唇等黏膜皮肤交界处可发生鳞癌，亦常出现角化不全。

心血管损害：发生率低度。以房间隔缺损、动脉导管未闭多见。虽然先天性心血管畸形发生率远比群体发病率高，但外显率不高。

【诊断】

本病以儿童病，呈全血细胞减少，伴有多种先天性畸形，一般诊断不难。1983年Mary等用1，2，3，4二氧桥烷（DEB）加入FA患者外周淋巴细胞培养，纯合子染色体断裂指数增加10～20倍，杂合子3～5倍，可用此法提高FA诊断率。

分型：Ⅰ型为经典型；Ⅱ型为迟发型，多在10岁以后发病，缓慢发展，多发畸形较轻。

【鉴别诊断】

需与家族性再生不良性贫血（familial hypoplastis anemia）鉴别，后者虽有全血细胞贫血，但无多种先天性畸形。

【治疗与预后】

FA为全血细胞减少的进行性骨髓病，预后不良，死于急性白血病比正常人多20倍。与治疗再生障碍性贫血相同，雄激素和肾上腺皮质激素治疗有一定效果，雄激素的治疗需长期维持。

目前临床试用的基因治疗遗传病共有20种，其中FA位列其中，采用逆转录病毒为载体，以造血祖细胞为靶细胞进行治疗。我们相信在不久的将来会传出根治的佳音。

（张开滋　邢福泰　曹化东　张年萍）

四、血小板减少伴桡骨发育不全
thrombocy topenia absent radius (MIM 274000)

【同义名】

四肢短血小板减少综合征，无桡骨血小板减少综合征，血少板减少伴桡骨缺如综合征，Gross-Groh-Weippl综合征，TAR综合征。

【溯源与发展】

1956年首由Gross、Groh、Weippl三人在奥地利报道一组以桡骨异常为主，合并心脏等畸形的综合征而命名。1969年Hall对31个家系进行调查，发现以女性患者占多数。亦有的学者认为，只有血小板减少而无红细胞和白细胞减少，并伴有桡骨发育不全，是Fanconi综合征的一个亚型，是其多种遗传表型之一。

【遗传学特点】

经系谱分析呈AR方式遗传。后代再发风险率为25%；女性患者比男性发病率高，其原因不明。致病基因定位于17q21.3。

【发病机制】

确切病因和发病机制未明。一般认为是由基因异常所致的先天性组合畸形。

【临床表现】

患者在新生儿期常有出血点和紫癜以及危及生命的出血发作。血小板减少是发作性的，且常为非特异性感染和精神紧张所诱发，故除大出血外无明显贫血。一般来说红细胞和白细胞正常，部分患者可经常出现类白血病反应且伴有肝脾肿大。几乎所有病例均可见双侧桡骨发育不良或缺如，少部分患者为单侧受累。亦可有其他骨骼畸形，如桡侧棒状手，掌指骨发育不良，偶有尺骨发育不良或缺如，肱骨异常，肱骨或脊柱畸形，髋错位和上下颌骨发育不良，三角头等。双侧拇指发育正常。继发于颅内出血而致精神发育迟缓，牛奶过敏，出汗增加，部分患者出现腹泻（图4-2-4）。

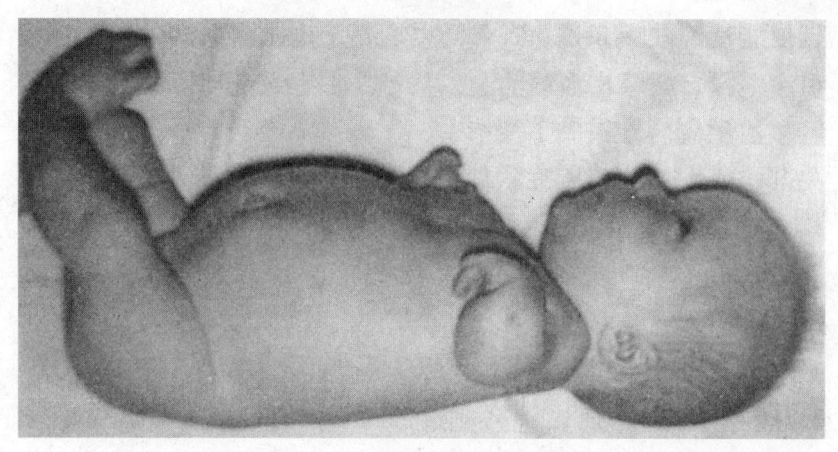

图 4-2-4 血小板减少伴桡骨发育不全

6月龄男婴。发作性血小板减少,双手桡骨缺如;全身皮肤有原发性出血点;鸡胸,腹部膨隆,指(趾)屈曲,挛缩

心血管损害:发生率30%。以房间隔缺损、法洛四联症、右位心为常见。患者可有心悸、气短、无力,心脏扩大和心杂音等表现。法洛四联症患者出现紫绀和杵状指。单纯右位心患者则多无症状,而仅有X线和心电图等改变。

【诊断】

依据血小板严重减少(仅及常人的1/2~1/3)以及桡骨发育不全或缺如两大临床主征,结合骨髓检查显示巨核细胞减少或缺如,即可诊断。

【鉴别诊断】

需与先天性全血细胞减少症相鉴别,本病仅有血小板减少,后者为全血象减少。本病骨骼异常以双侧桡骨发育不良为主,后者除前臂骨骼发育不全外伴有拇指发育不良。还必须与Holt-Oram综合征鉴别,此病无血小板减少,骨骼损害以拇指系为主,伴有前臂骨桡侧为重,可资鉴别。

【治疗】

产前:妊娠第20周超声波或X线检查能发现骨骼异常;生后:无特殊疗法,随时监测血小板计数,当需要时可酌情输入血小板或新鲜血液,以纠正致命性出血。尽早做矫形手术,使手畸形和心血管异常获得矫正。

【预后】

主要取决于血小板减少的程度,病情与出血症状呈正比,常是死亡的主要因素。不少患者在婴儿期死于突发性大出血,出生后第一年内死亡率高,随年龄增长死亡率降低,成人时血小板数可接近正常。产前诊断可以预防患儿出生,在妊娠2个月内,X线和超声可证实上肢畸形,第三个月可通过取胎儿血测出血小板数,如少于$5 \times 10^4/mm^2$,严重出血的危险性增高,应考虑人工流产。

(张开滋 肖传实 边云飞 刘权章)

五、Meckel 综合征
Meckel syndrome (MIM 249000)

【同义名】

麦克尔综合征,Meckel-Gruber综合征,Gruher综合征,脑膨出-多指-多囊肾综合征,内肿囊肿-脑发育不良综合征,内脏囊肿-脑机能障碍综合征,内脏囊肿-头颅发育不良综合征。

【溯源与发展】

1969年首先由Meckel等报道,1971年Gruber等详加描述,国内1976年由张玉等报道1例,其后病例报道渐多,其特征为脑膨出、内脏多囊病、多指(趾)畸形。

【遗传学特点】

经系谱分析属AR方式遗传。致病基因定位于17q23。

【发病机制】

一般认为,由于致病基因引起胎儿多器官、多系统发育异常。

病理:嗅脑和脑垂体缺如,前脑基底神经节和下丘脑发育不全,脑积水,肝、肾、胰及卵巢等脏器多发性囊肿,肠旋转不良,副脾,肺发育不全。

【临床表现】

脑畸形发生率占90%以上，主要为枕部脑膜及脑膨出。内脏多囊病，主要为肾囊肿，其次为肝囊肿，胰及卵巢囊肿，多指（趾）和（或）并指（趾）畸形。此外，尚可伴有唇裂，生殖器官发育不全等多种畸形（图4-2-5）。

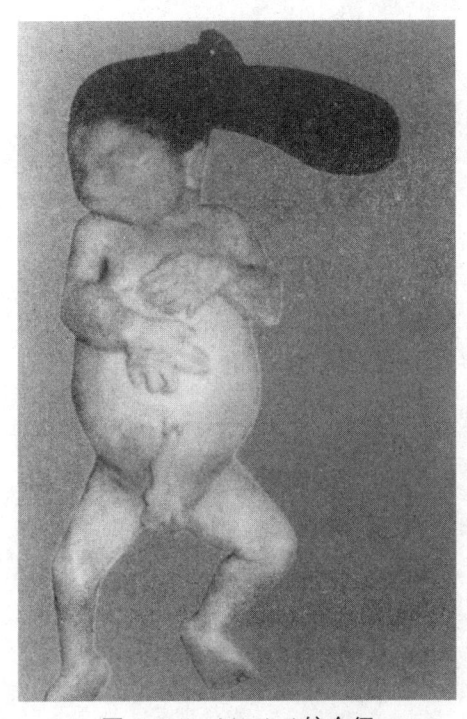

图4-2-5 Meckel综合征

死亡男婴。脑膨出，脑发育不良伴脑积水。耳歪斜、畸形。颈短，肝肾异常，隐睾。多指，并指，畸形足

心血管损害：发生率为25%。以房间隔缺损，主动脉瓣狭窄，动脉导管未闭为多见，亦可有对生命威胁较大的复杂性心血管畸形。

【诊断】

依据临床主要表现的脑膨出、内脏多囊病、多指（趾）畸形等鉴别。

【治疗与预后】

无特殊疗法。可对症治疗。预后不良，易流产和夭折，多死于严重中枢神经系统和肾脏病变，应加强婚、育的优生指导。

（张开滋　刘权章　支　龙　李德友）

六、Smith-Lemli-Opitz综合征 Smith-Lemli-Opitz syndrome（MIM 270400）

【同义名】

斯-李-奥综合征、小头-小颌-并趾综合征。

【溯源与发展】

1964年首先由Smith、Lemli、Opilz三人报道以特殊面容，小头畸形，智力低下，生殖器异常和并趾为特征的3例男孩。1965年Gibson亦报道同样症状的病例，认为是一个独立的综合征，并以首报的三位学者的名字命名。其后Pinsky报道姐弟同胞病例，女孩无外生殖器异常，其他症状相同，认为是AR遗传。国内于1991年张洪敏等报告1例之后，有少数报道。截至1975年共报告150例，1995年统计达1 500例。

【遗传学特点】

经系谱分析属AR方式遗传。约有60%病例呈通贯手，80%斗形纹增多。致病基因定位于11q12-q13，为 $DHCR7$（OMIM 602858）基因突变。

【发病机制】

确切病因及发病机制尚不清楚。目前认为是由于基因异常而导致的多系统畸形，与胆固醇合成障碍有关。

【临床表现】

小头畸形，鼻梁宽，鼻孔上翻，颌小的特殊面容。出生时体重低，发育迟缓，身材矮小，第二、三趾并趾。男患者尚有外生殖器异常，小阴茎，小睾丸或隐睾，尿道下裂及多囊肾。唇腭裂，幽门狭窄，腹股沟疝，白内障等（图4-2-6）。

心血管损害：发生率为50%。常见为法洛四联症，动脉导管未闭，房间隔缺损，肺动脉狭窄，主动脉狭窄，右位主动脉弓等。

【诊断】

产前B超示多囊肾等异常，有助于提示本病，产后主要依据特性临床表现，家族中有类似患者有助于诊断。

【鉴别诊断】

需与多种染色体畸形综合征相鉴别，除其临床特征外，本病无染色体异常可资鉴别。

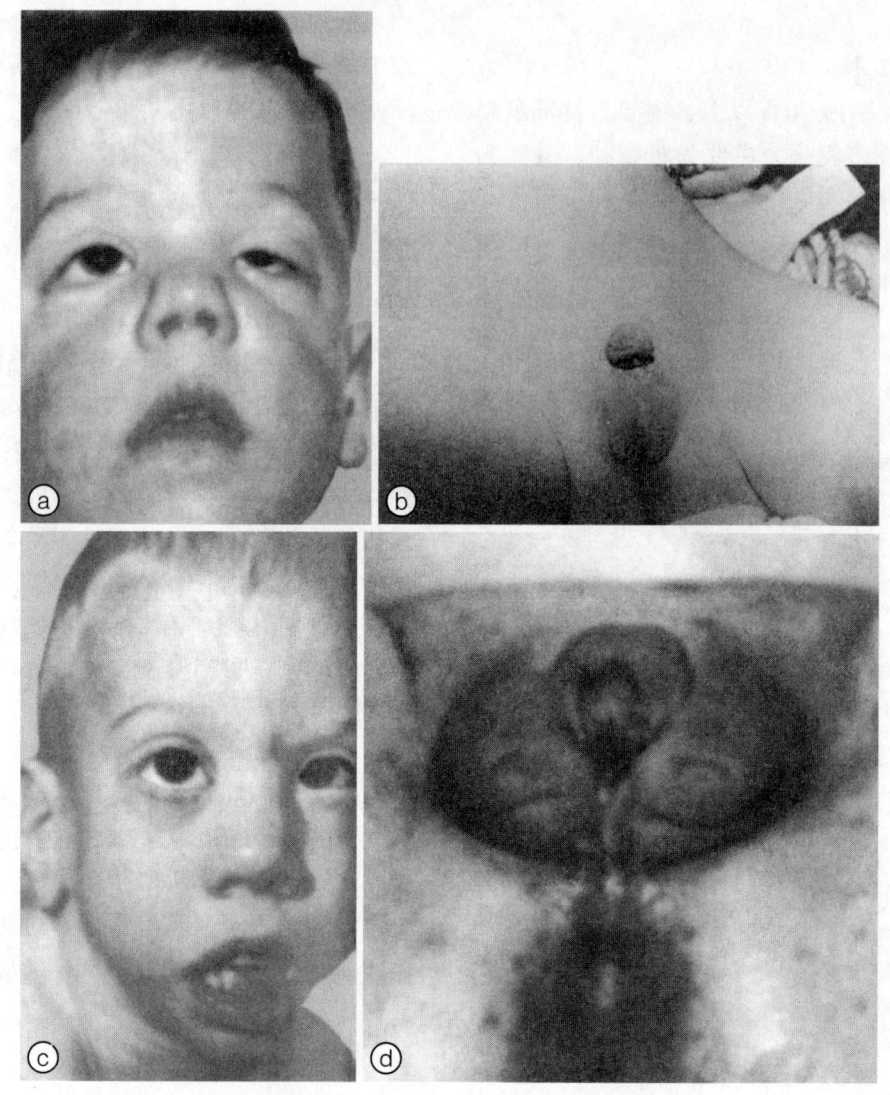

图 4-2-6 Smith-Lemli-Opitz 综合征

a，b. 10月龄（身高龄为6个月）时，脸容及外阴外观；c，d. 16岁（身高龄9岁）时的外观。患者身材矮小，智力低下，肌张力低下。小头，额中部隆凸，眼距宽，内眦赘皮，上睑下垂。蒜头鼻（短鼻），鼻孔朝天，腭弓高尖。睾丸小，阴茎小伴尿道下裂

【治疗与预后】

对症处理，早期进行智力训练。预后不良，多囊肾导致尿毒症，常可致死，心肺病症第一年死亡占20%，轻者可活到成年。

（张开滋 刘权章 刘蓉 支龙）

七、Laurence-Moon-Biedl 综合征
Laurence-Moon-Biedl syndrome

【同义名】

劳-穆-毕综合征，Laurence-Moon 综合征（MIM24500）、Biedl 病，Biemond 综合征，Bardet-Biedl 综合征，Laurence-Biedl 综合征。性幼稚-色素性视网膜炎-多指（趾）畸形综合征，视网膜变性-肥胖-多指综合征，肥胖生殖无能综合征。

【溯源与发展】

1864年有人报道一家系2例，具有视网膜变性、多指症、智力低下的病例，但未引起重视。1866年 Lanrence 和 Moon 报道一家系4例兄妹患病，具有色素性视网膜病变，智力低下，痉挛性瘫和性腺发育不良表现，后称为LMS。1920年 Barded 和1922年 Biedl 分别报道了具有多指，肥胖，智力低下，色素性视网膜病变和性腺发育不良为

特点的家系，后称为BBS。1925年Soliscohen和Weiss结合自己发现的4例进行综合分析，命为劳-穆-毕综合征（LMBS）或称Lanrence-Moon-Barded-Biedl综合征（LMBBS），在国内至今沿用。1987年范建华根据当时的文献资料，结合1978年McKusick和1985年Cantani等意见，正式提出LMS和BBS是两种独立的综合征，而认为LMBS和LMBBS是人为的错误命名。尽管LMS和BBS临床表现有差异，发病率亦不同，但两者间存有共同的临床表现。1992年白馨芝等对66例病例进行了综合报道。笔者按历史沿用LMBBS的命名，在临床表现中加以区分。

【遗传学特点】

经系谱分析属AR方式遗传。以男性患者为多见，男女之比为3∶1～2∶1，其机制不详。尚有少数病例可见性染色体非正倍体。基因携带者频率为0.0025。国内66例中有22例（33%）为近亲婚配子女，33例（50%）有家族史，故应禁止近亲婚配，如已生一患儿，第二胎有25%再发危险性。

发病率：在欧美文献报道已超过1 000例，日本报道300例以上，中国统计报道近百例（1992—2007年的不完全统计已报道91例以上）。

【发病机制】

有人推测本病的病因在于基因异常，下丘脑-垂体先天性功能缺陷导致促性腺激素分泌不足，而且合并其他先天畸形，但确切病因及发病机制尚不清楚。

病理：尸检可见患者脑及视丘下部血管发育障碍和胶质细胞减少，灰白结节神经核减少，垂体偶见嗜碱细胞增多，性腺发育不良，原始卵泡或曲细精管减少，间质细胞减少以及精子形成障碍。但上述病理改变尚不足以解释全部临床表现。

【临床表现】

类型：根据临床表现可将LMBBS分成以下两种类型。

（1）LMS（劳穆综合征） 以小脑共济失调、痉挛性截瘫、眼球震颤多见，约占1/5。

（2）BBS（巴毕综合征） 以多指为多见约占4/5。BBS可分为8种亚型（BBS1、BBS2、BBS3、BBS4、BBS5、BBS6、BBS7、BBS8），累及的基因定位在20p12、16q21、15q23、14q32.1、11q13、4q27、3q13、2q31，这表明BBS的病因是很复杂的。

1966年Kleln等将LMBBS分为四型：1型，为完全型；2型，为不完全型；3型，为非典型型；4型，为广泛型。除了四项重要主征外，还可以合并其他先天性异常病变。

主要表现为色素性视网膜病变，肥胖，智力低下和性腺发育不良。前两种症状在LMS占60%，BBS占80%～90%；眼球震颤LMS发病率高，多指BBS发病率高。而小脑共济失调（90%）和痉挛性截瘫仅在LMS出现，进行性神经性耳聋和糖尿病出现率不高，不是两病的主要表现，单纯性葡萄糖耐量轻度降低，可能继发于肥胖。

LMS和BBS共有色素性视网膜病变、肥胖、智力低下和性腺发育不良四大主征，不同者为LMS眼球震颤和共济失调发生率高，而BBS中多指发生率高，而且BBS的色素视网膜病变为锥体束营养不良，可引起早期中枢性视力丧失，约60% BBS患者在20岁以后发生真性全盲。BBS常并发肾病和尿毒症而引起死亡。

患者智力低下，出现低智能型面容，睑裂小。有的患者不会写字，也不会做算术。行动比较迟缓，在疾病早期其生活还可以自理，随着病变加重，生活自理能力逐步减退。

由于色素性视网膜病变，导致视力减退，夜间走路多有困难，有时白天也要家属陪护，不少患者视力在0.01～0.2或更差，最后导致仅有光感或失明。

肥胖也是主要体征之一，并出现继发单纯性糖耐量降低现象。

性腺功能减退常见，男性的睾丸容量小于1 ml。

BBS常并发肾病，肾脏功能受到明显损害，因此经常进行肾功能检查是非常重要的观察指标，以防止尿毒症的发生。肝纤维化病变也常有发生，部分患者出现嗅觉功能障碍（图4-2-7）。

心血管损害：发生率约为30%。国内心血管病发生率为7.5%，有房间隔缺损、室间隔缺损、法洛四联症、大血管转位及单心室等。

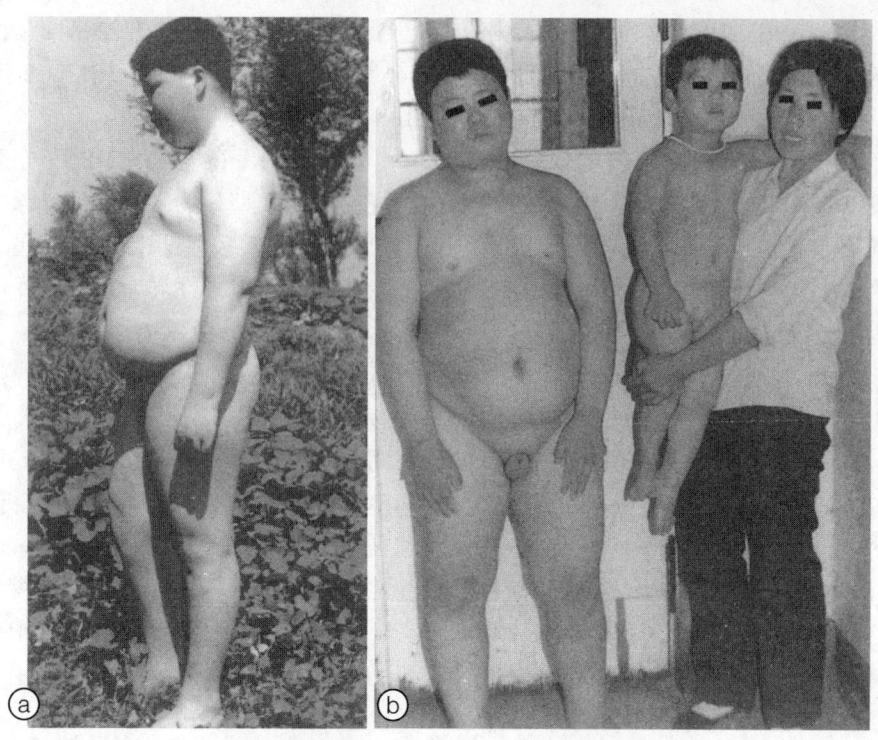

图 4-2-7 Laurence-Moon-Biedl 综合征

a. 患者男性，19岁；促性腺激素缺乏，睾丸发育不良，青春期延迟。肥胖，智力低下。进展性视网膜变性，17酮水平低。
b. 兄弟二人发病的病例。睾丸小，阴茎小。肥胖，智力低下。患者的弟弟多指

【诊断】

Blumel 等依据阳性家族史和临床主要表现，如房室传导阻滞、视力减退、弱智、肥胖和性腺发育异常，再加上多指（趾），六项中具有四项即可诊断。针对不同的临床表现和各自高发生率可区分 LMS, BBS。

【鉴别诊断】

需与单纯性肥胖、家族性多指（趾）症鉴别。

【治疗与预后】

对症治疗。BBS预后不良，应加强视网膜病变的预防，防止失明，积极治疗肾功能衰竭，以免死亡。

（顾菊康　张开滋　汤亚明　刘权章）

八、脑－肝－肾综合征
crebeo-hepato-renal syndrome, CHRS (OMIM 214100)

【同义名】

Zellweger 综合征，先天性家族性铁负荷过多征。

【溯源与发展】

1964年首先由 Bowen 和及 Zellweger 等报道，1967年 Passage 根据其特征命名为脑－肝－肾综合征，1969年 Opitz 等建议以首报者之一 Zellweger 的名字命名，而得到众多学者赞同，故称 Zellwegerz 综合征。同年 Vital 发现本征血清铁增加，肝脏、骨髓及肾脏有铁质沉着。国内1991年张秋业等首报1例。其特征为脑、肝、肾多器官的多发性畸形。

【遗传学特点】

多为同胞发病，女性多见，男女之比为1：2.7，未发现核型异常。1965年 Smith 等报道了2例同胞患病，Passarge 及 Mc Adams 报道了一家系13个同胞中5例女性患病；里泽等分析73例中有家族史者28例，占38%，因而认为遗传方式符合AR。基因定位于20p13，为G蛋白结合前动力蛋白受体2基因（*PROKR2*, OMIM 607123）突变。

【发病机制】

原发缺陷主要为细胞中过氧化物酶体缺如，其中已明确细胞器中有五种酶缺乏：①二羟丙酮

磷酸酰基转移酶；②氧化过氧化物酶体脂酸的酶；③植烷酸氧化酶；④六氢吡啶羧酸裂解酶；⑤胆酸中间物加工有关的酶。提示本病由于细胞中线粒体氧化作用障碍而发病。

病理：脑有嗜苏丹性脑白质营养不良；肝硬化，肝内胆管发育不良；多囊肾；肺不张且有含铁血黄素沉积；胰岛细胞增生；胸腺发育不良及多种先天性心血管畸形。

【临床表现】

头面部畸形，前额突出，大囟门，枕平坦。低位耳，内眦赘皮，白内障。大脑发育缺陷，脑室扩大，呈现普遍性肌张力降低，拥抱反射减弱或缺乏，反射降低，可有癫痫或屈曲性挛缩。肝脏铁沉积增加，肝小叶结构异常，出现肝大、黄疸。泌尿生殖系统表现为多囊肾、小肾畸形、尿道下裂、隐睾等。有时出现尿血、蛋白尿，骨骼系统为骨龄推迟，软骨钙化，尤以髌骨常见。屈曲指、杵状足、肘外翻等（图4-2-8）。

化验：血清铁和铁结合力增高，胆红素增加，有时出现低血糖。

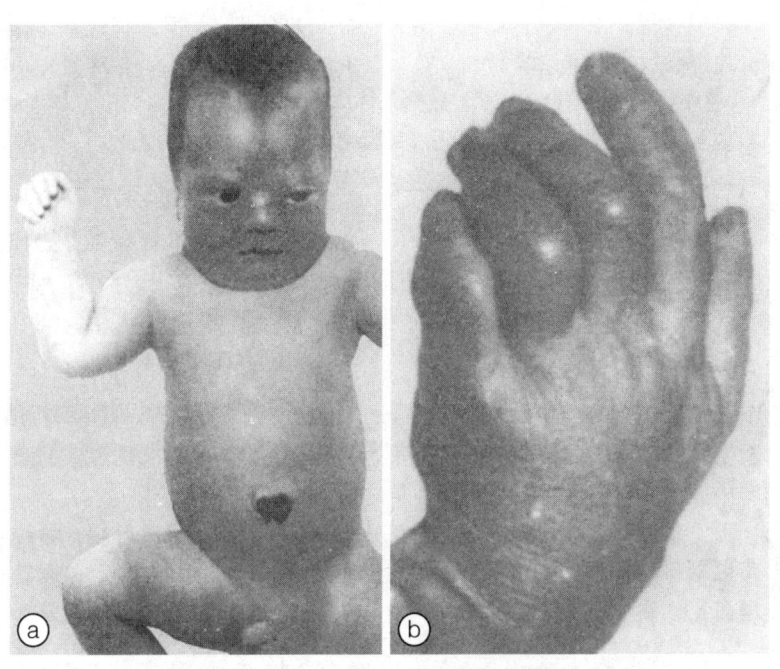

图4-2-8 脑-肝-肾综合征

a，b. 新生男孩。前囟大，前额隆凸，枕骨扁平。脸扁平，眼距宽，鼻根扁平，面容呆板。肌张力严重低下，紧抱反射阴性，抽搐。指弯曲，足内翻

心血管损害：发生率低度。有房间隔缺损、室间隔缺损、动脉导管未闭、单一脐动脉等。

【诊断】

产前诊断依据脑、肝、肾症状结合X线髌骨钙化以及血清铁增高即可诊断。但需与之对应有白内障、蓝巩膜的XR型及眼-脑-肾综合征（MIM309000）相鉴别。

【治疗与预后】

本病预后极差，多在出生后的3～6个月内死亡，无特殊治疗方法，可采用支持疗法，应加强婚、育的优生指导。

（张开滋　李德友　刘权章　汤亚明）

九、鸟头－侏儒综合征
bir-headed dwarfism

【同义名】

Seckel综合征、鸟头侏儒症（MIM210600），小头综合征（Nanocephaly syndrome），Virchow-Seckel综合征，原始性小头畸形侏儒症。

【溯源与发展】

1959年首先由Mann和Russeel描述。1950年Seckel以鸟头侏儒为题报道2例，故称鸟头-侏儒综合征或称Seckel综合征。1982年真野明敏等作过综述，国内1983年茹真报道1例后尚

有少数病例报道。其特征为头小如鸟头侏儒样体型。

【遗传学特点】

经系谱分析属 AR 方式遗传。致病基因定位于 3q22-q24，为编码共济失调毛细血管扩张和 RAD3 相关蛋白基因（ATR，OMIM 601215）突变。

【发病机制】

Seckel 等认为是由于与身材有关的基因发生异常。患者在胚胎期和生长发育期细胞分裂速度减慢，从而导致身体矮小，但确切的病因及发病机理尚未清楚。

【临床表现】

头面部畸形：头小、鼻大而突出呈"鸟喙"样，整个头面似鸟头。侏儒样体型，出生时体重低于下沉婴儿，生长发育缓慢，身材矮小呈侏儒状。智力发育障碍。易反复出现肺部感染（图4-2-9）。

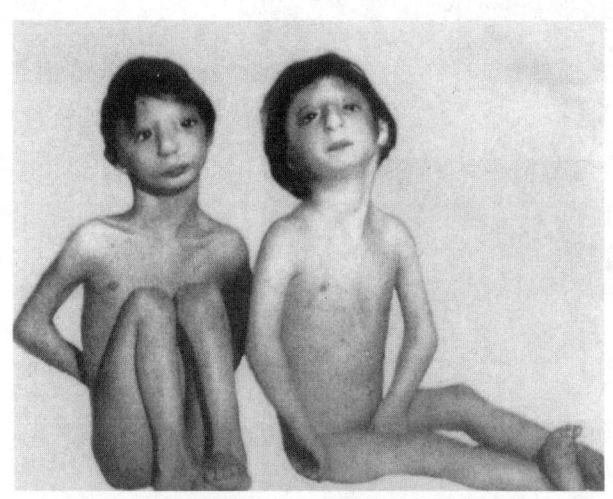

图 4-2-9 鸟头-侏儒症

兄妹患者，兄（左）6岁，身高龄为 $1\frac{11}{12}$ 岁；妹（右），3岁，身高龄为10个月。出生时体重低于 2 000 g，侏儒，小头，中度智力低下。脸长窄，眼睛大，外眼角下斜，鼻大且呈喙状前突似鸟嘴样。髋关节脱位，第5指内弯

心血管损害：发生率20%。主要为室间隔缺损、动脉导管未闭。

【诊断】

患者呈鸟头状容貌，且具有特别矮小的体型，据此做出临床诊断。

【鉴别诊断】

需与各种原因的侏儒症鉴别。

【治疗与预后】

无特殊治疗方法，可对症处理。预后不良，应加强婚、育的优生指导。

（张开滋　刘权章　曹化东　张年萍）

十、侏儒－视网膜萎缩－耳聋综合征
dwarfism retinal atrophy-deafness syndrome

【同义名】

Cockayne 综合征（MIM 216400），视网膜萎缩－难听侏儒症，长肢侏儒症，小头－纹状体钙化白质营养不良综合征，Neill-Dingwall 综合征。

【溯源与发展】

1936年首由 Cockayne 报道而得名 Cockayne 综合征。我国自1978年由天津河西医院儿科报道1例之后，亦有少数病例报道。其特征是特殊面容，生长缺陷，颅小，智力低下，神经、眼及耳异常。

【遗传学特点】

经系谱分析属 AR 方式遗传。致病基因定位于 5q12，为 CSA 基因突变，导致偶联修复缺陷。

【发病机制】

一般认为该征是一种脑白质营养不良性疾病，病因可能是与 DNA 修复缺陷或 DNA 连接酸缺陷有关。

【临床表现】

患者生后第1年生长发育正常。1岁后生长严重迟滞，身材矮小，四肢长，手足大。头小，身体各部分比例不相称，且呈进行性加剧。脸容特殊：面窄，眼深陷呈老人样，喙样小鼻，凸下颌，大耳。有色素性视网膜变性，视神经萎缩，眼盲，少年期多有白内障，角膜营养不良，眼球震颤，畏光，少泪，对散瞳药反应差。龋齿多，恒齿数少，牙槽萎缩。卷发，眉毛稀少。患者驼背，大关节挛缩并进行性加剧。神经系统受损表现明显，中至重度智能低下，感觉神经性耳聋，舞蹈症。常伴光敏性皮炎，出汗障碍，对感染抵抗力降低。全身脂肪减少。女性乳房不发育。男性可有隐睾、小睾丸和女性阴毛（图4-2-10）。

心血管损害：发生率100%。患者过早发生动脉硬化，常伴高血压、糖尿病和冠状动脉狭窄。

第四章 单基因遗传性心血管病

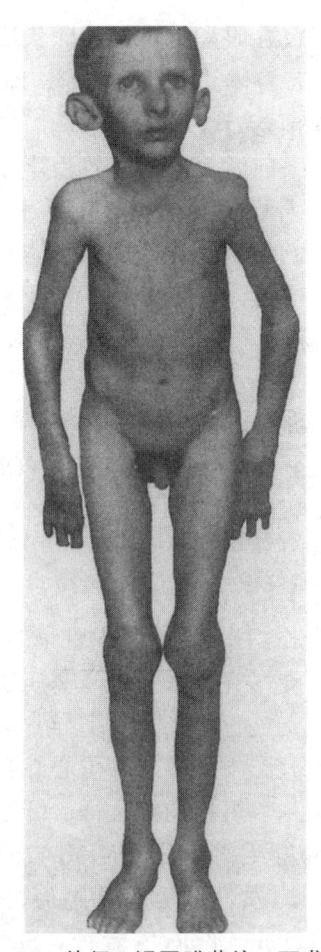

图 4-2-10　侏儒-视网膜萎缩-耳聋综合征

$14\frac{6}{12}$岁男孩（身高龄为$3\frac{6}{12}$岁）。躯干短型侏儒，严重智力低下，消瘦无力、早老。头小，脸形窄，白内障，进展性视力减退，鸟嘴样鼻，耳聋。四肢细长，手、脚大。皮下脂肪萎缩，关节屈曲挛缩。隐睾，阴茎小

【诊断】

主要依据临床表现作出诊断。皮肤成纤维细胞培养显示对紫外线敏感；X线摄片显示颅盖增厚、胸椎体前部有切凹、颅脑神经基底节钙化、骨质稀疏，脑电图低电压和神经传导速度减慢等辅助检查有助于诊断。

【鉴别诊断】

Seckel综合征婴儿期即有明显的生长迟滞，依据其特殊面容可与本病鉴别。Bloom综合征与本病亦有许多相似处，但无神经系统和眼部表现，而有染色体断裂、肿瘤发生率高。其他应鉴别者包括：Rothmund-Thomson综合征、干皮病性白痴、早老症、红细胞生成性卟啉病等。

【治疗与预后】

对症治疗，避免日光照射、预防继发感染，白内障可手术。患者多于进入成年期后死于营养不良和呼吸道感染。目前尚无产前诊断方法。

（张开滋　刘权章　支　龙　李德友）

十一、隐眼－并指综合征
cryptophthalmos syndrome

【同义名】

隐眼综合征，Ullrich综合征，Feichtiger综合征（FS），Ullricn-Feichtiger综合征，隐眼畸形，耳－眼－齿－指发育综合征，眼－齿－骨综合征，隐眼伴其他畸形（MIM219000），Fraser综合征。

【溯源与发展】

1872年首先由Zehender和Manz报道，1920年Lohman再次报道，之后Feichtiger详加描述，1951年Ullroch等报道为一种先天性疾病，1957年Meyer和Schwickera进一步描述并将其作为独立综合征，1962年Fraser报道2例同胞患者，并详细描述。我国1957年吴厚章等首先报道2例无眼球患者，1979年贾宝文等报道散发性病例2例，家族性3例。其特征为整个上下眼睑融合，无眼裂而遮住眼球、无视功能，伴耳、齿、指发育异常。

【遗传学特点】

多数为散发性，但也有相当一部分病例的同胞中有人发病，或亲代有近亲通婚史，提示遗传方式属AR。国内1979年贾宝文等报道的1例亲代为近亲通婚，1982年张汗承报道的一家系，亲代正常，5个子女中3人发病，符合AR。致病基因定位于13q13.3。

【发病机制】

根据本病在某些区域（如眼睑，手指，阴道等）具有特征性宫内联合畸形，并鉴于眼睑与手的分离涉及一个受控过程，因此，Thomas等（1986）推测本症的发生与细胞程序死亡过程缺陷有关。

【临床表现】

常为双侧性，双侧与单侧之比约为2∶1。上、下眼睑皮肤连成一片，覆盖在眼球表面，因此看不到眼裂、睫毛、结膜囊等组织结构。眼眶中内部稍隆起，可触及球状块物，并有一定活动度。有些病例在强光刺激下可见到因眼轮匝肌收缩造成的反向性皮肤皱缩，提示可能有光感。X

线示双眼眶骨及头颅骨正常，B超示眼球前后轻度缩短，视眼球缺损程度而定，有的未探及前房、晶状体和玻璃体。手术切开粘连的眼睑，发现眼球前壁与皮肤连成一片，角膜处仅有一层血管纤维组织，与萎缩的虹膜相粘连，晶状体可能缺如或仅有很少细胞。眼球后段同样有萎缩变性。偶有少数患者有部分眼裂存在，称为不完全型（图4-2-11）。

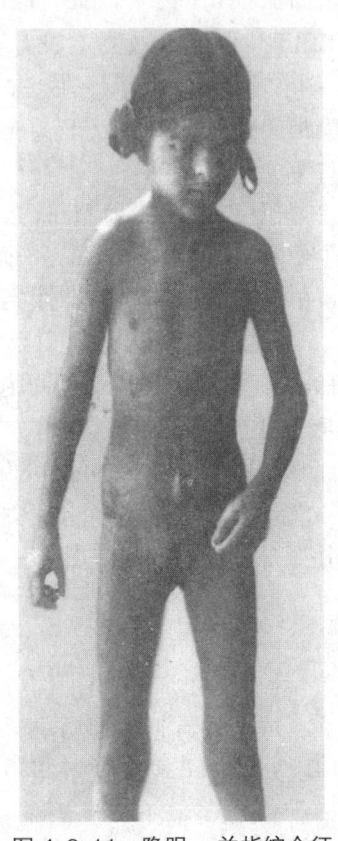

图4-2-11　隐眼-并指综合征

7岁女孩。隐眼畸形，眼球发育不良（睑皮下尚可触及）。并指（趾），鼻翼有豁口

本病常有其他畸形，如前额外侧毛发、唇裂、腭裂。耳廓畸形，外耳道窄，鼻翼豁口。脑膜-脑膨出，并指（趾）。疝，闭肛，泌尿生殖器官异常，耻骨畸形。男患者可有尿道下裂、隐睾，部分有男性假两性畸形。女性患者可有阴蒂肥大、阴唇融合及阴道闭锁。

心血管损害：发生率为50%。多为房间隔缺损。

【诊断】

凡上下眼睑完全融合，无睑裂与结膜、眼球亦发育不良，仅在眼皮下可触及球状块物即可考虑本征，结合有身体其他部分畸形，即可诊断。

【治疗与预后】

预后差。眼前尚无任何有效治疗方法，由于本征的眼球本身已明显缺损，用手术切开眼睑，企图获得视力的尝试是无效的。身体其他畸形视病情可做手术矫治，应强加婚、育的优生指导。

（张开滋　刘权章　刘晓媛　刘　蓉）

十二、Kartagener综合征
Kartagener syndome（OMIM 242650）

【同义名】

支气管扩张-副鼻窦炎-内脏全转位综合征，全内脏转位-支气管扩张-副鼻窦病变三联综合征，右位心-支气管扩张-鼻窦异常综合征，支气管扩张-鼻旁鼻不发育-右位心综合征，家族性支气管扩张-卡塔格内综合征，纤毛无活动性综合征，不动纤毛综合征（MIM242650），懒散纤毛综合征，原发性纤毛活动障碍，Kartagener三联病，Kartagener-Trias综合征，Sievert-Kartagener综合征，Chandra综合征。

【溯源与发展】

1902年首由Sievert报道，1904年Wtever、1909年Oeri及1923年Guenther亦曾分别报道。之后Trias、Chandra等学者均有报道。直到1933年Kartagener才把这三种疾病联系在一起成为一个独立的综合征，而得名Kartagener综合征，又以支气管扩张-鼻旁窦不发育-右位心综合征加以报道。1967年Dudkowski已搜集到500例，占支气管扩张症总数0.6%。国内于1968年首由孟宪慎报道1例后，陆续有病例报道。其特征为呈AR遗传，具有支气管扩张，慢性副鼻窦炎，内脏全转位的三联症。

【遗传学特点】

据家系谱分析属AR方式遗传。有遗传异质性，致病基因定位于9p21-p13，为DNAI1基因（OMIM 242650）突变。

【发病机制】

病因尚未完全阐明，一般认为由于呼吸等处黏膜上皮的纤毛结构缺陷，导致纤毛摆动障碍，使纤毛的摆动、清除功能丧失而引起多种病变和症状。

在新生儿期呼吸道等处黏膜常发生纤毛摆动障碍，反复发作性上呼吸道感染，慢性支气管炎，间质性肺炎，而引起肺不张，支气管扩张。顽固性咳嗽，咳痰，喘鸣，呼吸困难。内脏移位（胚胎发育早期，因上皮组织的纤毛不能摆动，使内脏向左的定向变为向右旋转，而引起内脏逆位，右位心等）；男性精子不能摆动导致不育，女性易发生宫外孕。

【临床表现】

常有近亲结婚史。有咳嗽、咯大量脓痰和/或咯血，有时发烧，胸部可听到固定性湿啰音；鼻塞、流涕、头痛等副鼻窦及鼻炎鼻息肉表现；内脏转位或右位心。

心血管损害：由于完全性内脏转位或不完全性单纯转位而呈右位心。部分患者可有其他心血管畸形，如房间隔和/或室间隔缺损，肺动脉瓣狭窄、大血管错位、三腔或二腔心等。有时可并发肺心病（图4-2-12）。

【诊断】

依据临床表现，应用X线片，胸片和支气管造影，以证明右位心，慢性副鼻窦炎和气管扩张同时存在即可诊断。

【治疗】

积极预防和治疗副鼻窦及呼吸道感染，预防比治疗更为重要。引流不畅和上颌窦炎可行上颌窦开窗术，支气管扩张的病变局限者可行肺叶切除术，右位心不需要治疗，如有其他心血管畸形可酌情进行选择性手术矫治。

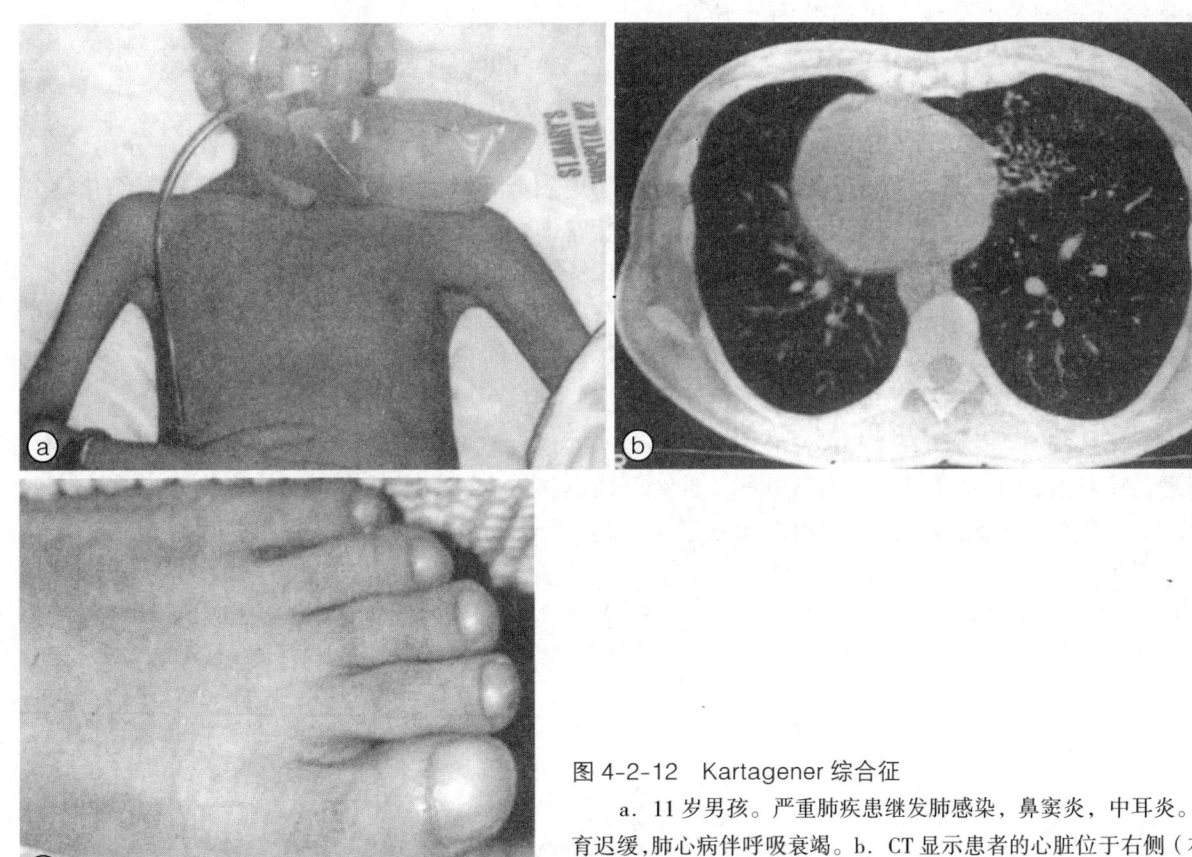

图4-2-12 Kartagener综合征

a. 11岁男孩。严重肺疾患继发肺感染，鼻窦炎，中耳炎。生长发育迟缓，肺心病伴呼吸衰竭。b. CT显示患者的心脏位于右侧（右位心，左肺中心有支气管扩张）。c. 患者因化脓性炎症导致的杵状趾

（张开滋 刘权章 刘蓉 郭娜）

十三、Refsum 综合征
Refsum syndrome (MIM266500)

【同义名】

雷夫叙姆病，共济失调-多发性神经炎综合征，遗传性共济失调多发性神经炎综合征，Boussy-Levy 综合征，植烷酸氧化酸缺乏病。

【溯源与发展】

1945 年首先由 Refsum 报道，并详加描述。他于 1977 年统计全世界已报道病例共有 43 家系 73 例。我国 1981 年杨任民等首先报道 1 例之后又有 7 例报道。其特征为呈 AR 遗传，临床主要表现为色素性视网膜炎、多发性神经炎、小脑共济失调、皮肤损害和心脏传导障碍。

【遗传学特点】

经系谱分析属 AR 遗传。致病基因定位于 6q22-q24，为编码 *PEX*7 基因（OMIM 601757）突变；致病基因定位于 10pter-p11.2，为编码 *PAHX* 或 *PHYH* 基因（OMIM 602026）突变。多发于北欧地区人群。

【发病机制】

1971 年 Sleinberg 用放射性同位素检查证明，患者体内缺乏 α-羟基氧化酶，导致植烷酸不能氧化，造成在体内贮积，进入组织的脂质，尤其是膜脂质内，干扰膜功能或增加组织对损伤的敏感性而引起组织损害。

病理：中枢和周围神经因大量脂质沉积，造成小脑、脊髓变性，神经细胞消失，视网膜各层萎缩，周围神经变粗，髓鞘广泛脱失。

【临床表现】

生后即可出现症状，多于 30 岁以内发病，两性罹患数相等，病情进展缓慢，首发症状是夜盲，步态不稳。主要症状有：视野缩窄，视力减退、夜盲、晶体混浊及视网膜色素变性；周围神经受损表现为四肢对称性肌无力，肌萎缩，浅感觉障碍显著，呈手套-袜子样；周围神经传导速度减慢。小脑共济失调，步态不稳，意向性震颤、眼球震颤；神经性耳聋，嗅觉失灵。皮肤可见手掌及足底角化及全身鱼鳞病。其他有骨骼异常，脊柱侧弯，弓形足，杵状指。

心血管损害：发生率为 50%。主要为心肌病，心脏传导障碍。心电图示 Q-T 间期延长，ST 段压低，T 波低平，可出现各种传导障碍，严重可有完全性房室阻滞（图 4-2-13）。常因心力衰竭或传导阻滞死亡。

【辅助检查】

脑脊液中细胞少，蛋白增高，血脂质增高。

【诊断】

根据临床表现，脑脊液蛋白细胞分离现象，心电图异常，血清植烷酸含量测定及组织化学分析，即可诊断。

【鉴别诊断】

需与多发性神经炎，格林-巴利综合征，小脑瘫痪，神经梅毒，脑膜瘤等鉴别。

【治疗】

早发现、早治疗是关键，以对症治疗为主，限制摄入含植烷酸或其前身（即植烷醇）高的食物（即蔬菜和水果），可服用多种维生素，尤其是维生素 B_1 和维生素 B_6，改善心脏功能，纠正各种严重心律失常，完全性房室阻滞可安置永久性心脏起搏器。

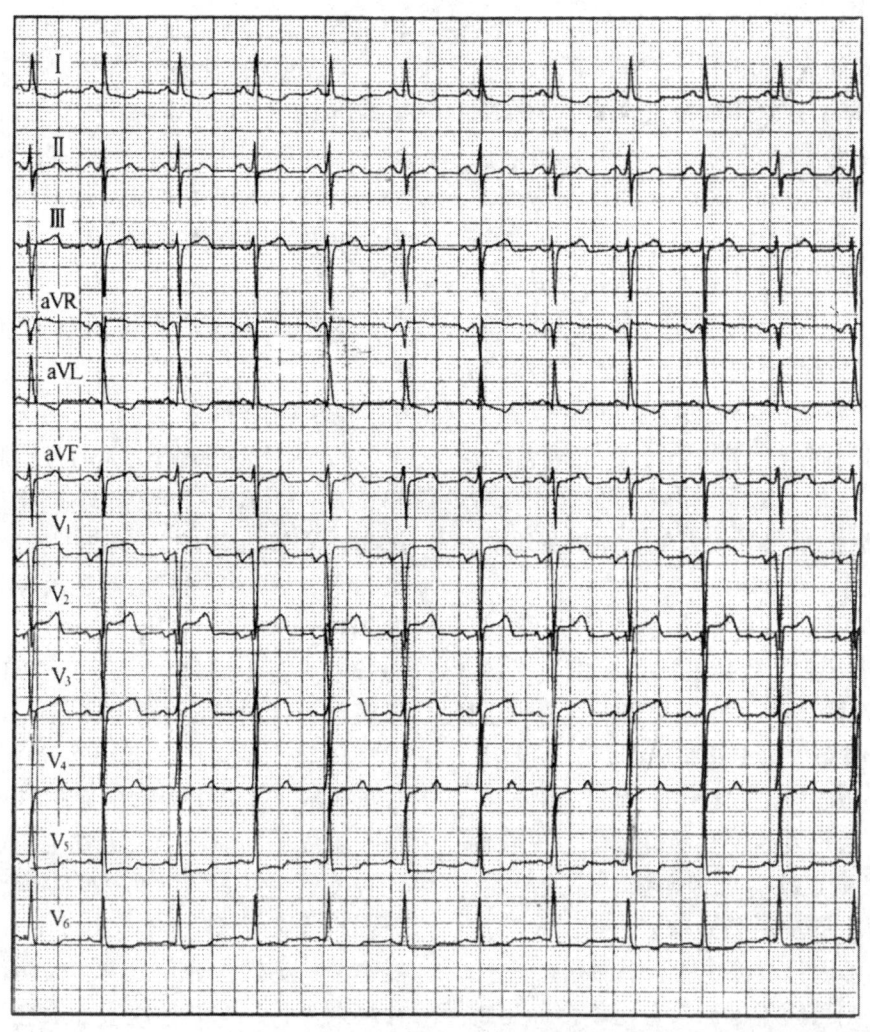

图 4-2-13 Refsum 综合征心电图

患者女性，16岁。窦性心律，心律 87 bpm。V_1~V_3 导联呈 rs 型，V_1~V_3 导联的 ST 段呈上斜型抬高 0.1~0.2 mV STI、aVF、V_4~V_5 的 ST 段呈水平型压低 0.1~0.15 mV，V_5、V_6 的 T 波呈负正双向。ECG 示窦性心律，多导联 ST-T 改变

（邢福泰　徐丽英　曹化东　张年萍）

十四、肾上腺－性征综合征
adreon-genital syndrome

【同义名】

Apert-Gallais syndrome（MIM 201910），肾上腺－性征综合征，肾上腺－性变态综合征，肾上腺－生殖器综合征，先天性肾上腺异常综合征，先天性肾上腺增生症，先天性肾上腺皮质增生症，Cooke-Apert-Gallais 综合征，21-羟化酶缺乏症（MIM 201910）。

【溯源与发展】

1803 年首由 Tilesis 报道，1811 年 Cooke 等也有类似报道。1910 年 Apeart 进一步描述，1912 年 Gallais 详加报道并进一步研究而得以命名。直到 1947 年 Selye 等将这种综合征称为"类固醇增多症"。我国于 1963 年张明首先以"肾上腺－性变态综合征"为题报道 5 例之后，时有报道而并非少见。现已证明，21-羟化酶缺乏有 4 种临床类型即：失盐性型、单纯男性化型、迟发型（非典型性型）和隐蔽型。

【遗传学特点】

经系谱分析属 AR 方式遗传。致病基因定位于 6p21.3，与 HLA 基因相连锁。

【发病机制】

病因是由于皮质醇生物合成过程中所需的酶缺陷所引起。本症中 95% 的患者是由于肾上腺

皮质束状层的羟基化作用受累，导致17-羟化孕酮（17-OHP）不能转化成11-去氧皮质醇。由于皮质醇合成缺陷，促肾上腺皮质激素（ACTH）水平增高，导致皮质醇的前体，特别是阻断前的17-OHP的过度产生和贮积，因而雄激素的产生增多，引起女性男性化，男性性早熟。女性新生儿表现生殖器男性化（性腺和内生殖器异常），出生后未经治疗的男婴和女婴生长发育增快，阴茎或阴蒂增大，肾上腺机能早熟，最终导致骨骺早期闭合及身材矮小。约半数病例还可伴发肾上腺皮质小球带内醛固酮合成缺陷（使孕酮转换成11-去氧皮质醇），如不治疗，由于不能保留尿中盐的丢失（"失盐症"），可导致新生儿休克及死亡。

【临床表现】

21-羟化酶缺乏，雄性激素分泌增多而引起女性假两性畸形。患者具有正常女性核型（46，XX），但外生殖器，第二性征男性化，阴蒂肥大，阴毛呈男性分布（可上达脐周围，下达肛门，两侧达腹股沟外侧）。原发性闭经，乳房不发育。有喉结，骨骼、肌肉发达，呈男性体态，皮肤色素沉着。可伴发低血压、低钾血症、低钠血症，抵抗力弱。促肾上腺皮质激素增多，如不及时治疗、控制病情，可因肾上腺功能衰竭而死亡。

如为男孩，则可因雄性激素分泌增多而出现假性性早熟，阴茎增大，容易勃起，而睾丸一般相对发育较差，儿童期即可出现阴毛，胡须，喉结。全身肌肉、骨骼发达，呈"小大力士体征"（图4-2-14）。

心血管损害 发生率低度。由于体内电解质失调，钾、钠离子紊乱，低血压，将继发引起心肌病变及各种心律失常。

【诊断】

根据临床体征和实验室检查结果可做出诊断。

【鉴别诊断】

需与其他酶缺陷引起的肾上腺皮质增生类型相鉴别：①C11-β羟化酶缺陷（肾上腺增生症Ⅳ型，MIM 202010）。有男性化及肾上腺功能不足表现，因11-去氧皮质酮及11-去氧皮质醇有潴钠排钾作用，而引起高血压；②C17α-羟化酶缺陷（肾上腺增生症Ⅴ型，MIM 202110）。临床表现为肾上腺皮质功能不全，性分化不全，原发性闭经，高血压，低钾性碱中毒；③$C_3\beta$-羟脱氢酶缺乏（肾上腺增生症Ⅱ型，MIM 201810）。肾上腺皮质功能不全，男性生殖器分化不全，女性轻度男性化；④C20.22-碳链裂解酶缺乏（肾上腺增生症Ⅰ型，MIM 201710）。肾上腺皮质功能不全，男性性分化异常，假两性畸形，患者多在早期夭折；⑤其他因素如脑性早熟、后天性肾上腺肿瘤或增生引起的肾上腺变态综合征等。

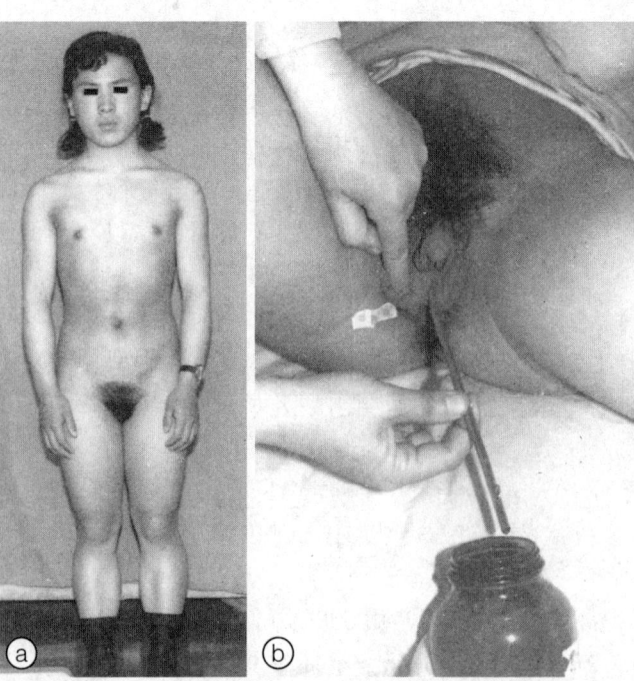
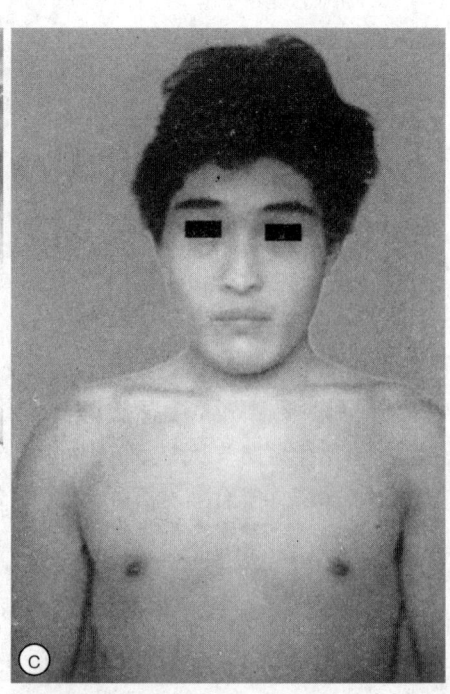

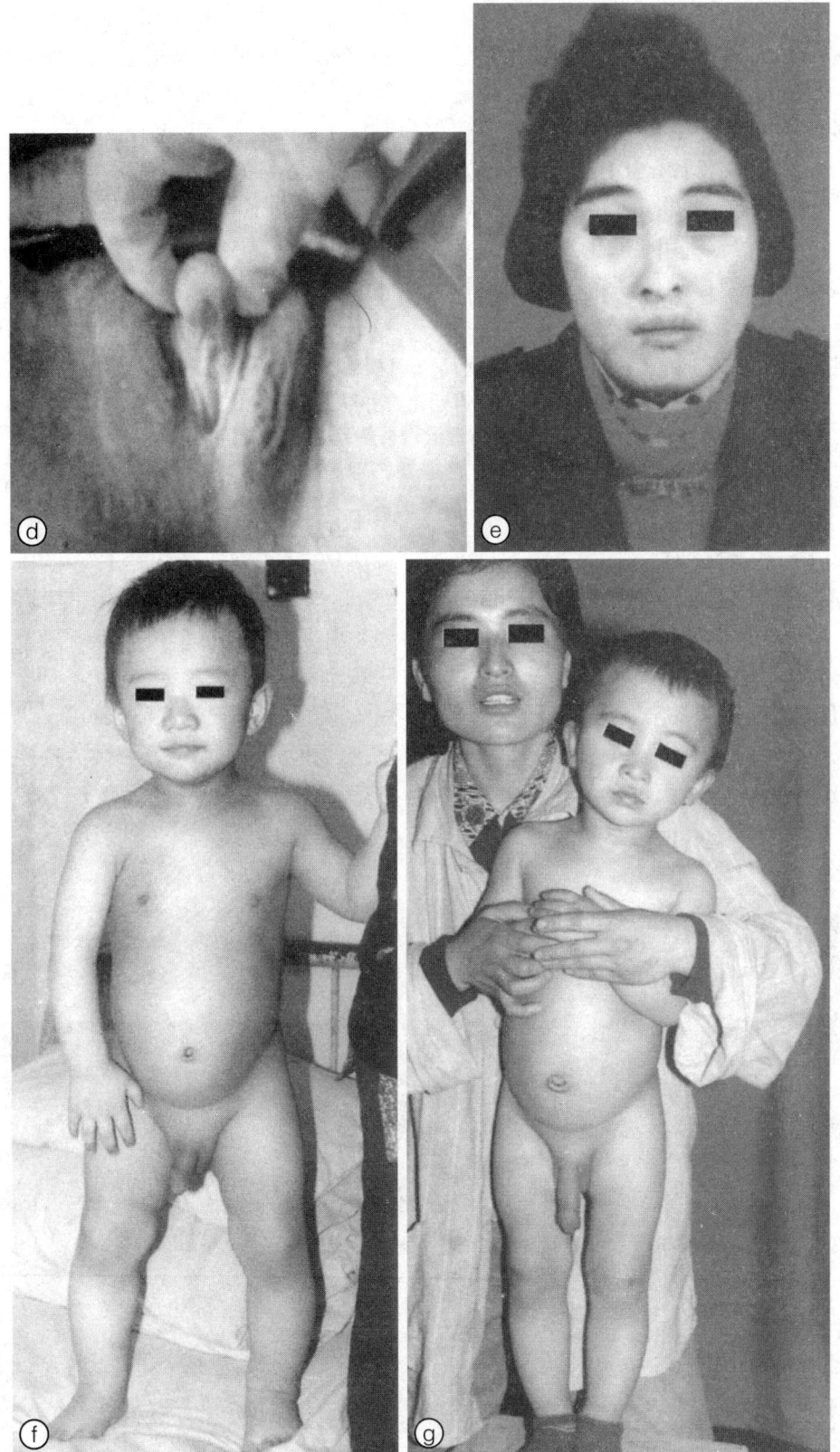

图 4-2-14 肾上腺-性征综合征

a, b. 24岁女性, 正常核型 (46, XX)。有卵巢, 阴道, 但生殖器、第二性征男性化。c, d. 22岁女性, 正常女性核型 (46, XX)。阴蒂肥大, 大、小阴唇发育不良, 原发性闭经; 男性体态, 第二性征男性。e. 诊断后应用糖皮质激素治疗, 逐渐恢复女性特征。f. 6岁男孩。g. 8岁男孩, 均是正常男性核型 (46, XY), 但因21-羟化酶缺乏, 导致雄性激素增多, 而引起假性性早熟, 阴茎增大、易勃起

【治疗与预后】

对患者应尽早做出诊断和治疗。女性患者应用糖皮质激素治疗可100%有效,但应注意应根据患者的酮类固醇(KS),17-酮类皮质醇(17-KGS),17α羟孕酮(17α-DHP)水平调节用量,以防止用量过大而产生Cushing病的症状。对有假性性早熟的男孩,应用足量的糖皮质激素以降低肾上腺皮质激素(ACTH)的分泌,并控制肾上腺雄激素过量分泌,减经或缓解假性性早熟的症状。但是也应注意避免应用过量的问题,以免引起生长迟缓。应用绒毛、羊水细胞的酶直接分析或HLA连锁的间接分析,可做出产前诊断。

(刘权章　张开滋　孟庆华)

十五、Mulibrey综合征
Mulibrey syndrome (MIM 253250)

【同义名】

Mulibrey侏儒症,心包缩窄和生长停滞,肌-肝-脑-眼侏儒症,Perheetupa综合征。

【溯源与发展】

1973年芬兰的Perbeentupo等人首先研究芬兰的一处人口稀少地区患本病的24名患者,并作为一个新的综合征加以报道,命名为Mulibrey侏儒,其意是指具有多种改变的矮小畸形为特点;取其肌肉(muscle)、肝脏(lirer)、脑(branin)和眼(eyes),每一项前两个英文字母构成。同年Thrm描述了1例埃及患者,1976年Cumnling等报道在加拿大患病的2例同胞。文献中亦称本症为Mulibrey矮小畸形;鉴于本症的临床两大特点为缩窄性心包炎和侏儒症,定名为"缩窄性心包炎侏儒症"为妥。根据观察到3对患病同胞的3个家庭双亲均有亲缘关系,提示本症为AR遗传病。

【遗传学特点】

经系谱分析属AR方式遗传。致病基因定位于17q22-q23。为编码过氧化物酶体蛋白的基因(*TRIM*37,OMIM 605073)突变。

【临床表现】

出生前后生长发育迟缓,出生体重低,侏儒。脑积水样颅形,蝶鞍变长、变薄,肌张力低下。三角形脸,声音怪异,音量小。眼睛脉络膜发育不良,眼底黄斑和色素分散,皮肤有葡萄酒色色素痣,肝大。胫骨囊性发育不良。生长激素缺乏,免疫球蛋白缺乏(图4-2-15)。

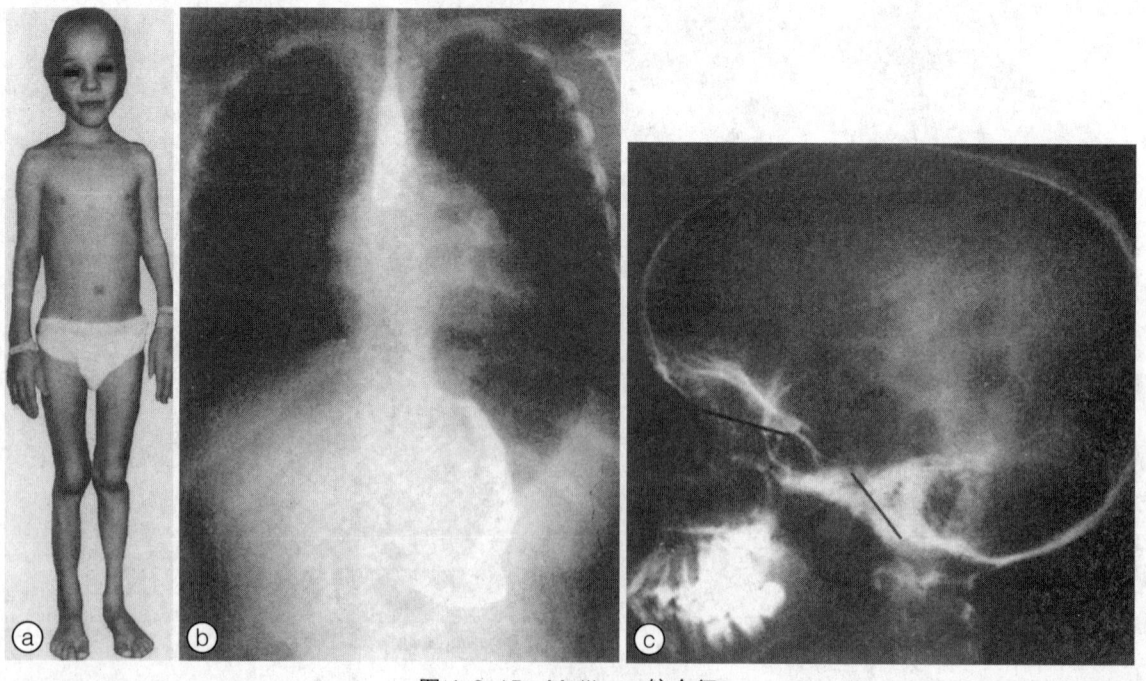

图4-2-15　Mulibrey综合征

a. 12岁女孩。侏儒,与身材矮小相比,手脚相对较长。脑积水样颅形,肌张力低下。心包缩窄,静脉压增高。声音怪异,音量低。眼睛脉络膜发育不良,眼底黄斑和色素分散,生长激素水平低。b. X线显示心脏轮廓异常,与心包大小相比肝脏相对较大;c. X线显示脑积水样颅形伴丁字形蝶鞍的长头

心血管损害：发生率为30%～80%。主要为缩窄性心包炎，由此导致静脉压升高。

【诊断】

依据临床症状及X线、实验室检查可做出诊断。

【治疗与预后】

预后一般不佳，应加强婚、育优生指导。及时应用生长激素治疗可促进生长和身高增加。心包缩窄宜早期采用心包切除术治疗，可避免死亡。

（刘权章　张开滋　李德友　支　龙）

十六、镰形细胞贫血

sickle cell anemia, SA (MIM 603903)

【同义名】

镰状细胞贫血、镰形细胞贫血症。

【溯源与发展】

本病于1910年首先由Herick报道一家三代出现慢性溶血性贫血，并注意到患者红细胞呈镰刀形改变，故命名为镰形细胞贫血；无临床症状，仅有红细胞呈镰形改变者称为镰形细胞性状。1927年Hahm等发现红细胞的变形与血红蛋白的缺氧状态有关。1949年Pauling等用电泳方法得出结论，血红蛋白的异常是在其分子的蛋白质部分。1959年lngram等研究表明为血红蛋白（HbA）中的一个氨基酸被替代所致。现代研究揭示为正常HbAβ链第6位谷氨酸被缬氨酸所替代而致一种β珠蛋白基因缺陷所引起的一种疾病。本病特征为发作性腹部、胸部、骨或关节疼痛，溶血，黄疸，肝脾肿大和多器官受损。

【遗传学和发病机制】

经系谱分析属AR方式遗传。致病基因定位于11p15.5。

患者β珠蛋白基因的第6位密码子由正常的GAG突变（正常谷氨酸残基密码子）为GTG（A→T），使其编码的β珠蛋白N端第6位氨基酸的谷氨酸，变成了缬氨酸，形成血红蛋白S（HbS），这种HbS分子表面电荷改变，出现疏水区域，导致溶解度下降，在氧分压低的毛细血管中，溶解度低的HbS聚合形成凝胶化的棒状结构，使红细胞变成镰刀状，细胞膜变为僵硬，失去原有变形性和柔韧性，无法通过狭窄的毛细血管时，而引起局部缺氧，血黏稠度增加，导致小血管淤滞栓塞，僵硬的镰形细胞挤压时，易破裂，导致溶血性贫血，上述结果引起各脏器损害，从而产生各种临床症状。杂合子（HbA/HbS）不出现临床症状，但在氧分压低时可引起部分红细胞变成镰刀状。本病主要分布在非洲，也散发于地中海地区，黑人的患病率为4%～20%，当地HbS基因频率高达40%，因此镰状细胞贫血已成为世界范围内最严重的血红蛋白病。我国仅有个别病例报道，系与非洲民族混血的后代。

【临床表现】

患儿出生半年后，易有手和足疼痛肿胀（手足病征），年长儿诉腹痛、关节痛。婴幼儿有苍白、黄疸和肝脾肿大。年龄增长后有慢性贫血。

在病程中患者可反复发作痛性危象：常突然发生，影响全身各部位，特别是腹、胸及关节。

栓塞现象是镰形细胞贫血的临床特征。由于血流速度减慢，造成多器官的缺氧，血栓形成及栓塞，从而出现一系列症状：肺栓塞出现胸痛，气急，咯血。中枢神经系统呈多种多样表现，如偏瘫、失语、吞咽困难、昏迷、惊厥等。眼睛可有玻璃膜出血，视网膜出血和视网剥离等。肝功能障碍，约1/4患者合并胆石症，骨骼出现骨质疏松，股骨头无菌性坏死等。泌尿系统症状虽不多见，但很严重，可出现血尿及肾功能减退。其他尚有下肢循环不良致足踝部慢性溃疡，发育较差，第二性征发育不全等。X线示颅穹隆部的骨骼呈"竖发"状（图4-2-16）。

心血管损害：发生率约85%。Echo研究了124例镰形细胞贫血患儿，发现呈进行性心腔扩大和心功能不全。主要由于重度贫血，心肌缺氧以及铁质沉积所致，重者发生致死性心力衰竭，可见二尖瓣关闭不全及心包炎，但心肌梗死罕见。近年来已知可合并先天性心血管畸形。

【诊断】

依据出现痛性危象，溶血性贫血和多器官受损症状，则应考虑本病。

辅助检查：①采患者血液做Romanovsky染色血片，可发现镰刀形红细胞；②应用重亚硫酸钠做镰变试验，可发现镰刀形红细胞；③血红蛋白电泳，纯合子与患者HbS高达95%以上，杂合子患者为HbS+HbA。

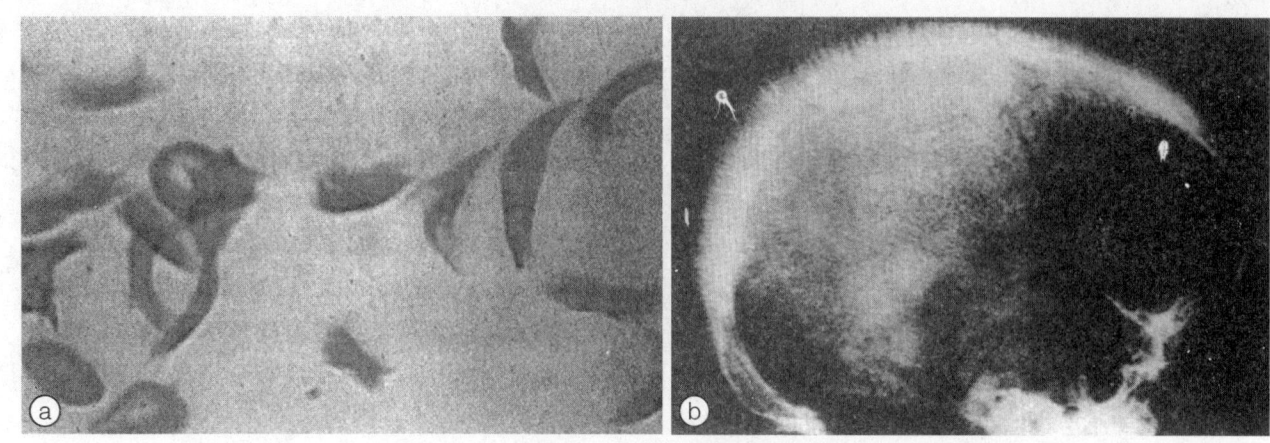

图 4-2-16 镰形细胞贫血
a. 示红细胞呈镰刀形改变；b. X 线示颅穹隆部骨骼呈"竖发"状

基因诊断：是本病的特异性检查。由于 A→T 的替代，改变了限制性内切酶的位点，因此在酶解正常人 DNA 和患者 DNA 后再用标记的 β 珠蛋白基因制备寡核苷酸探针作 Souther 印迹杂交时，就会出现不同的 DNA 条带。可用限制性内切酶 Mst Ⅱ 进行检测，这使正常情况下存在 1.1 kb 及 0.2 kb 条带变成患者（纯合子）的 1.3 kb 条带。

【治疗】

现可用 DNA 探针进行早期产前诊断；如得到肯定性诊断，则应中止妊娠。对患者目前尚无根治方式。贫血严重者可输血，对骨髓有类巨幼红细胞者，可试用叶酸每日 5 ~ 10 mg 治疗，要积极预防和治疗各种感染。

（曲秀芬　孟庆华　曲晓燕　张开滋）

十七、原发性血色病
primary hemachromatosis

【溯源与发展】

1865 年首次由 Troussean 报道，嗣后报道日渐增多。本病为一种遗传性铁代谢障碍，含铁血黄素（hemosidern）在组织中沉积，造成肝、脾、肾上腺、垂体、胰腺、心脏等多器官损害。其特征是皮肤色素沉着，肝硬化，糖尿病三联症，伴有心血管损害。

【遗传学特点】

有 80% 病例在 40 岁后发病，这是因为铁质的蓄积是逐渐进行的，只有当铁质日积月累达到 15 ~ 50 g 时才产生症状，故临床表现较迟。患者多是男性，多于女性 10 ~ 20 倍，女性因月经失血，一生中可丧失铁 10 ~ 35 g，可减轻铁质沉着，故不易表现或表现很轻。现遗传方式已阐明属延迟显性和从性遗传（亦称性控遗传）特点。最近有报告用 HLA 定型方法，证明系 AR 遗传。

致病基因定位在 6p21.3 接近 A 座位，在 A 与 B 之间。

1984 年 Ritter 等发现本病单倍型与 HLA-A_3B_{14} 有高度相关，相对危险率 23.4，据此可应用 HLA 单倍型来鉴定患者的基因型，可在症状出现前做出诊断。

本病呈世界性分布，白种人纯合子为 1/200 ~ 1/500，杂合子 10% ~ 13%，截至 1989 年世界已有近 3 000 余例报道，至 2000 年世界已逾 11 000 余例。

【发病机制】

据推测可能在基因异常的基础上，铁代谢紊乱导致的小肠吸收铁过多，在小肠黏膜细胞中，经氧化成三价铁后与 β 球蛋白结合成运铁蛋白，转运到全身，以铁蛋白及含铁血黄素形成沉积于各脏器而致病。环境因素，如饮食摄入铁的量、摄入酒精的量以及肝病，对发病起一定作用。

血色病所致的心血管改变，称为血色病性心脏病。本病患者的心肌呈深红棕色，因含大量含铁血黄素和脂褐色沉积在心脏细胞内，使心肌细胞发生水肿，纤维化，退行性变和灶性坏死，心肌溶酶体破裂，产生血色病性心肌病，出现心脏扩大，充血性心力衰竭，当铁质沉积在心脏传导系统时，可出现各种心律失常。

【临床表现】

患者多为男性，是女性的10～20倍，女性因月经失血，可减轻铁质沉着，因此女性不易发病或症状表现较轻。由于铁质的沉积是逐渐的，所以心脏功能减退也是逐渐的，呈慢性进行性疾病，晚期呈严重心力衰竭。90%患者全身皮肤、黏膜呈渐进性黑灰色素沉着，65%患者以糖尿病为首发症状，95%出现早期肝肿大，晚期出现肝硬化，50%伴有进行性多关节炎，垂体功能障碍，睾丸萎缩及性功能减退、阳痿、不育。

心血管损害：发生率15%～30%。主要为心肌病变，心脏逐渐增大呈普大型，类似扩张型心肌病；少数为限制型心肌病表现。年轻时尤为多见。心律失常较多见，包括阵发性房性心动过速和房扑、房颤、频发室性期前收缩、各种程度房室阻滞，低电压和T波改变等。由于"铁心"不是一个强壮的心脏，而是虚弱的，多数心肌铁质沉着症患者死于不可逆的心力衰弱和心律失常。

实验室检查：血浆铁增多，运铁蛋白减少，且均被铁所包含，尿含铁血黄素增加，运铁蛋白饱和度（TS）是鉴定基因型的简便方法，纯合子检查准确性高达92%。

【诊断】

根据症状疑是本病时，可测定血清铁浓度和TS、尿含铁血黄素以及皮肤、黏膜色素斑活检，具有明确诊断价值。

详问病史，有贫血病长期输血史，采用鉴定患者基因型等遗传方法，可区分原发性与继发性血色病。

1984年Muir根据临床表现分四型，认为可代表不同病变：第一型（经曲型），TS增高，铁蛋白增加，肝铁增多；第二型，铁严重超负荷，早年发病，进展迅速；第三型，全身铁贮量增加，但TS铁蛋白正常；第四型，铁蛋白和TS均增加，但全身铁贮量仅轻度增加。

【治疗与预后】

除治疗肝硬化、糖尿病、心血管病外，每周放血500～1 000 ml，至出现轻度缺铁性贫血为止，可望改善症状，防止该病发展。使用去铁胺（desferrxoamine B）等铁螯合剂，每100 mg可结合9.3 mg铁的能力，并加服维生素C具有一定疗效。

本病从症状出现历时可达数年，平均寿命为4～5年。青年及重患者多死于心脏病，老年人可有肝硬化。Niederam等认为进行放血治疗效果亦不佳，不能延长寿命，且易伴发肝癌。

（邢福泰　徐丽英　张年萍　曹化东）

十八、尿黑酸尿症
alcaptonuria (MIM 20350)

【同义名】

尿黑酸氧化缺乏症。

【溯源与发展】

1902年英国著名内科医生Garrod深入观察尿黑酸尿症患者时，发现常有2个或多个同胞患病，但其父母无家族聚集现象。就此请教当时的遗传学家Bateson，经他们通过家系调查和系谱分析后，一致认为是常染色体隐性遗传而致。并由此尿黑酸尿症作为人类常隐遗传的首例载入史册。1958年经La Due等研究而更被证实。后由很多学者陆续报道，并由此揭开是由尿黑酸氧化酶缺乏而导致发病机制的神秘面纱，也成为"先天性代谢缺陷"代表性疾病之一。

【遗传学特点】

经系谱分析属AR方式遗传。致病基因定位于3q25-q26。发病率大约为1/25万。

【发病机制】

由于肝或肾内尿黑酸氧化酶缺如，使苯丙氨酸和酪氨酸在转变成尿黑酸后的进一步代谢过程受阻，尿黑酸不能被最终氧化成乙酰和延胡索酸，而引起在体内过量积聚造成组织器官损害并经尿大量排出形成尿黑酸尿。

【临床表现】

患者的尿排出体外放置后变成黑色，这是由于尿黑酸经氧化和聚合作用变成黑色的缘故（图4-2-18）。尿在空气中放置时间愈久色愈黑。一般在婴儿期因排黑色尿使尿布成漆黑色而得诊断。也有患者迟至20～30岁才被发现。患者汗液也呈黑色而染上衣着，尤其是腋部和外阴部。巩膜和耳呈灰蓝色，较易引起注意。手部皮下肌腱变色透过皮肤也易看出。

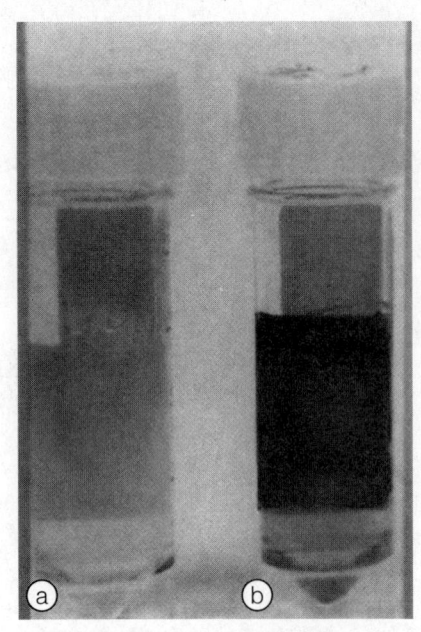

图4-2-18 尿黑酸尿症
a. 刚排出病婴尿；b. 该尿放置后，尿液逐渐变色

尿黑酸的黑色聚合物在软骨和其他间叶组织（纤维组织、纤维软骨、肌腱和韧带）内积聚使之染上黑色，称为尿黑酸尿性褐黄病。至中年期，患者的面颊、巩膜、鼻和耳均变色。软骨经色素沉着后变脆最后破坏导致关节炎，脊柱和外周关节疼痛、畸形、肋、喉和气管软骨受累尤重。

心血管损害：发生率无详细资料。尿黑酸沉积到心内膜，大血管内膜，肾，肺和表皮导致全身动脉硬化和心肌梗死，是本病的主要死亡原因。

【辅助检查】

患者血、尿内尿黑酸值可升达3 mg/dl、尿排泄量达4~5 g/d。X线检查发现具特征性：腰椎呈退行性变，椎间盘间隙狭窄，残剩的椎间盘致密、钙化；椎体有不同程度的融合，椎间韧带轻微钙化。髋、肩、膝关节退行性变。肌腱内可有钙盐沉着。骶髂关节和肢体较小的关节变化轻微或无变化。

【诊断】

尿液色泽变化是诊断的主要线索。尿黑酸与班氏试剂呈阳性反应可明确诊断。

【鉴别诊断】

黑色瘤和碳酸中毒者尿也呈深暗色，但其中不含还原物质，故班氏试剂呈阴性。皮肤和软骨的色泽改变可与长期服阿托品者相似。关节炎应与类风湿性关节炎、骨关节炎和痛风鉴别。

【防治】

限制食物中酪氨酸和苯丙氨酸量并无疗效。维生素C由于可阻止尿酸对赖氨酸羟化酶的抑制作用，故服药后可减少色素沉着，应加强婚育的优生指导。

（边云飞 李广镰 曾 冲
汤亚明 张开滋）

十九、囊性纤维变性
cysticfibrosis, CF (MIM 219700)

【同义名】

囊性纤维化，囊性纤维病，囊性纤维样变，胰腺囊性纤维症，黏液滞症。

【溯源与发展】

1936年首先由Fancini在瑞士报道。1938年Andersen报道49例，最初认为病变在胰腺，并以胰腺囊性纤维症命名，并被确认为独立性疾病。继后Darling等论述了CF患者汗液电解质浓度呈异常高值。1968年Kaplan等再次报道。1944年Farber指出是一种全身外分泌腺受累的常染色体隐性遗传性疾病。因其外分泌黏液亢进，黏稠凝聚，管腔堵塞扩张和纤维化，导致相应器官功能障碍为特点，故而得名为囊性纤维性变，又称黏液滞症。其临床特征是慢性支气管炎和反复的肺内感染，继发性右心衰竭，胰腺外分泌功能不全和汗液氯化钠含量增高三联症。现归类为一种典型的膜转运蛋白疾病。

【遗传学特点】

经系谱分析属AR方式遗传。致病基因定位于7q31.2，为 CFTR 基因突变。

该致病基因长约250kb，包括27个外显子编码—细胞膜整合蛋白，该蛋白为Cl^-等物质的转运通道。CFTR 基因突变类型包括缺失、插入、错义突变、无义突变、剪接突变等。目前该致病基因已被识别并克隆，该基因产物为一种跨膜离子转导调节因子（CFTR）。

CF有种族遗传性特征，白种人发病率高，黑色人种明显低下，黄色人种罕见，为高加索民族中最常见的遗传病之一，每2 000名新生儿中即有1名罹患此病，基因携带者的频率高达1/20。Kromm报道美国2 652例中，白人占98%，黑人占2%（黑人占当地人口的13%）。Morton统计夏威夷15年发病情况，白种人为1：3 800，而黄种人仅1：90 000。但无性别差异。

CF出生季节倾向虽被注意，并有分布呈双峰曲线型，冬天出生比夏天多的报道，最近的多国研究同意David等人的观点，这是取样不同或机会造成的结果。

【发病机制】

膜转运蛋白的遗传缺陷。现认为是由于蛋白成熟/运输异常的相关疾病，现被广义地定为膜蛋白运输疾病，因为分泌途中某些阶段蛋白折叠缺陷导致蛋白滞留在细胞内，引起活性丧失或蛋白降解。

曾有以下学说：①分泌物阻塞气道的机制 认为其主要为黏液中的高蛋白，使黏膜分泌物的流变学发生变化，造成气道阻塞，高钙亦可增加黏液的黏稠度，大量的有机物渗入于外分泌液中，使黏液浓度增加，富于弹性的胶状物阻塞气道。此外，黏膜纤毛功能低下，降低了清除功能；②肺部免疫学改变 机体难于产生针对隐性感染的细菌性特异性抗体，起调理作用的免疫球蛋白，补体和吞噬细胞的受体被溶解破坏；③汗液异常机制 正常汗液导管对水分不渗透性受到破坏，造成水分回漏，形成汗液前身物质，抑制了钠的重吸收系统，导致氯化钠含量过高。

病理：本病病变多见于胰腺和肺部，但全身黏液分泌腺都有萎缩，代以纤维组织。胰腺的外观较正常的小而硬，胰腺上皮细胞变平，导管扩张，腺泡形成囊状，出现弥漫性纤维化。肺部由于黏稠的黏液堵塞毛细支气管及小支气管，发生肺或肺不张，继而发生右心衰竭。其他部位腺体如食管、十二指肠及空肠胰体都有类似于胰腺的病理改变。

【临床表现】

本病临床表现有三大特点：为弥漫性阻塞性肺部疾病，胰腺功能不全及汗液中钠、氯浓度较正常高3～5倍。本病多系统受累，由于不同的外分泌腺功能受累，症状表现各异。

消化道症状：新生儿期发生胎粪性肠梗阻和腹膜炎者约占患儿的10%，胰腺功能不全症状可见于80%患儿，患儿食欲佳但体重不增，大便次数多，呈脂肪滴，有臭味，四肢消瘦，腹部膨胀，有些患儿可发生肝硬变和门脉高压，对糖不能耐受，可出现糖尿病。此外，由于胰腺外分泌不足及吸收不良现象如低蛋白血症，水肿，营养不良性贫血，生长发育迟缓。

呼吸道症状：90%以上患儿有上、下呼吸道反复慢性感染，包括慢性支气管炎、肺不张及反复肺炎。反复或加重时，咳嗽持续、痰多、黏稠不易咳出。患儿常有呼吸快，喘鸣，常伴紫绀。患者晚期肺功能减退，呼气流速延长，每分钟通气量减少，残气量及功能残气量增加，肺顺应性下降，气道阻力加大，PO_2降低及CO_2潴留，患儿有呼吸衰竭，肺心病及右心衰竭。

浆液性分泌腺体功能障碍，汗腺、唾液分泌异常：其中Na^+、Cl^-含量明显增加，可高达正常人的3～6倍，大量出汗失去Na^+、Cl^-，可发生水电解质平衡失调、虚脱。生殖道黏液腺功能障碍，男性不育，女性生育能力低下（图4-2-19）。

心血管损害：发生率低度。为继发性右心衰竭。

【诊断】

本病诊断标准为：①家族发病史；②典型肺部病变（慢性阻塞性肺疾患）；③胰腺功能不全，十二指肠液量少而稠厚，pH降低，胰蛋白酶缺乏，胰蛋白酶试验阴性，糜蛋白酶、胰脂酶及淀粉酶均低下；④汗液中电解质浓度明显增高。上述四项中具备其中两项即可诊断。

对疑似患者应做汗液筛选试验，可作为确诊的主要手断，此试验的临界值应做胰酶刺激试验，胰酶下降或接近正常，但碳酸氢盐明显减少。此外痰液中找到黏液样绿脓杆菌亦有助于诊断。

【治疗】

主要是对症疗法，早期治疗效果较好。

（1）饮食疗法 ①应供给高热量膳食，应比由年龄计算而得的热量高30%～50%；②蛋白质应增高，一般每日6～8 g/kg；③脂肪量应略低；④应供给多种维生素；⑤膳食内应补足丢失的氯化物。

（2）药物疗法 服胰腺素制剂，每日2～5 g，其剂量因人而异，根据身长与体征增加是否满意来调整，可因人而异。防止和积极治疗继发感染，特别是上呼吸道感染。

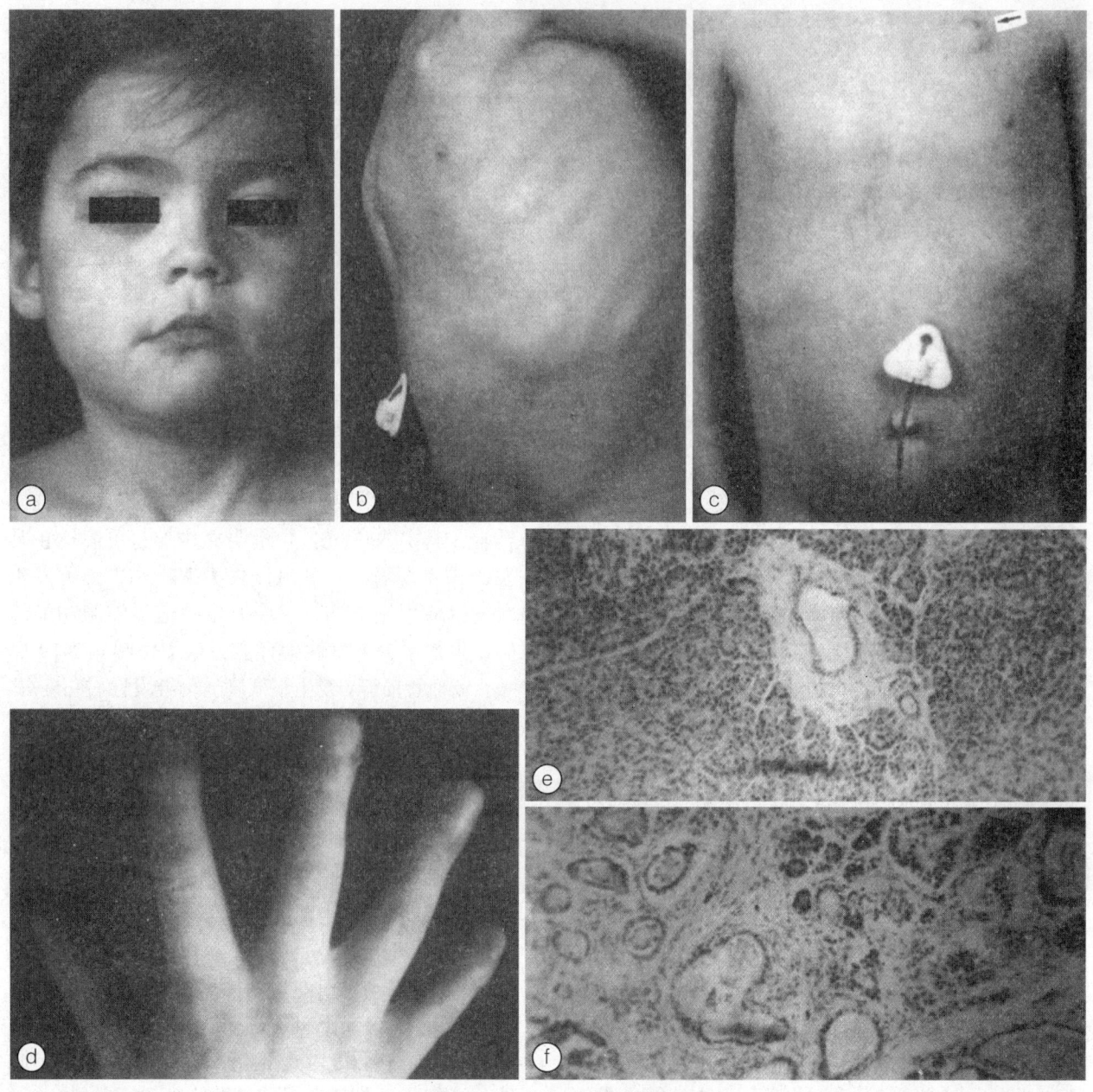

图 4-2-19 囊性纤维变性

a. 6岁男孩,生长发育迟缓,身材瘦弱,面色苍白,易发生肺部感染,咳嗽多汗。腹痛,脂肪便,大便臭。b, c. 示桶状胸,有郝氏沟。图示需用胃造口术安置喂养管以输入营养物。左上胸锁骨下安有插入血管的导管(↑),以便定期注入抗生素控制感染。d. 因呼吸障碍而出现杵状指,且因肥大性骨病导致近侧关节变粗。e. 示正常胰组织切片。f. 示患者的胰腺病理切片,显示胰腺上片扁平,囊性管扩大,脂肪组织弥漫性纤维化

(3) 内科治疗　严重咯血、大块肺不张和脓肿伴气管扩张行部分肺切除术。胎粪性肠梗阻一般用灌汤和胃减压等保守治疗,无效时可考虑外科手术。

(4) 纠正蛋白转运障碍,尽管还有诸多局限性,但对它的研究可能提供一种全新的治疗手段。

(5) 目前应用腺病毒载体输入正常 CFTR 基因到达呼吸道上皮的多基因治疗的试验已经成功,并取得可喜的进展。

【预后】

病程长,预后不佳,多因肺功能衰竭、感染和营养不良而死亡。近20年来由于早期诊断及合理治疗,患者死亡率明显降低,存活期大大延长,相当一部分患者可存活到 20~30 岁,应加

强婚育的优生指导。

影响预后的因素有：①诊断及治疗的早晚；②肺部和胰腺病变的严重程度；③营养及全身情况；④精神状态。

（张开滋　刘晓媛　徐丽英　邢福泰）

二十、毛细血管扩张性共济失调
ataxia telangiaotasia，AT（MIM 208900）

【同义名】

共济失调型毛细血管扩张、Louis-Bar 综合征。

【溯源与发展】

1961年首先由 Korein 等报道，后由 Louis、Bar 进行详细描述，而得名为 Louis-Bar 综合征，为一进行性小脑退行性变伴皮肤和球结膜毛细血管扩张、免疫功能障碍和反复呼吸道感染的遗传性疾病。

【遗传学特点】

经系谱分析属 AR 方式遗传，可能有遗传异质性。亲代近亲婚姻率达 4%。迄今已有 300 余例报道，发病率估计为 3/100 000。人群中杂合子约占 1%，可根据 DNA 修复能力的改变检出。

本病现已确定为属于遗传性肿瘤综合征范畴，其相关的原发癌为淋巴瘤、白血病，致病基因定位于 11q22-q23，为 *ATM* 基因突变。

【发病机制】

DNA 修复缺陷是本病的发病原因。患者清除放射线造成的碱基和核苷酸损伤的修复能力降低、受损后 DNA 合成的能力亦降低。患者的免疫球蛋白合成缺陷使 IgA 和 IgE 减少。鉴于患者甲胎蛋白血清值升高，有人提出肝脏发育不成熟的可能，这与组织分化缺陷的观点一致，认为与原肠相关器官如胸腺和肝脏的分化障碍是本病的基本缺陷。患者小脑萎缩、灰质层变薄、浦肯野细胞数目减少、胸腺皮质髓质分化不明、卵巢和子宫发育不全。

【临床表现】

神经系统性变起自婴儿期。走路迟且步态不协调，以后进行性构语障碍，意向性震颤和舞蹈样手足徐动，肌无力和外周神经病变，腱放射减弱或消失。眼球震颤且不能按照指令活动，但保持自主活动的能力为本病的特征之一。皮肤改变常至 5 岁时明显，表现为球结膜、鼻唇皱襞、外耳及沿肢体屈褶处的毛细血管扩张。患者对放射线的敏感性增高。如连续受日光照射，皮肤变为硬皮病样，并有花纹状色素增加或减少。年龄增长也会出现同样皮肤改变。患者头发灰白、脂溢性皮炎、滤泡性角化病、上下肢多毛等也是本病的常见症状。常有卵巢发育不全、生殖细胞缺乏和睾丸发育不良。由于免疫功能障碍，患者扁桃体组织减少或缺如，淋巴结触不到，2/3 的患者出现反复发作副鼻窦和肺部感染。

本病呈缓慢进行性发展，少儿期常有脊柱侧凸，至青年期多已不能独自行动，晚期出现轻度痴呆。多于成年前后死于呼吸衰竭、感染或恶性肿瘤。

心血管损害：发生率 80%。主要为毛细血管扩张（图 4-2-20）。

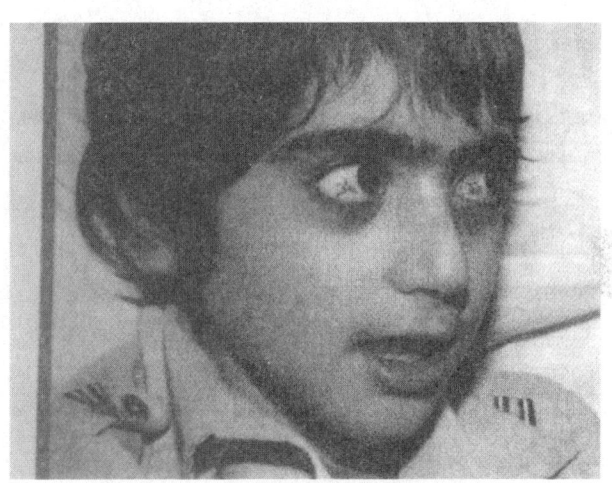

图 4-2-20　毛细血管扩张性共济失调

8 岁男孩。进行性小脑性共济失调，手足舞蹈样徐动，眼球震颤，眼结膜毛细血管扩张

【辅助检查】

IgA 和 IgE 减少或缺如。循环血中小淋巴细胞减少。皮内注射腮腺炎或念珠菌抗原后的延迟过敏反应降低或缺如。二硝基氯苯的皮肤反应不出现。血清甲胎蛋白值升高。染色体断裂、裂隙、双着丝粒和/或染色体易位。半数患者糖是异常的。

【诊断】

典型的临床表现为诊断的主要依据。

【鉴别诊断】

Friedreich 型共济失调和共济失调型脑瘫与本病早期表现相似，但前者有伸跖反射，后者起病较晚且无本病特征性的眼球运动异常。实验室检查有助于鉴别。本病尚应与后颅肿瘤，肝豆状核变性，Pelzaeus-Merzbacher 病和 Hallerorden-Spatz 病鉴别。

【防治】

治疗仅限于及时发现并控制感染。补充丙种球蛋白无效果。由于有诱发恶性肿瘤的危险，故应尽量减少 X 线检查，应加强婚育的优生检查。

（徐丽英　孟庆华　李广镰　张开滋）

二十一、CHARGE 综合征
CHARGE syndrome

【同义名】

CHARGE 联合畸形、Pagon 综合征、后位性后鼻孔闭锁。

【溯源与发展】

1953 年 McGovern 报道 2 例后鼻孔闭锁伴先天性心脏病患儿。1975 年 Hock 又报道 7 例后鼻孔闭锁伴多种畸形的病例，推测这可能是一种新的独立疾病。1979 年 Hall 等报道 17 例后鼻孔闭锁伴多种先天畸形，认为这种畸形的联合发生是非随机性的，支持这是一种独立综合征的观点。1981 年 Pagon 等报道 21 例，并对文献中所报道的 49 例做了总结，提出以本病常见畸形的英文字头来命名本病，称为"CHARGE 联合畸形"其中：C- 眼残缺（coloboma）；H- 心脏病变（heart diaease）；A- 后鼻孔闭锁（artreaia choanae）；R- 生长发育障碍和/或中枢神经系统畸形（retarted growthand retarten development and/or central nerve system anomalyes）；G- 性腺发育不良（genital hypop-lasia）；E- 耳畸形和/或耳聋（ear abnormallyties and/or deafnees）。

这一命名和 Pagon 所提出的诊断标准为以后的学者所接受。据 1987 年 Lin 等的统计，文献中所报道的本病患者已超过 150 例。

【遗传学特点】

本病报道有散发性。但亦有不少同胞和亲、子代发病的家族病例报道。经谱系分析属 AR 方式遗传。有遗传异质性，致病基因定于 8q12.1。

【发病机制】

病因未明。

【临床表现】

本病患者中，80% 左右有眼缺损，包括眼残缺、视网膜或视神经病变、青光眼和白内障等，较少累及虹膜。后鼻孔闭锁的发生率为 51%～100%，其中 65% 为双侧闭锁，29% 为左侧单侧闭锁。90% 以上的病例有生长发育障碍，如出生时低体重、出生后发育迟缓和身材矮小等。几乎 100% 有智力发育障碍。68%～75% 有小阴茎、隐睾、阴道发育不良、双角子宫、子宫发育不良等性腺发育不良。80% 以上有耳低位、耳畸形和/或耳聋，且多为感觉神经性耳聋（图 4-2-21）。

心血管损害：60%～88% 的病例伴有心血管畸形，包括法洛四联症，动脉导管未闭，心内膜垫缺损，右室双出口，房或室间隔缺损，右位主动脉弓、主动脉离断、锁骨下动脉异常、左室发育不良等。1987 年 Cyran 认为本病的心血管畸形种类繁多，且似无何种畸形具有特异性。1987 年 Lin 则认为本病患者的心血管畸形以圆锥干畸形和主动脉弓畸形为常见；前者包括法洛四联症，右室双出口，干动脉，占 42%；后者包括主动脉弓离断，主动脉弓发育不良和锁骨下动脉畸形等，占 36%。他认为此种特殊的心血管畸形类型有一定的特异性（图 4-2-21）。

除以上 6 种主要畸形外，文献中曾报道的其他伴有畸形包括：小颌，唇裂，腭裂，面瘫。吞咽困难，食管气管瘘。肛门狭窄或闭锁，肾畸形。小头，小口，人中短、第 5 指短等。

【诊断】

眼、耳畸形伴心血管缺损综合征的为数不少，但伴后鼻孔闭锁者不多。本病的后鼻孔闭锁发生率相当高，是诊断特征之一。不少学者认为要诊断本病需有 CHARGE 六项畸形中的至少三种或三种以上，且其中必须包括后鼻孔闭锁和/或眼残缺。

【治疗与预后】

本病预后不佳，有 30%～35% 的患儿在出生后 3 个月内死亡，主要死因为心血管畸形和后鼻孔闭锁。对本病患者所具有的畸形可做相应的手术矫治，尤其是对心血管畸形、后鼻孔闭锁、食道气管瘘等畸形应及早处理，应加强婚育的优生指导。

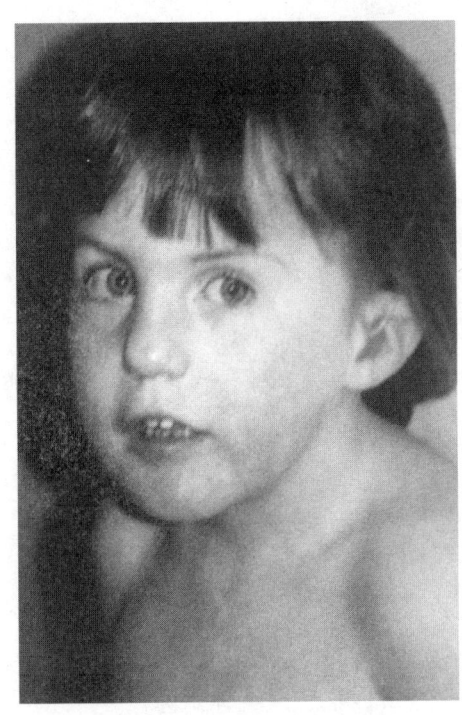

图 4-2-21 CHARGE 综合征

8岁女孩。心室间隔缺损术后（胸部正中有术后遗留的切口瘢痕），术后症状明显改善。身材矮小，轻度智力低下。视网膜缺损，后鼻孔轻度闭锁。耳聋，需戴助听器（左耳所示）

（张开滋　刘权章　李德友　曹化东）

二十二、尖头并指（趾）Ⅱ型
acrocephalosyndactyly type Ⅱ
(OMIM 200100)

【同义名】

尖头并指（趾）畸形Ⅱ型综合征（MIM 215100），Vogt-尖头-并指综合征，肥胖无能综合征，Carpenter综合征，Apert-Cruzon综合征，Virchow综合征。

【溯源与发展】

1901年首先由Carpenter报道；1966年Temtamy结合自己病例并综合文献，提出为一个独立综合征，并命名为Carpenter综合征。

【遗传学特点】

系谱分析属AR方式遗传。致病基因定位于6p11，为RAB23基因（OMIM606144）突变。

【发病机制】

发病机制不明。是上述致病基因突变导致的指（趾）畸形。

病理：颅骨的三条主要骨缝（冠状缝、矢状缝、人字缝）在胚胎时间已经闭合，闭合处骨质隆起，形成骨嵴，颅骨向顶部增长而成尖头畸形，同时有多种并指、多指畸形。性腺发育不全及其他畸形。

【临床表现】

轻度肥胖，各颅缝不同程度早闭，形成塔尖头，眼窝浅，眼距宽，呈特殊面貌。并指主要为第3、第4指中节，多数伴多指畸形，短肢骨，髋外翻，足内翻，生殖腺发育不良，精神发育迟缓（图4-2-22）。

心血管损害：20%有先天性心脏病，常见为动脉导管未闭，室间隔缺损，肺动脉狭窄和大血管错位等。

【诊断】

特征性临床表现，X线检查显示各种骨骼异常，呈AR的家族史即可诊断。

【鉴别诊断】

需与Ⅰ、Ⅱ型尖头并指（趾）、多指畸形综合征、劳-穆-毕综合征鉴别，方可确诊。

【治疗】

可进行手术矫正。

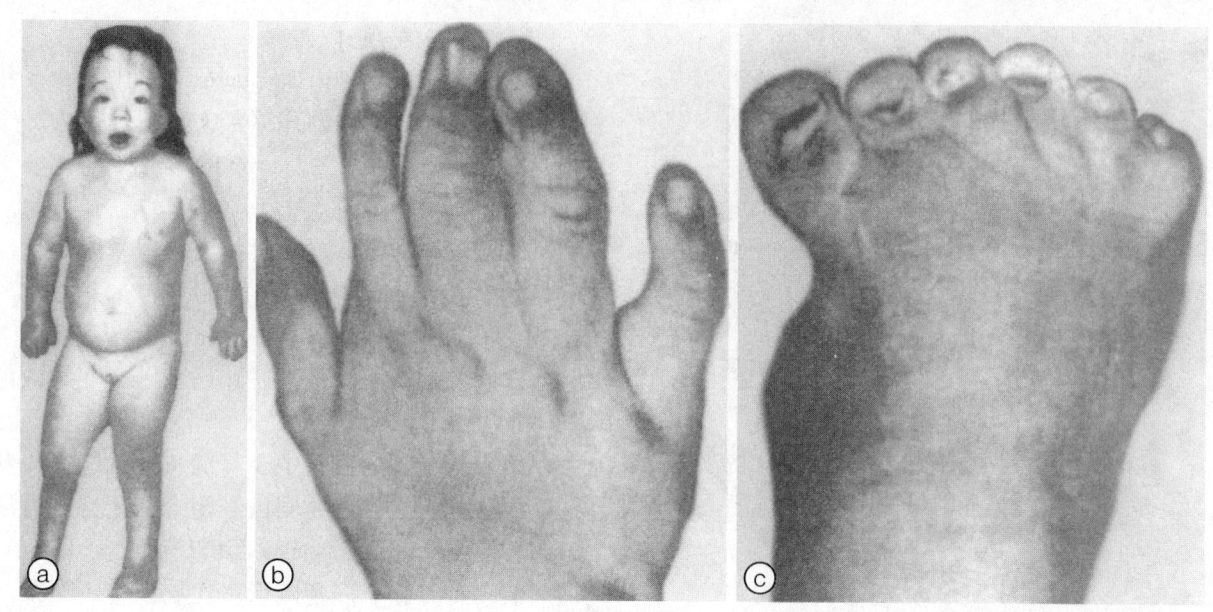

图 4-2-22 尖并指（趾）畸形综合征

a. $4\frac{8}{12}$ 岁女孩；肥胖，智力低下。短头，尖头。眼距宽，眼窝浅。耳低位、畸形；下颌发育不良，动脉导管未闭，指（趾）畸形。b，c. 短指（趾）、第3、第4指并指，多趾、并趾

（张开滋　刘权章　刘　蓉）

二十三、愉快性侏儒综合征
geleophysic syndrome（MIM 231050）

【同义名】

愉快性侏儒症、愉快性发育不良。

【溯源与发展】

1960年由Vana等首次报道。1971年Sprager等根据患者呈愉快面容的特征而命名为愉快性侏儒，即认为是一种多器官受损，而定名为愉快性侏儒综合征。

【遗传学特点】

经系谱分析属AR方式遗传。基因定位于9q34.2，为 *ADAMTSL2* 基因突变。

【发病机制】

病因是酸性黏多糖在身体相关部位"局限性"贮积的结果。主要表现以手、足为主的多发性骨发育障碍和酸性黏多糖在肝、心血管系统中明显局部贮积。

【临床表现】

生长发育迟缓，侏儒，智力低下。明显的小手、小脚。特征性的愉快脸容：常阵发性大笑，小头，脸颊丰满。嘴大、唇薄、人中短，耳轮厚。肝肿大，四肢长骨短，多发性进展性关节挛缩（腕、指关节明显挛缩），活动受限。皮肤上皮细胞、气管黏膜、肝、软骨和心脏瓣膜中有溶酶体贮积性空泡（图4-2-23）。

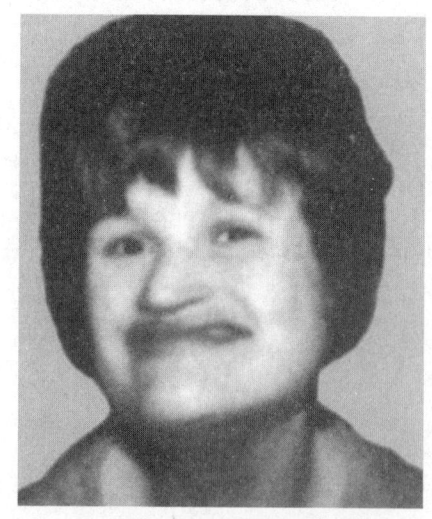

图 4-2-23 愉快性侏儒症

21岁女性；生长发育迟缓，侏儒症，智力低下；小头，短头；愉快性脸容，常陈发性大笑；脸颊丰满，眼窝深，嘴大，上唇薄，下颌前凸；心脏瓣膜增厚，关节挛缩，"木偶"样步态

心血管损害：心脏瓣膜增厚，二尖瓣或三尖瓣、主动脉瓣狭窄。

【诊断】

依据特征性脸容和临床症状可做出诊断。

【预后】

预后不良，应加强婚、育的优生指导。

（刘权章）

二十四、Pompe 综合征
Pompe syndrome（OMIM232300）

【同义名】

糖原贮积症Ⅱ型综合征（glycogenosis type Ⅱ syndrome），又称心脏糖原贮积综合征（cardiac glycogenosis syndrome），糖原心综合征，心糖原累积病，心脏型糖原贮积症，糖原代谢症心型，糖原心肌病。

【溯源与发展】

1928 年首先由 van Creveld 报道，次年 von Gierke 又报道 2 例，1939 年国内高镜朗等首先报道。迄今为止，本病已发现 11 型（Ⅰ～Ⅹ型和 O 型），和 12 个亚型（Ⅰa、Ⅰc、Ⅱa、Ⅱb、Ⅳ、Ⅴ、Ⅵ、Ⅶ、Ⅷ、ⅨC，另外尚有某些未分型为不定型。临床特征列于表 4-2-24 中。以糖原贮积病Ⅰ型（肝糖原贮积病、von Gierke 病）多见，但心肌受累者主要为糖原贮积病Ⅱ、Ⅲ型，特别是Ⅱ型，故本文详加阐述，对Ⅲ型略加简介。

糖原累积病Ⅱ型，系由 1932 年 Pompe 报道，故而得名为 Pompe 综合征，我国于 1954 年首由朱宝龄等报道。现已明确为一少见酶缺乏遗传代谢病。

【遗传学特点】

系谱分析属 AR 方式遗传。致病基因定位于 17q25.2。为酸性 α1,4-葡萄糖苷酶基因（*GAA*，OMIM606800）突变。

本征罕见，人群发病率不到 1/10 万人口。约 20% 的患者父母有亲缘关系，同胞中发病率为 22%，男性多于女性，常在出生后 2～6 个月发病。

【发病机制】

本病系缺乏酸性麦芽糖酶（α1,4-葡萄糖苷酶）所致，糖原不能分解为葡萄糖，于是沉积于人体组织的溶酶体和细胞质中，造成糖代谢障碍，尤以主要累及心、脑、肌肉（舌肌、骨骼肌）等，其中心脏的糖原占心脏重量 3%～10%。糖原经磷酸分解途径正常，糖类代谢不受影响，因而不会发生低血糖症。

病理改变为心脏扩大，以心室肥大为主，左心室肥厚尤为明显，室间隔亦增厚，心脏常呈球形，向左移位，压迫邻近的肺叶引起肺萎缩。切片中心脏呈网状或夹板样，心肌纤维似一中空的圆柱，比正常大 2～5 倍，核居中。影响心脏的收缩功能，因而产生心力衰竭。由于糖原的贮积，引起心室慢性进行性扩张，因而使心内膜伸展受限，进而弹力纤维增生，从而使心功能受累更加严重。

【临床表现】

（1）生后发病，多在出生 5 个月后出现症状，如咳嗽、气喘、发绀、不安、活动后加重。

（2）营养不良，发育迟缓，智力不全，全身乏力，肝肿大，舌肥厚为典型体征之一。

（3）全身肌肉无力，皮下脂肪少，重者可有肌肉弛缓，不能站立或步行；呼吸肌无力可引起呼吸困难，甚至呼吸衰竭。

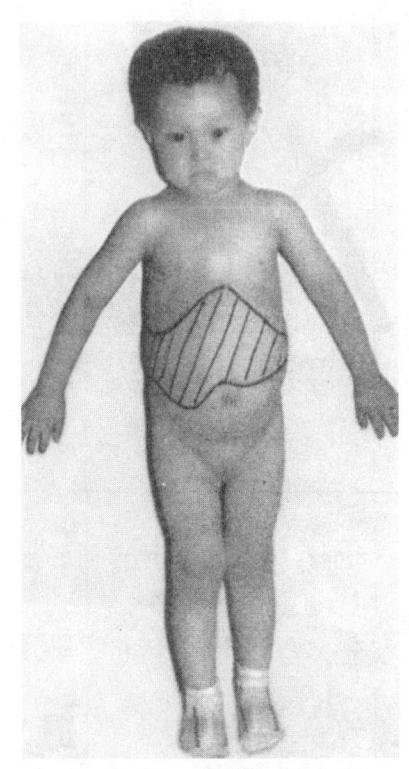

图 4-2-24　肝肾糖原贮积病

8 岁男孩，肢体对称性侏儒。头大，面具式面容，颈短。肝、肾肿大，腹大，腹部胀满

表 4-2-24 各型糖原贮积病的临床特征

病名	型别	受累器官	临床表现	实验室检查	糖原结构	糖原含量 (g)*	酶的缺陷	遗传方式	基因定位
von Gierke 病（肝肾糖原贮积病）（图 4-2-24）	Ⅰa	肾、肠黏膜	肝大、生长迟缓、低血糖、高脂血症、高乳酸血症、出血素质	对高血糖素、肾上腺素反应不好，用半乳糖及 DHA（去氢异构雄酮）血乳糖增高	正常	5~15（肝）	葡萄糖 6-磷酸酶缺如或极低	AR	17q21
	Ⅰb	?	肝大、生长迟缓、低血糖、高脂血症、高乳酸血症、出血素质	对高血糖素、肾上腺素反应不好，用半乳糖及 DHA（去氢异构雄酮）血乳糖增高	正常	5~15（肝）	不明	AR	11q23
Pompe 病（糖原心综合征）	Ⅱa	心肌、骨骼肌	肌无力，心功不全，心脏呈球形扩大	末梢血白细胞中有大量糖原沉积，α1,4-葡萄糖苷酶活性下降	心肌纤维增大	?	α1,4-葡萄糖苷酶	AR	17q25.2-q25.3
	Ⅱb	骨骼肌	儿童进行性肢型肌病伴智力发育障碍，无心脏受累	末梢血白细胞中有大量糖原沉积，α1,4-葡萄糖苷酶活性下降	肝纤维增大	?	α1,4-葡萄糖苷酶	XR	Xq22
Forbes 综合征、Cori 病（极限糊精病）	Ⅲa	肌肉、心肌受累不严重	肝大、酮症、空腹低血糖似Ⅰ型，有肌无力	仅进食后对高血糖素产生血糖增高，白细胞中可见酶的缺乏	分支过多外链短	10~20（肝）2~6（肌）	淀粉 1,6-糖苷酶（脱支酶）和淀粉 1,4→1,4 转糖苷酶缺陷	AR	1q21
	Ⅲb	无	肝大、酮症、空腹低血糖似Ⅰ型	仅进食后对高血糖素产生血糖增高，白细胞中可见酶的缺乏	分支过多外链短	10~20（肝）	淀粉 1,6-糖苷酶（脱支酶）和淀粉 1,4→1,4 转糖苷酶缺陷	AR	1p21
	Ⅲc	肌肉	肝大、酮症、空腹低血糖似Ⅰ型，有肌无力	仅进食后对高血糖素产生血糖增高，白细胞中可见酶的缺乏	分支过多外链短	10~20（肝）2~6（肌）	淀粉 1,6-葡萄糖苷酶（脱支酶）缺乏	AR	1p21
Anderson 病（支链淀粉病）	Ⅳ	肾、心肌、网状内皮系统、神经系统	肝脾肿大、肝硬化、无酮症及酸中毒、可有食管变化	对高血糖素反应差，对肾上腺素有反应，红细胞内有异常糖原，白细胞中酶缺乏	分支链极少，外链长	1~10（肝）	淀粉 1,4→1,6-转糖苷酶（分支酶）缺陷	AR	3p12

（续　表）

病名	型别	受累器官	临床表现	实验室检查	糖原结构	糖原含量 (g)*	酶的缺陷	遗传方式	基因定位
McArdle病（肌磷酸化酶缺乏症）	V	肌肉	运动后肌强直性收缩，咬肌亦可受累	血中乳酸、丙酮酸不增加（运动后）	正常	?	肌磷酸化酶缺乏	AR	11p13
Hars病	VI	肝脏	轻～中度低血糖，肝大	对一些反应正常，酶缺乏	正常	5～20（肝）	肝磷酸化酶低于正常50%	AR	14q21-q22
Tarui病（肌肉磷酸果糖激酶缺乏症）	VII	肌肉	运动后肌肉疼痛并有肌红蛋白尿	休息时血中肌酸磷酸激酶增加	?	?	肌磷酸果糖激酶缺乏	AR	12q13.1
Hug病（肝磷酸化酶无活性）	VIII	脑	肝大、进行性脑变性	无	正常	9～18（肝）	磷酸乙糖异构酶	XR	Xp22.2-p22.1
Hug病	IXa	无	肝大	对酸试验正常，白细胞中酶缺乏	正常	5～20（肝）	磷酸化酶激酶缺乏	AR	
Huijng病	IXb	肌肉	肝大	对高血糖素、肾上腺素反应正常	正常	5～20（肝）	同上	AR	
Hug病（磷酸化酶激酶病）	X	肌肉	肝大	对高血糖素无反应			3',5'环腺苷酸依赖激酶		
Lewis病（无糖原增多症）（糖原储存不足症）（糖原合成酶不足症）	O	无	仅于晨起空腹发生严重低血糖，智力发育迟缓，脂肪代谢紊乱，可引起脂防肝和酮症，其他表现与糖原贮积症I型相似	对高血糖素反应空腹时差，进食后正常，用胰岛素后尿中儿茶酚胺不增高	正常	<0.5（肝）	UDPG糖原转糖苷酶缺陷（糖原合成酶）	AR	12p12.2

*新鲜组织中100 g中含糖原克数：正常肝1～5 g，肌肉0.2～1.5 g

（4）心脏扩大，呈球形心，可有不同程度的收缩期杂音，严重时出现心力衰竭症状及体征。

【辅助检查】

（1）心电图示左心室肥大或双心室肥大。

（2）X线片示心脏呈球形扩大。

（3）超声心动图示室间隔肥厚，重症可见流出道狭窄。

（4）肌肉及肝脏活检和电镜检查示糖原颗粒沉积较多，且查不到α1,4-葡萄糖苷酶。

（5）测α1,4-葡萄糖苷酶活性降低。

诊断：凡有上述临床表现，尤以进行性心力衰竭而查不到病因者，应高度怀疑本病，结合辅助检查可确立本病诊断。

临床上按病程发展速度可分为三型：

（1）婴儿型 病情发展速度快，生后哺乳困难，营养不良，巨舌，肌肉软弱无力。心血管损害有心脏球形增大，心脏收缩期杂音，进而出现心力衰竭，ECG示P-R间期缩短，QRS波群电压增高，ST-T改变。呼吸肌功能障碍，导致呼吸衰竭，进而死亡。

（2）儿童型 病程发展较慢，部分患者心脏扩大及肝脏肿大。

（3）成人型 发病晚、进展慢，30～40岁后出现症状，以肌无力为主要症状，心脏及肝脏症状不明显。

按器官受累程度可分四型：①心脏扩大型；②全身型；③肌肉型；④婴儿后期α1,4-葡萄糖苷酶缺乏型。但四型的症状及体征可重叠。

【诊断】

主要依据典型的临床表现，结合辅助检查可资诊断。必要时进行肝及肌肉活检或电镜检查，显示糖原颗粒沉积增多。

进行羊水细胞检查，可直接找到糖原颗粒伴溶酶体膜聚积于细胞内，有助于产前诊断。

【鉴别诊断】

1. 肥厚型心肌病

多数患者有心悸，胸痛，呼吸困难，伴有流出道梗阻患者可有眩晕，甚至昏厥等表现，查体可见心脏扩大，能闻及第四心音，心尖部常可听到收缩期杂音。流出道梗阻患者在胸骨左缘第3、第4肋间听到较粗糙的喷射性收缩期杂音。X线片心影增大多不明显，如有心力衰竭时心影扩大；ECG示左室扩大，Ⅱ、Ⅲ、aVF、aVL可出现病理性Q波；超声心动图示室间隔的非对称性肥厚，有梗阻的患者可见流出道部分的室间隔向左室内突出；心血管造影及心导管检查示左室舒张末期压上升，有梗阻患者在左室腔与流出道间有压差＞2.67 kPa（20 mmHg）、Brockenbrough现象阳性。心肌活检可见心肌畸形肥大排列，多有家族史（心脏增大、猝死），有助于本病诊断，可和糖原贮积病的心脏改变相区别。

2. 各种病因造成的心力衰竭

慢性充血性心力衰竭的发病呈渐进式加重，有心脏扩大，但多有各自病因、临床表现及体征，以及各种辅助检查的特征性改变。而糖原贮积病多伴有舌肥厚，肌肉及肝活检可见糖原颗粒沉积，α1,4-葡萄糖苷酶活性降低，依此则可以做出鉴别。

3. 应与心内膜弹力纤维增生综合征相鉴别。

【治疗与预后】

无特殊有效治疗方法。可进行抗心衰治疗，以缓解症状，延长生命。

预后不良，主要取决于临床类型，婴儿型多于生后3个月内死亡，儿童型及成人型可存活时间长。

（张开滋 邢福泰 孟庆华 刘 蓉）

二十五、Forbes综合征
Forbes syndrome（OMIM232400）

【同义名】

Cori病、Forbes病、糖原贮积症Ⅲ型、糖原贮积症Ⅲ型综合征、极限糊精病。

【遗传学特点】

系谱分析属AR方式遗传。致病基因定位于1p21。为编码蛋原脱支酶基因（AGL，OMIM 610860）突变。

有种族特异性，以色列人中73%患者属本型，其发生率为1∶5420以上。

【发病机制】

系由于淀粉1,6-葡萄糖苷酶（脱支酶）缺乏，以致糖原中1,6-糖苷键水解困难，仅能经磷酸化酶分解分子中1,4-糖苷键直至糖原分支脱落而成界限糊精（limit dextrin）。此时糖原与碘反应有改变而成为不正常糖原。

病理改变为肌肉、心肌等组织中积聚结构不正常糖原为特征。

【临床表现】

轻重不一，轻者可无症状，重者有糖和脂肪代谢障碍，表现为肝脏明显增大，空腹低血糖，可有肌无力，但无肾脏肿大。

心血管损害：比糖原贮积症I型轻，主要是心肌受累，为糖原心肌病。

【诊断】

主要依据临床表现外，结合以下两项试验可明确诊断。

（1）界限糊精试验　从红、白血细胞中检测界限糊精存在，即可诊断。

（2）胰高血糖素试验　清晨空腹注胰高血糖素20 mg，血糖不升高或升高很少，即为阳性，有诊断价值。

肝及肌肉细胞中活检证实有界限糊精存在，可确诊。

【治疗与预后】

无特效疗法。出现低血糖发作时，对症治疗。

预后较好，小儿随年龄增长，肌无力可减轻，肝大可逐渐回缩。

（张开滋　刘权章　邢福泰
李德友　曹化东）

二十六、Riley-Day综合征
Riley-Day syndrome (OMIM 223900)

【同义名】

家族性自主神经功能紊乱症，遗传性自主神经功能失调，家族性自主神经机能障碍（familial dysautonomia）。

【溯源与发展】

1949年首先由Riley和Day报道5例，1952年Riley又结合自己的病例，综合文献对33例病例进行了分析，并提议命名为家族性自主神经功能不全，亦称Riley-Day综合征。其特征为家族性表现的多方面自主神经功能不全的病变。

【遗传学特点】

1967年McKusick曾做过200例遗传学分析，认为遗传方式属AR。致病基因定位于9q21。为编码IKB激酶复合物、相关蛋白的基因（IKBKAP）突变。

本病的发病与人种有关，多见于犹太人，其致病基因携带者约为1/50，在164个罹患家族中有162个患者其父母为犹太人，且所有的病例均与东欧Ashkenazi犹太人有血缘关系。1966年Gold-stein-Nieriazhski和1967年Aronson等调查犹太患者的祖先，多集中于东欧南部，其中以色列27例患者均来源Ashkenazi的犹太族。1967年Mores分析患儿的父母尿中排出的香草扁桃酸（VMA）低于正常人，并以此鉴定为本病的基因携带者。晚近证实本病的致病基因与神经生长因子（NGF）伴随，所以NGF为标记基因，通过检测NGF可了解本病的病理基因。

发病率：多见于犹太人，国外新生儿的患病率为（0.5～1）：（10 000～20 000）。

【发病机制】

近年发现是由于儿茶酚胺的多巴胺代谢障碍，从而导致自主神经的兴奋和抑制过程异常。由于患者体内儿茶酚胺、尤其是去甲肾上腺素含量降低，故对外源性去甲肾上腺素反应敏感，可呈过度升压反应，此外对乙酰胆碱反应亦甚敏感，可能与乙酰胆碱的游离释放障碍有关，并发现对组胺反应也异常，故说明迷走神经异常，在发病机制中也有一定作用。

病理：病变广泛累及中枢及周围神经系统，如脑干的网状结构、小脑、内侧纵束、腹腔神经丛、盆腔交感神经节，尤其是颈胸段神经节神经细胞减少，呈颗粒空泡变性，色素沉着以及坏死脱落等。

【临床表现】

生后即吮乳困难，吞咽障碍，常伴有周期性反复发作的呕吐、腹泻和便泌。哭时无泪，结膜干燥，皮肤潮红，面部有对称性红斑，多汗、流涎或缺乏唾液，指和/或趾端发绀。常有原因不明的低热，情绪不稳，轻微刺激即可引起过敏反应，讲话缓慢，对疼痛不敏感，其他尚可见味觉减退，角膜反射消失，痉挛发作，小脑共济失调，脊柱侧凸及空凹足等先天畸形。

心血管损害：发病率100%主要表现为直立性低血压伴阵发性高血压，患者常在从卧位转为立位时血压急剧下降，出现头晕、眼花、面色苍白甚至昏厥。而有时血压又可阵发性升高，伴头痛、耳鸣、心悸、出汗、乏力等。患者的脉搏、血压，呼吸，心律不稳，稍有刺激即可出现较大幅度波动，可发生一过性呼吸暂停。

【诊断与鉴别诊断】

依据在婴幼儿期发病，有自主神经系统多方面机能障碍表现，加上阳性家族史，即可诊断。辅助检查尿中高香草酸（HVA）大量增多与香草扁桃酸（VMA）的比值HVA/VMA升高，有助于诊断。

该病的名称易与自主神经功能失调相混淆，两病是迥然不同的两种疾病，前者为遗传性，多发于犹太人族，预后不良，后者无遗传性，多于更年期女性，预后较好。应加以鉴别。

【治疗与预后】

乳幼儿期应开始试用促神经营养代谢药物和调节神经功能药物，可收暂时性疗效。应以对症治疗为主，可用各种自主神经安定药及时对症处理，积极防治感染。

本病预后不佳，早期死亡率高，约1/4患儿在10岁死亡，半数以上在22岁前死亡，死因为肺炎、肺水肿、高热及尿毒症。

（李德友　刘晓媛　张开滋）

二十七、Hurler综合征
Hurler syndrome (OMIM252800)

【同义名】

I-H型、黏多糖贮积症I-H，多发性骨发育不良综合征（multiple dysostosis syndrome），脂肪、软骨代谢障碍（gargoylism）或Pfaundler-Hurler综合征。

【溯源与发展】

1917年首先由Hurler报道一家系兄弟2人患病，又于1919年就2个患儿具有某些相同临床表现，因以病因不明，根据丑陋面貌采用承留病等加以命名。其后Pfaundler等详加报道因而得名Hurler综合征、Hurler-Pfaundler综合征。本征是黏多糖贮积症中的常见类型。

【遗传学特点】

系谱分析属AR方式遗传。致病基因定位于4p16.4。为α-L-艾杜糖醛苷酸酶基因（IDUA，OMIM 252800）突变。

新生儿中发病率为1/10万人口，杂合子频率为1/150。患者多数在10岁前死亡。

【发病机制】

原发缺陷再于溶酶体内缺乏α-L-艾杜酶苷酸酶（α-L-Iduronidase）缺乏。此酶缺乏使酸性黏多糖硫酸皮肤素（dermatan sulfate，即硫酸软骨素B）及硫酸乙酰肝素的降解受阻而贮积，在组织细胞内堆积形成Hurler细胞，为组织病变的基础。尿中可检出硫酸皮肤素和硫酸乙酰肝素。

神经系统，肝，网状内皮系统，内分泌腺，软骨等结缔组织基质中有大量黏多糖堆积。心脏受损很常见且很严重，临床表现很突出。

【临床表现】

呈侏儒痴呆状，头大，貌丑。角膜混浊（corneal clouding），视力障碍，眉毛浓而且成连眉或称一字眉（synophrys）。眼距增宽，鼻梁平塌，鼻孔宽而前倾。张口，唇厚舌大，牙小而疏。皮肤粗糙，尤其是上肢及胸部，可呈结节样增厚，毳皮多，满布全身。骨骼异常，胸部畸形，胸腰部驼背。四肢短，掌宽而手指粗短，手指部分屈曲，似爪形手，关节僵硬，活动受限。渐进性智力发育不全和体质损害，进行性肝脾肿大。

心血管损害：二尖瓣受损最多见，近乎100%，其次为三尖瓣、主动脉瓣、肺动脉瓣。瓣膜增厚，边缘粗糙，腱索增厚并缩短。50%~80%患者有冠状动脉硬化、管腔狭窄。较大的周围动脉管腔亦有类似改变。心外膜、心包亦可受损，而心内膜、心肌损害少见。

临床表现为心脏增大，各瓣关闭不全，可有心绞痛，高血压及心律失常，最后发生充血性心力衰竭（图4-2-27）。

【辅助检查】

（1）X线示心脏扩大，肺动脉高压、肺淤血表现。颅骨大，额骨及枕骨骨质肥大、蝶鞍增大而浅；脊柱后突，长骨髓腔扩大等改变。

（2）超声心动图示心肌肥厚、二尖瓣关闭不全等改变。

（3）心电图无特征性改变，可见右室肥厚等。

第四章 单基因遗传性心血管病

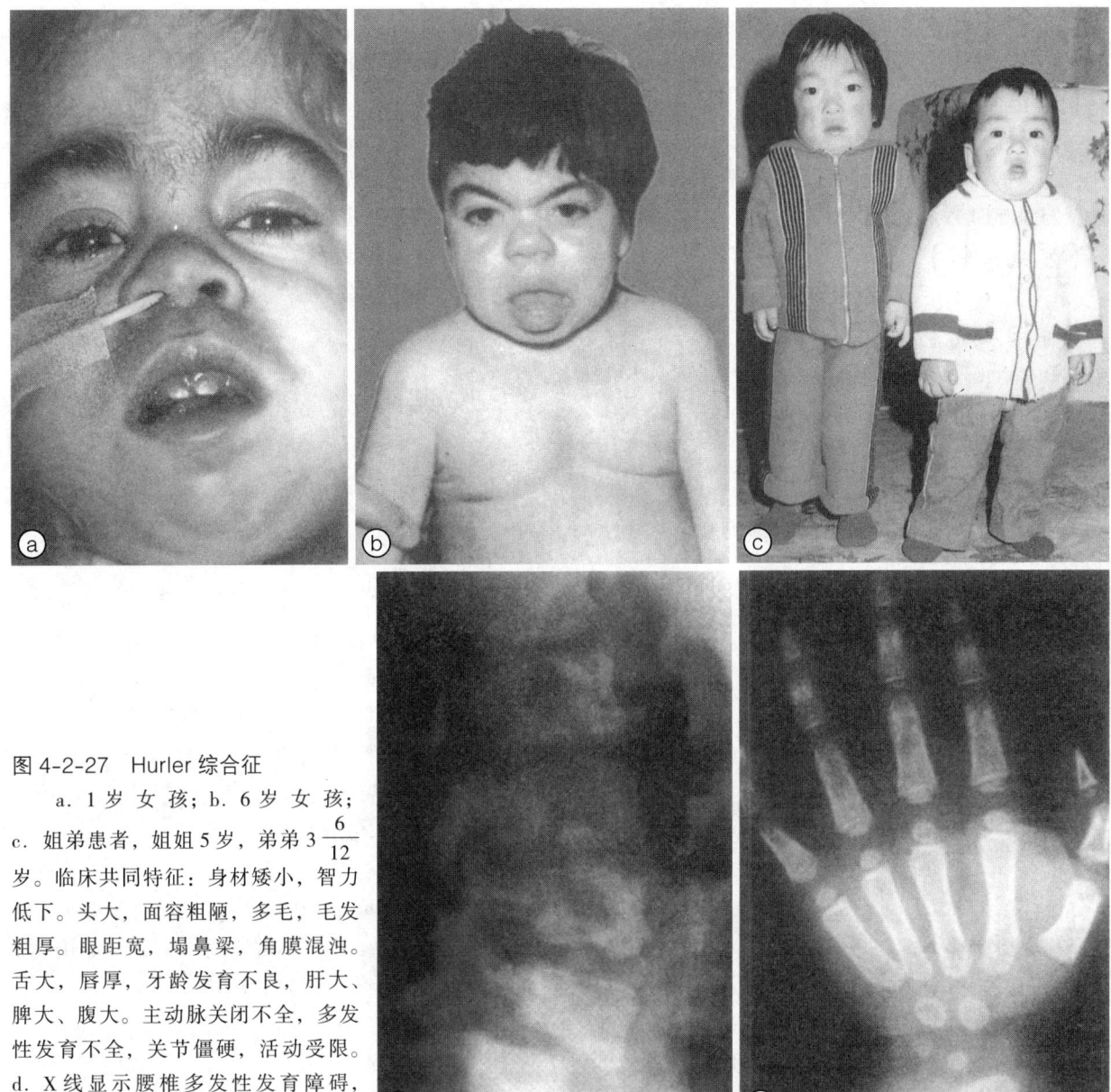

图 4-2-27 Hurler 综合征

a. 1 岁女孩；b. 6 岁女孩；c. 姐弟患者，姐姐 5 岁，弟弟 $3\frac{6}{12}$ 岁。临床共同特征：身材矮小，智力低下。头大，面容粗陋，多毛，毛发粗厚。眼距宽，塌鼻梁，角膜混浊。舌大，唇厚，牙龄发育不良，肝大、脾大、腹大。主动脉关闭不全，多发性发育不全，关节僵硬，活动受限。d. X 线显示腰椎多发性发育障碍。e. X 线显示手部骨骼发育不全

（4）化验尿中可检出大量硫酸皮肤素及硫酸乙酰肝素；血中淋巴细胞和粒细胞有 Reilly 小体。

【诊断】

根据本征临床特征性外貌表现，100%心脏瓣膜改变及进行性心力衰竭；X线改变，尿检黏多糖增多，即可诊断。

【治疗与预后】

无特殊方法。宜防止感染、加强保护及对症治疗。维生素 A 醇（Retinot）疗法可使成纤维细胞内黏多糖减少，其疗效有待进一步证实，骨髓移植疗效尚无定论，心脏手术效果不佳。

产前确诊，即时终止妊娠，是避免本征出生的最好的措施。

本征预后极差；约 50%病例死于心力衰竭，10 岁前多因反复心肺并发症导致功能衰竭而死亡。

（张开滋 刘 蓉 杨 波 刘权章）

二十八、Scheie 综合征
Scheie syndrome

【同义名】

黏多糖贮积症 I-S、MPSI-S。

【溯源与发展】
1962年首先由Scheie报道而得名。
【遗传学特点】
系谱分析呈AR遗传方式。基因定位于4p16.3。为α-L-艾杜酶苷酸酶基因（IDUA，OMIM252800）突变。
【发病机制】
原发性α-L-艾杜黏苷酸酶缺乏而导致本征。
【临床表现】
本征表现类似Hurler综合，都有口大、角膜混浊，多毛。身材不矮小，骨骼异常较轻，关节可僵硬，肝肿大，但脾不大。
心血管损害：可有主动脉瓣病。
尿检可查出过量的硫酸皮肤素和硫酸乙酰肝素。
【治疗与预后】
治疗同黏多糖贮积症I-H。
预后较好，寿命一般为正常，可活至成年。

（徐丽英　孟庆华　刘晓媛　李德友）

二十九、Hurler/Scheie 复合综合征
Hurler/Scheie syndrome

【同义名】
MPS I-H/MPS I-S。
【遗传学特点】
系谱分析呈AR遗传方式。基因定位于4p16.4。为α-L-艾杜酶苷酸酶基因（IDUA，OMIM252800）突变。
本征的隐性基因为等位性质，故可有I-H/I-S型复合杂合子导致复合综合征。
【发病机制】
原发性α-L-艾杜糖苷酸酶缺乏而导致本征。

【临床表现】
临床表现介于MPS I-H和MPS I-S两型之间。
尿检可查出过量的硫酸皮肤素和硫酸乙酰肝素。
【治疗与预后】
治疗同MPS I-H。
预后视临床表现而定，一般比MPS I-H好，但比MPS I-S稍差。

（支　龙　宋明云　李俊伟　李宝玉）

三十、Hunter B型综合征
Hunter type B syndrome (OMIM 607014)

【同义名】
黏多糖贮积症II-B型综合征（mucopolysaccharidosis type II-B、MPS II-B型，轻型）。
【遗传学特点】
系谱分析属AR方式遗传。致病基因位于4p16.3。为α-L-艾杜糖酶基因突变。
【发病机制】
同MPS II-B型。
【临床表现】
该征与MPS II-A型一样同为黏多糖贮积综合征两个亚型中的一个轻型，临床表现相对较MPS II-A型轻微，无智力障碍。
【诊断与鉴别诊断】
诊断同MPS II-A型。
MPS II-A型与MPS II-B型鉴别，见表4-2-30。
【治疗与预后】
治疗同MPS II-A型。预后较好，一般可存活至成年。

表4-2-30　黏多糖贮积综合征II-A型与II-B型鉴别表

	黏多糖贮积综合征II-A型	黏多糖贮积综合征II-B型
症状	重	轻
智力发育	减退	正常
心血管损害	发生较早、重	发生较晚，较轻
心力衰竭	左心衰多见	肺动脉高压、右心衰多见
预后	多死于15岁前	可存活到40~50岁，甚至长期存活

（邢福泰　张年萍　曹化东）

三十一、Sanfilippo 综合征
Sanfilippo syndrome

【同义名】

黏多糖综合征Ⅲ型 A、B、C、D（MIM252900，252920，252930，252940）、Sanfilippo-Good 综合征、肝素尿综合征。

【溯源与发展】

1962 年首先由 Sanfippo 和 Good 报道，而得名为 Safilippo 综合征、Sanfilippo-Good 综合征。

【遗传学特点】

系谱分析属 AR 遗传方式。致病基因定位于 17q21。

【发病机制】

本征可分为 A、B、C、D 4 个亚型。A 型是缺乏硫酸乙酰肝素硫酸酯酶（heparan sulfate sulfatase）（致病基因定位于 17q25.3）；B 型是缺乏 N-乙酰-α 氨基葡糖苷酶（N-acetyl-alpha-D-glucosaminidase）（致病基因定位于 17q21）；C 型是缺乏 N-乙酰辅酶 A、α-氨基葡糖苷-N-乙酰转移酶（α-glucosaminide-N-acetyltransferase）（致病基因定位于 14 号染色体）；D 型是缺乏 N-乙酰-α-D-氨基葡糖-6-硫酸酯酶（N-acetyl-α-D-glucosamine-6-sulfatase）（致病基因定位于 12q14）所引起。

病理改变与 Hurler 综合征相似，但程度较轻，50%～80% 有动脉硬化和心脏损害。

本文论述是 MPS Ⅲ-B 型，即 Sanfilippo B 综合征，是由本型酶缺乏而产生的表现型。

【临床表现】

本征临床表现同 MPS Ⅰ型、MPS Ⅱ型，但较轻。主要症状如面容丑陋，毛多，爪形手、骨骼改变与 Hurler 综合征相似但较轻。中枢神经系统则受损严重，如智力障碍，语言迟钝，行动不便，抽搐痉挛，手足徐动，四肢强直等（图4-2-31）。

心血管损害：发生率 50%～80%。但不严重，多为二尖瓣病变，瓣叶增厚，腱索缩短，导致关闭不全，严重者心脏扩大，心力衰竭。常有动脉硬化。

尿检可查出大量硫酸乙酰肝素排出。

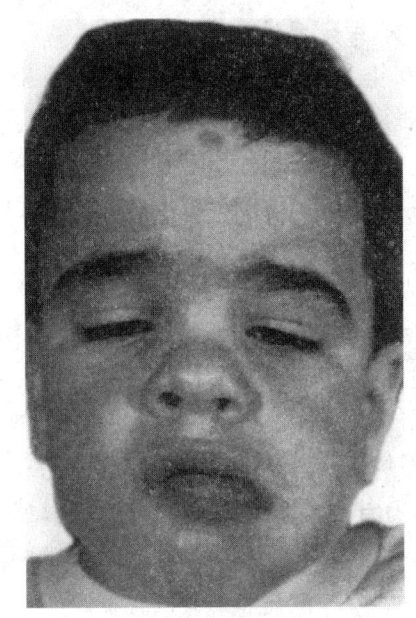

图 4-2-31　Sanfilippo 综合征

9 岁男孩；身材短小，严重智力低下（IQ 25）。面容粗陋，连眉（一字眉），塌鼻梁。肝脾肿大，尿中含硫酸乙酰肝素

【诊断】

根据临床表现及并发心血管病改变，尿检呈大量硫酸乙酰肝素，即可诊断。

羊水细胞培养做酶的活性测定，可做产前诊断。

【治疗与预后】

对症治疗及支持疗法。必要时进行二尖瓣换瓣手术。

预后较好，内脏损害轻者可活至 30 岁左右。

（张开滋　刘权章　邢福泰　杨晓静）

三十二、Morquio 综合征
Morquio syndrome

【同义名】

Morquio-Brailsford 综合征，又称黏多糖病Ⅳ型综合征（mucopolysaccharidosis type Ⅳ syndrome）（MIM 253000，253010），软骨-骨营养不良综合征（chondro-osteodystrophy syndrome），离心性骨软骨发育不良综合征（eccentro-osteochondrodysplasia syndrome），硫酸角质素尿症（keratosulfaturia syndrome），畸形性软骨营养不良症，非典型侏儒症。

【溯源与发展】

1929年Morquio和Brailsford同期报告，因而得以命名。

【遗传学特点】

系谱分析属AR遗传方式。致病基因定位于16q24.3。

【发病机制】

原发性多种硫酸酯酶缺乏，引起黏多糖在机体组织中贮积，而出现各种临床表现。

根据黏多糖酶缺乏不同又可分为两型：硫酸软骨素硫酸N-乙酰己糖胺硫酸酯酶缺乏者为Morquio综合征A型，β-半乳糖苷酶缺乏者为Morquio B型。两者的缺乏均可导致硫酸角质素不能降解，引起黏多糖大量贮积和经尿液排出而出现相关临床症状，主要是以骨骼畸形为主的黏多糖贮积症。

病理改变主要为骨骼畸形，骨软骨与骨骺不规则生长，骨与软骨呈局限性、非化脓性坏死。有动脉硬化，心脏瓣膜损害以主动脉瓣为主。

【临床表现】

特征性面容改变：嘴宽大、上颌突出、鼻短、齿距增宽。角膜呈薄片状混浊。胸骨与肋弓突出，以后逐渐出现颈短，躯干矮小型侏儒，鸡胸逐渐明显，腕关节粗大，韧带松弛，智力正常。进行性耳聋及肝脾大等。

心血管损害：主要为主动脉瓣疾病，常为主动脉瓣关闭不全，心血管损害常在15岁左右起病。亦可有二尖瓣损害和冠状动脉狭窄。50%～80%动脉硬化（图4-2-32）。

【辅助检查】

（1）X线检查发现全部骨骼均有明显骨质疏松、椎体平坦等。

（2）尿液排出大量硫酸角质素（keratan sulfate），但尿液无大量硫酸角质素存在不能排除本征的A型的轻型变异型。

【诊断】

根据典型临床表现，尿液中排出大量硫酸角质素，即可诊断。成纤维细胞和血中白细胞培养可检出相关酶的缺乏，可确诊。

【治疗与预后】

采取对症治疗及营养支持，脊柱畸形宜矫正，胸廓畸形宜行矫正术。主动脉关闭不全可行换瓣术治疗，预后较好。

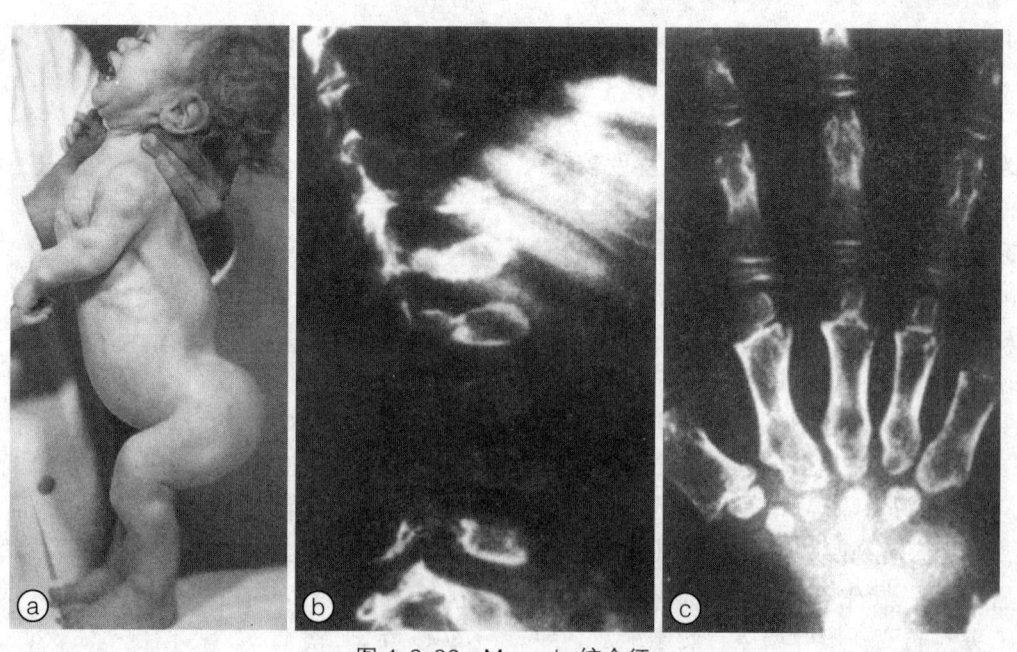

图4-2-32 Morquio综合征

a. $2\frac{10}{12}$岁男孩，躯干短型矮小。面容粗陋，蒜头鼻（短鼻），嘴大、耳大畸形。鸡胸，脊柱后凸，多发性骨骼畸形、骨质疏松，臀部后翘。关节肿大，活动受限。耳聋、肝、脾肿大；b, c. X线显示1例7岁病例脊柱和手部骨骼有严重骨质疏松

（刘权章 杨慧宇 张开滋）

三十三、黏多糖Ⅴ型综合征 mucopolysaccharidosis type V syndrome

【同义名】

MPS Ⅴ型，黏多糖贮积症Ⅰ型的亚型。

【溯源与发展】

1962年首先由Scheie报道而得名，早年认为是Hurler综合征的变异型（Hurler syndrome variant），现分类为黏多糖病Ⅴ型综合征。

【遗传学特点】

系谱分析属AR遗传方式。致病基因定位于4p16.3。为α-L-艾杜糖苷酸酶基因突变。多在6岁左右发病，男女均可患病。

【发病机制】

α-L艾杜糖苷酸酶缺乏而导致发病。

【临床表现】

本征与黏多糖贮积综合征I-H型相似，但较轻。最早表现为视力下降，角膜云雾状病变，易患色素性视网膜炎。6～8岁始有关节症状，以手足关节强直，活动受限最为突出。可进展为腕管综合征，关节僵硬加重，呈爪形手，并引起手指疼痛、刺麻、烧灼感等症状。智力正常，唇厚、口大，面容粗陋，肝脾肿大，全身多毛。

心血管损害：主要为主动脉瓣关闭不全，严重时可导致心力衰竭发生。

【诊断】

对疑似患者进行酶学检查，尿检硫酸皮肤增加，即可诊断。

【治疗与预后】

无特殊治疗法，可对症治疗。必要时对主动脉瓣进行换瓣手术。

预后较好，多可存活至60岁。

（张开滋　孟庆华　刘权章）

【附】

MPS Ⅵ和MPS Ⅶ型不另列题介绍，可参阅黏多糖贮积症各型特点总汇表（表4-2-33）。

表4-2-33 黏多糖贮积症各型特点总汇表

病名	临床表现	酶缺乏	尿中过量的黏多糖	遗传学特点 遗传方式	基因定位	心血管损害
MPS I-H（Hurler综合征）	面貌丑陋，角膜早期混浊，侏儒，骨骼变形，爪形手，智力发育不全，10岁前死亡	α-L-艾杜糖苷酸酶	硫酸皮肤素 硫酸乙酰肝素	AR	4p16.3	100%二尖瓣损害，50%~80%动脉硬化，主动脉扩张，冠状动脉狭窄，心内膜，心瓣膜增厚
MPS I-S（Scheie综合征）	角膜混浊，可有关节僵硬，主动脉瓣病，智力正常，寿命正常（？）	α-L-艾杜糖苷酸酶	硫酸皮肤素 硫酸乙酰肝素	AR	4p16.3	可有主动脉瓣病
MPS I-H/I-S（Hurler/Scheie复合综合征）	介于I-H和I-S之间	α-L-艾杜糖苷酸酶	硫酸皮肤素 硫酸乙酰肝素	AR	4p16.4	上述二者之间
MPS Ⅱ-A型（Hunter综合征重型）	无角膜混浊，症状较I-H轻，面丑、耳聋，通常15岁前死亡	硫酸艾杜糖醛酸硫酸酯酶	硫酸皮肤素 硫酸乙酰肝素	XR	Xq27.3-q28	100%动脉硬化，其他同Ⅰ型
MPS Ⅱ-B型（Hunter综合征轻型）	轻微角膜混浊，智力尚可，可活到30~60岁			AR	4p16.3	同MPS Ⅱ-A型但损害较轻
MPS Ⅲ-B型（SanfilippoB综合征）	躯体改变较轻，中枢神经受损严重	N-乙酰α氨基葡萄苷酶	硫酸乙酰肝素	AR	17q21	50%~80%动脉硬化，心脏扩大，心脏损害
MPS Ⅳ型（Morquio综合征）	特殊类型严重骨骼变化，角膜混浊	硫酸软骨素硫酸N-乙酰己糖胺硫酸酯酶	硫酸角质素	AR	16p24.3	50%~80%动脉硬化，主动脉瓣关闭不全

（续　表）

病名	临床表现	酶缺乏	尿中过量的黏多糖	遗传学特点 遗传方式	遗传学特点 基因定位	心血管损害
MPS V 型（以前指 Scheie 综合征）	关节僵直，角膜混浊较重、智力障碍轻，病情发展慢	α-L 艾杜糖苷酸酶	硫酸皮肤素	AR	4p16.3	主动脉瓣关闭不全
MPS VI 型（Maroteaux-Lamy 综合征）（图 4-2-33A）	严重的骨骼变化，角膜改变，白细胞有包涵体，智力正常，轻型症状轻微	芳香基硫酸酯酶 B	硫酸皮肤素	AR	5q11-q13	50%～80%动脉硬化，主动脉瓣关闭不全
MPS VII 型（Sly 综合征）（β-葡萄糖苷酸酶缺乏症）（图 4-2-33B）	肝脾肿大，多发性骨发育不全，白细胞包涵体，智力落后	β-葡萄糖苷酸酶	硫酸皮肤素	AR	7q11-q12	

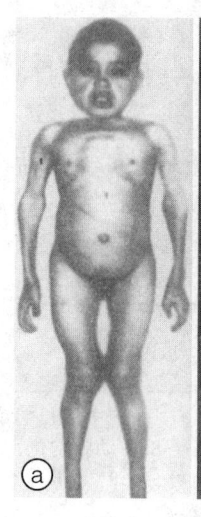 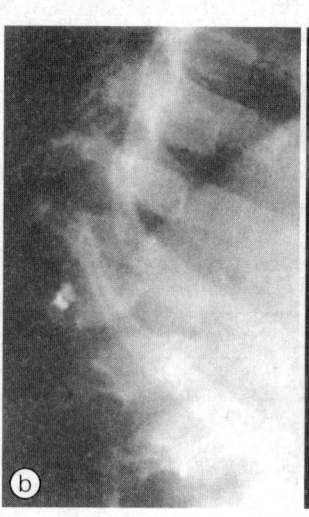 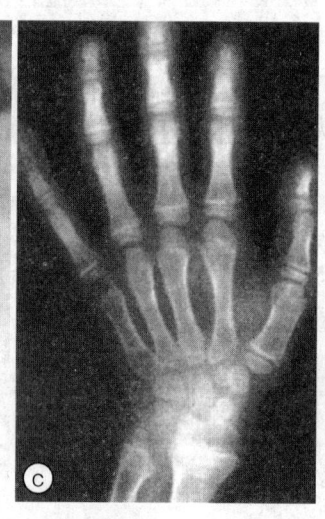

图 4-2-33A　MPS VI 型综合征

a. 14 岁男孩，出生初期身体发育正常，2～3 岁，生长发育明显落后，身材矮小，但智力正常。面容粗陋，角膜混浊。鼻大、唇厚、颈短。脊柱后凸，关节僵硬，膝外翻，活动受限。b，c. X 线显示肋髋，胸骨隆凸（鸡胸），手指骨骨骺端宽、不齐

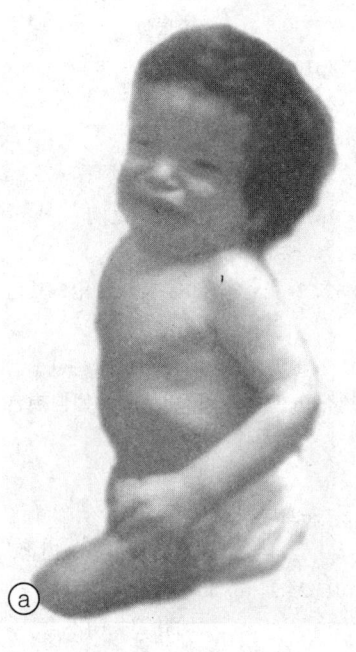 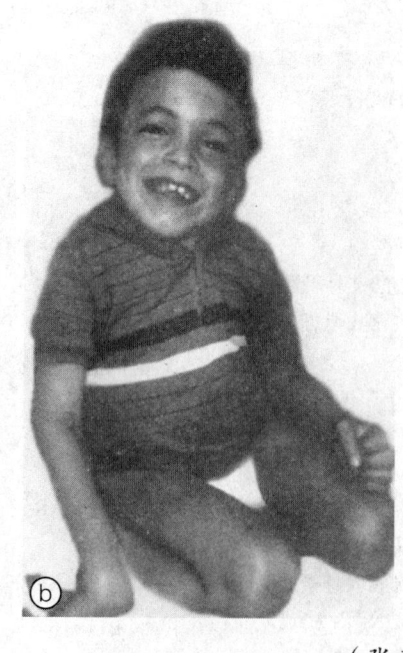

图 4-2-33B　MPS VII 型综合征

a. $1\frac{9}{12}$ 岁男孩。b. 8 岁男孩。身材矮小，智力低下。巨头，前额隆凸，面容粗陋，角膜严重混浊。胸腰椎前凸，胸骨隆凸。四肢关节挛缩，活动受限。肝大，脾大

（张开滋　邢福泰　曹化东　张年萍）

三十四、成人型早老症
adult progeria

【同义名】

Werner综合征，成人型早衰征，白内障-硬皮病-早老综合征、白内障并发硬皮病。

【溯源与发展】

1904年由Werner报道4例同胞病例，称之为白内障并发硬皮病。其后屡有报告，尤其是1966年Epstien等对本征详加描述后，称之为Werner综合征。国内于1986年周腾芳首报1例，继后又有少数报道。其特征为青春期发病，酷似早老综合征，表现为特殊体型、硬皮病样皮肤，早发动脉硬化。

【遗传学特点】

系谱分析属AR方式遗传。致病基因定位于8p11-p12。突变基因已克隆成功，是一种reqQ解链酶的基因，但基因代谢产物尚不清楚。

【发病机制】

Werner综合征的病因已经阐明，是由于基因突变导致的。患者皮肤成纤维细胞在体外培养时生长潜能显著下降，与正常同龄人细胞相比，复制寿命显著缩短，体外培养一般只能分裂2~10代，而正常人可分裂20~40代。患者增殖细胞的丢失速率与正常人相比增加了5~6倍。

【临床表现】

患者各种组织中葡胺聚糖发生变异，尿透明质酸排出量增加，表明本病的基本异常在结缔组织。患者的皮肤或纤维细胞在培养过程中生长困难，形态较快衰老，寿命仅及正常寿命的1/3~1/8。DNA修复正常，染色体数目和核型正常，但常有多种异位嵌合体，故有人将本病归于染色体不稳定综合征范畴。

出生时和幼儿期发育正常，多于20~30岁时起病，生长发育突然停滞。患者多无青春期的加速长高，身材矮而粗壮，肢体细长，头发早灰白、脱落。皮肤萎缩、过度角化，足部溃疡且不易愈合。肌肉、骨骼和脂肪组织均显著萎缩，常有软组织钙化。几乎100%早年发生全身动脉硬化，常有冠状动脉硬化性心脏病所致的心绞痛、心律失常和心肌梗死，外周血管中层钙化和瓣膜钙化，可导致主动脉瓣狭窄、关闭不全、心力衰竭、脑血管意外、肾动脉和肠系膜动脉闭塞。常有骨质疏松，少年白内障，性腺发育不全和轻度糖尿病。约10%的患者发生恶性肿瘤，以脑膜瘤和肉瘤多见。每于40岁死亡。死因主要为早发的心血管病变（图4-2-34）。

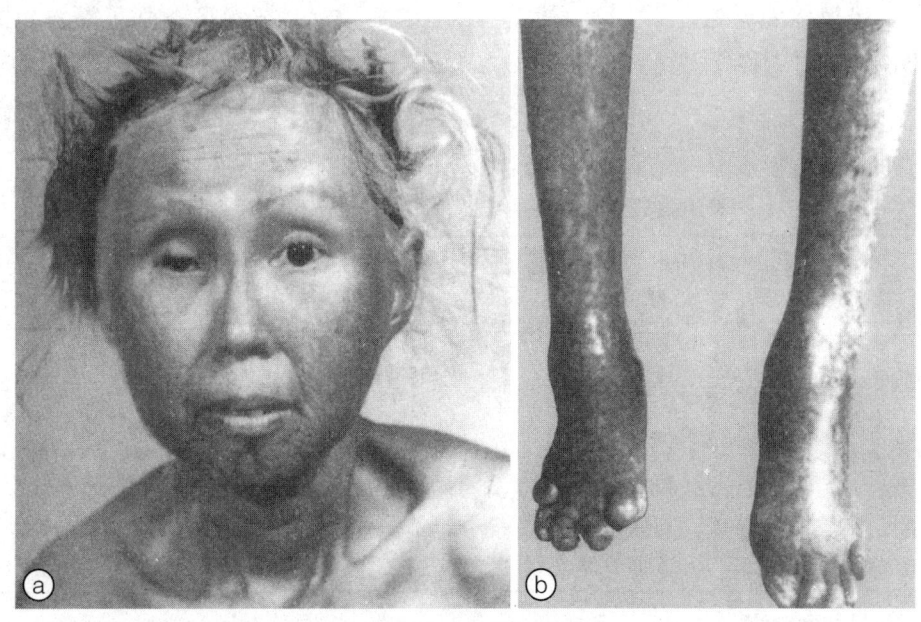

图4-2-34 成人型早老症

a. 46岁女患者，身材矮小，消瘦。20岁开始出现衰老症状：动脉硬化，视网膜退行性变性，早掉牙。32岁闭经，皮下脂肪萎缩，皮肤菲薄、萎缩；b. 趾畸形，2型糖尿病

心血管损害：几乎100%早年发生全身动脉硬化。

【诊断】

具有老人貌、硬皮病、皮肤异色症、早秃、灰白色毛发和青年性白内障等症状的典型病例，诊断一般不困难。不全型病例需与硬皮病，外胚叶发育不良，肌强直性萎缩，伴有脂肪萎缩的糖尿病加以区别。

【治疗】

注意防护，防止发生外伤性溃疡。治疗以对症为主。白内障可行手术摘除。糖尿病进行饮食控制。性功能低下者可给相应的内分泌激素进行补充治疗，应加强婚育的优生指导。

（张望德　宋盛晗）

三十五、Bloom综合征

Bloom syndrome，BS（MIM 210900）

【同义名】

Bloom-Tarare-Machachek综合征、面部红斑侏儒综合征，侏儒面部血管扩张综合征（face erythema-dwarfism syndrome），侏儒-日光敏感-血管扩张综合征，先天性毛细血管扩张综合征，先天性毛细血管扩张红斑及生长矮小综合征，蝴蝶状红斑综合征，染色体脆弱综合征，染色体破裂综合征，染色体不稳定综合征。

【溯源与发展】

1964年首先由Bloom报道一种类似红斑性狼疮皮损的毛细血管扩张红斑伴侏儒症的患儿。与此同时，Tarare和Machachek也独立作了详细报告，1969年German分析了当时已发现的21例BS家系，确认本病呈AR方式遗传。家系中近亲婚配率高。以后文献相继报道，多以Bloom综合征命名。我国于1983年曾昭训首先报道1例，继后有少数病例报道。其特征为面部毛细血管扩张性红斑，对阳光敏感，侏儒及其他畸形，遗传学上染色体不稳定，易畸变和断裂，并有发生恶性肿瘤倾向。

【遗传学特点】

系谱分析属AR方式遗传。致病基因定位于15q26.1，为*BLM*基因，基因产物的正常功能为DNA解旋酶。

（1）BS患者BLM基因的突变　目录已在10个BS患者中发现了7种不同的*BLM*基因突变，其中4种为单个碱基代型突变，2种为缺失型突变，另1种则为缺失插入型突变，结果导致*BLM*基因的2种无义突变，3种错义突变和2种移码突变（表4-2-35）。

（2）BS的分子遗传学诊断　目前通用的分析技术是利用BS患者的体外培养细胞获得*BLM*基因的cDNA，再用相关引物扩增*BLM*基因的全长cDNA，SSCP技术筛查所获得的PCR扩增片段，对出现SSCP改变的PCR片段加以序列分析，从而鉴定*BLM*基因编码序列上存在的各种突变。

表4-2-35　BS患者中发生的7种*BLM*基因突变

编号	种族类别	核苷酸残基改变的数量和位置	BS患者的基因型	突变的类型	突变氨基酸位置
1	日本人	631位缺3bp	纯合子	无义突变	185
2	欧裔美国人	A888T	杂合子	无义突变	271
3	日本人	1610位插入1bp	纯合子	移码突变	515
4	欧裔美国人	2089→G	杂合子	错义突变	1417
5	犹太人	2281位缺失6bp 插入7bp	纯合子	移码突变	739
6	意大利人	2596T→C	纯合子	错义突变	1417
7	意大利人	3238G→C	纯合子	错义突变	1417

（3）BS的细胞遗传学诊断　由于体外培养的BS患者的细胞姐妹染色单体发生率显著增高，因此显著增高的SCEs就成为BS患者确诊不可缺少的细胞遗传学依据。正常细胞在含有5-溴尿嘧啶的培养基中单一细胞中期分裂象SCEs＜10，但BS患者单一细胞中期分裂象SCEs介于50～100，SCEs的大小可因选择的细胞类型或不同的BS患者而存在一定的差异。常用的细胞类型如下：短期培养的T淋巴细胞、B淋巴细胞和骨髓细胞；EB病毒转化的B淋巴细胞，长期培养的T淋巴细胞和各种组织来源的成纤维细胞，包括SV40转化的细胞系。

【发病机制】

本征是一种常染色体隐性遗传病，多见于东欧犹太人的后裔中，属DNA修复机制缺陷，染色体易断裂和畸变的染色体不稳定综合征，患者对阳光敏感，可能由于紫外线损伤使DNA修复发生缺陷，但迄今未发现与该过程有关的酶缺陷。现知培养的正常细胞内有一种物质可抑制Bloom综合征患者成纤维细胞的姐妹染色单体交换，使交换率减少45%～50%。故推测有一种"纠正因子存在"。在Bloom综合征的纯合体患者中该因子缺如或无活性；杂合体患者该因子减少。

患者有免疫功能缺陷，常伴发白血病和其他恶性肿瘤。可恶变为纤维肉瘤、鳞癌和神经纤维肉瘤。

【临床表现】

患儿宫内发育迟缓，出生时体重低。新生儿期无皮肤损害，1岁时面部暴露于日光的部位出现红斑皮疹，红斑呈蝴蝶状，这些红斑是毛细血管扩张所致，呈蝶形分布，类似红斑狼疮。红斑也见于暴露部位如手足等。对光敏感，夏季加重而冬季好转或自愈。强烈日光照射可形成水肿、水疱糜烂。反复发作后可呈慢性湿疹样改变。青春期后红斑倾向于减退，遗留色素减退、萎缩或瘢痕。半数患者伴有牛奶咖啡斑。

患者幼儿期生长明显迟缓，呈侏儒状，但各部分比例正常。青少年期后生长速度逐渐加快，但成年后身高极少超过145 cm。面容有特征性：头长，鼻小，颧骨低、耳大。男性常为小睾丸和无精子。女性月经不规则。智力多正常。约1/6的患者可发生原发性恶性肿瘤，其中一半为淋巴细胞性白血病。免疫功能降低，易发生感染和败血症。

心血管损害：面部毛细血管扩张。

【诊断】

根据特征性临床表现，免疫球蛋白降低，染色体断裂频率高且多呈四射体，患者的姐妹染色单体交换率成倍增高，可作为临床和产前诊断的细胞学标志，但杂合体携带者的姐妹染色单体交换率正常，故不能用之检测携带者。诊断并无困难。

【鉴别诊断】

本征应与毛细血管扩张性共济失调，红斑性狼疮，光敏性皮炎，先天性角化不良，Fanconi贫血相鉴别。本病与血管萎缩性皮肤异色病（Rothmund Thomson综合征）的鉴别较为困难。两者均有毛细血管扩张，身矮，对日光敏感等特点，但后者有幼年性双侧白内障，毛发稀少，网状或点状色素沉着及萎缩等皮肤异色症表现，且有生殖机能不全。

产前超声检查胎儿过小和羊水细胞染色体分析可使部分胎儿得到产前诊断。

【治疗】

无特效疗法，皮肤病变可对症治疗，避免日光暴晒、外涂15%氧化锌软膏等。因患者易发生贫血病、网状细胞肉瘤及消化道肿瘤，应密切观察，以便早期发现，及时处理。

（张开滋　张望德　宋盛晗）

第三节 性连锁遗传心血管病

一、灶性皮肤发育不良
focal dermal hyopoplasia

【同义名】

Goltz综合征（MIM305600），Gorlin综合征，灶性皮肤发育不全，局灶性皮肤发育不全，局灶性真皮发育不全。

【溯源与发展】

1943年首先由莫斯科综合医院Liverman报道1例，1962年Gorltz结合自己的病例并进行综合文献报道，1964年Gorlin详加报道。我国从1983年始有少数病例报道。其特征为皮肤、骨骼及眼部病变，同时伴有心血管损害。

【遗传学特点】

经系谱分析属XD方式遗传。致病基因定位于Xp11.23。

【发病机制】

原因未明。可能与母亲妊娠期服用药物或感染影响胎儿发育有关。本病为中胚层发育障碍，其病理学改变主要在真皮，表现为真皮内有异常的脂肪细胞累积。超微结构显示，胶原纤维变细，但有正常条纹。

【临床表现】

皮肤呈线状或蛇行状的萎缩斑和色素沉着斑，面部皮肤缺陷所致的脂肪疝形成，是特征性改变之一，皮肤和黏膜的多形性损害所致的暗红色乳头状瘤，好发于唇部及外阴部。毛发稀疏、局限性脱发、斑秃等。

骨骼改变：脊柱裂，脊柱侧凸、后凸。手部异常，包括爪状手、并指（趾）、无指（趾）、短指（趾）掌跖畸形。

眼部损害：各种不同的内眼或外眼损害，如眼睑下垂，斜视，无眼畸形，虹膜缺损。另外可见牙齿残缺不全及精神发育不全，运动障碍等。

心血管损害：发生率低度。常为主动脉狭窄，房间隔缺损，肺动脉高压和毛细血管扩张。

【诊断】

根据本病典型三大损害：皮肤、骨骼及眼部损害，并结合心血管及其他病变，诊断并不困难，必要时可做皮肤病理检查。

【治疗与预后】

无特殊治疗法。对骨骼畸形及心血管损害和皮肤纤维瘤手术治疗。

（张开滋　邢福泰　曹化东　张年萍）

二、色素失调症
incontinentia pigmenti

【同义名】

色素失调症I型，色素失禁症，真皮变色性色素沉着症，Bloch-Sulzberger综合征，Bloch-Siemens综合征（OMIM 308300），色素颗粒细胞痣。

【溯源与发展】

1906年首先由Garrod描述了本病，继之于1925年Bardach以序列痣为题目报道了2例。其后1926年Vaegeli和1929年Siemens还分别以色素吞噬细胞痣和真皮变性黑变病为名称报道本病。但多数学者认为1926年Bloch和1927年Sulzberger分别报道同一个2岁女孩患有先天性色素异常，病变多分布于臂部、踝部皮肤，色素斑酷似人工画笔描绘而成，而采用色素失调症命名。我国于1956年由朱德生报道2例之后，陆续有个例报道。其特征为皮肤病损、神经系统、眼部症状、齿及骨骼系统异常。

【遗传学特点】

经系谱分析属XD遗传方式。群体发病率约1:37。本征分两型：①I型（散发性色素失调症OMIM308300）致病基因定位于X染色体Xp11，病因是X染色体的着丝粒附近染色体异常引起的；②II型（家族性致死性色素失调症）致病基因突变，定位于X染色体Xq28，为*IKK-gamma*基因（*IKBKG*，OMIM 300248）。

【发病机制】

是由于基因突变导致的一种皮肤色素紊乱伴有眼睛、牙齿、骨骼和心脏畸形的综合征。1961年Lenz根据病例分析提出本征是一种男性致死的X连锁显性遗传病。1977年Kunze等在一个47，XXY（Klinefelter综合征）的男性病例中具有色素失调症症状，亦与Lenz的假设相符。1987年Ormorod等描述的一个47，XXY病例的家系，其家系谱提示其遗传方式显示是男性致死的X连锁的显性遗传，此家系中受累女性的表现型与Lyon的假设的X染色体随机失活相符。因为在46，XX的女性患者中，女性的2条X染色体中，一条是正常的，一条是带有致病基因的（称杂合子），故虽然有色素失调症症状，但对生命无严重影响，而46，XY的男性患者，只有一条X染色体（称半合子），当这条X染色体上带有致病基因时即严重发病，多死于宫内，故临床上男性患者少见。

【临床表现】

临床所见病例多为女性。多数在生病第一周起病，迟至6龄发病的很少，偶见于成年人。先于躯干两侧沿神经分布出现荨麻疹或水疱性皮疹，经炎症期、增生期和色素期后，在躯干，大腿两侧出现奇形怪状的棕黑色色素斑，可反复发作。色素斑可持续数年，色素斑消退后残留浅的脱色斑。血中嗜酸性粒细胞增高（5%～56%），水疱中酸性粒细胞可高达90%以上。小头，智力低下，可伴发癫痫，四肢瘫痪。小眼球、白内障，视神经萎缩失明。1岁后的患者2/3有牙齿异常（部分无牙或完全无牙），指（趾）甲萎缩（图4-3-2）。

心血管损害：发生率40%。多为动脉导管未闭，原发性肺动脉高压，心脏功能不全，继发性肺心病。

【辅助检查】

水泡内嗜酸性粒细胞占95%，外周血嗜酸性粒细胞占74.5%。患者体内血中可测到胞浆抗体。另外可有出牙延迟、圆锥状牙冠、缺牙，头部毛发异常、脱发、毛发短，指（趾）甲缺损及骨骼异常，如脊柱裂、多余肋、髋关节脱臼等。

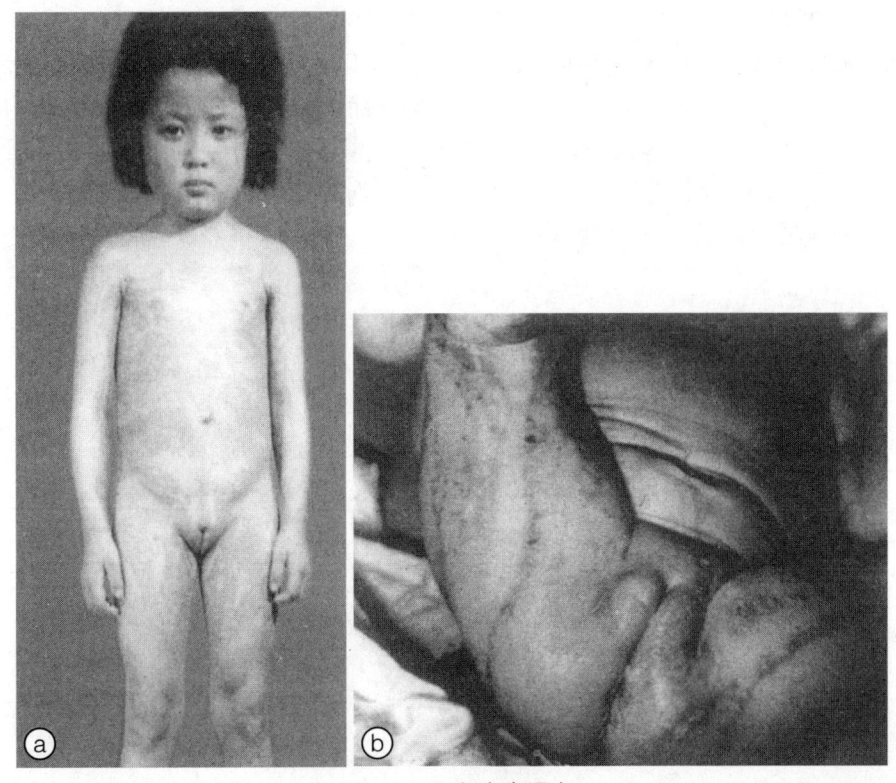

图4-3-2 色素失调症

a. 10岁女孩。患者发生水疱性皮疱后，经炎症期、增生期和色素期后，在躯干、大腿等处出现色素斑，数年后色素逐渐消退而残留浅色脱色斑。b. $3\frac{10}{12}$女孩。经炎症期增生期后，处于色素期中的外阴、大腿部形成的奇形怪状的棕黑色色素斑

【诊断】

依据典型炎症期、增生期、色素期三阶段临床特征以及出生不久发病，大部分为女性，同时伴有神经系统，眼及骨骼改变，心血管损害，并结合病理及实验室检查可以确认。

【鉴别诊断】

需与神经纤维瘤，色素性麻疹，大泡性表皮松懈症，儿童期大泡性病，天疱疮相鉴别。本病尚需与 Franceschi-Jadasson 综合征鉴别。后者特点：①色素沉着为网状；②无前期炎症变化，无水泡及疣状损害；③男性发病率高；④为显性遗传。

【治疗与预后】

无特殊治疗方法。通常色素失调症终末阶段线纹于2岁开始消退，到成年几乎认不出。皮肤病变可自然消退不必治疗。水泡期应防止继发感染，可试用肾上腺皮质素类。若合并癫痫进行癫痫治疗。女性患者多为良性过程，到青春期可能痊愈。

（张开滋　刘权章）

三、CHILD 综合征
CHILD syndrome (MIM 308050)

【同义名】

单侧鱼鳞癣样红皮病，伴同侧畸形（尤其是肢缺失畸形），先天性半身发育不良伴鱼鳞癣样红皮病及缺陷。

【溯源与发展】

1968年由Falek等首次报道。1980年Happle等根据相关病例资料进行综述，并根据本症中女性病例远高于男性（19：1），在一个患病家系的5例流产儿中，可确认的一例为男胎，提示男性半合子具有致死性，而认为本症属XD遗传病。同时他们根据本症的先天性偏侧发育不良伴鱼鳞癣样红皮病及肢体缺陷（congenital hemidysplasia with ichthyosiform erythroderma and limb deficiency）的英文字首命名为CHILD。

【遗传学特点】

经系谱分析属XD方式遗传。致病基因定位于Xq28，为甾体类脱氢酶基因（*NSDHL*）突变。男性半合子为致死性，故女患多于男患（19：1）。

【发病机制】

发病机制不明。Emami（1992）的研究显示，本症患者的受累皮肤的成纤维细胞中有胞浆脂质积聚，超微结构分析显示受累皮肤成纤维细胞有板层膜和空泡结构贮积，而过氧化质体很少。此外，其过氧化氢酶和二羟丙酮磷酸酰基转移酶活性都只有正常的30%。

【临床表现】

单侧鱼鳞癣样红皮病，伴同侧肢体畸形或缺失，半身发育不良（肺、甲状腺、腰大肌，第Ⅵ、Ⅶ、Ⅷ、Ⅸ和Ⅹ脑神经，桥脑、延脑、小脑和脊髓不对称萎缩），肾发育不良。

心血管损害：发生率低度。心脏畸形为"降落伞"样二尖瓣，左心房瓣膜上环、主动脉瓣下缩窄（图4-3-3）。

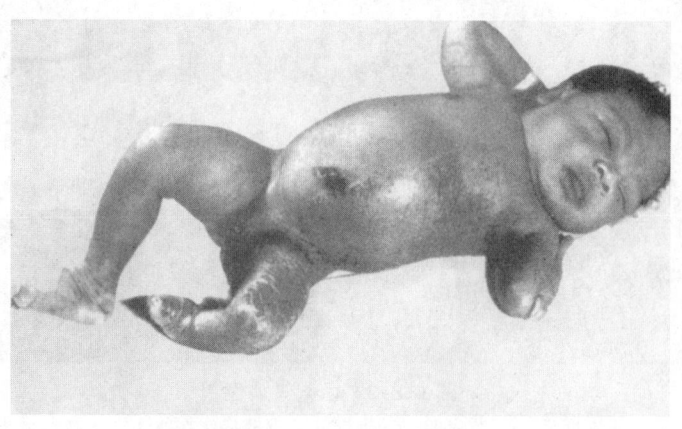

图 4-3-3　CHILD 综合征

新生女婴。单侧鱼鳞癣样红皮病，伴同侧肢体残缺、畸形。半身发育不良，"降落伞"样二尖瓣，主动脉瓣下缩窄

【诊断】

根据临床症状和特征和X线、B超检查可做出诊断。

【预后】

预后极差，应加强婚、育的优生指导。

（刘权章）

四、卷发综合征
kink hair syndrome

【同义名】

头发灰质营养不良，钢毛综合征，Menkes综合征（MIM309400），Menkes捻转毛综合征、Menkes Ⅱ型综合征、纽结发病、铜运转病。

【溯源与发展】

1962年首先由Menkes报道5例，之后陆续有报道，而得名Menkes综合征。我国于1980年蔡铁男等开始报道，后有少数病例报道。其特征是发生于男性遗传性铜代谢障碍病，临床表现为毛发稀疏，卷曲易脆断，精神运动发育迟钝，生长发育不良，惊厥发作及低体温。

【遗传学特点】

经系谱分析属XR方式遗传，编码铜-运转ATO酶的基因（ATP7A，OMIM 300011）突变。致病基因定位于Xq13。发病率约为1/40初生男婴儿。仅男性发病，女性为致病基因携带者。

【发病机制】

基本缺陷为细胞内和经细胞膜的铜运转障碍，导致铜蓝蛋白减少，小肠铜吸收障碍，血铜低。某些组织，包括成纤维细胞与铜过量结合。上述改变可能是神经系统异常和多种组织弹力纤维断裂的原因。有人提出可能与线粒体或微粒体氧化功能障碍有关。头发的改变可能是由于角蛋白内形成双硫键；而与铜有关的氧化酶缺陷则是坏血病样改变的原因。

患者大脑广泛退行性变，皮层神经原丧失，受损严重区域代之以胶质和囊肿。血管内膜和弹力层断裂、动脉梗阻或狭窄。

【临床表现】

男性发病，约半数早产。出生时多正常。新生儿期过后逐渐出现嗜睡，喂食困难，体温偏低，可有实力缺陷。至3个月时出现锥体束征，表现为惊厥。可发生瘫痪和顽固性癫痫发作。患者体格和智力发育显著落后。头发色素减退且无光泽，可见捻转毛、患珠毛、易脆断，留下短而硬的残根。头发在显微镜下呈粗细不均、扭曲状。眉毛稀少。患儿颊部饱满，鼻阔短，上颌小，出牙迟。常有脂溢性皮炎。可有坏血病样表现。骨质疏松变薄，易发生病理性骨折（图4-3-4）。

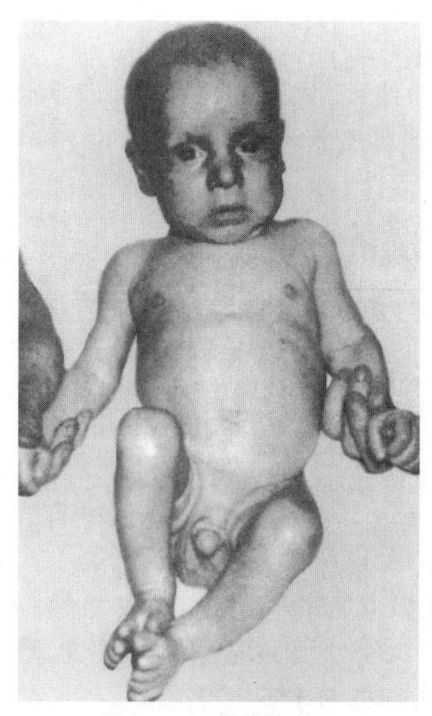

图4-3-4 卷发综合征

2月龄男婴，生长发育迟缓，智力低下，脑出血，癫痫，烦躁不安，喂养困难，肌张力亢进；头发少，卷曲、易断。颈短粗，血清和铜蓝蛋白的水平低。皮肤干燥、粗厚

心血管损害：发生率60%。由于广泛性动脉硬化，可致眩晕，昏厥，脑血管意外，心绞痛，心肌梗死，四肢麻木，间歇跛行等。

【诊断】

头发显微镜查见卷发、串珠形发、结节性脆发。X线长骨摄片骨骺部向外伸展，头颅顶骨部多缝间骨。脑动脉造影显示动脉扭曲，外周动脉也有相同改变。结合血清和尿铜值低，血清铜蓝蛋白低或测不出可明确诊断。

【防治】

预后差。治疗为对症疗法，口服或注射铜制剂无效。90%患者于2岁前死亡。产前抽取羊水

检查，在培养的羊水细胞内铜的浓度增加有一定的产前诊断价值。检查出杂合子携带者应进行遗传咨询和婚育的优生指导。孕期检查胎儿性别，保留女婴有助于减少本病患儿的出生。

（张开滋　孟庆华　刘权章）

五、FG综合征
FG syndrome (MIM 305450)

【同义名】

智力低下、大头、肛门闭锁、先天性肌张力低下、胼胝体部分发育不良，Opitz-Kaveggia综合征。

【溯源与发展】

1974年由Opitz-Kaveggia首次报道，并按患者姓名的第一个字命名为FG综合征。1982年Opitz等报道在以往诊查的FG综合征病例家系中，有一家系外表正常的三姐妹各有2～3个患病的儿子，表明本征属XR方式遗传。

【遗传学特点】

经系谱分析属XR方式遗传。为遗传异质性疾病，X染色体上至少有4个位点与本病相关。致病基因定位于Xq11或Xq28，Xp22.3，Xq12-q21.31。所报道的病例均为男性。

【发病机制】

未明，是由于基因突变导致多系统受损。

【临床表现】

生长发育迟缓，身材矮小，智力低下，惊厥。胼胝体发育不良，先天性肌张力低下，运动能力差。头大（与身体不成比例），前额高宽，额发上卷。内眦侧向移位，鼻根、鼻梁高，耳小。关节挛缩，肛门闭锁。有些患者的母亲（携带者）可有前额宽，额发上卷，肛门错位（图4-3-5）。

心血管损害：发生率低度。主要为室间隔缺损。

【诊断】

根据患者的临床症状与特征可做出诊断。

【预后】

预后不良，多数病例在婴儿期死亡，应加强婚、育的优生指导。

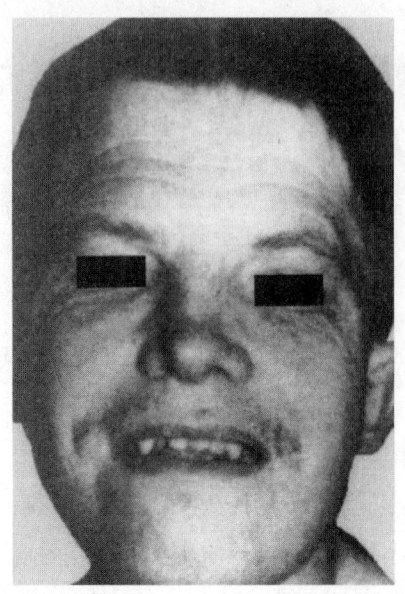

图4-3-5　FG综合征

28岁男性，身材矮小，中度智力低下。阵发性惊厥，先天性肌张力低下。关节挛缩，活动受限。前额隆凸，额发上卷。鼻根、鼻梁高，耳朵小，指（趾）弯曲

（刘权章　刘晓媛　张开滋）

六、Simpson畸形综合征
Simpson dysmorphia syndrome (MIM 312870)

【同义名】

Simpson-Golabi-Behmel综合征，SGBS综合征，XR型发育不良巨人综合征，牛头犬综合征，Golabi-Rosen综合征。

【溯源与发展】

1975年由Simpson等首次报道，1984年Behmel等、Gloabi和Ronsen等报道了新的病例，1988年Nesi和Qitz等进一步进行了确认和补充。1992年Garganta和Bodurtha对以往已报道的病例进行总结，并命名为Simpson-Golabi-Behmel综合征，指出患有本综合征的患儿在围产期和婴儿期的死亡率很高。而Konig等在1991年即认为心律失常是本综合征患儿在婴儿早期死亡的一个重要原因，也是导致成年患者心搏骤停的原因。1999年Lin等进一步证明本综合征患者中约50%存在各种类型的心血管异常，1/3病例存在心血管畸形。

【遗传学特点】

经多数学者多年研究，依据遗传学特点分为两型：

X连锁隐性Ⅱ型（OMIM 300170）致病基因定位于Xp22，为 CXORF5（OMIM 300170）基因突变。女性携带者有轻度临床症状或表型。

X连锁隐性Ⅰ型（MIM 312870）致病基因定位于Xq26，为 GPC3（OMIM 300037）基因突变。

文献中，患有 GPC3 基因的微缺失、13bp的缺失、外显子6的缺失、还有一个内显子的突变、截短突变的报道。还有学者对13例患者进行 GPC3 外显子直接测序，没有发现缺失和突变，提示可能存在选择性剪接机制，或者有其他基因参与。

【发病机制】

病因是在胚体的中胚层组织发育过程中，具有重要作用的编码磷酸脂酰肌醇聚糖（glypica 3）的基因 GPC3（OMIM 300037）发生突变，而使控制胚体中胚层组织生长机制发生失控而引起过度发育，导致生长畸形和异常。

【临床表现】

身体过度生长，出生体重就可达5kg以上，成人平均身高188cm以上，体型巨大壮实。智力一般正常，少数智商较低，肌张力低下。出生后生长速度快，身材高（成人身高188～210cm），头大，特征性脸容：面容粗糙，眼距宽，内眦赘皮，外眼角下斜，鼻梁宽扁，蒜头鼻（短鼻），鼻孔朝天。嘴大、舌大，下颌巨大、前凸（国外俗称"牛头犬"脸）。耳低位、后旋，耳轮有皱褶。椎骨分节缺陷，包括C_2/C_3节段后部融合，漏斗胸。皮肤厚，肤色灰暗。膈疝，脐疝或腹股沟疝。手掌、手指短宽，指（趾）并指，指甲发育不良。男性隐睾，女性多乳头等（图4-3-6）。有的病例可有唇裂、腭裂。先天性髋关节脱位，畸形足。胃肠道异常，包括肠回转不良，幽门环，多脾，肝脾大，以及Langerhans岛数增多，胆总管囊肿。严重者可患有败血症。由于胰岛素分泌增多而引起低血糖症。泌尿生殖道异常，包括肾脏增大、多囊肾、重复肾盂、轻度肾积水伴小叶囊肾，男性尿道下裂。中枢神经系统异常，包括胼胝体发育不良，小脑蚓部发育不全，脑积水。发生羊水过多，胚胎瘤，神经母细胞瘤，肾Wilms瘤，肝细胞瘤，新生儿多发性血管瘤等的风险增高。

心血管损害：先天性心脏缺损或传导障碍，主要表现为各种心律失常，尤以房室传导阻滞最多见也最严重，并常导致婴儿期死亡（严重者多死于宫内），或成年患者表现为室间隔缺损，肺动脉狭窄，大血管转位，动脉导管未闭。新生儿患者表现为多发性血管瘤等。发生率30%。

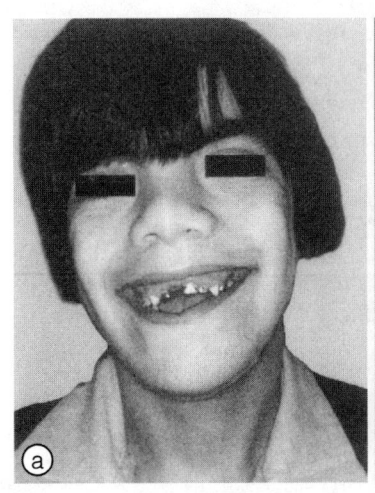 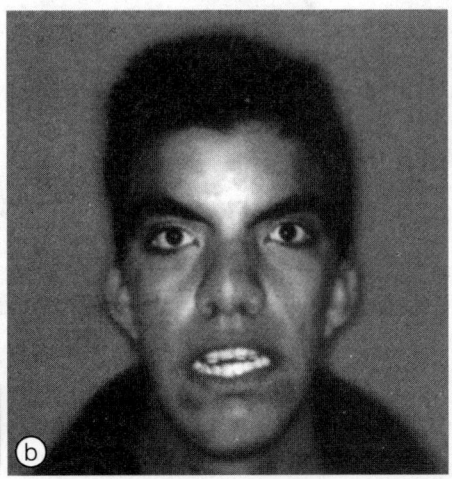 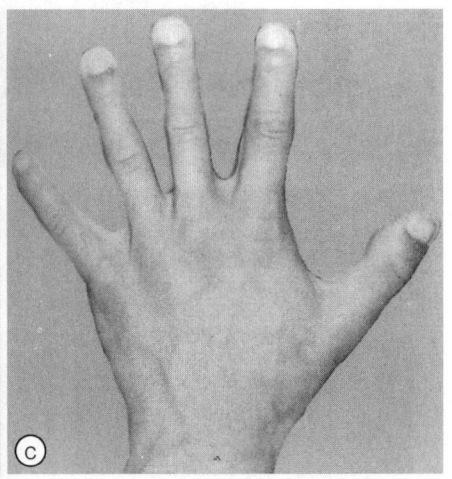

图4-3-6 Simpson综合征

a，b．示一男性患者7岁和16岁时的外观。出生前后生长发育速度快，身材高大、壮实。脸容粗陋，眼距宽，外眼角下斜，鼻大、鼻梁扁平。嘴大、舌大，下颌大而凸出（"牛头犬脸"）。室间隔缺损，心律失常；c．示与身材高大对比，手掌、手指明显短，第2、第3指轻度并指，指甲发育不良

【诊断】

依据临床症状与体征、X线检查，以及应用 Southern blot 和特定外显子 PCR 或 *CXORF*5 基因等，可以做出诊断。

【鉴别诊断】

本病需与 Beckwith-wiedeman 综合征（BWS，OMIM 103650）鉴别，两者表型虽然重叠，但做染色体检查，BWS 为 11p 部分三体核型，而本征基因检测可资鉴别，还应与 Perlman 综合征鉴别，表型虽有相似之处，基因检测便可区分。

【治疗】

对幸存的病例，应注意观察患者的心血管缺损和癌瘤的发展和动态，以便及时采取有效的手术治疗等防治措施。

【预后】

预后差，患儿多因心脏病死于围生期，应加强婚、育的优生指导。

（刘权章　张开滋）

七、Hunter A 型综合征
Hunter type A syndrome (MIM 309900)

【同义名】

黏多糖贮积症 Ⅱ-A 型综合征、MPS Ⅱ-A 型（重型）、Hurler 综合征重型。

【溯源与发展】

1917 年由 Hunter 首次报道而得名。

【遗传学特点】

系谱分析属 XR 遗传方式。仅男性发病。基因定位于 Xq27.3-q28。为艾杜糖醛酸酯酶基因突变。

【发病机制】

原发性艾杜糖醛酸酯酶缺乏，导致黏多糖分解障碍而贮积于机体器官组织中而致病。

【临床表现】

虽与 Hurter 综合征相似，但本征神经系统病变明显，尤以正中神经受损为明显而突出。无角膜混浊或轻微浊，有耳聋、轻度智力障碍。关节僵硬，身材矮小，面貌丑陋，多毛，爪形手，轻度骨骼畸形，无驼背，肝脾肿大等。

心血管损害：与 Hurter 综合征相似，瓣膜损害，左侧比右侧为特点。100% 动脉硬化，主动脉与肺动脉壁的管壁增厚，血压明显升高等（图 4-3-7）。

【诊断与鉴别诊断】

根据本征临床表现，尿中硫酸皮肤素和硫酸乙酰肝素增多，细胞培养酶活性降低，即可诊断。

羊水细胞培养做酶的活性测定，可用于产前诊断。

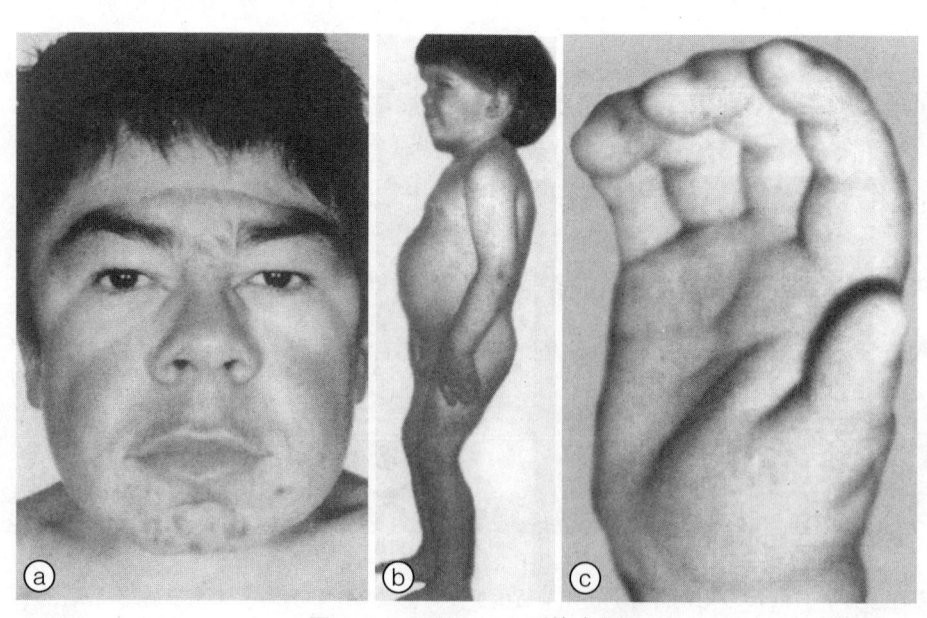

图 4-3-7　Hunter A 型综合征

a. 12 岁；b. 9 岁男孩。共同的临床特征：身材矮小，严重智力低下。面容粗陋，耳聋。肝大、脾大。肘、肩关节，指关节屈曲、挛缩，活动受限。c. 指关节屈曲、僵硬

鉴别诊断：①与本征Ⅱ-B型综合征鉴别，详见黏多糖贮积症Ⅱ-B型；②与Hurter综合征鉴别，Ⅱ-A角膜混浊轻微或多无混浊，这是与Hurter综合征最大不同，身材矮小，爪形手，关节僵硬，骨骼变化均比I-H型轻，且发病晚，进展缓慢。尿中排出硫酸皮肤素约占55%，而Hurter综合征却占80%。

【治疗与预后】

治疗同Hurter综合征。

本征预后稍好，常可存活至成年。

（邢福泰　刘世芳　曹化东　张年萍）

第四节　遗传方式未定的单基因心血管病

一、Larsen综合征
Larsen syndrome (MIM 150250, 245600)

【同义名】

Farland综合征，腭裂-先天性脱位综合征、腭裂-平脸-多发性先天性脱位征，扁平脸-短指甲-多关节脱位综合征，扁脸-关节脱位-足异常综合征，多发性先天性脱位综合征。

【溯源与发展】

1929年首由Farland报道1例先天性多发关节脱位的罕见病例。1950年Larsen详加描述。此后McKusick对本症同胞进行研究，指出可能为常染色体隐性遗传。1975年Hall和Kiel等认为是有明显遗传异质性疾病，其遗传方式待定。我国于1990年吴振华等加以报道，国内例数不多。其特征为先天性多发性关节脱位、手足变形和颜面异常三大主征。

【遗传学特点】

1975年Hall和1983年Kiel等许多作者都认为本病是一种有明显遗传异质性的遗传病，可呈AD或AR发病，在AD遗传中扁平脸更为常见；而在AR发病者中心血管缺损、并指、腭裂和身材矮小更为常见且更严重。致病基因定位于3p14.3。

【发病机制】

病因未明。多认为与胚胎期中胚层间叶的发育缺损有关。由于中胚层间叶发育障碍，导致广泛的结缔组织病变。

【临床表现】

患儿出生时即有多个关节脱位。以膝和髋关节脱位为最常见；其次为肩、肘、腕关节脱位。关节脱位常呈双侧性。可同时伴有掌骨短、附加掌骨、三角形指骨。手指细长呈圆柱样，拇指扁平，并指（趾），马蹄形内翻足或空凹足，脊柱后侧弯等骨骼畸形。面部扁平如盘状，表情呆板，前额呈结节状突出，宽眼距、眼裂上斜，鼻梁低平凹陷如马鞍状，呈特殊面容。文献所报道的其他异常尚包括腭裂，脑积水，小颌，先天性白内障，听力丧失，气管软骨软化，性腺发育不良和隐睾等。

心血管损害：据1983年Kiel对96例本病患者的复习，认为本病的心血管损害可分为两类。一类为先天性畸形，包括房或室间隔缺损，动脉导管未闭，肺动脉狭窄，心内膜弹力纤维增生症，以室间隔缺损为最常见。另一类为获得性缺损，包括主动脉扩张，主动脉瘤，主动脉瓣关闭不全，二尖瓣及三尖瓣脱垂，瘤样动脉导管等。此类病变可能类似Marfan综合征等结缔组织病变，与本病的基本缺陷即结缔组织病变有关。

【诊断】

主要依据先天性多关节脱位和特殊面容。其中关节脱位以膝和髋关节脱位具有诊断特异位；面部表现以扁平面、马鞍鼻和前额突出。再加上手足变形组成的三主征，即可诊断。

【治疗与预后】

关节脱位应及早矫形复位，延迟治疗则预后较差。

（支　龙　张开滋　孟庆华）

二、动脉-肝脏发育不良综合征
arteriohepatic-dysplasia syndrome (MIM 115480)

【同义名】

动脉-肝发育不良，肝内胆管发育不良和先天性心血管畸形综合征，先天性肝内胆管发育不良，胆汁淤积综合征，Watson-Alagille综合征，Alagille综合征，胆汁淤积伴外周性肺动脉狭窄。

【溯源与发展】

1932年首次由Sweet报道一家3例患肝外胆道闭锁，其中2例伴有先天性心血管异常。1956年Alagille、1973年Watson、1974年Riley、1976年Greenwood分别报道了肝内或肝外胆道发育不良伴有以周围性肺动脉狭窄为常见的先天性心血管异常。尤其是1975年Alagille等又结合自己的病例，进行综合分析并确认是一个独立综合征。1980年有关此病的报道渐多，而称为Watson-Alagille综合征或Alagille综合征。其特征为肝内胆管发育不良，慢性肝内胆汁淤积，周围性肺动脉狭窄等心血管异常，特异性面容和蝴蝶形脊椎等。

【遗传学特点】

本病多呈家族性发病趋势，经系谱分析属AD方式遗传，但也有人认为属AR遗传，无性别差异，不完全外显率高，但也有散发的报告。致病基因定位于20p11.2。

【发病机制】

病因不明，有些学者认为是致畸因素的作用，但Levin和Samuel对本病患者做了多种致畸因素检查均为阴性。

Marvin等通过剖腹探查和肝活检发现病理变化为肝外胆管细小以至闭锁，肝内胆道减少或缺如。肝有假黄瘤形成、铜积聚，肝细胞轻度损害，胶原纤维束从肝门伸向肝叶间并延伸到Mall间隙而消失，不伴有炎细胞浸润及进行性纤维化或坏死。

【临床表现】

肝内胆管减少，胆汁淤积，出生后即有持续性黄疸，3个月左右出现全身皮肤瘙痒。浓茶色尿，肌腱或皮下伴黄色斑，如黄色瘤。肝脾肿大，脂肪泻，高脂血症，高胆固醇血症。大约50%有特异性枯萎面容、蝴蝶形脊椎、性腺机能减退、生长迟滞、智力低下，角膜后胎生环、视网膜色素变性和白内障等眼部病变。

心血管损害：本病80%以上伴有先天性心血管异常，以肺动脉发育不全和外周动脉狭窄最多见，其余为动脉导管未闭，房或室间隔缺损，法洛四联症，永存动脉干，肾动脉、冠状动脉和左锁骨下动脉狭窄等（图4-4-2）。

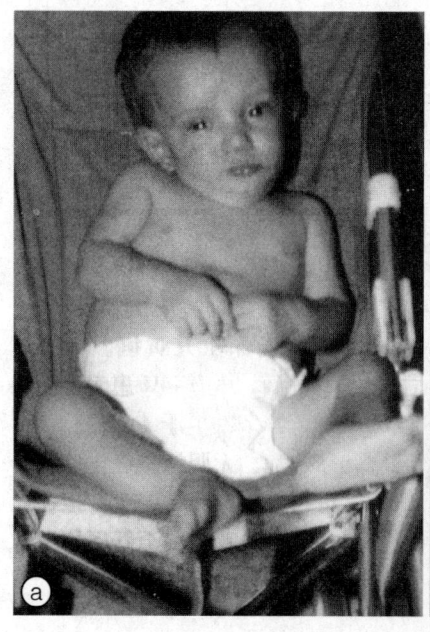
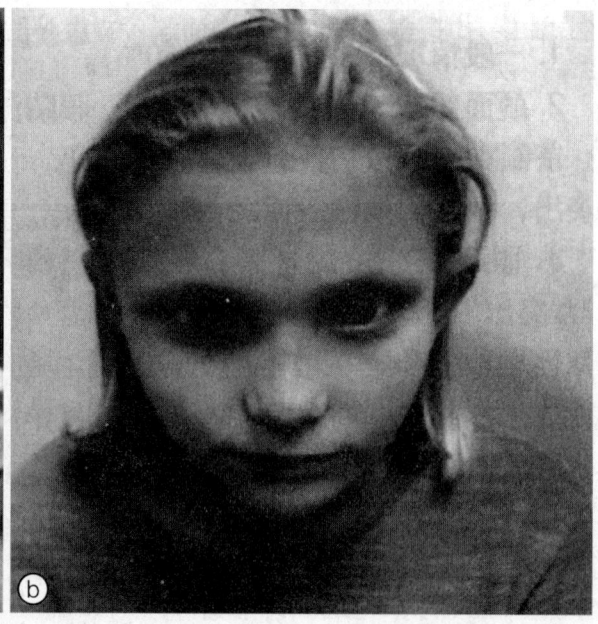

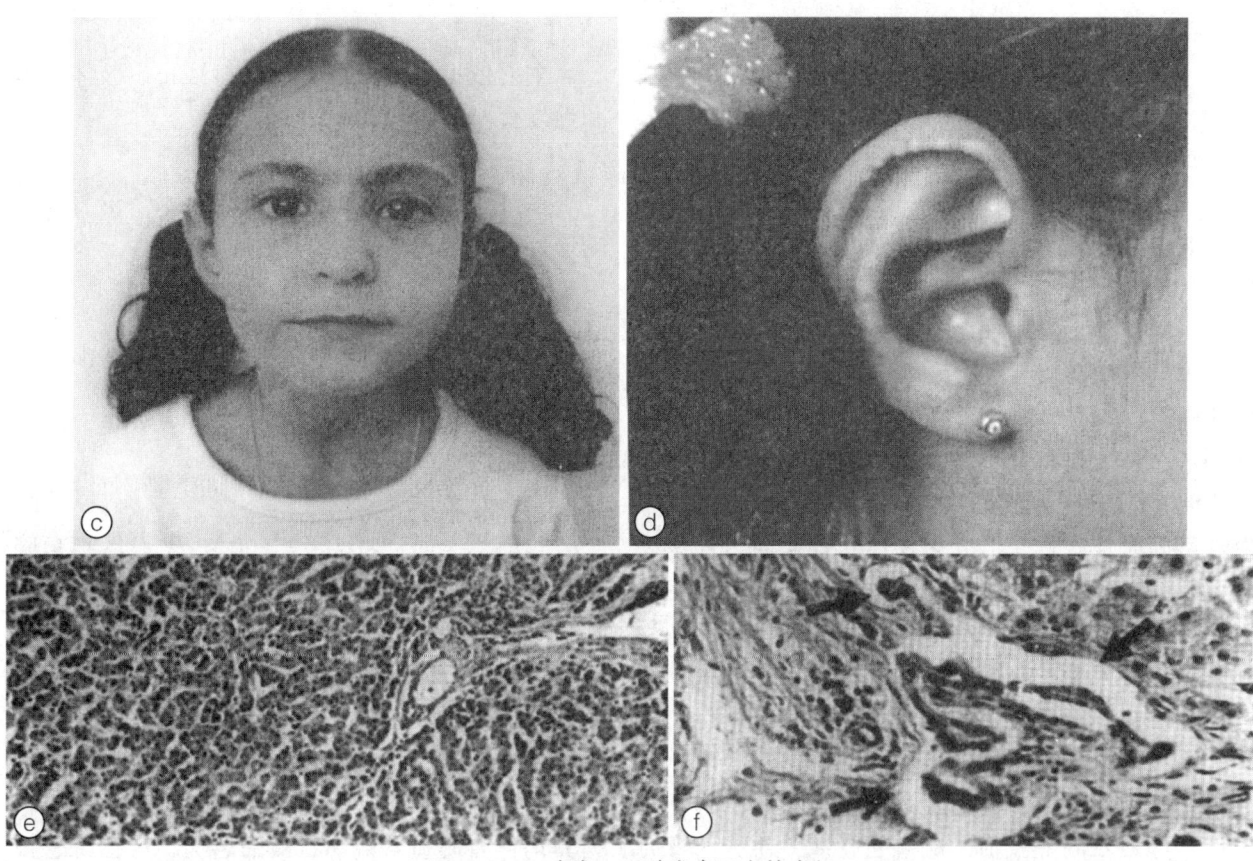

图 4-4-2 动脉-肝脏发育不良综合征

a. 1岁男孩，前额隆凸，面容枯萎，眼球深陷，黄疸；眼角膜有胎生环、肺动脉狭窄，肝动脉发育不良，肝达，脾大。b. 6岁女孩，面容枯萎，前额宽阔，眼球深陷。c. 8岁女孩，前额宽阔，眼球深陷，鼻长而直，鼻尖扁、平。d. 耳上有多发性黄色瘤。e. 病理切片低倍显微镜下示可见肝动脉发育不良，轻度纤维变性。f. 高倍显微镜下示胆小管缺乏，箭头示胆汁管和胆汁淤积

【诊断】

1984年Alagille提出，只要病人有肝内或肝外胆道发育不良和周围性肺动脉狭窄，再加上一个或数个其他常见并发畸形，即可诊断为本病。肝活检有助于进一步确诊。

【治疗与预后】

消胆胺（cholestyramine）配合低脂饮食、多种脂溶性维生素可减轻黄疸，并有助于黄色瘤吸收和患儿生长发育。周围性肺动脉狭窄无需特殊治疗，其他心血管畸形根据病情必要时手术治疗。

本病预后较好，黄疸可在数月或数年后消失，但有的要到成年后方能消失。一般不发生肝细胞功能衰竭，也有人报道有25.8%患者因心血管或肝胆并发症致死。

（张开滋　刘权章　邢福泰）

三、胎儿面综合征
fetal face syndrome

【同义名】

Robinow综合征（MIM 180700、268310），Robinow侏儒症。

【溯源与发展】

1969年首由Robinow报道一家系其母及三个子女患特征性侏儒病例。其后报道渐多，尤其1982年Shprintze报道一家系父子垂直传递的病例。我国于1991年魏星等首先报道，国内仅有少数病例报道。患者以身材矮小，面容异常，头颅增大为特征。

【遗传学特点】

有家族病例报道，文献中报告有AD或AR，但其遗传方式未定，致病基因定位于9q22。

有人认为有遗传异质性。此外，散发病例多见。

【发病机制】

发病机制不明。为致病基因导致的发育畸形。

【临床表现】

患者头颅增大，与躯干不成比例。面容如8周时的胎儿，前额突出，额中部可见血管痣。眼裂长，眼距宽，鼻梁低平。长人中，上唇弯曲而下唇小呈三角形鱼嘴样。可伴唇或腭裂、高腭弓。出牙延迟、排列错乱、齿龈过度增重。轻中度小颌、耳畸形。患者身材矮小，肢体短缩，尤以上肢前臂为明显。手足短而宽、掌指骨发育不良或后缺失。可同时伴脊椎畸形，多发性肋骨缺损，骨盆硬化，关节脱位等。除少数病例外，患者多有性腺发育不良，如小阴茎、阴囊发育不良、隐睾。小阴唇、小阴蒂甚至阴蒂缺如。性功能检查示原发性性机能不全。肝脾肿大、双侧肾畸形、脐疝等也有报道（图4-4-3）。

心血管损害：少数患者并心血管畸形，无特异性，房或室间隔缺损，法洛四联症，动脉导管未闭均有报道。

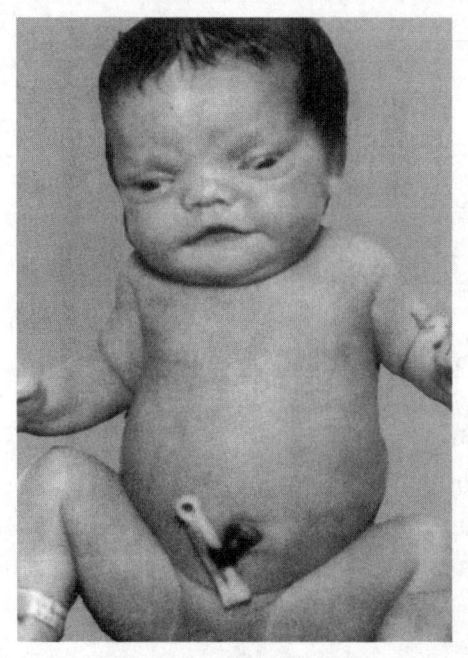

图4-4-3 胎儿面综合征

2天龄女婴。轻度身材矮小。头大，前囟大，前额隆凸。胎儿样面容，眼距宽，眼球凸出，斜视。塌鼻梁，人中长，三角形嘴，上唇弯曲，下唇小。前肢短，手小，指（趾）弯曲，阴茎小或缺如

【诊断】

主要依据胎儿样面容、身材矮小、肢体短缩和性发育不良。

【治疗与预后】

本病为非致死性畸形，且除手术矫治骨骼等畸形外，无其他良法。

（张开滋　刘权章　刘晓媛）

四、非对称性哭泣面容
asymmetric crying syndrome

【同义名】

心面综合征（MIM 125520），先天性嘴角降肌发育不良综合征。

【溯源与发展】

1931年Parmelee曾描述过患者哭泣时明显的面部异常。1960年Hoefnagel等首次将此种面部异常作为独立性疾病报道，并命名为"非对称性哭泣面容"。1969年Cayler报道14例本病患者，因其均伴有心血管畸形，故命名为"心面综合征（cardiofacial syndrome）"。1972年Pape等报道44例，其中34例有其他系统明显畸形，10例有心血管畸形，认为本病除累及面部和心脏外，尚可累及多系统。本病主要特征为患者两侧下唇不对称，以哭泣时明显，由于本病病因主要为一侧嘴角降肌发育不良，故亦称为先天性嘴角降肌发育不良综合征（congenital hypoplasia of depressor anguli oris muscle syndrome）。其特征为患者两侧下唇不对称，以哭泣时明显，并累及心血管系统及其他系统异常。

【遗传学特点】

家族性发病的报道很多。亦有许多散发病例，故作为完整的疾病来说，本病的遗传方式尚不能确定，但AD报道较多，1987年Rao等报道与15号染色体臂间倒位有关。但未被众多学者公认。

致病基因定位于22q11。

【发病机制】

近年认为是单侧嘴角降肌先天性发育不良或缺失，致使下唇不对称地被牵拉到健侧。引起嘴角降肌发育障碍的原因未明，是单纯的先天性肌肉发育不良抑或支配这些肌肉的面神经分支先天缺失尚有争论。

【临床表现】

患者因患侧嘴角降肌发育不良或不发育，下嘴唇不能向下运动，故哭泣时或大笑时下唇不对称地被牵拉到健侧；而不哭泣时两侧下唇对称，面容正常。肌电图检查可见患侧肌张力降低或消失，对外界刺激无反应。可因之而致语言障碍。据1973年Perlman对41例本病患者的统计，病变累及左侧下唇者为34例（83%），累及右侧者仅7例。患者除下唇不对称外，无鼻唇沟改变及闭眼功能障碍，与先天性面神经受损者的面部表现不同。20%以上的病例伴有口周器官损害，如软腭闭锁，唇裂、腭裂、下颌发育不良及耳畸形等。此外，小头，小眼等颅面部畸形；脊柱裂，杆状足，桡骨或拇指发育不良等骨骼畸形，肾缺失，皮肤血管瘤，多乳头和智力障碍等亦有报道。

心血管损害：最常见者为室间隔缺损，此外可见法洛四联症，房间隔缺损，大动脉转位，三尖瓣闭锁，心室发育不良，肺动脉发育不良和毛细血管瘤（图4-4-4）。

【诊断】

患儿哭泣时有特征性的两侧下唇不对称；肌电图发现单侧嘴角降肌肌张力异常，即可做出诊断。

【鉴别诊断】

本病需与神经性面瘫做鉴别。本病患儿出生时多无分娩创伤；额纹、鼻唇沟深度和闭眼正常，两侧对称。无喂养障碍，肌电图除嘴角降肌外面部神经活动正常，可与颅神经功能不全的面瘫相鉴别。

【治疗与预后】

下唇不对称随患者年龄增长可逐渐减轻，不需特殊治疗。治疗主要针对伴发畸形，尤其是心血管病损，一旦确诊，应及时手术治疗。不伴畸形者，预后良好。由于本病有明显的家族发病倾向，故对患者的家族成员应做遗传学检查和婚育的优生指导。

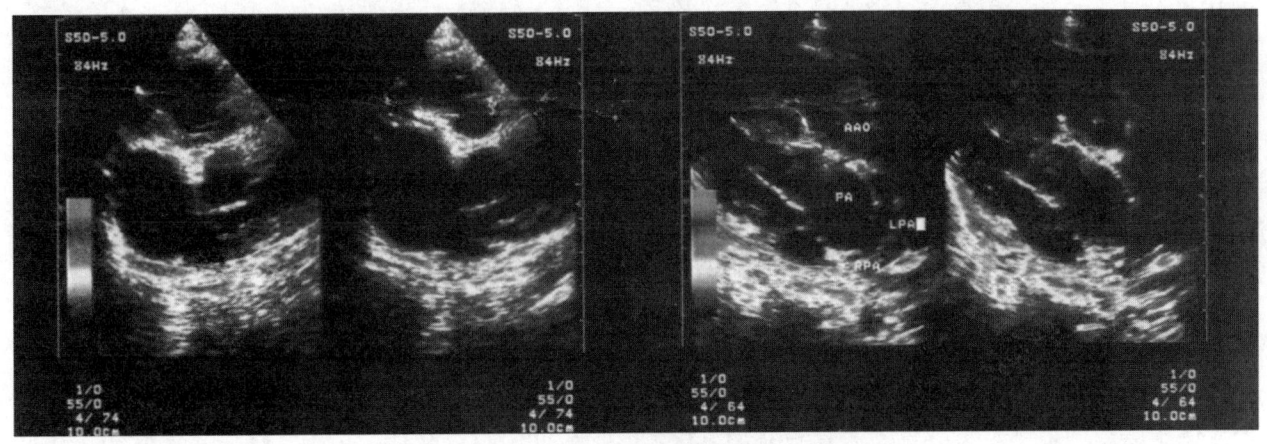

图4-4-4 非对称性哭泣面容超声心动图

超声表现：心脏位置正常，心房正位，心室右襻，全心增大，以右心扩大为著，右室壁增厚，右室内探及多条增粗调节束。左室壁厚运动幅度尚可，房间隔中部探及回声脱失，约7 mm。室间隔未探及明确回声脱失，主动脉位于右前，起源于解剖右心室，肺动脉位于左后，起源于解剖右心室，肺动脉瓣回声增强，瓣尖增厚，开放受限，主肺动脉及左右肺动脉发育欠佳，心腔内余结构形态未见明显异常

CDFI：房水平探及低速双向分流左→右0.95 m/s，右→左1.03 m/s，收缩期肺动脉前向血流增快2.22 m/s，峰值压差22 mmHg。TV区收缩期探及五彩反流束

超声提示：①先天性心脏病完全性大动脉转位，继发型房间隔缺损，肺动脉狭窄

②Doppler：房水平双向分流，肺动脉收缩期前向血流增快，TV反流

（张开滋　边云飞　杨慧宇　杨晓静）

五、Kabuki 化妆综合征
Kabuki make-up syndrome (MIM 147920)

【同义名】

Kabuki 综合征，Kabuki 化妆综合征，Nikawa-Kabuki 综合征。

【溯源与发展】

1981 年 Nikawa 等首次报道，现已报道的病例有 100 多例。

【遗传学特点】

系谱分析属 AD 方式遗传。均为散发。有的病例有小的、源自 X 染色体的标记染色体，有 Yp11.2 片段异常。

【发病机制】

本征如 Cornelia de Lange 综合征（MIM 122470），Rubinstein Taybi 综合征（MIM 180849）一样，都具有双重特征。即这些综合征的表型提示其病因是遗传的，但目前对确认是遗传学（染色体或基因）异常的证据尚少，所有病例均为散发，无性别差异，无血缘相关因素或可确定的外源性因素的影响。但一般而言，已有的发病似与 AD 遗传相似。因患者的面容特征与日本的歌舞伎（Kabuki）的化妆脸容相似，故称 Kabuki 化妆综合征。在日本新生儿中发病率为 1/32 000，在 20 世纪 80 年代报道的 62 例病例中，58 例是日本患者。

【临床表现】

侏儒，智力低下。特异性脸容：弓状眉，睑裂长，下眼睑外 1/3 外翻，鼻尖宽且凹陷。大耳朵、大耳垂、招风耳、人中长。腭裂或腭弓高，脊柱侧凸，髋关节畸形。肌病外观，关节可过度活动。婴儿期常发生感染，在日本患者中常见神经系统功能丧失。

心血管损害：发生率为 31%。可有各种先天性心脏病，包括单心室，室间隔缺损，房间隔缺损，法洛四联症，主动脉骑跨，动脉导管未闭，主动脉瘤，大动脉移位，右束支阻滞等（图 4-4-5）。

【诊断】

依据特异性脸容和临床特征可做出诊断。

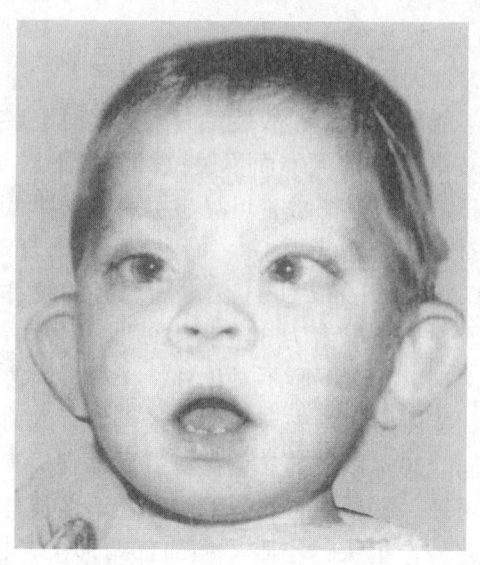

图 4-4-5　Kabuki 化妆综合征

$1\frac{8}{12}$ 岁男孩。侏儒，智力低下，肌病外观。弓状眉，睑裂长，下眼睑 1/3 外翻。鼻尖宽，人中长，耳大，招风耳。动脉导管未闭。脊柱侧凸，常发生感染、发热

【治疗与预后】

无特殊治疗。如伴发心脏畸形时预后较差，应加强婚、育的优生指导。

（刘权章　张开滋）

六、Meill-Marchesani 综合征
Meill-Marchesani syndrome

【同义名】

Marchesani 综合征（MIM277600），反 Marfan 综合征，先天性中胚层畸形性营养不良，眼－短肢－短身材综合征，短指－球形晶体综合征。

【溯源与发展】

1939 年首先由 Marchesani 报道认为与 Marfan 综合征相反，而得名反 Marfan 综合征。其后 Weill 等学者详细描述。1968 年 Feilerofry 等正式命名 Meill-Marchesani 综合征。

【遗传学特点】

有家族性的经系谱分析属 AR 方式遗传。致病基因定位于 19p13.2-p13.3，为 *ADAMTS*10 基因（OMIM 608990）突变。有明显的遗传异质性，亦有散发病例的报道。

据李志辉等报道，呈 AR 者均为完全型；呈 AD 者可为完全型或不完全型，后者多于前者，

其外显率≥97.8%。体矮和晶体异常的表现度分别为73.9%和43.4%。

【发病机制】

病因未明。一般认为由于基因异常致生化传递缺陷，引起先天性中胚层组织发育异常。球形晶体的形成，可能是由于悬韧带松弛变性、晶状体因本身弹性向前后凸出而致。

【临床表现】

体矮，宽胸，皮下脂肪丰满，肌肉发达，短指和短趾。晶体异常，小球形晶体，伴晶体脱位或半脱位。白内障，高度近视、青光眼，部分患者尚可见虹膜震颤或虹膜缺失、视网膜变性、视神经萎缩等（图4-4-6A）。

心血管损害：发生率为15%，以动脉导管未闭，房、室间隔缺损及右位心多见，亦可见肺动脉狭窄（图4-4-6B）。单纯右位心多无症状，仅有X线胸片和心电图改变，但本病右位心多合并其他心血管畸形，从而引起相应的症状和体征。

【诊断】

依据临床表现为体矮和晶状体异常两大主征及阳性家族史，诊断即可成立。

【治疗】

无特殊治疗方法。只能对症处理，如治疗青光眼、白内障以及矫形手术等。

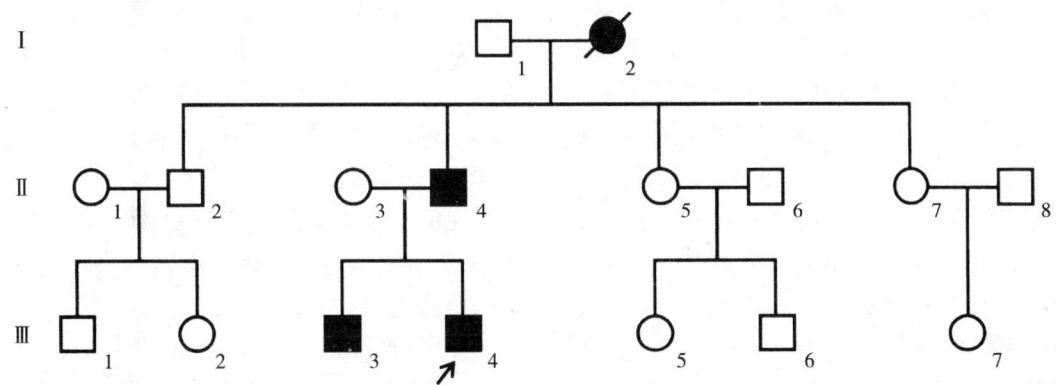

图4-4-6A 同胞兄弟患Meill-Marchesani综合征的系谱

[引自黎少青，陈惠娟. Marchesani综合征同胞兄弟患者二例. 中华眼科杂志，2004,40(3):208]

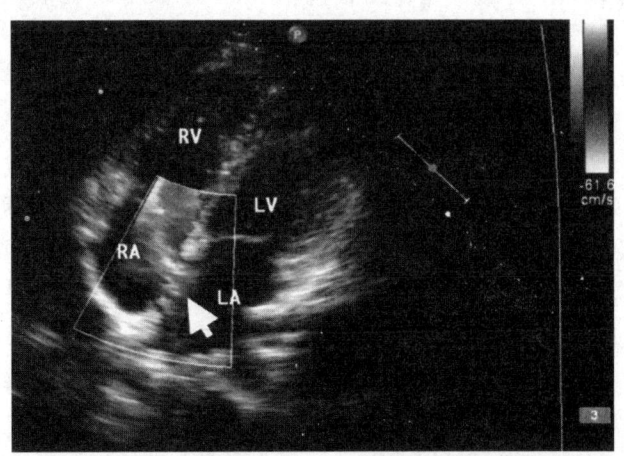

图4-4-6B Meill-Marchesani综合征超声心动图

超声心尖四腔切面可见左房和右房之间的房间隔中部回声中断，缺损的上、下方可见房间隔残端，CDFI示左向右分流
超声心动图提示：中央型房间隔缺损

（张开滋 杨波 支龙

边云飞 杨慧宇）

七、Ehlers-Danlos综合征
Ehlers-Danlos syndrome、EDS（OMIM 130010、130000、229200、305200）

【同义名】

Danlos病，Danlos综合征，Ehlers综合征，Meekeren-Ehlers-Danlos综合征，Cheraogbov综合征，van Meekeren Ⅰ型综合征，象皮人，弹力过度性皮肤综合征，全身性弹力纤维发育不良综合征，先天性结缔组织发育不良综合征，关节松弛-皮肤毛细血管破裂-皮肤松弛综合征。

【溯源与发展】

本征是极为罕见的一类疾病，其血管合并症常导致患者灾难性后果。1862年首先由Jab van Meekeren报道，1901年Ehlers，1908年Danlo等进一步描述本征的症状和病理改变，继后不断有学者报道，称为Ehlers-Danlos综合征。根据其病损和临床表现，有10多种命名。国内1964年由宋国秀等首报2例之后，又有少数病例报道。其特征为皮肤弹性过高、松弛，脆弱，血管脆性增高，关节活动大为主要表现的结缔组织疾病。

【遗传学特点】

本征有明显的遗传异质性，现分为10型。其中Ⅰ、Ⅱ、Ⅲ、Ⅳ、Ⅵ、Ⅶ和Ⅷ和Ⅺ型为AD遗传；Ⅵ（部分）、Ⅹ型为AR方式遗传；Ⅴ型为XR方式遗传。Ⅳ型致病基因定位于2q31-q32.3（与Ⅲ型胶原蛋白基因 COL3A1 连锁）；Ⅵ型致病基因定位于1p36.3-p36.2。Ⅰ型Ehlers-Danlos综合征的分子病因可能是编码Ⅴ型胶原蛋白 α_1 链的基因 COL5A1、COL5A2 突变；而其他类型的EDS基因突变可能是：Ⅳ型EDS：COL3A1；Ⅵ型EDS：赖氨酰羟化酶；Ⅶa及Ⅶb型EDS：COL1A1 和 COL1A2；Ⅶc型EDS：前胶原N-肽酶。

【发病机制】

由于遗传因素的影响，导致Ⅰ型和Ⅲ型胶原的原发性合成和代谢障碍。Ⅰ型和Ⅲ型胶原是构成皮肤、韧带、肌腱、血管和内脏的主要蛋白质，其异常可导致全身结缔组织的结构和功能异常，易于受损。

病理：可见皮肤萎缩、全身弹力纤维增多；皮肤、皮下、关节韧带胶原纤维发育不全和消失；真皮内存过多扩张的血管。

【临床表现】

患病率约为1/1 000。其中以Ⅳ型最严重。皮肤弹性过高，易变形，可牵拉过度伸展成很长的皮襞，柔软脆弱易碎。受伤后，皮下血管脆性增高，有瘀斑和皮下钙化小结节，愈合差、形成特殊的"香烟纸"性瘢痕。关节肌腱松弛，常导致髋、肩、肘、膝或锁骨关节脱臼。可有蓝色巩膜，视网膜剥离，晶状体脱位，小角膜等。部分患者脊柱侧凸，"蜘蛛"样指/趾、肌肉发育不良、矮小体型（图4-4-7A，B）。

心血管损害：约占50%。可有各种先天性血管异常，如房或室瓣畸形，房或室间隔缺损，法洛四联症，主动脉夹层动脉瘤等。此外，锁骨下、腋、腘、脑、胃肠道等血管也可自发破裂而致脑出血，颅内出血和消化道出血。

Ehlers-Danlers综合征分型及各型临床学遗传学、生物学特点见表4-4-7。

【诊断】

诊断要点如下：

（1）本病可分为常染色体隐性、显性或性连锁遗传方式，家族中有同样患者。

（2）症状最早发生于幼儿，常常于学走路跌倒时开始被发现。

（3）皮肤外伤后可以形成较大的伤口，愈合过程缓慢，愈后留下"香烟纸"萎缩性瘢痕。伤口缝合后容易反复裂开。

（4）皮肤弹力过度，皮肤捏起后可拉得很长。皮肤柔软，摸起来有绒样感。

（5）关节伸展过度，当膝关节伸展过度时，患者走路困难，易摔倒。

（6）组织病理示真皮内弹力纤维增加，而胶原纤维减少。

本征应与Marfan综合征和成骨不全关节松弛、易发生骨折等鉴别。Ⅰ型、Ⅱ型和Ⅳ型常误诊为出血性疾患。Ⅰ型、Ⅱ型、Ⅲ型和Ⅵ型多由于关节不稳定和松弛而被误认为是发育迟缓。

Ⅳ型杂合子可通过羊水监测做出产前诊断。Ⅸ型的产前诊断系通过羊水细胞对铜的摄取和胞内分布异常确定。

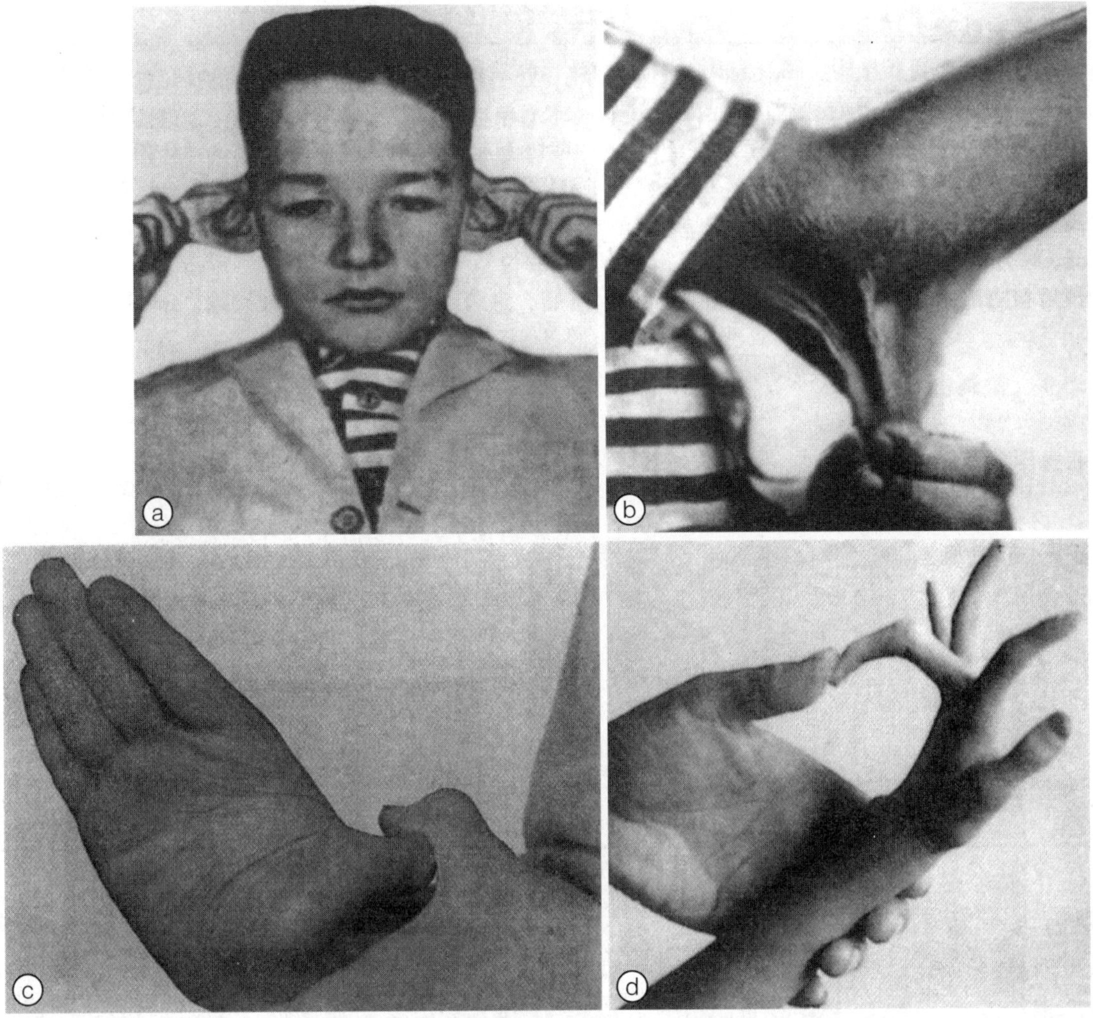

图 4-4-7A　Ehlers-Danlos 综合征

a. 32 岁男性，耳廓弹性高；b. 皮肤牵拉弹性过度伸展，拉长后可自行弹回；c. 拇指关节可过度背屈；d. 19 岁女性的中指关节过度背屈

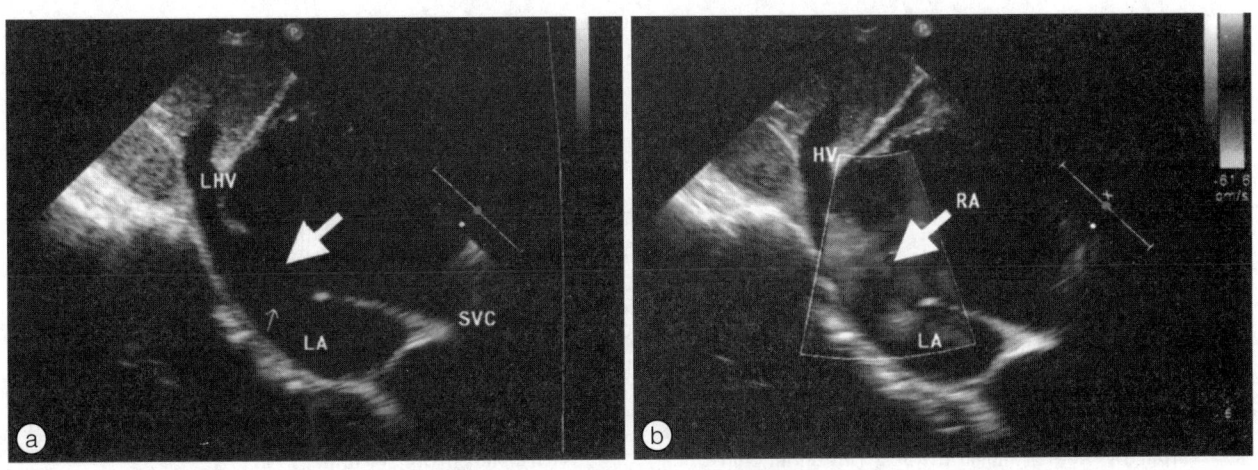

图 4-4-7B　Ehlers-Danlos 综合征

a. 房间隔缺损断端位于下腔静脉入口处；b. CDFI 示下腔静脉血流紧贴房壁由左房进入右房。超声心动图提示：房间隔缺损

表 4-4-7　Ehlers-Danlos 综合征分型及各型临床学遗传学、生物学特点

EDS 分型	临床特征	遗传学诊断	分子缺陷
Ⅰ Gravis 型	中度的皮肤过度伸展，关节松弛，组织脆性增加	常染色体显性遗传，超微结构分析有助于诊断和临床确诊	特异性的缺陷尚未知 胶原纤维异常？
Ⅱ Mittis 型	轻度的Ⅰ型表现	同上	未知
Ⅲ 家族性关节松弛型	全身大小关节松弛，症状最突出	同上	未知
Ⅳ 肢体早衰型/瘀斑型（血管型）	特殊面容，四肢病变，反复血肿，弹性皮肤，有肠道、血管病变	具有遗传多样性，纤维母细胞培养可以确诊	2号染色体长臂 COL3al 基因缺陷
Ⅴ X2性连锁型	表现与Ⅱ型相似	X 连锁隐性遗传，根据临床症状和家系确诊	X 染色体缺陷位点未知
Ⅵ 眼病2脊柱侧弯型	与Ⅰ型的表现相似，但有脊柱后凸、侧弯，Marfan 样体型及眼部病变	常染色体隐性遗传，诊断依据纤维母细胞中赖氨酰羟化酶测定	赖氨酰羟化酶缺陷
Ⅶ 先天性多关节松弛型	关节松弛及脱位为主要表现，伴有身材矮小，面部发育不良	大多数为常染色体显性遗传，但也有隐性遗传，诊断依据生化分析	前胶原 N2 蛋白水解酶缺陷
Ⅷ 牙病型	皮肤、关节中度松弛，牙齿过早脱落	常染色体隐性遗传，诊断依据临床症状	未知
原Ⅸ型	现称皮肤松弛症。肱骨短，宽锁骨，枕骨外生骨疣	X 连锁隐性遗传	铜转运缺陷
Ⅹ型	与Ⅰ型的表现相同	常染色体隐性遗传	纤维连接蛋白异常

【治疗与预后】

随年龄增加症状可以减轻，但却终身存在，目前尚无根治办法，主要为对症治疗。伤口可适选择性治疗有助于美观，但外科手术有极大风险。应当避免过度日光暴晒。口服维生素 C 有助于伤口愈合。患者平时应注意防护，避免剧烈运动和创伤。未来的基因治疗有望治愈此种疾病。

预后取决于型别。Ⅳ型和Ⅸ型病变较重，新生儿期即可发生挫伤，至青春期皮下静脉已明显可见。由于动脉脆弱，可突然破裂，可致腹膜后、腹腔内、消化道和颅内出血；亦可发生妊孕期子宫破裂。患者极少能活至 50 岁以上。其余各型寿命不受影响。

（张望德　张开滋　宋盛晗）

参 考 文 献

1. Boileau C, Jondeau G, Babron MC, et al. Autosomal dominant Marfan-like connectivetissue disorder with aortic dilation and skeletal anomalies not linked to the fibrillin genes. Am J Hum Genet, 1993,53(1):46-54.
2. Connor JM, Ferguson-Smith MA. Essential Medical Genetics. 4nd ed. London: Blackwell Scientific Publicatians, 1993.
3. Terrett JA, Newbury-Eoob R, Cross GSJ, et al. Holt-Oram syndrome is a genetically heterogeneous disease with one locus maping to human chromosome 12q. Nat Genet, 1994,6:401-404.
4. Basson CT, Solomon SD, Werssman B, et al. Genetic heterogeneity of heart-hand syndrome. Circulation, 1995,91:1326-1329.
5. Agulnik SI, Bollag RJ, Silver LM. Conservation of the T-box gene family from musculus to caenorhabditis elegans. Genomics, 1995,25:214-219.
6. Tom Strachen & Andrew P. Read. Human Molecular Geneties. BIOS. Scientific, 1996.
7. Kenneth Lyons Jones. Smith's Recognizable Patterns of Human Malformation 5th ed. Philadelphia: WB, Sauders Company, 1997.

8. Vogol F, Motulsky AG. Human Genetics. 3nd ed. Spring Verlag, 1997.
9. Li QY, Nwebury-Ecob RA, Terrett JA, et al. Holt-Oram syndrome is caused by mutations in TBX5, a member of the Brachyury(T) gene family. Nat Genet, 1997,15:21-29.
10. Basson CT, Bachinsky DR, Lin RC, et al. Mutations in human case limb and cardiac malformation in Holt-Oram syndrome. Nat Genet, 1997,15:30-35.
11. Bamshad M, Robert CL, David JL, et al. Mutations in human TBX5 alter limb, apocrine and gential development in ulnarmammary syndrome. Nat Genet, 1997,16:311-315.
12. Gelehrter TD, Collins FS, Ginsberg D. Principles of Medical Genetics. 2th ed. Williams & Wilkin Inc, 1998.
13. Jord LB, Carey JC, Bamshad MJ and White RL, et al. Medical Genetics, 2nd ed. St Louis, 2000.
14. Nussbaum RL, et al. Thompson & Thompson. Genetics in Medicine. 6th ed. WB, Saunders Compny, 2001.
15. Mizuguchi T, Collod-Beroud G, Akiyama T, et al. Heterozygous TGFBR2 mutations in Marfan syndrome. Nat Genet, 2004,36(8):855-860.
16. Loeys BL, Chen J, Neptune ER, et al. A syndrome of altered cardiovascular, craniofacial, neurocognitive and skeletal development caused by mutations in TGFBR1 or TGFBR2. Nat Genet, 2005,37:275.
17. Simone Martinelli Paola Torreri. Diverse driving forces underlie the invariant occurrence of the T42A, E139D, I282V and T468M SHP2 amino acid substitutions causing Noonan and LEOPARD syndromes. Human Molecular Genetics, 2008,17(13).
18. Lehmann LH, Schaeufele T, Buss SJ, et al. IMAGE CARDIO MED. A patient with LEOPARD syndrome and PTPN11 mutation. Circulation. 2009,119(9):1328-1329.
19. 张开滋，孙启彬. Marfan综合征610例遗传学探讨. 遗传与疾病, 1990,4:240-243.
20. 张开滋，孙启彬. 遗传性心血管上肢畸形综合征临床与遗传学研究报告. 辽宁医学情报, 1990,2:24-26.
21. 墙克信，等. Noonan综合征二例报告. 遗传与疾病, 1990,7(2):105.
22. 杨石林. 小头畸形一家系调查. 遗传与疾病, 1990,4:247.
23. 孙启斌，张开滋，张子彬. 马凡综合征（附9例报告）. 滨州医学院学报, 1991,14(4):58.
24. 曹士章. 先天性无脾综合征一例报告. 优生与遗传, 1991,1:115.
25. 张洪敏. Smith-Lemli-Opitz综合征一例报告. 遗传与疾病, 1991,8(3):160.
26. 朱英会. 多发性着色斑综合征（豹皮综合征）一例. 中华儿科杂志, 1992,1:56.
27. 张开滋. Marfan综合征. 临床荟萃, 1992,7(3):97-99.
28. 张开滋. 内脏多囊病. 优生与遗传, 1992,3:98.
29. 贝时璋摘译. 成骨不全的产前诊断. 国外医学·遗传学分册, 1992,1:36.
30. 轩维存，吴家烨. 耳聋白发眼病综合征二家系报告. 中华医学遗传学杂志, 1992,9(1):44.
31. 张开滋，孟庆华. 内脏全转位伴房间隔缺损1例. 中国优生与遗传杂志, 1993,4:249.
32. 方丽，刘璐，张开滋，等. 成人型多囊肾病一家系6例报告. 中国优生与遗传杂志, 1994,2:78.
33. 李广镰，张开滋，郑宗锷. 心血管遗传病学. 北京：北京医科大学、中国协和医科大学联合出版社, 1994,59-266.
34. 潘微，李渝芬. 豹皮综合征1例报告. 中国实用儿科杂志, 1995,10(1):47.
35. 向伟，毛定安，彭淑梅，等. Holt-Oram综合征9例报告. 中国实用儿科杂志, 1995,10(3):187.
36. 李明. Cockayne综合征. 中华遗传学杂志, 1996,12(3):189.
37. 刘权章. 遗传咨询. 台北：合记图书出版社, 1998.
38. 刘权章. 遗传咨询. 哈尔滨：黑龙江科学技术出版社, 1999.
39. 杨进福，胡东煊，夏家辉，等. TBX5基因在中国人心手综合征患者中的突变分析. 中华医学遗传学杂志, 2000,17(4):233-235.
40. 林彦，孙志军，盖粤鲁. 豹皮综合征1例. 军医进修学院学报, 2000,21(2):137-156.
41. 王培林. 遗传病学. 北京：人民卫生出版社, 2000, 839-840.
42. 国婉华，沈世缨，李景学. 早老症的临床及X线诊断（附七例报告）. 天津医药, 2000,28(9):548-549.
43. 张利，杨桂芳. 多脾综合征1例. 中国医学影像技术, 2001,17(2):149.
44. 王振华，陈林祥. 心血管病综合征. 修订版. 长沙：湖南科学技术出版社, 2001,54-78.
45. 杨进福. 心手综合征遗传学研究进展. 国外医学·遗传学分册, 2002,25(3):177-179.
46. 杨进福，胡东煊，周新民，等. 心手综合征47例统计分析. 湖南医科大学学报, 2001,26(3):244-246.
47. 郑曰宏，管珩. Ehlers-Danlos综合征研究进展. 中国现代普通外科研究进展, 2001,4(4):210-211.
48. 谢育梅，李渝芬. Holt-Oram综合征的诊断与治疗：附14例报告. 临床儿科杂志, 2002,20(9):539-541.
49. 张惠文，王慕逖，林汉华. Cockayne综合征1例. 中华儿科杂志, 2002,40(5):317.
50. 陈竺. 医学遗传学. 北京：人民卫生出版社, 2002, 62-214.
51. 张开滋. 遗传与心血管疾病. 见陈国伟，郑宗锷主编.

现代心脏内科学. 第2版. 长沙: 湖南科学技术出版社, 2002.

52. 张开滋. 遗传性心血管疾病. 见陈国伟, 顾菊康, 陈灏珠主编. 心血管病诊断治疗学. 合肥: 安徽科学技术出版社, 2003, 666-692.

53. 于阳, 郑法雷, 李航. 中药引起肾功能不全伴范可尼综合征六例. 中华内科杂志, 2003, 42(2):110-112.

54. 王双燕. Laurence-Moon-Biedl综合征三例. 中国优生与遗传杂志, 2003, 1:12.

55. 王宏伟, 夏维波, 左亚刚, 等. 姐妹同患Bloom综合征2例. 临床皮肤科杂志, 2003, 32(2):84-86.

56. 崔英华, 汪道文. 扩张性心肌病并发内脏多囊肿综合征1例. 临床心血管病杂志, 2004, 20(3):183.

57. 杨波, 戴学定, 郑华, 等. 新生儿Fanconi综合征一例. 中华儿科杂志, 2004, 42(7):555.

58. 黎少青, 陈惠娟. Marchesani综合征同胞兄弟二例. 中华眼科杂志, 2004, 40(3):208.

59. 刘晓, 蒋米尔. Klippel-Trenaunay综合征的诊治近况. 临床外科杂志, 2004, 12(12):767-768.

60. 马怀英, 李慧心. 罕见Leopard综合征1例. 临床心血管病杂志, 2005, 21(11):659.

61. 成琦, 周启星. Apert尖头并指综合征手指畸形的矫正. 中华小儿外科杂志, 2005, 26(8):440-441.

62. 江敏华, 胡志华, 吴真理. 兄弟同患扩张性心肌病及内脏多囊综合征2例. 临床荟萃, 2005, 20(21):1218.

63. 刘权章. 遗传优生计算机咨询诊断系统, 第2版. 哈尔滨: 黑龙江省文化音像出版社, 2005.

64. 刘权章. 临床遗传学彩色图谱. 第2版. 北京: 人民卫生出版社, 2006, 401-402.

65. 陈琳玲, 张佳, 廖瑞芳, 等. 几种新的FBN1 DNA片断的克隆及其在马凡综合征基因诊断中的意义. 南华大学学报, 2006, 34(1):3-23.

66. 张华, 田杰, 何建峰. 无脾综合征. 中国实用儿科杂志, 2006, 21(4):279.

67. 药立波. 医学分子生物学. 第2版. 北京: 人民卫生出版社, 2006, 206.

68. 刘全芳, 王伟中, 杜嘉林, 等. Klippel-Trenaunay-Weber综合征发病机制及治疗方案探讨. 中国实用外科杂志, 2006, 26(4):285-287.

69. 方凯, 陈玉成. 马凡综合征分子基因研究进展. 华西医学, 2007, 22(1):161-162.

70. 温立春. 豹皮综合征1例. 临床误诊杂志, 2007, 20(9):101.

71. 林原, 梁皓. Weill-Marchesani综合征3例疗效分析. 国际眼科杂志, 2007, 7(1):207-208.

72. 顾菊康. Bardet-Biedl综合征1例报告. 国际心血管杂志(汉文版), 2007, (1-4):76.

73. 左伋. 医学遗传学. 第4版. 北京: 人民卫生出版社, 2008, 144-253.

74. 张健强, 张颖, 惠汝太, 等. 马凡氏综合征151例初步分析. 中国循环杂志, 2009, 24(增刊):181.

75. 肖传实, 张开滋, 刘权章. 临床心血管综合征学. 北京: 科学技术文献出版社, 2009, 81-450.

第五章

先天性心血管病

先天性心脏病（congenital heart disease, CHD 简称先心病）是少年儿童中最常见的心脏病。据国外统计，先心病在出生后存活婴儿中的发病率为 0.45%～4.15%，国内报道为 0.3%～1%，根据上海市两个区的先心病流行病学调查显示先心病的发病率为活产婴儿的 0.7%。婴幼儿最常见的心血管畸形是室间隔缺损，其次是房间隔缺损和动脉导管未闭，再其次是肺动脉狭窄、主动脉缩窄、主动脉狭窄、法洛四联症、完全性大动脉转位等。成人先心病的发病率为 0.24%～0.28%，先心病的种类以房间隔缺损最多，约占 30%；在流产儿和死胎中则高达 10.2%。据北京市 20 世纪 70 年代的统计，先心病占婴儿主要疾病死亡总数的近 1/3，仅次于肺炎而居死因的第二位；而在 15 岁以下儿童中则占全部死因 23.4%，居第一位。

先心病的确切病因，至今尚未完全弄清。早在 20 世纪初，人们就已开始注意到先心病有家族性发病倾向。1940 年 Gansslen 就已收集到 68 个先心病的家族病例，并认为先心病是一种家族性疾病。20 世纪五六十年代，Campbell 等许多学者发现房间隔缺损或室间隔缺损、动脉导管未闭、法洛四联症等多种先心病患者的父母、子女和同胞中，先心病的发病率明显高于一般人群，并试图以单基因遗传来解释这一现象；60 年代末，美国心血管遗传病学专家 Nora 等提出了先心病的多基因遗传学说，认为先心病是由环境因素和遗传因素相互作用引起的，这一学说较好地解释了先心病发病机制的遗传因素作用，从而为大多数学者所接受。同一时期，Jackson 提出机遇＋基因＋环境学说，强调了机遇的作用。1982 年，Taussig 提出遗传变异学说，认为先心病的发生是远古以来储存在人类基因库中的先心病致病基因变异的结果。

从遗传学的角度可将先心病粗略地分成三大类：第一类为染色体畸变所致的先心病。第二类为单基因遗传的先心病，在这两类病变中，先心病患者多伴有心外其他系统的畸形或病损，先心病常为其多系统损害的一个组成部分，仅极少数单基因遗传病以先心病为唯一病因。1984 年 Greenwood 和 1987 年 Kramer 对数以千计的先心病患者的统计表明，在先心病患儿中，13%～25% 伴有心外畸形，其中一半以上为染色体病或单基因遗传病患者。第三类为独立的先心病，此类患者以心血管畸形为唯一的临床异常。据 1978 年 Nora、1981 年 Pexieder、1984 年 Greenwood 和 1987 年 Kramer 的统计（表 5-0-1），由遗传因素决定或与遗传有关的先天性心脏病占此病总数的 95%～98%，其中多基因遗传者占绝大多数（85%～90%），而单纯由环境因素引起的先心病极少，仅占 2%～5%。房间隔缺损、室间隔缺损、法洛四联症等为先心病常见类型。

表 5-0-1　先天性心脏病的病因学基础

病因	分类	所占比例	
		Nora	Pexieder
由遗传因素决定	染色体畸变	5%	6%
	单基因突变	3%	4%
由环境因素决定		2%	5%
遗传-环境因素相互作用	（多基因遗传）	90%	85%

第一节　先天性心血管病概述

一、心血管系统发育的分子基础

心血管系统（cardiovascular system）的发育是一个非常复杂的过程，涉及到胚胎发育过程细胞的迁移、分化、增生等诸多事件，其分子基础是若干个基因在不同时间、不同空间的顺序表达。从分子水平对这些基因的表达调控及其相互作用进行研究，对探讨心血管系统疾病的发生、发展、诊断和治疗均有重要意义。

周春燕等从分子生物学角度，深入探讨心血管系统发育的分子和心脏形成的分子机制如下。

（一）心血管系统的胚胎发生

心血管系统是胚胎发生过程中最早形成并发挥其生理功能的系统。在人胚发育第3周（15~16天），卵黄囊壁的胚外中胚层细胞聚集、分化形成原始血管，并以出芽方式延伸，在此基础上相邻的原始血管相互融合、形成原始血管网。随后，胚体内的间充质细胞分化、融合，形成胚内原始血管网。在第3周末，胚内、胚外的血管网在体蒂处沟通，形成原始心血管网，并开始血液循环。同时，伴随着进一步的细胞分化、血管新生、环化和心脏的形态发生等一系列复杂的事件，使原始心血管系统的结构逐渐完善，最终形成具有精细结构、发挥重要生理功能的心血管系统。在这一过程中，大量的基因表达发生时空变化，构成了心血管系统发生的分子基础。

心脏的形态发生包括心管的形成、心脏外形的建立和心脏内部结构的分隔三个阶段。

1. 心管的形成

心管的发生约在人胚发育的第18~19天，在胚盘头端中胚层（即生心区的部位）的细胞密集，形成前后纵行、左右并列的一对生心脊（cardiogenic cord）。它们是心脏形成的原基，生心脊继续发育，中央变空，沿着胚胎腹侧中线形成一对内皮管道，即心管（cardiac tube）。

2. 心脏外形的建立

随后心管发生融合、环化等一系列事件，在胚胎发育的第5周左右，心脏外形基本建立（图5-1-1）。

3. 心脏内部结构的分隔

心脏内部结构的分隔主要在27~37天形成。

（1）房室管的分隔　胚胎第4周，在房室管上壁和下壁的正中线上，心内膜组织增厚，形成二个隆起，分别称为上心内膜垫和下心内膜垫。第6周时，上下心内膜垫在正中线上彼此融合，将单一的房室管分为左右两个通道，即左右房室管。在房室管的心内膜垫处，心内膜发生横向皱褶，成为瓣膜，左侧为二尖瓣，右侧为三尖瓣，因此心内膜垫构成了房间隔下部、室间隔上部和二、三尖瓣的隔瓣部分。心内膜垫发育的异常导致不同程度的房间隔和室间隔联合缺损及房室瓣畸形，称房室管畸形或房室隔缺损。

（2）心房的分隔

①第一纵隔：在胚胎第4周末，心房背侧及顶部正中线处长出一个镰状隔膜，称第一房间隔或原发隔，此隔逐步向心内膜垫方向生长，最后与其融合，在融合之前，第一房间隔下缘与心内

膜之间存在的孔道称第一房间孔或原发孔，以后此孔逐渐缩小，逐渐封闭。如果第一房间孔未封闭，则形成原发孔房间隔缺损。由于此孔靠近心内膜垫及房室瓣，故原发孔房间隔缺损常合并心内膜垫和房室瓣畸形。在第一房间孔未封闭前，第二纵隔上方又自行破裂吸引，形成第二房间孔或继发孔，在第一房间孔封闭后，左右心房仍借第二房间孔而相互交通。

②第二纵隔：胚胎第5周末，在心房背壁，第一房间隔的右侧又长出一个质地较厚，状如新月的第二纵隔，其下缘呈现一个卵圆形的孔，称卵圆孔，此孔的位置较第二房间孔略低，二孔交错重叠。当第二纵隔继续向下生长时，逐渐掩盖了第二房间孔，卵圆孔则被第一房间隔的下部遮盖。由于第一纵隔质地很薄，实际上起了瓣膜作用，于是卵圆孔与第二房间孔之间形成一个自右向左的斜行小孔道。整个胚胎时期，从右心房来的下腔静脉血可以撑开第一纵隔经此孔道流入左心房，而左房血不能流入右房。出生后卵圆孔逐渐闭合，如不闭合则形成卵圆孔未闭；若第一房间隔未能遮住第二房间孔，则形成继发孔房间隔缺损。

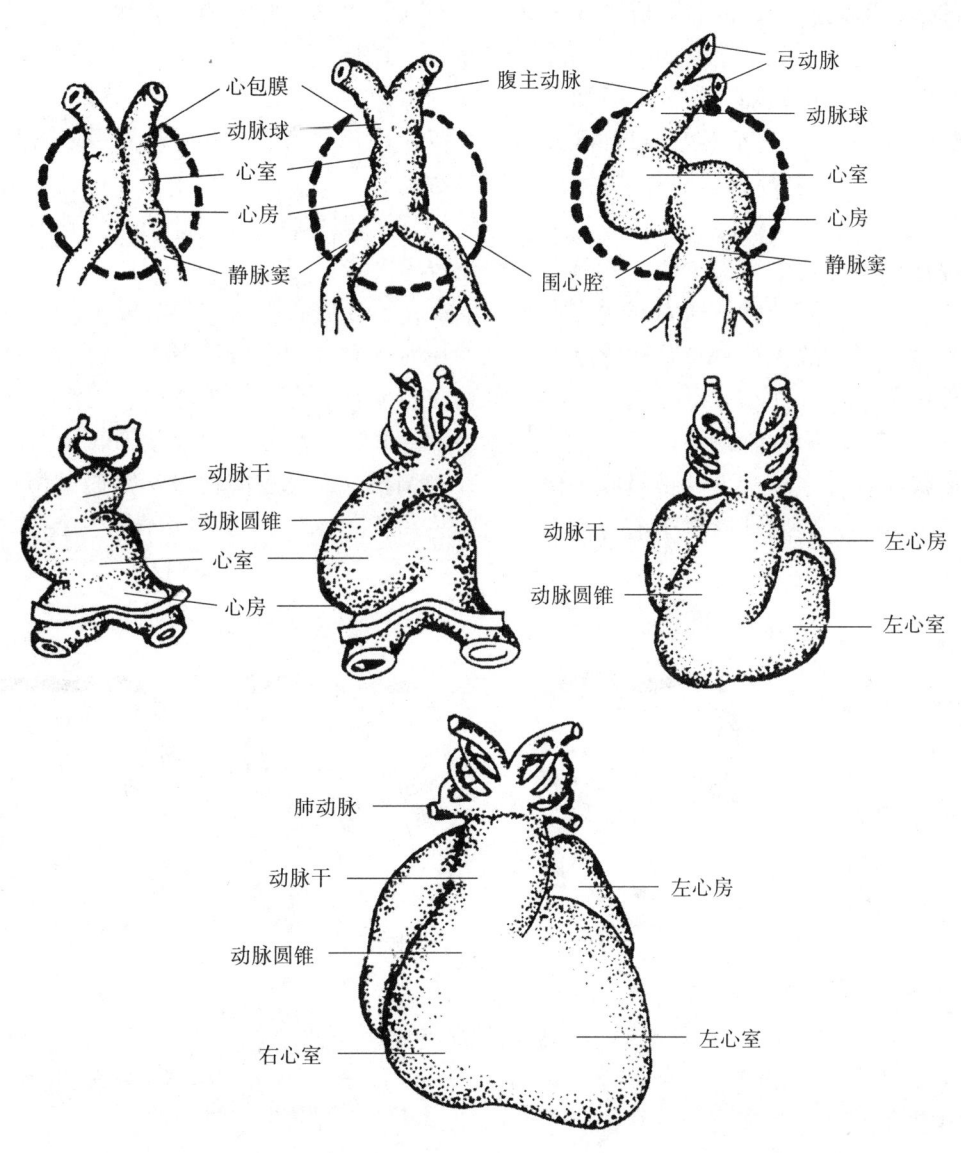

图 5-1-1　心脏外形的演变

③心室的分隔：胚胎第5周末，与室间沟相对应的心室内壁，由心尖底部伸出一个新月形的肌性室间隔，向心内膜垫方向延伸，其下缘与心内膜垫之间暂留一孔，为室间孔。在胚胎第8周，由于肌性隔膜凹缘和心内膜垫的结缔组织向室间孔生长及动脉干心球间隔向下延伸，共同形成一薄膜，将室间孔封闭。若室间隔形成过程中未完全封闭，或构成室间隔的几部分排列不齐，而不能完全融合，则造成不同部位的室间隔缺损（图5-1-2）。

④心球和动脉干的分隔：心球的近1/3以后融入右心室；中部称心锥，以后形成两个心室的输出道；心球的远部即动脉干，以后形成主动脉和肺动脉的根部和近侧部。胚胎第4周末，动脉干远端部分内膜开始沿管壁纵轴增长，形成两条位置相对的螺旋形嵴，称动脉球嵴或动脉球间隔。这两条嵴一方面朝心室方向纵行延伸，一方面向管腔中心横向生长，以后在中线融合，将原为单腔的动脉球分隔成两条并行的管道，靠左的是主动脉，通左心室，靠右的肺动脉，通右心室。由于动脉球间隔呈螺旋形，故主动脉与肺动脉互相盘旋。此外心球中部心锥处在动脉干分隔的同时也分隔成两部分：主动脉下圆锥和肺动脉下圆锥。以后肺动脉下圆锥延伸，主动脉下圆锥吸收，使主动脉后移与左室相连，而肺动脉位于前与右室相连。

胚胎期若动脉干未分隔成主动脉和肺动脉总干，造成永存动脉干畸形；若肺动脉下圆锥和主动脉下圆锥均不吸收，则两根大动脉均与右室相连，造成右室双出口畸形；若与正常发育相反，肺动脉下圆锥吸收，而主动脉下圆锥不吸收，或动脉球间隔不按正常的螺旋方向延伸生长，则使主动脉位于前与右室相连，肺动脉后移与左室相通，导致大动脉转位；若动脉球间隔的分隔不在正中线，使主动脉内径大，肺动脉小，并使动脉干心球间隔向下延伸时无法与室间隔相连，造成膜部室间隔缺损，主动脉骑跨于室间隔缺损上，肺动脉狭窄及继发性右室肥厚，即法洛四联症。

（3）动脉弓的演变　动脉弓是连接主动脉囊和背主动脉之间的弓形血管。胚胎4~7周时，在鳃弓内曾先后出现6对动脉弓。但它们并未同时存在，其中第Ⅰ、Ⅱ对动脉弓发育最早，当第Ⅵ对动脉弓形成时，第Ⅰ、Ⅱ对已经退化，第Ⅴ对动脉弓出现不久也随即消失，其余3对发育变化较为复杂（图5-1-3）。

在第8周心脏内部的分隔基本完成。心脏发生在时间和空间上的协调性，提示在这一过程中存在着复杂的分子调控程序，这个程序主要通过细胞-细胞间信号传导及基因表达的时空变化来准确调控，而细胞间信号又是通过相互之间的交叉感知（crosstalk）共同协调作用控制心脏发生。

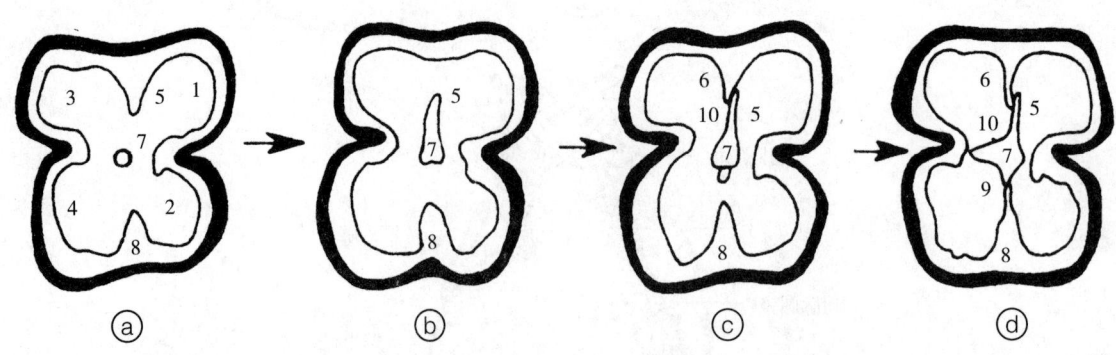

图5-1-2　心房、心室间隔与心内膜垫发育示意图

a，b. 胚胎第3~4周；c. 胚胎第5~6周；d. 胚胎第7~8周；1：左心房；2：左心室；3：右心房；4：右心室；5：原发房间隔；6：继发房间隔；7：心内膜垫；8：室下隔；9：室隔膜部；10：卵圆孔

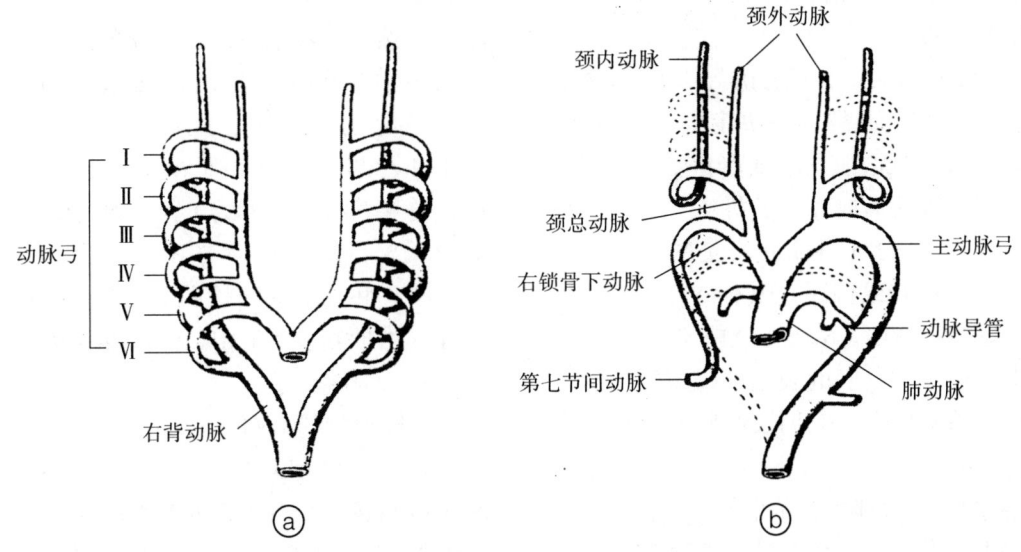

图 5-1-3 动脉弓演变
a. 心脏全部动脉弓的模式图；b. 动脉弓的演变

（二）心脏形成的分子机制

在心血管系统发育研究中，科学家们发现，不同生物心血管系统早期胚胎发育过程非常相似，与心血管系统发育相关的基因也具有高度的保守性。人们对于心血管系统发育分子机制的认识，也主要是来源于对果蝇、小鼠等动物研究。虽然迄今为止仍未发现决定中胚层外侧板的细胞向心肌细胞分化的转录因子，但已陆续报道了一系列调控胚胎心脏发育的转录因子，如 Nkx2-5、GATA4 和 MEF2 等。

1. Nkx2-5 与心脏的形成

1990 年人们克隆了决定果蝇心脏发育的 tinman 基因。tinman 在早期原肠胚的许多中胚层细胞中表达，而后局限于背部中胚层细胞中，这些细胞在来自外、内胚层的信号分子的刺激下分化为心肌细胞。tinman 基因编码是含有 NK 同源结构域的转录因子。

在脊椎动物，人们发现胚胎 7.5 天时，tinman 的同源异型基因 Nkx2-5（NK-box2-5，亦称为心肌特异同源异型框基因（cardiacspecific homeobox gene，CSX）在心脏发育的祖细胞和咽内胚层细胞中最先表达。Nkx2-5 基因编码含发育同源结构域的转录因子，其序列在不同种属的脊椎动物间极为保守。许多研究表明 Nkx2-5 的表达对于胚胎心肌细胞的形成极为重要，如：过量表达 Nkx2-5 的非洲蟾蜍和斑马鱼的心脏体积明显增大；将表达 Nkx2-5 的细胞移植至生心区以外的组织可引发心脏特异性标志物的转录和表达；将 Nkx2-5 转染至斑马鱼的成纤维细胞可以诱导心肌分化的标志物的表达。相反，转录突变的 Nkx2-5 则可以完全阻断心肌分化，但对骨骼肌的发育过程没有影响。

通过对 Nkx2-5 基因剔除小鼠的表型分析，发现了一些 Nkx2-5 在心肌分化和心脏发育过程中的下游靶基因。这些基因分别编码：心钠素（atrial natiuretic factor or atrial natriuretic peptide，ANF or ANP）、脑钠肽（brain natriuretic peptide，BNP）、肌球蛋白轻链（myosin light chain-2V，MLC-2V）、转录因子 N-Myc、肌节发育同源框（muscle segment homeobox，MSH2）、eHAND（heartand neural crest derivatives-expressed）和心肌细胞增强因子（myocyte enhancer factor 2C，MEF2C）等。这些分析结果表明，Nkx2-5 可能通过多种途径实现对心脏发育的调控。如果靶基因的启动子中含有多聚 NKE 结合元件（NK2-5 binding element），Nkx2-5 就能适度地激活其转录，完整的 NKE 结合元件为转录所必需。将发育同源结构域的第 52 位保守的天冬氨酸替换为谷氨酰胺后，Nkx2-5 与 DNA 的结合以及对报告基因的转录激活作用均被阻滞，这表明发育同源结构域决定了 Nkx2-5 与 DNA 结合的特异性。

尽管如此，Nkx2-5 并不是诱导脊椎动物心肌细胞分化和心脏形成的唯一决定因子。虽然，Nkx2-5 基因剔除小鼠心脏的形成严重受阻，但这些小鼠的双侧心管的形成和心肌标志物的表达均未受影响，提示 Nkx2-5 可能并不是的心肌细胞分化时最早表达的转录因子。其他 NK 家族的转录因子如 Nkx2-3、Nkx2-6 均在脊椎动物的心脏发育过程中表达，但它们的表达都很短暂，且在不同的物种间并不保守。它们在心脏发育过程中所起的作用尚不清楚。

2. GATA4 在心脏发育中的作用

（1）GATA4 作用　GATA4 属于 GATA 家族，该家族是含有锌指结构的一组转录因子，由于可以识别和结合于 DNA 的 "GATA" 序列而命名。现已证实至少有三个 GATA 基因（GATA4/5/6）参与心肌的分化和发育。这三个基因在胚胎中的分布各不相同，但它们在心管形成之前的心脏中胚层均有表达。随后，它们的表达局限于心脏、原肠和部分内胚层中。

GATA4 的表达对诱导心肌细胞标志物的出现至关重要。这些标志物有肌球蛋白重链（α-myosin heavy chain，α-MHC）、心肌肌钙蛋白 C（cardiac troponin C，cTnC）、ANF、BNP 和钠钙离子通道等。在胚胎发育时，可以在心肌祖细胞中检测到 GATA4 表达。利用反义 RNA 阻断 GATA4 的表达后，P19 细胞向心肌细胞的分化受到阻断，各种心肌细胞标志物的表达也受抑制。

（2）GATA4 与 Nkx2-5 的相互作用　Nkx2-5 和 GATA 的在转录水平可以相互调节。Nkx2-5 的非编码区有 GATA4 结合元件，同样，GATA 的非编码区亦存在可以 Nkx2-5 结合的增强子。实验也证实，小鼠的 Nkx2-5 基因受到两个独立的心肌特异性增强子的调控，其中就包括了 GATA 结合区。

Nkx2-5 和 GATA4 在蛋白质水平亦可相互作用，并影响各自的转录激活活性。两者可以形成稳定的转录激活复合物，协同激活下游的靶基因。

3. 心脏发育过程中的关键信号转导通路

（1）BMP/Dpp 信号通路　BMP 属 TGFβ 超家族，在果蝇中的类似物为 Dpp。BMP 以二聚体的形式结合到 II 型跨膜丝氨酸/苏氨酸激酶受体上，然后磷酸化 Smad 家族的转录因子，使其进入核中，在其他 DNA 结合蛋白的参与下，作用于特异的靶基因，调节基因转录。BMP-2 或 BMP-4 在与中胚层心肌祖细胞紧邻的组织中表达，诱导 Nkx2-5 和 GATA4 的转录和表达。阻断 BMP 信号的转导或使与 BMP 结合的受体失活均可阻断鸡胚、非洲蟾蜍和 P19 细胞系的心肌分化过程。由此可见，BMP 是 Nkx2-5 信号通路中一个重要的上游因子。

脊椎动物的 BMP2、BMP4 和 BMP7 表达于胚胎前侧区，和 Nkx2-5 及 GATA4 表达的心脏前体区域有重叠。BMP2 和 BMP4 释放移植物可诱导体内 Nkx2-5 和 GATA4 的异位表达，而且将组织移植物暴露于可容性的 BMP2 和 BMP4 中，不仅可诱导早期心脏调节因子的表达，而且可最终使其分化为心脏组织。值得注意的是这些作用只作用于移植到中胚层前端，如移植到中胚层后部则不能诱导心脏发生任何反应。BMP 信号诱导心脏的活性同样可以被 BMP 信号抵制所抵制。

这些研究表明中胚层 BMP 信号对于促进心脏分化确实是必需的信号分子：BMP 信号维修了两侧心脏原基融合时及其之后阶段 Nkx2.5 和 GATA4 的表达，但明显不在胚胎早期起激活作用。除 Nkx2.5 外，BMP 信号还调节其他几种不同的心脏调节因子，包括 Gata 基因，T-box 基因和 bHLH 家族的 eHand 和 dHand 基因。而且 BMP 信号可能需要与心脏特异转录因子协同作用下诱导心肌分化。

（2）Wnt/Wingless 信号通路　果蝇和脊椎动物，BMP 信号不足以限定心脏发生中胚层区域，Wnt 信号在进一步限定 BMP 诱导心脏发生的区域方面发挥了重要作用。Wingless 在果蝇中相当于 Wnt。近年来，Wnt/Wingless 信号对心脏发生作用成为研究热点。Wnt/Wingless 信号途径分为经典和非经典两类信号通路。

①经典的 Wnt/Wingless 信号通路：配体 Wnt/Wingless 与细胞表面卷曲蛋白（frizzled）家族的七次跨膜受体结合后激活胞质中的 dishevelled 蛋白，从而抑制 GSK3-Axin-APC 多蛋白复合物的磷酸激酶活性，阻止其对 β-catenin/Arm（armadillo）的磷酸化，稳定了 β-catenin/Arm，使其在胞质中

大量聚集，并进入细胞核与T细胞因子（TCF）/淋巴增强因子（LEF）家族的转录因子形成复合物，激活下游基因的转录。这条经典通路对于细胞增殖、分化、凋亡及命运起决定的作用。

Wingless直接作用的靶基因有两个：sloppy paired（slp）和even-skipped（eve）。slp活性丧失可导致心脏前体的完全缺失，eve的副心肌增强子元件中含几个dTCE结合位点，是对副心肌前体正常活性必需的元件。eve集合了Tinman，Dpp和Wingless信号的级联活性于一体。

脊椎动物Wnt信号的主要作用是阻断心脏发生。将Wnt3A和Wnt8注射到蛙胚，或将鸡胚心脏发生中胚层暴露于Wnt3A和Wnt1，可以阻断Nkx2.5和Tbx5的表达及心脏发育。

Wnt拮抗剂通过降低Wnt3A和Wnt8的活性及减少其在邻近中胚层的表达而激活心脏发生，降低的Wnt信号允许Nkx2.5及其他心脏调节基因在中胚层前侧部表达，并增强它们对BMP信号的反应能力。BMP信号又维持了Nkx2.5及其他转录调节因子的表达来促进心脏分化。

②非经典Wnt信号通路：Wnt家族的另一类成员可通过非经典Wnt信号通路行使不同功能，此类成员包括Wnt4，Wnt5A，Wnt11，它们也具有诱导心脏发生作用。此通路包括Wnt/Ca^{2+}和Wnt/JNK通路。Wnt结合卷曲蛋白家族的七次跨膜受体RFz-2，在G蛋白的介导下促进细胞内Ca^{2+}的释放，激活PKC；或通过小G蛋白Rho，激活JNK。JNK是Wnt通路下游的一个中介分子，JNK的激活需要PKC。JNK一旦被激活，即可从细胞质转移至细胞核和转录因子ATF2及c-jun的氨基末端区域结合，使其发生磷酸化，进一步调控基因表达。

已研究表明蟾蜍中Wnt11显示出与心脏特化密切相关的时空表达形式，提示Wnt11可能参与了心脏发育。2002年，Michael等人通过缺失-获得功能实验显示蟾蜍Wnt11对其胚胎心脏形成是必需的，而且其足以诱导胚胎移植物的收缩表型，蟾蜍Wnt11通路是通过不依赖β-catenin、而包含PKC和JNK的非经典通路介导的，用小鼠Wnt11条件培养基处理P19细胞可以触发心脏发生，提示Wnt11对心脏发育的作用在高等脊椎动物中是保守的。

（3）FGF信号通路　FGF信号通路在中胚层的形成和塑形过程中发挥重要作用。FGF首先与其膜受体FGFRs结合，FGFRs是蛋白酪氨酸激酶受体，与配体结合后发生二聚化，并被磷酸化激活。它的下游信号主要有两条通路：一条是通过磷酸化激活PLC-γ，生成第二信号使IP3、DAG，并引起Ca^{2+}浓度升高、PKC活化等物FGF信号在心脏前体的转化中都发挥了重要作用。

体外培养研究表明，在BMP2和BMP4存在的情况下，FCG2和FGF4在鸡的非心脏前体中胚层可诱导心脏发生。在这个系统中，FGF的需要是暂时的，而BMP在心脏发生整个过程中都是必需的。FGF信号和BMP信号存在着广泛的crosstalk，FGF8的表达受BMP信号的调节，二者协同调控早期心脏发生（图5-1-4）。

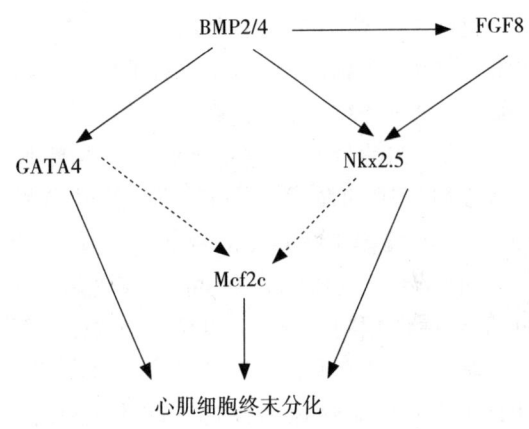

图5-1-4　FGF和BMP信号诱导心肌细胞分化

（4）Notch信号通路　Notch信号通过邻近细胞之间的相互作用来精确调控各谱系细胞分化，在细胞分化中具有关键作用。无论果蝇还是脊椎动物Notch受体介导的信号都在心脏发生早期起了重要作用。

Notch蛋白是膜蛋白，含跨膜区和大的胞外、胞内区。其配体是单次跨膜蛋白DSL（Delta，Serrate，Lag-2）家族（果蝇中是Delta和Serrate，线虫是Lag-2，脊椎动物是Jagged）。Notch受体与配体结合后被激活，Notch先被TACE（一种α-转换酶）剪接，随后又被早老素（presenilin）

剪接复合物进行γ剪接，被剪接下的Notch胞内结构域被转运到细胞核中，与CSL（chorionic somatomammotropin like）家族转录因子结合，诱导一系列基因转录。

果蝇心脏发生中，Notch参与了两个明显的发育事件，即旁侧抑制和心脏前体不对称细胞分裂过程中对细胞谱系决定的调控作用。旁侧抑制是具有相同潜能发育为特异心脏前体的想念细胞通过Notch及其配体介导的相互抑制作用。这种相互抑制的结果是Notch通路失活的细胞转变为心脏前体细胞（使其可接受Dpp、Wingless及Tinman等信号的联合作用），而Notch通路激活的细胞尽管有心脏发生调节因子及信号的存在，却不能特化为心脏前体细胞。因此认为Notch具有阻断这些细胞中心脏发生信号通路的作用。

在果蝇心脏前体细胞特化中，大多数细胞通过不称分裂产生两种不同的姐妹细胞。一种前体细胞分裂产生一种副心肌原细胞和一种体肌原细胞，而另一个细胞谱系则生成心肌细胞和来源于共同前体的另一种副心肌细胞。与神经发育过程相似，Notch的活性差别决定了两种姐妹细胞中不对称心肌细胞的命运。Notch信号活性差别是由numb基因编码的Notch信号通路细胞内抑制子的不对称分布造成的，在numb突变胚胎中，Notch信号活性相同，因而产生两种一致的细胞。通过这种机制，Notch信号和不对称分布的Notch抑制子在心脏细胞命运多样化中起了关键作用。在脊椎动物心脏发生中，Notch信号具有果蝇中相似的旁侧抑制作用，但其多种不同的Notch分子功能不完全相同，其作用方式远较果蝇复杂，Notch信号可能参与了早期脊椎动物心脏发生的多个过程。

心血管系统的发育以及心肌细胞的分化是非常复杂的过程。在不同的分化发育阶段有不同基因的启动或关闭，有多种信号通路、多个分子协商作用，在有某些阶段特异的分子发挥决定作用。某些基因的异常可能会直接导致心血管系统发育的障碍。

心血管系统结构发育异常多为先天性疾病，包括染色体疾病、单基因遗传疾病和多基因遗传疾病。

二、先天性心脏病的遗传学研究

目前认为，先心病是由胚胎发育差错引起的，而造成胚胎发育差错的原因则包括遗传因素和环境因素两个方面。

（一）遗传因素

遗传因素对先心病的病因学影响主要表现在下列四个方面：

（1）动物试验 Mulvihill（1972）解剖了70 401只狗，发现纯种交配的狗心血管畸形的发生率比远缘杂交狗高2倍以上。Patlerson（1974）和Mierop（1978）将患有法洛四联症、肺动脉狭窄、室间隔缺损、动脉导联未闭和永存动脉干等先心病的狗与无上述畸形的狗交配，其后代中64%发生同类心血管畸形；将两只有类似畸形的狗交配，其后代中患同类先心病的发生率更高达80%；而在一般狗中，先心病的发生率仅为1%左右。这就说明，通过选择性交配可使动物后代中先心病的发生具有明确的病因学影响。

（2）人群调查 大规模的人群调查显示，在先心病患者的亲属中，同类或相近的心血管畸形的发生率明显高于一般人群。例如，Whittemore（1982）发现患先心病妇女的372名后代中有60人（16.1%）亦有心脏畸形。Emanuel（1983）调查房或室间隔缺损患者的子女52人，其中15名（28%）有心血管畸形。Rose（1984）检查219名各种先心病患者的后代共385人，发现其中40人（10.4%）亦患有先心病。李树林和宋书邦1984年分别调查1万名以上中小学生，发现8.5%～11%的先心病患者有阳性家族史。上述数据都明显高于一般人群中先心病的发病率即1%。综合Cater（1976）、Nora（1978）和Dannis（1981）的统计资料（表5-1-2），在先心病患者的同胞和子女中此病的发生率比一般群体高10～14倍，提示先心病具有遗传病的特点，其发病情况与遗传病的发病规律是一致的。

表 5-1-2　先心病先证者的亲属发病率与一般人群发病率的比较

先心病类型	一般人群发病率（%）	先证者（例）	先证者亲属发病率（%）	
			同胞	子女
VSD	0.12 ~ 0.25	1627	1.5 ~ 4.4	4.0
ASD	0.06 ~ 0.10	1147	1.0 ~ 3.7	1.5 ~ 3.6
PDA	0.12 ~ 0.125	1452	1.5 ~ 3.5	1.7 ~ 4.3
F4	0.06 ~ 0.10	689	1.1 ~ 3.0	4.0 ~ 8.3
FS	0.06 ~ 0.10	414	1.5 ~ 2.9	3.5
AS	0.05	310	2.2 ~ 4.9	3.9
AC	0.05 ~ 0.06	476	0.4 ~ 1.8	2.0 ~ 2.6

表中 VSD：室间隔缺损；ASD：房间隔缺损；PDA：动脉导管未闭；F4：活洛四联症；PS：肺动脉狭窄；AS：主动脉狭窄；AC：主动脉缩窄。

（3）双胎研究　双胎是研究遗传和环境因素关系的极好对象，同卵双生的遗传基础是相同的，可用来研究不同环境因素的影响。按遗传学规律，如果一种疾病的发生与遗传有关，则其在同卵双生儿中的发病一致性将显著高于异卵双生儿。据 Nora（1968）和 Emanuel（1983）等人对数百对双胞胎的报道，同卵双生儿发生先心病的发病一致性明显高于异卵双生儿；有人报道，69 对同卵双生儿先心病的一致性为 7.2%，而 60 对异卵双生儿先心病的一致性为 3.3%，这些都支持先心病是一种遗传疾病的观点（表 5-1-3）。

（4）家族调查　世界各国文献都曾报道过许多先心病的家族病例。如 Pitt（1962）报道一个连续 5 代 11 人发生先心病的家族，Miller（1979）报道 19 个连续 2 ~ 3 代多人发病的先心病家族。Allan（1985）检查 1 021 例先心病患儿，发现 47 个家族有 2 名同胞，5 个家族有 3 名同胞受累。陈沅等（2003）在重庆地区调查 4 387 个先天性心脏病家系中有 21 个高发家系，有明显的家族聚集现象，与先证者血缘关系远近与发病率高低相关。所报道的病种范围甚广，包括了几乎所有的先心病类型。大量家族病例的存在提示先心病的发病受遗传因素的影响。

（二）环境因素

在先心病的发病影响因素中，除遗传因素外，还可以看到环境因素的明显作用。Emerit（1967）报道 1 000 例先心病患儿中，因风疹、酒精、病毒和药物所引起者占 2.3%。Greenwood（1975）统计的 1 566 例先心病患儿中，环境因素引起者占 1.6%。Kramer（1987）报道的 1 016 例中，环境因素引起者为 27 例，占 2.7%。郭玉章等（1988）对 51 158 名小儿的调查中发现先心病 148 例，其中可能由于妊娠早期用药、感染或接触毒物所致者更高达 120 例，占 81%。尽管这一数据并未能排除环境因素作用于遗传因素的后果，但也可以从中看出环境因素对先心病发病的影响确实存在。

关于环境因素导致先心病的情况我们将在本章第一节"三、心脏致畸原在先心病中的作用"，予以详细讨论。

表 5-1-3　双胎中先天性心脏病发病一致性的比较

作者	同卵双胎发病一致性（%）	异卵双胎发病一致性（%）
Nora	46	4.2
Emanuel	26	6.7
其他文献	25	4.9

(三) 遗传方式与发病机制

通过人群调查、家系研究、双胎和经过动物试验的大量资料表明，先心病具有遗传病的基本特征，其发病明显受遗传因素的影响，故不少学者曾用单基因遗传和染色体畸变来解释先心病的发病机制。但以后的国内外众多学者研究发现，如李树林、李广镰、顾静安、朱畅宁等调查和研究证实，先心病一级亲属患病率与对照一级亲属患病率有显著差异，提示先心病有明显的家族内聚集现象，血缘关系愈近其发病愈高。此外，先证者与亲属患先心病类型有较高的一致率，表明先心病家系内部可能有一定的共同起因，提示遗传因素与先心病有不容忽视的关系。虽然先心病一级亲属的发病率高于一般人群，但一级亲属的患病率不是50%（AD）、也不是25%（AR），而是1%～10%，表明不符合孟德尔单基因遗传方式；同卵双生儿的发病一致性高于异卵双生儿，但却明显低于按单基因遗传规律预期的亲属发病率和双胎发病一致性，这些都说明先心病并不呈单基因遗传。同时，Emanuel和Nora等人对数百例先心病患者作染色体检查，发现除极少数病例有个别染色体轻度变异外，95%以上的患者无明显的染色体畸形，从而排除了先心病由染色体畸变引起的结论。此外，许多心脏致畸原的发现与证实也说明先心病并非完全由遗传因素决定。先心病是如何遗传和发病，主要有以下四个学说。

（1）1968年Nora提出了"先天性心脏病的多基因遗传学说"，认为少数先心病是由单基因突变和染色体畸变引起外，大多数先心病是由遗传因素和环境因素相互作用引起的多基因遗传病（polygenic inheritance disease），或称多因子遗传病（multifactorial inheritance disease）。遗传因素取决于染色体上的多对等效基因，这些基因无显性和隐性之分，每对基因单独作用时影响较小，但其作用可相互叠加累积产生累积效应，决定了个体发生先心病的遗传倾向（hereditary predisposition）。而环境因素在适当的时期作用于这种遗传倾向，使之超过一定的界限点的发病阈值，即可使胚胎心血管系统的发育过程从正常变为异常，表现出心血管畸形的病理改变和临床表现。以室间隔缺损为例，室间隔的发育与形成需要许多不同基因的产物，这些基因决定着心脏特定结构的蛋白质和酶，其作用遵循某一精确的时间表。心脏每一个结构，如心内膜垫、动脉圆锥和室间隔的发生和发育过程都必须在上述基因的调控下精确地遵循该时间表，按正常的顺序和速度进行，才能保证室间隔各孔的关闭。由于指导并保证这一过程的许多基因之间处于一种不稳定的平衡之中，正常和异常发育的阈值相互相交叉，故如果基因不稳定或有异常，在环境因素的促发作用下就可导致初级基因产物加速或推迟形成，打乱正常的发育顺序，造成诸如心内膜长入时间推迟或数量不足等等发育异常，其结果使室间隔各孔不能完全关闭，而形成室间隔缺损。

在此基础上，Nora提出了先心病的遗传理论模型（图5-1-5）。他认为：①个体具有发生心管畸形的遗传倾向；②遗传倾向对环境因素产生不利于机体的反应；③环境因子的干扰作用发生在胚胎心脏早期发育的易损期。满足这三个条件即可导致心脏畸形的发生。按之可将人群对某种心脏畸形的遗传倾向分成三种类型，并以三条不同的分布曲线来表示（图5-1-5）。

图5-1-5中的A型家庭为无先心病发病遗传倾向的家族，其家族成员对此种心脏畸形有遗传抵抗性（genetical resistant）。其分布曲线距发病阈值相对较远，大多数环境因子不足以使阈值左移（或分布曲线右移）到相互交叉重叠的程序，故即使在胚胎心脏发育易损期接触致畸环境因子，也多不发生先心病。

B型家庭为有中度遗传倾向的家庭。无不利环境因素影响时，家族成员不发生先心病。但在有环境触发物的作用使发病阈值左移或遗传倾向分布曲线右移（虚线）时，将有部分家庭成员发生先心病（斜线区）。大多数的先心病都属于此种类型。

C型家庭为有明显遗传倾向的家庭。不仅在有环境因子作用使遗传倾向右移或阈值左移时家庭成员发生先心病的机会明显升高，而且在未遇大的环境不良影响亦可能有少数家庭成员自发性心血管畸形。此类家庭中常有人患先心病，且患子女的发病风险随一级亲属中患病人数的增多而成倍升高。

第五章 先天性心血管病

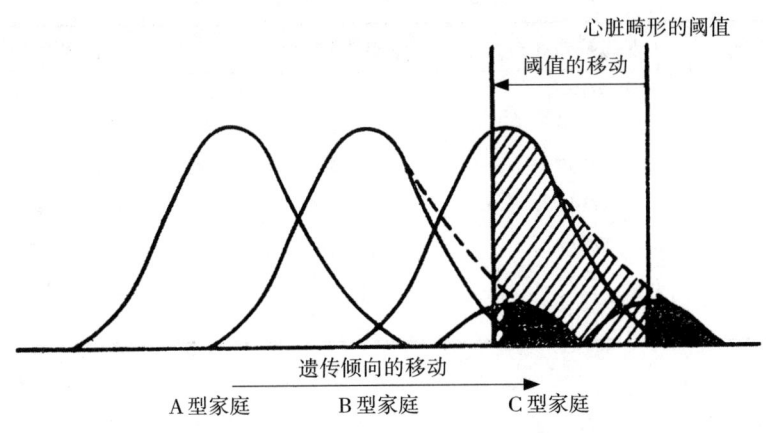

图 5-1-5 先天性心脏病的遗传模式

在 B 型和 C 型家庭的分布曲线中有两条较小的分布曲线，代表其中少数病例因有大的基因异常而按单基因而非多基因遗传方式发病的可能性（黑色区）。

按多基因病的遗传规律，患者一级亲属的再显风险率（亲属发病的几率）受该疾病的群体发病率和遗传度（遗传因素在发病机制中影响大小所占的比例）的影响。群体发病率和遗传度越高，亲属发病的几率也越高。常见的先心病，患者亲属的再显风险率一般相当于该病在一般人群中发病率的平方根（再显风险理论值）。Nora 等综合多个系列实际调查所得的先心病患者亲属的实际发病率，再将之与按多基因遗传规律推算的亲属再显风险率理论值相比较，发现两者非常接近（表 5-1-4，表 5-1-5），进一步支持了他的多基因遗传理论。

表 5-1-4 先天性心脏病患者的同胞再显风险率

异常	先证者（人）	同胞患病数（人）	同胞患病率（%）	理论再显风险率（%）
室间隔缺损	306	28/672	4.2	3
动脉导管未闭	220	18/516	3.5	3
房间隔缺损	172	11/380	2.9	2.5
法洛四联症	180	11/366	3.0	2.5
肺动脉狭窄	166	10/357	2.7	2
主动脉缩窄	131	5/281	1.8	2
主动脉狭窄	155	8/361	2.2	2
大动脉转位	116	4/229	1.7	2
心内膜垫缺损	73	4/151	2.6	2
心内膜弹力纤维增生症	119	11/286	3.8	4
三尖瓣闭锁	52	1/98	1.0	1
Ebstein 畸形	47	1/105	1.0	1
永存动脉干	43	1/86	1.2	1
肺动脉闭锁	36	1/80	1.3	1
左心发育不良	164	8/370	2.2	2

表 5-1-5　患先天性心脏病双亲的子女患病率

先天性心脏病类型	子女患病数（人）	子女患病率（%）	理论再显风险率（%）
室间隔缺损	7/174	4	4
动脉导管未闭	6/139	4.3	4
房间隔缺损	5/199	2.5	2.5
法洛四联症	6/141	4.3	4
肺动脉狭窄	4/111	3.6	3.5
主动脉缩窄	7/253	2.8	3.5
主动脉狭窄	4/103	3.9	2

多基因遗传病，当男女两性发病率不相等时，患者如为发病率较低的性别，因其必须带有较多的致病基因方可发病，其亲属携带同样基因的可能性较高，故亲属的发病风险亦相应较高。Halloran（1975）对 1 225 例先心病患者的研究结果大致符合上述规律（表 5-1-6）。他据此计算的先心病的遗传度为 50%～95%，一半以上病种超过 60%，提示在大部分先心病病种中，遗传因素对其病因学的影响作用较环境因素更为重要。一般认为，常见先心病总的遗传度为 45%～63%。

（2）Jackson1968 年提出的"机遇 + 基因 + 环境"学说，认为胚胎期要发育成一个具有 4 个房室的心脏是一个极其复杂的过程，在此过程中偶尔发生差错在所难免。遗传基因和环境因素都可以影响产生发育差错的机遇、增加发病的基本风险，故而有先心病家族史及暴露于某些特定环境者可因发生差错的机遇升高而较易发生心脏畸形。而另一方面，由于机遇的关系，即使有遗传不利因素和环境危险因子存在，也不一定就引致先心病产生。这可以用来解释人群中的大多数并不发生先心病，以及同卵双胎之一发生先心病，而有同样基因和分享相同发育环境的另一胎多数并不发生先心病。人类和哺乳动物一样都面临相同的胚胎发育过程，都有相似的机遇发生差错而形成心脏畸形，这就是世界人类和哺乳动物先心病的发病率相近似的原因。

表 5-1-6　11 种先天性心脏病的性别比及遗传度

病型	群体发病率（P）	一级亲属发病率 q（$\sqrt{p}$）	性别比	再显风险率			遗传度
				男	女	两者	
ASD	0.102%	3.1%	0.90	4.0%	—	1.9%	60%
AVC	0.036%	1.8%	1.12	7.0%	10.5%	8.7%	95%
VSD	0.149%	3.8%	0.94	0.9%	2.6%	1.7%	55%
PDA	0.088%	2.9%	0.36	4.6%	2.0%	3.0%	70%
PS	0.068%	2.6%	1.02	1.2%	1.9%	1.6%	50%
F4	0.127%	3.5%	1.63	1.1%	2.7%	1.7%	55%
TGA	0.031%	1.7%	0.73	—	2.4%	1.4%	50%
AS	0.064%	2.5%	1.81	1.0%	0.9%	1.0%	50%
CA	0.042%	2.0%	3.06	2.0%	8.5%	3.6%	75%
SAS	0.020%	1.4%	1.42	4.7%	2.2%	3.7%	75%
Var	0.066%	2.5%	0.86	3.6%	6.0%	5.0%	85%

表中 AVC：房室通道；TGA：大动脉转位；SAS：主动脉瓣上狭窄；Var：其他类型
[引自 Halloran，1975]

（3）1982年Taussig提出"遗传变异学说"，他复习世界各国大量文献发现：人类的先天性心脏病至少在3000年前就已为医学家们所发现和描述；世界各国不同地区、人种、民族和环境背景的人类都广泛存在先心病，且其发病率大致相同；先心病不仅见于人类，而且广泛见于各种哺乳动物，目前至少已发现6类哺乳动物有与人类相同的先心病病种，且发病率也与人类相似。因而，要用环境因素来解释如此古老、广泛而又相同的先心病的发生是不可能的。远古和现代、天南和地北、人类与动物、所处环境迥异，不可能由之引起类型相同，发病率相似的同一种疾病。人类与动物之间，不同种类的哺乳动物之间，不仅生活环境不同，彼此之间亦不可能通过交配而将自身特有的基因传递给对方，要用多基因传递来解释不同种类哺乳动物中发生的与人类相同的先心病也很困难。按动物进化的顺序，鱼类为两腔（一房一室），两栖类为三腔心（两房一室），爬行类为不完全的四腔心（两房两室但未完全分隔），6 000万年前由爬行类进化来的哺乳动物则为发育完全的四腔心。进化的发生是通过偶然的配对和随机选择，伴无数次基因突变和DNA分子重组合完成的。进化的结果使最合适的生存了下来，最能适应生存条件的脏器构成（如四腔心对哺乳动物）就变成了显性型而被认为是"正常"的，控制其发生发育的编码基因通过进化逐渐在哺乳动物的基因库中占了优势。但另一方面某些与哺乳动物进化过程中某一阶段的心脏——如两腔心、三腔心、不完全的四腔心等所谓"原始心脏"——相应的编码基因可能并未完全消失而有部分残留在哺乳动物的巨大基因库中，其数目足以使哺乳动物群体中的部分个体因原始心脏编码基因的重新显露和启动而出现哺乳类早期进化阶段的某些原始心脏，也就是我们今天所称的心脏畸形，它实际上是哺乳动物遗传变异的结果。

人类胚胎心脏的发育大致上重演了人类心脏的进化过程，即从原始心球、两腔心、三腔心到四腔心的发育过程。人类胚胎的心脏并不要求有四个完全分隔的腔室，可将动、静脉血完全分开才能满足胚胎的生存；某些通道（如卵圆孔、动脉导管）正常也要到出生后才关闭。某些严重的紫绀型心脏畸形也可维持患者存活一段时期。这就提示人类的心脏畸形同样可能代表了人类心脏进化过程的某一阶段的"原始心脏"由于基因的变异和重显而持续存在。某种"原始心脏"越能与人类生存相适应，它距人类现代心脏的距离越近，其DNA分子在共同基因库中的数目越多，重显机会越高，这种心脏畸形就越常见。据估计在人类基因库中原始心脏编码基因的数目足以使每1 000个出生个体中有5～8人发生某种类型的"原始心脏"，即今天所谓的先天性心脏病。

Taussig认为，先心病的发生主要不是由于环境因素使正常起源的胚胎心脏发育中止或发育异常，而是由于人类心脏进化过程中某些控制"原始心脏"的编码基因残留在人类基因库中，随基因变异而引起各种"原始心脏"的重现。环境致畸因子肯定存在，但并不起重要作用。先心病的家族发病倾向可以用同一家族中具有同样较多的"原始心脏"编码基因来解释。

（4）有学者提出多因素遗传"阈值学说"（threshold thesis），所谓"阈值"即心血管形态异常发生的"阈值"与环境因素加在一起发生心血管畸形的综合值。其中遗传因素起决定性作用，但即使在无强有力的遗传因素影响下，也会促使胎儿心血管畸形的发生。从而告诫医药工作者，对孕妇必须正确用药。

总之，目前众数学者同意多基因遗传学说，强调在遗传基础上，环境因素也起一定作用，在相互作用下而导致先心病发生，能否发生取决于易患性和阈值大小以及环境因素影响胚胎时期，若易患性达到一定阈值则发病，环境因素影响胚胎敏感期时间，决定先心病病型。

（李广镰　张开滋　曾　冲　汤亚明）

三、心脏致畸原在先心病中的作用

环境因素影响先天性心脏病的典型例证为致畸原所致的畸形综合征即胚胎病。目前已知的可致心脏畸形的致畸原（teratogen）很多，表5-1-7列出了其中较重要的部分心脏致畸原。为比较其作用程序，可将其分为三级：1级，有肯定的证据；2级，高度可疑；3级，可能有影响。

虽然上述致畸原均可影响先心病的发生，但并非每个接触致畸原的胎儿都会发生先心病。畸形发生与否尚与下列因素有关：

表 5-1-7 致心血管畸形的物质

潜在的致畸形物质	分级	心血管病出现的频度(%)	最常见的畸形
药物			
酒精	1	25~30	VSD、PDA、ASD
苯异丙胺	2	5~10	VSD、PDA、ASD、TGA
海因	2	2~3	PS、AS、CA
三甲双酮	1	15~30	TGA、F4、左心发育不良症
锂	1	≈10	Ebstein畸形、三尖瓣闭锁、ASD
性激素	2	2~4	VSD、TGA、F4
反应停	1	5~10	F4、VSD、ASD、永存动脉干
VACTERL 联合畸形	1	80~90	VSD、ASD、ADP 其他复杂畸形
风疹感染	1	35	周围肺动脉狭窄、PDA、VSD、ASD
母亲患病			
糖尿病	1	3~5 （30~50）	TGA、VSD、CA （心肌病和心脏增大）
红斑狼疮	2	?	心脏传导阻滞
苯丙酮尿症	1	25~50	F4、VSD、ASD

（一）胎儿有发生畸形的遗传倾向

动物试验表明，C57BL/6 种系和 A/J 种系的雌鼠同样在妊娠第 8 天给予大剂量的异苯丙胺和抗心抗体，结果 C57BL/6 种系雌鼠的后代中 11%（异苯丙胺）和 20%（抗心抗体）发生室间隔缺损，而 A/J 种系雌鼠的后代则分别有 13% 和 22% 发生房间隔缺损。提示前者有发生室间隔缺损的遗传倾向，而后者则发生房间隔缺损的遗传倾向，故相同的致畸原在不同种系的老鼠中引起不同类型的畸形。这种相对特异的心脏缺损发生的遗传倾向也见于人类。例如，主动脉口狭窄和主动脉狭窄在欧美国家白种人的发病率分别为 3.4%~6.0% 和 4.7%~25.1%，明显高于亚洲地区 2.4% 和 1.2% 的发病率数位至数十倍；相反，亚洲地区 Valsalva 窦瘤和肌性室间隔缺损的发病率却比欧美地区高 4~9 倍。

（二）胎儿有对某种特定致畸原发生不良反应的遗传倾向

人类和动物对同一种致畸原的反应有明显的种属差异和个体差异，而这种差异常取决于其遗传倾向。例如，反应停极易引起人类的先天畸形，却难以在实验动物中引起类似畸形；反应停对服药的妊娠期妇女无明显损害而主要影响胎儿，但并非每个妊娠期服用反应停的妇女都一定生下畸形婴儿。目前认为，多数致畸物质并不是摄入形式发生作用而是经体内代谢转化为"活性"致畸物才发挥作用的，由于代谢酶系和代谢过程主要是由遗传决定的，故不同个体和种属对致畸原的反应也就有遗传差异，影响了其对相同致畸原的不同反应类型。已有一些研究证实胎儿对不同致畸原反应的遗传差异是由单个和多个基因控制的。

（三）致畸原必须在易损期才能导致畸形

人类心脏发生发育的易损期（vulnerability period）为妊娠第 2~8 周。胚胎在妊娠第 2 周开始形成原始心管；第 3 周形成包括心室、心房、心球和静脉窦的原始心脏；第 4 周后房和室间隔开始生长；至第 8 周房、室间隔将心腔基本分隔成 4 个腔室，动脉间隔将动脉干分隔成肺和主动脉。在此期间如胚胎暴露于致畸原，最易引起心血管畸形。即使在易损期内，致畸原作用的时间不同，所致的畸形类型亦不同。例如，室间隔在胎龄 38~44 天前发育形成，在此期间接触致畸原可干扰室间隔的发育而致室间隔缺损。如致畸原在 44 天后数天才作用于胚胎心脏，则可影响房间隔的发育而致继发孔型房间隔缺损。如致畸原早 10 天左右作用于胚胎心脏，则可因心球分隔障碍而致法洛四联症或永存动脉干。心脏发育时各部位致畸原作用的易损期（表5-1-8）。心血管畸形与胎龄的关系（表5-1-9）。

不同的致畸原致畸作用的敏感期也有差异。反应停致畸作用的敏感期很短，一般为胎龄20~36天，其暴露致畸时期为胚胎完成前的1~2周。室间隔在妊娠第6~7周才关闭，如在妊娠第4~5周接触反应停，则可致室间隔缺损。心球干分隔在胎龄34天完成，其最易受损的敏感期为胎龄第18~29天。如在胎龄18天或29天后接触反应停，心球干分隔可不受影响亦不发生缺损。再如异苯丙胺，其致畸作用敏感期为胚胎期器官发育完成前约2周。

（四）心脏畸形的发生与致畸原的剂量效应

例如，母亲妊娠期大量饮酒，其女子中先天畸形的发生率为31%，而中量饮酒者为14%。在动物试验中，致畸剂量通常与致部分胚胎死亡剂量相重叠，故除胎儿先天畸形发生率升高外，流产和死胎率亦升高。当然也有例外，某些药物在亚致死量时并无致畸作用；相反，在明显低于致死量时却有致畸作用。目前认为多数致畸原的致畸形式能只是短期接触，如一次或数次服用反应停，虽对母亲无明显损害，但已足以使部分胎儿发生畸形。长期大量接触致畸原，或者导致胚胎死亡，或者由于其致畸性水平较低而需长期接触方可致畸。母亲代谢性疾病就是长期接触致畸的例子。

表 5-1-8 心血管发育时致畸形原影响的易损期

异常	胚胎发育的完成（天）	易损期范围（天）	最敏感的易损期（天）
心球干分隔	34	14~34	18~29
心内膜垫	38	4~38	18~33
室间隔	38~44	14~?	18~39
继发房间隔	55	14~?	18~50
半月瓣	55	14~?	18~50
动脉导管		14~?	18~60
主动脉缩窄		4~?	18~60

表 5-1-9 心血管畸形发生与胎龄对照表

心血管畸形	胎龄	心血管畸形	胎龄
大血管转位	2~3周	主动脉缩窄	3周以上
肺动脉闭锁、主动脉闭锁	2~4周	漏斗部狭窄（部分）	4~5周
房间隔缺损（静脉窦缺损）	2~5周	漏斗部狭窄（下部）	5~6周
共同房室瓣口	2~5周	主动脉干残存	5~6周
动脉导管未闭	2~7周	室间隔缺损（膜部）	5~6周
总肺静脉反流异常、部分肺静脉反流异常	2~7周	肺动脉瓣狭窄	5~7周
三尖瓣闭锁、二尖瓣闭锁	2~5周	主动脉瓣下狭窄（IHSS）	5~7周
房间隔缺损（原发孔未闭）	3~4周	房间隔缺损（继发孔未闭）	6~7周
三房心	3~4周	上腔静脉残存	1~3月
漏斗部狭窄（完全）	3~4周	卵圆孔未闭	7周以后
室间隔缺损（肌性穿孔）	3~5周		

（五）畸形的发生与致畸原的种类有关

少数致畸原作用较强，具有在胚胎发育易损期一旦接触即可引起部分胎儿发生畸形的能力，如反应停，风疹病毒等。更多的致畸原作用较弱，有时需与其他因素如缺氧、营养不良等相互作用才具有致畸作用。许多小的致畸作用积累起来有时也可造成大范围的损害，这种方式可能是环境因素影响先心病发病的更普遍的方式，致畸原本身也有一定的特异性，可引起相对特殊的畸形，如反应停致海豹样肢体畸形、风疹病毒引起外周肺动脉狭窄、锂引起Ebstein畸形等等。

对心脏致畸原作用的研究表明，即使如反应停、风疹病毒、酒精等作用较强的致畸原，也需与胚胎个体一定的遗传素质（胎儿发生畸形的遗传易患性和胎儿对致畸原产生不良反应的遗传倾向），相互作用方能引发畸形，单纯由环境因素即致畸原作用引起的心血管畸形毕竟不多，只占先天性心脏病的2%～5%。然而，了解各种致畸的作用并加以控制，是预防先心病发生的有效途径。由于多数致畸原只引起先心病发病率的轻度升高，不易为人们觉察，要确定其致畸作用颇为不易，故许多学者主张在妊娠早期注意避免感染，避免使用可用可不用的药物，尤其是那些已被证明有致畸作用的药物。某些药物，如抗惊厥药、锂盐、降糖药、抗心律失常药等，患病妇女不可能长期停用，但亦应争取在胚胎易损期内暂停使用。

下面，介绍几种常见的心脏致畸原及其所致的畸形综合征。

1. 抗惊厥药及其所致的综合征

1968年Meadow首先报道6例孕期服用抗惊厥药导致婴儿畸形的病例。此后，人们发现海因（hydantoin）、苯妥英钠（diphenyltoin）、三甲双酮（trimethadione）、苯巴比妥（phenobarbital）等多种抗惊厥药均可导致胎儿畸形，并分别将之命名为胎儿海因综合征（fetal hydantion syndrome）、胎儿三甲双酮综合征（fetal trimethadione syndrome）等。据统计，妊娠早期服用上述药物的母亲，自然流产率为10%～24%，所生婴儿中先天畸形发生率为4.1%～11%。而据Kelly（1984）对78名孕妇的调查，在所有孕妇中，婴儿畸形发生率为1.9%～5.6%，而在因有癫痫妊娠期服用抗惊厥药的母亲中，婴儿畸形发生率则高达6.4%～15.4%，比前者高2.4倍。

临床主要表现为小头、宽眼距、睑下垂、内眦赘皮、斜视、扁平鼻、耳低位、脑脊膜膨出、唇腭裂等头面部畸形。出生时低体重、生长迟缓、发育不良、智力障碍。指（趾）发育不良、杵状指、多指等骨骼畸形。以及乳房发育不良、脐疝、肾积水、外生殖器发育不良等。

心血管畸形发生率为1.2%～9%，在胎儿三甲双酮综合征中高达15%～30%。常见病损包括房或室间隔缺损、法洛四联症、肺动脉狭窄、动脉导管未闭、主动脉狭窄、大动脉转位等。

动物试验表明抗惊厥药的致畸原理在于其可直接干扰细胞代谢过程中的氧化酶系统和能量供应系统，使结缔组织代谢异常、骨质形成障碍、细胞增殖和DNA合成受抑制；也可直接影响嵴细胞的正常移行。有报道认为妊娠早期母亲每日服用海因300 mg或苯巴比妥60～90 mg即可致胎儿畸形，妊娠晚期服药则畸形发生率较低。国外有学者比较患有癫痫但妊娠期未服药和患癫痫妊娠期服药的两组妇女，发现其婴儿畸形发生率均比正常母亲高，但两组间无明显差异（10.1%：11.3%），推测癫痫基因型本身也可致畸，不一定完全是由抗惊厥药引起。Dyke（1988）研究62个胎儿有药物接触史的家族多次妊娠的结果，发现在15个已有一胎发生畸形的家庭中，以后再次接触药物所生的39名儿童中，29名有畸形发生；而在47个第一胎虽接触药物但无畸胎发生的家族中，以后再接触药物所生的115名儿童中，畸形发生率仅为2%。前者（90%）比后者显著升高。认为这可能是遗传差异所致，即前一种家族具有接触抗惊厥药后发生畸形的遗传倾向。

2. 避孕药物的致畸作用

我国目前常用避孕药物均是人工合成的甾体化合物，可分为两类：一类是人工合成的孕激素；另一类是人工合成的雌激素。据国外报告，在未知妊娠的妇女仍应用避孕药，可导致新生儿畸形，如椎骨、肛门和肢体畸形；使女婴男性化，男婴女性化以及阴蒂肥大，阴唇融合或者男胎尿道下裂及心血管畸形等。

避孕药的致畸作用，只是在超剂量连续服用

才有潜在危险。为安全起见，如需妊娠，妇女应停药半年以上再妊娠，以免致畸。如用药不知妊娠，又继服者，为防止畸形儿的出生，应考虑进行人工流产，以策安全。

3. 锂（lithiom）

锂在临床上主要用于治疗狂燥抑郁型精神病，据国外学者报道，长期服用锂盐治疗的患病母亲所生的后代中有畸形。据观察三组婴儿中，心血管畸形的发生率分别为6/118例、11/143例和13/160例。总发生率为7.1%，比对照组高5倍以上。最常见者为Ebstein畸形，发生率比一般群体高400倍。此外可见三尖瓣闭锁、房或室间隔缺损、主动脉缩窄，动脉导管未闭等。一般认为这是由于锂离子在服药孕妇和胎儿的血液循环中处于动态平衡，导致胎儿一过性锂中毒的结果。孕妇服药致胎儿畸形的剂量从每日280～1 600 mg，各家报道不一。

4. 苯异丙胺、安非他命等药物

苯异丙胺曾用于减肥和抑制早孕反应。妊娠期服药妇女所生的后代中有5%～10%可发生心血管畸形，以大动脉转位为最常见，此外可见室间隔缺损、动脉导管未闭、主动脉缩窄等。

安非他命在妊娠期服药妇女，同样在所生的后代中有10%左右可患先心性心血管畸形，以房或室间隔缺损、动脉导管未闭、大血管转位较多见。另外，研究表明，妊娠早期妇女服用阿司匹林、四环素类药物均会增加胎儿先心病风险。

5. 性激素

国外调查显示，妊娠早期接触外源性性激素的母亲生下先天畸形儿的机会比对照组高8.5倍；其后代中先心病的发生率比对照组高2.5倍。性激素所致的心血管畸形中以大动脉转位为最常见，国外报道76例大动脉转位患儿的母亲中就有10人在妊娠期头3个月内服用过性激素。其次为法洛四联症、室间隔缺损等。此外妊娠早期暴露于性激素尚可致神经管发育缺损，四肢骨骼畸形和Down综合征等。性激素所致的畸形儿以男婴为多见，提示其对胚胎发育的影响似有性别的特异性。

6. 反应停和反应停综合征

反应停曾广泛用于治疗妊娠反应。1959年前联邦德国首先报道孕妇服用反应停导致胎儿先天畸形。1961—1963年期间，西欧、北美、日本等许多国家因孕妇服用反应停而生下的先天畸形儿达15 000余例，并将之命名为反应停综合征（thalidomide syndrome）。患者多有四肢发育不良或缺失，重者可呈海豹样肢体畸形；外耳缺失或发育不良、耳道闭锁、胃肠道狭窄或闭锁等。5%～16%的患儿有心血管畸形，以法洛四联症为最常见，其次为房或室间隔缺损，永存动脉干和面部血管瘤等。

Lenz（1964）通过对800例胎儿的分析，证明反应停作用于胚胎间质，可直接或间接干扰糖原利用和碱性磷酸酶的产生。致畸作用敏感期为末次月经后第34～50天，即胎龄的4～7周。此时每日服用反应停1mg/kg即可致畸。其导致法洛四联症、永存动脉干等心血管畸形的易损期为末次月经后第41～43天。

7. 酒精与致畸作用

一个世纪以前人们就开始怀疑妇女妊娠期大量饮酒可致胎儿早产、流产和死产。1950年发现酗酒母亲可生下畸形婴儿。1968年Lemoinet和1973年Jones等分别报道了酒精与胎儿畸形的关系，并将这种由酒精而致的胎儿畸形命名为胎儿酒精综合征（fetal alcohol syndrome，FAS）。据国外统计，本病在出生后生存的婴儿中的发生率为0.1%～0.5%，据美国1986年的报道，在因出生缺陷导致智力迟钝者中，本病是第三位最常见的原因。

80%以上的本病患儿有身体和智力发育障碍。包括婴儿期激惹不安、喂养困难；儿童期多动症、语言障碍、IQ低下、肌张力降低，共济失调；脑积水；出生时低体重、发育迟缓、身材矮小；小头、眼裂短、小颌、低鼻梁、鼻孔上翻、眼睑下垂、耳畸形等头面部异常；以及脊柱和四肢骨骼畸形、外生殖器发育不良、腹股沟疝、肾积水和尿道下裂等多系统畸形。

据Nora、George（1981）和Sandor（1981）等的报道，本征患儿的心血管畸形发生率为29%～50%。其中，以室间隔缺损为最常见（占26%～65%）；其次为法洛四联症（16%）和房间隔缺损（9.7%）。但亦有人报道以房间隔缺损最常见，占25%～50%。此外，可见肺动脉狭窄、右室双出口、右位心，动脉导管未闭和永存动脉干等。

FAS 的发生率与孕妇的饮酒量有关。研究表明，大量饮酒者子女的 FAS 的发生率为 31%，中量饮酒者为 14%。长期饮酒，且每天摄入酒精量超过 90 ml 者，即可对胎儿产生最大致畸危险。Clarren（1982）所做的动物实验也表明，妊娠动物每日给予 4.1 g/kg 酒精可产生类似人类 FAS 胎，如给予中等剂量 2.5 g/kg，则动物胎儿畸形表现较轻。

8. 吸烟的致畸作用

烟的制品原料是烟草，烟草含 20 余种有毒物质，其中毒性最大是烟碱（尼古丁），其次是焦油。孕妇吸烟吸入的有毒物质，进入胎盘对胎儿产生毒害作用，胎儿越小，对烟碱越敏感。烟草的致畸作用，轻者影响胚胎发育，重者造成流产或出生畸胎儿，表现在心血管系统为各种轻重不一的异常：如房或室间隔缺损、肺动脉狭窄、主动脉缩窄等。

胎儿的解毒作用差，微量毒物可能蓄积下来，使肝脏受损最大最重，影响大脑和心脏的发育和功能，导致智力下降，死亡率增高。1979 年美国 50 万次分娩调查，婴儿低体重，比正常婴儿少 200 g，吸烟量越大，体重越低，二者呈正相关。另外每日吸 30 支以下，畸胎儿 10%，30 支以上者致畸高达 90%。应当指出被动吸烟同样有害，甚至更危险。因此孕妇不仅不要吸烟，应劝他人戒烟以免祸及胎儿。

9. 农药

由于农药在世界范围内的广泛应用，孕妇接触农药的机会比以往任何时候都要大，Loffredo 等发现孕妇孕早期暴露于除莠剂（herbicides）与灭鼠剂（rodenticides）与娩出大动脉转位（TGA）的患儿有关联。研究表明在怀孕前 1 年，与每日摄入视黄醇少于 10 000 IU 相比，母亲每日从食物补充剂中摄入视黄醇 ≥ 10 000 IU，则以后娩出 TGA 患儿的风险要高 9 倍。

10. 放射线

高剂量的放射线不仅影响孕妇，而且对妇女以后的生育均会产生影响，日本广岛原子弹爆炸，原苏联核电站原子能泄漏后造成的严重后果均是证明。有资料表明，接受放疗的孕妇，婴儿可患房或室间隔缺损、动脉导管未闭等心血管畸形。

11. VACTERL 联合畸形

指一种同时发生多系统畸形的病变，以发生畸形的器官的英文字头表示。其中 V：脊柱（vertebral）；A：肛门（anal）；C：心脏（cardiac）；TE：气管和食管（tracheoesoph-aqeal）；R：肾脏（renal）；L：肢体（limb）。20 世纪 60 年代中 Smith 等人曾发现脊柱、肛门、食管、桡骨和肾有同时发生畸形的倾向，并称之为 VATER 联合畸形；70 年代中 Nora 等发现上述畸形，加上心脏和其余肢体，有联合发生畸形的倾向，其同时出现的频率为按随机组合预期的发生率的 11～95 倍。如 Khoury（1983）调查 11 366 例先天畸形儿，400 例患儿有上述 6 种畸形中的 2 种和 2 种以上；76 例有 3 种或 3 种以上。认为本病可能不是一个单独的病种和解剖实体，而是胚胎期各种原因使中胚层发育缺损而引起的各种畸形的重叠与组合，建议命名为 VACTERL 联合畸形（VACTERL association）。

按 Nora（1978）对 31 例、Czeizer（1985）对 43 例和 Weaver（1986）对 46 例患者的调查和对文献中报道的 300 例以上的患者的分析，导致本病的病因包括母亲妊娠期服用药物（性激素、甲状腺素、抗生素、抗惊厥药等）、母亲疾病（糖尿病、病毒感染）、染色体异常，羊水过多或过少等。本病的发生且具有男性优势、多胎次，部分有家族倾向等特点。

据文献统计，本病各类畸形的发生率：脊柱畸形，36%～60.4%；肛门闭锁和其他肠道闭锁 40%～55.9%；肾发育不全，多囊肾等肾畸形 74%～83%；食管和气管畸形 24%～60%；多指、并指、肢体缺失等骨骼异常 44%～68%；唇/腭裂 18%；神经管缺损 10%；生殖系畸形 43%；后鼻孔闭锁 11%。心血管畸形的发生率为 64%～90%，其中室间隔缺损占 30%，动脉导管未闭 26%；房间隔缺损 20%，右位心、主动脉缩窄和大动脉转位各占 8%～10%。

大多数学者认为，要诊断本病，需有上述 6 种畸形的 3 种或 3 种以上。

本病患者出生后短期内的死亡率高达 30%～80%，多在新生儿期死亡。但据 Weber（1980）对 30 例患者的治疗经验，经周密手术和长期精心护理，70% 的可存活生长。

12. 感染

妊娠最初3个月患呼吸道感染，尤其是病毒感染，子代发生先心病的危险性显著增高。据上海复旦大学儿科医院对691例先心病儿调查结果表明，37.5%母孕早期患呼吸道感染，其中37.8%伴发热。病毒感染中以风疹、腮腺炎、水痘、柯萨奇病毒、巨细胞病毒以及弓形体病毒与先心病发病关系最密切。微小病毒B19（parvovirus B19）是近10余年来新近发现的与人类疾病密切相关的病原体，对CHD患者的外周血、活检心肌组织分别进行B19-IgM、B19-DNA的检测，可揭示B19病毒对CHD的感染系先天所致，病毒基因可有整合于宿主细胞核内。本处重点介绍先天性风疹综合征、胎儿巨细胞病毒综合征、胎儿弓形体病综合征。

（1）先天性风疹综合征 1941年Gregg首先报道妊娠早期孕妇感染风疹病毒可致婴儿白内障、听力丧失和动脉导管未闭三联症。以后Kibrick等通过对1964年美国风疹大流行所致的30 000余例先天畸形儿的研究，同意日本学者上田英雄在《心脏病学》命名为先天性风疹综合征（congenital rebulla syndrome）。20世纪60年代的风疹大流行到1969年达最高峰，这一年美国共发现风疹病毒感染57 686例。此后美国使用了1.2亿份风疹疫苗，有效地遏制了风疹的流行和先天性风疹综合征的发生。1983年美国共发现风疹病人954例，风疹综合征患儿20例；1984年分别降至745例和2例。与用疫苗前相比，风疹病人降低了98.7%；先天性风疹综合征病人下降了97.1%。

本病患者常有白内障、青光眼、视网膜病变等眼疾患；智力障碍、小头畸形等中枢神经缺陷；新生儿紫癜、贫血等血液系统病变；以及耳聋、肝脾肿大、发育低下、腭裂、隐睾、多囊肾、肾积水等病变。

70%以上的患者有心血管缺损，其中以伴或不伴肺动脉瓣狭窄的外周肺动脉狭窄为最常见，占55%~75%；其次为动脉导管未闭，占20%~43%；房或室间隔缺损、法洛四联症、主动脉瓣狭窄、大动脉转位、三尖瓣闭锁等则占心血管畸形的8%。

由于仅1/3的患儿在出生后一年内出现临床症状，70%的患儿在4~5岁时才出现症状，故主张对疑有本病者从新生儿期就定期作细致检查。

据Krugman（1974）MMWR（1984）的标准，诊断本病需有：①母亲在妊娠早期有接触风疹病毒的可能性；②婴儿有先天畸形表现；③风疹病毒分离阳性、风疹特异性IgM存在，风疹抑制性血球凝聚滴度持续不降。Kibrick发现，85%的患儿出生后一个月内咽拭子可分离出风疹病毒，5~8个月为33%，30个月时个别患儿仍可分离出病毒。

一般认为，母亲妊娠早期感染风疹病毒后，病毒可经胎盘传播给胎儿并在胚胎组织中增殖，从而抑制胚胎组织细胞的增殖和胎儿器官的发生发育，导致胎儿发育异常或自发性流产。本征的发生与孕妇的免疫状态。感染时间和风疹流行强度有关。据报道，妊娠头一个月感染病毒者，胎儿中本病的发生率为50%，第二个月感染者为30%，第三个月为20%，第四个月为5%，4个月后发生畸形的机会较少。

（2）胎儿巨细胞病毒综合征（fetal cytomegalovirus syndrome） 孕妇在妊娠3~4个月时，如感染巨细胞病毒后，可致畸胎儿，称为胎儿巨细胞病毒综合征。活婴中发病率为1:3 000~1:4 000。

临床表现：呈小头、高腭弓、小颌畸形，脉络膜视网膜炎，耳聋，脾大，腹水，出生时皮肤有瘀斑和黄疸。中枢神经系统表现为癫痫、痉挛、活动过度，精神发育迟滞及脑积水等，婴儿期易患肺炎、溶血性贫血和血小板减少。

心血管损害：可有肺动脉瓣或二尖瓣狭窄及房间隔缺损。

辅助检查：IgM和荧光抗体升高，证明为抗巨细胞包涵体病的特异性抗体。X线显示骨骺炎，脑钙化，常位于脑室周围。

治疗：如患有精神发育不良。给予脑功能营养剂及智力教育，遗传咨询确认再发风险不大。

除风疹病毒、巨细胞病毒外，Greencealt（1983年）曾报道12例因孕妇感染柯萨奇B和埃可病毒致右心发育不良的婴儿，Nora认为心内膜垫弹力纤维增生症与柯萨奇病毒感染亦有关。有的还报道疱疹病毒，流感病毒也能致婴儿心血管畸形。

（3）胎儿弓形体病综合征（fetal toxoplasmosis syndrome） 孕妇在妊娠早期，摄食丰富的肉类或接触猫粪或被病猫污染的土壤而感染了弓形体，严重者引起早产，对胎儿则发生胎儿弓形体病综合征，新生儿发病率为1：1 000。

临床表现：皮肤出现斑丘疹和继发性血小板减少性紫癜，呈小头，小眼畸形，白内障，眼球震颤，脉络膜视网膜炎，脑积水，肝脾肿大。在新生儿期可出现发热、肺炎及黄疸。

心血管损害：在新生儿期可出现心肌炎。

辅助检查：可从脑脊液或活体组织中分离出弓形体。先天性弓形体病的特征为：IgM抗体效价持续升商，而分娩时感染了的母体通过胎盘传染给胎儿，其抗体效价逐渐降低。X线检查示：大脑广泛性钙化。

防治：服用磺胺嘧啶和乙胺嘧啶，能预防进一步受损。对智力低下，应进行特殊教育。对眼疾患应积极治疗，防止失明。

13. 母亲疾病

Rowland（1973）调查470例糖尿病母亲的571次妊娠结果，发现其后代中4%有先心病，比预期值高5倍；短肢畸形和肢体缺如发生率为1%。Driscoll解剖糖尿病母亲的95例死婴，发现其中14例有先心病，如加上心肌病变，则心血管病损的发生率高达30%～50%。其中以大动脉转位为最常见，占21%～50%，此外可见房或室间隔缺损、动脉导管未闭、主动脉瓣或二尖瓣狭窄、三尖瓣闭锁、永存动脉干等。虽有研究认为胎儿畸形的发生与血糖水平升高，胎儿某些敏感细胞进入分解代谢有关，但亦有研究认为与母亲或外源性胰岛素的影响，以及母与子的遗传倾向有关。

苯丙酮尿症是一种隐性遗传的苯丙氨酸代谢障碍。据估计患病母亲的后代中25%～50%可发生先天性心脏病。Roger曾报道2例本病患者所生的10名子女中7人有心脏畸形。病损以法洛四联症和动脉干畸形为多见，此外可见主动脉缩窄，房或室间隔缺损、左室发育不良、右位心等。

患系统性红斑狼疮等结缔组织病变的母亲，其后代可有先天性心脏传导障碍。母亲患甲状腺功能亢进等，子女的心脏畸形发生率亦高于一般人群。

宫内缺氧可增加心血管畸形，因此高原地区动脉导管未闭及房间隔缺损的发病率较高。

14. 其他

Mitchell（1977）调查56 109例新生儿，发现母亲妊娠时的年龄对子女先心病的发生率有明显影响。38岁以上妊娠者生下先心病患儿的机会比38岁以下妊娠者有明显影响。38岁以上妊娠者生下先心病患儿的机会比38岁以下妊娠者高2倍以上。Lin（1986）调查6 384例先天畸形儿（其中心血管畸形2 087例），并与28万名对照儿童比较，发现以35岁以上父亲生下房间隔缺损患儿者比35岁以下者高1.95倍；40岁以上父亲生下室间隔缺损岁比40岁以下高1.69倍，经回归分析，父亲的年龄与子女的心脏畸形发生率有轻度但显著的正相关关系。

Czeizer（1982）和Allan（1985）分别调查两组先心病患者的后代，发现如母亲患有先心病，其后代中6.3%～14.2%亦有心脏畸形，但患先心病父亲的后代中仅1.4%亦有心脏畸形。他们认为上述结果提示母亲的子宫内环境对后代先心病的发生有一定影响。

环境因素在疾病发生中扮演着重要的角色，但环境致畸原具体的作用方式及如何影响胎儿心脏的发育尚不十分清楚，有关环境因素的作用机制与先心病发生的关系仍需进一步探讨。

先天性心脏病先证者与亲属患者的先心病病型有较高的一致性，但病型并非完全一致，这主要是由于相同的基因突变可导致不同的结构畸形，同一心脏表型可由不同的基因异常所致。Nora提出室间隔缺损患者同胞中30%～60%患同样心脏缺损,而40%～70%患其他心血管损害。Henry等对一大家系进行分析，发现四代中都有心脏病患者，家族中除11例患房间隔缺损之外，还患有其他先天性心血管异常。顾静安等对先心病的遗传流行病学调查表明，先证者与家系成员先心病病型一致率仅为39.6%，其中室间隔缺损、房间隔缺损、动脉导管未闭和法洛四联症的病型一致率分别为52.6%、58.3%、25%和33.3%，其他为非一致率。

有些先天性心血管畸形有性别的倾向性。如房间隔缺损和动脉导管未闭多见于女性。主动脉瓣狭窄、主动脉缩窄、法洛四联症、主动脉窦瘤及完全性大动脉移位多见于男性。单纯性室间隔缺损的男女患病率无明显差别，但伴主动脉瓣脱垂者男性为女性的5倍。

合并心外畸形占先心病的25%，大多累及骨骼、肌肉和神经系统。合并心内和心外畸形中的1/3构成综合征，它们各有其特殊先心病类型和其他系统异常。

总之，正如王培林教授所言在致畸原作用下，是否发生心血管畸形，取决于下列因素：①孕妇对致畸原的感受性，在个体之间存在着差异；②胎儿发育的不同阶段，对致畸原的感受性不同，大多数致畸原有其特定的作用阶段；③致畸原的作用机制各自不同；④致畸原的损伤与剂量有关，通常剂量越大，毒性越强，导致的心血管畸形也越重，但也并非绝对如此；⑤致畸原的作用后果，包括死胎、生长发育延迟、畸形或功能缺陷，究竟出现何种后果，这取决于致畸原、母体及胎儿胚盘的相互作用结果。

（李广镰　张开滋　曾　冲
邢福泰　徐丽英）

四、先天性心脏病的基因异常

随着分子遗传学的进展，部分因单基因异常的先心病已被证实，近年来国外在先天性心脏病的分子生物学研究方面，取得了长足进展，国内的一些学者如毛霞、王玉林、蒋立虹、钟秋安、范粉灵等都有精辟的论述。

（一）心脏发育相关基因的研究

在分子水平上，寻找心脏发育有关的特定基因是复杂的。心脏的发育是一个极其复杂的过程。它涉及胚胎发育过程中不同时间，不同空间的若干个基因先后表达，也涉及细胞的迁移、分化、增生及精确的相互作用。近年通过对动物，如鼠等心脏发育的研究，人们发现了一些与心脏发育相关的基因。

1. 心脏环化与shh nodal cSnk-1及activin受体Ⅱa

目前认为控制心脏环化的分子来源于心脏以外的多种信号，包括若干个基因的不对称表达。Overbeesk等在鼠的研究中发现Nodal在左侧板中胚层持续表达，且这种不对称表达由shh（sonic hedgehog）的不对称表达造成。Activin受体Ⅱa主要与Activin或类似物结合抑制shh在右侧的表达，产生不对称，从而影响心脏的右向环化。以上诸多因素均影响心脏的环化方向，当其发生改变时会出现内脏异位的异常表现，从而引起心脏的先天发育异常。

2. 心管发育相关的基因

（1）dHAND和eHAND　dHAND和eHAND均为转录因子bHLH（basic helix-loop-helixk）家族的基因，在脊椎动物的心脏发育过程中以互补方式表达，在心脏环化后，dHAND和eHAND分别在右心室及左心室表达（Riley）。提示HADN基因在心脏形成的过程中参与心管分区并由此发育为特定的心腔，但却不是通过翻译胚胎心脏左右方向的信号以控制心脏环化方向的。现已确认dHAND和eHAND是最早的心脏腔室特异性转录因子（Srivastava）。

（2）Home box基因　同源框基因一直被认为与脊椎动物发育有关，且在不同物种间高度保守，包括60个氨基酸DNA连接区域，即同源结构域。与心脏病发育相关的同源框基因有许多，如MOX-1，HOX-1.5（hoxa-3），NKX2-5/CSX等，其中最为重要的是NKX2-5，也称作心脏特异性同源框NKX2-5/（CSX）。NKX2-5/CSX基因是目前研究最多的与心脏病发育密切相关的转录因子之一，它必于NK型同源框基因家庭中NK-2型成员，以第54位氨基酸残基是酪氨酸和保留23个氨基酸的NK-2特异性区域为特征。人NKX2-5基因定位于染色体5q35，由2个外显子组成，编码一个324个氨基酸的蛋白。NKX2-5基因在心脏发育过程中发挥着重要作用，它参与心脏前体细胞的分化、心脏的环化、房室分隔、房室流出道和传导系统形成及成熟的心脏正常功能的维持。在整个发育过程，NKX2-5基因在心脏、咽、甲状腺、舌、胃和脾脏表达。NKX2-5基因转录最重要的特点是在心肌早期细胞中表达。在分化成型期间，发现NKX2-5在整个心肌组织表达，没有明显的心房与心室的区别，这种模式一直持续至胎儿发育的整个过程，在成熟鼠的心脏中发现了NKX2-5转录。NKX2-5表达也诱导ES-

CELL衍生的胚状体形成搏动心肌组织（Lints）。

（3）心肌细胞增强因子-2　心肌细胞增强因子-2属于MADS-box转录因子，它是许多心肌细胞的基因如desmin、肌凝蛋白链2v、β-肌凝蛋白重链的表达所必须的。在线状心管形成之前，小鼠MEF2C基因表达于心脏前体细胞。在MEF2C突变纯合子小鼠，心管未能环化，继而右心室未能形成，一系列的肌肉组织基因也不表达。MEF2C和dHAND对右心室发育的某一途径来说，两者均为必要的成分（Lin）。

（4）房室分隔与ES蛋白、TGF-β及细胞黏附因子　与房室分隔相关的结构为心内膜垫，目前认为ES蛋白、TGF-β及细胞黏附因子是影响心内膜垫形成的关键因素，ES蛋白在房室通道及心室流出道心肌部位沉积，包括纤黏素，转铁蛋白及ES/130等几种蛋白质，研究人员通过应用纤黏素抗体及ES抗体发现上皮细胞转化过程受到抑制，提示ES蛋白在上皮细胞转化过程中起关键作用（Eisenberg），TGF-β心内膜中上皮-间质细胞的转型受TGF-β信号的影响。体外实验证明，上皮细胞转化后可促进TGF-β潜在血管因子如成纤维细胞生长因子、血管内皮生长因子的释放，在新血管形成中发挥作用，因此认为TGF-β被认为是动脉导管关闭的重要调控基因。最近发现转录因子NF-ATC与心脏的房室分隔有关，已证明NF-ATC是目前已知的，第1个在心内膜垫细胞表达的转录因子。

（5）流出道分隔与Pax3、NF-1和NT-3基因　Pax3基因的自发突变，即著名的Splotch鼠，主要表现为流出道缺陷和主动脉弓缺陷，提示Pax3基因在导向神经板发育过程中起关键作用。NF-1基因作为神经板发育的关键因素，主编码神经纤维瘤蛋白（neurofibromin）（Kirby）。更有趣的是，NF-3端非翻译区与Pax3结合点同源。NT-3是神经营养因子家族的一员，也是神经板细胞的有丝分裂原和生长因子。

（6）细胞间相互作用与心脏发育　心脏发育不仅需要不同时间、不同空间的若干基因的顺次表达，还依赖于细胞间的相互作用，它主要包括缝隙连接和黏着连接，涉及ECM成分和黏附因子，如连接蛋白（connexin）家族，整合素家庭，VCAM-1、N-cadherin vinculin等，connexin43家族包括connexin37、connexin40、connexin43等，其中connexin37、connexin40主要分布于血管内皮细胞，与这些细胞间的信息传递有关，而connexin43主要与右室流出道有关（Delorme）。

总之，在分析心脏发育时，阐明其形态发育过程中的分子机制已成为目前的趋势。

（二）先心病的基因缺陷

1. 心襻形成异常

心脏腔室分隔异常和大血管错排致各种单一或复杂的心脏畸形，如共同心房、心室异位、流出道异常，动静脉畸形连接和房室通道。Levin等报告了在鸡胚心血管中不对称分布的基因活化因子受体IIa（Act-RIIa）、Sonic hedgehog（Shh）和鸡相关基因（chicken nodal related 1, cNR-1）参与调控心襻形成。iv基因与内脏和心脏的转位有关，定位于12号染色体上，50%的iv/iv小鼠有上述畸形。Yokoyama等通过研究插入酪氨酸酶基因的转基因小鼠，发现该基因的插入致一内源性基因的隐性突变，并命名为inv基因，定位于4号染色体标记位点Tsha和Hxb之间。iv/inv小鼠100%有内脏异位和心襻畸形，为脊椎动物左右极性特异性的研究提供了一新的动物模型，iv和inv基因尚未完全克隆出来。

缝隙连接蛋白基因CX43基因是研究较为深入的一相关基因，它与右室流出道梗阻有关。心肌作为一合胞体，细胞间的缝隙连接极为重要。敲除了CX43基因的小鼠产生右室流出道畸形，生后很快死亡。神经嵴细胞过度表达CX43转基因小鼠亦出现相似畸形。Ya等应用免疫组化、杂交组化、三维重建等技术观察分析CX43缺失小鼠不同胚胎发育时期的心血管改变，结果发现正常的右位的心襻生成延迟，右室和流出道之间的角度变小，随后右室和流出道之间的肌小梁间陷窝增多，三尖瓣的前上瓣分层异常，包括三尖瓣乳头肌在内的肥厚的肌小梁挤压流出道，致流出道梗阻。

Britz-Cunningham等对30例先心病接受心脏移植患者心肌组织编码CX43蛋白细胞浆尾部分400bpDNA序列的分析发现，这一区域存在多个翻译后调节位点，其中一家族性房间隔缺损（ASD）患者存在Phe335Gln突变，全部6例并内脏异位患者有CX43基因的突变，且5例有一致的错义突变 Ser364Pro。除 1 例外，Ser364Pro 突变患者伴有肺动脉闭锁或狭窄。Gebbia 等对 38 例染色体核体型正常的内脏异位并复杂先心病患者外周血 DNA 的 CX43 基因同一区域的直接测序或限制性酶切分析未发现一例突变，得出以上不同结论的原因可能为 CX43 基因的突变是体细胞的突变，而非种系细胞的突变。明确 CX43 基因突变与人类先心病关系尚需更多的研究资料。

2. 房室间隔缺损和瓣膜畸形

胚胎发育过程中，流出道和房室交界处心内膜细胞迁移到心内膜垫区，转化为间充质细胞，形成间隔和瓣膜结构。转化生长因子（TGF）、细胞黏附因子（CAM）基因等多个基因家族参与了此过程的调控。在免疫系统发挥重要作用的一转录因子家族——激活 T 细胞的核因子（NF-AT）基因家族的一员 NF-ATc 在将分化为间隔和瓣膜的心内膜细胞有特异表达。胞浆内 Ca^{2+} 水平的改变使钙依赖性钙神经蛋白（calcineurin）通过氨基端的去磷酸化激活 NF-ATc、活化的 NF-ATc 由胞浆进入核内，调节蛋白合成，如 bZIP 转录因子家族，以及特异基因的激活，支持了外显子 3 的 NF-ATc 基因缺陷小鼠或胚胎发育易感期暴露于致畸因素（如特异性钙神经蛋白抑制因子 FK506），Ca^{2+}/钙神经蛋白/NF-ATc 信号传导通路受阻，致不同程度的房室间隔和瓣膜畸形，Ranger 等以 neo 基因取代 NF-ATc 基因 rel 同源区的 19 个氨基酸（635-653），制造出 NF-ATc 缺陷小鼠，纯合型均在出生前死亡，伴主动脉和房室瓣畸形多独立存在，提示以上两种瓣膜有相对独立的基因调控。

基因连锁分析表明，伴有 ASD 的先天性 Axenfeld-Rieger 畸形与 4q25 有关，Holt-Hand 综合征常见 ASD 和肌性室间隔缺损（VSD），致病基因定位于（12q24.1），具体基因不明。房室通道（AVC）与 21q 基因缺陷有关，8p 的部分基因缺失亦可致 AVC。

3. 神经嵴异常和圆锥动脉干畸形

心源性嵴细胞分化形成咽弓、主动脉弓、肺动脉间隔及心室流出道，且与室间隔、半月瓣的发育有关。Hox1.5、Hoax3 和 Pax3 均是转录因子基因，属同源框（homology）基因，表达异常可引起神经嵴迁移和分化异常。神经嵴细胞分化异常主要引起圆锥动脉干畸形，与 22q11 区的基因缺损关系密切。

近年来，国外研究资料表明 22q11 的微缺失是大多数 DiGeerge（DGS）综合征和腭-心-面综合征（velo-cardio-facial 综合征，VDFS）综合征的病因。最新研究表明，22q11 缺失可引起多种心脏缺陷，尤其以主动脉弓离断、主动脉右置、永存动脉干、法洛四联症等心脏锥干和主动脉弓缺陷较为普遍。动脉干畸形 22q11 缺失占 20%~30%，而单纯的法洛四联症为 5%~15%，有些报道发生率更低。

在韩维中等的研究结果中，36 例心脏缺陷患者中有 4 例 22q11 缺失，分别患有法洛四联症、主动脉导管未闭和肺动脉狭窄。而室间隔缺损、房间隔缺损、卵圆孔未闭、单心室等患者未发现 22q11 缺失。法洛四联症、主动脉导管未闭患者染色体 22q11 缺失文献报道较多，而最新研究表明肺动脉缺陷患者 22q11 缺失发生率较高。多数文献报道 22q11 缺失除可导致心脏缺陷外，常伴有面部畸形、胸腺发育不全、腭裂等症状，本文 4 例 22q11 缺失患者有 3 例伴有小口、耳廓和鼻子等面部畸形，肺动脉缺陷患者未见有其他畸形表现。这与文献报道的 22q11 缺失在先天性心脏病同时伴有其他的患者中发生率高相吻合，这与心脏缺陷基因的邻近基因缺失密切相关。因此，在临床先天性心脏病遗传诊断，结合临床表现将提高染色体 22q11 缺失的检出率。本文室间隔缺损和房间隔缺损患者未发现 22q11 缺失，可能此类患者存在其他的遗传缺陷，有资料表明，房、室间隔缺损的遗传性疾病与 12 号染色体微缺失有关。鉴于 22q11 缺失发生各类心脏缺陷类型中，而且患者有 22q11 缺失将有一半几率遗传给后代，有必要对心脏缺陷患者进行遗传诊断和产前诊断，减少该类患者发生。而荧光原位杂交法是检测 22q11 缺失灵敏、准确、特异的方法。Ryan 等报道来自 23 个欧洲疾病中心 558 例应用 FISHAK 卫星多态检测到 22q11 关键基因缺失患者，20% 无心血管畸形，17% 有法洛四联症（TOF），14% 有主动脉弓离断，14% 有 VSD，10% 有伴 VSD 的肺动脉瓣闭锁（PA），9% 有永存动脉干，其他类型先心病发病率低。非综合征的孤立的 TOF、永存动脉干或主动脉弓离断患者中有 20%~

30%可检测到22q11的基因缺损。以上资料提示需手术矫治的先心病5%~10%由22q11上的单基因缺陷所致。伴VSD的PA（PS-VSD）患者中，22q11单体者较无22q11基因缺失者大型主肺侧支血管更多见，中央肺动脉较小，提示二者胚胎学起源上的不同形成机制，22q11缺失致外周肺动脉和中央肺动脉的连接受阻。

22q11缺失片段大小与先心病表现型无相关性。影响圆锥动脉干发育的关键基因的确诊将有助于检测关键基因的突变和缺失，探讨畸形的发生机制。

认识得以不断深入，人类心血管畸形系单基因缺陷已被证实且极为普遍。对缺陷基因的确定可为先心病的诊断和治疗提供重要信息和有力依据。对先心病进行基因预防和治疗将是一重要发展方向。

（三）先天性心脏病的基因

近年随着分子遗传学和分子生物学技术的发展，人们对该病的分子遗传学机制有了进一步认识，目前研究认为，CHD不但涉及多种基因，而且与这些基因在不同时间和不同空间的先后表达和相互作用有关，其中任何基因表达的质或量的异常也可能影响心脏的发育，导致CHD的发生。

特异基因的表达受转录因子调控，许多研究表明转录因子的突变是多种CHD遗传学方面的主要病因。心脏发育过程中有大量转录因子参与，如：NKX2-5、TBX5、GATA4、POG2、TFAP2B、PTPN11、JAG1、EVC/EVC2、CRELD1、ZIC3、CFCI、PROSll240等，其中NKX2-5、TBX5、GATA4、PTPN11、TFAP2B、EVC/EVC2、ZIC3经过动物模型和人类研究证实与单纯型先天性心脏病有关。但如此多的基因转录因子各自发挥什么作用和/或相互作用仍不清楚。目前研究最多的是NKX2-5，TBX5和GATA4 3个转录因子在单纯型心脏病中的作用，它们协同作用，调控许多下游基因的正确表达。另外，通过对表现型与基因型之间的关系研究，提出一些细胞因子、酶等蛋白基因可能与心脏发育有关，参与了单纯型CHD的发病。

1. 同源框基因-NKX2-5

同源框基因（homeoboxgene）一直被认为与脊椎动物发育有关，且在不同物种间高度保守，与心脏发育相关的同源框基因有许多，如：Mox-I，Hox-I（Hoax-3），NKX2-5等，其中NKX2-5尤为重要。早期Scott等（1998）对4个单纯型CHD家系用限制性内切酶消化法和特异性寡聚核苷酸杂交法证实NKX2-5突变出现在家系中的所有病例中，而家系中未受累者及正常对照人群无一例出现。其基因突变在3个部位，其中的Thrl78Me和C1170Ter两个发生在DNA连接同源结构域，改变DNA靶向连接序列的特异性和亲和力，导致心脏畸形和传导异常。另一个突变正性调节下游基因的转录。随后，许多学者对各种CHD患者中NKXZ 5基因的突变情况进行了研究，McElhinney等608例不同类型的单纯型CHD患者中检出了18例NKX2-5基因突变，其中12种突变位于编码区．但不在同源框结构域内。Reanon等也发现，CHD患者NKX2-5基因突变类型很多，其中某些类型在VAS和ASD患者中是特异的。还有人在ASD伴电传导系统异常的家系中检测到多个NKX2-5基因点突变，在散发的法洛四联症患者中同样也发现了该基因的点突变，提示NKX2-5基因的不同部分可能在心脏发育的不同阶段发挥作用。

NKX2-5基因是心脏前体细胞分化的最早期标志之一，是NK型同源框基因家族NK2型的成员，它位于人类染色体5q35，具有2个外显子，该基因的侧翼序列及外显子之间存在着许多具有重要功能的启动子、增强子、抑制因子和一些自动调节因子。一方面，这些元件在不同时间和空间调控NKX25基因本身的表达，使其在心脏及其他器官的发育过程中发挥复杂的调节作用；另一方面，作为上游主基因，NKX2-5调控许多下游基因的表达，其下游基因可能包括ANF、BMP、MLC2V、Nmyc、MEF2C、dHAND和MSX2，所以当NKX2-5基因发生突变，这些基因在心脏中的表达均会有所改变。NKX2-5主要通过同源结构域（hamodowain，HD）与目的基因中相应的顺式作用元件结合作为转录因子启动下游基因的转录。比如：BMPl0是NKX2-5的重要靶基因之一，它对N5和MEF2C的正常表达是必需的。BMP10无义突变鼠9.0~9.5天胚胎心脏表现心肌增生活力下降和一种细胞周期调节蛋白P57的异位表达升高，说明BMP10在心肌细胞增生中起着重要作用。心室转录因子NKX2-不但引起BMP10表达量明显增加从而导致心室肌增厚，而且可以导致许多其他基因的表达异常。此外。NKX2-5基因编码的蛋白具有4类高度保守的结构域，其中包括N端的TN（tin）结构域，160个氨基酸组成的同源框结构域（HD）、位于HD下游的NKX2SD和C端含有GlRAW保守的结构域，其中HD可以与目的基因中相应的启动子结合。对这种蛋白质-DNA结合作用最有意义的氨基酸包括Asn，Gln，Glu，Lvs，Ang等，它们的变化将引起蛋白质DNA间亲和力的改变，从而影响基因的转录，产生相关蛋白的缺陷，形成畸形。

为了鉴定心脏发育中受NKX2-5调控的基因。Uevama等分离815天野生型和NKX2-5无义突变鼠胚胎心脏，应用削减杂交的方法证实myonA和Csm在NKX2-5无义突变鼠心脏中的表达下调，而myocardin A表达下调可能会影响心脏细胞的分化。共转染分析提示NKX2-5可以转录myocardin A和Csm的启动子，而myocardin A通过胞浆应答元件可激活心房利钠因子（ANF）基因。ANF在心脏发育早期的心肌层均有表达后的发育过程中逐步限位于心房腔。Small等研究发现，ANF基因启动子区域有NKX2-5、TBX5TA4和SRF的结个位点。实验结果提示，这几个转录因子可能对ANF基因心房腔的特异表达起作用，ANF基因上游增强子有smad和GATA4的结合位点，GATA4和smad在BMP信号控制下协同作用，共同参与小鼠心脏发育早期基因的表达。

毫无疑问，NKX2-5对于哺乳动物心脏的正常发育是十分关键的，但其在发育成熟的心脏中是否仍发挥作用还不得而知。为此，近年来一些研究对NKX2-5在出生后心脏中的作用作了相关研究，发现NKX2-5参与出生后心肌细胞的功能调控和增殖调节，心脏房室结的形成和功能维持依赖于心肌细胞中NKX2-5的正常表达。如：通过对基因敲除动物模型研究报道，NKX2-5+/-杂合缺陷鼠除表现出房间隔缺损外，还伴有房室传导阻滞（AVB）。Benson等（1999）人对房间隔缺损和AVB家系进行研究发现：在NKX2-5基因型阳性者中AVB的外显率很高，几乎所有携带者发展为AVB。部分天性心脏病患者，即使缺损得到成功的修补仍有发生心脏传导阻滞和猝死的高度危险性，另外，心室转录因子NKX2-5引起BMP10表达量明显增加，从而导致心室肌增厚以及导致许多具他基因的表达异常也是在成熟心脏中实现的。提示NKX2-5在先心病治疗和预后，以及与其成年后出现的心脏功能异常关系等方面也有着重要作用。

2. T结构域转录因子——TBX5

T结构域转录因子——TBX5是近几年发现的、在心脏发育过程中另一个起重要作用的一个转录因子。TBX5基因定位于12q24 1，由T结构与基因编码，属于Tbos转录因子基因家族。TBX5 cDNA全长2 133 bp，8个外显子，编码518个氨基酸。TBX5已被确认为Holt-Oram综合征（HOS）的致病基因。Basson（1999年）研究提示，TBX5基因不同的突变类型和不同的位置引起心脏和上肢畸形的严重程度不同，无义突变引起上肢和心脏畸形的严重程度相当；错义突变则不同。GIy80Arg导致心肌严重畸形而上肢畸形较轻；Arg237Cln和Arg237Trp引起广泛的上肢畸形但心脏畸形轻微。Satoda（2000）研究认为靠近5′端的点突变导致明显的ASD和VSD，而靠近3′端的点突变导致肢体畸形严重。最近，Zarago等鉴定出人类TBX5的转录激活功能域位于C末端第339～379个氨基酸，而第325～327个氨基酸mK可能是TBX5的核定位信号。如果编码这些氨基酸的DNA序列发生改变将影响TBX5的正常功能。尽管可以肯定TTBX5在心脏发育中扮演着重要的角色，但以前的一些相关研究并未发现在非HOS的CHD患者中存在TBX5基因突变。直到最近Reamon等首次在单纯型CHD患者中检测到了TBX5基因的突变，在68例单纯型CHD（包括ASD、VSD、AVSD）病例中，患有ASD和AVSD人群检测到9例突变，其小6例位于Tbox结构域，1例位于TBX5核定位信号区域。

动物研究也表明，转录因子TBX5在心房和心室的心内膜垫高度表达，基因敲除小鼠研究发现，1BX5-/-纯合缺陷鼠在胚胎期山现心脏发育停滞，甚至胎鼠死亡。但其发病机制研究尚少，有学者认为TBX5在单纯型CHD作用也是通过TBX5和NKXZ-5特异的结合区域协同而产生的，这种协同作用同时也解释了为什么 TBX5 和 NKXT2-5 两种不同基因突变可导致相似的心脏异常。也有报道，TTBX5 位于许多相关基因的上游，在心脏早期发育中起中心作用，并在调整其他转录因子同时，TBX5 也可能自身调节，以适应其他转录因子的改变。近年来 Sun 等发现 TBX5 基因 5′ 侧翼序列 300bp 区域对于鼠心肌细胞中 TBX5 基因启动子的激活是必须的。此区域内存在 GC box、NKX225 结合位点和 3 个 T2box 结合位点。并进行了进一步实验证实，这些位点与相应转录因子的结合调控着 TBX5 基因的表达，T2box 结合位点的存在说明 TBX5 基因转录活性可能存在着自主调控的机制。前面提到 TBX5 和另两个转录因子 NKX2-5、CATA4 相互作用可以激活 ANF 基因启动子，而这一作用可被另一个 T2box 转录因子 TBX20 所抑制。TBX20 是通过与 ANF 基因启动子区域另一个 T2box 位点的结合起作用的，同时 TBX20 作用的发挥是由 BMP2 诱导的，但 BMP2 对于 TBX5 则不起作用，这对研究 TBX5 在 CHD 中的发病机制有了更确切地揭示。

3. 转录因子——GATA4

GATA4 基因属 GATA 转录因子基因家族，定位于 8p231，cDNA 全长 3 372 bp，有 6 个外显子，编码 442 个氨基酸。GATA 转录因子基因家族具有与特定 DNA 结合的锌指结构域，在进化过程中高度保守。学者们通过对鼠胚和鸡胚的研究，发现心脏右室和流出道起源于中胚层初始心脏区域前的一个分隔区；MEF2C 转录因子在此区域发育中起作用，对于右室和心脏流出道的正确形成是必须的。Gerg 等通过对两个独立的单纯型 CHD 家系分子遗传学研究，首次证实 GATA4 基因突变是 CHD 致病原因之一，并认为 GATA 是 NKX2-5 基因的协同分子，研究者发现两个家系中的致病突变类型分别为 E359del 和 G296S，其中 E359del 突变导致 GATA4 转录激活功能的丧失；而 G296S 突变不仅影响 CATA4 转录因子与靶 DNA 的结合，而且干扰了 GATA4 与 TBX5 的正常结合，但对其与 NKX2-5 的结合没有影响。可能是 CATA4 的错义突变干扰了 GATA4 的相邻锌指结构连接的甘氨酸残基功能，而甘氨酸残基具有高度保守性，对蛋白质间的相互作用是至关重要的，其突变可以引起 GATA-NKX2-5 的生物化学方面相互作用改变。另一个家系遗传分析也发现 GATA4 是其致病基因，GATA4 基因致病突变类型均为 1074delC。Dodou 等鉴定 MEF2C 基因 5′ 非翻译区的一个增强子，其中有 CJATA4 和 ISL1 的结合位点，体内实验证实其转录活性受这两个转录因子的调控。此外，研究发现 GATA4 与参与心腔分隔的另一个转录因子 dHAND 协同作用，可以激活 ANF、B 型利钠肽（BNP）基因和 α 肌球蛋白重链（MyHC6）基因的启动子，促进这些基因的转录。作为上游主基因，如上所述，NKX2-5 调控许多下游基因中，其中包括 ANF、BMP、MEF2C、dHAND 等，由此可推出，GATA 与 NKX2-5 有关，使得这基因之间相互作用，这种推论与 Sun 等研究证实的机制相符。

最近一项研究表明，GATA4 是一种量依赖性基因调节因子，其等位基因有 GATA4H 和 GATA4flox 两种，CHD 小鼠心脏发育异常主要与 GATA4H/H 的表达量有关，鼠胎组织 GATA4H／H 的表达不足可引起右室双出口、心室肌细胞增殖下降等。这与 GATA4 影响心肌细胞的正常存活和心肌细胞凋亡的报道一致。对上述的 GATA4 质变（即基因突变）机制有了进一步的发展。

如上所述，NKX2-5、TBX5 和 GATA4 三者之间存在相互作用：TBX5 基因 5′ 侧翼序列 300bp 区域内存在 GCbox、NKX2-5 结合位点和 3 个 T2box 结合位点；ANF 基因启动子区域也发现 NKX2-5、TBX5 和 SRF 的结合位点，这种区域分布形成了三者相互作用的物质基础；另外，NKX2-5 调控的下游基因之一的 MEF2C 基因 5′ 非翻译区有 GATA4 和 ISL1 的结合位点；NKX2-5 调控的下游基因的一个转录因子 dHAND 与 GATA4 可以协同激活 ANF、BNP 等下游基因。促进这些基因的转录。近期还有研究发现，肌球蛋白重链（MyHC6）存在这 3 种转录基因的靶点，ASD 出现与肌球蛋白轻链结合区域相对应部位的 MyHC6 显著性突变，这与上述 Dodou 的研究机制分析相吻合。但因为此突变仅在一个家系中报道，其外显率也不完全，所以有待于进一步研究。可见，NKX2-5、TBX5、GATA4 三者不但是单纯型 CHD 相关的 3 个重要基因，并且三者之间协同作用，并且形成网络调节，这种调节还可能受相关基因的表达量的影响，但目前在控制心脏间隔的形成尚未得到完全定论。

4. connexin 43 异常与先天性心脏病

缝隙连接蛋白43（connexin 43，Cx43）是连接蛋白家族的成员之一，该家族至少有15个成员。通常根据分子量的大小来命名各种连接蛋白，Cx43是就是因分子量为43 000而得名。CX43表达于哺乳动物的心脏，对以及的形态发育具有重要的作用，人类Cx43基因位于染色体6q32-23.2，转录产生一个长约3.1kb的mRNA，编码382个氨基酸。近年来研究表明Cx43在心血管发育过程中扮演重要的角色。Britz-Cunningham等报道6例心室内脏异位的患者存在Cx43位点突变（364位丝氨酸被脯氨酸替代），其中5例伴肺动脉狭窄或闭锁。Kolca等分析了法洛四联症患者心肌细胞中Cx43的表达水平和分布情况，发现其Cx43的表达水平明显高于右室流出道正常的患者，且分布在细胞表面。由此可见，Cx43对于心脏结构的正常发生是必不可少的。

5. Pax43基因变异

Conway研究splotch（SP^{2H}）突变破坏Pax43基因，在纯合体是致命的。研究的目的找出致死的原因。使用splotch（SP^{2H}）突变鼠，发现60%的SP^{2H}纯合体在妊娠13.5~14.5天时死于宫内，这些胎仔都有心脏畸形，包括心脏出口瓣膜完全或部分畸形。研究发现13.5~14.5天，SP^{2H}/SP^{2H}鼠心脏的心肌收缩能力比正常心脏差。血液流出通道有缺陷的心脏射血分数约为正常的50%。

6. NF-ATc转录因子

Nolan研究小鼠NF-ATc突变导致肺动脉瓣和主动脉瓣出现缺损与人心脏畸形十分相似，在心内膜和T细胞中，NF-ATc是如何对信号产生应答？一般认为是通过改变胞浆内的钙离子浓度水平来实现信号应答的。通过对氨基酸末端残基脱磷酸化而激活NF-ATc。用药物试剂如FK506和环孢菌素A阻断钙神经磷酸酶功能，NF-ATc的激活作用也随即被阻断，这不由使联想到，心脏瓣膜构建缺损是由于NF-ATc信号转录过程出了问题，这可能是由于遗传因素决定所致，或是环境因素影响了发育程序，使之脱离正常调控所致。

7. 其他因子

螺旋-环-螺旋结构转录因子AP-2b（TFAP2B），因为它有独特的DNA连接结构域，被称为螺旋-环-螺旋转录因子。AP-2b突变引起Char综合征，是以动脉导管未闭、面部畸形和第5手指异常为特征的常染色体显性遗传性疾病。AP-2b突变是人类动脉导管未闭第一个被发现的遗传学病因，也是人类第一个被发现的由TFAP2B家族成员缺陷引起的疾病。

锌指结构转录因子-ZIC$_3$因子。Gebbia等应用基因连锁分析定位这种畸形于人染色体Xq26.2，并运用定位克隆技术在该位点确认了编码一种被公认的锌指转录因子ZIC$_3$的基因。随后在4个家系和1例散发病例中鉴定5个突变ZIC$_3$基因。所有受累的男性均有内脏转位，并伴有复杂心脏畸形、肺裂改变等多种组合。

8. CHD易感基因的定位

随着分子生物技术的广泛运用，不断有CHD易感基因得到定位。心律失常性右室发育不良（ARVD）是一种病因不明的家族性心肌病，临床特点为右心室心肌细胞的逐渐损失并被脂肪与纤维组织所浸润，病变始发于心外膜层，渐进性地发展到心内膜，使室壁变薄。该病呈AD遗传，已有5个位点被定位，分别在1q42、2q32、14q12、14q23、3p23。前4个位点在意大利Veneto地区家系所得，后1个在一个北美家系所得。D.Li等对另一个北美家系进行遗传连锁分析发现一个新的基因位点定位于10p12-p14，Vimentin、Rsu^{-1}、KIAA0019及巨噬细胞甘露糖受体基因位于其中，Vimentin是一种细胞骨架蛋白，Vimentin基因最有可能为候选基因。

9. 基因型与CHD表型的关系

大动脉转位（TGA）与右心室双出口（DORV）常以单纯性发生，同时也是内脏异位（heterotaxy）综合征的临床特点。已有研究表明杂合的CFCI基因突变与heterotaxy综合征有关，进一步研究表明，一些单纯性TGA与DORV的病例具有与heterotaxy综合征同样的遗传病因，都与CFCI突变有关。腭-心-面综合征（VCFS）、DiGeorge综合征（DGS）、圆锥干-面综合征（CTAF）具有共同的遗传病因，即22q11缺失。用半定量荧光PCR与多态性标记对VCFS与DGS分析，表明两者共同的易感区为22q11.2。说明不同临床心脏表型的CHD可有共同的遗传病因。

位于人类染色体5q35的Nkx2.5基因是以前体细胞分化的最早期标志之一，由它编码的蛋白具有4类高度保守的结构域：N端的TN（tin）结构域、160个氨基酸组成的同源盒结构域（HD）、位于HD下游的NK2-SD和C端含有GIRAW保守的结构域。E.goldmuntze等对单纯性法洛四联症（TOF）患者分析首次发现Nkx2.5基因的4种点突变，为（Glu21Gln、Arg216Cys、Ala219Val、Arg25Cys）值得注意的是以上4种点突变定位都不在编码HD的基因内。也有研究表明TOF与JAG1基因无义突变（G274D）有关。可见有相同临床表型的CHD可有不同的遗传病因。

10. 先天性心脏病和易感性基因

有关这方面的研究情况，据陈竺报道，见表5-1-10。

已鉴定的综合征中先心病与基因，据钟秋安等报道，见表5-1-11。

表 5-1-10 先天性心脏病可能的易感基因

疾病亚型	染色体定位	易感基因
房间隔缺损	5q34	NKX2.5
房间隔缺损，室间隔缺损	12q24	TBX5
肺动脉瓣狭窄：法洛四联症	20p12	JAGGED-1
闭管动脉化症	6p12	TFAP2B
瓣上主动脉狭窄	7q11	Elastin
主动脉瘤	15q21	Fabrillin
法洛四联症：持续性躯干动脉化症	22q11	?

表 5-1-11 已鉴定的综合征CHD与基因

综合征	位点或基因缺损	最常见的CHD
Holt-Oram	TBX5	ASD、VSD
DGS/VCFS/CTAF	22q11缺失	TOF、TA、IAA、VSD、AAA
Alagille	JAG1	PPS、PS、TOF
heterotaxy（X-linked）	ZIC3	situs abnormalities
Char	TFAP2B	PDA

表中TA：共同动脉干畸形；IAA主动脉弓离断；AAA：主动脉弓部畸形；PPS肺动脉瓣周狭窄；situs abnormalities：内脏异位

（张开滋　邢福泰　李树林　李　晔　孟庆华　边云飞）

第二节　各类型先心性心血管病

一、房间隔缺损

房间隔缺损（atrial septal defect，ASD）是先天性心脏病中常见的类型之一，占10%~29.6%，其中以继发孔型为最多见，占60%~75%。由于小儿时期症状多较轻，不少患者到成人时才被发现，女性较多见。

【解剖及分类】

ASD根据解剖病变的不同，可分为以下类型（图5-2-1A）。

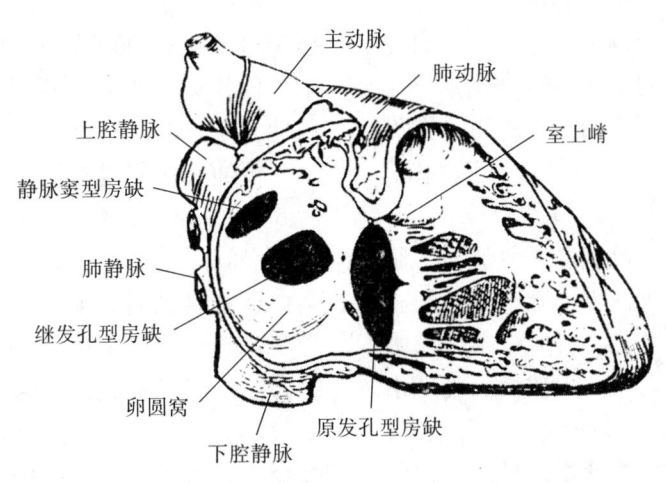

图 5-2-1A　房间隔缺损的分型和部位

1. 继发孔（第二孔）未闭

系 ASD 中最多见的类型。在胚胎发育过程中若原发房间隔吸收过多，或继发房间隔发育障碍，致原发房间隔的上缘与继发房间隔的下缘不能融合而遗留缺损，称继发孔未闭型 ASD，根据缺损部位又可分为中央型、上腔型和下腔型。

（1）中央型　又称卵圆孔缺损型。临床上最常见。缺损位于房间隔中部的卵圆窝。个别病例呈筛状多孔型。此型需与卵圆孔未闭鉴别。卵圆孔未闭见于 20%～25% 正常人。由于出生后左房压高于右房，因此在正常情况下，卵圆孔未闭不引起血流动力学异常，不产生分流。仅在施行右心导管检查时，偶尔导管可经卵圆孔插入左房。当心脏右侧发生梗阻性损害时，右房压高于左房或卵圆孔被拉大，血流可推开遮卵圆孔的原发隔，由右房进入左房，产生右向左分流，如重度肺动脉瓣狭窄。

（2）上腔型　又称静脉窦型。位置较高，靠近上腔静脉入口处。常伴右肺静脉异位引流入右房。

（3）下腔型　位置较低，下缘缺如，与下腔静脉入口无明显分界。

继发孔未闭型 ASD 中的 10%～20% 伴二尖瓣脱垂。

2. 原发孔（第一孔）未闭

系由于原发房间隔过早停止生长，不与心内膜垫融合而遗留的裂孔。又可分为四型：单纯型、部分性房室隔缺损、完全性房室隔缺损、完全性房室隔缺损及单心房。

（1）单纯型　缺损的下缘有完整的房室隔，二尖瓣和三尖瓣叶发育正常。

（2）部分性房室隔缺损　为原发孔未闭中常见的一型。除房间隔下部缺损外，伴部分房室隔缺损和二尖瓣发育异常，可造成二尖瓣关闭不全，但无室间隔缺损。

（3）完全性房室隔缺损　房室隔完全缺如，因而除房间隔下部大段缺损外，二、三尖瓣均有畸形、裂缺，并有室间隔上部缺损，致 4 个房室腔相互交通。

（4）单心房　系原发和继发房间隔均不发育，形成单个心房腔，但由于血液层流的关系，青紫可不明显。

ASD 常合并的心血管畸形有二尖瓣狭窄（Lutembacher 综合征）、肺动脉瓣狭窄、室间隔缺损、部分肺静脉异位引流、永存左上腔静脉等。

【病理生理】

通过 ASD 产生的左向右分流的大小取决于缺损大小，左右心室的顺应性，肺循环与体循环的相对阻力。出生时及新生儿早期，由于肺循环阻力尚未明显下降和相对较厚的右室壁使右心室顺应性较差，右房压可略高于左房，分流自右向左，患儿可出现暂时性青紫，尤其在哭吵或伴肺部疾患时。之后随着肺循环阻力下降和体循环阻力增加，左室壁增厚，右室顺应改善，分流转为自左向右，主要发生在心室收缩晚期和舒张早期，大量的左向右分流导致右室舒张期负荷过重，因而右房、右室增大，肺循环血流量增多，而左室、主动脉和整个体循环血流量减少。

如果缺损较大，产生大量左向右分流时，肺动脉压力可增高，引起充血性肺动脉高压。病程进一步发展，肺小动脉壁老化，管腔变窄，阻力增高，形成梗阻型肺动脉高压。少数病例晚期由于严重梗阻性肺动脉高压，右房压可高于左房，导致右向左分流，引起持久性青紫。另外，由于右房显著增大，少数病例晚期可出现严重性心律失常，但继发孔未闭型ASD在儿童期极少发生梗阻性肺动脉高压和房性心律失常。

【遗传学特点】

房间隔缺损可有多种遗传方式，大多数是由遗传因素和环境因素相互作用引起的呈多基因遗传，遗传度57%～60%，先证者同胞和子女的再显风险率为2.5%～4.6%。少数家庭中可见连续数代均有本病患者的情况。Volti（1991）就曾报道3个西西里人家庭，连续数代有17名家庭成员患有继发孔型房间隔缺损而不伴传导阻滞。有人认为在这些家庭中本病可呈单基因遗传，Nora则认为多基因遗传的严重遗传易患性家庭即C型家庭。据Zeizer（1982）报道，受累亲属间心脏损害类型一致，即均为房间隔缺损者占50%。不一致的心脏损害以室间隔缺损为最常见，其次为肺动脉瓣狭窄、大动脉转位和三尖瓣闭锁。

值得注意的是，房间隔缺损伴房室传导阻滞在许多家庭中可呈常染色体显性遗传。如1978年Lynch报道，一家庭四代11人患房缺、其中6人心电图示P-R间期延长。1974年Bjornstad报道一个三代遗传的家庭，并复习文献中报道的8个连续二代以上的多人患本病的家庭，其中6个家庭同时伴房室阻滞。同一家庭的不同患病成员可显示不同的遗传表型，患者可仅有房间隔缺损或房室阻滞，亦可同时兼有两者。1975年Emanuel认为本病的阻滞可进行性恶化为完全性房室阻滞而致猝死，主张对房间隔缺损伴房室阻滞患者的全部亲属进行筛选，以免遗漏症状不明显的病例。

本病患者约15%伴有心外畸形，以骨骼缺损为最常见。对此类患者应做详细的家系调查和染色体检查以明确诊断，因本病有明显的遗传异质性。

单纯性房间隔缺损多为多基因遗传，遗传度为57%～60%，再发风险率为2.5%～4.6%。

房间隔缺损极少数可见于单基因病。属于常染色体显性遗传的有Holt-Oram综合征、下颌面骨发育不全（Tearcher-Collins综合征）和Noonan综合征；属于常染色体隐性遗传的有软骨外胚层发育不良，先天性全血细胞减少症、Zellweger综合征和血小板减少性桡骨不发育综合征；属于性连锁遗传的有灶性皮肤发育不良。

房间隔缺损尚可由染色体畸变引起。例如21三体、22三体、8三体，4q-、5q-、+14q-、XO、XXXXY等综合征患者均可见到本病。

【发病机制】

在胚胎的第4周末，原始心腔开始分隔为四个房室腔。一般认为，房间隔的发育与形成需要许多不同基因的产物，这些基因决定着心脏特定结构的蛋白质和酶，其作用遵循着精确的程序表（或时间表）。心脏每一结构，如心内膜垫，原发和继发房间隔发育和吸收过程都必须在这些基因的调控下精确地遵循该程序表，按正常的顺序和速度进行，才能保证房间隔关闭，由于指导并保证这一过程的许多对等基因（即共显性，这些基因无显性和隐性之分，各对基因单独作用影响较小）之间处于一种动态的平衡之中，其作用相互叠加累积，正常和异发发育的阈值相互有交叉，故如果基因不稳定或有异常，在环境因素的促发作用下就可导致初级基因产物加速或推迟形成，打乱正常的发育顺序，造成心内膜垫发育不全，原发房间隔吸收过多或停止生长，继发房间隔发育障碍，其结果使房间隔不能完全关闭形成房间隔缺损。

不同对的等位基因群的异常和不同的环境因素最终导致不同的发育顺序紊乱，而形成不同类型房间隔缺损。如在发育的过程中，原发房间隔停止生长，不与心内膜垫融合而遗留间隙，即成为原发孔缺损。同时往往有房室瓣膜，甚至心内膜垫发育不全现象，而形成二尖瓣大瓣和三尖瓣分裂，以及腹背心内膜垫呈分裂状态而未融合，称为房室管畸形。如原发房间隔被吸收过多，或继发房间隔发育障碍，则上下两边缘不能接触，遗留缺口，形成继发孔缺损，这是临床上常见的一种。

【临床表现】

1. 症状

随缺损大小而异。轻者可全无症状，仅在体检时发现。分流量大的可因体循环血量不足而影响生长发育，患者表现劳累后乏力、胸闷、气急、心悸、多汗，并因肺循环充血而易患支气管肺炎，尤其是年幼儿。

2. 体征

分流量大的患者体格瘦小，心前区隆起，心脏搏动弥散，心浊音界向左右扩大。在胸骨左缘2、3肋间可听到2/6～3/6级收缩期杂音，性质柔和，传导范围不广，多数不伴震颤，系右室排血量增多，引起肺动脉瓣相对狭窄所致。左向右分流量较大时，可在胸骨左缘下方听到舒张中期隆隆样杂音，为过多的血流通过三尖瓣引起相对性狭窄所致。

肺动脉瓣区第二音增强，并有固定分裂（分裂不受呼吸影响），系因ASD患者在吸气时体静脉回流右房的血流增多，呼气时由于胸腔内压增高，肺静脉回流左房血流增多，左房分流入右房血量增多，因此不论是吸气或呼气，右室血量均增多，排空时间延长，肺动脉瓣关闭延迟，产生固定的第二音分裂。肺动脉扩张明显或伴肺动脉高压者，可在肺动脉瓣区听到收缩早期喷射音。

【影像学检查】

1. X线检查

右房、右室增大，肺动脉圆锥突出，主动脉结影缩小，肺野充血，透视下可见"肺门舞蹈"。

2. 心电图

继发孔未闭型ASD表现为电轴右偏和不完全性右束支传导阻滞，即在右心前导联心室波呈rSR'型，少数病例可出现完全性右束支传导阻滞图形，三者均为右室舒张期负荷过重的表现。若肺动脉压力增高，可出现右室收缩期负荷过重，即右心前导联R波增高。有时可有P波高尖，提示右房增大。

3. 超声心动图

显示右房、右室增大，肺动脉增宽。M型超声心动图的特征性表现为左室后壁与室间隔呈现矛盾运动，即室间隔与左室后壁由正常的逆向运动变为同向运动。二维超声心动图剑突下及胸骨旁四腔心切面可见房间隔中断，叠加彩色多普勒可见红色血流信号自左向右通过缺损处（图5-2-1B～D）。

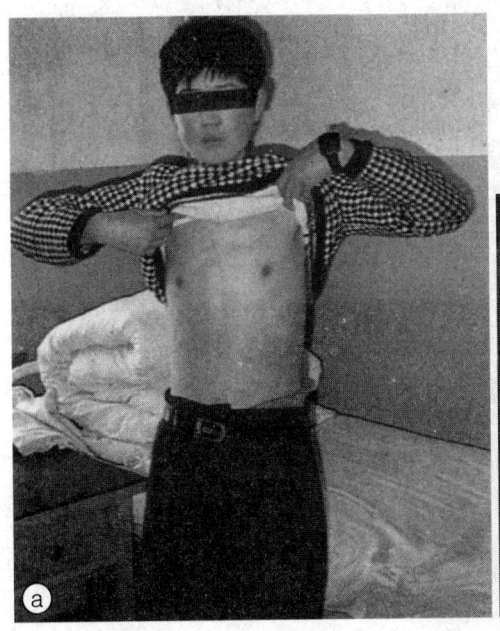
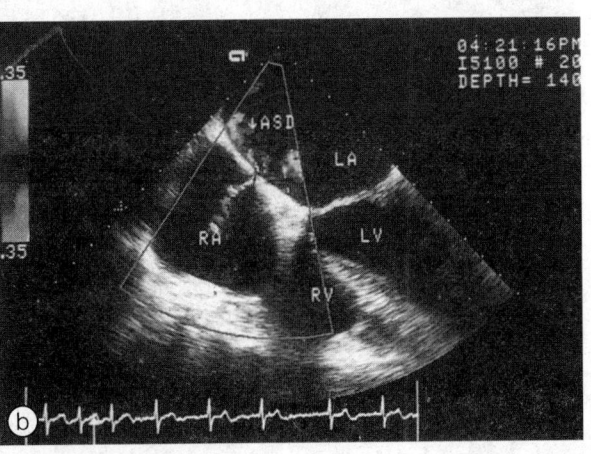

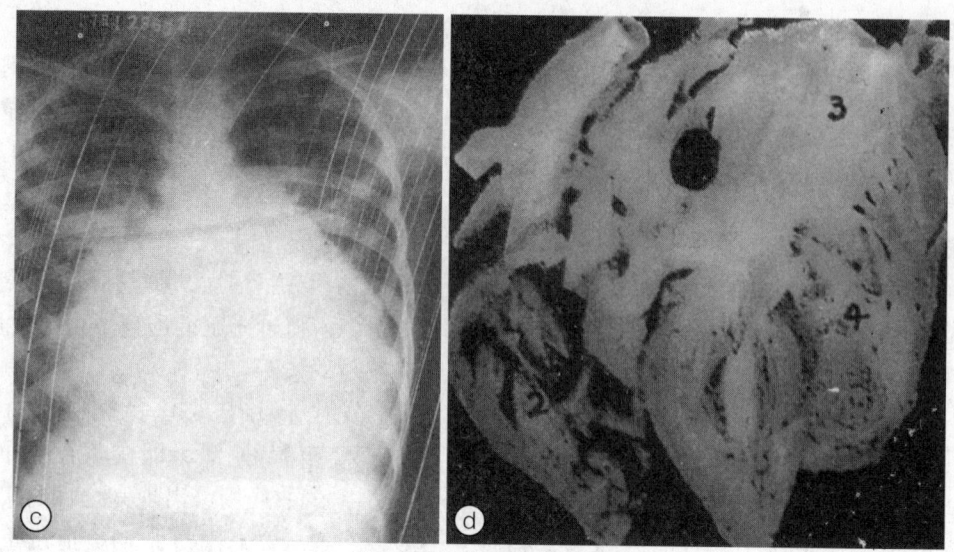

图 5-2-1B 原发孔型房间隔缺损

a. 8岁男孩,因心悸、发绀、杵状指入院。查体心前区隆起,心浊音界扩大,胸骨左缘2~3肋间,可闻3/6级杂音。b. 超声心动图示房间隔缺损,从左房向右房分流,以蓝色束为主。c. X线示心影扩大,双肺血增多,肺动脉段凸出。d. 心脏剖面示原发孔型房间隔缺损

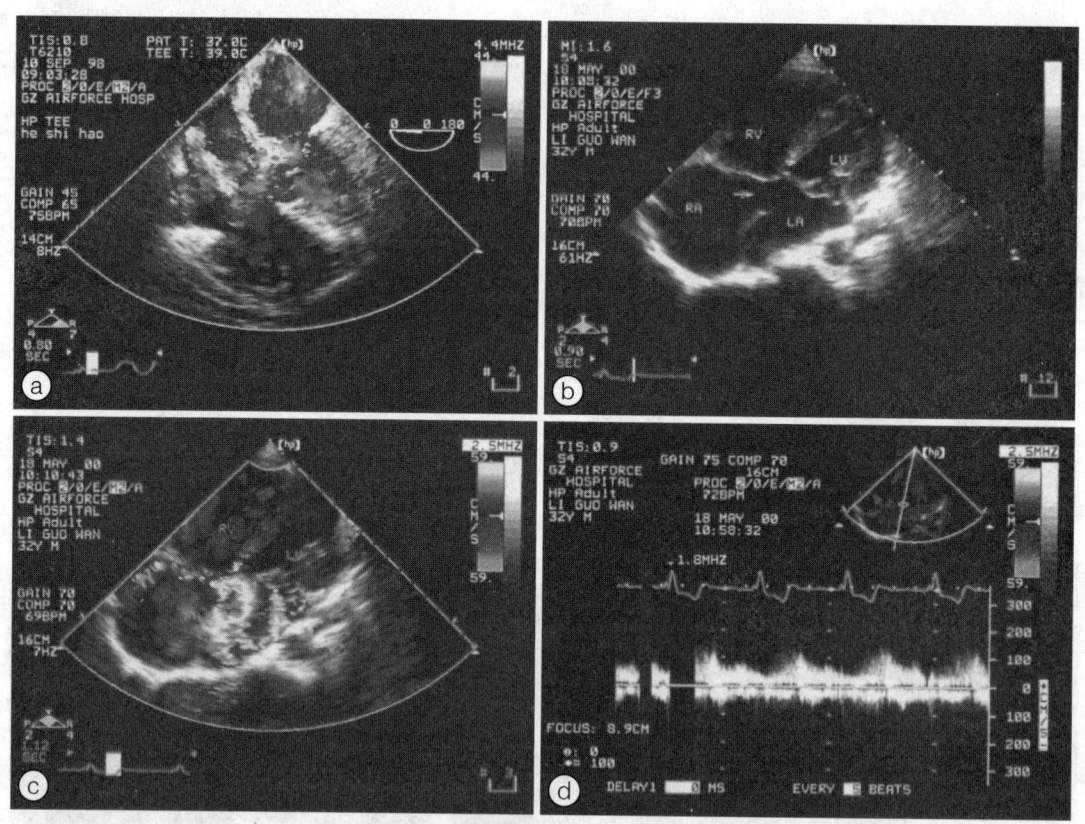

图 5-2-1C 原发孔型房间隔缺损、部分型心内膜垫缺损超声心动图

a. 经食管超声心动图四腔断面显示房间隔下部回声中断,下缘为完整的心内膜垫。二尖瓣前叶与三尖瓣隔叶在同一水平。彩色多普勒血流显像显示起源于左房下部的黄蓝色血流束经过房间隔缺损处,直接通过三尖瓣口进入右心室。心脏收缩期可见经二尖瓣前叶裂及三尖瓣隔瓣裂至左房、右房黄红束反流。b. 胸骨旁四腔断面示房间隔下部回声中断,下缘为完整的心内膜垫。二尖瓣前叶与三尖瓣隔叶在同一水平。c. 彩色多普勒血流显像:心脏收缩可见经二尖瓣前叶裂及三尖瓣隔瓣裂分别至左房、右房蓝色反流。d. 脉冲多普勒血流频谱:可记录到全心动周期的分流频谱,呈双峰,以舒张期为主。

超声心动图诊断:原发孔型房间隔缺损,部分型心内膜垫缺损

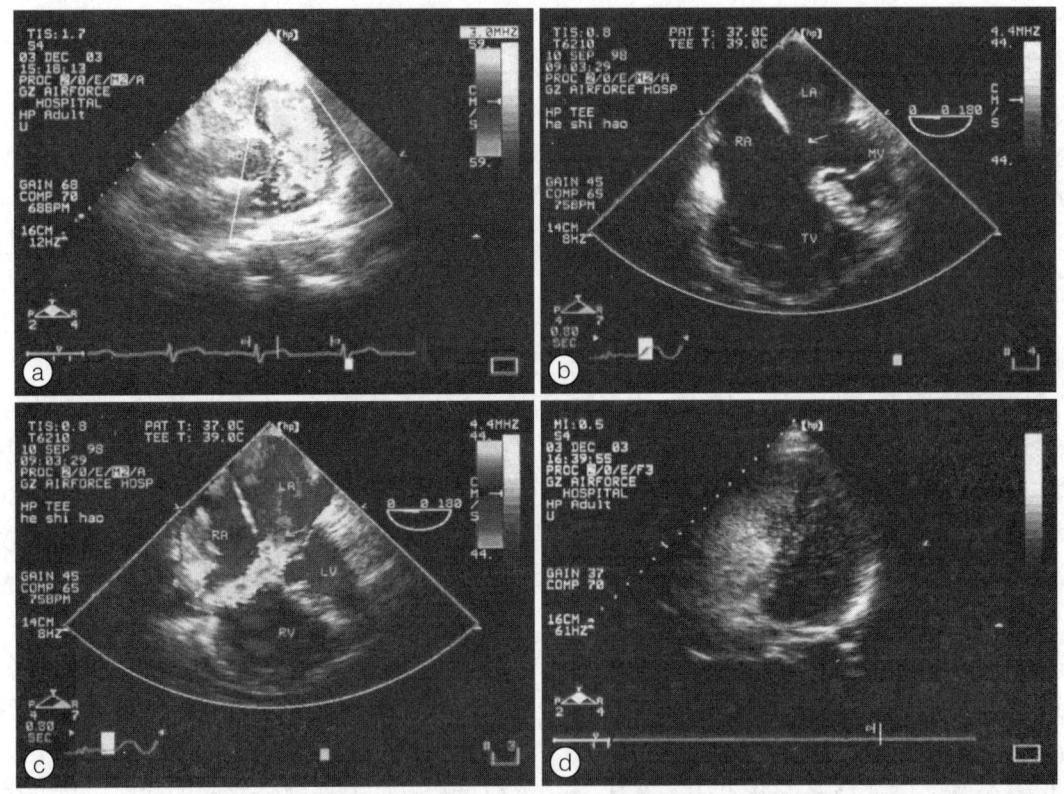

图 5-2-1D 继发孔型房间隔缺损超声心动图

a. 彩色多普勒显示：心底短轴断面显示主肺动脉增宽＞主动脉内径，肺循环血流量增多，流速增快，呈黄蓝色；b，c. 心尖四腔位显示：血液从左房向右房分流，可见房间隔缺损；d. 心脏声学造影：除右心系统产生浓密的回声外，左心亦有少量光点回声，显示心房水平少量右向左分流。

超声心动图诊断：继发孔型房间隔缺损

4. 右心导管检查

可发现右房血氧含量高于上腔静脉 0.019 Vol*（1.9 Vol%）或两者血氧饱和度相差 8% 以上。若从右下肢静脉插管，导管易通过缺损从右房插入左房，但必须有右房与上腔静脉血氧含量的有意义差异，方能诊断为 ASD。若无两者血氧含量的显著差异，可能为卵圆孔未闭。对导管所到各部位测压及测血氧饱和度，可了解肺动脉压力及计算分流量大小。在单纯 ASD 中，肺动脉与右室收缩压差不超过 30 mmHg，若超过 40 mmHg，多为器质性肺动脉口狭窄。

5. 心血管造影

单纯 ASD 一般不需造影。当怀疑合并其他心血管畸形时应做相应检查。

【诊断与鉴别诊断】

根据胸骨左缘第 2 肋间听到柔和的收缩性杂音，肺动脉第二音固定分裂、心电图出现不完全右束支传导阻滞及 X 线和超声心动图表现，ASD 即可确认，一般不需做创伤性检查。

本病应与下列疾病鉴别：

（1）功能性杂音　杂音不超过 2/6 级，无第二音固定分裂，心电图、胸片均正常。

（2）肺动脉瓣狭窄　杂音响亮，喷射性，可向颈部传导，常伴震颤，第二音分裂不固定，并减弱；心电图显示为右室收缩期负荷过重图形；X 线检查示肺野清晰，超声心动图检查可明确诊断。

（3）室间隔缺损　收缩期杂音多出现在胸骨左缘第 3、第 4 肋间，粗糙、响亮、伴震颤，无第二音固定分裂；心电图和胸片检查显示左右心室均大，超声心动图检查可见室间隔的回声中断。

（4）完全性肺静脉异位引流　略。

---

* Vol%（容积%）× 0.01 = Vol

【自然病史及预后】

少数继发孔未闭在1岁以内自然闭合。单纯ASD在儿童期情况良好。成人期后体力下降，随年龄增长可发生肺动脉高压、心力衰竭、心房颤动和栓塞现象等。但极少并发亚急性感染性心内膜炎。

【治疗】

单纯性ASD在婴幼儿期因心内分流量较少，不会发生肺血管梗阻性病变，无明显临床症状，多主张在学龄前期手术。缺损较大的ASD，早期即出现反复呼吸道感染或心力衰竭者，应早期甚至婴儿期手术。成年以后手术，由于减少的左室容量和降低的心搏出量不能恢复正常，可导致永久性心功能损害。

介入性治疗：自1976年King和Mills报道了经导管关闭ASD后，已有越来越多国内外成功的报道。应用双伞闭合器（reshkingd double umbrella devices，闭合器直径为12 mm和17 mm）或蛤壳形闭合器（bard clamshell devices，闭合器直径为17～40 mm）可关闭直径≤3 cm的ASD或卵圆孔未闭。其完全关闭率分别达89%和98%。近年来采用双蘑菇伞形闭合器（amplatger septal occluder），效果更佳。因此介入性治疗已成为ASD治疗的重要手段之一。

（刘豫阳　张开滋　孟庆华
李德友　支　龙　杨慧宇）

二、房室隔缺损

房室隔缺损（atrioventricular septal defect，AVSE）在文献中曾命名为"心内膜垫缺损"、"房室共同通道"、"原发孔型房间隔缺损伴二尖瓣裂缺"、"房室管畸形"等。这些命名法均以胚胎学为基础，未能确切反映其病理解剖特征。由于本组畸形是在房室隔部位，因此Becker等提出了"房室隔缺损"的新命名，它较能明确地反映了畸形的解剖特征，有利于外科手术，因此近年来倾向于把这组心脏畸形称为"房室隔缺损"。其发病率为2%～7%，平均4%。

【解剖及分类】

正常心脏中，二尖瓣附着于室间隔的位置略高于三尖瓣，其间的间隔部分为房室隔，故房室隔将左室流入道与右房分隔开来。

（一）病理解剖

房室隔缺损的基本病理解剖特征如下：

（1）缺乏正常房室隔结构，如有左右分隔的房室瓣隔叶，必附着于流入道室间隔的同一水平。

（2）主动脉瓣没有正常地楔嵌在二尖瓣、三尖瓣之间，因此房室隔缺损有一个共同的房室连接。

（3）二尖瓣、三尖瓣构成一组共同房室瓣，通常由五个瓣叶组成。由于房室隔缺损中左室乳头肌的位置由前后位排列变成前外侧和后内侧位，因此左室壁叶的形态完全不同于正常二尖的壁叶，与其相邻的两个瓣叶则附着于右室和左室之间的乳头肌上，结果骑跨于室间隔，在它们穿过室间隔时，可以附着于间隔上。这两个瓣叶即为桥瓣，分别称为"前后桥叶"或"上下桥叶"。因此房室隔缺损中的二尖瓣裂（cleft）实际上是前后桥叶的左侧部分之间的间隙，故共同房室瓣的左侧成分实际上是三叶，而不是二叶瓣（二尖瓣）。

（4）左室流出道变狭，且更加前位。

（5）左室流出道长度（心尖到主动脉瓣距离）大于流入道（左室从十字交叉到心尖）正常心脏二者近于相等。

（二）分类

根据前后桥叶在室间隔平面有无连接舌（connecting tongue）连接，可分为（图5-2-2A）：

1. 部分性房室隔缺损

连接舌沿室间隔连接前后桥叶，把房室开口分为左、右二部分。常伴四种畸形：①原发孔型房间隔缺损；②左、右房室瓣隔叶以同一水平附着于室间隔上缘；③"二尖瓣前叶裂"；④三尖瓣隔瓣叶裂。它们可以单独存在，亦可联合出现。但最常见的是"原发孔型房间隔缺损伴二尖瓣前叶裂缺"，如前所述，"二尖瓣"实际上是三叶瓣，"裂缺"是两个瓣叶的连接处（commissure）。

2. 完全性房室隔缺损

前后桥叶是分开的，无连接舌连接，因此存在一个共同的房室开口。它有原发孔型房间隔缺损，5个瓣叶组成的共同房室瓣和室间隔缺损。

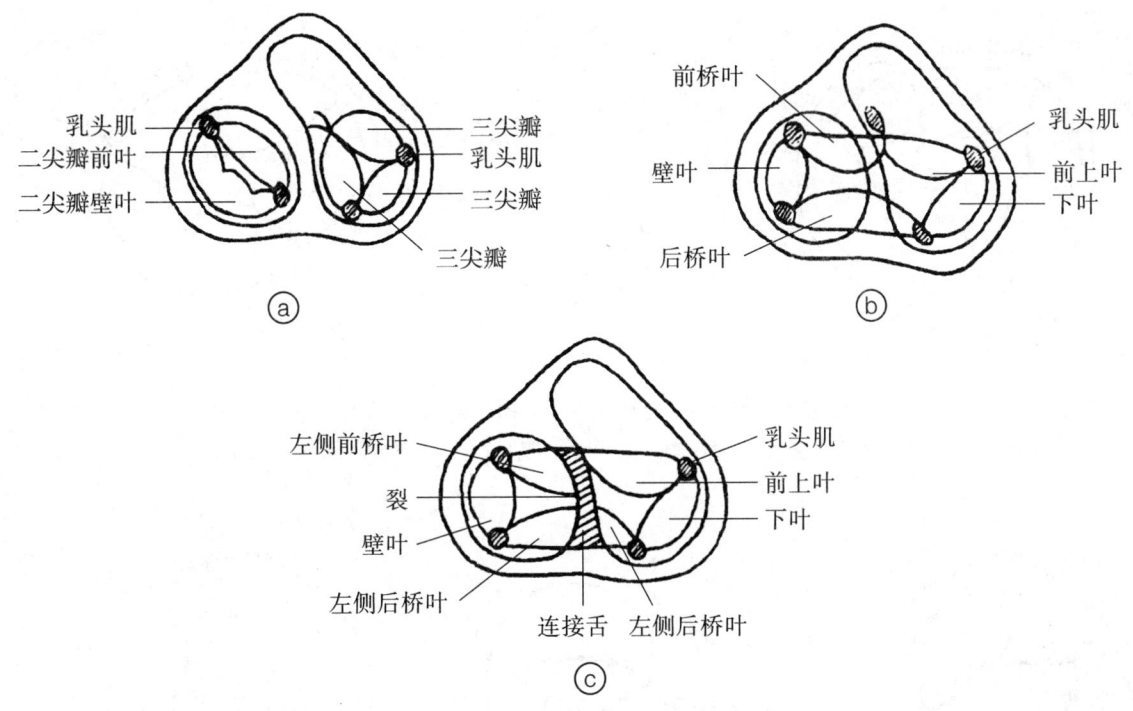

图 5-2-2A 房室隔缺损的分类
a. 正常心脏；b. 完全性房室隔缺损；c. 部分性房室隔缺损

（1）根据前桥叶与室间隔的关系，Rastelli 和 Piccoli 将其分为 a、b、c 三个亚型（图 5-2-2B）：

a 型：前桥叶通过腱索附着到室间隔的边缘。

b 型：前共同瓣叶的左侧成分——前桥叶变得较大，悬吊在室间隔上，呈自由漂浮状（free-floating leaflet），而右侧成分的三尖瓣前叶变得较小。

c 型：前桥叶非常大，瓣叶能自由漂浮，三尖瓣前叶非常小（发育不良）。常伴其他心内畸形，如肺动脉狭窄、大动脉转位、右室双出口或伴多脾、无脾等畸形。

（2）根据房室连接点与心室的关系，Bharati 将完全性房室隔缺损分成以下几型（图 5-2-2C）：

1）平衡型（balanced form）在共同房室瓣下的左右心室的形态大致相同，左右心室均肥厚扩大或左室正常。

2）右室优势型（dominant right form）房室连接点大部分偏向右室，左室和左侧房室瓣发育不良。它几乎都伴有主动脉流出道梗阻、严重的主动脉缩窄和主动脉弓发育不良。

3）左侧优势型（dominant left form）房室连接点主要连接到左室，右室发育不良。可伴肺动脉发育不良或肺动脉瓣闭锁。

【病理生理】

部分性房室隔缺损的血流动力学改变与继发孔闭型 ASD 相似，若因"二尖瓣裂"有严重反流时，则左室也增大。

完全性房室隔缺损由于四个房室腔相互交通，分流量大，肺血流量显著增多，并由于房室瓣关闭不全致大量反流，使四个房室腔均增大，早期即可发生心衰及肺动脉高压，出现青紫。

【遗传学特点】

本病是由遗传因素和环境因素相互作用下引起的多基因遗传。

据 1983 年 Emanuel 对 92 例本病患者的家庭调查，其中 9.6% 呈家庭性发病，先证者子女的再显风险为 9.6%～10.0%，女性患者后代的再显风险可高达 10%～14.3%；同胞为 1.5%～2.6%。有人估计遗传度高达 90%。一级亲属患者间的一致性病损为 20%～60%，亦有报道高达 90% 者。不一致病损以动脉导管未闭和房间隔缺损为最常见。

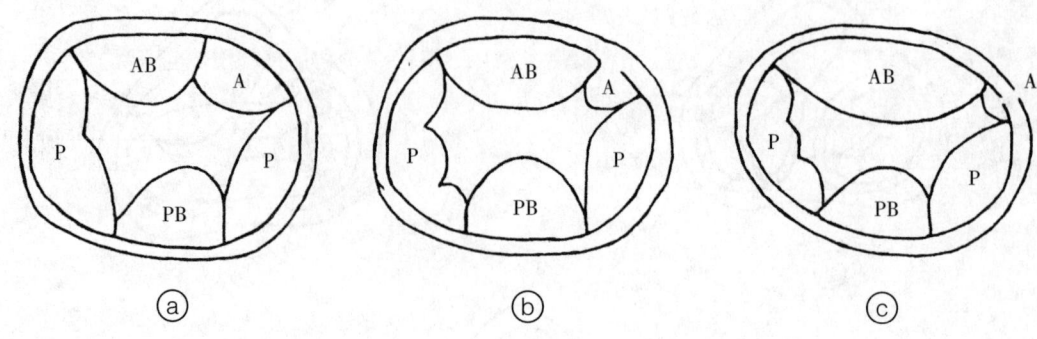

图 5-2-2B 完全性房室隔缺损 Rastelli 分类
AB：前桥叶；PB：后桥叶；A：三尖瓣前上叶；P：二尖瓣壁叶或三尖瓣下叶

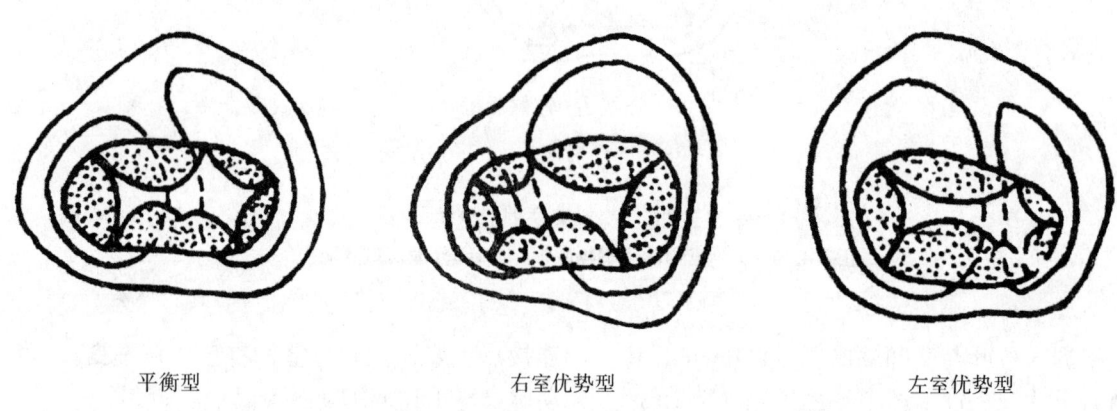

平衡型　　　　　　　　右室优势型　　　　　　　左室优势型

图 5-2-2C 完全性房室隔缺损的 Bharati 分型

房室间隔缺损可由染色体畸变引起。21 三体综合征 50% 可见到并发本病。1988 年 Machado 在 3 500 余例胎儿超声检查中发现 29 例本病患儿并经尸解或产后检查证实，其中就有 14 例为染色体病（21 三体 9 例，18 三体 3 例），7 例有先心病家庭史。故对本病患儿应注意做染色体检查。

不过，有些 AVSD 家庭的 21 号染色体并没有异常。其他新近发现的 AVSD 相关基因异常有：位于 3 号染色体（dp26.1）的细胞黏附因子（cell adhesion molecule，又称为 cirrin）的缺失、GATA4（见本章第一节）的错义突变或移码突变以及 8 号染色体末端（8p21.3-pter）的缺失。

【发病机制】

在胚胎发育的第 4 周末和第 2 月初，原始心腔开始分隔。在此期间需要不同的决定心脏特定结构的基因产物，即蛋白质和酶，且在这些基因的调控下，精确地遵循精密程序时间表，按正常的顺序、程度和速度进行，才能保证房室间隔各部分正常发育和互相融合，使左、右心房和心室完全分隔开。如果调控这一过程的多对等效基因不稳定和异常，以及环境因素的心血管致畸作用于这些易感性胚胎，都能促发异常的多对基因的累积效应，导致初级基因产物推迟和加速，打乱了正常发育程序，使之房室交界的间隔融合不良而发育不全，导致整个心内膜垫发育缺如、或缺乏，从而形成房室间隔缺损。

【临床表现】

1. 症状

大多数患儿在婴儿期起病，出现气促、乏力、生长发育迟缓、反复呼吸道感染及心力衰竭。

2. 体征

除继发孔未闭型 ASD 的体征外，由于"二尖瓣"关闭不全,在胸骨左缘下方和心尖区听到响亮的全收缩期杂音,由于增加的血流通过共同房室瓣,在胸骨左缘下方或心尖区可听到舒张中期杂音。完全性房室隔缺损由于大量的血液从左室分流入右房和右室,尚可在胸骨左缘3、4肋间听到响亮粗糙的收缩期杂音。

【影像学检查】

1. X线检查

部分性房室隔缺损心脏呈轻到中度扩大,右房、右室增大,左室亦大。完全性房室隔缺损心脏显著扩大,通常呈球形。肺动脉扩张,肺野充血显著。

2. 心电图

除有完全性右束支阻滞和右室增大外,常伴一度房室阻滞和电轴左偏,系因房室隔缺损致房室结传导延迟和左前半分支传导阻滞。"二尖瓣"反流严重者可出现左室扩大的表现(图5-2-2D)。

3. 超声心动图

M型超声心动图表现为左室流出道狭窄,"二尖瓣"前移,收缩期和舒张期"二尖瓣"呈多重复合波,左室扩大,室间隔呈矛盾运动。二维超声心动图剑下和心尖四腔观显示房间隔下段缺失和二、三尖瓣于同一水平附着于室间隔上,"二尖瓣前瓣裂"表现"二尖瓣"前叶分为二部分,向左右开放,在舒张期呈"马蹄形",收缩期二部分在中心相遇,形成一个回声结,而不像正常二尖瓣呈"鱼口样"改变。

完全性房室隔缺损的M型超声心动图除上述表现外,可显示室间隔连续中断,共同房室瓣回声穿过室间隔(图5-2-2E)。二维超声心动图心尖四腔观除显示原发孔型ASD外,并可见室间隔上段缺损和共同房室瓣的形态,是否分裂,有无腱索栓住及瓣叶是否自由漂浮,以此来判断应属于Rastelli A、B或C型。超声心动图可进一步判断分流方向、大小及房室瓣反流的严重程度。

4. 心导管检查

右心导管检查显示中到大量的左向右分流,肺动脉压力和阻力有不同程度的升高,完全性房室隔缺损由于血液自由分流和严重的房室瓣反流,动脉血氧饱和度下降。导管很易从右房插入左房和左室。

5. 左室造影

显示特征性左室流出道"鹅颈"样异常。完全性房室隔缺损在四腔位心腔造影可显示共同房室孔及瓣叶的形态。

【诊断与鉴别诊断】

1. 继发孔型房间隔缺损

需与部分性房室隔缺损鉴别。两者均有胸骨左缘2、3肋间收缩期杂音,P_2固定分裂,心电图和X线显示右房、右室增大。但部分性房室隔缺损尚有心尖区收缩期杂音;心电图示电轴左偏、一度房室传导阻滞、左室增大;X线示左室增大;超声心动图示缺损位于房间隔下部,并可见"二尖瓣裂缺"和反流。

2. 室间隔缺损

需与完全性房室隔缺损鉴别。两者在第3肋胸骨左缘下方均有粗糙响亮的收缩期杂音,心电图和X线示左右室均大。但完全性房室隔缺损尚有心尖区收缩期杂音和胸骨左缘下方舒张期杂音;心电图示电轴左偏,一度房室传导阻滞、部分性或完全性右束支传导阻滞;X线示左右房亦大;超声心动图除有房间隔下部和室间隔上部回声中断外,可见特征性的房室隔完全缺失及房室瓣畸形。左室造影可资鉴别。

【合并症与预后】

心力衰竭和肺动脉高压是主要的并发症,并且往往是致死原因。

完全性房室隔缺损预后差,大多在15岁以前死亡。部分性房室隔缺损的部分病人可存活到成人,但后期常并发严重的心律失常、房颤、阵发性室性心动过速、完全性房室传导阻滞等。

【治疗】

部分性房室隔缺损无明显症状和体征,也无明显肺动脉高压者,可在学龄前行根治术。完全性房室隔缺损者在婴儿期即出现明显肺动脉高压、心力衰竭和呼吸道感染,手术年龄应在1~2岁以内,最好在6~8个月内。当肺动脉阻力为6~8 Wood单位/m^2时,应尽早手术;肺动脉阻力>10 Wood单位/m^2,为手术反指征。目前已不主张在早期做姑息性肺动脉环束术。

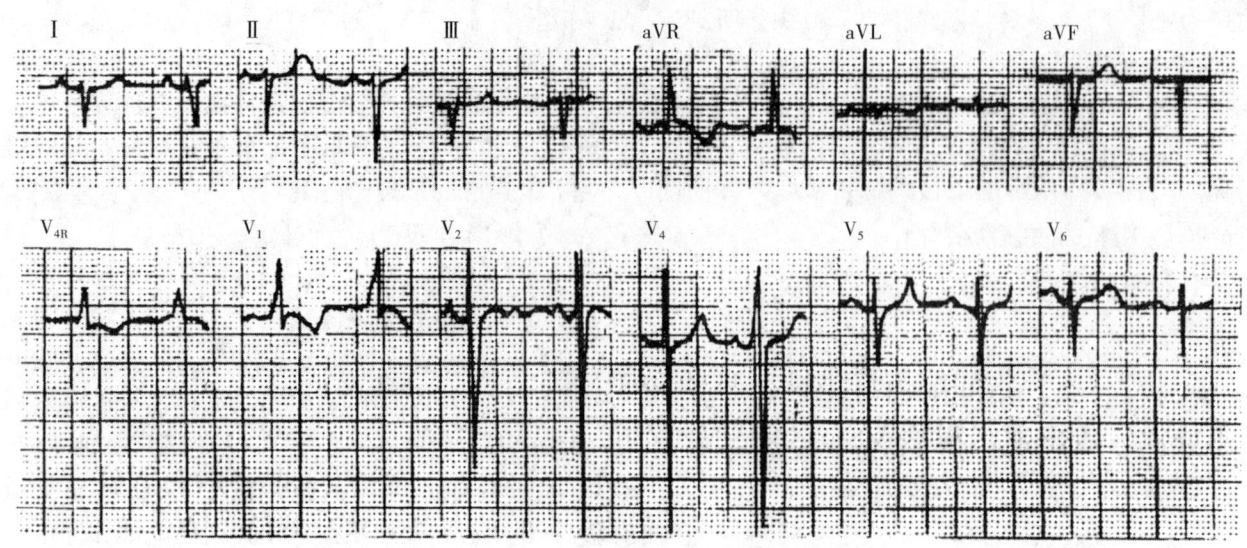

图 5-2-2D　完全性房室隔缺损的心电图
电轴左偏 -110°，右室肥大和一度房室传导阻滞

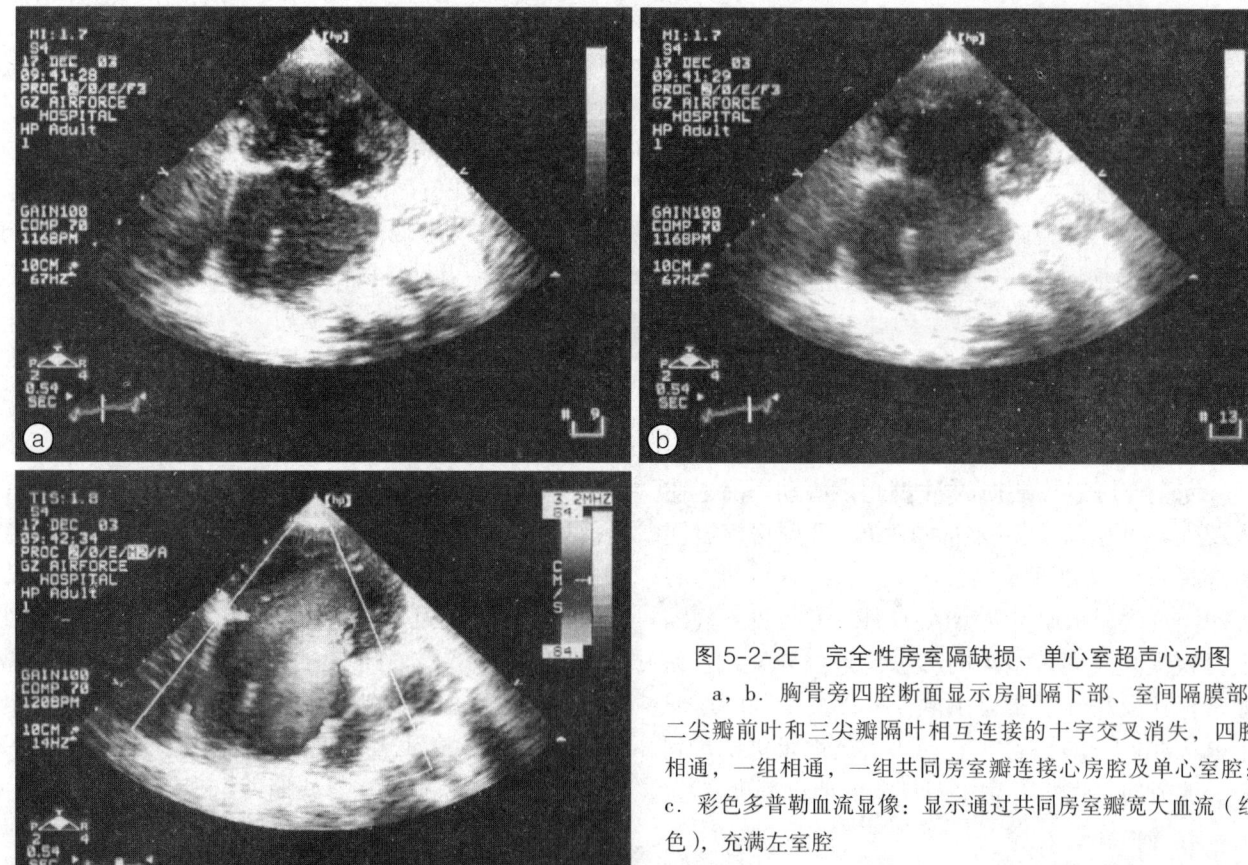

图 5-2-2E　完全性房室隔缺损、单心室超声心动图
a，b. 胸骨旁四腔断面显示房间隔下部、室间隔膜部、二尖瓣前叶和三尖瓣隔叶相互连接的十字交叉消失，四腔相通，一组相通，一组共同房室瓣连接心房腔及单心室腔；
c. 彩色多普勒血流显像：显示通过共同房室瓣宽大血流（红色），充满左室腔
超声心动图诊断：先天性心脏病，完全性房室隔缺损，单心室

（刘豫阳　李广镰　张开滋

徐丽英　赵晓月）

三、室间隔缺损

室间隔缺损（ventricular septal defect，VSD）是小儿先天性心脏病中最常见的类型之一，占儿童期先天性心脏病的20%～30%。由于VSD有较高的自然闭合率，故本病约占成人先天性心脏病的10%。VSD可单独存在或为其他心脏畸形的组成部分，如法洛四联症、永存动脉干等，也是合并其他系统先天畸形最多的一种先心病：包括骨骼畸形（15%），肾畸形（8%），唇或腭裂等（8%）。

【解剖及分类】

室间隔由纤维性、膜性和肌性间隔构成。肌性间隔包括三部分——流入道、小梁部、流出道。根据VSD的解剖位置可分为以下类型（图5-2-3A）。

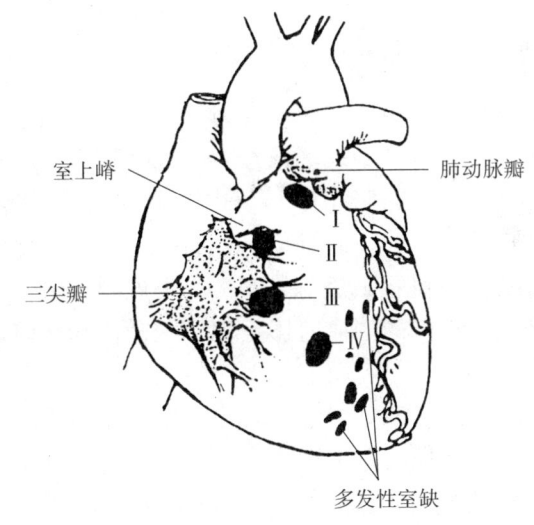

图5-2-3A　室间隔缺损的解剖类型
Ⅰ型（室上嵴上型）；Ⅱ型（室上嵴下型）；Ⅲ型（隔瓣后型）；Ⅳ（肌部型）

Ⅰ型：为室上嵴上型，又称干下型、流出道型或漏斗部型。位于室上嵴前上方，三尖瓣之上，肺动脉瓣环正下方，远离传导系统。此型缺损可单独存在，但常见的是与动脉干发育异常有关的合并畸形，如：永存动脉干、完全性大动脉转位等。

Ⅱ型：为室上嵴下型，又称膜周型，为最常见类型。位于漏斗部间隔下方，希氏束邻近缺损的后下方，右束支近端邻近缺损下缘。

Ⅲ型：为隔瓣后型，又称流入道型。位于三尖瓣隔瓣后方，三尖瓣隔瓣常覆盖缺损。

Ⅳ型：为肌部型，可为单发或多发。由于收缩期室隔心肌的收缩，使缺损缩小，左向右分流较小，对心功能影响亦小。

VSD引起的血流动力学改变取决于缺损的大小和肺血管床状况，与缺损部位无关。

【病理生理】

由于左室压力超过右室，通过缺损发生左向右分流，一般无青紫。经过缺损的分流血液增加了肺循环、左房和左室的负担。缺损直径小于0.5cm的轻型病例，左向右分流量小，引起的血流动力学改变不明显。缺损越大分流量越多，肺循环血流量增加越显著。随着病情进展，由于肺循环血流量持续增加，并以相当高的压力冲向肺循环，致使肺小动脉发生痉挛，肺动脉压力增高，称动力性肺动脉高压。之后肺小动脉发生病理变化，中层和内膜增厚，使肺动脉阻力增高，左向右分流量减少，形成梗阻性肺动脉高压，最后导致双向分流或反向分流，病人出现青紫。

【遗传学特点】

单纯室间隔缺损多呈多基因遗传，Ando指出，不同亚型的室缺在不同民族的发生率差别很大，发生在漏斗部者，日本比欧洲人多2倍，而肌部室缺则多见于欧洲人，本病遗传倾向为中度程度，遗传度为43%～55%。1981年Czeizer调查81例本病患者的296名亲属，计算本病遗传度为57%±2.2%。先证者同胞中单纯室缺和室缺合伴其他心脏畸形的发生率比一般人群高10～20倍。1995年岳风珍、高秉仁对在11万余名青少年普查中筛选出的36个先心病高发家系98例患者采用分离分析和多基因阈值理论分析，计算出先心病高发家系的加权平均遗传率为148.07%±7.055%，提示其遗传方式为有一个显性主基因参与的多基因遗传。据Emanuel对90例房室共道型室缺患者的调查，其后代的再显风险率可高达9.6%～14.3%。文献中也有一些连续多代发病的家系报道，受累一级亲属中病损一致者占30%～60%。在本病的遗传咨询中应注意到约有1/5的室缺可自然闭合。其中，肌部缺损的自然闭合率高于膜部，女性高于男性，Layed（1980）认为新生儿期诊断的室缺中约 2/5 可在 10 个月内自然关闭。咨询时如遗漏这些已自然关闭的患者，可能将患者子女的再发风险估计过低。

在单基因病中，室间隔缺损是常见的心脏缺损。尖头并指畸形、Holt-Oram 综合征、下颌面骨发育不全、Waardenburg 综合征和 Noonan 综合征的室间隔缺损，属于常染色体显性遗传。在点状软骨发育不良、尖头并指多指畸形、鸟头畸形、Laurence-Moon-Biedl 综合征、Smith-Lemli-Opitzxpwgtgh/Weill-Marchesani 综合征和 Zellwager 综合征的室间隔缺损，属于常染色体隐性遗传。

染色体畸变引起的室缺主要见于某些三体（例如 8 三体、9 三体、13 三体、21 三体和 22 三体等）及某些缺失（例如 4q-、5q-、13q-、18q-）综合征。

【发病机制】

在胚胎第 2 个月初，原始心管开始分隔。原始心管原为一条横卧的管道，此时胚长约 5.2 mm，在原始心室中段出现一条矢状走行的肌肉嵴，沿心室的前缘和后缘向上生长，逐渐将心室腔分隔为二，但其上部仍保留半月形心室间孔。正常于第 7 周末，由向下伸长的圆锥间隔、扩大的背侧心内膜垫右下结节以及窦部间隔的发育互相融合，使心室间孔完全关闭，成为室间隔的膜部。如果调控这一过程的处于动态平衡的多对等效基因不稳定或有异常，环境因素的心血管致畸原作用于这些遗传易感性胚胎，加上异常的多对基因的累积效应，导致初级基因产物推迟和加速，打乱正常的发育顺序，造成圆锥间隔、主动脉干间隔、膜部间隔、窦部间隔、梁部间隔之间的交界处的间隔发育不全、融合不好，或整个某一间隔（如膜部间隔）发育缺如，或多个缺如，如窦部间隔和膜部间隔均缺乏。从而形成不同类型的室间隔缺损。

【临床表现】

取决于缺损大小、分流量多少和肺血管阻力的高低。

小型缺损（＜0.5 cm）可无明显症状，生长发育一般不受影响。体检于胸骨左缘 3、4 肋间听到响亮粗糙的全收缩期杂音，肺动脉瓣第二音无改变。

缺损较大伴分流量大者生长发育落后，心悸、气促、乏力、多汗，易患 呼吸道感染。严重者可发生心力衰竭。显著肺动脉高压发生双向分流或右向左分流者，出现活动后发绀或持续性发绀。

体检心前区隆起，心界扩大，心脏搏动弥散。听诊在胸骨左缘 3、4 肋间闻及响亮粗糙的全收缩期杂音，杂音向心前区广泛传导，有时颈部、背部亦可听到。室上嵴上型缺损杂音最响部位可在 2、3 肋间。在杂音最响处可触及震颤。肺循环血流量超过体循环 1 倍者，可因二尖瓣相对性狭窄在心尖区产生舒张期杂音。严重肺动脉高压者由于肺动脉扩张，瓣环增大，引起肺动脉瓣关闭不全产生吹风样舒张期杂音。肺动脉第二音增强或亢进伴轻度分裂。并发梗阻性肺动脉高压者由于左向右分流量减少，原来的杂音减轻或消失，而肺动脉第二音显著亢进，呈金属性质，可听到收缩早期喷射音和明显的吹风样舒张期杂音。

【影像学检查】

1. X 线检查

小型缺损胸片可无明显改变。中度以上缺损心影增大，示左室增大或左右室合并增大，肺动脉圆锥突出，肺野充血，主动脉结缩小。当发展到肺动脉高压时，心脏增大以右室为主，肺动脉圆锥及肺门血管影显著扩张。当发展到梗阻性肺动脉高压时，周围血管影反而变细，使肺野内外带血管影不成比例。

2. 心电图

小型缺损心电图通常是正常的，少数病例可见心室波呈 rsr′ 型。中型缺损表现为左室肥厚，若有右室压力增高可同时有右室肥厚的心电图表现。大型缺损常表现为左右室合并肥厚，通常可见 V_3、V_4 联 QRS 波上下振幅均增大。伴严重肺动脉高压者以右室肥厚为主。

3. 超声心动图

可显示左房、左室内径增大，伴肺动脉高压时右室、右室流出道和肺动脉也有增宽。二维超声在大血管短轴切面和四腔心、五腔心切面可直接看到室间隔回声中断。多普勒在该处测得高速湍流，叠加彩色后显示红色（左向右分流）或蓝色（右向左分流）血柱穿过缺损处。据此可估计缺损部位、大小及分流方向（图 5-2-3B ~ D）。

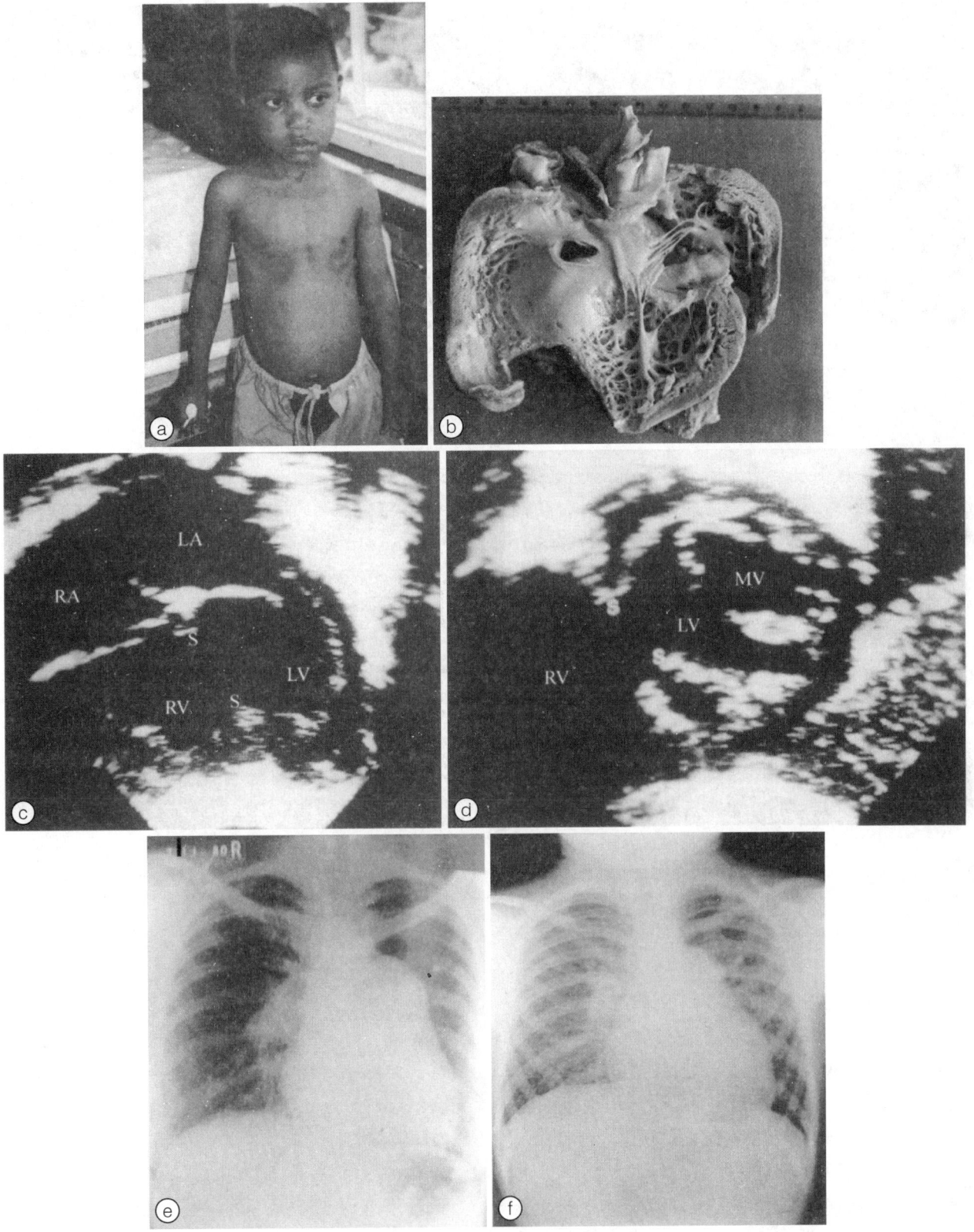

图 5-2-3B 室间隔缺损

a. 5岁男孩，因心悸、发绀入院，查体心前区隆起，胸前有郝氏沟，心浊音界扩大，胸骨左缘3、4肋间，闻及粗糙全收缩杂音，肺动脉第二音亢进伴分裂；b. 心脏剖面示室间隔缺损；c. 心脏超声四腔位显示右心室和左心室之间，隔膜外（S）有一缺损；d. 心脏超声短轴位示右心室和左心室之间显示隔膜处（S）有一大缺损；e. X线示肺充血，肺动脉段膨隆；f. 室间隔修补术后X线显示，外周肺血液减少，肺动脉扩大

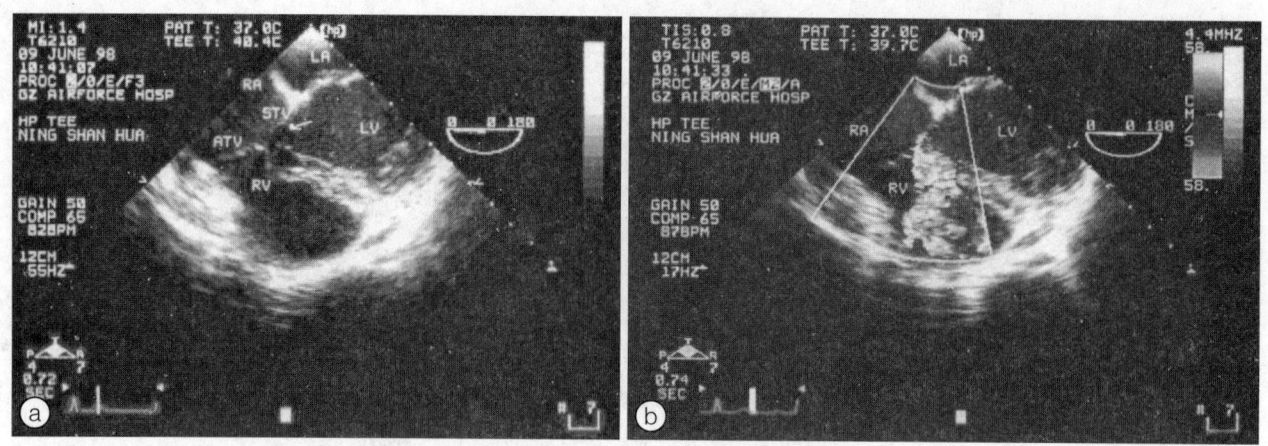

图 5-2-3C 室间隔缺损（干下型）超声心动图

a. 主动脉根部短轴切面：显示肺动脉瓣下方室间隔回声中断；b. 彩色多普勒血流显像：显示漏斗部室缺处的彩色过隔血流

超声心动图提示诊断：室间隔缺损（干下型）

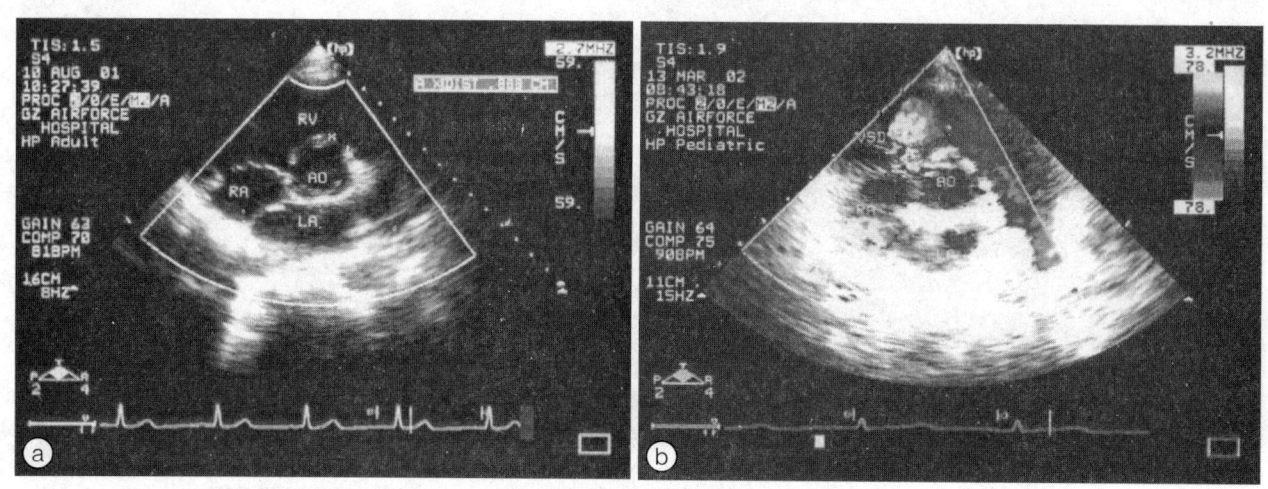

图 5-2-3D 室间隔缺损（单纯膜部型）超声心动图

a. 主动脉根部短轴切面：膜部室间隔小缺损，缺损周围为纤维组织突向右室侧；b. 彩色多普勒血流显像：显示膜部室缺处彩色过隔血流

超声心动图提示诊断：室间隔缺损（单纯膜部型）

4. 心导管检查

右心导管检查右室血氧含量高于右房 0.009 Vol（0.9Vol%）以上，或右室平均血氧饱和度＞右房 3% 以上即可认为心室水平由左向右分流存在。由于左室压力较高及缺损周围常有三尖瓣组织或乳头肌覆盖，使导管不易从右室穿过缺损插入左室。导管置于右室和肺动脉分别及连续测压，可了解肺动脉压力情况和有无肺动脉口狭窄。在进行右心导管检查时应特别注意干下型缺损，由于分流血液直接射入肺动脉，致肺动脉血氧含量增高，易误诊为动脉导管未闭。

5. 心血管造影

单纯 VSD 一般不需进行造影检查。怀疑合并其他心脏畸形或欲了解缺损数目、大小、部位时，可进行选择性逆行主动脉或左室造影。

【室间隔缺损合并的畸形】

1. VSD 合并主动脉脱垂

发生率占 VSD 病例的 4%~8%，多见于东方国家，多发生于 5 岁以后。高位缺损如恰在主动脉瓣正下方，使瓣膜缺乏支撑组织，随分流血液的冲击可将主动脉瓣的一个瓣叶（无冠瓣或右冠瓣）拉下，产生主动脉瓣脱垂，引起关闭不全。部分病例是由于主动脉瓣先天性异常。患者除

VSD体征外，在主动脉瓣区出现高调吹风样舒张期杂音，脉压增宽，心电图及X线检查显示左室增大，主动脉增宽，超声心动图和逆行主动脉造影可明确诊断。

2. VSD合并漏斗部狭窄

发生率占VSD病例的5%~10%，多发生于成人和年长儿。其机制可能因心室水平大量左向右分流导致代偿性漏斗部肌肉肥厚，以限制右心排血量，减轻肺循环负担。但狭窄一旦发生，其程度随年龄增长而加重，甚至类似法洛四联症。

3. VSD合并动脉导管未闭

通常为大型VSD合并动脉导管未闭。由于在心室和肺动脉水平均有分流，常早期发生肺动脉高压。一旦发生肺动脉高压常使动脉导管未闭产生的连续性杂音变得不典型或消失，易致漏诊。因此，若怀疑合并动脉导管未闭，必须经超声心动图仔细探查或行逆行主动脉造影以明确诊断。

4. 左室右房通道

由于正常和三尖瓣位置低于二尖瓣，若膜部VSD恰位于二尖瓣之下和三尖瓣之上，则左室血流通过缺损进入右房，产生左室-右房分流。临床表现与单纯VSD相同，有时心电图和X线检查可显示右房增大，右心导管检查在心房水平即有血氧含量的增高，必要时左室造影可确定诊断。

【诊断与鉴别诊断】

典型病例根据胸骨左缘3、4肋间响亮粗糙的杂音、心电图和X线检查示左室或左右心室合并增大，超声心动图探及缺损诊断即可确定。有经验的医疗单位已不需再做创伤性检查。

不典型病例需与以下疾病鉴别：

（1）特发性肥厚性主动脉瓣下狭窄　为肥厚型心肌病，由于左室流出道梗阻也可在胸骨左缘3、4肋间听到响亮的收缩期杂音，但杂音呈喷射性，心电图Ⅱ、Ⅲ、aVF及V_4~V_6导联可见深Q波，超声心动图显示特征性的左室间隔部和游离壁不对称性肥厚。

（2）肺动脉瓣狭窄　需与室上嵴型VSD鉴别。肺动脉瓣狭窄杂音最响在胸骨左缘第2肋间，呈喷射性，可向颈部传导，P_2减弱或消失。心电图和X线检查显示单纯右室肥厚，肺野缺血等。

【自然病史及预后】

VSD有自然闭合的可能性，25%~30%的VSD可自然闭合，时间多在1岁以内，四五岁以后自然闭合的机会大大减少。自然闭合的发生与缺损的大小及部位密切有关，小型缺损及位于流入道、膜部或肌部室间隔缺损均有自然关闭的可能性，关闭的过程是通过三尖瓣组织裹绕缺损、室间隔在膜部缺损处形成瘤样组织以及肌部室间隔的收缩而完成的。室上嵴上型（流出道型）未见有自然关闭的报道，且有较高的并发主动脉瓣脱垂的危险性，应尽早予以手术治疗，一般应在4岁之前行根治术。

本病预后与缺损大小及肺动脉高压有关。小型缺损，预后良好。并发肺动脉高压者预后较差，使病人失去手术机会，晚期可引起肺血管闭塞，发生艾森门格尔综合征。

VSD常见的并发症还有亚急性感染性心内膜炎，尤其是小型VSD，由于通过缺损处的血流湍急，易损伤心内膜，为细菌的停留和繁殖提供了有利条件。大型VSD的常见并发症是反复患肺炎及心力衰竭。

【治疗】

VSD的治疗可分内科治疗和外科治疗。

内科治疗主要是预防呼吸道感染，控制心力衰竭以及治疗亚急性感染性心内膜炎。

外科治疗主要是施行心内直视修补术。由于VSD在4岁以前有自然闭合的倾向，因此无严重并发症的VSD手术适宜年龄为4~5岁。若患者有药物不能满意控制的心力衰竭、频繁发生的肺炎或已开始出现肺动脉高压的征象，手术年龄应提前。当患者出现青紫（动脉血氧饱和度<94%）或肺血管阻力极高时则不宜手术。

近年来有报道应用Rashkind双伞型、蛤壳型或双蘑菇伞型闭合器在心导管检查过程中关闭VSD，获得成功。手术适应证是VSD直径在9 mm以内，以及缺损离主动脉瓣的距离大于待植入闭合器的半径，以防闭合器植入后妨碍主动脉瓣的正常功能。目前多用于关闭肌部VSD。

（刘豫阳　邢福泰　徐丽英

边云飞　杨慧宇）

四、动脉导管未闭

动脉导管未闭（patent ductus arteriosus, PDA）（MIM169100）是常见的先天性心脏病之一，占先天性心脏病发病总数的15%～20%，北京阜外心血管病医院统计占21%，在我国15省市小儿先天性心脏病2 659例尸检资料中PDA占6.65%。女性多见。高原地区发病率明显高于平原地区。

【解剖及分类】

动脉导管是胎儿循环中不可缺少的部分。婴儿出生后随着呼吸的开始，动脉血氧含量急剧上升，肺动脉压力和阻力迅速下降及前列腺素E分泌减少等因素的共同作用，使动脉导管收缩，首先发生功能上的关闭。应用彩色多普勒超声心动图连续观察研究动脉导管分流终止时间，显示足月儿生后6 h，95.5%仍有分流存在，12～24 h有18.2%分流终止，48～72 h分流终止率为81.9%，于生后2周分流全部终止。之后动脉导管发生组织学上的改变，先由内皮细胞形成的血管内膜垫突向动脉导管腔，然后内膜下层出血、坏死，结缔组织增生，瘢痕形成，导致动脉导管腔永久闭塞，形成动脉韧带。约80%婴儿于生后3个月、95%于生后一年内完成解剖上的关闭。若动脉导管持续开放，构成主动脉与肺动脉间不应有的通道，即为PDA。

未闭动脉导管位于肺动脉主干或左肺动脉与左锁骨下动脉开口处远侧的降主动脉处，按其形态可分为：

（1）管型 长度多在1 cm左右，直径不等，但两端粗细一致。成人病例多属此型。

（2）窗型 导管极短，肺动脉与主动脉紧贴呈窗状，直径一般均较大。

（3）漏斗型 长度与管型相似，但近主动脉处粗大，近肺动脉处狭小，呈漏斗状。

【病理生理】

分流量大小与导管粗细及主、肺动脉压差有关。一般情况下，由于主动脉压力显著高于肺动脉，故不论在收缩期或舒张期，血流均自主动脉向肺动脉分流，肺动脉接受来自右室和主动脉两处的血液，使肺循环血流量增加，回流到左房和左室的血流量也增多，使左室舒张期负荷加重，导致左房、左室增大。由于主动脉血液分流入肺动脉，故周围动脉舒张压下降而致脉压增宽。

大量左向右分流引起肺动脉高压，开始时为动力性高压，继之肺小血管壁增厚、硬化，导致梗阻性肺动脉高压，右室负担加重，右室肥厚，甚至衰竭。当肺动脉压力超过主动脉时，肺动脉血液逆流入主动脉，产生双向或右向左分流，引起青紫。因分流部位在降主动脉左锁骨下动脉之远侧，因此青紫仅见于下半身，称差异性青紫（图5-2-4A）。

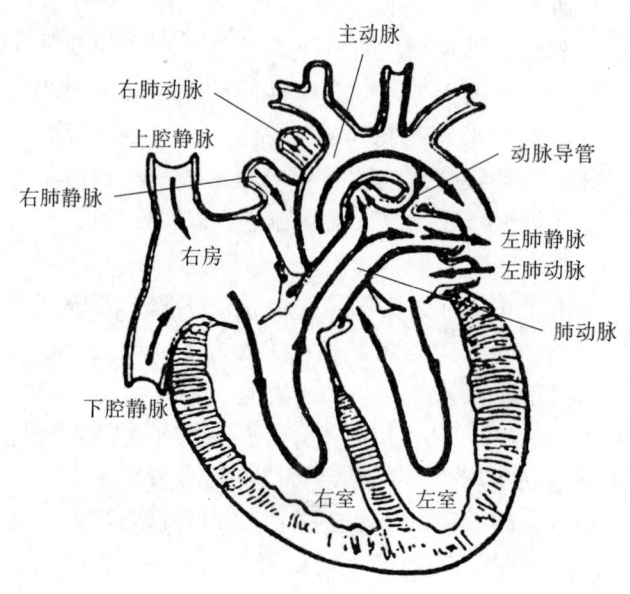

图5-2-4A 动脉导管未闭的心腔内血流动向图
主动脉→部分血液分流入肺动脉

【遗传学特点】

单纯动脉导管未闭呈多基因遗传，遗传度66%～70%。子女再发风险率为3.4%～4.3%；同胞为2.6%～3.5%。一致性病损占50%。Martin（1986）报道，一家4名同胞，另一家系三代72例患动脉导管未闭。

在单基因病中，本病亦不少见，例如见于颅面骨发育不全或下颌面骨发育不全者属常染色体显性遗传。见于尖头多指并指畸形，点状软骨发育不良，先天性全血细胞减少症，鸟头畸形、Smith-Lemli-Opitz综合征、Weill-Marchesani综合征和Zellweger综合征者为常染色体隐性遗传，而在色素失禁症（incontinentia pigmenti）出现本病者属X连锁显性遗传。在各种染色体病伴发心血管畸形中，本病居第二位。在18三体综合征的心血管畸形中，50%为动脉导管未闭；在13～15三体综合征中占30%。染色体畸变所致者可见于8三体、13三体、18三体、21三体、XXXXY、4q-、5q-、14q-综合征患者。

此外，本病是胎儿风疹综合征中最常见的心血管畸形。高海拔地区出生者中，本病发病率比海拔低的地区高6倍左右，推测与缺氧环境有关。

【发病机制】

动脉导管将左肺动脉根部和主动脉峡相连，是胎儿时期肺动脉与主动脉间的生理性血流通道。出生后，婴儿一哭泣，肺即膨胀充气，开始气体交换，肺血管阻力明显下降，15～20小时后导管即功能性关闭，4周后逐步闭锁，退化为动脉导管韧带。如果由于致病基因遗传或基因突变，基因不稳定，在环境因素的促发作用下，导致动脉导管不能在生后关闭和闭锁，即开放动脉导管持续未闭，另一重要因素是出生后持续处于动脉血氧张力很低的环境中（如高原地区）血含氧量不足以促使导管肌肉收缩，致使动脉导管无法闭锁，在1岁时仍保持开放，即为病理改变。

【临床表现】

1. 症状

分流量小的轻型病例，多无症状。分流量大者出现活动后气急、乏力、呛咳、多汗、心悸、易患呼吸道感染，甚至发生心力衰竭。并发严重肺动脉高压产生右向左分流者，可见下肢青紫。

2. 体征

分流量大者体格瘦小，心前区隆起，典型病例于胸骨左缘第2肋间有响亮粗糙的连续性机器样杂音，此杂音开始于第一音之后，逐渐增强，接近第二音时最响，舒张期逐渐减弱，杂音可向左锁骨下、颈部和背部传导，杂音最响处可触及连续性震颤或收缩期震颤。肺动脉区第二音增强，但多被杂音淹没而不易听到。当肺循环血量超过体循环1倍以上时，在心尖区可听到二尖瓣相对性狭窄产生的舒张期杂音。

分流量大者由于体循环舒张压下降，使脉压增宽，产生水冲脉、股动脉枪击音及周围血管体征。

【影像学检查】

1. X线检查

轻型病例X线检查可无异常发现。分流量大者心脏增大，以左室增大为主，也可有左房增大，主动脉结扩大，肺门血管阴影增大，搏动强烈，有"肺门舞蹈"，肺野充血。当并发肺动脉高压时，右室也大，肺动脉段显著突起。发生梗阻性肺动脉高压时，扩张的左右肺动脉远端变细，使肺野内外侧带血管影不成比例。

2. 心电图

轻型病例心电图正常。分流量大者出现左室舒张负荷过重图形，即左心前导联见高的R波和深的Q波，T波高耸直立，ST段可有抬高。若合并肺动脉高压则出现左右室合并肥大的图形。

3. 超声心动图

左房、左室、主动脉内径增宽，肺动脉扩张。二维超声心动图在胸骨上凹切面可直接显示未闭的动脉导管，叠加彩色多普勒后可在动脉导管和肺动脉主干内探及收缩期和舒张期连续性红色和色彩镶嵌的高速湍流，以此即可确定诊断，其确认率可达99%以上（图5-2-4B）。

4. 心导管检查

典型病例一般不需做心导管检查。若合并严重肺动脉高压或怀疑合并其他心内畸形，需做右心导管检查，显示肺动脉血氧含量高于右室，二者差值超过0.05 Vol（0.5 Vol%）或血氧饱和度＞2%时有诊断意义。有时导管可从肺总动脉经动脉导管插入降主动脉，直达膈下，PDA的诊断即可确立。若导管进入升主动脉应考虑主、肺动脉隔缺损。

5. 心血管造影

疑有PDA但经上述检查无法确诊者应进行逆行主动脉造影，可见升主动脉和主动脉弓扩大，动脉导管及肺动脉同时显影，并可显示PDA类型、粗细、长度等，对诊断和治疗均有重要价值。

【诊断与鉴别诊断】

根据胸骨左缘第2肋间连续性机器样杂音，X线、心电图及超声心动图表现，一般即可确诊。但需与其他产生连续性杂音的疾病鉴别：

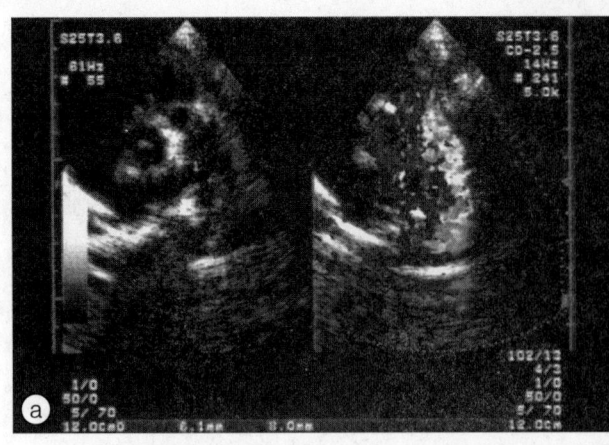 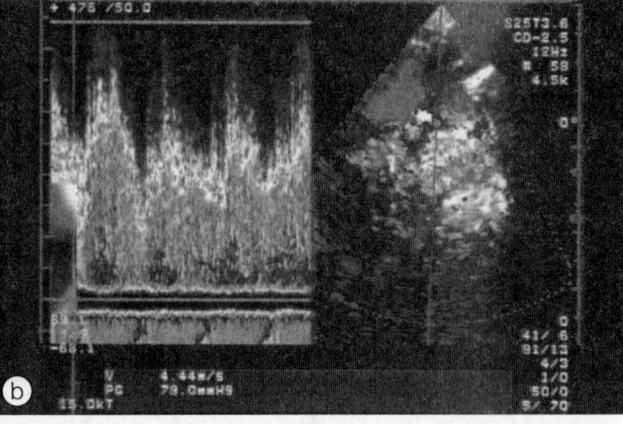

图 5-2-4B 动脉导管未闭超声心动图

a. 超声表现：左心房室扩大，室间隔与左室后壁厚度正常，运动幅度增强，主动脉内径偏宽，运动幅度可，重搏波欠清晰。降主动脉狭部与主肺动脉间探及导管，内径宽 6 mm，长约 8 mm，主肺动脉内径偏宽，肺动脉瓣运动幅度偏大，房室间隔未探及明确回声脱失，心腔内余结构形态未见明显异常。

b. CDFI：动脉水平探及左→右连续性分流，流速 4.22 m/s，舒张期肺动脉瓣口探及少量反流信号，收缩期二尖瓣、三尖瓣口探及少量反流信号，估测肺动脉收缩压 37 mmHg

超声心动图诊断：先天性心脏病，动脉导管未闭，轻度肺动脉高压；Doppler：动脉水平左→右连续性分流，PV、MV、TV 少量反流；左室功能大致正常

（1）主、肺动脉隔缺损　其血流动力学改变与重症 PDA 相同，故杂音性质、心电图及 X 线表现均似重症 PDA，但杂音最响位置在胸骨左缘第 3 肋间。右心导管易通过缺损插入升主动脉，逆行主动脉造影可见升主动脉与肺动脉同时显影。

（2）主动脉窦瘤破裂　突然起病，有胸痛、咳嗽、气急等症状，迅速发生心力衰竭，在胸骨左缘 3、4 肋间闻及连续性机器样杂音。X 线检查心脏进行性增大，超声心动图显示破裂的主动脉窦增大，彩色多普勒有红色血流信号穿出。右心导管检查发现破入处血氧含量增高，逆行主动脉根造影可明确诊断。

（3）冠状动静脉瘘　杂音位置在胸骨左缘下方，为较柔和的连续性杂音。本病半数以上为冠状动脉与右房或右室连通，根据分流部位有相应的心电图和 X 线改变，超声心动图显示受累的冠状动脉扩张及血流在分流处形成色彩镶嵌的湍流。右心导管检查在分流部位测得血氧含量增高，逆行主动脉根部或冠状动脉造影可明确诊断。

（4）室间隔缺损伴主动脉瓣脱垂　杂音位置，以胸骨左缘下方最响，为不连续性的收缩期和舒张期来回性杂音。超声心动图及逆行主动脉造影可见脱垂的主动脉瓣及血流信号或造影剂从主动脉反流入左室。

【预后】

视导管分流量大小而定。一般病例如未经手术治疗多在 30～40 岁以前死亡。死亡原因与肺动脉高压、心力衰竭和感染性心内膜炎等因素有关。分流量小者可长期存活。

【治疗】

1. 非手术治疗

早产儿或新生儿早期 PDA 可使用抑制前列腺素合成药物关闭动脉导管，一般先用吲哚美辛（消炎痛），0.1～0.2 mg/kg，口服或灌肠，8～12 h 后可重复 1～2 剂，24 h 内重复剂量不超过 0.6 mg/kg。副作用有一过性少尿、暂时肾功能不全，少数患者因吲哚美辛（消炎痛）降低血小板凝聚而有胃肠道出血。疗效与下列因素有关，孕龄低于 30 周、出生体重低于 1 000 g 者，伴严重呼吸窘迫综合征、心衰出现晚、给药时间超过 10 天者疗效差。

也可应用介入性治疗方法关闭 PDA：不锈钢弹簧圈装置适用于 6 个月以上、动脉导管直径 ≤ 4 mm 的患者，成功率为 93%～94%；双蘑菇伞型或蛤壳型闭合器可关闭较粗的、除窗型外的 PDA，成功率近于 100%。

2. 手术治疗

手术方法为结扎或切断动脉导管,手术较简单,不需打开心腔,因此任何年龄都可进行,一般以儿童时期为宜,年龄过大易并发肺动脉高压或导管发生粥样硬化,脆弱易出血,从而增加了手术的危险性,甚至失去手术机会。

对于伴发呼吸窘迫综合征或心力衰竭的早产儿和新生儿PDA,若内科治疗无效应及早手术结扎动脉导管,常能取得良好效果。并发心内膜炎或动脉内膜炎者,一般应先进行内科治疗,控制感染后再考虑手术。若内科治疗无效也可在应用大剂量抗生素的同时施行外科手术,以便消除病灶,有利于感染的控制。

(刘豫阳　李广镰　张开滋
刘　蓉　汤亚明)

五、肺动脉口狭窄

肺动脉口狭窄(pulmonary stenosis)(MIM 178650,178651)包括肺动脉瓣、肺动脉漏斗部和肺动脉总干及其分支狭窄,发病率占先天性心脏病的7%。男女比例相仿。

【解剖与分类】

根据狭窄部位分为瓣膜型、漏斗型及肺动脉型。

(1)瓣膜型　最多见,约占75%。为胚胎发育中、晚期三个瓣叶融合而成。严重病例,融合的瓣叶增厚,僵硬形成纤维性的圆隆,向肺动脉内突出,中心留一个小孔,最小者仅如针孔状。瓣膜型狭窄由于高速血流冲击脉或肺动脉本身发育缺陷,常使狭窄后的肺动脉有明显扩张。

(2)漏斗部型　约占15%,可位于右室流出道的上、中、下部。可为管型,即整个漏斗部肌肉均增厚,形成长而窄的通道。亦可为隔膜型,即在漏斗部局部形成局限性纤维隔膜,呈环形狭窄。环形狭窄段上方与隔膜之间常形成第三心室。

漏斗部狭窄如同时并有瓣膜狭窄称混合型狭窄,约占10%。

(3)肺动脉型　肺动脉总干或分支也可有不同程度的狭窄,常与法洛四联症、Noonan综合征等畸形合并存在。

【病理生理】

由于肺动脉口狭窄,右室收缩期排血受阻,压力增高,在右室和肺动脉之间出现压力阶差。狭窄越严重,右室压力越高,肺动脉内压力越低,二者压力阶差越大。为了克服狭窄产生的阻力,维持正常的排血量,右室发生代偿性肥厚,久之右房压力也增高,若有卵圆孔未闭或合并房间隔缺损,常会产生心房水平右向左分流而出现青紫,亦称法洛三联症。晚期病例右室失代偿导致右心衰竭。

【遗传学特点】

本病多呈多基因遗传,人群发病率0.6‰~0.1‰,遗传度50%。患者同胞的再显风险为2.7%~2.9%,子女为2.9%~3.6%。

本病在少数家庭中呈单基因遗传。某些单基因病以本病为最突出的心血管病损。例如属于常染色体隐性遗传病的皮肤松垂症常伴有肺动脉狭窄;属于常染色体显性遗传病的Noonan综合征患者,在伴发的心血管畸形中,60%以上为肺动脉狭窄;动脉-肝发育不良者中,90%以上有外周型肺动脉狭窄;Leopard综合征中,本症占50%;神经纤维瘤病也常常有肺动脉狭窄。

在某些染色体病如18三体综合征、21三体综合征、8三体综合征、4p部分单体综合征、18q部分单体综合征、49,XXXXY综合征常伴有肺动脉狭窄。另外,在胎儿风疹综合征中肺动脉狭窄是最常见的心血管畸形。

【发病机制】

肺动脉瓣和瓣环由动脉干近端发育而来,在动脉干被分隔成两个大动脉瓣环的同时,前后左右动脉干隆起共同发育成两组半月瓣。当圆锥动脉干正常地旋转之后,左侧和前、后动脉干隆起发育为肺动脉前、左、右半月瓣。主肺动脉由动脉干的远心段即主动脉囊发育而来,主动脉囊发育出矢状位的间隔将其分隔成升主动脉和主肺动脉。右室流出道乃由原始心管的圆锥部发育而来,圆锥间隔将圆锥部分隔成肺动脉下圆锥和主动脉下圆锥,然后前者向前方旋转移位,后者吸收。如果调控这一复杂过程的基因异常或致病基因遗传,在环境因素诱发下导致基因调节系统失常,不能遵循精确的程序时间表,使动脉干隆起发育异常,而必然会导致半月瓣形状数目和交界的异常,结果形成肺动脉瓣狭窄,或使肺动脉发育不全而发生肺动脉瓣上狭窄,或使肺动脉下圆锥发育不全造成右室漏斗部的狭窄和梗阻。

【临床表现】

1. 症状

轻到中型病例在儿童时期多无症状，生长发育不受影响。重型病例可有劳累后气急、乏力、心悸，甚至昏厥、右心衰竭。若有心房水平右向左分流则出现发绀。

2. 体征

心前区隆起，搏动强烈，有抬举感。心界一般不扩大。在肺动脉瓣区可闻及震颤。听诊在胸骨左缘第 2 肋间有响亮的收缩期喷射性杂音，可向左颈部和肩部传导，杂音响亮度均在 3/6 级以上，狭窄越严重杂音越响，但极重型狭窄杂音反而轻，此时多有青紫或右心衰收缩早期喷射音（early ejection sound）即 click 音，系因高速血流冲入扩张的肺动脉引起管壁振动或狭窄的瓣膜最大程度突向肺动脉内突然中止引起的瓣膜振动。严重病例可有继发性三尖瓣关闭不全产生全收缩反流性杂音，少数病例可有肺动脉关闭不全而产生舒张期杂音。

【影像学检查】

1. X 线检查

轻型病例胸片正常。中、重型病例右室增大，如伴心房水平分流，心房亦大。肺血管影细小，肺野清晰。瓣膜型由于狭窄后扩张显示肺动脉段突出，而漏斗型或混合型则肺动脉段平直，甚至凹陷。

2. 心电图

根据心电图表现可估测肺动脉口狭窄的严重程序。

（1）轻度狭窄心电图可正常，或表现为不完全右束支传导阻滞图形，右心前导联 R 波 < 10 mm，R/S 稍 > 1，T 波正常。

（2）中度狭窄显示电轴右偏 90°～130°，右心前导联心室波呈 Rs 或 rR 型，R/S > 1，但 R 波 < 20 mm，T 波双相或倒置。

（3）重度狭窄电轴右偏 110°～150°，右心前导联心室波呈 Rs、R 或 qR 型，R 波 > 20 mm，T 波倒置或双相，左心前导联 R/S < 1，Ⅱ 导联 P 波高尖，显示右房肥大。

3. 超声心动图

右室、右房增大。根据狭窄部位不同可分别显示瓣膜厚、开放受限或呈圆隆状突入肺动脉，并见肺动脉主干狭窄后的扩张（瓣膜型）；或见漏斗部肌肉肥厚致右室流出道狭窄（漏斗部型）。叠加彩色多普勒后可见色彩镶嵌的湍流信号通过狭窄部位（图 5-2-5A）。

4. 右心导管检查

右室压力增高，肺动脉压力正常或降低，右室与肺动脉之间有收缩期压差。二者收缩压差小于 10～40 mmHg 为轻度狭窄，40～100 mmHg 为中度狭窄，100 mmHg 以上为重度狭窄。

将导管由肺动脉退到右室记录连续测压曲线可以瓣别狭窄类型（图 5-2-5B）：

（1）瓣膜型 肺动脉压力曲线降低，右室压力波形突然变高，无中间带。

（2）漏斗部型 有中间带，中间带的收缩压与肺动脉相仿，舒张压与右室相似。

（3）混合型 也有中间带，其收缩压高于肺动脉，低于右室，舒张压与右室相同。

当右室压力显著增高，肺动脉狭窄严重时，切勿强行将导管插入肺动脉，以防导管堵塞狭窄处引起严重缺氧，造成严重后果。

5. 心血管造影

选择性右室造影显示造影剂在右室和肺动脉排空时间延长，以及右室流出道狭窄或第三心室形成；可显示肺动脉瓣增厚，开放受限，狭窄后扩张，肺动脉或其分支狭窄。

【诊断与鉴别诊断】

肺动脉瓣区粗糙响亮的喷射性收缩期杂音，P_2 减弱或消失，右室肥大的心电图和 X 线表现可提示诊断线索。超声心动图可明确诊断。但需与房间隔缺损、室间隔缺损、原发性肺动脉扩张症鉴别。

原发性肺动脉扩张症除肺动脉段扩张突出外，肺血不减少，收缩期杂音轻，无震颤，P_2 不减弱，也无右室肥大的心电图和 X 线表现。

【预后与并发症】

预后与狭窄的严重程度有关轻型病例预后良好，寿命同正常人。中、重型病例多在 10～20 岁发生右心衰竭。极重型常在婴幼儿期死于右心衰竭。促使本病逐渐加重的原因可能有：①由于纤维增生使瓣口狭窄加重；②漏斗部肌肉肥厚代偿性加重；③心肌纤维化。

本病患者可并发感染性心内膜炎或肺结核，但不易患肺部感染（因肺血减少）。

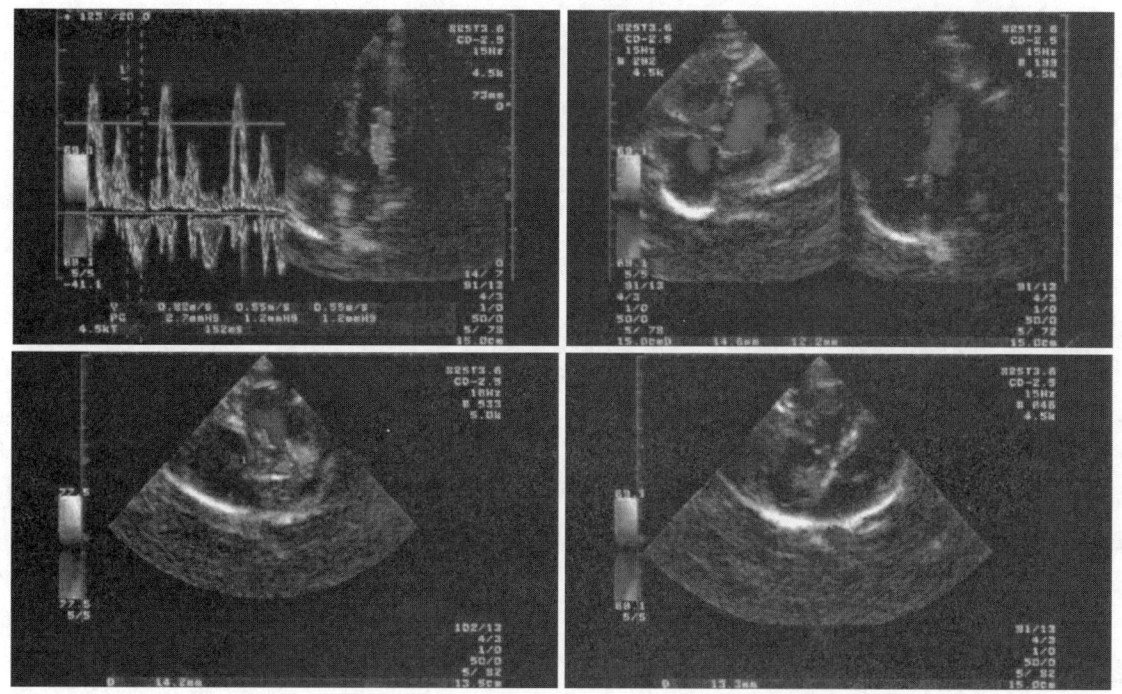

图 5-2-5A 肺动脉瓣狭窄、房间隔缺损超声心动图

右房室内径偏大，右室壁增厚，左心内径正常，室间隔与左室后壁厚度正常，肺动脉瓣环径狭窄，约 12 mm，肺动脉瓣叶增厚，回声增强，开放受限，主肺动脉无明显狭窄，左右肺动脉内径分别为 15 mm 及 14 mm，房间隔继发孔回声脱失，缺口 13～15 mm，余瓣膜形态、结构、启闭未见异常。大动脉关系及发育未见明显异常；CDFI：肺动脉瓣区前向血流明显增高，收缩期三尖瓣口探及少量反流，房水平探及双向分流，以左→右分流为主

超声心动图诊断：先天性心脏病，肺动脉瓣狭窄，房间隔缺损（继发孔）；Doppler：肺动脉瓣前向血流明显增高，房水平双向分流，TV 反流（少量）

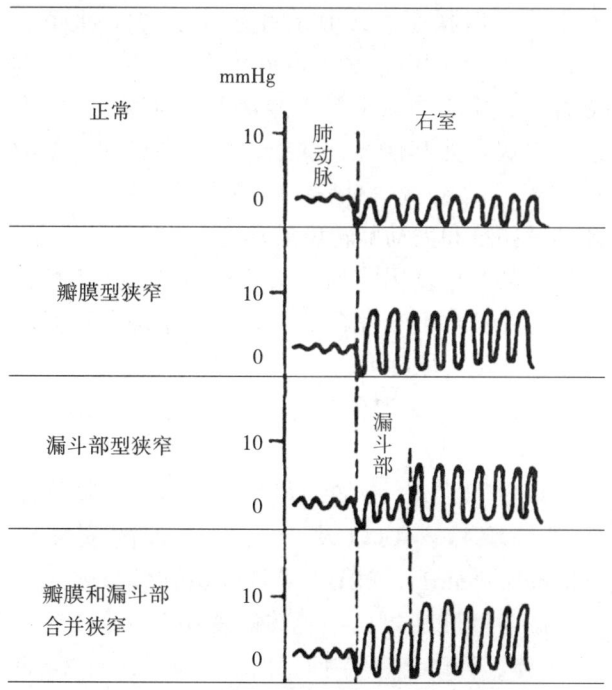

图 5-2-5B 肺动脉狭窄心导管压力曲线图
心导管头端由肺动脉向右室撤回时压力改变的图形

【治疗】

并发右心衰竭应按心力衰竭治疗，并积极准备根治疗法解除狭窄。根治疗法的适应证是右室与肺动脉收缩压差超过 35～40 mmHg，年龄以儿童期为宜，症状明显，狭窄严重者婴幼儿期，危重者甚至新生儿期即应治疗，因为随着年龄增长，右室肥厚加重，心肌纤维化，影响术后心功能的恢复。

以往手术切开狭窄的瓣膜是唯一有效的治疗方法。自从 1982 年 Kan 首先报道以带球囊的心导管扩张狭窄的肺动脉瓣获得成功后，经皮球囊瓣膜成形术即在世界各地广泛开展。我国自 1985 年开始开展此项工作。根据报道和我们的经验，行球囊瓣膜成形术的指征是：①有威胁生命的严重症状的新生儿；②单纯瓣膜型狭窄，包括没有显著反流的手术后患儿，跨瓣压差＞40 mmHg 者。球囊导管直径为肺动脉瓣环的 120%～140% 是安全和有效的，可获得良好的按期和远期疗效。

（刘豫阳　张开滋　曲晓燕　李　晔）

六、法洛四联症

法洛四联症（tetralogy of Fallot，TOF）（MIM 187500）因 Fallot 首先描述而得名，又称先天性发绀四联症。本病包括室间隔缺损、肺动脉口狭窄、主动脉骑跨和右心室肥厚四种畸形，其中室间隔缺损和肺动脉口狭窄为基本病变。目前认为，具有上述典型改变者属于典型四联症或狭义的四联症；若仅有室间隔缺损和肺动脉口狭窄，而无主动脉骑跨，只能属于广义的或不典型的四联症；如四联症合并房间隔缺损，可称为五联症；肺动脉瓣狭窄合并室间隔缺损或卵圆孔未闭称三联症；肺动脉瓣闭锁合并四联症又可称为假性永存动脉干。但也有学者认为以实际存在的解剖畸形命名为宜，如法洛四联症合并房间隔缺损等。

法洛四联症是成人期最常见的青紫型先天性心脏病。发病率占先天性心脏病的 11%～13%。据我国 15 省市先天性心脏病小儿尸检 2 659 例病理资料统计，占 5.19%。男女比例相仿。是最常见的紫绀型先心病。

【病理解剖】

本病基本的病理解剖改变是在室间隔膜部大型缺损和肺动脉口狭窄。

肺动脉口狭窄以漏斗部狭窄最多。据 Keith 尸检资料，单纯瓣膜部狭窄只占 9%。形成漏斗部狭窄的原因是右室流出道发育不良，心内膜增厚及漏斗部组织弥散性或局限性增厚等。狭窄可为局限性环状隆起，在其上方及肺动脉瓣之下形成第三心室，狭窄也可为管状，直达肺动脉瓣，漏斗部狭窄随年龄增长而加重。

室间隔缺损多属室上嵴下型，位于主动脉瓣下方，膜部间隔之前，大小与主动脉内径相仿，其下缘有传导束通过。

主动脉部分起源于右室，但在二尖瓣前瓣与主动脉瓣之间有纤维连续。肺动脉口狭窄越重，室缺越大，主动脉骑跨越严重。20%～30% 患者主动脉弓右位。

右室肥厚继发于肺动脉口狭窄。严重肺动脉口狭窄者右室壁厚度可达左室，甚至超过左室，左室则发育不良。

此外，尚可有肺动脉总干或分支狭窄、发育不良。畸形严重的年长儿可形成侧支循环。

【病理生理】

由于肺动脉口狭窄，血液进入肺循环受阻，引起右室代偿性肥厚，右室压力相应增高，肺动脉狭窄严重者，右室压力与左室相仿，血流经过室间隔缺损发生双向分流，右室血液大部分进入主动脉。若肺动脉瓣闭锁，则右室全部血液均进入主动脉。肺的血供依靠动脉导管或主动脉发出的异常血管。

由于主动脉骑跨于左右心室之上，同时接受左右室的血液，输送全身，导致青紫。同时因肺动脉狭窄，肺循环进行交换的血流减少，更加重了青紫程度。但年幼儿由于动脉导管尚未关闭，增加了肺循环血流量，青紫可不明显或较轻。随着动脉导管的关闭和漏斗部狭窄的逐渐加重，青紫日益明显，红细胞及血红蛋白代偿性增多。

【遗传学特点】

本病可有多种遗传方式。大多数是由遗传因素和环境因素相互作用引起的多基因遗传。秦氏调查 424 个法洛四联症家系，计算遗传度为 47.7%。Nora 等报道的遗传度为 54%～60%。综合世界各国报道，患者子女的再显风险率 3.0%～4.2%，同胞的再显风险率为 2.5%～3.0%。有少数家庭性病例报道。1990 年岳凤珍报道一家系 4 人患法洛四联症，其中 3 例为同胞。Pitt 报道一家系 5 代 11 人患本病；Real 报道 7 个家系 16 例患者，其中 3 个家系为单纯法洛四联症，4 个家系为本病合并其他心脏缺损，患病亲属间病型的一致率不足 50%，不一致的病损以室间隔缺损、肺动脉狭窄和大动脉转位最常见。

在某些单基因病如尖头并指畸形，血小板减少 - 桡骨发育不全综合征、眼耳脊椎综合征等均可合并法洛四联症。

染色体畸变和单基因病在本症中占 10%～20%。

某些外界因素如：妊娠期酗酒或者母亲使用抗癫痫药物以及母亲患有苯丙酮尿症（phenylketonuria，PKU）等均可能引起 TOF。

法洛四联症可由染色体畸变引起。例如 14、21 三体、Turner 综合征、XXXY 综合征、14 近端部分三体综合征、以及染色体 1p、4q 部分单体综合征、3p、4q 部分三体综合征等。

目前认为，大约有15%的患者有22号染色体的缺失（22q11），7%的患者有Down综合征，还有一些患者有Nkx2.5基因有4种点突变（Glu21cln、Arg216Cys、Ala219Val、Arg25Cys）。也有研究表明这4种点突变都不在同源框结构阈（HD）之内；也有研究认为TOF与JAGL基因与无义突变（G247D）有关。

【发病机制】

法洛四联症是属于圆锥动脉干的心脏畸形。在胚胎5~6周时，圆锥动脉干要在基因的调控下严格地遵循精确的程序时间表，按正常的方向和速度进行转动和发育。如果调控这一过程的基因不稳定或异常，以及由于致病基因遗传或基因突变，在环境因素的作用下或诱发下导致基因调节系统失常，使正常的发育停滞或打乱正常的发育顺序，使此时圆锥动脉干未产生正常的反向转动，结果主动脉瓣保持胚胎时位置，位于肺动脉瓣的右侧。另外，远侧圆锥隔亦保持胚胎时未反向转动的方向，即壁束止于圆锥前壁（代替后壁）。当近侧圆锥吸收和未反向转动的远侧圆锥隔套入心内时，则右心室流出道小于左侧而产生阻塞。因圆锥隔向前移位而窦部室间隔未合拢而形成间隙，称嵴下型室缺。在肺动脉圆锥发育不全时，则有圆锥隔的部分或完全缺如，称为肺动脉瓣下型室缺。因主动脉未能向左、右、下方移位，以至主动脉未能完全与左室相沟通，而是骑跨于室间隔之上，使之与左、右心室均相通。右室肥厚乃后天继发而来。

【临床表现】

1. 症状

本病的突出症状是发绀，大部分病例于出生后数月出现青紫，严重者出生后即显青紫。发绀程度与循环血中氧合血红蛋白含量及动脉血氧饱和度有关。

气促是本病的另一常见症状，多在活动后发生，患者感乏力，活动能力差。在剧烈活动、哭闹或清晨刚醒时可有缺氧发作（hypoxic spells）：患儿突然呼吸困难、青紫加重，严重者可致抽搐、昏厥，其原因可能是右室流出道肌肉痉挛使血流突然中止，出现肺动脉一时性闭塞，致使脑缺氧加重。由于任何能促使呼吸过度增快的因素均可诱发缺氧发作，有学者认为过度呼吸本身增加了需氧量和心搏量，又因四联症时肺血流量是减少和受限的，故心搏量的增加必须增加静动脉分流，引起动脉血氧饱和度的进一步降低；动脉氧分压低、二氧化碳分压增高等因素共同刺激呼吸中枢，进一步使呼吸加快，形成恶性循环，导致缺氧发作，缺氧发作也可能与严重的酸中毒有关。

活动时喜蹲踞也是本病的特征之一。蹲踞可增加体循环阻力，减少右心血向主动脉的分流，从而增加肺循环血量，改善缺氧；蹲踞又可减少下半身的回心血量，减少心室水平右向左分流，提高体循环血氧含量；并且下肢血管扭曲，阻力增高，可使主动脉血较多地进入脑及上半身，从而改善脑缺氧。

少数病例有鼻出血、咯血、栓塞或脑脓肿等症状。

2. 体征

患者生长发育落后，有青紫和杵状指。杵状指一般在发绀产生后数月至数年出现，因缺氧使肢（趾）端软组织增生所致。心脏听诊在胸骨左缘2~4肋间有2/6~3/6级收缩期喷射性杂音，一般以第3肋间最响。杂音位置高低与肺动脉口狭窄部位有关。杂音响度与肺动脉口狭窄程度有关，狭窄越严重，杂音越轻，肺动脉瓣闭锁者可听不到收缩期杂音，但常可听到合并动脉导管未闭的连续性杂音。肺动脉瓣第二音减弱、分裂或消失。部分病例肺动脉瓣区第二音亢进、单一，此为主动脉瓣关闭音传导而来（图5-2-6A）。

临床分级，见表5-2-6。

【化验及影像学检查】

1. 化验检查

红细胞计数及血红蛋白显著增高，动脉血氧饱和度降低，重病病例有代谢性酸中毒。

2. X线检查

心影正常或稍大，右室肥厚使心尖圆钝上翘，肺动脉段凹陷，主动脉增宽，构成典型的"靴形心"。肺野清晰，侧支循环丰富者肺门呈点状或网状阴影。约1/4病例显示右位主动脉弓。

3. 心电图

电轴右偏，右室肥厚伴劳损，表现为V_1导联心室波呈Rs或R型。少数病例尚有右房肥大（图5-2-6B）。

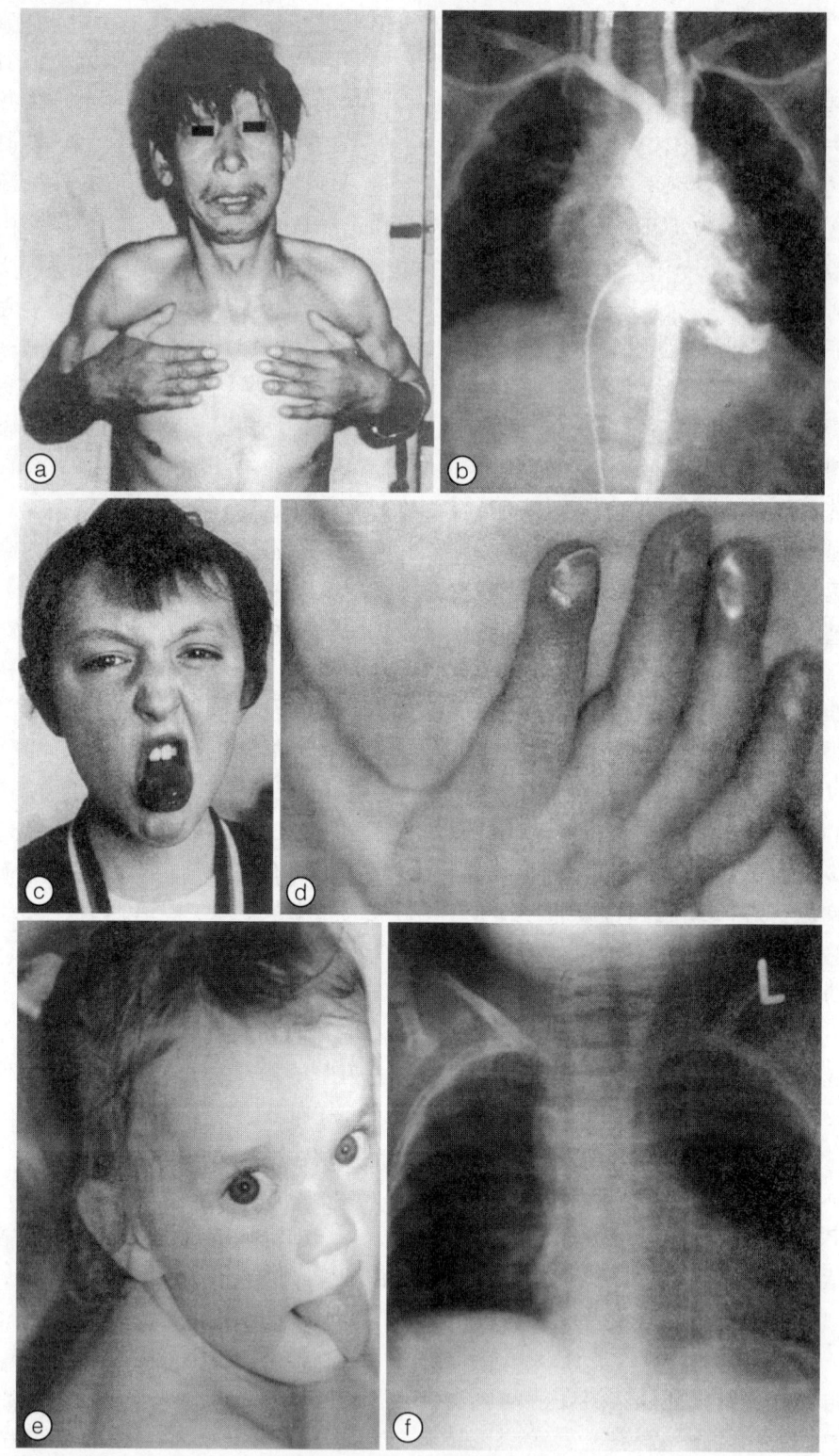

图 5-2-6A 法洛四联症

a. 成年男性患者。先天性室间隔部分缺损，肺动脉狭窄，右心室肥厚。阵发性呼吸困难，头痛，喜蹲位。发绀，杵状指。b. X 线显示肺动脉、主动脉同时显影。右心室流出道、肺动脉瓣和肺动脉分支多处均狭窄。c, d. 12 岁男孩。从 6 岁开始出现严重缺氧性发绀，舌部严重发绀。继发红细胞增多而出现多血性脸容。胸骨缘第 3～5 肋骨间有收缩期杂音，杵状指。e. 6 岁女孩。生后症状即逐渐加重。中央性发绀，右心室肥大，肺血量减少，呼吸困难。4 岁后进行下动脉至右肺动脉吻合术（右锁骨下动脉与右肺动脉吻合），术后症状明显改善。f. X 线显示术前患儿右心室肥大，心尖圆钝，上翘，呈典型的"靴"形。右位主动脉。由于肺动脉流出道发育不良，而出现肺动脉段凹陷，肺血量少

表 5-2-6　法洛四联症的临床分级

	发绀	杵状指	发育	蹲踞	活动受限	血红蛋白(g%)	氧饱和度(%)	右室造影	
								主动脉骑跨(%)	肺动脉窄
轻	±	±	可	偶尔	+	<17	>85	<25	±
中	+	+	差	经常	++	17~20	75~85	25~50	+
重	++	++	劣	频繁	+++	>20	<70	>50	++

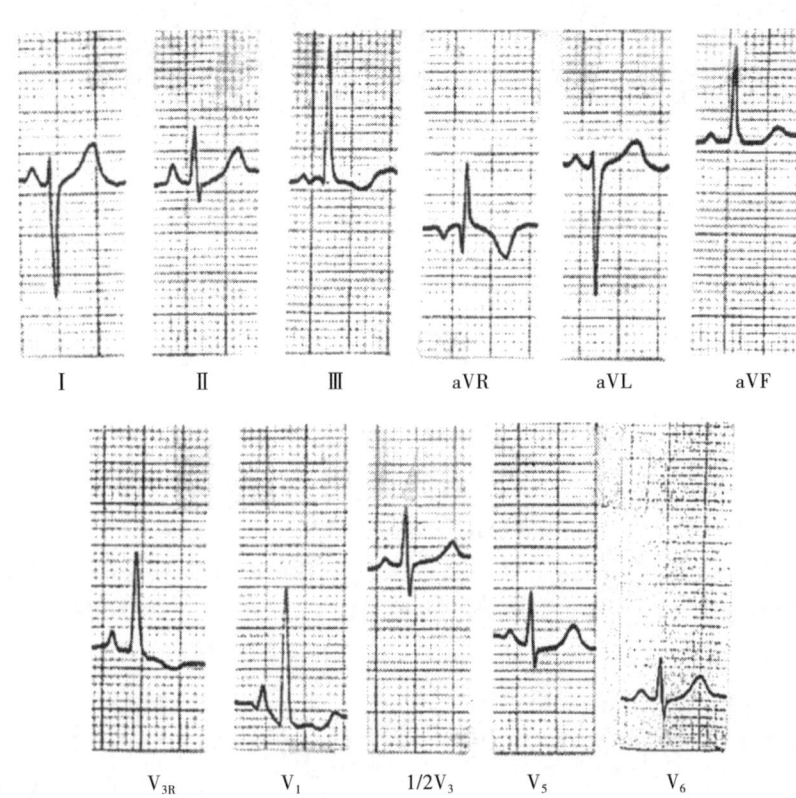

图 5-2-6B　法洛四联症心电图

2岁男孩；临床诊断：法洛四联症。图示右室肥大伴劳损

4．超声心动图

其特征为主动脉前后径增宽、位置偏前，骑跨于室间隔上，与左右室相通，室间隔与主动脉前壁连续中断，但二尖瓣前叶与主动脉后壁保持纤维连续。室间隔与右室前壁增厚，右室流出道变窄。叠加彩色可见心室收缩期蓝色和红色信号分别从右室和左室进入主动脉和对方心室（图5-2-6C）。

5．磁共振成像

应用心电门控自旋回波技术、电影磁共振成像和磁共振造影，能清楚显示室间隔缺损的部位、大小和主动脉骑跨程度，并可显示右室腔扩大的程度、右室壁增厚及漏斗部狭窄。以体轴横断面最佳，冠状面次之。磁共振图像上尚可直接测量室缺大小、右室内径和主动脉骑跨程度，与心血管造影检查结果相似。

6．心导管检查

右室压力增高，右室与肺动脉间有明显压力阶差，根据连续测压的压力曲线可判别狭窄类型；有时导管可由右室直接插入主动脉或左室，表明有主动脉骑跨和室间隔缺损；动脉血氧饱和度降低表明有右向左分流，并可计算分流量的大小。

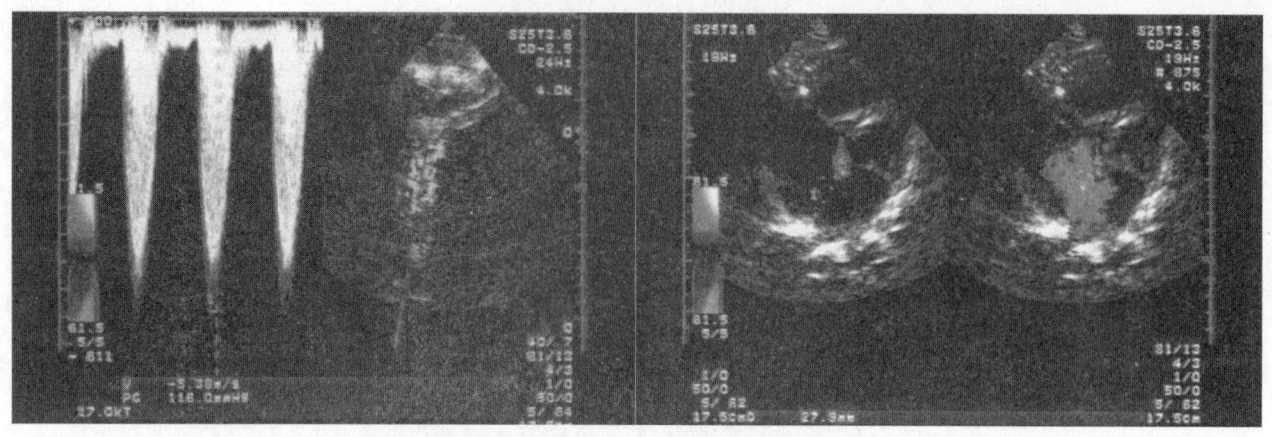

图 5-2-6C 法洛三联症超声心动图

超声表现：右心房室内径偏大，右室壁增厚，室间隔运动幅度偏低，左室后壁厚度运动幅度增强。主动脉内径不宽，运动幅度可，重搏波清晰，右室流出道无明显狭窄，肺动脉瓣回声增强，开放幅度减低，开口减小。房间隔继发孔处回声脱失，缺口约 28 mm，室间隔未见明显回声脱失，心腔内余结构形态未见异常

CDFI：PV 区收缩期探及高速血流，房间隔继发孔回声脱失处探及左→右分流束，流速 0.76 m/s，TV 区收缩期探及少量反流束

超声心动图诊断：先天性心脏病，提示法洛三联症；Doppler：PV 流速增高，房水平左→右分流，TV 少量反流

7. 心血管造影

选择性右室造影可见造影剂通过右室肺动脉和主动脉同时显影，主动脉增宽，骑跨于室间隔之上；与此同时，造影剂从右室通过室间隔缺损进入左室，使左室显影，轴位造影可准确地显示主动脉骑跨程度、室缺部位及大小；造影也可显示肺动脉狭窄的解剖类型、肺动脉内径、周围肺血管发育情况。

必要时尚需进行左室或主动脉根部造影，以了解左室发育情况、有无冠状动脉畸形或动脉导管未闭，为手术治疗提供资料。

【诊断与鉴别诊断】

生后数月出现发绀，有蹲踞及缺氧发作，心电图示右室肥大，X 线检查呈靴形心影，肺野清晰等应首先怀疑本病。但应与肺动脉瓣狭窄伴房间隔缺损（法洛三联症）、完全性大动脉转位、永存动脉干等鉴别。

法洛三联症青紫出现较晚，一般无蹲踞或缺氧发作；收缩期杂音多在 3/6 级以上，以胸骨左缘第 2 肋间最响；心电图常呈重度右室肥大，V_1 导联心室波呈 R 或 qR 型，伴心肌劳损；X 线检查心影增大，右房、右室均大，肺动脉段突出，无右位主动脉弓；超声心动图、心血管造影检查可准确鉴别。

【预后与并发症】

本病预后较差，不治疗多在青少年期死亡，但也有自然存活到 69 岁的报道。死亡原因为缺氧发作、脑血栓、脑脓肿、感染性心内膜炎等。

【治疗】

1. 内科治疗

严重患者因红细胞增多，血黏度高，血流变慢，易引起栓塞，因此当患腹泻、呕吐、高热时应及时补液，以防脱水；在心导管检查前应常规给予吸氧、补液、纠正酸中毒；患者有相对性贫血时 [红细胞平均血红蛋白浓度（MCHC）小于 30%，红细胞平均血红蛋白量（MCH）≤ 27%]，应给予铁剂治疗，以防缺氧发作。

若患者缺氧应立即予以吸氧、镇静，取屈膝位，并给予 5% 碳酸氢钠 3～5 ml/kg 和普萘洛尔（心得安）0.1～0.2 mg/kg，静脉注射。经常有缺氧发作者可给予普萘洛尔每日 1～2 mg/kg，分 3 次口服，以解除右室流出道痉挛，预防缺氧发作。

2. 外科治疗

手术是唯一的治疗方法，手术方法有以下两类：

（1）根治术 在体外循环、直视下解除右室流出道及肺动脉口狭窄，修补室间隔缺损，使骑跨的主动脉只与左室相通。此法纠正畸形彻底，

疗效好。但不适用于周围肺血管发育太差或左室发育不良者。任何年龄均可进行手术，而2岁以上手术死亡率低。

（2）分流术　手术指征是肺动脉流出道严重发育不良或闭锁，肺总动脉直径是升主动脉直径的1/3以下或左右肺动脉直径之和与横膈水平的降主动脉直径之比＜1.4，年龄一般在3岁以下的重病病例。方法有锁骨下动脉-左肺动脉分流术、中央性体-肺动脉分流术（取人造血管架于升主动脉和肺总动脉间）、改良Brock术（扩张肺动脉瓣和环，咬除部分漏斗部肌肉和缩窄的纤维组织，使漏斗部梗阻改善，肺血流增多）。其目的是增加肺血流量，改善缺氧，并可促进部分肺血管的发育和扩张。分流术后1～2年内行二期根治术。也可用球囊导管扩张狭窄的肺动脉分支。

由于分流术后再做根治术的二次手术死亡率不低于一次完成根治的死亡率，因此多主张尽量争取一次完成根治术。

（刘豫阳　张开滋　华　伟
曲晓燕　宋明云）

七、主动脉缩窄

主动脉缩窄（coarctation the aorta）是指主动脉管腔有不同程度的局部狭窄，部位通常在动脉导管连接于主动脉的区域。其发生率在西方较高，占先天性心脏病发生率的5%～6%，在我国和日本，本病的发生率不如西方高。

【解剖与分类】

主动脉缩窄曾有"成人型"和"婴儿型"之分。前者狭窄部位多在动脉导管开口的远端，因而又称"导管后狭窄"，此型范围较局限，动脉导管多已关闭，伴广泛的侧支循环，常能活得较久。"婴儿型"狭窄位于主动脉峡部，在左锁骨下动脉及动脉导管之间，因而又称"导管前狭窄"，多呈广泛狭窄，常合并其他心脏畸形，多早期死亡。由于症状出现年龄与解剖不完全一致，"成人型"与"婴儿型"的名称已很少使用。近年来应用的分开方法是根据缩窄段占据主动脉和降主动脉之间的部位分为导管前型、导管后型和正对动脉导管型（juxtaductal）。

主动脉缩窄常合并的心血管畸形有动脉导管未闭、室间隔缺损、房间隔缺损、房室隔缺损、主动脉瓣异常（双瓣、狭窄、关闭不全）、二尖瓣异常（狭窄、关闭不全）、心内膜弹力纤维增生症、大动脉转位、永存左上腔静脉。此外，21三体综合征和卵巢发育不全症也可合并主动脉缩窄。

【胚胎发育和病理生理】

主动脉缩窄的形成主要是由于动脉导管、主动脉弓胚胎发育的异常和所经血流的影响。

正常的动脉导管与邻近的大血管有着不同的组织结构，主动脉和肺动脉的内壁光滑，动脉导管的内壁则高低不平，似果肉样。主动脉峡部的形成与妊娠6～10周时左侧第Ⅳ和第Ⅵ动脉弓的连接不完全，则结构特殊的导管组织延伸到降主动脉，动脉导管与降主动脉形成了结构连续的共同峡部。出生后动脉导管开始收缩，受累的主动脉峡部随之收缩，产生狭窄。随着收缩的进展，峡部的狭窄逐渐严重。这个过程可持续数周，使左室逐渐适应增加的负担，并形成侧支循环，患儿可不出现症状。如果缩窄进展迅速，机体来不及适应，将产生心衰、少尿等严重症状。

此外，流经主动脉血流量的改变也影响着缩窄的形成。主动脉缩窄常伴主动脉血流减少的心脏畸形，在胎儿循环中下腔静脉回流的血主要经卵圆孔到左房、左室、升主动脉，最后进入头臂血管，而上腔静脉回流的血经右房、右室进入肺总动脉，由于肺血管阻力高于周围血管，肺总动脉血流的90%经动脉导管进入降主动脉，这样流经主动脉峡部的血流较少，导致胎儿时期主动脉峡部较窄。出生后随着动脉导管关闭，通过峡部血流增加，促进了峡部的扩张，而影响左室搏出量的先天性畸形使患儿出生后流经主动脉的血流量始终较少，缺乏对峡部扩张的刺激，可能逐渐发展为缩窄。

由于胎儿循环的特点，主动脉缩窄的存在不影响胎儿时期血流动力学。出生后左室排血受阻，导致左室肥厚。导管前型伴动脉导管未闭或室间隔缺损者由于右室承担着身体下部的体循环阻力，右室也发生肥厚，并可出现身体下部血氧含量降低，但由于肺血流量增多，经肺血液氧交换较充分，临床上常不易觉察到发绀。导管后型伴动脉导管未闭或室缺者由于缩窄近端的主动脉压力显著高于肺动脉，产生大量左向右分流，易致肺动脉高压。

【遗传学特点】

人群发病率为5/万~6/万，国外报道占全部先心病的5%~10%，国内报道占1.2%~2.2%，有明显的种族差异，西文国家发病率明显高于亚洲国家。多见于男性，男性发病率为女性的2~5倍。患者中25%~40%合并其他心脏畸形，以主动脉瓣二尖瓣化最常见（占80%）患者，也常合并骨骼缺损、Willis环动脉瘤、多囊肾等心外畸形。

多呈多基因遗传，遗传度约75%，患者同胞再显风险为1.8%~2%，子女为2%~2.6%。受累亲属一致性病损占50%，不一致病损以主动脉口狭窄、动脉导管未闭、房间隔缺损和大动脉转位为常见。

本病在少数家庭中呈单基因遗传。1985年Beekman报道一个4代5人患主动脉缩窄的家庭，并综述文献中所报道的26个家庭病例，认为本病可在个别家族中呈常染色体显性遗传。Thoele（1987）总结106例本病患者，发现1/3得到正确诊断，这也可能是发现家庭病例较少的原因之一。此外，主动脉缩窄尖头并指，先天性颅面骨发育不全等单基因病。

某些染色体病如Turner综合征（占70%），9三体、21三体综合征，卵巢发育不全症常合并主动脉缩窄。

【发病机制】

主要是在胚胎早期发育过程中，由于调控这复杂过程中的基因异常和不稳定，在环境因素诱发下，不能遵循精确的发育程序时间表，出现差错，而导致主动脉缩窄。

【临床表现】

1. 症状

导管前型患儿常在生后6周内，甚至早到出生后48 h出现症状，最初的症状是气促或出汗过多。接着迅速出现心力衰竭，表现为喂养困难、体重增长过速及明显气促、呼吸困难、面色苍灰、周围发绀、肝脏肿大、肺部啰音等。单纯的导管后型，年幼时很少有症状，年长后常在健康体检时发现上肢高血压而考虑本病。病情严重者可出现以下症状：①由于颈部和上肢血压升高产生的头痛、头晕、耳鸣、失眠、鼻出血等，严重者可有脑血管意外或心力衰竭；②由于下肢血液供应不足出现下肢无力、发凉、酸痛、麻木，甚至间歇性跛行等；③由于侧支循环而增粗的动脉压迫邻近器官产生的症状，如压迫脊髓而下肢瘫痪，压迫臂神经丛引起上肢麻木与瘫痪等。

2. 体征

单纯导管后型患者身体上部多较魁梧，身体下部则发育较差。由于锁骨下动脉增粗而在锁骨上窝可见明显搏动。在肩胛骨附近、胸骨旁、腋窝和中上腹可见到和触及变粗而扭曲的侧支循环血管，并在这些区域听到持续性杂音或触到震颤。

心脏向左下扩大。在胸骨左缘2、3肋间可听到收缩期杂音。此杂音传导广泛，尤其在背部也易听到。若合并主动脉瓣双叶，在胸骨左缘第4肋间常可听到收缩早期喷射音，胸骨右缘第2肋间听到粗糙的喷射性收缩期杂音。当杂音在胸骨左缘3、4肋间最响，并能扪到震颤时，应怀疑合并室间隔缺损。主动脉缩窄的特征性表现是上、下肢血压的异常，患者桡动脉搏动强，容易扪到，股动脉搏动弱、延迟（约比上肢迟0.03 s），甚至摸不到。少数患者股动脉搏动正常，表明合并大型室间隔缺损或动脉导管未闭，缩窄段以下的血液供应来自右室，此时可观察到下肢青紫。

用超声多普勒效应的血压计能精确测得上、下肢血压数值：上肢血压升高，下肢血压偏低，甚至不易测得。一般认为上下肢收缩压差达20 mmHg可作为主动脉缩窄的证据。由于缩窄部位不同，左右上肢血压也可有差别：若双上肢血压均升高，表明缩窄段位于左锁骨下动脉开口之后，可为导管前型或后型。若仅有右上肢血压升高，揭示缩窄段起自左锁骨下动脉之前或累及开口处。少数患者表现为左上肢血压升高，右上肢血压降低，提示缩窄段位于左锁骨下动脉之后，但右锁骨下动脉开口处有狭窄或起源于缩窄段以下的降主动脉。因此分别测量四个肢体的血压有助于判断缩窄部位（图5-2-7）。当合并严重心衰时，由于左室收缩力减弱，上肢血压可不增高，心力衰竭控制后重新出现上下肢血压阶差。

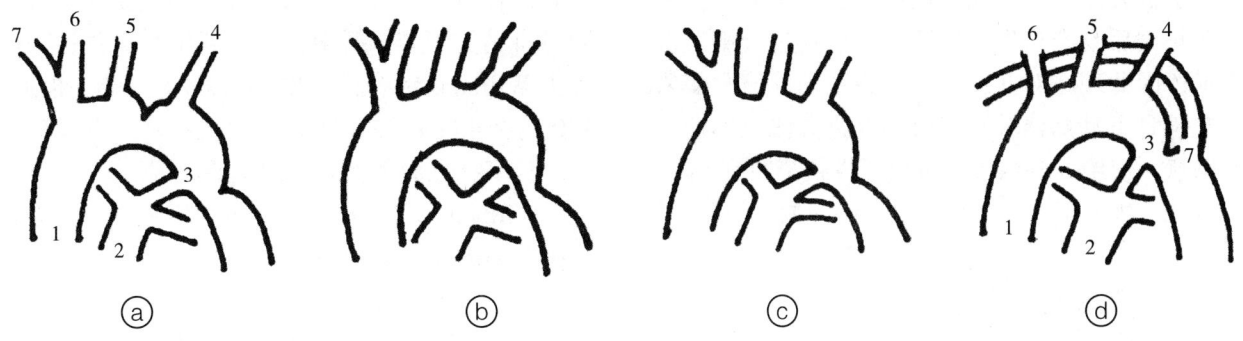

图 5-2-7 不同部位主动脉缩窄对血压的影响

a, b. 右臂高血压,左臂低血压; c, d. 右臂低血压,左臂高血压。1: 主动脉; 2: 肺动脉; 3: 动脉导管; 4: 左锁骨下动脉; 5: 左颈总动脉; 6: 右颈总动脉; 7: 右锁骨下动脉

【影像学检查】

1. X 线检查

心脏中重度增大,如有心衰,心脏增大更为显著,搏动减弱,肺野充血。如合并大型动脉导管未闭,透视下可见肺门舞蹈。年长儿及成人吞钡检查可显示食管近主动脉弓处呈"E"字形的主动脉压迹(Lian 征),依次由缩窄段上部的扩张,缩窄段的凹陷及缩窄段下部的继发性扩张组成。

2. 心电图

导管前型伴动脉导管未闭或室缺者由于右室承担着身体下部的体循环阻力,早期表现为右室肥厚、电轴右偏和 I、V_5、V_6 导联 T 波直立,待动脉导管关闭后逐渐发展为双室肥大。导管后型患者显示左室肥大。

3. 超声心动图

彩色多普勒超声心动图胸骨上凹切面可清楚显示主动脉缩窄段的部位、范围及形态,对诊断和手术提供了极为有用的资料。

4. 心血管造影

逆行主动脉造影能清楚显示缩窄段的部位、程度、范围以及它与锁骨下动脉及动脉导管的关系。若按常规方法由股动脉插入导管,导管常不易通过缩窄段进入升主动脉,若伴动脉导管未闭,则导管易从降主动脉经动脉导管逆行进入肺动脉和右心室,从而不能清楚显示主动脉缩窄段的状况。理想的方法是将导管从肱动脉逆行插入主动脉弓进行造影。为了明确伴随的心脏畸形,尚可进行选择性右房或左室造影。

【诊断与鉴别诊断】

凡遇儿童或青年人有不明原因的高血压,应警惕主动脉缩窄的可能性,此时仔细测量四个肢体的血压,对诊断极有帮助,同时辅以心电图、X 线和超声心动图检查即可明确诊断。

本病应与非心脏原因引起的高血压鉴别,如先天性肾动脉狭窄,急、慢性肾炎,嗜铬细胞瘤,家族性高血压等。

多发性大动脉炎亦可引起降主动脉和腹主动脉缩窄或阻塞,导致四肢血压的差异,临床表现类似先天性主动脉缩窄,但是大动脉炎多发生于青年女性,有发热、关节炎、结节性红斑等变态反应症状或结核病灶,血沉快、免疫球蛋白增高以及不同的 X 线表现等可与主动脉缩窄相区别。

【自然病程及预后】

单纯性导管后型主动脉缩窄患者可能仅有高血压,多在 20 岁以后出现症状。平均寿命 30～40 岁。主要并发症主动脉破裂、穿孔、感染性心内膜炎、心力衰竭和脑栓塞、脑溢血。早期出现症状的导管前型患儿预后极差,若不及时进行药物和外科治疗,多在 1 岁内死亡。

【治疗】

新生儿期即出现呼吸困难,心衰患儿在应用强心剂、利尿剂等措施 1～3 天无效时,即应进行外科手术。对无严重症状的主动脉缩窄患儿,目前多主张手术年龄为 4～8 岁。手术年龄过大,可因压力感受器调节血压的能力降低和术前血压的增高对近端主动脉壁引起的永久性损害,导致术后血压持续增高。

手术方法以往多采用端端吻合术，但往往因患儿长大后吻合口发生狭窄而不得不进行第二次手术，因此现在对儿童期手术的主动脉缩窄多采用左锁骨下动脉修补狭窄段的改进方法，远期疗效满意，使绝大多数患者避免了再狭窄问题。

（刘豫阳　刘晓媛　田宏　盛锋）

八、主动脉口狭窄

主动脉口狭窄（aortic stenosis）包括瓣膜型、瓣膜下型和瓣膜上型，其发生率分别占主动脉口狭窄的70%、25%与5%。本病约占先天性心脏病的5.5%。男女比例为2∶1～4∶1。

【解剖及分类】

成人主动脉瓣狭窄多为风湿性或动脉硬化性，儿童则以先天性居多。瓣膜型狭窄半数以上为二叶性主动脉瓣，其次为瓣叶粘连、增厚或融合成圆锥形，中央仅留一小孔。半数可伴有主动脉缩窄或动脉导管未闭。

先天性瓣下型狭窄系心球退化不全引起左室流出道瓣下0.5～1 cm处有纤维环或环形组织增厚引起狭窄。

瓣上型狭窄系在主动脉瓣上1～2 cm处有环状或带状组织向管腔内突出，引起主动脉口狭窄。可分为升主动脉隔膜性、局限性和全部性狭窄。此型亦为Williams综合征表现之一。

【遗传学特点】

本病的人群发病率约为5/1 000。不同部位的主动脉狭窄有不同的遗传方式，特发性肥厚性主动脉瓣下狭窄和主动脉瓣上狭窄属常染色体显性遗传，单纯主动脉瓣膜狭窄呈多基因遗传。可见本病确定狭窄部位对了解遗传方式进行遗传咨询十分重要。主动脉瓣膜狭窄的同胞再发风险率为0.8%～4.0%（平均为2.2%），子女3.9%。同胞患病的病损一致性约为50%，不一致的病损包括动脉导管未闭、房或室间隔缺损、肺动脉狭窄和法洛四联症。

主动脉瓣上狭窄常呈家族性发病，称为家族性主动脉瓣上狭窄（familiay supravalvular aortic stenosis），1980年国外调查，128个家族的229例本病患者中就有23个家族有多名成员患病。患者可同时伴有外周型肺动脉狭窄，冠状动脉瘤等心血管畸形。约35%的主动脉瓣上狭窄患者可同时有精灵面容、智力低下和新生儿高血钙、被称为Williams综合征。据Vernant（1980）报道，120例Williams综合征患者中就有3/4伴主动脉瓣上狭窄，且为患者死亡的主要原因。

Williams综合征呈常染色体显性遗传，患者一级亲属的发病风险为50%。

【发病机制】

主动脉瓣由动脉干近端发育而成，前后左右动脉干隆起共同发育成两组半月瓣，当圆锥动脉干正常地旋转之后，右侧动脉干隆起形成主动脉瓣后瓣（无冠瓣），前后动脉干隆起即成为两大动脉的左、右半月瓣。如果调控这一复杂过程的基因异常或不稳定，在环境因素作用下导致基因调节系统失常，不能遵循精确的程序时间表，使动脉干隆起发育异常，而必然会导致半月瓣开关、数目和交界的异常，结果引起主动脉瓣膜狭窄。如果由于常染色体致病基因遗传，圆锥部与动脉干的交界处发育异常，该处组织吸收不全而残留某些组织造成梗阻，形成瓣下狭窄（"心球吸收不全"学说）；或主动脉囊的发育不全形成主动脉瓣上狭窄。

【临床表现】

由于病理类型及狭窄程度不同，症状出现早晚各异，通常婴幼儿以呼吸困难、心力衰竭为主要表现；儿童或青少年以心悸、乏力、头晕、晕厥、胸痛（有时为心绞痛样）为主要表现。

体征：共同性体征有发育差，脉搏细弱，主动脉收缩压力及脉压不同程度降低，心尖搏动增强，心界可扩大，主动脉瓣区闻及3/6～4/6级收缩期杂音，并可触及震颤。

主动脉瓣上狭窄综合征面容（Williams-Seuren syndrome）：面部饱满、前额宽、眼距宽、内眦赘皮、眼裂小、平鼻梁、颧骨及下颌凸出，尖下巴、长人中、嘴宽唇厚等。

【影像学检查】

1. X线胸片

升主动脉扩张，左室增大，左房扩大可见双房影，可看到瓣膜钙化阴影。

2. 心电图

电轴左偏，左室肥厚劳损。

3. 超声心动图

瓣膜回声增强，开放受限，瓣膜回声，提示瓣膜狭窄。左室流出道出现菲薄异常回声，左心室呈不对称增厚，尤以间隔明显，提示瓣下狭窄。近主动脉瓣的升主动脉管腔狭窄或异常回声。

4. 左室造影

可确定解剖形状、狭窄部位及程度。

【诊断】

依据典型临床表现，结合X线、超声心动图和心血管造影检查，可确立诊断，又可指导治疗。

【治疗】

可采用介入治疗及手术治疗。

（邢福泰　徐丽英　曹化东
张年萍　曹春歌）

九、大动脉转位

大动脉转位（transposition of great arteries, TGA）亦称大动脉错位，是指主动脉和肺动脉的位置及它们与心室的关系异常，即主动脉位于肺动脉之前，出自右心室，肺动脉位于主动脉之后，发自左心室。根据其生理学改变可分为完全型和矫正型。

（一）完全型大动脉转位

完全型TGA是婴幼儿期最常见的严重青紫型先天性心血管畸形，发病率占先天性心脏病的8%～10%。据我国15省市2 659例先天性心脏病尸检资料统计，TGA占总数的6.68%，居青紫型先天性心脏病第一位，男性多于女性。本病死亡率高，若不及时治疗，90%死于1岁内。

【解剖及分类】

1. TGA具有下列特征

（1）主动脉与肺动脉空间位置改变，主动脉大多位于肺动脉的右前方，少数位于正前方，极少数（约5%）为左前方（此型多伴镜像右位心）。

（2）主动脉与形态学右室相连肺动脉与左室相通。

（3）心房与心室保持正常连接关系。

（4）主动脉后壁与二尖瓣前叶连续中断，其间多有漏斗部相隔，肺动脉与二尖瓣前叶有纤维连续。

（5）体、肺循环间有异常交通：房缺、室缺、动脉导管未闭、卵圆孔未闭等。

2. 根据TGA血流动力学改变，Paul等将TGA分为四组

（1）室间隔完整或仅有小室缺。

（2）室间隔完整，有左室流出道狭窄。

（3）伴大型室缺或单心室，或动脉导管未闭。

（4）伴大型室缺和左室流出道狭窄。

【病理生理】

在完全型TGA中主动脉发自右室，肺动脉发自左室，因此存在着两套分开的血液循环：体循环和肺循环。缺氧的体静脉血回流到右房、右室后又通过主动脉分布到人体各部，而充满氧的肺静脉血回流到左房、左室后又通过肺动脉重新进入肺。两套循环截然分开、病人不能存活，因此所有存活病人在两套循环间必有交通存在，如房缺、室缺、动脉导管、卵圆孔，通过这些通道部分含氧血可从肺循环进入体循环，缺氧血从体循环流入肺。其结果是体循环血由两部分构成：主要部分为回流到主动脉的体静脉血，小部分为通过交通分流来的含氧量高的血，这个分流供给了体循环需要的氧，因此是有效肺循环；同样肺血流也由两部分构成：大部分为肺静脉血，小部分为从体循环分流来的体静脉血，这部分血可进入肺进行氧交换，因此是有效体循环（图5-2-9A）。

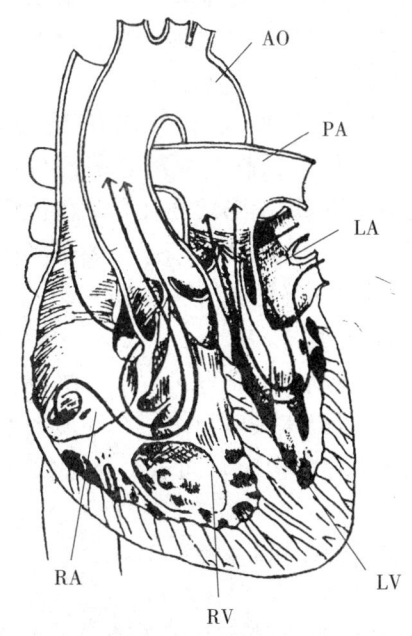

图5-2-9A　完全型大动脉转位的血流动力学示意图

体、肺循环血液在心房水平混合。AO：主动脉；PA：肺动脉；LA：左房；LV：左室；RV：右室；RA：右房

体、肺循环血液交换的机制与异常交通的部位、大小、血管阻力等均有关。若仅有卵圆孔和动脉导管开放，由于右侧心腔与主动脉相通，右房、右室压力增高，部分体静脉血经卵圆孔进入左房，使左房、室和肺动脉血量增多，压力增高，于是部分混合血经动脉导管入体循环，体静脉血量增多，更促使部分血液从右房进入左房，这样周而复始完成了体、肺循环间的血液交换。

若伴有室缺，且肺血管阻力低于体循环，心室收缩期体静脉血经室缺从右室流入左室，然后入肺动脉，舒张期由于右室顺应性较好，压力下降较快，通过室缺产生反向分流，因此经室缺的分流方向由两个心室间瞬间的压力变化决定。若同时合并房缺，肺循环内过多的血从左房流入右房。当肺血管阻力增高或合并肺动脉狭窄时，根据肺循环受阻程度，心室和心房内的分流减少或逆向。如果房缺或室缺较大，在较大的缺损处可产生双向分流。

【遗传学特点】

本症可有多种遗传方式。大多数是由遗传因素和环境因素相互作用，引起的多基因遗传。人群发病率（2～3）/万人，占先心病的5%～8%，男女发病比例（2～4）：1。遗传度约50%，患者同胞再显风险为1.7%～5%，迄今尚未有子女再显风险率的报告。患病亲属中仅30%为一致性病损，不一致病损包括法洛四联症、永存动脉干和动脉导管未闭等。

单纯性完全型大动脉转位是内脏移位（heterotary）综合征临床表现之一，与基因突变有关。其在单基因畸形综合征和染色体病中的发生并无特殊性，但许多致畸原，如苯异丙胺、性激素、三甲双酮等均可诱发大动脉转位。

【发病机制】

由于在胚胎早期发育过程中，决定调控这复杂过程的基因异常和不稳定，在环境因素下，不能遵循精确发育程序时间表，导致大动脉转位异常。

【临床表现】

1. 症状

受体、肺循环混合程度及合并畸形的影响，主要症状是出生即存在的青紫，吸氧后仍不能改善，且呈进行性加重的缺氧、充血性心力衰竭。体、肺循环混合差者青紫严重，混合较充分者易有心衰。若上肢青紫比下肢明显提示合并动脉导管未闭、导管前型主动脉缩窄或主动脉缩窄或主动脉弓离断。

2. 体征

除青紫、气急、生长发育落后外，胸骨左缘2～4肋间常可闻及粗糙响亮的收缩期杂音，响亮度取决于室缺大小及体、肺循环间的压力阶差，因此伴大型室缺而肺动脉狭窄不严重者杂音较响，室间隔完整者可无杂音。伴明显肺动脉狭窄者可在胸骨左缘第2肋间听到喷射性杂音。分流量大者心尖区可闻及舒张期隆隆样杂音。由于主动脉前位，第二心音往往响亮、单一。

【影像学检查】

1. X线检查

典型表现为：①左右室增大；②正位观心脏似斜置蛋形；③肺动脉段平直或凹陷，前后位观上纵隔影窄，侧位见上纵隔影增宽；④肺血增多或正常。

上纵隔影变窄是由于大动脉间正常的螺旋形关系变为前后位或平行位，以及胸腺组织因胚胎发育障碍（胸腺与大动脉居胚胎同一时期发育）和/或严重缺氧导致发育不良。随着房间隔造口术或切开术后缺氧改善，胸腺组织可重新发育，窄的上纵隔影可恢复正常。

2. 心电图

心电图表现取决于伴随畸形情况，对诊断无特异性，但有助于观察和估计血流动力学情况，以下两点值得注意：①伴大型室缺者两个心室压均等于体循环压；②室间隔完整者右室压等于体循环，左室压低于右室，仅当伴严重肺动脉狭窄或肺血管梗阻病变时左室压可高于右室。因此所有病人均有右室收缩期负荷过重表现。体、肺循环血量明显增多者出现左右室舒张期负荷过重。若出现左室收缩期负荷过重提示肺动脉高压和进行性肺血管病变（图5-2-9B）。

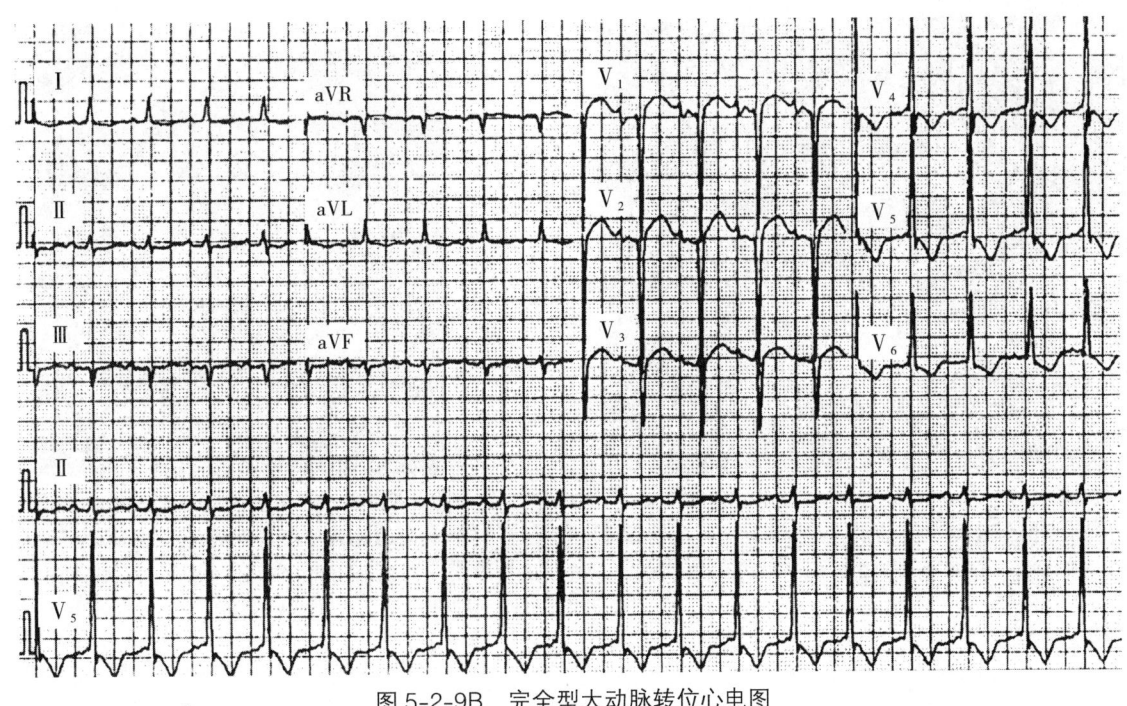

图 5-2-9B 完全型大动脉转位心电图

2岁男孩；临床诊断：大血管转位综合征。图示窦性心律，平均心率 101 bpm。为窦性心动过速。Rv_5 2.84 mV，Sv_1 2.94 mV，为左室肥大。$V_4 \sim V_6$ 导联 ST 段压低 > 0.05 mV，T 波倒置，为原发性 ST-T 改变

12 导联 ECG 诊断：窦性心动过速，左室肥大，原发性 ST-T 改变

3. 超声心动图

超声心动图的特征表现是：在大动脉短轴切面上两根大血管呈现两圆形结构，主动脉可位于肺动脉的右前（右型）或正前（前型）。长轴切面上可见两条香肠样暗区平行排列。主动脉根部与含三尖瓣的右室相通，肺动脉与含二尖瓣的左室相连，二者有纤维连续。另外，从四腔心或五腔心切面可显示房室之间仍为正常连接关系。叠加彩色多普勒后可实时观察心脏和大血管血流动力学改变，检测分流和反流，判断合并畸形并用于检测心脏手术后解剖和血流动力学情况（图5-2-9C）。

4. 磁共振成像

应用心电图门控自旋回波技术、电影磁共振造影，进行冠状面、横断面、矢状面或轴位断面检查，获取的图像可清晰显示心房、心室、心腔内结构，大动脉及它们的相互关系，从而取得能与心血管造影媲美的图像效果，且为无创性检查（图 5-2-9D）。

5. 心导管检查

显示右心室压与体循环相等。动脉血氧饱和度显著降低，肺动脉血氧饱和度显著高于主动脉。导管易于从右室插入主动脉或通过大室缺进入左室。

6. 心血管造影

右室造影常显示右室位置正常，室壁肥厚，其上方为光滑壁的漏斗部，由此发出前位的主动脉。左室造影常显示正常大小的左室位于右室后方，由此发出肺动脉，肺动脉瓣位置低于主动脉瓣，并位于后方（通常为左后方）。另外造影尚可显示合并畸形，尤其是周围肺血管情况。

【诊断与鉴别诊断】

根据出生即有青紫、气急或心力衰竭，X线检查心脏增大如蛋形、肺野充血、上纵隔影窄，心电图右室肥大应怀疑本病。但需与永存动脉干、完全性肺静脉引流、右室双出口等鉴别。超声心动图和心血管造影可明确诊断。

【治疗与预后】

本病预后极差，若不及时治疗，80% 死于 1月以内，90% 死于 1 岁以内。死亡原因为严重缺氧、心力衰竭、脑血管意外或脑脓肿。只有伴大型室缺或单心室及中等度肺动脉狭窄（Ⅳ型）者可活得较久，可达青少年期。

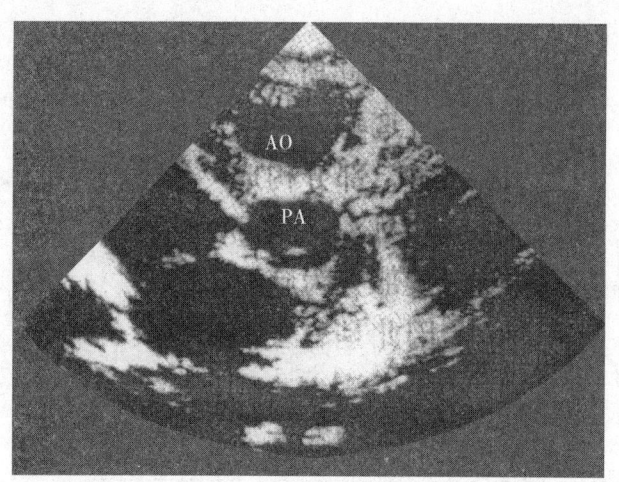

图 5-2-9C 大动脉转位综合征超声心动图
超声心动图大血管短轴切面观：两根大动脉形成前后排列的两个圆形结构：前位血管为主动脉（AO）；后位血管为肺动脉（PA）

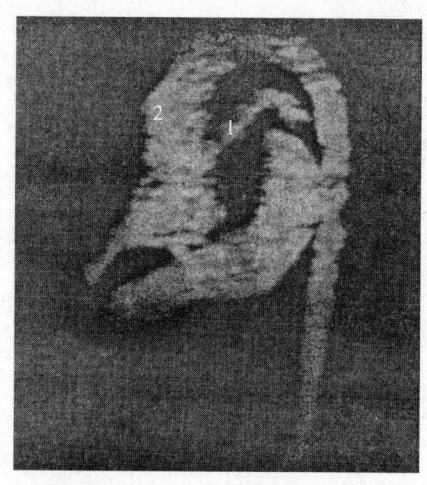

图 5-2-9D 完全型大动脉转位磁共振图
完全型大动脉转位磁共振成像矢状面观：两大动脉均出自右室，前位血管是主动脉，并可见室缺。1：肺动脉；2：主动脉

一旦诊断明确，对青紫严重和体、肺循环混合不足的新生婴儿即应迅速进行球囊导管房间隔造口术。造口术效果满意的标准是动脉血氧饱和度增高 10% 以上或达到 70%。心房间压差 < 2 mmHg 和临床情况改善。若操作失败应做手术切开房间隔或行体肺动脉分流术。TGA 伴室缺有肺动脉高压者，宜出生后即行肺动脉环束术，一年内再做根治。

近年来多主张早期进行根治术，甚至在新生儿期，若扩大房缺后病情改善，根治术可推迟到 6～12 个月。

根治方法有以下三种：

（1）心房内改道术 包括 Mustard 手术和 Sennig 手术。适用于单纯 TGA，一般在 6 个月至 1 岁内进行为宜。但术后可发生较严重的并发症：心包析流板功能伴体、肺静脉回流受阻、心房间析流板漏产生残留房内分流、严重心律失常。少数尚可发生晚期右心功能衰竭。Sennig 手术可减少体静脉回流梗阻的发生率，但室上性心律失常的发生率仍高达 10%～15%。

（2）Restelli 手术 仅适用于大型室缺和左室流出道狭窄者，手术一般在 4～5 岁以后进行，也可提前到 2 岁左右。但手术较复杂，死亡率较高。

（3）大动脉解剖纠正术（Switch 手术或 Jatene 手术） 伴有室缺的 TGA 宜在 3 个月内做此手术。其原理是将肺总动脉和升主动脉在其根部换位，恢复其正常解剖，冠状动脉开口移植到左室出口的升主动脉根部。

这种手术从解剖上纠正了畸形，可避免房内改道术后的心律失常和晚期右心衰竭。但可能发生肺动脉、主动脉和冠状动脉吻合处的狭窄、梗阻。Yacoub 等使用硬脑膜制成的管道连接主、肺动脉和主动脉根部，并将其置于主动脉左侧，管道组织能与血管同步生长，可减少梗阻的发生。

（二）矫正型大动脉转位

先天性矫正型大动脉转位（corrected transposition of great arteries）是较少见的心血管畸形。据多伦多儿童医院报道发病率为 0.9%。单纯矫正型大动脉转位不引起任何症状，若合并心内畸形常因心脏、大血管位置的异常造成外科手术的困难。

【胚胎发生与解剖】

正常原始心管的弯曲向右偏，故名右襻（R-loop），使右室位于右前方，左室位于右后方，如在发育过程中心管弯曲不是向右而向左，称左襻（L-loop）；即解剖上的右室位于左后方，成为动脉系统的心室，解剖上的左室位于右前方，成为静脉系统的心室；而大动脉的位置也反转，肺动脉位于右后方，升主动脉位于左前方。由于大动脉和心室均有易位，使左房通过三尖瓣与右室相连，发出主动脉，右房通过二尖瓣与左室相通,发出肺动脉。这样肺动脉仍与静脉心室相连,而主动脉与动脉心室相通,血流动力学得到了生理上的纠正(图5-2-9E)。

由于心室反位导致以下后果:

(1)房室瓣反位 由于房室瓣和瓣膜装置与心室一致,故右侧房室瓣为二尖瓣,左房室瓣为三尖瓣。

(2)冠状动脉反位 通常从左冠状动脉分出、沿室间沟下行的冠状动脉前降支改由右冠状动脉分出,经肺动脉流出道,在心脏前方下行。

(3)传导系统反位 在矫正型TGA中,房室结、希氏束和束支的位置均有异常。希氏束从房室结经室间隔上部的通路较长,易发生房室传导阻滞;房室传导束的左右束支仍分布到相应的心室,使左束支位于室间隔右侧,右束支位于左侧;正常室间隔除极方向系从解剖左室到解剖右室,而在纠正性TGA中除极方向与正常相反,自右向左。

矫正型TGA中仅1%心脏是正常的,绝大多数均伴有其他心脏畸形,最常见的是室间隔缺损、肺动脉流出道梗阻性病变和三尖瓣关闭不全,也可见到房间隔缺损、动脉导管未闭、主动脉缩窄、瓣膜狭窄、关闭不全等。此外,尚有心脏位置异常:右位心、中位心、孤立性左位心等,此时常伴多脾或无脾。

【病理生理】

不合并其他心内畸形,血流动力学正常。其血流方向为:腔静脉→右侧的右房→形态学左室→肺动脉→肺→肺动脉→左侧的左房→形态学右室→主动脉→身体各部。

由于传导系统位置异常,患者易发生心律紊乱,常见为不同程度的传导阻滞,随年龄增长,传导阻滞程度加重,阻滞部位多在希氏束上部或分叉处,也可出现室上性心动过速或室速。

由于形态学右室承担体循环阻力,久之可发生右心衰竭。

【临床表现】

1. 症状

不合并其他畸形者可无任何症状,但大多数患者在婴儿期即出现症状,其表现取决于伴随畸形。

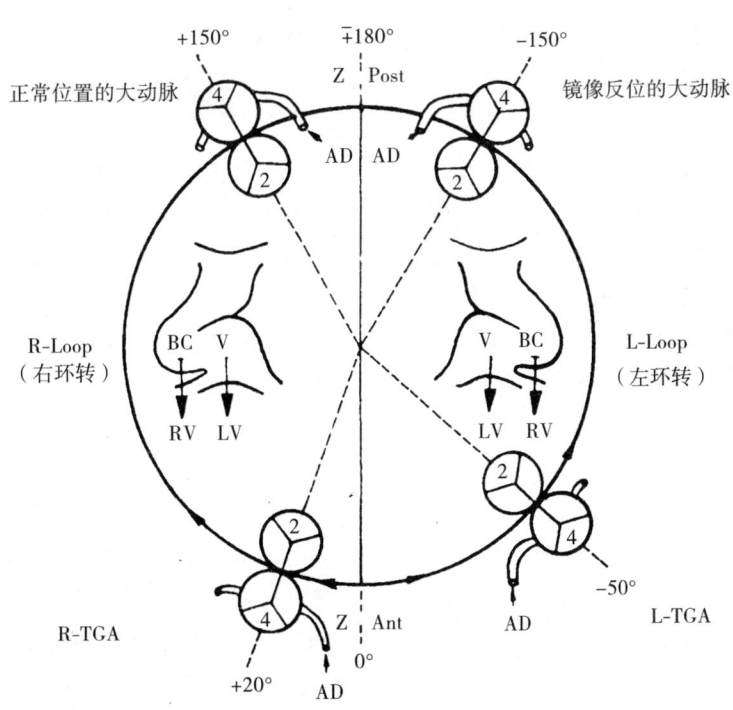

图5-2-9E 大动脉与心室的转位

2:肺动脉;4:主动脉;AD:冠状动脉前降支;LV:左室;RV:右室;R-TGA:右型大动脉转位;L-TGA:左型大动脉转位

2. 体征

心脏听诊可有下述特点：

（1）左房室瓣关闭不全的杂音常见胸骨旁第4肋间处最响，而不在心尖部，此系在矫正型TGA中，心室位置是并列的，室间隔为矢状位，而非正常的左前斜位。

（2）肺动脉瓣狭窄的杂音往往在胸骨左缘较低部位，系因肺动脉瓣向后下方移位所致。

（3）胸骨左缘中部听到响亮、单一的第二心音，此因主动脉瓣位于前方，靠近胸壁之故。

【影像学检查】

1. X线检查

少数病例可完全正常。当有以下表现时应考虑矫正型TGA：

（1）因主动脉由左前向上行进，致心影左上缘挺直，中间无肺动脉主干弧度，右侧无升主动脉影。

（2）有大量左向分流时，X线片上看不到突出的主肺动脉段，而常在吞吐钡食管的左侧壁产生异常压迹，系因增大的肺动脉段位置偏中，隐藏在心影内。

（3）右前斜位食管吞钡检查看不到降主动脉压迹。

（4）心脏位置的异常 右位心、中位心、孤立性左位心。

2. 心电图

有以下特征：

（1）心室除极起始向量的方向异常 右胞导联出现q波，左心前导联的q波消失。

（2）经常发生心律失常 常见的为各种程度的房室传导阻滞，也可出现预激综合征或其他节律紊乱，如交接性节律、阵发性心动过速、房颤、房扑、期前收缩等。

3. 超声心动图

与完全型TGA相似，二维超声心动图图示在大动脉长轴切面上两根大血管呈现两个圆形结构，但前位血管（主动脉）位于左前。二尖瓣位于右侧，含二尖瓣的心室（形态学左室）发出肺动脉；三尖瓣位于左侧，含三尖瓣的心室（形态学右室）发出主动脉。主动脉与三尖瓣之间有漏斗部相隔。

4. 心导管及心血管造影

从腔静脉插入的导管在偏中后位进入肺动脉干，右室压力与体循环压力相等。

导管置于右侧心室内造影显示肌小梁纤细，形态如左室，与之相连的肺动脉总干位于中后位；逆行左侧心室造影显示肌小梁较粗大，为典型右室结构，与之相连的升主动脉形成突出于左前方的血管影。造影尚可显示合并畸形。

【诊断】

矫正型TGA的诊断颇为困难，以下几点可供诊断时参考：

（1）体检时有左向右分流类畸形的典型杂音，虽无肺动脉高压的心电图和X线表现，而肺动脉瓣区第二音亢进。

（2）心电图显示V_1导联有q波，V_5导联q波消失。

（3）X线检查心脏左上缘可见向左突出的升主动脉影，并易见心脏位置异常。

【治疗与预后】

预后除直接受伴随畸形影响外，尚取决于矫正型TGA的解剖和病理改变引起的心律紊乱和心力衰竭。由于目前的手术方法仅纠正了伴随畸形，未能改变本身的解剖异常，因此即使手术后，预后仍不乐观。

（刘豫阳 李广镰 张开滋
盛 锋 田 宏）

十、三尖瓣下移畸形

三尖瓣下移畸形（MIM22470），于1866年由Ebtein首次报道，因此又称Ebtein畸形。本病较罕见，发病率不到先天性心脏病的1‰，男女比例相仿。

【解剖与分型】

由于三尖瓣发育异常，导致部分或全部三尖瓣叶不在正常位置而下移至右室体内壁，一般三尖瓣前瓣在正常位置且较大，呈帆状，隔瓣或后瓣下移且有变形，造成狭窄或关闭不全。由于三尖瓣下移右室被分成两部分：①位于瓣膜上方的原右室流入道，称"房化右室"，其壁变薄，与右房构成一巨大心腔，功能与右房一致；②位于畸形下方的原右室流出道部分，称"功能性右室"，其大小不等（图5-2-10A）。

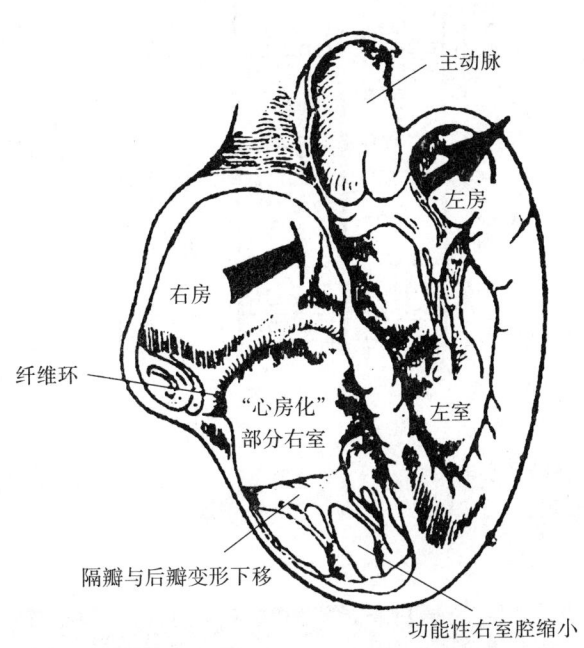

图 5-2-10A 三尖瓣下移畸形示意图

【病理生理】

发育异常导致三尖瓣起源异位所致。即从正常的三尖瓣纤维环，移至右心室中，致使右心房"夺取"了部分右心室，这部分被"夺取"的心室壁变薄而"心房化"，右心房因之明显扩大，"房化"的右心室与右心房组成了一个巨大的心腔，具有与右心房相同的功能，但在电活动方面却保留右心室肌的特点。房化的右心室不能参与右心室的排空，因而干扰了右心室的射血。

病理：本综合征的主要病理特点是三尖瓣下移畸形，右心室房化和右心室腔缩小。

右侧房室环的位置正常（常扩大），三尖瓣的前侧瓣常正常地附着于纤维环上，而隔侧瓣和后侧瓣的附着点明显下移，位于右心室心内膜上。三尖瓣的后侧瓣往往发育不全或者完全缺如，其结果可引起三尖瓣关闭不全。由于三尖瓣的下移，房化的右心室扩大，即右心房腔明显扩大，而有功能的右心室腔明显缩小，一系列变化影响了右心室射血。另外，本征往往有房间交通存在（见于 80% 的病例）。这种房间交通可以是未闭卵圆孔，也可以是房间隔缺损。由于上述影响，致使右房压力增高，逐渐扩大，当伴卵圆孔未闭或房间隔缺损产生右向左分流时，则出现发绀。

【遗传学特点】

目前认为本病是由遗传因素和环境因素相互作用，引起多基因遗传。三尖瓣下移畸形，多呈多基因遗传，患者同胞再显风险率为 1% 左右。已有多个家系内同胞均发病的报道。Bialostozky（1972）曾报道 65 例本病患者，其中就有多个家系内有多名同胞受累。Pierard（1985）也曾报道过本征合并持续性心房停搏的家族性病例。

【发病机制】

本病胚胎发育早期，由于发育异常使原始瓣膜内结缔组织和肌肉退化，导致三尖瓣下移，部分右心室心房化。右室发育异常可影响传导系统，房室结受压，房室束穿越三尖瓣环的通道也可能异常，导致预激综合征，右束支可能发育不全或发生纤维化，造成右束支阻滞。

【临床表现】

症状之轻重与三尖瓣移位程度及有无合并其他畸形等有关。包括心悸、气急、乏力、头昏及右心衰竭等，约 80% 患者有发绀，20% 的患者有心律失常甚至猝死。主要体征为膨隆而又"安静"的心前区，第一心音分裂明显，第二心音也可分裂，可闻及第四心音；三尖瓣区可闻及全收缩期杂音，以心前区最为明显。此外，还有发育不良，面颊潮红，颈静脉怒张，血压偏低，脉压小，心浊音界扩大，搏动减弱，杵状指等征。

【辅助检查】

心电图：p 波高尖，右束支阻滞，胸导 R 波低电压。20% 合并室上性心动过速（图 5-2-10B）。

超声心动图：右心房内径明显增大；三尖瓣前叶运动幅度增大，左心室流出道增宽，伴有三尖瓣低利率下降；三尖瓣关闭时间长于二尖瓣关闭时间；室间隔运动异常等（图 5-2-10C）。

【诊断】

依据临床表现，再结合心电图、X 线和超声心动图等检查即可诊断。

【治疗】

本征应以手术治疗为主，辅以有关的对症性药物治疗。其中手术治疗多在 15 岁以后，根据病变选用不同术式治疗。但目前尚无彻底根治的手术方法；而药物治疗主要是针对心力衰竭、心律失常、感染，以及栓塞等进行相应的处理。

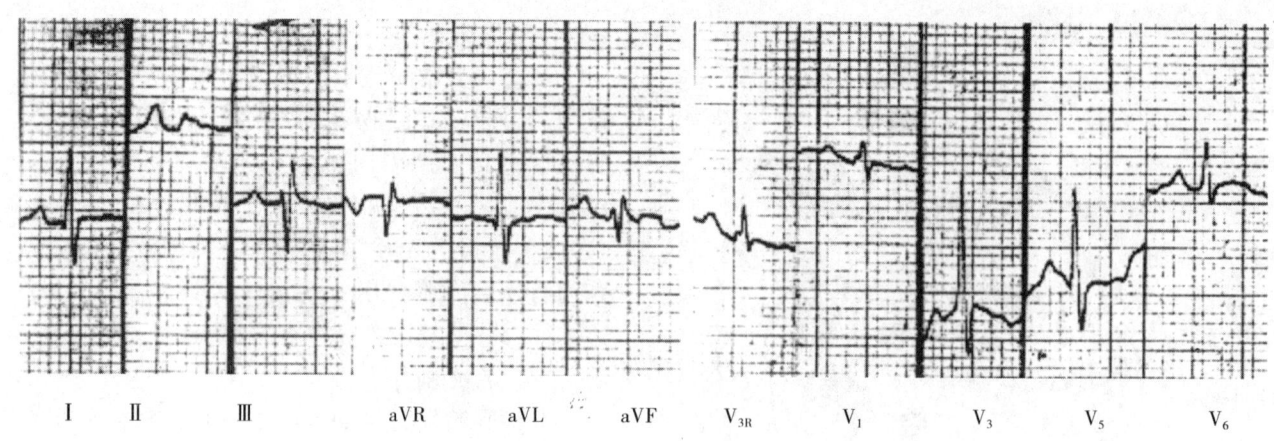

图 5-2-10B　三尖瓣下移畸形心电图

女婴，7 天。心电图示 P 波高尖，右房增大

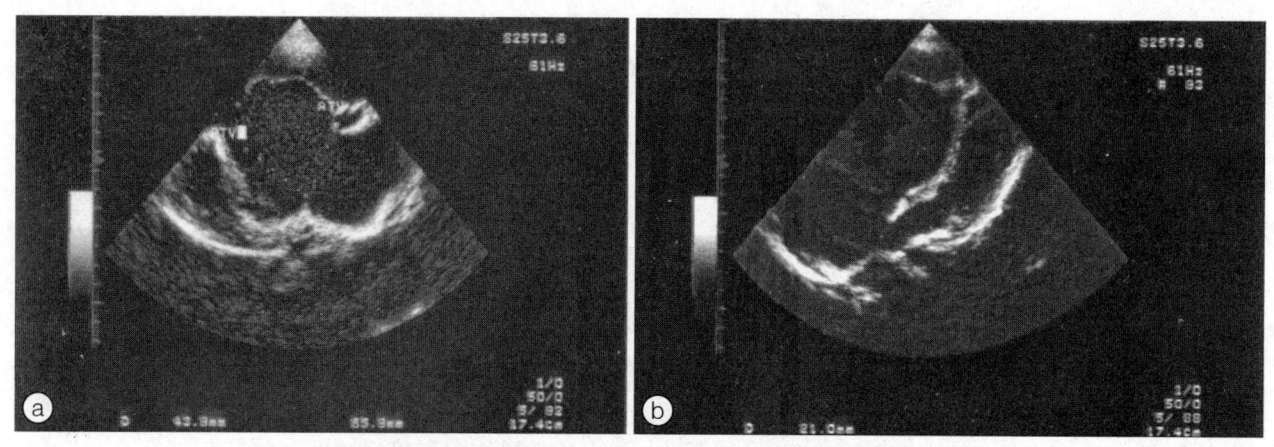

图 5-2-10C　三尖瓣下移畸形超声心动图

a. 超声表现：右心房、室内径明显增大，室间隔与左室后壁呈同向运动，三尖瓣隔瓣位置低，距二尖瓣瓣环位置约 53 mm，后瓣距二尖瓣瓣环位置约 48 mm，三尖瓣前瓣冗长，致三尖瓣关闭不全，右房长径增大，右室长径变小，右室房化部分约 53 mm×49 mm。主肺动脉内径不宽，肺动脉瓣活动幅度大，关闭尚可，余瓣膜启闭良好，房室间隔继发孔回声脱失，缺口约 21 mm，室间隔回声完整，大动脉关系正常

b. CDFI：三尖瓣区收缩期探及大量反流束，房水平右→左分流

超声心动图提示诊断：先天性心脏病，三尖瓣下移畸形；CDFI：TV 反流（大量），房水平右→左分流

先天性心脏病各类众多，还包括：三房心、右室双出口、右位心、异位心、单心室和共同心室、永存动脉干、主动脉弓离断、冠状动脉异常、肺动静脉瘘、肺动脉瓣闭锁、三尖瓣闭锁等，限于篇幅，在此不加赘述。

（张开滋　邢福泰　支　龙

徐丽英　李宝玉）

十一、三尖瓣闭锁

三尖瓣闭锁（tricuspit atresia）。

【遗传学特点】

本病是由遗传因素和环境因素相互作用引起的多基因遗传。

据 1978 年 Nara 对 52 例对本病的家族调查中，同胞患病率 1.0%，再显风险率为 1%，支持多基因遗传。

在单基因心血管综合征，如 Robinow 综合征、短肋-多指综合征的心血管损害中有三尖瓣闭锁。在染色体畸变综合征中，如22pter→p11单体综合征的心血管损害中有三尖瓣闭锁。

【病理生理】

由于右房与右室间无直接交通，存活有赖于未闭的卵圆孔或房间隔缺损。右房血经心房间交通进入发育良好的左侧心脏，故左房变为混合腔，左室则是直接或间接维持肺和体循环的唯一动力。心脏右侧的发育随室缺大小和肺动脉狭窄程度而不同，一般多见为有肺动脉狭窄和小型室缺，一部分血液从左室经室缺进入小而发育不良的右室，然后通过狭窄的肺动脉入肺，使肺血流量减少。少数患者仅有轻度或无肺动脉狭窄，而伴大型室缺，较多血液从左室进入发育良好的右室和肺动脉，使到达肺部的血流量增多。罕见情况下无室间隔缺损，有肺动脉瓣闭锁，血液到达肺部的唯一通道是通过未闭的动脉导管或支气管动脉（图5-2-11A）。

分型　Keith等根据合并的畸形不同而将三尖瓣闭锁综合征分为以下三型。

Ⅰ型，大动脉关系正常（占69%）：肺动脉瓣闭锁；肺动脉狭窄伴小型室间隔缺损；肺动脉狭窄伴大型室间隔缺损。

Ⅱ型，完全型大血管转位（占27%）：肺动脉瓣闭锁；肺动脉狭窄伴小型室间隔缺损；大型室间隔缺损而无肺动脉狭窄。

Ⅲ型，矫正型大血管转位（占4%）：肺动脉瓣狭窄；主动脉瓣下狭窄。

【发病机制】

由于患者的心脏无三尖瓣组织也无三尖瓣口，右心房血液不能流入右心室，导致右心室发育不全。本征常有房间隔缺损，使体循环静脉回流的全部血液得以经此缺损流入左心房、左心室，引起左心室增大。由于大部分静脉血未经肺动脉入肺氧合即进入动脉系统，故病儿出生后即有发绀。

病理：本征基本的病理改变是三尖瓣闭锁。闭锁的三尖瓣大部分为肌性，膜性较少见。大多同时伴有房间隔、室间隔的缺损。

【临床表现】

病儿出生后即有发绀，发绀的程度变化较大；生长发育延迟；活动耐量明显减低，其与发

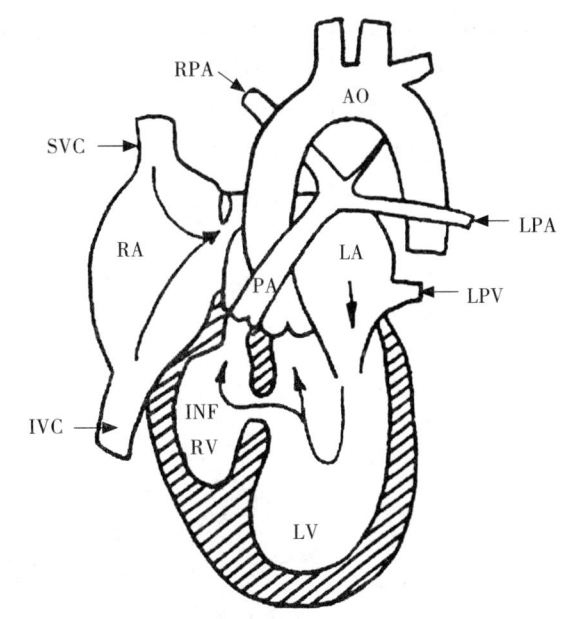

图5-2-11A　三尖瓣闭锁血流动力学示意图

AO：主动脉；PA：肺动脉；PV：肺静脉；RA：右房；INFRV：漏斗部右室；LA：左房；LV：左室；SVC：上腔静脉；IVC：下腔静脉

绀程度明显相关。体检时的重要发现是中央型发绀及杵状指趾。心尖搏动向左下移位，范围弥散。第一心音呈单一音，而且明显增强；第二心音也多呈单一音；胸骨左缘第3、4肋间多可闻及收缩期喷射性杂音等。

【辅助检查】

X线检查：典型的表现是，当伴有肺动脉狭窄时，心脏大小正常，心影呈方形（肺动脉段凹陷和左心室肥大所致），心尖圆隆而不上翘。血管蒂较窄，肺血减少。

心电图：

（1）特征性表现为右房增大，表现为P波高尖。伴房缺的部分病例显示双房肥大。

（2）由于占优势的左室电势和减弱的右室电势，心电图表现的另一特征是电轴左偏，左室肥厚、劳损，显示V_{3R}、V_1导联S波加深；V_5、V_6导联R波增高伴T波倒置（图5-2-11C）。

心导管检查：右心导管检查不能由右心房进入右心室，但导管极易通过房间交通进入左心房而至左心室。右心房压力常升高，左心房、左心室及主动脉血氧饱和度明显降低。

心血管造影：右心房造影可显示三尖瓣闭锁，右心房显影后，左心房早期显影，接着左心室显影；左心室造影剂通过室间隔缺损，而后右心室和肺动脉顺序显影。同时可了解右室大小，有无二尖瓣关闭不全、左心室功能状态等。

【诊断】

依据出生后即有发绀，且进行性加重。心电图示电轴左偏，左心室肥厚，P波高尖。X线心影呈方型，左房、左室大，而右室小常提示本征。借助心导管检查及心血管造影可确诊。

【治疗】

三尖瓣闭锁综合征的治疗有两种方法，首先主要治疗是手术，解除闭锁的三尖瓣等；其次是针对缺氧和心力衰竭，防治感染性心内膜炎等采取的内科治疗措施。

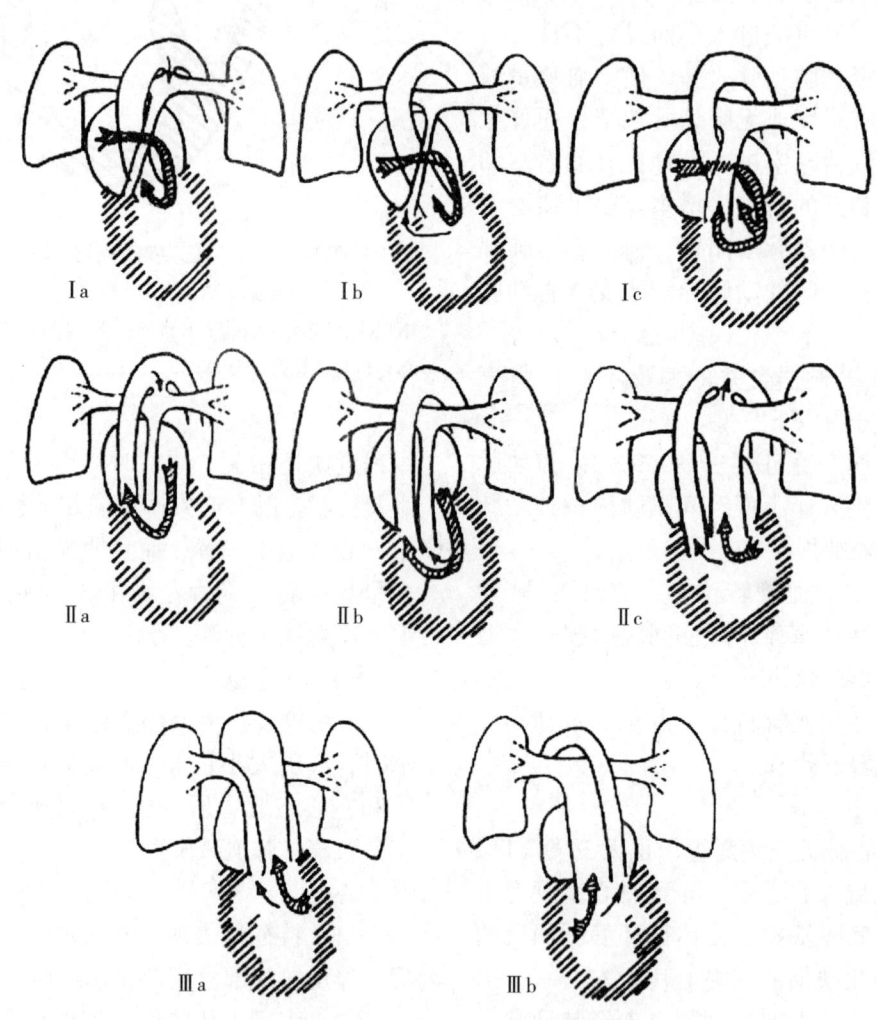

图5-2-11B Keith分类法，血流通道和方向

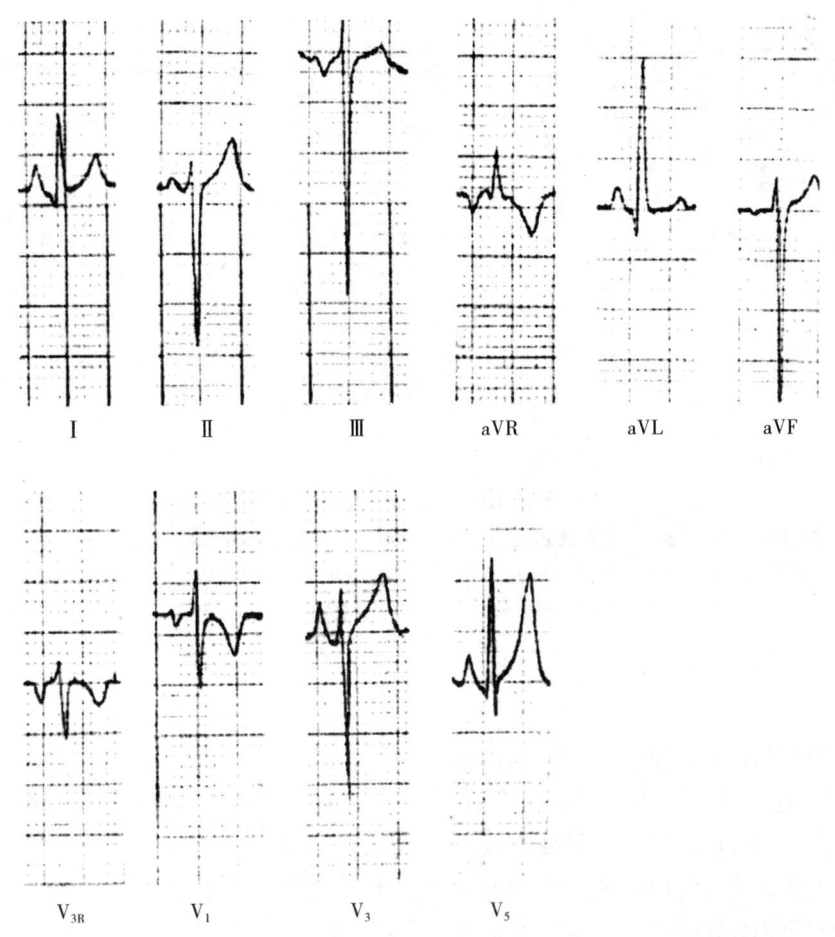

图 5-2-11C　三尖瓣闭锁合并房缺、室缺的心电图

男性，1 岁 8 个月，电轴左偏；临床诊断：三尖瓣闭锁。图示电轴左偏，-66°，右房增大

（刘豫阳　徐丽英　张开滋

刘　蓉　汤亚明）

十二、三房心

三房心（cor triatriatum），亦称三房心综合征、肺总静脉狭窄综合征。

三房心（cor triatriatum）是指左心房被一个异常的纤维肌性隔分隔成两部分，一个腔位于后上方，为附加的左房腔，是由于胚胎发育过程中共同肺静脉未被吸收并入左房所致，该腔接受肺静脉的回流。另一个腔位于前下方，为真正的左心房，与左心耳相连，卵圆孔位于其房间隔上，并经二尖瓣与左室相通。三房心是较罕见的先天性心血管畸形，据 Jegier 报道 474 例先天性心脏病尸检病例，三房心占 0.4%，我国 2 659 例先天性心脏病尸检中 2 例为三房心。

【解剖及分类】

三房心的解剖类型颇多，大致可分为以下三型（图 5-2-12A）：

（1）附加左房接受所有的肺静脉回流，并与真正的左房相通。此为典型的三房心。所有的肺静脉均回流到附加左房，其与真正的左房之间有窗形孔道相通，直径从 3 mm 到 1 cm。大部分病例左房两个腔与右房均无交通，极少数，低位左房腔通过开放的卵圆孔或小型第二孔型房间隔缺损与右房相通，或附加左房经小型房缺或异常静脉通路与右房交通。

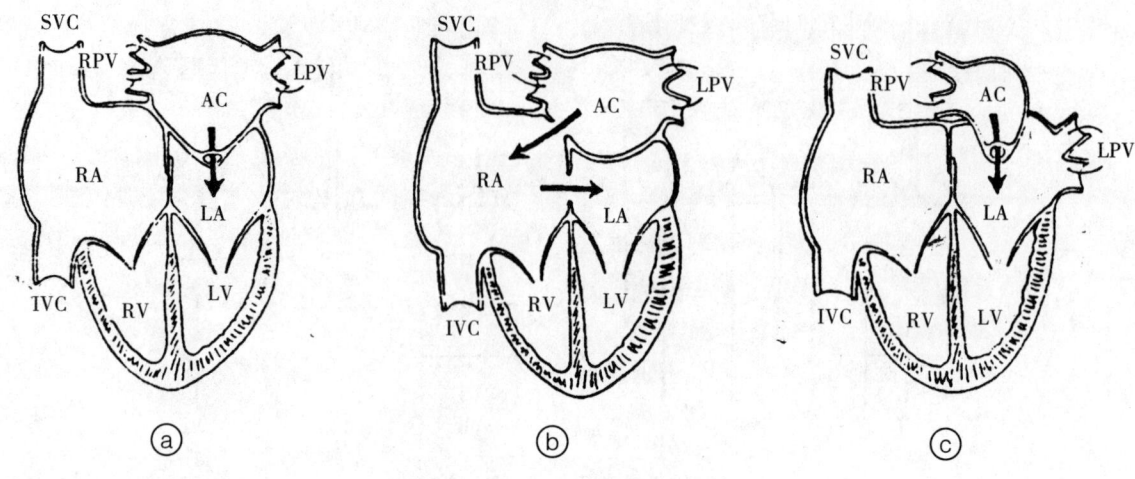

图 5-2-12A 三房心的解剖类型

a. 附加左房接受所有肺静脉回流，经窗形孔道与真正左房相通；b. 附加左房与真正左房间有完整隔膜，左房内两个腔经卵圆孔或房缺分别与右房相通；c. 附加左房接受部分肺静脉回流，经狭窄孔道与真正左房或右房相通，而另一部分肺静脉仍按正常途径回流。SVC：上腔静脉；IVC：下腔静脉；RA：右房；RV：右室；LA：左房；LV：左室；RPV：右肺静脉；LPV：左肺静脉；AC：附加左房

（2）附加左房接受所有肺静脉的回流，但不与真正的左房相通。此型中左房内隔膜是完整的，将左房内两个腔完全分隔开，通过房间隔缺损或卵圆孔，左房两个腔分别与右房相通。肺静脉回流入附加左房，经房间隔缺损进入右房，然后再经较低位的房间隔缺损由右房进入真正的左房。

（3）部分三房心　附加左房接受部分肺静脉回流，经狭窄的孔道与真正的左房或右房相通，而另一部分肺静脉仍按正常途径与真正的左房相通或经异常静脉通路与体静脉相通。

【遗传学特点】

Nara 认为本病属多基因遗传，已得到大多学者认同。

1982 年 Tausslg 提出遗传变异学说，认为在人类心脏进化过程中某些控制"原始心脏"的编码基因残留在人类基因库中，随基因变异而引起三房心这种"原始心脏"的重现。

本病除在多基因遗传病出现，还在少数单基因心血管综合征、染色体畸变综合征中出现。

【病理生理】

肺静脉血直接或间接引流入右房的类型的血流动力学改变类似于完全性肺静脉异位引流。附加左房血经狭窄孔道流入真正左房的类型，使肺静脉血回流受阻，肺静脉压增高，肺血管阻力增加，日久导致肺动脉高压。

在部分三房心中，肺静脉血回流受阻仅限于一侧肺，该侧肺动脉的梗阻性改变使肺血流减小，而另一侧肺血管可代偿性地接受增加的血量，因此肺动脉压力不增高。

【临床表现】

典型三房心综合征的大多数病例在儿童时期即有症状，但少数病例可晚到 20～30 岁才出现症状。患者有气急，经常呼吸道感染和肺炎史。

心脏听诊沿胸骨左缘有柔和的收缩期吹风样杂音，少数病例在心尖部可听到舒张期杂音或连续性杂音，系附加左房内的血流通过狭窄孔道流入真正的左房产生。后期出现肺动脉高压体征，即肺动脉瓣第二音亢进，有收缩早期喷射音。

【辅助检查】

X 线检查：显示肺静脉淤血、渗出，见 Kerley B 线，肺动脉段突起，右室肥厚和"左房"增大的征象，后者由扩张的附加心房而产生。

心电图：典型的表现为右室收缩期负荷过重，部分病例可见右房增大，或由于附加心房的扩张出现"左房"增大征象。

超声心动图：二维超声心动图可见左房内纤维肌性隔将左房分为两部分，所有肺静脉回流入后上方的腔，而前下方的腔与二尖瓣相通，并与左心耳相连。左房内隔膜上有小孔相通，叠加彩色多普勒后可见此处有高速色彩镶嵌的湍流。其超声心动图表现需与左房内瓣膜上狭窄环相鉴别，后者较贴近二尖瓣，与左房相连的结构-肺静脉开口、左心耳和卵圆孔均位于狭窄环的上方（图5-2-12B）。

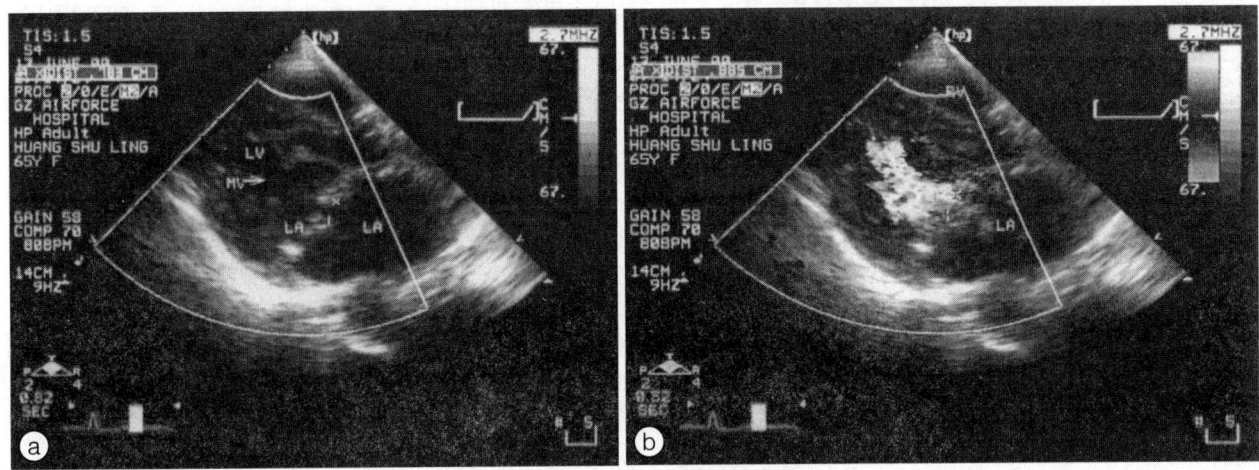

图5-2-12B 三房心超声心动图

a. 左室长轴断面：显示左房中部可见纤维膜状结构强回声，膜的中部有回声中断。b. 彩色多普勒血流显像：左房中部血流梗阻，血流从副房（与肺静脉相连）流入真房，（与二尖瓣相连）时引起红黄窄束射流。另外合并有二尖瓣真性狭窄

超声心动图提示诊断：三房心

心导管及心血管造影：所有病例均有肺动脉高压，部分病例血氧含量测定显示有心房水平左向右分流，肺动脉楔压增高和左房压正常。

选择性肺动脉造影显示造影剂在肺血管内滞留时间延长，然后引流入附加左房，造影剂在附加左房内滞留时间也较长，然后真正的左房显影，有时在二者之间可见线形或锥形充盈缺损，此即为房内隔膜。附加左房的大小和形状不随心脏的收缩而改变。

【诊断与鉴别诊断】

诊断主要依赖于彩色多普勒超声心动图检查和心血管造影，尤其是前者，由于彩色能产生良好的视觉效应，提高了三房心的确诊率。相比之下，心血管造影时由于房内隔膜较薄，在造影剂充盈的左房内不一定能清晰地显示，使心血管造影结果缺乏三房心的直接征象，而影响了三房心的诊断。

鉴别诊断因年龄而异。婴儿或年幼儿应与能产生肺静脉梗阻的先天性心血管异常（如心下型完全性肺静脉异位引流等）相鉴别，成人应与风湿性二尖瓣狭窄、左房肿瘤和左房血栓鉴别。

三房心与二尖瓣狭窄的鉴别在于三房心在心尖部听到的舒张期杂音性质不是渐增型，心电图少见P波切凹，少有并发心房颤动。

【治疗与预后】

预后直接与房内隔膜开口的大小有关。Niwayama的研究表明开口小于3mm者平均存活3.3个月，开口大于3mm者平均寿命是16岁。发生肺水肿或右心衰竭者预后差，常在几个月内死亡。因此三房心一旦确诊，应积极考虑手术治疗。

（刘豫阳 孟庆华 张开滋

支 龙 赵晓月）

十三、右室双出口

右室双出口，亦称右室双出口综合征（double outhet right ventricle syndrome）。

血管易位-两心室性肺动脉综合征、大动脉换位征、大血管倒置、Taussig和Bing综合征、Taussig-Bing心脏、Taussig-Bing畸形、Taussig-Bing先天性多种心脏畸形、部分性大动脉转位、两动脉起源于右室症。

【溯源与发展】

1949年首由Taussig-Bing报道并因而得名。1960年Beuren做了进一步描述。此后，还有少

数学者对本征做过报道。国内1964年首由杨思源等报道，1986年由汪曾炜等对本征的外科治疗做了进一步描述。但本征仍属少见性先天性心脏病，占先天性心脏病总发病率的0.72%。

【遗传学特点】

多数学者认为属多基因遗传。亦可在少数单基因心血管综合征、染色体畸变综合征中出现右室双出口心血管损害。

鼠胎组织分子生物学研究证实，右室双出口因转录因子GATA4H/H的表达不足而引起。

右室双出口常以单纯性发生，同时也是内脏异位综合征的临床特点之一，认为与CFCI基因突变有关。

【发病机制】

由于主动脉与肺动脉均出口于右心室或肺动脉骑跨在室间隔上，同时合并室间隔缺损；又由于左室氧合血经室间隔缺损向右室分流，与未氧合的血液混合后注入主动脉，所以引起临床严重的发绀。

病理：室间隔缺损位于室上嵴前上方，靠近肺动脉瓣，无肺动脉狭窄；主动脉完全易位于右心室；肺动脉总干左位，与左心室重叠；右心室肥大。由于大动脉的易位，体循环只接受静脉血的供应，缺氧程度特别严重；为了进行代偿，心脏必须成倍地增加排出量，这给心脏增加了额外的负担，所以出生后几个月心脏即可很快增大。

【临床表现】

出生后即见发绀，且逐渐加重，如果伴有动脉导管未闭，则可见身体上部和上肢的发绀较躯体下部及下肢更为严重，这是高压力的肺动脉血经动脉导管进入主动脉的缘故。患者常有呼吸困难和发育不良，并可出现心力衰竭症状。听诊1/3的病例无心脏杂音；另有1/3的病例有轻度杂音；另外1/3的病例于左侧第3肋间闻及响亮粗糙的杂音和肺动脉瓣第二音亢进。

【辅助检查】

血常规：见红细胞中度增多。

X线检查：肺充血，大血管阴影改变和左、右心室扩大为本病的三大特征。大血管阴影的改变对本病的诊断有独特价值：若升主动脉在肺动脉的右侧，则在后前位片上构成大血管阴影的右缘，阴影宽度并不狭小；若主动脉在肺动脉的前方发出，在后前位片上，主、肺动脉阴影重叠，出现典型的大血管阴影狭小现象，但在两个斜位片上则由于阴影分离而有所增宽，这种征象被称为大血管易位的特征；若升主动脉位于肺动脉的左侧，由于主动脉从右室的圆锥部发出，在后前位片上显示大血管阴影左缘比较突出，有时甚至被认为是扩张的肺动脉主干，并伴有右心室扩大等表现。

心电图：有左右心室肥大，P波和T波改变（图5-2-13A）。

超声心动图：可显示两根大动脉均从右室发出，每个半月瓣下均有漏斗部，使主动脉后壁与二尖瓣纤维连续中断。另外，主动脉下和肺动脉下流出道的解剖，室缺的位置和大小，其他伴随畸形，特别是房室瓣的异常和主动脉缩窄等均可清楚显示（图5-2-13B）。

心血管造影：对本征的诊断价值很大。可显示具体病变部位、形态及特点。可看到主动脉从右室直接发出，有浓密显影，大小正常；左室和肺动脉可以有浅淡显影。血管心脏造影时见扩大的肺动脉与主动脉同时显影。室间隔轮廓明显，肺动脉起源处极为清晰，这是诊断本征最主要的特征。

分型：本征分为以下三型（图5-2-13C）：

（1）两大动脉出口于右室，肺动脉口狭窄，室间隔缺损位于室上嵴之上或之下。

（2）两大动脉出口于右室，合并肺动脉瓣狭窄及/或漏斗部狭窄，室间隔缺损位于室上嵴之下。

（3）两大动脉起源于右室，合并主动脉瓣下狭窄，完全房室通道或心室转位，大动脉转位等。

【诊断】

本征为一种少见的先天性心脏病。与法洛四联症及Eisenmenger综合征很难区别，需通过心导管或心脏选择性造影检查加以鉴别。

【治疗】

1948年Blalock等首先以手术治疗本征，近年来随手术术式改进，可显著改善患者症状和预后。对不能手术病例采用内科对症处理。

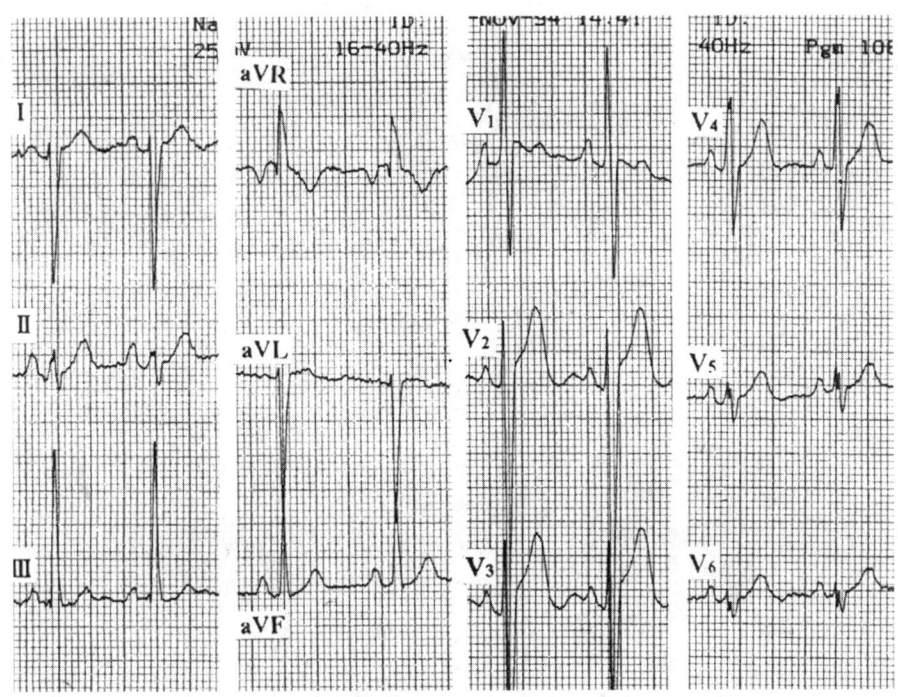

图 5-2-13A 右室双出口心电图

患者男性，7岁；临床诊断：右室双出口。图示窦性心律，电轴 145°，Ⅱ、aVF、V_1 导联 P 波振幅 0.3 mV，V_1 导联 R 波振幅 1.9 mV，aVR 导联 0.7 mV；为右房扩大，左室肥厚

图 5-2-13B 右室双出口超声心动图

a. 左室长轴断面：显示主动脉位置前移，主、肺动脉呈平等前后关系；b. 大动脉短轴断面：显示主、肺动脉相断面结构呈前后关系。主动脉前壁与室间隔连续中断，主动脉后壁与二尖瓣叶连接中断，代之以回声增强的肌性组织。主、肺动脉狭窄；c. 彩色多普勒血流显像：显示室间隔缺损处双向分流，心脏收缩期蓝色血流分别射入主、肺动脉及左右肺动脉，狭窄主、肺动脉内可见五彩镶嵌高速湍流

超声心动图提示诊断：右室双出口

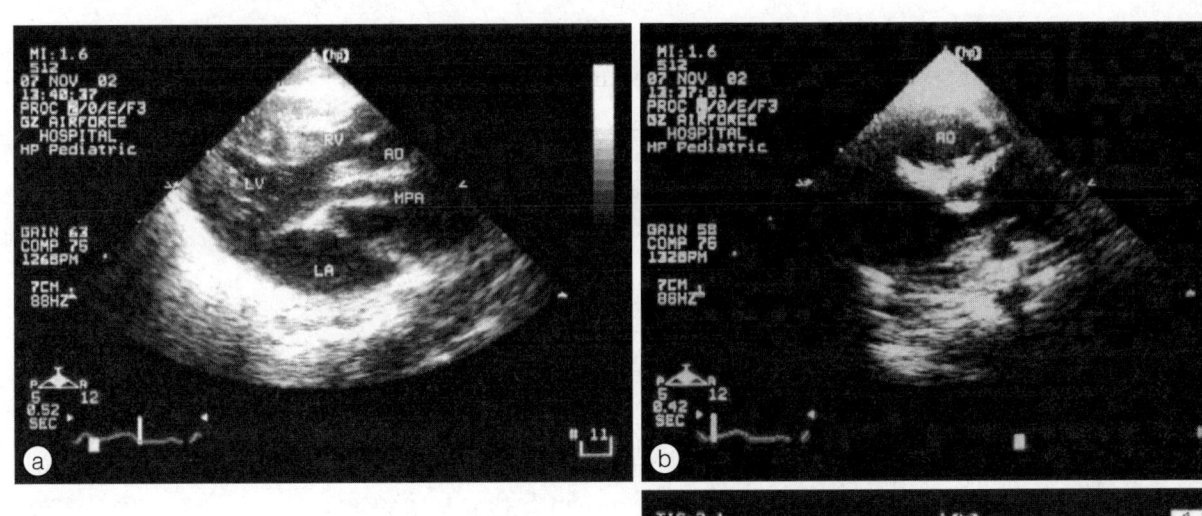

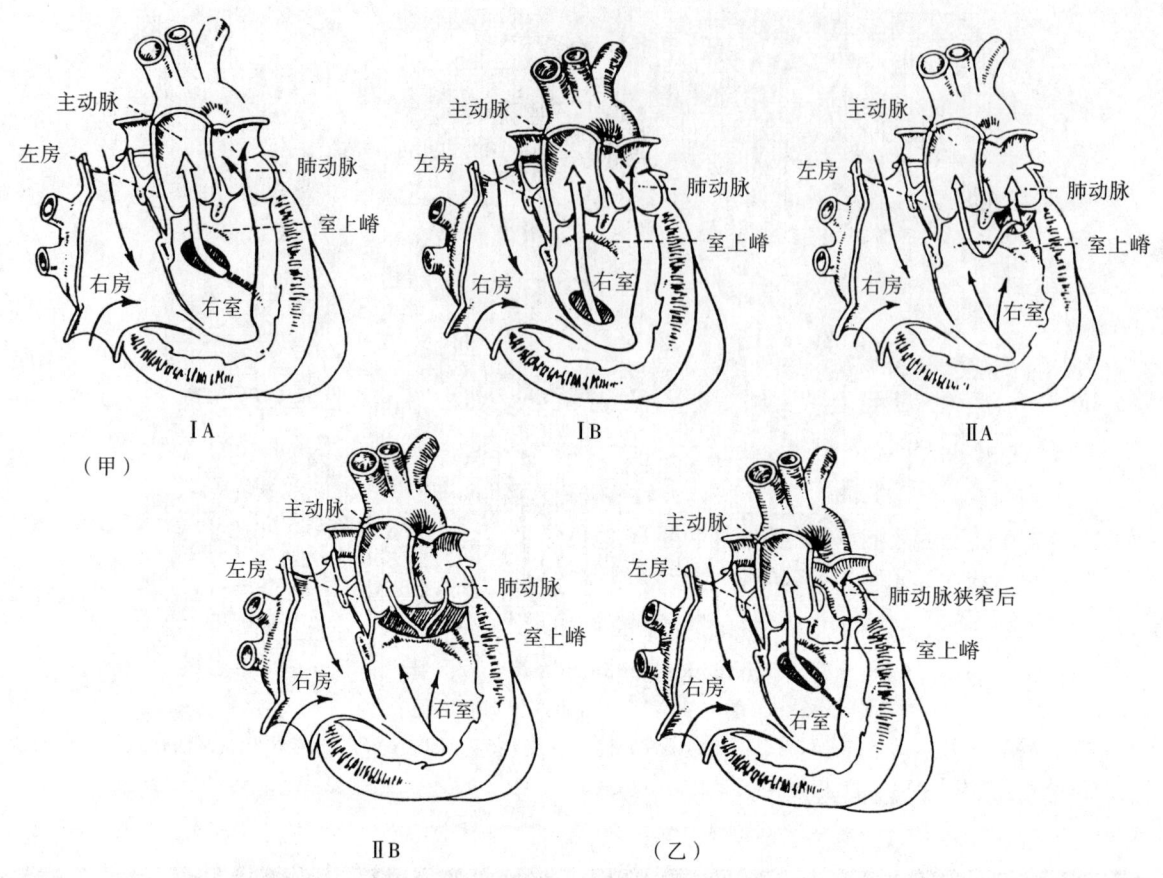

图 5-2-13C 右室双出口的各种类型

甲：右室双出口而无肺动脉狭窄

ⅠA. 室缺在室上嵴之下，其开口对准主动脉口，所以左室血大多入主动脉，血氧饱和度不低；ⅠB. 室缺与主、肺动脉口均较远，左右室血在右室内充分混合入大动脉，所以主动脉、肺动脉的血氧饱和度相仿。ⅡA. 室缺在室上嵴之上，肺动脉瓣之下，左室血大多入肺动脉，少量入主动脉，发绀严重；ⅡB. 室缺很大，与肺动脉和转位的主动脉均对口。

乙：左室双出口伴肺动脉狭窄

（李德友 王 江 张开滋 刘豫阳
杨 波 李宝玉）

十四、Eisemenger 综合征

Eisemenger syndrome 艾森门格尔综合征，亦称艾森门格尔综合征、Eisemenger 病、Eisemenger 复合病、肺动脉高压性右向左分流综合征、肺循环梗阻综合征。

【溯源与发展】

1899 年系德国医师 Eisemenger 首先描述临床症状和病理改变，并由此得名。1958 年 Wood 把凡是体循环间有交通吻合的心血管畸形，并导致肺动脉高压，而产生右向左分流统称为 Eisemenger 综合征。国内 1967 年首由汪曾炜等对本征做过报道，1980 年阎西艳等报道 1 例，1982 年钱武扬等报道 7 例后，其报道屡见不鲜。且许多学者对本征的超声诊断及外科治疗进行深入细致的探讨。本综合征有广义和狭义两个含义。早期的学者对本征的认识仅局限于狭义的范畴，即包括室间隔缺损、主动脉右位、右心室肥厚、正常或扩大的肺动脉、肺动脉高压。当肺血管阻力等于或高于体循环水平时，部分血液由右心室流至左心室。也有人将此狭义的 Eisemenger 综合征称之为 Eisemenger 病。其与法洛四联症不同之处仅限于无肺动脉狭窄。近年来，随着对先天性心脏病血液动力学的研究进展，大多数学者

认为，所谓的 Eisemenger 综合征，实际上是室间隔缺损合并肺动脉高压，伴右至左的分流。推而广之，凡先天性心血管畸形所致的左右两侧心腔沟通，引起的与狭义 Eisemenger 综合征相同的血液动力学改变，均属本综合征的范畴。该综合征的共同特点是：均有严重的、进行性的肺血管阻塞性病变，肺动脉压显著增高，伴双向或右至左为主的分流。

【遗传学特点】

多数学者认为属多基因遗传，但在少数单基因心血管综合征、染色体畸变综合征中可出现本病。

分子遗传学研究证实与 Cx43 基因关系密切。

【发病机制】

在形成 Eisemenger 综合征的左至右分流的先天性心脏病中，原来的左至右的分流量大，导致肺循环的血流量显著增多，肺动脉、左心室与右心室均增大，逐渐地引起肺动脉高压，待其肺动脉压力等于或超过体循环压力后，使原来的左至右的分流转变为双向分流或右至左分流。而肺动脉压力高至足以使原来的左至右分流转变为右至左分流，多在 6～12 岁或更晚的时候。

病理：最基本的因素是两个大循环之间有大的缺损，如室间隔缺损、动脉导管未闭、主肺动脉间隔缺损、房间隔缺损等；肺动脉内径增粗，中心粗大，周围肺动脉纤细呈残根样改变；右心室，三尖瓣环相对扩大。引发肺动脉高压的因素有两种，一种是肺循环血量增加：由于大量左向右的分流，肺循环血流量增加，当增加到一定程度时，肺动脉压升高（收缩压超过 12 kPa，平均压超过 8 kPa 时）则可出现双向分流或右向左分流，肺血管阻力增加，右心室压力上升；另一种因素为肺小血管病理性变化：随着大量的左向右的分流，肺循环血流量过多，肺小动脉早期发生代偿性变化，管壁肌层增厚而形成充血性可逆性肺动脉高压，亦称为动力性肺动脉高压。但若肺动脉高压持续不降，肺小动脉内膜就会逐渐增厚，管腔缩小，肺小动脉内膜便发生不可逆的纤维样变，而进一步地使管腔阻塞，形成阻塞性肺动脉高压。造成心脏负荷增加的因素分别为：在房间隔缺损时，右心室舒张期同时接受来自右心房和左心房回流的血液，因而造成舒张期负荷过重。当肺动脉高压形成后，需克服肺动脉的阻力，以排出大量血液，故收缩期负荷亦增加，最终造成右心室肥厚劳损；在室间隔缺损时，起初为左心室舒张期负荷加重，当发生肺动脉高压致右心室肥厚以后，右心室厚度可超过左心室；右室收缩压和舒张压超过左室收缩压和/或舒张压，遂发生双向或右向左分流，形成 Eisemenger 综合征；在动脉导管未闭时，开始为左心房、左心室舒张期负荷过重，以后随着肺动脉高压形成，右心室收缩期负荷也随之增重，当肺动脉超过主动脉压，肺动脉血经过动脉导管流向主动脉，患者出现发绀，出现 Eisemenger 综合征，久而久之也可诱发心力衰竭。

【临床表现】

本征最突出的表现是发绀，可出现在儿童期或青少年期。发绀早期不太重，可能只出现在劳累后。发绀出现的部位，因畸形的种类不同而不同。室间隔缺损的发绀为全身性；动脉导管未闭的发绀，下半身重于上半身，左上肢重于右上肢，即所谓差异性发绀。以后逐渐出现劳累后呼吸困难、乏力、胸痛、昏厥等症状，可突然死亡。其体征除发绀和杵状指趾外，即为原发病并发肺动脉高压的体征。如室间隔缺损时，心脏听诊在肺动脉瓣区常有收缩期喷射音，第二心音分裂，有时胸骨左缘出现舒张期吹风样杂音（Graham-Steel 杂音）。原有的胸骨左缘第 3、4 肋间的反流性全收缩期杂音消失或极轻，发生右心衰者可出现三尖瓣相对性关闭不全的收缩期杂音。

分型：本病无临床分型，而是按原发病分型。

【辅助检查】

X 线检查：可见右心室增大，肺总动脉凸出，肺野血管影增加；晚期病例则肺门血管影粗大，而肺外周血管影反而变细，呈残根样改变。

心电图：右心室肥大及劳损，可有右心房或左心室肥大的变化（图 5-2-14A）。

超声心动图：通过声学造影，可协助判断右向左的分流水平。尤其是近几年彩色多普勒的应用，对复杂的先天性畸形帮助甚大（图 5-2-14B）。

心导管检查：可有肺动脉高压，动脉血氧饱和度降低等。但一般来讲，当先天性心脏病引起 Eisemenger 综合征，临床上出现发绀时，已经失去了手术机会，故一般不做心导管检查。

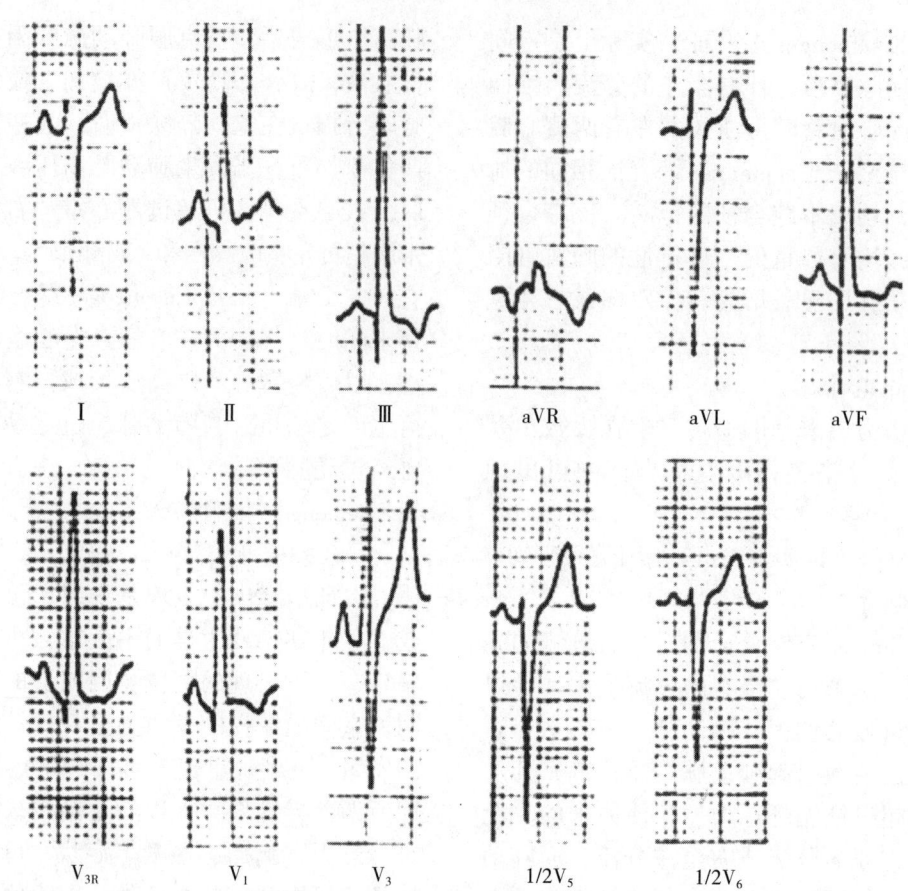

图 5-2-14A　Eisemenger 综合征心电图

男性，12 岁；临床诊断：Eisemenger 综合征。图示右房肥大，右室肥大伴劳损

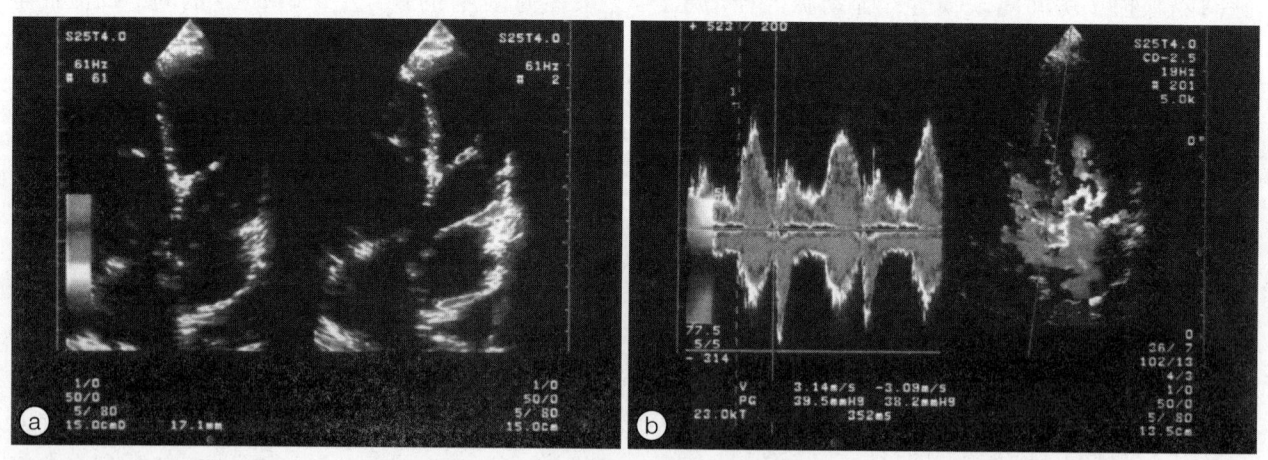

图 5-2-14B　Eisemenger 综合征超声心动图

超声表现：全心房室内径增大，室间隔与左室后壁运动幅度偏强，右室前壁增厚，室间隔膜部回声脱失，缺口约 17 mm，残端清晰。主肺动脉内径增宽，肺动脉瓣回声增强，M 型超声：a 波消失，呈"V"形，肺动脉瓣、三尖瓣关闭对合欠佳，心腔内余结构形态未见异常。

CDFI：室水平探及双向分流，左→右流速 3.14 m/s，右→左流速 3.09 m/s。肺动脉瓣区舒张期探及中量反流，二尖瓣收缩期探及中量五彩反流，三尖瓣区收缩期探及大量五彩反流。估测肺动脉收缩压 95 mmHg。

超声心动图提示诊断：先天性心脏病，室间隔缺损（膜周部），肺动脉高压（重度），符合 Eisemenger 综合征；Doppler：MVE/A < 1，室水平双向分流，PV，MV 反流（中量），TV 反流（大量）

【诊断】

原有左向右分流的先天性心脏病,若发展为右向左分流,且出现发绀时应考虑本征。借助X线和超声心动图检查,可获确诊。

【治疗】

本征不宜手术治疗,主要应预防肺部感染及防治因肺动脉高压而引起的心力衰竭。由于本征常引起继发性红细胞增多症,可视病情采用放血疗法,每次静脉放血150~300 ml,每隔2~4个月一次,不仅能减轻血黏度和心脏负荷,且能减少血栓形成和缓解心衰症状,取得较好效果。

（华　伟　邢福泰　刘豫阳
支　龙　宋明云）

十五、Lutembacher 综合征
Lutembacher syndrome

【同义名】

鲁登巴赫综合征、鲁登巴赫病、房间隔缺损合并二尖瓣狭窄综合征、房间隔缺损合并二尖瓣异常。

【溯源与发展】

本征早在1811年由Corvisart首次描述,1814年Louis和1875年Abott亦加以报道,1916年首先由Lutembacher明确提出本病系继发孔房间隔缺损合并先天性二尖瓣狭窄的一组综合征,因而得名,并在临床上应用。我国1957年邹珍等首先报道,1965年上海医学院详细介绍了2例。1963年胡旭东及陈灏珠等对上海、北京的先天性心脏血管病1 085例进行了分析比较,本病的发生率为0.2%~0.4%,可见本征并不多见。Espino、Vela和Taussiu认为本病可为先天性亦可为后天性,1976年Ctaing和Gueron证实本综合征的二尖瓣狭窄都是风湿病引起的,并提出放宽和更新Lutembacher综合征的概念。此建议现已被多数学者采纳。

【遗传学特点】

Nara认为本病属多基因遗传,已得到大多数学者认同。

本病是继发孔房间隔缺损合并先天性二尖瓣狭窄的复合畸形。有人认为胚胎发育中,由于基因不稳定或有异常,在环境因素的促发下导致发育紊乱而造成本病。

【发病机制】

由于同时存在房间隔缺损及二尖瓣狭窄,使左心房压力明显高于右心房,故血液由左心房流入右心房,长此以往则造成右房右室肥大、肺动脉高压和右心衰等表现。

病理：按Ctaing和Gueron提出本病新概念,凡心房水平有左向右分流,包括继发孔房间隔缺损,卵圆孔未闭,部分肺静脉异位引流等先天性心脏畸形,同时合并有二尖瓣狭窄（可以是先天性,亦可是风湿性）的一种复合畸形。此征的房间隔缺损80%~90%是第二孔缺损。本征50%的二尖瓣狭窄于后天获得,即心内膜炎及瓣膜炎的结果。另外尚有骨骼系统畸形倾向,如软骨发育不全、多指症、联指症等。而且由于房间隔缺损,改变了二尖瓣狭窄的血液动力学。基本特点是肺循环量超过体循环量、肺血流量增多,左心房排血又受二尖瓣狭窄的阻碍,加重了左向右的分流以及右心负担,引起右心及肺动脉的肥大；同时由于存在心房水平的分流,由二尖瓣狭窄引发的左房-肺静脉-肺毛细血管的高压因此有所缓解,极少产生肺水肿。当腔静脉压力增高至足够程度,分流方向将会逆转为由右向左,同时将出现三尖瓣关闭不全。

【临床表现】

本综合征症状随房间隔缺损的大小及二尖瓣狭窄的程度而轻重不一。轻者可完全无症状,病人可在相当长的时间内耐受良好,仅在体验时发现本病。其症状可有发育较差,常有劳累后心悸、气短、乏力；晚期可有咯血及发绀。常有反复发作的呼吸道感染征象以及后期可有右心衰竭表现和阵发性心动过速、心房颤动等心律失常。主要体征为右房右室明显增大；心尖部可能触及收缩期和舒张期震颤,同时听诊有低调的隆隆样舒张期杂音和吹风样收缩期杂音；肺动脉瓣区有收缩期粗糙杂音；胸骨左缘第2肋间闻及Ⅱ~Ⅲ级收缩期吹风样喷射性杂音；肺动脉瓣第二音多数增强,并有明显的固定性分裂。

【辅助检查】

X线检查：肺动脉及其主支重度膨大,但到较小之分支时扩张便突然停止；右心室重度扩大和肥厚,左心房多数也扩大,但不如单纯的二尖

瓣狭窄明显。

心电图：可有右心室肥厚与右束支传导阻滞，有时可合并 P-R 间期延长，电轴右偏，左心房或双心房肥大，晚期可有房颤等心电图表现（图 5-2-15）。

超声心动图：右心室内径增大，心室间隔的活动与右心室的运动同向，可见二尖瓣狭窄的特征性表现。

心导管检查：右心房血氧含量较上腔静脉高出 1.9% 以上，且导管可经缺损由右心房进入左心房。

【诊断】

根据症状、体征及 X 线、心电图、超声心动图等辅助检查，诊断本征并不困难。

【治疗】

本征的治疗主要采用手术治疗。手术修补缺损的房间隔和解除二尖瓣的狭窄。但对于 40 岁以上，有过心力衰竭、肺动脉高压者手术的危险性大。对于显著的肺动脉高压，肺动脉压等于或高于周围动脉压或已有右至左分流者，以及无法解除的严重二尖瓣狭窄者，不宜手术治疗。内科治疗主要针对其合并症，如心力衰竭、心律失常、呼吸道感染、阵发性呼吸困难及肺栓塞等。

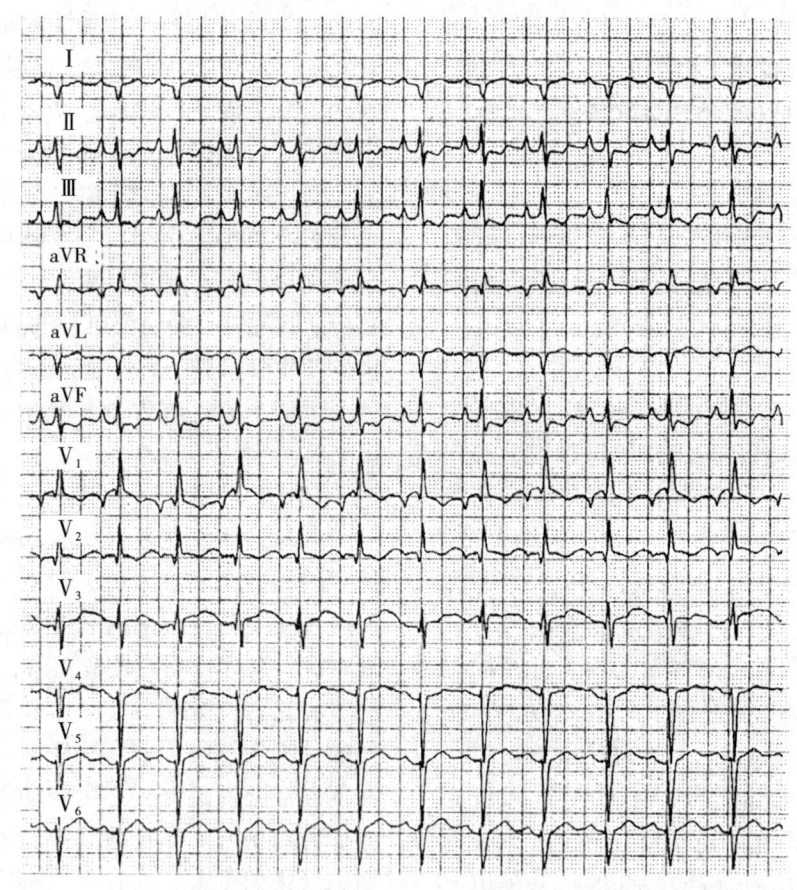

图 5-2-15　Lutembacher 综合征心电图

6 天男婴；临床诊断：Lutembacher 综合征。图示窦性心律，平均心率 99 bpm，Ⅱ、Ⅲ、aVF 导联 P 波高尖，均 > 0.25 mV，为肺性 P 波。V_1 导联 P 倒置，$PtfV_1 < -0.04$ mm·s，为左房负荷过重。QRS 心电轴 $-151.5°$，$V_1 \sim V_6$ 导联 QRS 呈 QR 型，$V_3 \sim V_6$ 导联呈 rS 型，为右室肥大。

12 导联 ECG 诊断：窦性心律，双心房肥大，右室肥大

（张开滋　孟庆华　刘晓媛

支　龙　李德友）

十六、左心发育不良综合征
hypoplastic left heat syndrome

左心发育不全、左心发育不全综合征（MIM 241550）。

【溯源与发展】

1952年Lev首次描述了主动脉流出道发育不良复杂畸形的病理特征。其范畴包括单纯主动脉发育不良，主动脉发育不良合并主动脉瓣狭窄或闭锁，有或无二尖瓣狭窄或闭锁等。1958年Norman和Nadas对这类疾病进行了详细的描述和分类，提倡使用左心发育不全综合征这一命名。我国1983年姜成文等首报1例，直到1988年由黄永兴再报道1例。可见本征临床较为少见，据统计其占先天性心脏病的1%~2%。

【遗传学特点】

本病属多基因遗传，已得到大多数学者认同。

早在1978年Nara对164户家庭进行家系调查，同胞患者率2.2%，再显风险率2%，支持多基因遗传。

在少数单基因心血管综合征、染色体畸变综合征中也可出现左室发育不良综合征。

【发病机制】

本征机制未明，可能与卵圆孔提前关闭有关。在胎儿期因卵圆孔关闭，自右心房流入左心房的血量减少，而流入左心室及主动脉的血量亦减少，从而引起左心室及主动脉的发育不良（图5-2-16A）。

【临床表现】

1. 主要表现

（1）主动脉闭锁或严重狭窄伴升主动脉及左心室发育不良 出生时外观正常，仅可在主动脉瓣听诊区闻及粗糙响亮的心脏杂音；出生24~48h内出现严重的发绀和充血性心力衰竭，病儿脉搏微弱，以右侧为甚。心脏中度及重度增大，胸骨及胸骨左缘见心前区抬举性搏动，第二心音亢进。心电图提示P波高尖，T波增高，右心室明显肥厚。主动脉逆行造影可见发育不良。患儿一般在4周内死亡，很少存活4个月以上。

（2）二尖瓣完全闭锁及左心发育不良 由于二尖瓣完全闭锁，故血液流入左心室受阻，导致左心房压力增高，形成经卵圆孔的左向右分流及左心发育不良。另外还可伴有室间隔缺损及主动

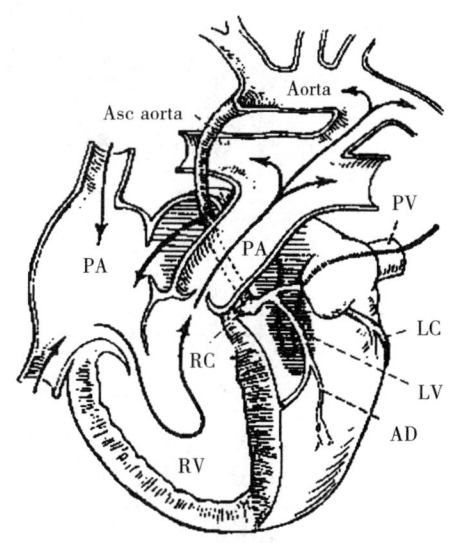

图5-2-16A 左心发育不良综合征血流动力学示意图
RA：右房；RV：右室；LV：左室；PA：肺动脉；PV：肺静脉；RC：右冠状动脉；LC：左冠状动脉回旋支；AD：前降支；Asc.aorta：升主动脉；Aorta：主动脉

脉右位等畸形。出生后便有全身紫绀及充血性心力衰竭。心脏显著扩大，伴有响亮的收缩期杂音，第二心音亢进并分裂，脉搏减弱。心电图出现高而宽的P波，右心室明显增大。X线可见两侧心房及右心室增大，肺充血和肺水肿。

（3）先天性二尖瓣狭窄及左心发育不良 由于二尖瓣先天狭窄，血液流入左心室减少，故导致左心发育不良。同时患儿全身发育差，常反复出现呼吸道感染、充血性心力衰竭并有阵发性肺水肿和昏厥。心脏轻到中度扩大，心尖部闻及舒张期杂音，并可触及震颤，有开拍音和第一心音亢进，第二心音分裂。X线左心房和右心室扩大，肺静脉淤血。右心房造影可见排空延迟、二尖瓣狭窄以及左心腔缩小等征象。

2. 分型

临床上根据病变部位不同而分为以下五型。

（1）主动脉闭锁，又可分为两个亚型，伴二尖瓣狭窄或伴二尖瓣发育不良。

（2）二尖瓣闭锁。

（3）二尖瓣狭窄。

（4）主动脉弓闭锁。

（5）主动脉弓发育不良。

心电图：表现为右房、右室增大，常有心肌缺血性T波改变，尤以胸导联明显（图5-2-16B）。

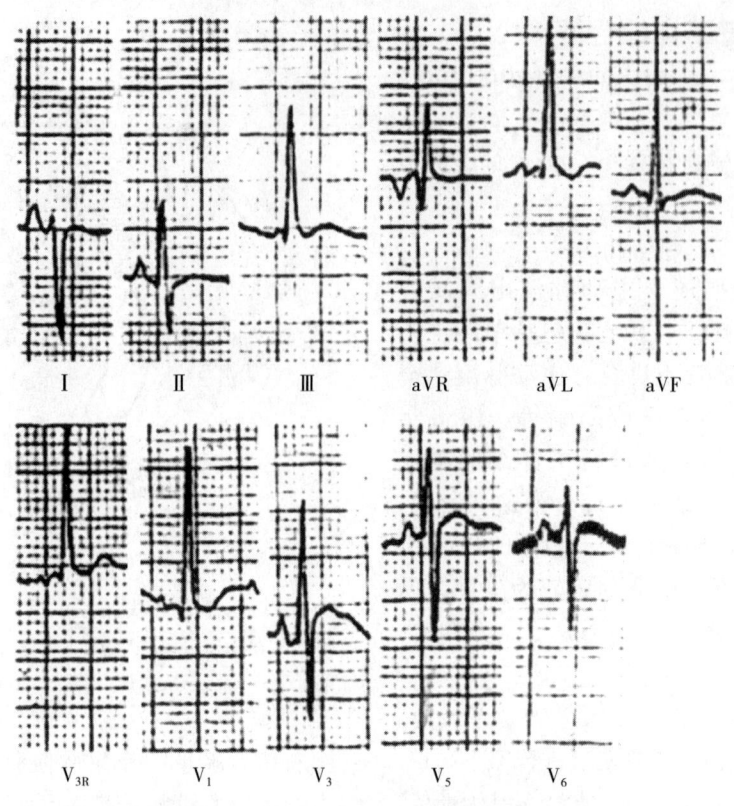

图 5-2-16B 左心发育不良综合征的心电图
10天男婴；临床诊断：左心室发育不良综合征。图示右室肥大伴劳损

【诊断】

根据临床症状、体征、X线及心电图可考虑本征。确诊，则必须进行心导管、心血管造影和超声心动图检查。

【治疗】

有内科和外科两种治疗方法。内科治疗主要是控制感染，纠正心力衰竭，预防感染性心内膜炎为主。外科可采用姑息性手术或人工瓣膜置换术等手术方式。但疗效较差，死亡率高。

（刘豫阳 李德友 张开滋
邢福泰 张年萍）

十七、无顶冠状静脉窦

无顶冠状静脉窦（unroofed coronary sinus）亦称无顶冠状静脉窦综合征、无顶冠状静脉窦综合征、冠状静脉窦间隔缺损、冠状静脉窦双房开口、冠状窦左房窗穿孔。

【溯源与发展】

无顶冠状静脉窦综合征是指冠状静脉窦与左心房之间的顶壁部分或完全缺如，冠状静脉直接与左房相通。

无顶冠状静脉窦只是在心导管检查和心脏手术开展后才为心脏学者所注意。1954年Winter在一篇病理学论文中首次提到永存左上腔静脉连接于左房，此后陆续有个案或小组病例报道。Campbell和Deuchar1954年收集并注意到一些左上腔静脉连接于左房的病例缺乏真正的冠状静脉窦。1965年Raghib和Edwards等在其经典论文中描述了这一综合征的形态学特征。1974年Helseth和Peterson首次使用"无顶冠状静脉窦"一词。

1955年Hurwitt等和1959年Davis等对左上腔静脉引入左房并与右上腔静脉之间有交通者进行了左上腔静脉结扎手术。1963年Mayo医院应用在左房内后壁建立隧道的方法成功地进行了矫治手术，随后一些作者陆续做了类似的手术。

【胚胎学】

无顶冠状静脉窦是胚胎时期左侧心房静脉皱襞形成不完全所致。在胚胎发育过程中，若左前主静脉和左总主静脉持续存在，形成1条大血管连接于静脉窦左角，最后形成左上腔静脉经冠状窦引入右房。如果左侧心房静脉形成不完全，则产生冠状静脉窦间隔的局部缺损；若其完全未发育，则产生冠状静脉窦间隔的缺如，也即缺乏冠状静脉窦，称为Raghib综合征。冠状静脉窦间隔的畸形通常合并永存左上腔静脉。

【病理解剖】

本征是指冠状静脉窦顶部及相对应的左心房后壁，即冠状静脉窦与左心房之间的间隔部分或完全缺如，导致冠状静脉直接开口于左心房。本征共分为3型和6个亚型：

Ⅰ型　完全型冠状静脉窦间隔缺损

　　Ⅰa　伴有永存左上腔静脉

　　Ⅰb　不伴有永存左上腔静脉

Ⅱ型　中间部分型冠状静脉窦间隔缺损

　　Ⅱa　伴有永存左上腔静脉

　　Ⅱb　不伴有永存左上腔静脉

Ⅲ型　终端部分型冠状静脉窦间隔缺损

　　Ⅲa　伴有永存左上腔静脉

　　Ⅲb　不伴有永存左上腔静脉

本征多合并其他心脏畸形，以房间隔缺损、永存左上腔静脉最为常见。

冠状静脉窦性房间隔缺损属于本征的一种特殊类型：冠状静脉窦的末端部分即在左心房的开口部分顶壁缺如，导致右心房、左心房和冠状静脉窦三者直接相同。

【遗传学特点】

本病是由遗传因素和环境因素相互作用引起的多基因遗传。

在胚胎发育过程中心血管的形成，在基因调控下精确地遵循程序时间表。若这一过程中处于动态平衡的多对基因不稳定或有异常，环境因素作用于遗传易感性胚胎，导致初级基因产物推迟，打乱正常发育顺序，融合不良或缺如而发病。

在极少数单基因心血管综合征、染色体畸变综合征中可出现无顶冠状静脉窦。

【病理生理】

由于冠状静脉窦壁的缺如，左心房的血液可经此缺损形成左向右分流，同时，冠状静脉窦回流的静脉血直接进入左心房也可导致右向左分流，但一般分流量很小。合并左上腔静脉时，右向左分流量增大，严重时导致发绀的发生。

【临床表现】

症状：早期临床多无明显症状，成年后多数患者表现为房间隔缺损的症状。少数右向左分流量大的患者可出现轻度发绀。

体征：主要表现为房间隔缺损及合并畸形的体征。胸骨左缘第2、第3肋间可闻及柔和的Ⅱ~Ⅲ级收缩期杂音，肺动脉瓣区第二心音分裂、亢进。

【辅助检查】

心电图：心电轴右偏，右室肥厚，可有右束支传导阻滞。若发现冠状静脉窦性心律或P波电轴左偏，可视为永存左上腔静脉的诊断线索（图5-2-17）。

胸部X线平片：肺血增多，肺动脉段突出，右房和右室增大。存在左上腔静脉时，可表现为左上纵隔增宽，或左上纵隔阴影外侧有一浅淡的垂直血管影。

超声心动图：此项检查可以明确诊断。采用彩色多普勒和频谱多普勒检查，显示左房与冠状静脉窦之间有血流交通信号；静脉声学造影，显示冠状静脉窦首先显影，继之左、右心房几乎同时显影，左房内显影较浓密，可获确诊。

超声采用剑下冠状静脉窦短轴和长轴切面，可获较佳观测冠状静脉窦的开口部位和缺损，又是观测房间隔的最佳切面，可与房间隔缺损相鉴别。彩色多普勒超声可明确缺损的部位和大小，冠状静脉窦开口情况，以及是否合并上腔静脉。可见右心房、室增大。

【诊断与鉴别诊断】

由于症状不明显，患者大多被诊断为房间隔缺损而经超声心动图检查时发现本病，甚至在手术中探查时才能确诊。

本征需与以下疾病进行鉴别：

（1）房间隔缺损　临床上很难鉴别，确诊有赖超声心动图检查。

（2）艾森门格尔综合征　对于左向右分流的先天性心脏病，出现无法解释的紫绀，特别是合并左永存上腔静脉时，应考虑本病的可能，进行超声心动图检查明确诊断，予之鉴别。

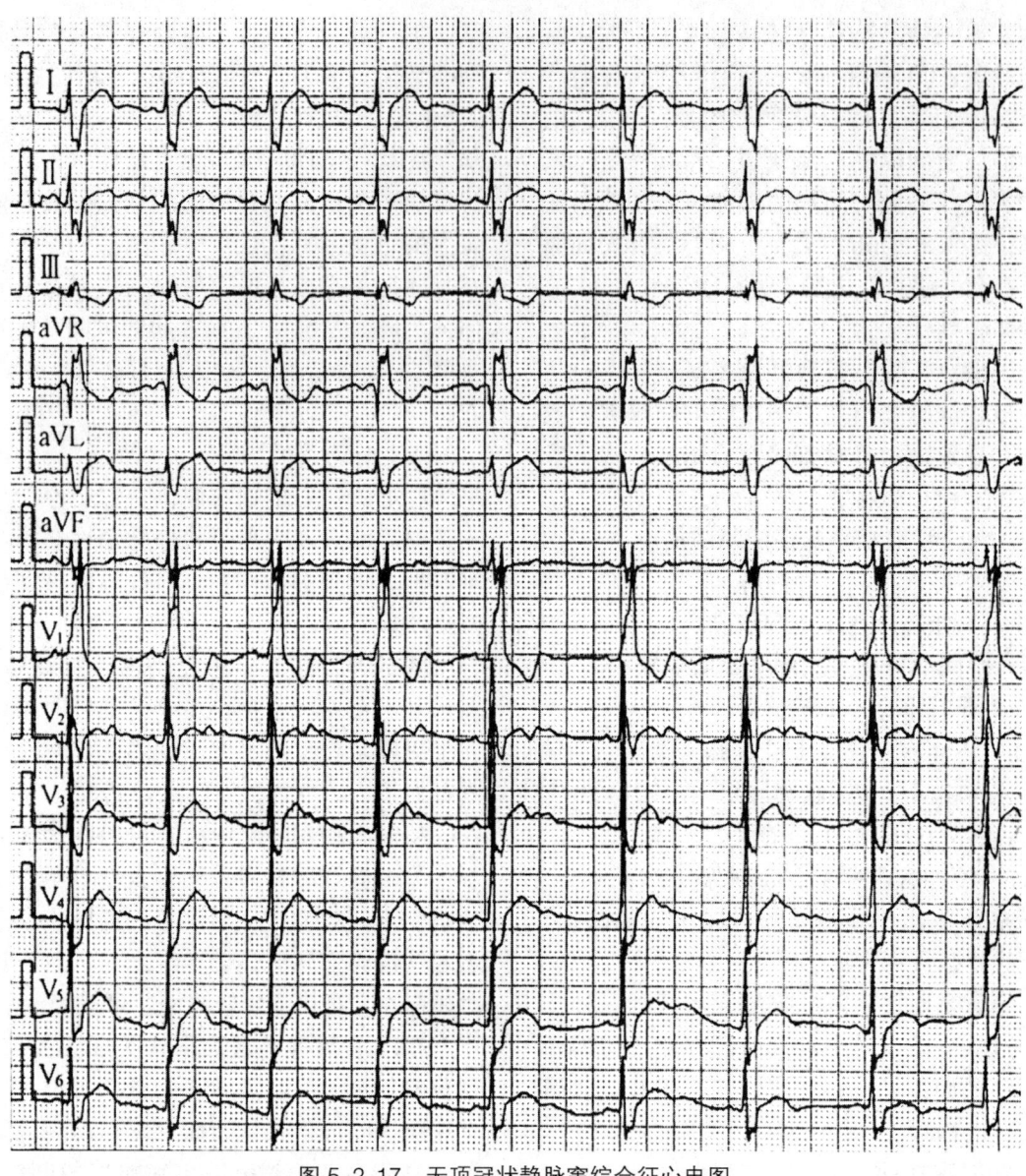

图 5-2-17　无顶冠状静脉窦综合征心电图

男性，22 岁；临床诊断：无顶冠状静脉窦综合征。图示窦性心律，平均心率 67 bpm。R-R 间期相差 > 120 ms，为窦性心律不齐。V_1 导联 QRS 波群升支切迹，时间 165 ms，V_5、V_6 等导联 S 波粗钝，为完全性右束阻滞。Rv_1 6.2 mV，aVR 导联 R/Q > 1，心电轴 –166.4°，为右室肥大。

12 导联 ECG 诊断：窦性心律不齐，完全性右束支阻滞，右室肥大

【自然病史】

完全型冠状静脉窦间隔缺损合并永存左上腔静脉的突出病理特点是右向左分流引起的低氧血症和发绀，并决定着自然病史。早期仅轻度发绀，并随着年龄而加重。与其他类型的先天性紫绀型心脏病类似，10%～25% 的患者可并发脑栓塞或脑脓肿，并影响预后。

【治疗】

合并其他先天性心脏畸形者，在手术中同期矫治。不合并其他先天性心脏畸形者，手术适应证同房间隔缺损。由于冠状静脉窦血流量很小，如果不合并永存左上腔静脉，可仅修补房间隔缺损。如果存在左上腔静脉而左、右上腔静脉之间交通良好，可以直接结扎左上腔静脉，同时修补

房间隔缺损；如果左、右上腔静脉间交通不良，则采用补片做内隧道将左上腔静脉和冠状静脉窦的血液引流到右心房。手术效果主要与合并的畸形有关，总死亡率在10%以下。

（邓勇志　肖传实　邢福泰

张开滋　王红宇）

参 考 文 献

1. Friedman WF. Congenital heart disease. In: Braunwald E, et al. Harrison's of internal Medicine. 11th ed. New York: Mc-Graw-Hill Book, 1987,940.
2. Nora JJ. Etiologic aspects of congenital heart disease. In: Moss AJ, et al. Heart disease in infants, children and adolescents. 4th ed. Baltimore: Williams and Wilkins, 1989,3.
3. Friedman WF. Congenital heart disease in infancy and childhood. In: Braunwald E, et al. Heart disease. 3rd ed. Phiadelphia: Saunders, 1988,896.
4. 全国儿科病理协作组．先天性心脏病小儿尸检2659例病理分类．中华心血管病杂志，1987,15:208.
5. 刘薇延，周世瑜，华邦杰，等．上海市杨浦区先天性心脏病发病率及流行病学调查．中华儿科杂志，1989,27:262.
6. 陈应泰，宁寿葆，郭安玲，等．上海市徐汇区先天性心脏病流行病学调查．上海医科大学学报，1989,16:473.
7. Pfeiffer D, Omran H, Otto J, et al. Transvasal closure of interatrial defects using the Babic double-umbrella occluder. System. Thornc Cardiovase Surg, 1998,46:134.
8. Char KY, Yip WC, Godman MJ. Transcatheter occlusion of atrial septal defects: an initial experience with the Amplatzer septal occluder. J Paediatr Vhild Health, 1998,34:369.
9. Ino T, Nishimoto K, Okubo M, et al. Apring coil retraction in coil occlusion of persistent ductus arteriousus. Heart, 1998, 80:327.
10. Chee AK, Heng JT, Wong KY. Transcatheter closure of patent ductus arteriosus using detachable spring coils. Singapore Med J, 1998, 39:64.
11. 刘豫阳，孙　宏，林其珊，等．188例室缺、房缺和动脉导管未闭非创伤性检查与手术结果对照分析．实用儿科杂志，1991,6:243.
12. 刘豫阳，宁寿葆，张善通．室间隔缺损伴肺动脉高压136例分析．中华儿科杂志，1991,29:69.
13. 刘豫阳，桂永浩，徐素梅，等．心导管和心血管造影检查诊断小儿先心病809例的评价．上海医科大学学报，1991,18:287.
14. 丁文英，苏肇伉，史珍英．小儿先天性心脏病2392例手术治疗经验．中华小儿外科杂志，1991,12:56.
15. 李树林．先天性心脏病与遗传．中华儿科杂志，1993,31:58.
16. 顾静安，朱　畅，等．先天性心脏病的遗传流行病学调查．中国优生优育，1993,55.
17. 李广镰．先天性心脏病的遗传咨询．国外医学·遗传学分册，1994,252.
18. 林金麟，张婉珍．先天性心脏病的遗传率调查．实用儿科杂志，1994,104.
19. 李广镰，张开滋，郑宗锷．心血管遗传病学．北京：北京医科大学、中国协和医科大学联合出版社，1994,30.
20. 刘长云，童祥华，杜玉华，等．先天性心脏病的流行病学研究．中华流行病学杂志，1997,18(4):224.
21. 张开滋，曲德萍，曲晓燕，等．实用心血管综合征学．北京：科学技术文献出版社，1999,104.
22. 王培林．遗传病学．北京：人民卫生出版社，2000,734.
23. 王振华，陈林祥．心血管病综合征．长沙：湖南科学技术出版社，2001,105.
24. 药立波．医学分子生物学．第2版．北京：人民卫生出版社，2001,201.
25. 陈　竺．医学遗传学．北京：人民卫生出版社，2001,98.
26. 陈国伟，郑宗锷．现代心脏内科学．第2版．长沙：湖南科学技术出版社，2002,1171.
27. 钱仲安．先天性心脏病的病因研究进展．中国儿童保健杂志，2003,11(4):259.
28. 蒋立虹．先天性心脏病的分子生物学研究进展．云南医药，2004,25(6):523.
29. 陈　沅，余更生，田　杰，等．重庆地区先天性心脏病家系筛查的初步分析．重庆医科大学学报，2003,28(4):440.
30. 韩维田，杨焕杰，姜　淼，等．应用FISH技术对先天性心脏病缺陷患者进行染色体22q11缺失遗传诊断．中国优生与遗传杂志，2004,12(5):40.
31. 杨思源．小儿心脏病学．第3版．北京：人民卫生出版社，2005,552.
32. 左　伋．医学遗传学．第4版．北京：人民卫生出版社，2006,229.
33. 刘权章．临床遗传学彩色图谱．第2版．北京：人民卫生出版社，2006,383.
34. 邱　红．小儿先天性心脏病遗传因素探讨．现代医药杂志，2007,23(19):2916.
35. 孔宪明，姜凌. 遗传与药物因素与先天性心脏病. 现代妇产科进展，2008,9(2):156.
36. 肖传实，张开滋，刘权章，等. 临床心血管综合征学. 北京：科学技术文献出版社，2009,197.
37. Derbent M, Yilmaz Z, Baltaci V. Chromosome 22q11.2 deletion and phenotypic features in 30 patients with conotruncal heart defects. Am J Med Genet, 2003,15(2):129.
38. Boorman JG, Varma S, Ogilvie CM. Velopharyngeal incompetence and chromosome 22q11 deletion. Lancet, 2001,10:357.
39. Reamon BSM, Hecker H, Spanel BK, et al. Nnovel NKX25 muttation and congenital heart tissues of patient with cardio malformations. Am J Pathol, 2004,164:2117-2125.
40. Ueyama T, Kasahara H, Ishiwata T, et al. Myocardin expression is regulated by NKX25, and itsfuction id required for cardiom yogenesis. Mol Cell Biol, 2003,23:9222-9232.

第六章

风湿热和风湿性心脏病

风湿热（rheumatic fever，RF）是A组β溶血性链球菌（group A streptococcus，GAS）感染咽部后引起的一种自身免疫性疾病。RF具体发病机制目前虽不十分明确，但与以下三个因素的相互作用有关：①GAS的抗原性；②易感组织器官的免疫性；③个体的遗传易感性。RF的典型临床表现包括心脏炎、游走性多发性关节炎、边缘性红斑（环形红斑）、皮下结节（皮下小结）、舞蹈病、发热、毒血症等症状的不同组合，反复发作可导致心脏瓣膜永久性损害，形成风湿性心脏病（rheumatic heart disese，RHD）。

近三四十年来，多数国家的RF发病率有明显降低，病情有所减轻，复发率和病死率降低，后遗的心瓣膜病也有所减少，我国的情况也基本如此，但本病仍是严重威胁青少年健康的常见病，RF仍是世界范围内一个公共卫生问题。

第一节 风湿热和风湿性心脏病概述

一、流行病学

尽管从20世纪初开始，RF的发病率在西方发达国家有明显下降，如美国、英国、日本、新加坡等已较罕见，但未得到进一步根除。自1986年美国盐湖城出现RF暴发流行以来，意大利、加拿大、澳大利亚、法国及世界许多军营中有新发流行的报道，其发病又有上升趋势，近年报道为0.5/10万学龄儿童；占世界人口2/3的发展中国家，RF发病率仍然很高，估计每年所发RF病例在多达200万人之众。提醒人们RF仍是世界范围包括发达国家在内的一个公共卫生问题。

近二三十年来，我国年RF发病率呈明显下降趋势，根据兰州部队总医院1981年报道，RF占内科住院人数百分比已由1958年的2.4%降至1977—1979年的0.3%；1980年在广东番禺中小学生中调查，其患病率为0.09%；1982年据黑龙江省调查，在学龄儿童中RF患病率为0.082%，其他地区也有类似报道。1993—1995年国家"八五"RF课题风湿性心脏病调查组曾对浙江、广东、重庆、成都、吉林和湖北6个地区，对5~18岁学生人群进行风心病调查，在269 546人中共发现风心病59例，总患病率为0.022%，比20世纪80年代全国协作调查的平均患病率0.052%有进一步降低，明显低于同期印度调查0.14%，但高于欧洲发达国家20世纪80年代0.001%~0.005%的患病率。我国1993年大规模易患人群调查结果显示，RF年发病率为20.05/10万人，也比80年代有所下降。总的印象是农村患病率比城市高，华南、西南地区和边缘山区患病率比东北、华北地区高，呈南高北低的倾向。近年来，我国学龄儿童RF患病率基本上已控制在0.1%以下，发病年龄有推迟倾向。复发率降低，病情减轻。

导致RF患病率下降的主要原因，目前认为与下列因素有关：①社会经济的进步和发展，人类居住和营养条件获得改善，体质提高；②医学诊疗水平提高，减少了临床误诊，如类风湿关节炎、系统性红斑狼疮等可类似风湿热的疾病得到及时诊断；③抗生素的普遍使用，药物预防措施的加强，大大减少了链球菌感染的机会；④近年来链球菌菌株确实也发生了变化，如易致RF的5、14、24型链球菌减少。值得注意的是，不少资料表明轻型或不典型以及亚临床型RF的发病率并无明显降低。近年来国外新发生的RF的流行特点是：①病情多来自经济条件、居住、营养和医疗条件较好的家庭；②城乡差别缩小；③发病年龄增大，成人发病明显增多；④临床以关节炎多见，心脏受损率增高，但程度较轻；⑤咽炎轻微或无明显GAS咽炎史；⑥出现新的GAS株；⑦某些病例与抗生素治疗无关。对照国内某些地区也发现近年RF有增多倾向，其流行特点与国外相似。因此做好这类RF的流行病学调查，对其演变规律做出评价，对指导今后防治工作具有重要的现实意义。

二、病理生理和发病机制

虽然RF的病因和发病机制至今尚未完全阐明，但目前公认RF是由GAS感染后，产生变态反应——自身免疫性疾病，与其他组GAS和其他细菌无关。

（一）链球菌的感染

已知GAS最外层为荚膜，内含透明质酸，因其结构与人体结缔组织中透明质酸相似，因此不易被人体组织所识别，故不产生免疫反应，加上荚膜黏滑，不易被吞噬，有利于链球菌长期黏附在口腔、咽部黏膜上。此外，荚膜内尚有无活力的鞭毛，内含脂磷壁酸（lipoteichoic acid）使菌体易黏附在上皮细胞上。细胞壁从外向内由蛋白质、多糖（鼠李糖、N-乙酰氨基葡萄糖等）和黏肽三层构成。蛋白质层为型特异性蛋白，可分为M、T、R、S等抗原成分，其中M蛋白不仅与细菌毒力有关。也是GAS亚型分类的标志，M蛋白至少有80多种血清型，是重要的表面抗原。现已研究表明，GAS具有多抗原性的特点，其荚膜由透明质酸组成，与人体关节、滑膜有交叉抗原性。Dale和Beaehey等证实五型M蛋白的胰蛋白酶分解片段与心肌纤维膜有交叉抗原性。业已证实，M蛋白分子和肌肉蛋白的原肌球蛋白有共同抗原性；细胞壁上多糖与心瓣膜的糖蛋白有交叉抗原性，而黏肽静脉注射可使小鼠产生风湿样的结节性心脏损害。最内层为含有脂蛋白的细胞膜和细胞浆（内含核酸及原生质）。细胞膜上脂蛋白亦具有复杂的抗原性，与人体的心瓣膜、心肌肌膜、丘脑下核、尾状核、肾小球基底膜、肌纤维膜、血管平滑肌细胞、皮肤的成纤维细胞、胸腺细胞有交叉抗原性。有关GAS结构及其交叉抗原抗体反应示意图。见图6-1-1，图6-1-2。

既然人体组织和GAS的某些结构有交叉抗原性，因此机体可错将链球菌误认为是"自体"，而不产生正常免疫反应将其清除，一旦机体免疫功能发生改变，GAS作为抗原进入人体可产生相应抗体，该类抗体不仅与GAS有关抗原发生反应，同时也可作用于自身心肌、心瓣膜及结缔组织有关抗原，造成自身免疫反应，导致相应组织损伤，引起RF的发生。当GAS反复感染时，在体内不断产生各种抗GAS抗体，可使病情反复加重。因此，有人把RF归于Ⅲ型变态反应，即免疫复合物型变态反应性疾病，简称为自身免疫性疾病。

另外，近年来病毒感染学说较为关注，认为风湿热可能与柯萨奇B_3、B_4病毒感染有关，其根据是：

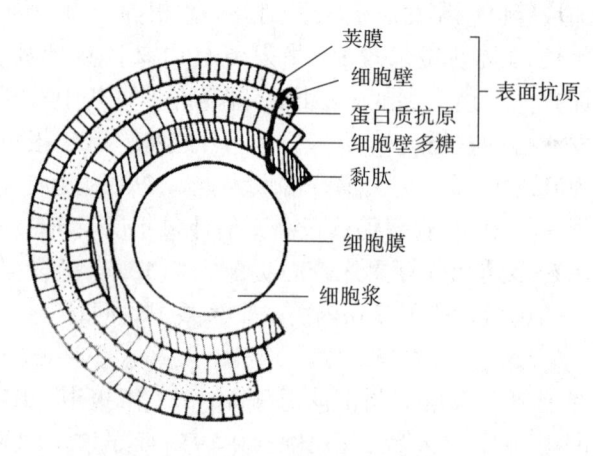

图6-1-1 链球菌结构示意图

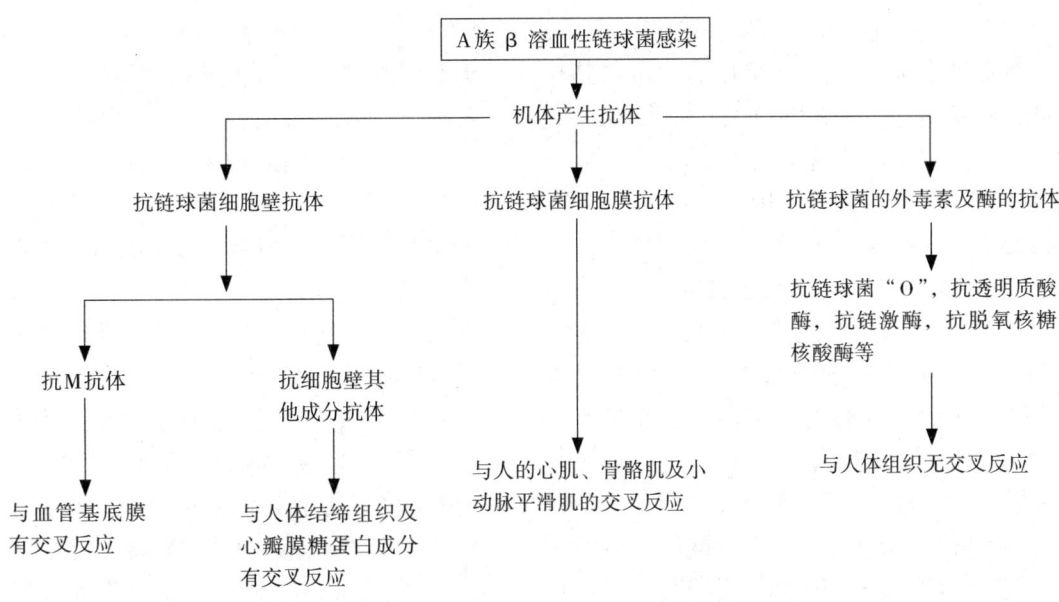

图 6-1-2 链球菌结构与人体组织交叉抗原抗体反应

（1）在部分风湿性心脏病患者血清中有柯 B_3、B_4 病毒抗体滴定度明显增高现象。

（2）在风心病患者左房及心瓣膜上曾发现嗜心脏病毒。

（3）当爪哇猴感染柯萨奇 B_4 后，可产生类似风心病的病理改变。为此，1978 年世界卫生组织（WHO）专家委员会提出中毒免疫假说，并认为要重视嗜心脏病毒的重要作用，但此学说尚未被普遍接受。不少学者认为，病毒感染可能为 GAS 咽部感染创造条件，在风湿热发生中可能起诱因作用。

（4）1997 年上海医科大学李延文等报道，应用聚合酶链反应对 63 例慢性风心病患者，手术瓣膜置换术的二尖瓣或主动脉瓣标本进行肠道病毒基因检测，发现 24 例患者的二尖瓣组织中存在肠道病毒基因，9 例脑外伤患者瓣膜组织对照均为阴性。作者等认为肠道病毒感染或持续可能是部分风心病发病原因之一。

根据最新的风湿热发病机制的研究进度，我国学者黄建林等分别进行综述，认为 GAS 是富含多种的抗原微生物。

在其众多致病抗原中，M 蛋白既能抑制免疫细胞的吞噬作用，又有细胞分型的基础，称为"交叉反应抗原"，被认为是与 GAS 致病性及毒力关系最密切的物质，且是一种典型的超抗原，其与普通抗原有着本质的区别：第一，超抗原不需要抗原提呈细胞的处理，而是以完整蛋白质的形式直接与主要组织相容性抗原复合体（MHC）II 类抗原结合槽的外侧特异性结合；第二，超抗原被 T 细胞识别，仅涉及 T 细胞受体（T-cell receptor, TCR）5 个可变区 Vα、Jα、Vβ、Dβ 和 Jβ 中的 Vβ。一种超抗原往往有数种 TCR Vβ 特异性，所以可激活比普通抗原高达 1 000～1 000 000 倍的 T 细胞。大量的 T 细胞被激活后，产生多种细胞因子，并使巨噬细胞和其他免疫细胞被激活。超抗原这种强大的刺激效应，可能激活体内本来存在的少量的自身反应性 T 细胞，从而诱发某些自身免疫性疾病。McMillan 等的研究也表明，过氧化物歧化酶和 p145（M 蛋白的一个保守肽段）抗体在风湿性心脏病患者体内的水平要比来自相同地区的对照组高得多。患者体内的这种高水平的过氧化物歧化酶抗体也揭示 M 蛋白在风湿性心脏病的发病中可能起了重要的作用。

有一些 M 血清型的 GAS（如 M5、M14、M18、M24）被认为与 RF 的暴发流行有关，揭示一些菌株较其他菌株更加有致 RF 的能力。M18 型 GAS 被认定为与美国盐城湖 RF 的流行有关。Smoot 研究了从一个 RF 患者中分离出的

MGAS8232株（M18血清型）的基因组序列。发现一环状的染色体包含了1 895 107 bp，其中有1.7 Mb基因物质与SF370（M1血清型）共享。MGAS8232和SF370基因组编码了许多相同的、已证实了或推断性的毒性因子。更重要的是，MGAS8232株额外编码了许多分泌性蛋白参与了人类与GAS的相互作用，这些蛋白包括链球菌致热性毒素A（或称为猩红热毒素）和两种未定性的致热性外毒素。12年中美国盐湖城发生的两次急性风湿热（ARF）流行均由M18血清型的GAS引起，其基因型是相同或基本相同。

链球菌细胞壁的多糖成分"C物质"也是一种特异性抗原。GAS细胞壁多糖抗原（ACHO）位于A组链球菌细胞壁的中层，具有族特异性，同人心脏瓣膜糖蛋白有交叉免疫反应。随着研究的深入，已证实ACHO的主要成分是鼠李糖和乙酰葡萄糖胺。关于抗ACHO抗体的研究显示出ACHO与RF的发病有一定的关系。

此外，脂磷壁酸也被视为GAS的主要抗原之一。认为脂磷壁酸可能参与了RF的发病过程，而脂磷壁酸抗体的存在一定程度上反映了自身免疫的存在。

除上述几种抗原外，链球菌致热性外毒素（或称红斑毒素）是链球菌另一种致病性超抗原，其他如链球菌激酶及链球菌溶血素O抗体等，均有其特异抗原性，能产生相应抗体如抗链球菌激抗体及抗链球菌溶血素O抗体等，并认为抗链球菌溶血素O抗体有直接损害心肌的作用。Machado等认为，急性风湿热（ARF）患者血清中抗链球菌溶血素O抗体的效价明显升高，对ARF的诊断有重要意义，且可用来与非致风湿性链球菌感染及慢性关节炎相鉴别。亦有研究发现，链球菌致热外毒素L和链球菌致热外毒素M是链球菌致热外毒素L和重组体链球菌致热外毒素M都有很强的促外周血淋巴细胞有丝分裂的作用，且链球菌致热外毒素L基因与化脓性链球菌M89血清型关系密切，而这种血清型与新西兰本土ARF的发病有关。

（二）免疫发病机制

免疫功能状态的变化也可能参与RF的发生，有人发现在RF或风湿活动时，常有免疫球蛋白IgG、IgA和IgM升高，血中虽有中性白细胞增多，但其吞噬能力降低，淋巴细胞转化试验结果常显示淋巴细胞向母细胞转化率降低，表明可能有细胞免疫功能缺陷的现象。此外，细胞介导的免疫反应在本病病程中也很重要，首先4岁以前的儿童罕有发病，说明需要若干次GAS感染才能使易患者致敏；其次是GAS抗原可以在动物和人身上导致延迟性超敏反应，表明细胞免疫在本病发生中也起重要作用。

黄建林等学者，依据临床表现和最新实验结果表明，RF的发病是由于GAS感染引起的自身免疫性疾病。其发病包括两个主要步骤：第一步，自身抗体的产生。GAS感染人体后，人体发生RF的危险性与针对GAS的过强的免疫反应有关。第二步，上述自身抗体炎症细胞因子与心瓣膜内皮细胞反应，内皮细胞被激活，表达血管细胞黏附分子-1（VCAM-1）。有人认为内皮细胞是风湿性心脏炎病主要焦点之一。

根据最新的研究结果，认为链球菌抗原的分子模拟机制是RF发病的主要机制，即GAS胞壁成分与人体心肌间质、心瓣膜及其他结缔组织具有相似抗原表位，此型链球菌感染人体后所产生的抗体能与心脏等部位的结缔组织发生交叉反应，导致风湿性心脏病（RHD）及其他自身免疫性疾病。在此，有细胞免疫、体液免疫及补体系统的参与，可引起Ⅲ型（免疫复合物型）、Ⅳ型（迟发型）超敏反应。

分子模拟机制：①GAS感染后，先引起T细胞浸润，T细胞通过其双信号识别菌体抗原，进而引起T细胞活化、增殖，分泌多种细胞因子，产生生物学效应；②活化T细胞辅助B细胞活化，或者B细胞直接识别荚膜抗原而活化，增殖分化为浆细胞，产生抗体，因存在交叉性抗原，可针对自身成分发生免疫反应，引起组织器官的损害。

新近研究发现，RHD患者单核细胞IL-8、干扰素γ1和CX3CR1（编码细胞间隙连接蛋白的3CR1基因）呈高表达，并有CD36mRNA表达的显著下调。同时，在RHD患者的血浆中可溶性细胞间黏附分子1、可溶性血管细胞间黏附分子1和血管性血友病分子1浓度明显高于对照组，认为心血管系统内黏附分子可介导T细胞浸润内皮细胞外基质和心脏瓣膜下，分泌肿瘤坏死因子α、IL-1、转化生长因子β等引起瓣膜损害。目前认为RF、RHD是一种以Th1反应为主的疾病。心脏组织中细胞因子的表达以Th1为主的这种现象可能介导了RHD的发性和发展。与可逆性心脏炎症相比，L-4在心脏组织表达的低下可能与导致瓣膜永久性损害的RHD的病情进展有关。

有人分析RF/RHD的外周血和心脏浸润的T细胞及其克隆与M5血清型M蛋白的多肽及心脏抗原的反应，观察其细胞因子分泌及TCR Vβ的占用。RF患者二尖瓣浸润的T细胞较RF恢复期患者及RHD患者的二尖瓣浸润的T细胞与M蛋白多肽中1-25，81-103和163-177区域及几种瓣膜来源的蛋白起反应的百分数高（分别为67%、20%和27%）。RF/RHD患者二尖瓣来源的T细胞系对M5（81-96区域）。多肽的刺激能产生大量的炎症细胞因子等，其中慢性RHD患者来源的T细胞的产量最高。实验数据与M5多肽一宿主抗原驱动、Th1型$CD4^+$细胞在链球菌反复感染后RHD发病及心脏局部损害进展中的重要性相一致。

最近Fae等首次指出M5能结合到人白细胞抗原DR53分子上。M5肽在人白细胞抗原DR53分子帮助下被呈递给T细胞，M5肽及心肌组织衍生蛋白可活化交叉反应性浸润T细胞，产生大量炎性细胞因子，其中二尖瓣组织的T细胞产生少量IL-4。又发现，肌球蛋白人轻质酶解肌球蛋白可被浸润心肌的T细胞识别，且链球菌M5肽与轻质酶解肌球蛋白存在同源的氨基酸肽段，首次发现了浸润T细胞针对心肌的肌球蛋白表位产生的细胞免疫应答，这一免疫应答可能触发了结构功能类似的瓣膜蛋白与细胞之间的反应。

有人用流式细胞仪分析RF、RHD患者的健康志愿者$CD3^+$、$CD4^+$和$CD8^+$T细胞上Vβ多样性Vβ+T耗竭。认为RHD患者存在正在进行的免疫过程，而$CD8^+$T细胞在疾病的发病机制中可能具有重要的免疫调节作用。

舞蹈病是RF神经系统受损的表现，其发病机制仍不明。Kirvan CA研究发现舞蹈病单克隆抗体显示对哺乳动物的溶解神经节苷脂和N-乙酰-β-D-葡萄糖氨及GAS的糖的抗原决定簇有特异性。舞蹈病抗体是针对人类神经元的表面，单克隆抗体24.3.1和活动性舞蹈病患者的血清可特异性诱导钙/钙调蛋白激酶-Ⅱ活性。恢复期血清及无舞蹈病的其他链球菌感染疾病患者的血清并不激活此酶。

（三）遗传易感性

调查表明即使是严重链球菌感染，也只有1%~3%的患者出现RF，这就强烈揭示宿主的遗传易感性在RF发病机制中起一定作用。在一个家庭中其遗传易感性表现得更为明显，常发现RF患者家庭中其发病率较无RF史的家庭为高。并且不同的人种，RF的患病率有所不同，据报道，风湿性心脏病的发病率在高加索人和印第安人的混合血种人群中明显高于其他人种。以往研究揭示，美国白人、黑人和印第安人的RF遗传易感性分别与人白细胞抗原DR4、DR2和DR3有关。

有关巴西人的一项研究则提示与HLA-DR7、HLA-DR53有关，而另一项研究则显示HLA-DR7在RF患者阳性率为46.7%，而健康对照阳性率为25.7%，提示HLA-DR7与RF易感性有关。而HLA-DR53与RF易感性无关。

一项对墨西哥人RHD患者的研究显示，与健康对照组相比RHD患者HLA-DR16频率增高，而多瓣膜损害的患者，HLA-DR16频率更高，但HLA-DR11频率降低。

1985年Zabriskie及其同事发现了非HLA抗原的B细胞标志，称为883或D8/17。D8/17与已知的任何MHC抗原无任何的相关性或联系，亦与B细胞激活时出现的抗原无关。大量的RF患者的研究已证实为RF的易感性标志。D8/17在出现舞蹈病或抽搐的患者中表达更高。美国（纽约、新墨西哥、盐湖城）、俄罗斯、墨西哥、智利的研究表明D8/17阳性率在90%~100%，而正常人D8/17阳性率在5%~16%。对于疑诊RF的患者，是否存在增高的D8/17阳性B细胞将帮助建立或排除RF的诊断。

但在北印第安人研究组发现只有66%的患者B细胞D8/17阳性。研究揭示B细胞标志存在着种族差别，而对意大利研究结果却不同，RF与对照组比较，无明显差别。

Guilherme（1991）研究了巴西人中RF或RHD患者的HLA分布，发现在40例RF或RHD

患者中HLA-DRw53阳性率为72.9%，而617例伊朗人对照组阳性率为39%（$P±0.00061$）；并发现RF或RHD患者HLA-DR7频率增高（患者组57.5%，对照组26.3%，$P±0.00715$），dmj HLAI组（（A、B、C）和HLA-DQ分型与RF或RHD无关。另外，Redd（1990）对印度北部265例RHD患者和534名同一人种健康对照者进行HLA抗原和体液免疫研究中，除获得与上述作者类似结果外，尚发现RF患者T淋巴细胞亚群CD4与CD8比值（CD4/CD8）升高。

上述遗传标记物研究证据表明：RF患者对B细胞表面抗原和A组链球菌碳水化合物抗原的免疫反应增强，与人类第6对染色体上控制大多数组织相容性复合物免疫反应的DR位点和B细胞有关，且是受遗传控制的，从而进一步证实了RF和RHD患者中遗传标记物的存在。尽管目前对上述遗传标记物的临床意义和确切作用机制尚有争议，但B细胞同种抗原和HLA-DR与RF易感性之间的联系却提示RF患者对链球菌感染的异常反应很可能是受遗传因素影响的。

因为识别个体和人群是否存在RF的危险是控制和消除RF的重要步骤，所以有必要在不同的种族的主要人群中检出与RF相关的B细胞的标志或同种抗原。RF的易感性是多基因决定的。D8/17抗原可能与其中一种基因，如MHC复合体编码的DR抗原一起决定易感性。

RF是多基因遗传的心血管疾病中环境因素作用的典型例证。GAS感染、气候寒冷潮湿、居住条件拥挤和饮食营养不良等环境因素对RF发病情况的影响早已为大量研究所证实。但另一方面，也有许多研究证据表明RF的发生与遗传因素有密切关系，有的学者甚至认为，如无个体遗传易感性，即使上述环境因素存在，也不易或不能引起RF。提示遗传因素与RF发病有关的研究证据包括：

（1）RF具有家族发病倾向，90多年前就有人指出常可累及同一家族中多个成员。加拿大北部地区印第安人RF患病率比同一地区的高加索人高4倍，这些都提示RF与遗传因素有关。早期研究揭示35%~73%RF患者有阳性家族史，有的家庭甚至连续五六代均有RF患者。1943年Pickles曾报道一个家系，6代54人中有24人患RF。1953年Stevensen对462个家庭和Uchida对104个家庭420名后代调查显示，如双亲之一患有RF，其子女RF的为9%和11%；如双亲均无RF，则女子发病仅为5%和8%。1971年Hoheyman对年龄、性别、经济地位相同的患者和健康对照者各378人的家庭调查表明，RF患者同胞的风湿热患病率为19.6%，而对照组仅为3.1%。1954年Wilson对291个不同家庭的调查显示，一个家庭中如已有一个孩子患RF，则其他子女的发病率为10%，比同一地区同龄儿童发病率高60~100倍。1980年谢明生报道一家系4人患RHD；1989年赵岩等报道4家系8人出现父女、母女，同胞兄妹间同患RHD。1991年Vlajinac对南斯拉夫RF流行病学研究也表明，RF的阳性家族史与RF的发生有明显关系。尽管RF这种家族发病聚集现象可能与其家族成员共同生活环境有关，但由于上述研究多是在同一地区、相似的社会阶层的不同家庭中进行的，即RF家族史阳性和阴性家庭所处的气候条件、饮食习惯、居住环境和链球菌感染的机会大体相似，但他们的RF发病率有明显差异，只用环境因素不能完全解释这种差异，从而提示某种家族内的因素即遗传因素可能影响不同家庭中RF的发病情况。1990年Hafez对埃及15个有1名以上子女患慢性RHD病家庭的研究表明：32名RF患病成员对链球菌细胞壁黏多糖抗原均呈调度反应，且同胞配对间具有高度HLA一致性；而非风湿病患病成员则对以上抗原呈低反应，且其HLA表型与其患病同胞配对有明显区别。他们认为：引起对链球菌细胞壁黏多糖抗原调度反应性的基因是隐性的，且与HLA紧密关联。这一研究也从另一侧面证实了家族发病聚集现象与遗传有明显关系。

（2）双胎研究的结果也提示在RF发病过程中遗传因素作用的存在。1955年Scheerer对比了226对双胎中RF的发病情况，发现99对同卵双胎的发病一致性为30%，而127对异卵双胎的发病一致性仅为9%。1980年Taranta发现同卵双胎的RF发病一致性（19%）不仅明显高于异卵双胎（5%），且其临床表现类型也相似。他们认为：异卵双胎的发病一致性相对较低说明环境因素对RF的发病有重要作用，但同卵双胎发病一致明显高于异卵双胎则证明了遗传因素作用的存在。

（3）经细菌学和免疫学检查证实已受GAS感染的人群中，只有相对少数人发生RF。据统计，在分散居住的GAS感染人群中和聚集居住的GAS感染人群（如军队）中，RF的发生率仅分别为0.3%和3%，说明GAS感染并非风湿热发生的唯一条件。1967年Quinn对RF患者和非RF者的家族成员做了5年追踪调查，尽管两组调查对象对GAS感染的敏感性相似，却只在RF患者的家族中发现新的RF病例。1968年Matanosk研究也显示，虽然RF患者和非RF者的家族成员中GAS感染的发生率相同，但前者的平均抗链球菌溶血"O"水平明显高于后者。以上作者认为，除GAS感染外，个体素质即GAS感染后引起RF的易感性也是RF发生必要条件，而这种易感性可能在家族中传递。

（4）1978年Sanya检查78例RF患儿及其46名一级亲属的皮纹改变，并与1310名同民族同社会地位的正常儿童作对比，发现患者组中75%掌纹轴三角向尺侧移位，40%的atd角角增大且ad、td嵴纹九减少，与正常儿童有明显差异；其一级亲属中类似皮纹改变发生率亦比正常人高得多，1956年Glynn等发现本病多见于非分泌基因型（如$HLA-B_{27}$、A_1、A_2、A_1B、A_2B血型者），而少见于"O"血型者。皮纹、血型等遗传性状与RF间的这种联系也提示其发病可能与遗传有关。

在上述家族史、双胎、皮纹、遗传标记物等研究的基础上，人们曾对RF的遗传方式做过种种推测和假设。目前比较一致的意见是：RF是一种多基因遗传病，其发病是由GAS感染等环境因素与个体遗传易感性相互作用结果决定的。多数学者认为，遗传因素可作为易患因素之一，同一家族中多个成员发病，最可能原因还是与生活环境相同和易于互相感染有关。

综上所述，目前认为RF的主要发病机制是：遗传易感性为基础，特殊GRS感染为条件，免疫反应为其重要过程。然而迄今为止，RF的发病机制尚未完全阐明，尤其是特异性遗传基因的定位、与RF发病直接相关的具有特异抗原的GRS菌群的检测以及免疫反应过程中的一些具体环节仍需进一步研究。

三、病理

RF病理改变是结缔组织炎症，主要累及心脏瓣膜，心肌间质，小动脉及浆膜腔。机体自身抗体和免疫复合物，在心肌细胞膜及间质中血管壁沉积，引起间质中结缔组织及其周围心肌细胞坏死，单核和淋巴细胞浸润，结缔组织发生纤维素样变性，形成Aschoff小体。后期有纤维组织增生，造成纤维瘢痕。RF能累及心内膜、心肌、心包，心内膜炎常使二尖瓣和主动脉瓣损害，造成心内膜下纤维素样变性和组织细胞增殖，内膜上有血小板和纤维蛋白组成的赘生物沉积，形成纤维结节，从而引起瓣膜狭窄或关闭不全，以累及二尖瓣和主动脉瓣为主，可能与这些瓣膜在左心承受较大的压力，血小板和纤维蛋白易于沉积，形成赘生物有关。腱索和乳头肌纤维化或腱索粘连，均可引起房室瓣关闭不全或狭窄，或二者并存。RHD的发生可分为活动性心肌炎和非活动性慢性风湿心脏病两个阶段，后者亦常有风湿活动。

（一）基本病理特点

风湿病的基本病理改变包括炎症的一般变化和具有特征性Aschoff小体，是结缔组织中胶原体纤维发生纤维素样肿胀和变性，继以炎症细胞浸润而形成的肉芽肿。按病变过程可分为三期：

（1）变性参出期　结缔组织中胶原纤维分裂、肿胀、变性；炎性细胞浸润，持续1~2个月。

（2）增殖期　形成风湿性肉芽肿，即Aschoff小体，亦称风湿小体，这是风湿病特征性改变，被认为是确认本病的病理依据和风湿活动的指标。在小体中央常有纤维素坏死，其周围有淋巴细胞（多为T淋巴细胞）。风湿细胞（Anistschkow cell）是来源于间叶结缔组织中的单核巨细胞。浆细胞和风湿细胞浸润，后者常呈圆形、椭圆形或多角形，胞浆丰富嗜碱性，胞核空，有明显核仁，一个细胞内可有双核或多核，形成巨细胞。后期风湿细胞可呈梭形，此期持续3~4个月。

（3）硬化期　Aschoff小体中央的坏死变性物质吸收，炎性细胞减少，渗出吸收，纤维组织增生，在肉芽肿处形成瘢痕组织。由于本病常反复发作，故上述各期病变可交错存在，且不同组织器官其病理改变也不尽相同，如关节和心包常以渗出为主，而心瓣膜常最终形成瘢痕组织。

由于 RF 反复发作，迁延不愈，上述三期可呈交叉进行，历时 4～6 个月。第一、二期中常伴有浆液渗出，与炎症细胞浸润，渗出性病变决定着临床上各种症状，在关节和心包的病理变化以渗出性为主，瘢痕的形成则主要在心内膜和心肌，在风湿活动两年以上多形成心脏瓣膜病。

（二）常见受累器官的病理改变

（1）心脏　急性风湿热几乎均可引起心脏损害，只是轻重不一而言，重者可累及心包、心肌和心内膜形成全心炎，心包腔内常有纤维素性炎性渗出；心肌中可见典型风湿性病理改变，主要累及心肌间质小血管周围的结缔组织，心肌细胞有不同程度变性坏死，间质内有纤维素样坏死，血管纤维化，并可见少量淋巴细胞及单核细胞浸润，内膜增厚，管腔变小；心内膜病变以瓣膜损害最重要，风湿热反复发作可引起瓣膜充血、肿胀、瘢痕形成和腱索乳头肌粘连、挛缩，导致瓣膜狭窄和/或关闭不全，临床以二尖瓣、主动脉瓣损害最多见。实验证实，风心病患者二尖瓣和主动脉瓣瓣膜或纤维细胞胶原基因（主要是Ⅰ型和Ⅲ型胶原）表达增加，促使胶原合成增多，可导致瓣膜纤维化。

（2）关节　关节滑膜及周围组织水肿、渗出和炎性细胞浸润，但风湿性关节炎即使反复发作，也不会引起关节强直和畸形为其特点。

（3）皮肤　皮下小结处常有结缔组织变性坏死，周围有巨细胞及淋巴细胞浸润，形成肉芽肿。皮下小结是风湿活动的重要证据，多在骨质隆起和肌腱附着处。近年来皮下小结发生率明显减少。

（4）脑组织　在脑实质内常有小血管充血和淋巴细胞、浆细胞浸润，病变多分布在黑质、纹状体及大脑皮质。

（5）其他　包括全身小动脉、肺、胸膜、腹膜及肾脏均可炎症性损害。

四、临床表现

风湿热常见 5～15 岁学龄儿童，多发于气候多变和寒冷季节，住宿条件差、阴暗潮湿环境和营养不良的人群中发病率较高。

发病前 1～3 周，约半数患者先有咽峡炎或扁桃体炎等上呼吸道链球菌感染史。经 1～3 周临床无症状期后，可出现风湿热症状，起病多急骤，约 50% 患者有发热，热型多不规则，高热仅见于儿童，多数为低至中度发热，此外除有多汗、周身乏力、鼻出血、轻度贫血等非特异性症状外，典型风湿热常有如下表现。

（一）主要表现

1. 心脏炎

为临床上最重要的表现，风湿热病例中 60%～80% 有心脏炎的征象，其临床表现轻重不一，从亚临床型、无症状或只有轻微心前区不适、心悸直至严重心力衰竭不等。若同时累及心内膜、心肌和心包则称为风湿性全心炎。

（1）心肌炎和心内膜炎　轻者可无症状，多数患者可诉心前区不适、隐痛和心悸，少数重症者可出现心力衰竭的症状，如面色苍白、呼吸困难、端坐呼吸、咳粉红色泡沫样痰、肝肿大、颈静脉怒张、下肢水肿等。常见体征包括：①心动过速：与体温不相称的心动过速是心肌炎重要征象之一，心率常在 100～140 次/min，即使体温正常，但心率仍较快。少数病例可表现为心动过缓，多系风湿侵犯传导系统引起房室阻滞的结果。②心脏增大：心脏浊音界扩大多，属轻至中度，若合并心包积液可明显扩大，心尖搏动减弱、弥散。③心音改变：第一心音低钝，可呈胎心音或钟摆音，可出现病理性第三心音和第三心音奔马律，后者常是心功能不全的征象，偶尔第三、四心音并存，形成四音心律。④杂音：心尖区第一心音减弱常伴有 2/6 级左右全收缩期吹风样杂音，可向左腋下及左肩胛下传导，杂音的产生可能是心肌炎引起二尖瓣环扩张，导致相对性二尖瓣关闭不全有关。此外，发热、贫血也是因素之一。若杂音响亮度在 2/6 级以上，呈高调或海鸥鸣样、粗糙，常提示心肌水肿和急性心内膜炎引起器质性二尖瓣关闭不全。约 20% 有舒张中期出现低调吹风样（也可隆隆样）递减型杂音，至舒张末期消失，即所谓 Carey-Coombs 杂音，其产生机制是由于风湿性心肌炎使左室扩大，二尖瓣环扩张，心室收缩时二尖瓣有反流，使左房血容量增加，当快速充盈期，加速的血流通过二尖瓣口引起相对性狭窄。此外，心内膜炎至二尖瓣瓣叶和腱索急性期发生水肿、粘连，左室扩张形成二尖瓣口相对狭窄也可能是产生杂音的原因。当风湿热控制后，该杂音往往随之消失。它与器质性二尖瓣狭窄杂音的主要区别在于前者常伴有舒张早期奔马律（第三心音奔马律），通常在第一心音前结束，第一心音不亢进，多为减弱，无二尖瓣开瓣音，随风湿控制而消失；后者多于舒张中晚期出现，多为隆隆样，杂音之前常有二尖瓣开瓣音，窦性心律时常伴收缩期前增强，多有第一心音亢进呈拍击样，即使风湿活动控制，该杂音继续存在。少数病例在主动脉瓣区有舒张早期轻微的高调、递减型叹气样杂音，提示风湿累及主动脉瓣，常与二尖瓣杂音并存。

（2）心包炎 常与心肌炎并存，有5%~10%风湿热发生心包炎，可诉心前区隐痛或不适。最重要体征是心包摩擦音，可存在几小时至数日，当发展为渗出性心包炎时摩擦音可消失，积液量一般不多，对心功能影响不大，叩诊心浊音界视积液量多少可有不同程度扩大，且随体位改变，心尖搏动在心浊音界内侧。必须指出，风湿性心包炎即使反复发作，罕有发展为缩窄性心包炎为其特点。心电图可有急性心包炎之改变，表现为胸前各导联ST段抬高，弓背向下。目前检测心包有无积液以超声心动图较为敏感，应作首选，它能发现50 ml以上心包积液，在心外膜与心包壁层之间（即心包腔）有无反射区（液性暗区），可确诊为心包积液，而常规X线检查心包需积液250 ml以上才能发现。

近年来风湿性心脏炎的病情较以往减轻，风湿热所致心包炎、心力衰竭已大大减少，值得注意的是，亚临床型病例仍未见明显减少，据统计至少有1/3~1/2慢性风心病患者既往无明确的风湿性心脏炎病史，呈隐匿性风湿性心脏炎过程，这在成人中更为常见，应引起临床重视。

2. 多发性关节炎

典型者常表现为以膝、踝、肘、腕、肩等大关节对称性、游走性关节炎，可伴局部红肿热痛，急性炎症消退后关节功能恢复正常，不遗留关节强直和畸形。目前典型病例明显减少，不典型者增多，常表现为游走性关节酸痛，与天气改变密切相关，以湿冷天气较易发生，局部无明显红肿热痛现象，如细心触诊，仍能发现关节有不同程度的压痛，除上述关节外，亦可侵犯髋、指、下颌、胸锁关节及胸骨与肋软骨间的关节痛或关节炎。近年报道约57%风湿热患者有关节炎表现，而其中70%表现为轻型，以关节痛为主。临床上关节炎严重程度与心脏炎与心瓣膜病变程度无关。

3. 皮肤损害

（1）渗出型的边缘红斑，即环形红斑，多见于四肢内侧和躯干，为淡红色环状红晕，几个红斑可相互融合成较大边缘不规则的圆圈，压之退色，多无痛痒感，可历时数月之久。

（2）增殖型的皮下结节，即皮下小节，常位于肘、膝、枕部、前额、棘突等骨质隆起或肌腱附着处，数目不等，约绿豆至黄豆大小，较硬，压之不痛，与皮肤无粘连。近年来风湿性皮肤损害明显减少，尤其是皮下结节更为少见，根据中山医科大学附属第一医院统计1950—1979年30年风湿性心脏病内儿科住院病例中，在1 876例中仅发现2例有皮下结节。

4. 舞蹈病

以女童多见，好发于5~15岁学龄儿童，常呈亚急性起病，早期常有感情冲动、注意力涣散、学业退步、步态不稳，继之出现舞蹈样动作，为一种极快、不规则、不自主无意识动作，常起于一肢，可向四肢扩散，当面部受累时常有挤眉弄眼、咂嘴、伸舌等鬼脸动作，不少家长误认为孩子淘气。此外，四肢腱反射降低、吞咽困难、肌力和肌张力减退、共济失调等症状。一般经2周至半年可自行恢复，部分患者可复发。近年来舞蹈病在5~7岁儿童中发生率似有上升趋势，但症状较轻，且可表现不典型，易导致误诊和漏诊，应予注意。

5. 其他

1%~5%风湿热可发生风湿性肺炎、胸膜炎、脉管炎、风湿性脑病和风湿性肾炎等。

（1）风湿性肺炎 有风湿热的临床表现，患者出现咳嗽、咳痰（包括血丝痰）、胸痛、气促等肺部症状，胸部X线表现往往呈双侧性、局限性和游走性炎性阴影，且可反复出现，有时可类似急性肺水肿样改变，但不能用肺充血或肺梗死来解释，需排除其他原因所致肺部病变，抗风湿治疗有效。

（2）风湿性胸膜炎 多与风湿性肺炎并存，多数病例为双侧性，多数仅表现为胸膜摩擦音或少量胸腔积液征，其特点是病程短、吸收快，不遗留胸膜炎，抗风湿有效。

（3）风湿性脉管炎 其临床表现取决于受累部位，腹腔动脉受累时，可出现剧烈腹痛，甚至误诊为肠穿孔或急性阑尾炎，且常伴风湿性腹膜炎；风湿性脑脉管炎多见于青少年，病变动脉多较弥散，除头痛外，可出现失语、单瘫、癫痫样发作和精神症状，有反复发作倾向，抗风湿及血管扩张剂治疗常能迅速奏效。

（4）风湿性脑病 是指风湿热累及中枢神经系统，除舞蹈症外，尚可表现为脑膜炎型、精神病型和癫痫型，可产生相应症状。

（5）风湿性肾炎 是指风湿性肾脏损害，可出现血尿、蛋白尿和管型尿，少数病例可有轻度浮肿和/或高血压表现，多伴风湿热其他临床表现。

风湿热绝大多数病程持续6周至3个月，极少数病程可持续半年以上。目前以急骤起病、高热伴毒血症、大汗及全心炎，常并发心衰和风湿性肺炎的急性暴发型风湿热已属罕见。

（二）次要表现

（1）过去有风湿热或风心病史。
（2）关节痛。
（3）发热。
（4）检验有急性期反应，如血沉加速、C-反应蛋白（C-reactive protein，CRP）阳性和血白细胞增多。
（5）心电图有P-R间期延长。

一般认为具备以上主要表现中的2项，或1项主要表现和2项次要表现，且有链球菌感染史，并排除其他疾患后，即可确诊。

五、实验室及器械检查

1. 反映近期内链球菌感染及相关免疫的试验

（1）抗链球菌溶血素"O"（antistreptolysin O，ASO）测定 一般认为ASO滴度＞500 u才有价值，但也有认为成人＞250 u、5岁以上儿童＞333 u，应考虑其滴度增高。目前认为一次试验结果对诊断意义不大，若多次试验（最好每2周1次）结果逐渐增高，则对风湿热和风湿活动诊断价值较大。如抗体长期恒定在高单位，多为非活动期；若由高单位逐渐下降，则为疾病缓解期。发病早期用过抗生素或激素者，ASO可不增高。此外，患某些肝炎、肾炎、肾病综合征及多发性骨髓炎时，ASO也可非特异性增高。

（2）抗链球菌胞壁多糖抗体（ASP）测定 根据链球菌胞壁多糖与人心瓣膜糖蛋白有共同抗原性的特性，应用ELISA法测定ASP-IgM、IgG，风湿性心瓣膜炎的阳性率高达80%以上；相反，非风湿性心瓣膜病、链球菌感染后状态、急性肾炎、病毒性心肌炎等阳性率仅10%～13%。本试验在反映风湿热活动方面优于血沉，在反映链球菌感染后的免疫反应优于ASO，有较高的敏感性和特异性。

（3）抗链球菌激酶（antistreptokinase，ASK）测定 风湿热时ASK滴度增高，常＞800 u。

（4）抗透明质酸酶（antihyaluronidase，AHT）测定 风湿热时，常＞128 u。

（5）抗链球菌脱氧核糖酸酶B（ADNase B）测定 风湿热时，儿童常＞250 u，成人＞160 u。

（6）抗链球菌二磷酸吡啶核苷酸酶（ASDA）测定 超过1∶275 u提示风湿热或风湿活动。

一般认为，能同时检查以上链球菌抗体试验中的2项，每2周1次，若试验中的一种其2个稀释管或2个以上稀释管的抗体滴度增高，是风湿或风湿活动的有力佐证。

2. 反映血中白、球蛋白改变的试验

（1）血沉 增高，与血中白蛋白降低、γ球蛋白及α_2-球蛋白升高有关。当风湿热合并心衰或应用水杨酸类、激素时可不增快。

（2）C-反应蛋白（CRP） 阳性，表明血清中有能沉淀肺炎链球菌膜上C多糖体的球蛋白存在。本试验虽无特异性，但其水平与风湿活动程度呈正比。

3. 反映结缔组织胶原纤维破坏的试验

（1）血清黏蛋白试验 血清黏蛋白＞40 mg/L（4 mg/dl）为阳性。

（2）血清二苯胺反应＞0.25光密度单位。

（3）血清糖蛋白增多，α_1＞20%，α_2＞

38%。此外，血清蛋白己糖增高（正常值 1 210+ 21 mg/L）；氨基己糖增高（正常值 830+ 41 mg/L）。

4. 血清循环免疫复合物试验

（1）补体试验 血清补体 C_3 增高，免疫球蛋白 IgA、IgG 也可增高。

（2）外周血淋巴细胞促凝血活性检查 基于风湿热有细胞免疫参与，应用链球菌胞膜或胞壁多糖抗原为特异性抗原，刺激患者外周血淋巴细胞，发现其凝血活性增高，阳性率达 80% 以上（正常人、单纯链球菌感染、病毒性心肌炎、冠心病者，阳性率仅为 4%～14%），可作为风湿热或风湿活动的证据。

（3）抗心肌抗体测定 其原理是链球菌胞膜与哺乳动物心肌有共同抗原性，可吸附风湿热患者血清中特异性抗心肌抗体，其阳性率可高达 70%，尤其对判断有无心脏受累有较大意义。

5. 其他

风湿性心肌炎时血清肌酸磷酸激酶（CPK）及其同工酶（CPK-MB）、谷草转氨酶（GOT）可增高，其增高程序与心肌炎严重程度相平行。

6. 器械检查

（1）心电图 可表现为窦性心动过速、室性和室上性期前收缩、ST-T 异常，P-R 间期和 Q-T 间期延长等。

（2）胸部 X 线检查 有心肌炎者心影轻至中度增大、心搏减弱，伴心包炎者可有心包积液征象。

（3）超声心动图 急性风湿性心脏炎可有弥漫性或局灶性结节样瓣膜增厚，以二尖瓣为主，其次为主动脉瓣。局灶性结节大小为 3～5 mm，位于瓣膜小叶的体部和/或叶尖，系风湿性赘生物形成。其形态和活动度与感染性心内膜炎的赘生物不同，基底部较宽，且紧贴在瓣膜上；后者与瓣膜联系较为松散，活动度大。该结节对风湿性心肌炎诊断具有特征性价值。35%～78% 可有二尖瓣脱垂表现及不同程度二尖瓣反流，心脏可有轻至中度增大，心搏减弱。合并心包炎者有心包积液征，但多为小量积液。

近年来风湿热的临床表现已发生很大变化，不仅发病率明显下降，其临床表现的严重程度已明显减轻，以往作为风湿热主要表现的舞蹈病、环形红斑和皮下结节已很少见，在成人和已有风湿活动，此时在临床观察中出现下述情况，应考虑有风湿活动之可能：①原有心脏杂音性质发生肯定的变化或出现新的病理性杂音；②近期内出现心脏进行性扩大或进行性心功能减退；③心力衰竭难以控制，特别是儿童和青少年及妇女；④新出现的心杂音；⑤发热、出汗、泛力；⑥心衰时血沉正常，心衰控制后血沉反而加速；⑦近期的上呼吸道感染史，心脏症状出现加重；⑧抗风湿治疗后病情好转。以上的①～⑥项都是指不能用其他原因解释者，尤其应排除风心病合并感染性心内膜炎、呼吸道感染及水、电解质紊乱。

● 1992 年修订的 Jones 标准

美国心脏病学会 1992 年对 Jones 诊断风湿热标准的修订（表 6-1-1）。

新的 Jones 标准保留原 5 项主要表现，减去 1 项次要表现（已有风湿热史和现患风心病），主要指出有下列 3 种情况时可不必严格执行该标准，即：①舞蹈病者；②隐匿发病或缓慢发展的心脏炎；③有风湿热病史或现患风心病者，当再感染甲族乙型链球菌时有风湿热复发高度危险性者。

李兴福等结合我国国情认为：虽然 Jones 标准不是急性风湿热（acute rheumatic fever, ARF）的理想工具，但其重要意义是避免 ARF 的过度诊断（over diagno sis of ARF）。我国 ARF 发病已经下降，但 ARF 的过度诊断或漏诊并不少见，以前者较为突出。

表 6-1-1 1992 年修订的 Jones 诊断初发风湿热标准

主要条件	次要条件	有前驱的链球菌感染证据
心脏炎	关节痛	咽喉拭子培养或快速链球菌抗原试验阳性
多关节炎	发热	链球菌抗体效价增高
舞蹈病	急性反应物	
环形红斑	（ESR、CRP 增高）	
皮下结节	P-R 间期延长	

在风湿科或相关门诊患者中，关节炎或关节痛远比心脏炎多，且后者易于经心脏超声和心电图确定诊断。于是关节炎成为鉴别 ARF 的最常见主要表现。了解 ARF 的关节炎特点是 ARF 诊断的关键所在。ARF 的关节炎常于咽部 GAS 感染后 2～3 周发病，常累及周围大关节，很少累及小关节，几乎不累及中轴关节。关节痛很剧烈以致患者在被动运动时不能忍受。不对称性游走性外周大关节炎是本病特征。游走性关节炎是指一个关节炎症发生几小时后缓解，然后另一个关节接着发炎。一些患者可以出现轻的关节痛或关节不适。ARF 的关节炎持续时间是有限制的，几天内自行缓解，最多 2～3 周。ARF 关节炎的另一特征是对阿司匹林反应良好，服用阿司匹林后几小时最多 48～72 h 症状可缓解。否则，又没有其他主要表现，则不支持 ARF 的诊断而应考虑其他疾病。

Jones 标准中除主要表现和（或）次要表现外，要求有 GAS 感染的证据。咽拭子培养或快速咽部 GAS 菌检验阳性是证明咽部 GAS 感染的证据之一。GAS 咽部感染在冬春季节很常见，在 5 岁至 12 岁幼儿尤为普遍，不一定有咽痛、咽部红肿等典型的症状。咽拭子培养 GAS 的阳性率不超过 20%，此外咽拭子培养阳性并不能区分是感染还是健康带菌。有时上呼吸道病变 GAS 培养阳性而实际上只是病毒感染。咽拭子培养需要一个培养期，没有测 ASO 那么简便，ASO 没有保护机体的作用，但是检测 ASO 可作为 GAS 感染的间接证据。ASO 常在 GAS 感染 1 周后升高，3～6 周后达高峰。且 ASO 检测技术在我国基层医院早已普及，当考虑到 ARF 时医生优先选择了测 ASO。

六、鉴别诊断

风湿热应注意与链球菌感染后状态、亚急性感染性心内膜炎、系统性红斑狼疮、类风湿关节炎、结核感染、过敏性关节炎、病毒性心肌炎等作鉴别。

七、治疗

（一）一般治疗

急性期应卧床休息，有心脏炎者在风湿活动控制后继续休息 1 个月，然后逐渐增加活动量，注意保暖、防寒和防湿，适当增加营养和补充维生素 B 族和维生素 C。

（二）抗风湿药物治疗

无明显心脏炎者可首选非甾体类抗炎药，最常用的是阿司匹林，成人一般剂量为 3～6 g/d，儿童为 0.1～0.15 g/（kg·d），均分 3～4 次口服；次选为水杨酸钠，成人一般剂量为 6～8 g/d，儿童为 0.1～0.15 g/（kg·d），均分 3～4 次饭后服用。若有胃肠道症状者，可加用氢氧化铝或三硅酸镁 1 g，3～4 次/d。一般不宜服用碳酸氢钠，因它能降低水杨酸制剂的吸收并增加由肾排泄。用药至症状消失，血沉正常 2 周后减半量，一般疗程为 6～12 周。水杨酸钠盐抗风湿的机制未明，近年来认为主要通过抑制前列腺素合成，抑制其扩张血管和增加其毛细血管通透性的作用而达到消炎抗风湿作用；也有人认为本药还有稳定溶酶体作用，使溶酶体内酸性水解酶不能释放出来，从而阻止炎性介质的形成。对水杨酸制剂不能耐受者，可酌情选用布洛芬（异丁苯丙酸）0.2～0.4 g，氯灭酸（chlofenamic acid）0.2～0.4 g，甲氯灭酸（meclofenamic acid）0.25 g，氟灭酸（flufenamic acid）0.2 g，吲哚美辛（消炎痛，indomethacin）25～50 mg，均 3 次/d，疗程同上。

吡罗昔康（炎痛喜康，pirosicam）20～40 mg/d，对风湿性关节炎有较好疗效，疗程 3～6 周。其他药物尚有萘普生、氟吡洛芬等。

临床上确诊为风湿性心脏炎者，或用其他抗风湿药治疗效果欠佳者，可应用肾上腺皮质激素，有溃疡病、糖尿病、高血压者则应慎用。用药过程中应适当限钠和补充钾盐，并严密观察有无副反应。常用制剂有泼尼松（强的松）10～15 mg、地塞米松 1.5～3 mg、氢化泼尼松（强的松龙）10～15 mg、甲泼米松（甲基强的松龙）8～16 mg、倍他米松（beta methasone）1.2～1.8 mg，均 3 次/d，也有人主张上午 1 次顿服。用药 2～4 周，待症状基本控制后，逐渐减为维持量，疗程一般为4～8周甚至更长。严重心脏炎者（有明显心脏增大、严重心脏传导阻滞、心力衰竭等）可静滴氢化可的松200～400 mg/d，或地塞米松10～30 mg/d，分2～3次静注，症状改善后改为口服。为减轻激素的副作用及防止减量或停药后反跳现象（即风湿活动重现或加重），激素也可与上述抗风湿药物联用，剂量为各单独剂量的1/3～1/2；或当激素减量时即加用水杨酸制剂，停用激素后继续使用抗风湿药4～6周。

（三）清除链球菌感染

目前首选药仍是青霉素，每日肌注80万～120万u，疗程至少2周，甚至连续1～2个月；随后每周注射长效青霉素（苄星青霉素G，beuzathin penicillin G）120万u，2个月后，逐渐改为每2周1次，连续2～4个月，以后每3～4周肌注120万u，至少应预防注射5～10年，若能坚持到25岁，则可大大减少风心病的发生率。对已有风心病者，预防时间应更长一些，甚至终生。近年来链球菌对青霉素耐药菌株不断增加，对青霉素不敏感者可用氨苄青霉素克拉维酸盐、利福平、大环内酯类如红霉素及头孢菌素类抗生素代替，有较好疗效。

青霉素及过敏者可改用红霉素0.25～0.5 g，4次/d，或林可霉素（洁霉素，lincomycine）600 mg，肌注2次/d，或0.25～0.5 g，每日3～4次口服，疗程2周；也可采用头孢菌素类药物治疗。同时应清除咽部及口腔内的慢性感染病灶，对于扁桃体是否应予摘除，应视具体情况而定，若有反复化脓性扁桃体炎发作即应予以摘除，手术前后备用青霉素1周。

（四）对症和并发症的治疗

严重风湿性心肌炎可并发心衰，若不及时而有效地治疗，常为本病主要的死亡原因。其处理的基本原则同一般心衰处理，但洋地黄量应酌减，宜选用快作用制剂如毛花苷丙（西地兰）、地高辛或毒毛旋花子苷K，并同时使用肾上腺皮质激素、利尿剂，对于顽固性心衰者宜加用血管扩张剂和非洋地黄类正性肌力药物，如多巴酚丁胺、多培沙明（dopexamin）、氨力农（氨吡酮）或米力农（米利酮）等。对于严重风湿性心瓣膜病并风湿活动时，一般宜内科治疗，若经积极抗风湿治疗无效或瓣膜病损使心功能急剧恶化者，目前有人主张在抗风湿治疗同时，可考虑手术治疗，包括二尖瓣球囊扩张术、分离术，甚至瓣膜修补或换置术，有可能挽救或延长患者生命，这种情况尤其需要内外科的严密配合。

（五）临床可能遇到的特殊情况的处理

在一个人身上同时并存几个病，这在临床上经常会遇到，有时在治疗上确会互相影响，甚至产生治疗矛盾，以致在处理上有无所适从之感。笔者认为，应先解决主要疾病，同时顾及相对次要的疾病，在药物选择、用药方式、方法和剂量等方面做必要调整。如风湿热或风心病活动，同时又有消化性溃疡活动，此时首先要考虑风湿活动的处理，因为风湿活动累及心脏（心脏炎），不仅可进一步加重瓣膜病变，甚至可以诱发心衰危及生命，而溃疡活动只要无大出血、穿孔，一般情况下并不致命，鉴于水杨酸盐和激素均可加剧溃疡作用，在用药方式上可作调整，如尽量避免口服以减轻对胃肠道的直接刺激，可采用地塞米松或氢化可的松静脉滴注，阿司匹林可用水杨酸钠灌肠代替或采用肠溶片剂，与此同时，积极辅以抗溃疡药物治疗：如抑制胃酸药：包括H_2-RA类药物；如给予西咪替丁200 mg，每日3次，晚上临睡前再顿服400 mg，或雷尼替丁150 mg，每日2次；质子泵抑制剂（PPI）如奥美拉唑20 mg、兰索拉唑30 mg和潘托拉唑40 mg，均每日1次；根治幽门杆菌药，可酌情选用克拉霉素、羟氢苄青霉素、甲硝唑等抗生素，以及应用胶体枸橼酸铋或应用氢氧化铝凝胶等，并密切观察病情变化。根据笔者肤浅经验，只要处理得当，多数患者均达到控制风湿，而不加重溃疡之目的。同理，若患者同时并存高血压、糖尿病者，宜选用阿司匹林抗风湿，若确实无效必须应用激素时，可加强降压和降血糖措施，同样可以取得满意的效果。

八、预防与预后

近年来，由于抗生素的滥用、细菌的毒力增强和抗原性质的变化，人体对A族链球菌的抵抗力下降，人际交往频繁增加了GRS的感染机会，生活环境、母亲的教育水平等均影响RF的发病。所以在世界范围，包括发达国家在内，RF仍是一个值得重视的公共卫生问题。针对RF的发病关键是做好健康教育、早期诊断等一级、二级预防，风湿病是可以预防的疾病，关键是增强体质，防止和积极治疗链球菌感染，对猩红热、急性扁桃体炎、中耳炎和淋巴结炎等链球菌感染应早期予以积极彻底的抗生素治疗；对已发生过风湿热的儿童首选青霉素治疗（详见"清除链球菌感染"部分）。链球菌预防菌苗应进一步研究。呼吁深入研究RF的具体发病机制。随着后基因组学时代的到来，相信对RF的免疫发病机制研究一定能得到更快发展，这对RF的早期发现、早期诊断、早期治疗以及预后具有极其重要的价值。

急性风湿热的预后取决于心脏受累的程度、复发次数及治疗措施。严重心脏炎、复发频繁、治疗不及时或治疗不当者，预后不良，可形成慢性风湿性瓣膜病，或死于严重或顽固性心力衰竭。

（陈国伟　张开滋　支　龙　曲晓燕　汤亚明　边云飞）

第二节　慢性风湿性心脏病的诊治防

一、风湿热和急性风湿性心脏病

在第一节已经详细介绍，在此不加赘述。

二、慢性风湿性心脏病

风湿热是一种可累及全身多个器官和系统的自身免疫性疾病，心脏为风湿热唯一留有后遗症的器官。长期、反复发作的风湿性心瓣膜炎可导致心脏瓣膜损害，形成风湿性心脏病，即风湿性瓣膜病，临床上最常见受累的瓣膜病为二尖瓣、其次为主动脉瓣。

（一）二尖瓣狭窄

【二尖瓣的解剖生理特点】

二尖瓣固定在左房室环的纤维支架下缘，为漏斗形结构，瓣膜由两层皱褶的心内膜，中间夹着一层致密的结缔组织的组织构成，内无血管。根据新的解剖概念，二尖瓣并非由两个半月形瓣膜所组成，而是一个管筒形瓣膜，由房室环向下伸延悬垂，前内部分宽阔略呈方形，称为前（内）瓣，也称为大瓣；后外部分窄小，称为后（外）瓣，也称为小瓣。前瓣的最大宽度为1.8～2.2 cm，后瓣为0.7～1.0 cm，约占瓣口的1/3，前瓣的活动度远比后瓣大，前后瓣叶相交处称为前（外）角和后（内）角，也称为二尖瓣交界区。二尖瓣口位于主动脉口的左面，房室环的前内部分比后外部分高出1.0 cm，当心室舒张时，瓣膜下垂，瓣孔呈卵圆形开口，斜径3.5～4 cm，周径10～11 cm，瓣口面积4～6 cm^2。

二尖瓣的心房面光滑，心室面由腱索和乳头肌附着于心室壁。乳头肌和腱索分为两组：一组由胸肋面近侧缘分出，称为前外侧乳头肌；另一组由后壁近间隔部分出，称为后内侧乳头肌。每一乳头肌的腱索均与邻近半侧的两个瓣叶相连。前瓣的腱索仅附着在游离缘，其基部与主动脉的左冠状瓣和无冠状瓣的左侧基部有共同的附着点，且两者相互延续。二尖瓣的后瓣基部也有少数腱索附着。乳头肌和腱索具有保持心室收缩时不使瓣叶脱垂，保证瓣口关闭得很严密，防止收缩期血液由左室向右房反流的作用。

心瓣膜的启闭是被动的，取决于血流的冲击和瓣膜上下压差的推动。正常二尖瓣起着活瓣作用，保证血流只能朝一个方向流动，不能反流。舒张期，二尖瓣开放，血液能迅速由左房流入左室；收缩期，二尖瓣关闭使左室血流只能向主动脉流动，不能向左房反流。由于前后瓣叶的总面积约为二尖瓣孔口面积的2倍，保证了两个瓣叶心房侧内膜面有足够接触面，使二尖瓣紧密关闭。此外，二尖瓣前瓣在收缩期还有引导血液进入主动脉的作用（图6-2-1A、B）。

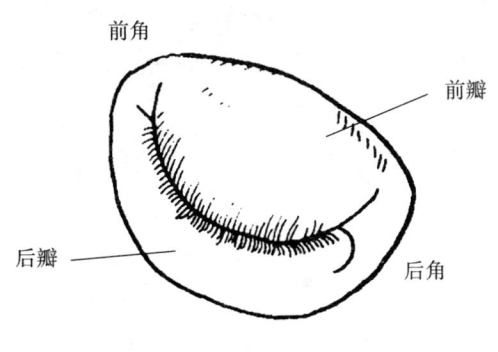

图 6-2-1A 正常二尖瓣的解剖关系

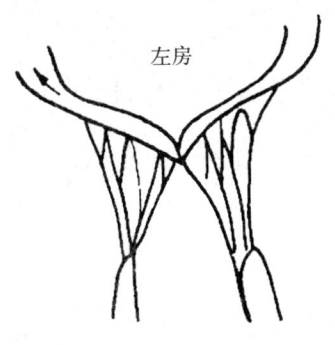

图 6-2-1B 正常二尖瓣及瓣下装置的解剖示意图

【病因】

风湿性心脏病（rheumatic heart disease, RHD）简称风心病，是临床上二尖瓣狭窄（mitralstenosis, MS；简称二窄）最常见的病因。在我国，90%以上二窄为风湿性，而慢性风湿性瓣膜病中至少95%以上累及二尖瓣，其中单纯二尖瓣病变占75%～90%，而单纯二窄占二尖瓣病变半数以上（52%）。风心病二窄多见于20～40岁的青中年，随着我国风湿热发病率的下降，新病例有所减少，病变减轻而病程延长，患者高发年龄有逐渐后移倾向，以致近年来中老年病有所增多。一般认为，从风湿热首次发作后至少2年以上才会引起二窄。女性发病率超过男性，男女比例为1:1.5～1:2。由于近年来风湿热的临床表现有所改变（详见风湿热），因此不少病例缺乏典型风湿热史，仅1/3～1/2病例可闻及有关病史。

【病理和病理生理】

风湿性二窄期以瓣膜交界处及其基底部发生水肿、炎症及赘生物（渗出物）形成为主，后期愈合过程中由于纤维蛋白的沉积和纤维性变，逐渐形成后瓣叶交界处粘连、融合，瓣膜增厚、粗糙、硬化、钙化，以及腱索缩短和相互粘连，限制瓣膜活动能力和开放，致瓣口狭窄。根据病变程度，二窄病理可分为四个类型：

（1）隔膜型 主要为二尖瓣交界处粘连，瓣膜本身可不增厚或轻度增厚，瓣膜弹性和活动度良好，偶有腱索轻度粘连，病情多较轻。

（2）隔膜增厚型（瓣膜增厚型） 隔膜型的进一步发展，除交界处粘连外，前后瓣增厚，但前瓣弹性和活动仍良好，后瓣活动度往往发生障碍甚至丧失活动能力，腱索可有轻度粘连和钙化。

（3）隔膜漏斗型 除瓣孔狭窄外，前、后瓣叶明显增厚、粘连，前瓣大部分仍可活动，但已受到限制，后瓣多已丧失活动能力，由于常伴有腱索粘连、挛缩和融合，使瓣膜呈上口大、下口小的漏斗状改变。

（4）漏斗型 二尖瓣前后叶均明显纤维化、钙化，瓣膜活动度明显受限，弹性差，腱索和乳头肌粘连、挛缩和融合，使瓣膜僵硬而呈漏斗状，多伴有不同程度二尖瓣关闭不全。

二尖瓣狭窄的病理类型（图6-2-1C）。

由于二尖瓣狭窄使左房舒张期排血受阻而逐渐扩大，血液在左房内潴留，易并发心房颤动和形成血栓，后者常始于心耳尖，可沿心房外侧壁蔓延，直达瓣环，陈旧血栓可机化、纤维化和钙化，常附于心房壁，较新鲜血栓可堆积于表面，一旦脱落可引起体动脉栓塞，产生相应症状。当左房失代偿，房内压升高可导致肺淤血，长期肺淤血和纤维化使肺脏失去弹性、顺应性下降而发硬，影响呼吸功能和气体交换。显微镜下可见肺泡壁层明显增厚，常伴间质水肿、胶原增加，有时在肺泡内可见含有含铁血黄素的"心力衰竭细胞"。肺毛细血管因淤血而扩大和曲张，肺小动脉管壁增厚而变窄，加上肺淤血和肺顺应下降，使肺通气血流比值下降，肺静脉氧分压下降，肺缺血、缺氧可反射性引起小动脉痉挛或闭塞，引起肺血管阻力增高可导致肺动脉高压，而肺总动脉及其

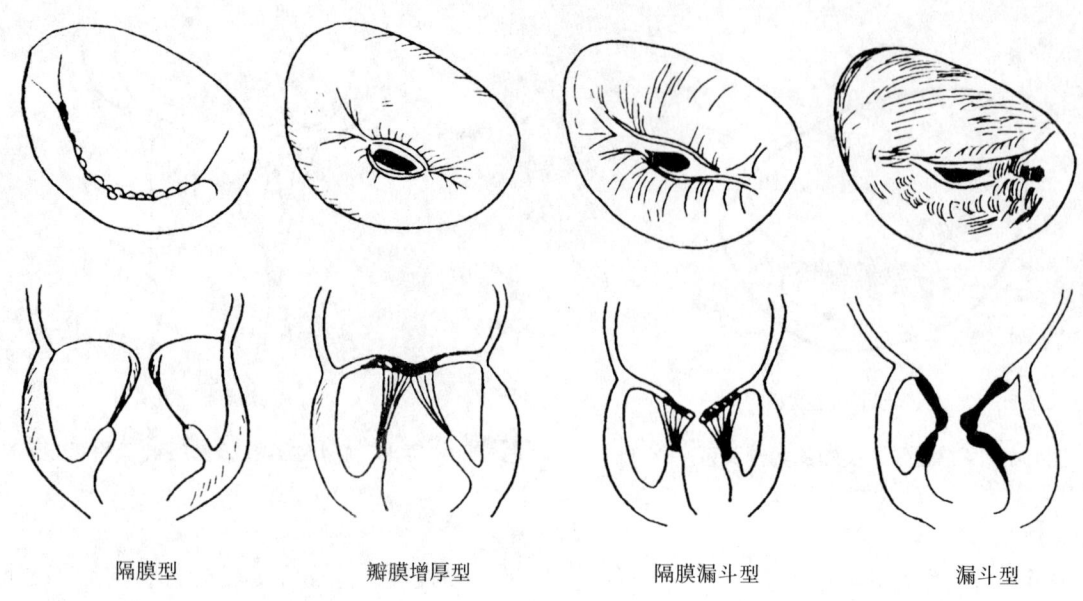

隔膜型　　　　瓣膜增厚型　　　隔膜漏斗型　　　漏斗型

图 6-2-1C　风湿性二尖瓣狭窄病理类型

大分支常明显扩张。肺动脉高压使右心负荷增加，右室可肥厚扩大，继之右房也可扩大，当右心失代偿时，遂发生右心衰竭和体循环淤血征象。另一方面因左室舒张期充盈减少，故患者左室可缩小，严重病例可萎缩，尤以流出道部分为著，若并存风湿性心肌炎或二尖瓣关闭不全（简称二漏），左室亦可正常或扩大。由于左室充盈不足，收缩期射血量减少，故多伴有主动脉根部内径相对缩小和搏动减低。

正常成人二尖瓣口开放时其瓣口面积约为 $4 \sim 6\ cm^2$，瓣孔长径为 $3 \sim 3.5\ cm$。当瓣口面积 $< 2.5\ cm^2$ 或瓣孔长径 $< 1.2\ cm$ 时，才会出现不同程度的临床症状。临床上根据瓣口面积缩小和瓣孔长径长度缩短的程度不同，将二窄分为轻度（$2.5 \sim 1.5\ cm^2$ 或 $> 1.2\ cm$）、中度（$1.5 \sim 1.0\ cm^2$ 或 $1.2 \sim 0.8\ cm$）和重度（$1.0 \sim 0.6\ cm^2$ 或 $< 0.8\ cm$）狭窄。目前认为，瓣膜狭窄严重程度除与瓣口面积和瓣孔长径的长短有关外，尚取决于二尖瓣跨瓣压力阶差和跨瓣血流速度，一般情况下瓣口面积越小，二尖瓣跨瓣压差越大，而跨瓣血流速度与心输出量、心率相关，当心输出量一定时，心率增快可提高跨瓣压差和左房压，这就可以解释二窄患者因突然心动过速或并发阵发性房颤时，易引起突发性呼吸困难和急性肺水肿的原因。

【临床表现】

1. 临床分期

风湿热初次发作并不立即引起二窄，往往需数年至 10 年以上才形成瓣口狭窄。以往认为，逐步出现二窄是风湿活动反复发作或持续引起瓣叶增厚和钙化的结果。现在的观点认为，血流通过病变瓣膜产生涡流，二窄主要是瓣叶对涡流产生的应力作出反应的慢性结果。由于瓣叶变形程度不同，涡流产生的应力也不尽相同，有些瓣膜经许多年仅有轻度狭窄。而有些瓣膜病变进展较快，数年内产生严重狭窄。当然，风湿活动反复发作在促进二窄逐渐加重中也是重要原因之一。因此，有些患者 2～3 年内即出现临床症状，而有些病例多年无症状。临床上根据二窄程度和代偿状态大致可分为三期。

（1）左房代偿期　多为轻度二窄，左房发生代偿性扩大及肥厚以增强收缩力，使舒张期主动排血量增加，延缓左房平均压升高，临床上心尖区常可听到舒张晚期（或收缩前期）杂音增强。患者无症状，心功能完全代偿，但有二窄的体征（心尖区舒张期杂音）和超声心动图改变。

（2）左房失代偿期　随着二窄病变加重和病情进展，左房代偿扩大、肥厚和收缩力增强难以克服瓣口狭窄所致的血流动力学障碍，使左房压逐渐升高，继之影响肺静脉回流，导致肺静脉及肺毛细血管压相继升高，管径扩张，管腔淤血，一方面可引起肺顺应性下降，呼吸功能发生障碍和低血氧症，另一方面当肺毛细血管压明显升高时，血浆甚至血细胞渗出毛细血管外，当淋巴引流不及时或不足以及时清除过多的渗液，血浆和血细胞渗入肺泡内，可引起急性肺水肿，出现急性左房衰竭的征象。本期患者可出现劳力性呼吸困难，甚至端坐呼吸，肺底可有湿啰音，X线检查常有肺淤血和/或肺水肿征象。

（3）右心受累　长期肺淤血后肺顺应性下降，可反射性引起肺小动脉痉挛、收缩，致肺动脉高压，长期肺动脉高压可进一步引起肺小动脉及肌肉型小肺动脉内膜和中层增厚，血管腔进一步狭窄，加重肺动脉高压，形成恶性循环。肺动脉高压必然增加右心后负荷，使右室壁增厚和右心腔扩大，最终可引起右心衰竭。此时，肺淤血和左房衰竭症状反可减轻。

2. 症状

二窄患者由于狭窄严重程度、病变进展速度、生活条件、职业、劳动强度和代偿机制不同，其临床表现可有很大差别，临床上主要表现有：

（1）呼吸困难　当二窄进入左房失代偿期时，可产生不同程度的呼吸困难，早期仅在劳动、剧烈运动或用力时出现，稍稍休息可以缓解，常不引起患者注意，随着二窄程度加重，以后日常生活甚至静息时，也感气促，夜喜高枕而卧，甚至不能平卧，需采取半坐卧位或端坐呼吸，上述症状常因感染（尤其呼吸感染）、心动过速、情绪激动、妊娠、分娩、静脉输液过多、过速和房颤而加剧。

（2）咯血　发生率15%～30%，多见于中、重度二窄患者，可有以下几种情况：

1）大咯血　是由于支气管黏膜下层曲张的静脉破裂所致，因肺静脉与支气管静脉间有侧支循环存在，突然升高的肺静脉压可传到支气管小静脉，使后者破裂出血。常因妊娠或剧烈运动使肺静脉压突然升高所诱发，出血量可达数百毫升，因出血后肺静脉压下降常自行终止，故极少发生出血性休克，但必须警惕咯血所致窒息。二窄所致大咯血多发生在肺淤血较早期，并非是肺动脉高压的表现，后期因曲张静脉壁增厚，大咯血反而少见。

2）淤血性咯血　常为小咯血或痰带血丝，因支气管内膜微血管或肺泡间毛细血管破裂所致。

3）急性左房衰竭致急性肺水肿时，可咳粉红色泡沫样痰。

4）肺栓塞性咯血　二窄患者尤其长期卧床和房颤者，因静脉或右房内血栓脱落，可引起肺动脉梗死而产生咯血，常呈胶稠暗红色痰。有时可伴胸痛。

（3）咳嗽　除非合并呼吸道感染或急性肺水肿，多为干咳，多见于夜间或劳动后，系静脉回流增加，加重肺淤血引起咳嗽反射。肺淤血和支气管黏膜肿胀水肿和渗出，加上支气管黏膜上皮细胞纤毛功能减退，易引起支气管和肺部感染，此时，可有咳痰。急性肺水肿时，则可咳白色或粉红色泡沫样痰。

（4）心悸　常因房颤或心律失常所致。快速房颤可诱发急性肺水肿，可使原先无症状的患者出现呼吸困难或使之加重，而驱使患者求医。但长期房颤者有时心悸症状反而减轻，系患者逐渐耐受了不规则心律之故。

（5）胸痛　二窄并重症肺动脉高压患者可出现胸骨后或心前区压迫感或胸闷痛，历时常较心绞痛持久，硝酸甘油无效，其胸痛机制未明，可能与心外因素、心理因素和精神因素有关，二尖瓣狭窄手术后胸痛可消失。此外，二尖瓣狭窄因并有风湿性冠状动脉炎，冠脉栓塞或肺梗死时也可胸痛，老年患者尚需注意同时合并冠心病。

（6）声音嘶哑　少见，系肺动脉扩张和左房扩大压迫左喉返神经所致。

（7）其他　因二尖瓣狭窄心输出量降低患者可感乏力和疲劳。巨大左房压迫食管可引起吞咽困难。当右心受累致右心衰竭时，由于胃肠道淤血和功能紊乱，可致食欲减退，因肝淤血和肝功能减退可出现肝区疼痛、肝肿大、腹胀、下肢浮肿、消瘦等征象，甚至产生心源性肝硬化。

3. 体征

（1）心尖区舒张期杂音　是诊断二窄最重要体征，绝大多数病例据此即可作出二窄诊断，典型者其特点是常局限于心尖区，呈舒张中晚期低调、隆隆样杂音，窦性心律时常有舒张晚期（收缩前期）杂音增强，并持续到第一心音（S_1），当发生房颤时收缩期前增强可消失。二窄的舒张期杂音用钟型听诊器，轻压心尖区胸壁和让患者左侧卧位时最易听到，对于杂音较轻者可采取运动、咳嗽、用力呼气或吸入亚硝酸异戊酯等方法可使杂音增强。一般情况下，二窄严重程度与心尖区舒张期杂音响亮度有一定关系，但两者并不一定成正比关系。杂音的响亮度主要取决于血容量及血流通过狭窄瓣口的流速，在一定范围内杂音响亮与狭窄程度成比例，但重度狭窄时杂音可反而减轻，甚至听不到杂音，即所谓"哑型二尖瓣狭窄"，这是因为通过二尖瓣口血流量明显减少所致。当二窄合并房颤（多为较重二尖瓣狭窄）、心动过速或左房衰竭时，杂音也会减轻；待心功能改善、心率减慢后，杂音可以增强。此外，合并肺动脉高压、瓣叶固定时杂音亦减轻，而心排出量增加时，则杂音增强。

临床上少数二窄听不到舒张期杂音，即所谓哑型二尖瓣狭窄（哑二窄），这种情况虽可见于极轻度二窄，但临床上多指有严重二窄并肺动脉高压者，其产生原因主要是：①瓣口严重狭窄（$<1.0\ cm^2$）、瓣膜增厚粘连、活动度减弱，使通过二尖瓣口血流减慢、血量减少，以致杂音极轻甚至听不到；②肺动脉高压、右室明显扩大，极度顺钟转位，迫使左室向左后移位，影响二尖瓣口杂音传导。此外，部分二窄患者当心功能明显减退和/或合并房颤、严重心律失常、心动过速，可使原来舒张期杂音明显减弱乃至消失，变成哑二窄，随心功能改善、心律失常纠正和心室率减慢后，杂音可再度出现。偶尔，二尖瓣狭窄并主动脉瓣病变时，由于左室舒张压增高，左房、室间压差减小，可使心尖区舒张期杂音减弱、消失。其他如肺气肿、大量心包积液等也可能影响杂音传导，而肺部病变产生的啰音有时可掩盖舒张期杂音，此时应嘱患者暂停呼吸再作仔细听诊。尽管哑型二窄心尖区听不到舒张期杂音，但二窄的其他征象可依然存在，如心尖区 S_1 亢进，二尖瓣开放拍击音，肺动脉瓣区第二心音（P_2）单元进分裂，Graham-Steell 杂音以及相对性三尖瓣关闭不全杂音等。X 线、超声心动图、心电图等仍可有二尖瓣狭窄相应改变，临床上可有肺淤血、左房衰竭和/或右心衰的征象。

必须指出，心尖区舒张期隆隆样杂音除见于器质性二窄外，在某些病理情况下，虽二尖瓣结构正常，也会出现心尖区舒张期杂音，主要见于：①各种原因引起的房室口血流速率或流量增加，包括大量左向右分流的心脏病，如室间隔缺损、穿孔，动脉导管未闭，主动脉窦瘤破入右心，以及重度二尖瓣关闭不全、甲状腺功能亢进、重度贫血等，其特点是该杂音常在 S_3 之后出现；②左房黏液瘤，系舒张期肿瘤阻塞瓣口所致，其特点是该杂音常在肿瘤扑落音之后出现，偶尔左房内活动性血栓也可产生类似杂音；③严重主动脉瓣关闭不全（主漏）所致 Austin-Flint 杂音；④心包疾病、心肌病和心肌炎等也可能产生心尖区舒张期杂音，这可能与心室充盈受限、顺应性降低和/或心腔极度扩大、乳头肌离心移位等有关；⑤急性风湿热引起的心瓣膜炎，可产生 Carey-Coombs 杂音。

器质性与非器质性二窄的舒张期杂音尚可通过以下几点予以鉴别：①因高流量导致二尖瓣口相对狭窄者因左室常有扩大，故舒张期杂音范围较广，可在整个心前区闻及，而器质性二窄杂音常局限在心尖区，且左侧卧位时更明显。②非器质性二窄舒张期杂音多较粗糙，但非典型隆隆样杂音。③窦性心律时，器质性二窄常有收缩期前（舒张晚期）增强，非器质性二窄无此现象。④器质性二窄常有二尖瓣开瓣音（开放拍击音），非器质性二窄多无此音，偶尔存在也很少呈拍击样。⑤非器质性二窄在舒张期可闻及 S_3，器质性二窄无 S_3，若闻及扑落音，则是左房黏液瘤或球瓣样左房血栓的特征。⑥器质性二窄 P_2 亢进，但无宽大分裂；相反，非器质性二窄多有宽大分裂的 S_2。⑦仅出现短暂的收缩期前杂音是器质性二窄特点，该杂音可以雷鸣样，也可呈吹风样、高频率杂音，有时掩盖 S_1，请勿误认为是收缩期杂音。

（2）第一心音（S_1）亢进和开瓣音 二窄时左房压升高，在舒张末期左房、室间仍存在较大压差，加上左室舒张期充盈量减少，二尖瓣前叶处于心室腔较低位置，当心室收缩时，瓣叶突然快速关闭，可产生亢进的拍击样 S_1。开瓣音也称为二尖瓣开放拍击音，此音在胸骨左缘 3、4 肋间或心尖区的内上方或两者之间最易听到。二窄时，舒张早期左房夺力高，使交界区粘连、增厚的瓣叶中心凹向左室，当心房血流经二尖瓣时瓣叶开放活动突然受阻，瓣叶被弹回，从而产生开瓣音。S_1亢进和开瓣音的存在常表明前叶活动能力和弹性较好，当瓣叶活动能力减退和弹性降低时，则S_1和开瓣音可减弱甚至消失。必须提出，S_1亢进可见于多种情况，如心动过速、发热、甲状腺功能亢进、左房黏液瘤等。开瓣音也见三尖瓣狭窄、动脉导管未闭、大的房、室隔缺损、左房黏液瘤和二尖瓣关闭不全等。因此必须做全面综合分析。

（3）肺动脉瓣区第二心音亢进（P_2亢进）、分裂　当二尖瓣狭窄导致肺动脉高压时可产生P_2亢进、分裂，有时具拍击样。P_2亢进程度往往与肺动脉高压程度呈正相关，而P_2分裂多为窄分裂。肺动脉扩张可在该区闻及收缩期杂音，当肺动脉重度扩张时，可产生相对性肺动脉瓣关闭不全，在肺动脉瓣听诊区可出现舒张早期吹风样杂音，即Graham-Steell杂音。当二尖瓣狭窄发展到累及右心时，可产生相对性三尖瓣关闭不全，在三尖瓣听诊区可闻及收缩期杂音。

（4）其他体征　包括患者两颊发红及口唇轻度发绀的"二尖瓣面容"。二尖瓣狭窄发生在儿童或青少年者可有心前区隆起伴抬举性搏动；心尖区可扪及拍击样S_1及舒张期震颤，叩诊心界可呈梨形改变，右室扩大时心界向左扩大。当发生肺淤血和肺水肿时，肺底可闻及干、湿啰音；右心衰时则有体循环淤血的体征。严重二窄可致脉搏细弱和血压偏低，与左心输出量降低有关。

【影像学检查】

典型二窄根据临床表现，尤其是心脏听诊即可做出定性诊断，有经验医师尚能评估二尖瓣狭窄严重程度，但准确的定量诊断尚需依靠实验室检查。目前确诊二尖瓣狭窄最有效的实验室检查是超声心动图，其次是X线检查，心电图仅做辅助诊断，侵入性的心导管术目前极少应用。

1．超声心动图

（1）M型超声　其特征包括：①二尖瓣前瓣E-F斜率明显降低：在窦性心律患者，E-A呈一平段（或平斜形）改变，即城垛样改变，二尖瓣狭窄时E-F斜率常<50 mm/s，由于瓣膜增厚、钙化和/或纤维化致瓣叶回声增多增强。必须指出，E-F斜率降低虽是诊断二窄的敏感指标，但并非特异，也见于严重肺动脉高压、原发性肥厚型心肌病、主动脉瓣病变及左室顺应性减退、舒张末压增高等情况。②二尖瓣前瓣CE幅度降低：CE间距代表心动周期中前瓣关闭和完全开放时活动的幅度，可反映瓣膜之柔软度、弹性和活动度。二窄时CE幅度减少，若幅度<15 mm，加上瓣膜回声明显增多、增强，瓣膜有僵硬感者应考虑瓣膜钙化的存在，严重钙化者即使单纯狭窄也应作换瓣术的准备。③心电图Q波与二尖瓣前瓣C点间期延长：二尖瓣窄时Q-C间期往往>80ms，这是由于左室与左房压力交叉点后移之故。正常Q-C间期为0.04～0.06 s，轻、中度二尖瓣狭窄者Q-C间期常<0.1 s，若Q-C间期>0.1 s多为重度狭窄。④二尖瓣后瓣曲线改变：二窄时由于前后瓣交界处粘连，舒张期瓣口开放，后瓣因与前瓣粘连受瓣叶面积较大之前瓣牵制亦被拉向前方，呈同向运动，与正常人呈异向（镜像）运动不同。但约10%病例二尖瓣前后瓣仍可呈异向运动或水平运动，应予注意。⑤EE′间距缩小：EE′间距应在二尖瓣瓣尖处测量，代表舒张期瓣膜开放的最大距离，二尖瓣狭窄时EE′间距缩小。⑥其他改变：包括左房增大，其增大程度与二尖瓣狭窄严重程度呈正相关，当左房内径>45 mm时易发生心房颤动。右室增大、肺动脉增宽，左室不大，部分病例间隔与左室后壁在舒张期呈同向运动。

（2）二维超声　可见以下改变：①心前区左室长轴观可见二尖瓣瓣叶变厚，回声增强，活动滞缓，瓣尖常呈结节状。瓣叶增厚以瓣尖处尤为明显，舒张期前后瓣的尖部不能分离，开放活动受限、滞缓，前叶体部常呈圆顶形向左室流出道凸出，呈"气球"样改变。一般认为此圆顶形越明显，其狭窄程度较轻，瓣膜弹性也越好；反之，如果圆顶消失且呈板状运动者，说明狭窄严重且弹性明显降低。实时下可见后瓣瓣尖被前瓣牵引入左室流出道，呈同向运动。收收缩期前后瓣闭合，此时无特异性改变，可见左房增大，其增大程度与狭窄呈正相关。有时可见左房内血栓。②心前区二尖瓣口平面短轴观可见二尖瓣口边缘有结节状肥厚，回声增强，交界处融合，舒张期瓣口呈鱼嘴状或呈不规则，瓣口测量面积明显缩小,且可直接测量瓣口面积,定量诊断二窄程度。瓣膜显著钙化时,瓣口可观察不清,瓣口测量面积往往比实际面积缩小,此点应予注意。③心尖区及剑突下四腔观察,可有助于二尖瓣受累程度和测量房室大小。Abascal 和 Wilkins 根据二尖瓣的瓣叶活动度、瓣膜增厚、瓣下病变和瓣膜钙化的严重程度进行分级,这对指导哪类二窄病变适宜做导管球囊成形术或交界分离术具有重要参考价值,见表6-2-1。

(3)多普勒 连续或脉冲多普勒将取样容积位于二尖瓣口或左室流入道内,可探测到舒张期宽带频谱——湍流,在舒张期保持高流速,该血流信号有两个尖峰分别代表舒张早期和心房收缩期,双尖峰状高速的血流类型与二尖瓣跨瓣压差有关,据此压差可估计狭窄严重程度。彩色多普勒血流显像可见二尖瓣口舒张期血流变窄,中央呈反色显示,周围有多色镶嵌。血流的形态和方向不一,可呈偏心型或分成多股血流射向左室。瓣口短轴切面上多色镶嵌的异常血流范围可反映瓣口面积。见图 6-2-1D,图 6-2-1E。

2. X 线检查

轻度二尖瓣狭窄心影可正常。左房扩大时,在正位片上,增大的左房在右室影后面形成一个密度增高的圆形阴影,使右室心影内有双重影。食管吞吐钡检查,在正位和右前斜位分别可见食管向右向后移位。当二尖瓣狭窄引起肺动脉高压和右心扩大时,正位片心影呈梨形改变,即所谓"二尖瓣型"心。此外,左前斜位可见左主气管上抬。严重二尖瓣狭窄和老年性瓣环及环下区钙化者,胸片上在相应部位可见钙化密阴。二尖瓣狭窄的肺部表现主要为肺淤血,肺门阴影明显加深,由于肺静脉血流重新分配,常呈肺上部血管影增多而下部减少。肺淋巴管扩张,在正位及左前斜位片常见右肺外下野及肋膈角附近有水平走向的线状影,即 Kerley B 线,偶尔见到从肺上叶向肺门斜行走向的线状影,称 Kerley A 线。此外,长期肺淤血的结果,在肺野内可见含铁血黄素沉积点状影。

表 6-2-1 二尖瓣病变的超声心动图分级(Wilkins 计分法)

形态特征	病变程度	级别	分数
瓣叶活动度	仅瓣尖粘连活动受限,其他部位活动较好	1	1
	瓣叶基底及中部活动下降	2	2
	舒张期主要是基底前向运动	3	3
	舒张期瓣叶没有或仅有轻微的前向运动	4	4
瓣叶厚度	瓣叶增厚接近正常(4~5 mm)	1	1
	瓣叶中部正常,连缘部明显增厚(5~8 mm)	2	2
	整个瓣叶均增厚(5~8 mm)	3	3
	整个瓣叶均明显增厚(8~10 mm)	4	4
瓣下病变	邻近瓣叶腱索轻微增厚	1	1
	腱索增厚累及近端 1/3	2	2
	腱索增厚缩短累及近端 1/3	3	3
	腱索广泛增厚缩短累及乳头肌	4	4
瓣叶钙化	瓣叶单区域回声增强	1	1
	瓣叶边缘散在回声增强	2	2
	回声增强延及瓣叶中部	3	3
	瓣叶组织大部分广泛回声增强	4	4

注:上述四项(4级)总分为16分,总分越高表示病变越严重,一般认为瓣膜超声积分为≤8分,则二尖瓣球囊成形术可取得较好疗效;若超声积分>9分,<12分,尽管仍可进行球囊成形术,但疗效可降低,有可能并发二尖瓣关闭不全二漏;若超声积分超过12分,一般不主张球囊成形术或交界分离术,宜施行瓣膜置换术

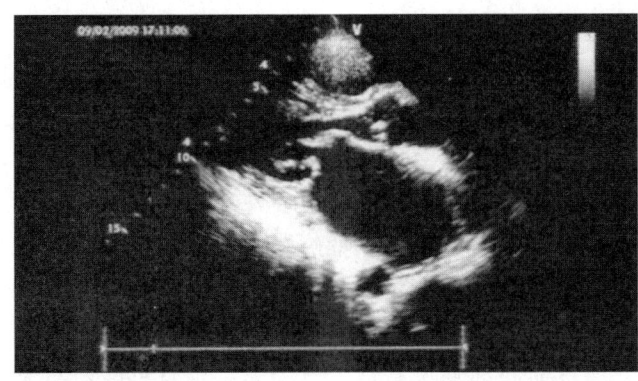
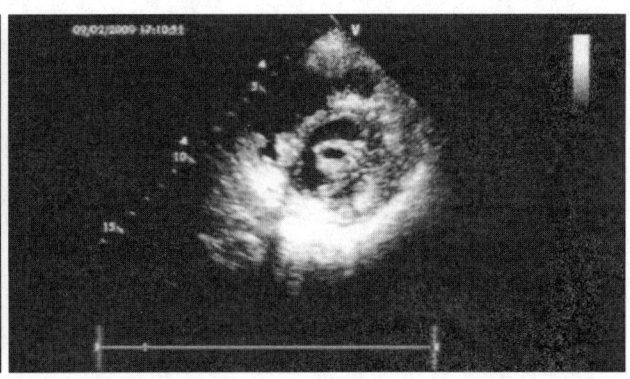

图 6-2-1D 风湿性二尖瓣狭窄超声心动图

超声所见：左房、右房扩大，余房室内径大致正常。室壁厚度基本正常，运动尚可。二尖瓣叶增厚、钙化，回声增强，尤以瓣尖明显，交界处粘连，瓣下腱索增粗，致开放受限，关闭尚可。三尖瓣开放尚可，关闭欠佳，余瓣膜形态结构未见明显异常。大动脉内径正常。心包腔未见异常。

超声心动图提示诊断：风湿性心脏瓣膜病，二尖瓣狭窄

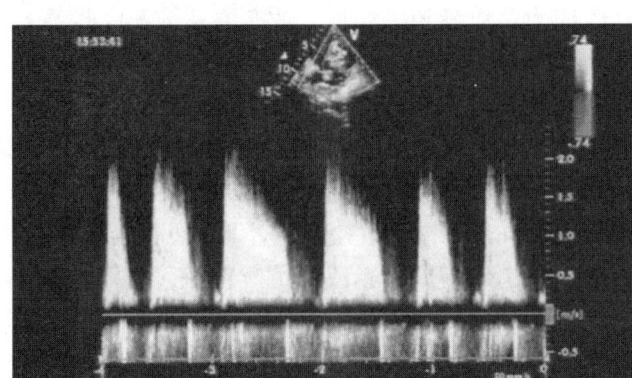
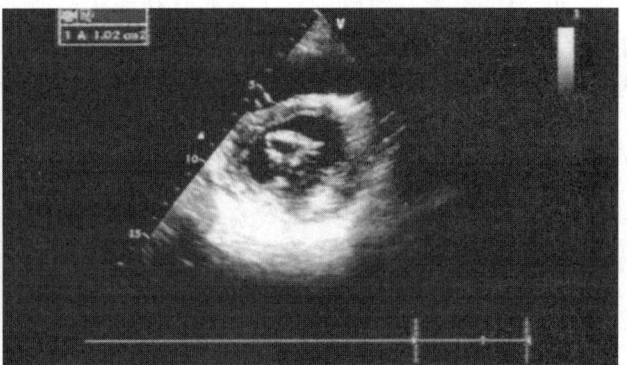

图 6-2-1E 风湿性二尖瓣狭窄超声心动图

超声所见：左房明显扩大，右心房室轻度增大（右室横径 38 mm），左室内径大致正常。室壁厚度基本正常，运动尚可。二尖瓣叶增厚、钙化，尤以瓣尖明显，交界处粘连，瓣下腱索增粗，致开放受限，舒张期瓣口开放面积约 $0.94\ cm^2$，关闭欠佳。三尖瓣开放尚可，关闭欠佳，余瓣膜形态结构未见明显异常。主肺动脉轻度增宽。心包腔未见异常。

多普勒检查：二尖瓣舒张期血流增快，平均跨瓣压差约 9 mmHg，收缩期探及少量反流，三尖瓣收缩期探及中大量反流，估测肺动脉收缩压 68 mmHg。

超声心动图提示诊断：风湿性心脏瓣膜病，二尖瓣狭窄（重度）并少量反流，三尖瓣中～大量反流，肺动脉高压（中度）

3. 心电图

左房增大仍为窦性心律的二窄可出现"二尖瓣型 P 波"，P 波增宽有切凹，V_1 导联有正负双向 P 波，倒置部分较深。累及右心时可有电轴右偏和右室肥大的心电图改变。心律失常在二尖瓣狭窄患者十分常见，早期可表现为房性期前收缩，频发和多源房性期前收缩往往是房颤的先兆，当左房明显增大时往往出现房颤。

【并发症】

1. 心力衰竭

心力衰竭是二尖瓣狭窄死亡的主要原因，当二尖瓣狭窄进入左房失代偿期后，常因感染、剧烈体力活动、心动过速、妊娠或风湿活动而诱发急性左房衰竭，临床上出现急性肺水肿，若不及时治疗可导致死亡。当二尖瓣狭窄累及右心时，肺淤血症状虽可部分缓解，但长期右心受累最终因右心衰致死。

2. 栓塞

二尖瓣狭窄患者尤其是房颤者，左房和左心耳处常有血栓形成，一旦脱落可导致体动脉栓塞，临床上以脑动脉栓塞最常见，可导致偏瘫甚至致死，其他周围动脉栓塞可产生相应的症状，如肾

动脉栓塞可有肾绞痛、血尿和急性肾衰和继发性高血压；冠状动脉栓塞可发生心绞痛和心肌梗死等。慢性二尖瓣狭窄长期卧床休息者可发生静脉血栓，房颤患者在右房内也可形成血栓，栓子一旦脱落可引起肺动脉栓塞，但肺栓塞发生率临床上远比体动脉栓塞为少。

3. 心律失常

半数以上二尖瓣狭窄有房颤，早期可表现为房性期前收缩和房性心动过速，继之可出现阵发性房颤或房扑，若二尖瓣狭窄未纠治最终转为持久性房颤。窦性心律的二尖瓣狭窄患者当突然发生快速型房颤时，可诱发或加重左房衰竭和右心衰竭。

4. 感染性心内膜炎

单纯二尖瓣狭窄较少发生，尤其在瓣膜严重狭窄、增厚和房颤者更为少见，其可能原因是由于房颤、心衰或严重二尖瓣狭窄时，使血流速度减慢和/或压力阶差变小，不易产生湍流和喷流现象，以致喷射效应和温特力效应较弱，不利于形成赘生物，故感染性心内膜炎反而少见。但随着近年来器械检查和瓣膜手术的普遍开展可增加感染机会。

5. 肺部感染

二尖瓣狭窄使肺淤血、肺顺应性降低、支气管黏膜肿胀和纤毛上皮功能减退，肺间质渗出物常成为细菌良好的培养剂，加上二尖瓣狭窄患者抵抗力低下，因此极易反复呼吸道感染，而肺部感染又可诱发和加重心功能不全。

【治疗】

应内、外科密切配合进行。

1. 内科治疗

风湿性二尖瓣狭窄若处于左房代偿期，主要是防治链球菌感染和风湿活动（详见风湿热），要注意劳逸结合，饮食宜清淡和富含维生素，不宜参加剧烈运动和重体力劳动，使心功能在较长时期内保持良好状态。

（1）药物治疗 应适当休息，限制水、钠摄入，必要时可辅以利尿剂以减轻症状。当二尖瓣狭窄引起急性肺水肿时属左房衰竭，尽管其临床表现与左室衰竭性肺水肿相似，但两者在处理上既有相同也有不同。相同点包括均可应用半卧位、吸氧、注射吗啡或哌替啶（度冷丁）、镇静、快速利尿、使用血管扩张剂或四肢交替结扎止血带，以及使用氨茶碱和去除诱因等。不同点在于二尖瓣狭窄所致肺水肿时，洋地黄应用要谨慎，不能把洋地黄作为治疗急性肺水肿的唯一办法，这是因为洋地黄的强心作用可使左右心室收缩力均增强，二尖瓣狭窄时左室舒张期充盈量本来就比正常人少，左室前后负荷不大，甚至比正常人还少，无需使用洋地黄来加强其收缩力，而应用洋地黄后亦加强了右室的收缩力，则有可能使右室射入肺动脉内的血量增多，导致肺淤血和肺水肿的加重，这是应用洋地黄有其不利一面。但根据笔者肤浅的临床体会，二窄并急性肺水肿时仍可适量应用洋地黄，其剂量应控制在常规负荷量的1/2～2/3，其目的主要是用来减慢心率而非增加收缩力，以延长舒张期，改善左室充盈，提高左心搏出量，因此，较适合于合并快速型房颤、明显窦性心动过速和室上速者。若应用洋地黄后，心率仍无明显降低，可在心电图监测下以0.5～2 mg普萘洛尔或2.5～5 mg维拉帕米用5%葡萄糖液20 ml稀释后缓慢静脉注射，可收到较好效果。对于病情较轻者或病情改善后，可用地高辛0.125～0.25 mg，1次/d口服，如加用美托洛尔1.25～2.50 mg，1～3次/d口服，也可收到良好效果。在血管扩张剂方面首选以扩张静脉为主的药物，如硝酸甘油10～25 mg加于5%葡萄糖液500 ml内缓慢静脉滴注，以减少回心血量改善肺淤血。内科治疗无效，有条件单位可施行紧急二尖瓣经皮球囊扩张术或闭式分离术，以解除瓣口狭窄。对于左室性急性肺水肿，则可常规使用洋地黄，以加强左室收缩力，在血管扩张剂方面可选用同时扩张动静脉的药物如硝普钠，或以扩张小动脉为主的药物如肼屈嗪、卡托普利或酚妥拉明等。而β受体阻滞剂和钙拮抗剂应慎用或禁忌使用。

（2）二尖瓣狭窄合并大咯血 一般处理原则包括密切观察病情，预防窒息，半卧位，呼吸困难和缺氧者给予吸氧，适当应用止血剂如卡巴克络（安络血）、酚磺乙胺（止血敏）、维生素K和氨基己酸等，但必须指出，临床上经常用于肺源性咯血的垂体后叶素不宜应用，因它有强烈收缩血管作用，可使血压升高，增加肺动脉阻力，加重心脏负荷。相反，可应用血管扩张剂治疗，以降低肺静脉压力，可选用硝酸甘油 0.3～0.6 mg 舌下含服，每 0.5～1 h 一次，或静脉滴注。因肺动脉高压所致咯血，可应用动脉扩张剂和钙拮抗剂，如肼屈嗪 25～50 mg，卡托普利 12.5～50 mg、硝苯地平（硝苯啶）5～15 mg，均每日 2～3 次。若动静脉压力均增高可联用动静脉扩张剂如硝酸酯类加肼屈嗪或卡托普利，病情较重者可静脉滴注硝普钠，对上述血管扩张剂疗效欠佳或有副反应者，也可应用于普鲁卡因 150～300 mg 加于 10% 葡萄糖液 250 ml 内静脉滴注，必要时将普鲁卡因 50 mg 葡萄糖液 40 ml 内缓慢静脉注射，亦具有扩张血管和降低肺循环压力的作用，从而达到止血目的。内科治疗无效的大咯血可紧急施行经皮二尖瓣球囊扩张术或分离术。对于肺栓塞所致咯血可应用肝素和链激酶治疗，前者首剂 5 000～5 000 u 溶于 5% 葡萄糖液 100 ml 中静脉滴注，以后每小时持续静脉滴注 1 000 u，并根据凝血酶原时间调整剂量，保持凝血酶原时间不超过正常值 2 倍为宜，一般用药 4～7 天；后者首剂 25 万～50 万 u 加入 5% 葡萄糖液 100 ml 内，30 min 内静脉滴注完，以后每小时静滴 10 万 u，连用 18～24 h，此外也可用尿激酶代替链激酶。急性肺水肿所致咯血除上述处理外，应按肺水肿治疗。

（3）二尖瓣狭窄并发心律失常　若不引起血流动力障碍或无明显症状者，可不做处理，但并发快速房颤，或诱发心功能不全及恶性心律失常，应积极治疗，可应用抗心律失常药物如胺碘酮、奎尼丁、维拉帕米等，必要时可电复律或射频消融治疗。

2. 手术治疗

瓣膜性心脏病患者主要问题是瓣膜本身有器质性损害，任何内科治疗或药物均不能使其消除或缓解。实验研究表明单纯的心肌细胞牵拉刺激就可促发心肌重构，因而治疗瓣膜性心脏病的关键就是修复瓣膜损害。国际上较一致的意见是：所有有症状的瓣膜性心脏病心衰（NYHA Ⅱ级及以上），以及重度主动脉瓣病变伴有晕厥或心绞痛者，均必须进行手术置换或修补瓣膜，因为有充分证据表明手术治疗是有效和有益的，可提高长期存活率，最新的国际指南更将手术治疗扩展应用于部分无症状的瓣膜性心脏病患者。应用神经内分泌抑制剂（如 ACEI、β 受体阻滞剂、醛固酮受体拮抗剂）治疗慢性收缩性心衰的长期临床试验均未将瓣膜性心脏病心衰患者入选在内；因此没有证据表明，上述治疗可以改变瓣膜性心脏病心衰患者的自然病史或提高存活率，更不能用来替代已有肯定疗效的手术治疗。

二尖瓣狭窄（MS）患者左心室并无压力负荷或容量负荷过重，因此没有任何特殊的内科治疗。内科治疗的重点是针对房颤和防止血栓栓塞合并症。β 受体阻滞剂仅适用于房颤合并快速室率或有窦性心动过速时。MS 主要的治疗措施是手术。

（1）经皮球囊二尖瓣成形术　二尖瓣狭窄治疗的根本问题在于解除瓣口机械性狭窄，降低跨瓣压差，药物治疗只能暂时减轻症状，无法根治和控制病情的发展，要解除瓣膜狭窄必须采用经皮球囊二尖瓣成形术（percutaneous balloon mitral valvuloplasty，PBMV）是治疗二窄划时代和革命性的进展，不仅使患者免除开胸手术的痛苦，且康复快，死亡率比分离术低，而疗效可与其相媲美。PBMV 是重要的治疗手段，适用于：①中、重度 MS（二尖瓣瓣口面积 <1.5 cm²）患者，瓣膜形态和结构适于 PMBV；无左房血栓和（或）中、重度二尖瓣关闭不全（MR），NYHA Ⅱ～Ⅳ级，有症状（Ⅰ类，A 级）或无症状（Ⅰ类，C 级）患者。②中、重度 MS 患者，瓣膜不柔韧且钙化，NYHA Ⅲ～Ⅳ级，不适于手术或手术高危者（Ⅱa 类，C 级）。

PBMV 禁忌证：①二窄并中度二漏；②二窄伴风湿活动（紧急扩张术抢救难以控制的反复严重左心功能不全以便能争取其他治疗机会者除外）；③二尖瓣 Wilkin 超声计分 ≥ 11 分；④左房内新鲜血栓形成或近 3 个月内有血栓栓塞史；⑤未能控制的感染性心内膜或其他部位的感染；⑥合并心脏或大血管明显转位或胸廓及脊柱严重畸形；⑦二窄并中度以上主窄或主漏；⑧妊娠期因放射线可能影响胎儿，除非心功能Ⅳ级，危及母子安全；⑨全身情况差或合并其他重要脏器疾病。

（2）二尖瓣分离术

1）闭式二尖瓣分离术　其适应证与 PBMV 相仿，包括：①中度以上二窄，瓣口面积 < 1.5 cm²，心功能Ⅱ～Ⅲ级；②年龄最好 20～50 岁。但无绝对界限，随外科手术进步，不少高龄者仍可行

分离术；③半年内无风湿活动或感染性心内膜炎；④妊娠者以怀孕 5~6 个月为宜；⑤瓣膜类型属于隔膜型和隔膜增厚型为佳；⑥二窄并大咯血或急性肺水肿，内科无法控制，可紧急施行分离术。禁忌证包括：①二尖瓣严重钙化；②并中、重度二漏；③左房内有血栓或有体动脉栓塞史；④风湿活动期或合并感染性心内膜炎，风湿活动和感染性心内膜炎必须控制在半年以上。

2）直视二尖瓣分离术　适应证和禁忌证与闭式二尖瓣分离术相似。由于心外科的进展，近年来有人认为心功能Ⅳ级、重度二窄呈巨大心脏，心胸比率＞60%~80%，并非手术禁忌证，在内科积极配合下，仍可考虑手术治疗，其手术死亡率并非想像的那么高。有房颤和栓塞病史，心房内有血栓者不仅不是手术禁忌证，而且应尽早手术，以免心功能进一步恶化和再度栓塞，应采用直视二尖瓣分离术。对瓣膜严重纤维化、钙化或属漏斗型者，先天性二窄或并有中度以上二漏者应考虑换瓣术。

（3）二尖瓣膜修补术和瓣膜置换术

1）如二尖瓣显著钙化、纤维化或瓣下结构融合，不宜做 PMBV；或有左房血栓、重度 MR、PMBV 禁忌，可考虑外科治疗，应尽可能做瓣膜修补术（Ⅰ类，B 级）；但伴中、重度 MR 者，需做二尖瓣瓣膜置换术（Ⅰ类，C 级）；

2）重度 MS（二尖瓣瓣口面积＜1.0 cm^2）、重度肺动脉高压（＞60 mmHg）、NYHA Ⅰ~Ⅱ级患者，不能做 PMBV 或手术修补者，需做二尖瓣膜置换术（Ⅱ$_a$ 类，C 级）。

（陈国伟　张开滋　支　龙　宋明云）

（二）慢性二尖瓣关闭不全

【病因】

众所周知，二尖瓣的功能有赖于二尖瓣瓣叶、瓣环、腱索、乳头肌和左心室肌及室壁的正常和功能协调，凡二尖瓣装置中任何一部分的功能失调和器质性损害均可导致慢性二尖瓣关闭不全（chronic mitral insufficiency，CMI，简称二漏），各种病因引起左室扩张使瓣环扩大或乳头肌移位，可产生功能性二漏。因此，二漏的病因远比二窄多和复杂。

风湿性二尖瓣关闭不全的病因（表 6-2-2）。

表 6-2-2　二尖瓣关闭不全的病因

损害部位	损害部位	原因
瓣膜损害	瓣叶挛缩、炎症、穿孔	风湿热、感染、创伤、系统性红斑狼疮、电离辐射、Ehlers-Danlos 综合征*
	发育异常	心内膜垫缺损（房室管畸形）、二尖瓣裂、缺如、瓣叶附着点异常、完全性大血管转位并三尖瓣下移畸形、二尖瓣脱垂
	结缔组织异常	马方（Marfan）综合征、类风湿、Ehlers-Danlos 综合征、心内膜弹力纤维增生症
瓣环损害	破坏	感染性心内膜炎、风湿热、类风湿关节炎赘生物
	扩大	结缔组织疾病、左室扩大
	钙化	老年性、退行性变
	断裂	特发性、感染性心内膜炎、创伤、心肌梗死、马方综合征
腱索损害	附着点异常延长	先天性
		特发性、马方综合征、Ehlers-Danlos 综合征
乳头肌障碍	功能障碍、断裂	心肌梗死、感染性赘生物、多发性动脉炎、心肌炎
	位置异常	左室扩大、肥厚型心肌病、左室室壁瘤

* Ehlers-Danlos 综合征包括关节过度伸张，皮肤弹性过强、易脆，常有关节积血、脱位、骨骼、内脏（心肺和胃肠等）畸形。病因未明，属常染色体遗传

虽然二漏的病因很多，但我国慢性二漏大多数由风湿性心内膜炎引起。至于二漏合并二窄或伴有主动脉瓣病变者，则绝大多数仍然是风湿性的。

【病理和病理生理】

急性风湿性心肌炎常有二漏，但这种二漏主要是因左室扩张，而不是瓣膜变形引起的。当风湿热反复发作可导致瓣膜增厚、瘢痕形成和瓣叶挛缩，妨碍瓣叶关闭，此外，腱索缩短也可引起二漏。为什么风湿热有时引起二窄，有时导致二漏，原因未明。从病理改变看，二窄和二漏不同，二漏者二尖瓣通常无钙质沉积，或仅有轻度钙质沉积，瓣叶交界处多无粘连，腱索增粗或粘连亦少见，而单独损害乳头肌引起二漏更属罕见。二漏主要病理改变是部分瓣叶增厚挛缩，影响二尖瓣的关闭。出现二漏后，血流动力学改变可使二漏逐渐加重，因为左房增大使二尖瓣后瓣向后移位，而前瓣被腱索拉住并固定在前内侧乳头肌上，使反流进一步加重。风湿性二尖瓣病变常有一系列病谱，早期多呈单纯二漏，继之二漏伴二窄，直到单纯二窄或窄漏并存。

二漏时于等容收缩期（二尖瓣关闭至主动脉瓣开放之前）只要左室压力超过左房压，即使主动脉瓣尚未开放，即可引起血液由左室向左房反流，一直接续到左室压力下降到低于左房压时，因此，典型二漏其反流几乎占全收缩期，临床上常产生全收缩期杂音。由于左房在心室收缩期时既接受左室反流血液，又要收纳正常从肺静脉回流的血流，可导致左房压力升高和容量增加，若属于单纯二漏未合并二窄，则舒张期血液可迅速充盈心室，左房压仍可迅速降至正常水平，使左房及肺静脉压力有一个缓冲间隙，加上左室代偿机制较完善，因此单纯二漏与二窄不同，在相当长时期内可无明显左房扩大和肺淤血而无临床症状，但一旦左室功能失代偿，不仅心搏出量降低，且可加重二尖瓣反流，常使病情短期内急剧恶化，可使左房扩大、发生急性肺水肿，继之肺动脉高压及右室负荷过重引起右室肥大、右心衰竭。另一方面舒张期左室除接受来自左房的正常肺循环血流外，尚需要容纳在收缩期反流入左房的血液，导致舒张期容量负荷过重，可产生离心性左室扩大和肥厚，也是引起左心衰的原因之一。

【临床表现】

1. 症状

二漏的病因多，严重程度不一，因此临床表现不尽相同，轻度二漏可终生无症状，即使中、重度慢性二漏，也可几年甚至10多年无症状，直到出现左心衰后，则病情常发展迅速。除各种病因常有相应的临床表现外，慢性二漏的主要症状包括：

（1）劳累后气促或呼吸困难　呼吸困难的程度不一，多逐步加重，从事重体力劳动、剧烈运动时才出现，直到端坐呼吸、供氧仍难以缓解，系左心功能减退、心搏出量降低和肺淤血的结果。但急性肺水肿、咯血和动脉栓塞的机会远较二窄为少。

（2）疲乏、无力　活动后疲劳可以是某些患者的主要症状，系活动增加收缩二尖瓣反流，致主动脉射血进一步减少，四肢供血不足的结果。

（3）心悸　由于二漏使左室舒张期容量负荷过重，左室搏出量增高，心尖搏动增强。此外，二漏也可导致心律失常，如期前收缩和房颤（比二窄少见）等，也使患者有心悸。

（4）少数左房显著增大者可有右胸痛和吞咽不适感。

（5）当累及右心和右心衰时，可出现右上腹胀痛、肝肿大和下垂性浮肿。

（6）二漏尤其轻度二漏易并发感染性心内膜炎，可产生相应临床表现和加重二漏。

2. 体征

（1）心尖区收缩期杂音　是二漏最主要体征，杂音的响度常在3级或3级以上，多为吹风样，少为粗糙杂音，当累及腱索或乳头肌时可出现乐音样杂音，且可时有时无。二漏杂音多向腋下及左肩胛间部传导，当瓣叶主要损害后交界区及后瓣时，杂音可传至胸骨左缘2、3肋间及主动脉瓣第二听诊区，有时需与室间隔缺损和主动脉瓣狭窄作鉴别。典型的二漏常是全收缩期杂音，但二尖瓣脱垂可只有收缩中、晚期杂音。杂音的强度可以是整个收缩期均等的（即一贯型高频全收缩期杂音），也可以是收缩中期最强，然后减弱。轻、中度二漏尚可表现为收缩期递增型杂音。杂音的响亮不仅取决于瓣膜损害程度、反流量，也与左房、室压差有关。心输出量降低时、左心衰竭时杂音可以减轻，偶可完全消失。二漏的杂音常在呼气时减弱，吸气时增强，应用增加外周血管阻力的药物如注射甲氧胺后杂音增强；反之，应用血管扩张剂如吸入亚硝酸异戊酯后，杂音可减轻，据此可与三尖瓣关闭不全的收缩期杂音作鉴别。

（2）第一心音（S_1）　可以正常、减弱，或被杂音掩盖。二漏时S_1正常可见于轻度二漏，以及主要以房室环扩大和主要损害后瓣，而前瓣活动良好的二漏。多数病例表现为S_1降低或被杂音掩盖。

（3）病理性第三心音（S_3）　中、重度二漏者在心尖部可听到病理性S_3，系左室舒张早期血液快速充盈左室和冲击瓣膜引起的高振幅中频率的振动，多在S_2后0.12～0.15 s出现。

（4）心尖部舒张期杂音　重度单纯二漏也可听到舒张期杂音，系左室扩大、舒张期血流增加发生二尖瓣相对性狭窄的结果，其特点是于舒张中期出现，多在S_3之后，无舒张晚期增强。

（5）开瓣音　约10%二漏可听到二尖瓣开放拍击音（开瓣音），其产生机制尚无圆满解释，Nixon等认为，二漏时出现开瓣音只能否定二尖瓣的两个瓣膜同时有严重损害，而不能作为鉴别瓣膜病变性质的依据。

（6）肺动脉瓣区的第二心音（P_2）亢进　因肺动脉高压，左房扩大使心脏转位肺动脉靠近前胸所致。由于左室射血时间缩短使主动脉瓣关闭更加提前，可出现P_2宽分裂。

（7）其他体征　包括心尖搏动增强且向左下移位，心浊音界向左下扩大，心尖区可扪及抬举性搏动及全收缩期震颤，有时整个心前区都有弥漫性抬举性搏动，而被误认为右室肥大。若并发肺水肿或右心衰竭时，则可出现相应的体征。

【影像学检查】
二漏与二窄不同，前者仅根据临床表现和听诊有时难以做出诊断，因为无害性（功能性）心尖区收缩期杂音与器质性杂音有时较难鉴别；而后者根据典型特点往往可作出诊断。因此二漏无论定性还是定量诊断有时得依靠有关的实验室和器械检查，尤其是轻度二漏。目前确诊二漏最简便和有效的无创性检查是首选多普勒超声心动图，其次才是X线。至于心电图、心尖搏动图仅作辅助，左室造影及侵入导管技术仅用于特殊病例。

1. 超声心动图

（1）M型超声　由于M型超声是一维图像，对二漏的诊断价值有限，主要表现为左室容量超负荷改变如左室扩大、左室后壁和室间隔搏动增强，左室收缩期与舒张期内径差值增大等。至于左房后壁活动曲线改变，如收缩期出现明显的C凹，二尖瓣前瓣E-F斜率增速等，仅为间接征象，M型超声难以发现二漏的直接证据。

（2）二维超声

心前区左室长轴切面　风湿所致二漏可见两个瓣叶增厚，收缩期二尖瓣口不能完全闭合或有多条回声，舒张期前瓣可呈直角弯曲，但瓣叶中部活动并不减低，后瓣舒张活动可受限制。

左室短轴切面　在二尖瓣口水平短轴切面正常人瓣口面积应＞3 cm^2。收缩期瓣口不能完全闭合，有时可呈筛孔状，这是诊断二漏特征性之改变，但准确地扫切二尖瓣口是否完全关闭仍有一定困难。间接征象包括左房、左室增大，以及容量超负荷引起左室壁和室间隔运动增强。

（3）多普勒　应用连续或脉冲多普勒分析诊断二漏的灵敏度为95%，特异性90%，精确度89%，优于二维超声，当取样容积位于左房内，可测出收缩期二尖瓣口的异常湍流信号而确诊。多普勒彩色血流显像对二尖瓣反流极为敏感，在左房内于收缩期呈现源于二尖瓣口的逆向高速湍流的彩色异常的血流束。在瓣膜严重变形、二尖瓣脱垂和人工瓣并发反流时，异常血液束可呈明显偏心型，有时可有多股异常血流束。根据反流血流束之显示长度，可用心血管街景法确定反流程度同样的计算方面，以判断反流程度，若反流束仅局限于二尖瓣环附近为轻度二漏，达左房腔中部为中度二漏，直达心房顶部，贯通整个心房为重度二漏。也有人用面积法计算反流量。因此多普勒彩色血流显像不仅能准确检出有无二漏，且对二漏的严重程度可做出半定量分析。

超声心动图不仅能诊断二漏，且对引起二漏的病因也能提供有用参数。

2. X线检查

透视下可见左室搏动增强，收缩期与舒张期内径差增大。X线拍片可见左房、左室阴影增大，左房增大在右心室心影内出现双重阴影。此外可见肺淤血，晚期右室也可增大。仅极个别病例需作心导管和左室造影检查，此外，尚可评价左室功能和检测心腔内压力及其变化。

3. 心电图

早期正常，中晚期可有左房大和左室肥大、劳损的图像。

4. 心尖搏动图

可表现为收缩波（SW）尖而陡，舒张期的快速充盈波（RFW）高尖，快速充盈后突然转入缓慢充盈，因此在RFW与缓慢充盈波（SFW）之间常有明显的F点。

【诊断与鉴别诊断】

典型的二漏根据临床表现，心尖区≥3/6级全收缩期杂音并震颤，即可作出诊断，结合有关检查，特别是超声心动图不仅可以定性诊断，且对二漏严重程度作出定量诊断。临床上二漏主要应与心尖区无害性收缩期杂音作鉴别，后来杂音较轻，多为1/6～2/6级，性质柔和，且多为非全收缩期，无左房、左室增大的征象，多普勒超声心动图不能检出收缩期二尖瓣反流。至于相对性二漏常有左室扩大和二尖瓣环扩大的病因及相应临床表现，其杂音往往在心功能不全时反而变轻，心功能改善后却变得响亮。

【治疗】

1. 内科治疗

内科治疗虽然不能根治二漏，但慢性二漏常有长时间无症状期，在此时期内给予生活指导，注意劳逸结合，做好呼吸道感染、风湿热和感染性心内膜炎的防治工作，是延缓病情发展的十分重要措施。当二漏出现临床症状时，应积极予以对症治疗，如及时应用强心剂、利尿剂、ACEI、β阻滞剂和血管扩张剂治疗心衰，改善心功能，纠正心律失常和病因治疗。有手术指征的患者应与心外科密切配合，做好换瓣或瓣膜修补术术前各项准备工作。

2. 外科治疗

无症状的慢性二漏，左室功能正常时，并无公认的内科治疗。如无高血压，也无应用扩血管剂或ACEI的指征。主要的治疗措施是手术。

二漏手术指征：①急性MR应尽早手术，内科治疗仅限于术前准备；②慢性、重度MR伴NYHA Ⅱ～Ⅳ级症状，但无重度左室功能不全（LVEF＜30%）和（或）左室收缩末期内径＞55 mm（Ⅰ类，B级）；③无症状的慢性、重度MR伴轻、中度左室功能不全（LVEF30%～60%）和（或）左室收缩末期内径≥40 mm（Ⅰ类，B级）；④大多数需手术患者，采用二尖瓣修补术优于二尖瓣置换术（Ⅰ类，C级）。

（陈国伟　张开滋　边云飞　杨慧宇）

（三）急性二尖瓣关闭不全

【病因】

急性二尖瓣关闭不全（acute mitral insufficiency，AMI，简称急性二漏）几乎都是瓣膜下二尖瓣装置（腱索或乳头肌）断裂或功能不全的结果；亦可在慢性风湿性二漏性病程中发生。故放在此节内介绍。

【病理生理】

二漏的病理生理和临床表现取决于反流量、左室功能状态和左房顺应性，而反流量取决于反流孔的大小和左房室间的压差。腱索或乳头肌断裂后使二尖瓣失去了支撑组织呈连枷状态，收缩期受累的瓣叶反转进入左房腔内，舒张期又随血流反回左室腔，因此丧失了关闭作用，出现急性二漏。急性二漏也可产生类似慢性二漏的血流动力学和病理生理改变，但由于病情急重，急性二漏的特点是左房及左室无明显增大或仅轻度增大，而主要表现为左房压力明显增高、顺应性降低和左室舒张末压增高。早期出现的肺水肿是左房衰竭的结果，并不代表左室衰竭。经过一段时间才出现左室衰竭，此时反流血量已是前向搏血量的3～4倍，血流动力学已发生严重障碍，此有别于慢性二漏。不过，随着病程的延长，急性二漏可演变为慢性二漏之改变。

【临床表现】

1. 症状

急性二漏与慢性二漏不同，病情常短期内迅速加重，重度腱索断裂或乳头肌断裂时，反流量作用于顺应性差而容积未增大的左房，常使左房压短期内上升3～4倍，以致迅速出现左房衰竭性急性肺水肿，患者可出现呼吸困难，不能平卧，咳粉红色泡沫样痰，双肺底满布湿啰音等。之后还可发生右心衰竭，表现为颈静脉曲张、肝肿大和下垂性浮肿等。经数小时或数日后，当急性二漏导致左室功能衰竭时，不仅可加重肺水肿，且使心输出量明显减少，患者可出现低血压或心源性休克，若不及时治疗可迅速死亡。

对于轻、中度急性二漏，虽可能出现肺水肿，但不一定会发生左室衰竭，尽早诊治预后较好；也可能逐渐演变成慢性二漏，可产生相应症状。

2. 体征

体检有心动过速伴迅速上升而小的脉搏，呈所谓"小水冲脉"。心尖搏动有力，但无左室明显扩大的体征，有别于慢性二漏。由于主动脉瓣提早关闭，S_2可有宽分裂，常有S_3、S_4或出现S_3和S_4奔马律，房颤少见。收缩期杂音为非全收缩期，于收缩早至中期呈递减性质，收缩晚期杂音减弱或消失，杂音常是低音调而柔和，很少超过3级，仅少数可达4/6级并伴收缩震颤。乳头肌功能不全杂音常有以下特点：①杂音多变，即有时杂音响亮，有时很轻甚至消失；②心绞痛发作时杂音加强，疼痛缓解后减轻；③期前收缩时杂音较高，而期前收缩后减弱；④不同心动周期中杂音可呈收缩早期、中期或全收缩期杂音。此外，心尖区S_1常增强有别于慢性二漏常减弱。急性心肌梗死所致乳头肌断裂有时杂音很轻，但却高于严重的肺水肿征，临床上必须加以注意。杂音放射方向取决于前瓣还是后瓣受累，临床上以后瓣失去支持较常见，反流血液流向前，冲击室间隔和主动脉根部，故杂音常在心底部最响，且向颈部传导，可误诊为主动脉瓣狭窄或室间隔缺损。若病变在前瓣，反流血液流向左房后壁，杂音向头部和脊柱放射。严重二漏有时可无杂音，应予注意。人工膜置换后并发瓣周漏时，其二漏杂音和传导方向有较多变异。此外，常有肺淤血和肺水肿征象，也可出现右心衰和体循环淤血征象。

【影像学检查】

1. X线检查与心电图

急性二漏X线胸片无明显心脏增大的证据，或左房、左室仅轻度增大，唯一的异常是肺充血和肺水肿现象。

心电图除窦性心动过速外，多无左房、左室增大之改变。

2. 超声心动图

急性二漏以腱断裂和乳头肌断裂较为常见，其超声特征分述如下：

（1）腱索断裂

1）M型超声　①二尖瓣运动曲线改变：因为腱索断裂不能牵住瓣叶，使受累瓣叶呈连枷状改变，收缩期二尖瓣的一叶或两叶（及其腱索），可随血流反流入左房腔内，因而前后叶不能合拢，关闭线消失。丧失了单一的CD段，出现多重回声或吊床样的外观，同时伴频率较快的收缩期震颤。②心底波群：收缩期左房内可见连枷状二尖瓣回声。主动脉射血时间缩短，主动脉瓣提前关闭，这是因为二尖瓣反流后，左室射入主动脉血量减少所致。此外，可见左房后壁运动增强，但内径正常或仅轻度增大，有别于慢性二漏。③左室内径可正常或轻度增大，但室间隔和左室后壁运动增强。④感染性心内膜炎所致者可发现瓣膜赘生物。

2）二维超声　①左室长轴切面：实时下极易发现连枷状二尖瓣叶，收缩期受累瓣叶急速向上运动超过瓣环进入左房腔内，最大收缩期异常运动以瓣尖为主，正常的瓣尖接合点消失。舒张期连枷状瓣叶又高速折回左室腔内，连枷状前瓣可与室间隔相碰，而连枷状后瓣则可触及左室后壁。此外，左房、左室运动增强，内径正常或轻度增大。②左室二尖瓣口水平短轴切面：收缩期前后瓣不能闭合成一线，揭示有二漏存在。感染性心内膜炎可见瓣膜赘生物。

3）多普勒　无论连续、脉冲多普勒还是血流显像，均可在左房内于收缩期检出湍流信号和异常血流束，提示有二漏存在。彩色多普勒尚可对二漏反流量进行估价。

（2）乳头肌断裂

1）M型超声　其特征类似腱索断裂改变，但一般无左室后壁运动增强，心壁活动常减低，特别是心尖部也可表现为异常运动，这可能与下壁心肌梗死使心肌丧失收缩力有关。此外，多无二尖瓣收缩期扑动，有别于腱索断裂。

2）二维超声　左室长轴切面可见乳头肌残端过度运动及腱索松弛，收缩期二尖瓣可脱垂入左房，二尖瓣接合点向下移位，有时可见二尖瓣扑动。左室短轴切面乳头肌水平，可见乳头肌的移位及残端游动。腱索水平可见抖动和飘移的腱索，瓣口处可见反转至左房的瓣叶。

3）多普勒　与腱索断裂相似。

【诊断与鉴别诊断】

急性二漏相应病史，多数患者可提供明确发生的时间，其临床特点是短期内出现急性呼吸困难或急性肺水肿征象。体检常在心尖区或心底部（累及后瓣或后内乳头肌断裂）突然出现收缩期杂音或原有杂音发生变化，结合有关检查，尤其是超声心动图多能做出正确诊断。临床上主要应与慢性二漏和急性心肌梗死并室间隔穿孔作鉴别，分述如下。

急性二漏与慢性二漏不仅起病方式不同，其临床表现和实验室检查结果也有较大差别。

急性心肌梗死并发乳头肌断裂所致的急性二漏与室间隔穿孔有类似的临床表现，易混淆诊断，而两者在处理上迥然不同，前者需做换瓣术，后者则需紧急修补室间隔。

【治疗】

急性二漏内科治疗的目的是改善心功能，控制急性肺水肿或休克，稳定病情为手术治疗作准备或创造条件，因为重度急性二漏单纯内科治疗病死率极高。患者出现急性肺水肿时应按急性心力衰竭处理，可应用吗啡、洋地黄和强心利尿合剂，后者由呋塞米（速尿）40～160 mg、多巴胺20～80 mg、多巴酚丁胺125～250 mg、酚妥拉明5～25 mg，加于5%葡萄糖液500 ml内静脉滴注，开始滴速为每分钟6～10滴，视病情调整剂量和滴速。至于上述药物剂量应视病情和具体情况而定，如低血压或休克者的酌情减少酚妥拉明剂量，增加多巴胺用量，以免血压过低；血容量不足者酌减呋塞米，以免过度利尿导致脱水和电解质紊乱等。血管扩张剂首选减轻后负荷的药物，可减轻左室射血阻力，减少二尖瓣反流，增加心输出量，常用制剂包括血管紧张素转换酶抑制剂如卡托普利6.25～25 mg，每日3次；依那普利2.5～5 mg，每日1～2次；α受体阻滞剂哌唑嗪1 mg，每日2～3次；特拉唑嗪（高特灵）0.5～2 mg，1次/d；1次/d；多沙唑嗪1 mg，2～3次/d等。直接小动脉扩张剂肼屈嗪12.5～25 mg，每日2～3次。上述药物可酌情先用1～2种。对于重度肺水肿首选静脉滴注硝普钠以降低心脏前后负荷，一般用量是50 mg加于5%葡萄糖液500 ml内静脉滴注，开始剂量为15 μg/min，视病情增减剂量，平均有效浓度为50～150 μg/min。近年来尚有应用重组B型利钠肽（奈西立肽）先静注0.5 μg/kg，然后以0.075 μg/（kg·h）静滴维持，一般可使用6～7天。钙增敏剂左西孟旦，通常先给予一负荷量（12～24 μg/kg）缓慢静注（时间不少于10 min），随后以0.05～0.1 μg/（kg·min）静滴。有条件单位可采用主动脉内气囊反搏术，进行机械性辅助循环，待病情稳定后尽早施行人工瓣膜置换术。

鉴于急性二漏的病因不同，毋庸置疑的是应针对病因治疗。

（陈国伟　边云飞　支　龙　杨慧宇）

（四）主动脉瓣狭窄

【主动脉瓣的解剖生理特点】

主动脉口位于左房室口的右前方，是一个圆形的孔，上与升主动脉相连，其截面积为3～4 cm²，孔径约2.5 cm。主动脉瓣位于主动脉根部与主动脉漏斗部之间，主动脉瓣与肺动脉瓣相似，亦由三个半月形瓣膜构成，故称为半月瓣。主动脉根部有三个窦状扩张，称主动脉窦（即Valsalva窦）。前窦由右冠状动脉发出，故亦称为右冠状窦，其相应主动脉瓣称为右冠状瓣（简称右冠瓣或右瓣）；左后窦由左冠状动脉发出，故亦称为左冠状窦，其相应瓣膜称为左冠状瓣（简称左冠瓣或左瓣）左后窦内无冠状动脉发出，故分别称为无冠状窦和无冠状瓣（简称无冠瓣）。右冠状瓣与无冠瓣交界部直下方为室间隔的膜部，即与室间隔相连续。无冠瓣和左冠瓣根部的主动脉环纤维与二尖瓣前瓣根部相延续。

当心室收缩时，左、右房室瓣关闭，防止血液向左、右心房反流，而主动脉瓣和肺动脉瓣开放，血液分别射入主动脉和肺动脉；心室舒张时，房室瓣开放，左、右心房血液分别流入左、右心室，而半月瓣关闭，防止主、肺动脉血液反流，这样就能保证血液只能向一定方向流动，不能反流，维持正常的血液循环。

【病因】

系风湿性主动脉瓣炎反复发作后，使瓣膜边缘相互粘连融合导致开放受限。风湿极少发生单纯主动脉瓣狭窄（简称主窄），多数同时合并主漏和二尖瓣病变。近年来随着风湿热发病率的下降，目前风湿性主窄已减少，若主窄与二尖瓣病变（尤其是二窄）并存，则绝大多数系风湿热的遗患。

【病理生理】

由于主窄发展缓慢，因此心脏有充裕时间通过代偿机制保持相对良好心功能状态，往往经历二三十年后才出现临床症状。正常成人主动脉瓣口面积在 3 cm² 以上，即使瓣口面积缩小一半，左室-主动脉压差仍在正常范围内，即 < 5 mmHg，左室射血阻力并无明显增高。当减至 1/3 时，左室-主动脉压差增大，但也往往 < 50 mmHg，通过代偿机制仍能保持足够心输出量而不产生症状。当瓣口面积小至正常的 1/4（< 0.8 cm²）以下，则左室-主动脉压差往往 > 50 mmHg，则可出现临床症状。

主窄导致左室射血阻力增加，加重左室后负荷，且两者常呈正相关。左室为克服后负荷过重，通过肌纤维肥大增粗予以代偿，产生左室向心性肥厚和心室重量增加，在适当范围内，心肌肥厚可提高心肌收缩力，提高左室-主动脉压差，以维持正常心输出量。但左室过度向心性肥厚会产生以下不利影响：

（1）可使心肌变硬，舒缓功能减退，舒张期顺应性降低，导致左室舒张功能障碍，左室舒张末压（LVEDP）升高，以致对前负荷增高极其敏感，即使轻度的左室前负荷增加就可导致肺静脉压升高，甚至发生肺淤血和肺水肿。此外，LVEDP 增高可增加冠状动脉灌流阻力，减少舒张期冠脉流量，导致心肌缺血、缺氧。

（2）耗氧增加。左室肥厚肌纤维增粗，但并不增加毛细血管数量，而氧弥散半径增大，心肌处于相对供血不足状态。由于左室射血阻力增加，必须增加心肌收缩力予以代偿，使耗能、耗氧增加，加上左室内压增高加以肥厚肌纤维挤压壁内小冠脉，均可减少冠脉流量，在上述因素综合作用下，当冠脉不能提供足够血供时，可导致心肌缺血、缺氧，长期供血不足可产生左室心肌纤维化，尤以心内膜下肌纤维化最为广泛，使心肌收缩力下降，顺应性进一步降低，逐渐产生心功能不全和心力衰竭。此外，心肌缺氧、缺血，尤其在体力活动时可诱发心绞痛，甚至心肌梗死。

【临床表现】

1. 症状

主窄通常为一缓慢进行性疾病，加上左房、左室代偿能力强，因此，即使是属于先天性主窄也往往在 20 岁以后才出现症状，不少患者在相当长时间内可以有体征而无症状，轻度主窄可以终生无症状，但可以突然猝死。临床上主窄多见于男性，男女比例约 3∶1。主窄特征性的症状包括心绞痛、晕厥、心衰或猝死，且一旦出现症状常呈进行性恶化，若不积极治疗，在症状出现后平均 3～5 年内死亡。

（1）心绞痛 有 20%～60% 患者可发生心绞痛，且随年龄和主动脉瓣狭窄严重程度增加而增多。主窄出现心绞痛表明狭窄已相当严重，瓣口面积常 < 0.8 cm²，其性质与冠心病心绞痛无法鉴别。心绞痛可发生于体力活动之后，也可在休息时发作，表明与劳累和体力劳动不一定有关，其产生原因与心肌肥厚耗氧增加、左室壁收缩期张力过高和冠脉灌注不足等因素有关，老年患者也可能并存冠心病使两者鉴别更趋困难。

（2）昏厥或眩晕 约 30% 患者有此症状，昏厥时限可短至 1 min 或长达 30 min 以上，部分病例可伴阿-斯综合征或心律失常，常在劳动后或身体向前弯曲时发作，有时在静息状态、突然体位改变或舌下含服硝酸甘油治疗心绞痛时诱发，其产生机制未明，可能与下列因素有关：①劳力使周围血管扩张，而心输出量未能相应增加，甚至急剧下降，导致脑循环供血不足；②主动脉瓣下左室流出道心肌收缩影响射血；③发生短阵严重心律失常，如阵发性心动过速、房室阻滞、心动过缓等，导致血流动力学急性障碍；④颈动脉窦过敏。

（3）呼吸困难 劳力性呼吸困难往往是心功能不全的征象，常伴无力和疲倦，与阵发性肺静脉压升高有关。随着心衰的加重，可出现阵发性夜间呼吸困难、端坐呼吸和咳粉红色泡沫样痰。主窄所致心衰早期可能与舒张功能障碍有关，晚期可伴有心肌收缩力降低和收缩功能障碍，长期肺淤血可导致肺动脉高压，晚期也可引起右心衰和全心衰。

（4）猝死 有 20%～25% 患者可猝死，多数病例猝死前可有反复心绞痛或晕厥发作史，但也可以作为首发症状。主窄患者猝死发生率较高的原因未明，可能与急性心肌缺血诱发致命性心律失常有关，可表现为室颤或心室停顿。

（5）多汗和心悸　主窄或主漏者出汗特别多，由于心肌收缩力增强和心律失常，患者常感心悸。多汗常在心衰后出现，可能与自主神经功能紊乱、交感神经张力增高有关。

2. 体征

（1）收缩期杂音　典型主窄收缩期杂音以胸骨右缘第2肋间和胸骨左缘3、4肋间最明显，少数患者可在心尖部最清楚，尤其是老年患者可呈乐音样。有时需与二漏鉴别，一般来讲主窄杂音常呈喷射性，而二漏为反流性高频率全收缩期杂音，必要时可做药物试验，当静脉滴注升压药时由于左室射血阻力增加，主窄者因阻力增加导致射血减少使杂音减轻，而二漏者因左室排血阻力增加，使二尖瓣反流增多而杂音加强；相反，当吸入亚硝酸异戊酯时，由于外周血管扩张，射血阻力减少，主窄杂音增强，二漏杂音减轻，以资鉴别。主窄杂音在心尖部明显者是瓣膜结构本身震动所致，而心底部杂音是升主动脉内血液产生涡流的结果。主窄杂音常有以下特点：①杂音性质粗糙，响亮度常在3/6～4/6级以上，多伴震颤。②杂音常向颈部传导，同时沿锁骨传导可直达尺骨鹰嘴，也可沿胸骨向下传导及向心尖部传导。③为喷射性菱形杂音，即具有递增－递减特征，菱峰位于收缩中期。一般情况下，主窄越严重杂音越响亮，持续时间亦越长，且菱峰靠后；反之，狭窄较轻。但是当心功能不全、心输出量减少、心动过速和左心衰竭时，即使严重主窄，杂音亦可变得短而柔和，甚至缺如，必须予以注意。④严重主窄杂音可越过P_2在A_2之前结束，可产生S_2反常分裂。

（2）主动脉喷射音　收缩期喷射音通常见于中度主窄，在胸骨左缘第3肋间易听到，可向心尖传导，为短促而响亮的单音，系主动脉瓣开放突然向前移动和左室高速血流冲击扩张的主动脉所致，风湿性主窄因瓣膜增厚、粘连，一般不产生喷射音。有人把喷射音视为主动脉瓣的"开放拍击音"。通常在S_1后0.04～0.06 s产生，继之出现喷射性收缩期杂音。

（3）心音　S_1正常，轻度主窄S_2亦正常，严重主窄时由于左室射血时间显著延长，可出现S_2反常分裂（paradoxical splitting），当瓣膜增厚、钙化严重时，A_2减弱甚至消失。30岁以上主窄患者若闻及S_3，常表明左心功能不全。S_4可见于中、重度主窄，但40岁以上患者听到S_4不一定表示瓣膜有严重狭窄。

（4）其他　严重主窄并主动脉狭窄后扩张可产生相对性主漏，在胸骨左缘3、4肋间可闻及轻度舒张早期吹风样递减型杂音。当主窄后期引起左室扩大、左心衰时，可产生相对性二漏，该杂音常因心功能改善和左室缩小而减轻。此外，反复左心衰、肺动脉高压，也可导致右心衰而产生相应体征。中、重度主窄可有心界向左下扩大，心尖区有抬举性搏动，当出现左房肥厚，心房收缩加强产生S_4时，在心尖区有双重搏动。脉搏细小，血压可表现为收缩压降低，舒张正常，以致脉压差缩小。

【影像学检查】

1. X线检查

轻度主窄心影可正常，中、重度主窄左室可增大，由于主窄主要引起左室后负荷（压力负荷）过重，常呈向心性肥厚而心室腔常无明显增大，故左室影多为轻度增大，晚期左心功能不全，反复左心衰后，则左室腔可扩大。此外，可有主动脉瓣狭窄后扩张，主动脉瓣钙化者可见钙化影。晚期患者有肺淤血和右心扩大征象。

2. 超声心动图

（1）M型超声

1）主动脉根据活动曲线改变　主窄时由于排血受阻，射入主动脉内的血液较正常减少，且常伴有主动脉增厚，UCG上表现为主动脉根部活动曲线柔顺性降低，有僵硬感，V峰（主波）低平，V'峰（重搏波）不清，不时主动脉活动曲线振幅明显降低，几乎平直，这对主窄有较大价值，但应注意与其他导致主动脉灌注减少的疾患相鉴别，如各种原因所致左心功能不全，严重二窄或二漏时。此外，可有狭窄后主动脉根部扩张。

2）主动脉瓣改变　因瓣膜增厚、纤维化或钙化，可见瓣膜回声明显增多、增强，瓣膜增厚可超过主动脉壁厚度，有时瓣膜上可见回声强弱不等或呈斑块状改变，主动脉瓣开放幅度与速度皆降低，开放幅度常＜15 mm。瓣膜开放口径与主动脉内径的比例缩小，正常应＞70%，当比例＜60%常提示中度狭窄，如＜30%时则为重度狭窄。

3）左室后壁、室间隔呈对称性肥厚，厚度常＞12 mm，活动幅度降低，但左室内径不增大或轻度增大，呈压力负荷过重之改变。

4）二尖瓣前瓣E-F斜率可降低。

（2）二维超声

1）心前区左室长轴切面可见主动脉瓣膜增厚或钙化使其回声增强、密度增高，瓣膜活动性减少，在收缩期瓣叶开放活动受限制，有一个或两个瓣叶不与主动脉根部前后壁平行而向主动脉腔中心弯曲，可呈"八"字形或圆顶状。此外，尚可见到升主动脉扩张（狭窄后扩张）及左室壁、室间隔呈对称性肥厚。

2）主动脉根部平面短轴观，在收缩期，主动脉根部环形空腔内可见增厚瓣叶回声横跨其中而不消失，主动脉瓣开放幅度减小。

（3）多普勒 主窄患者在主动脉瓣处及其上方能测到一收缩期湍流或喷流信号，频谱图上表现为一宽带光点，位于基线之上。若主动脉瓣下狭窄如肥厚型心肌病、主动脉瓣下环状狭窄，则在左室流出道处可测得收缩期宽带图形。此外，根据湍流速度，可检测主动脉瓣上与左室流出道的压差，估计狭窄严重程度。彩色血流显像特征性改变是主动脉瓣口血流束变窄，流速变快而呈现明显的频率混叠现象，在收缩期于主动脉根部和升主动脉有异常血流束。

3. 心电图

呈电轴左偏和左室肥大表现，也可有房室传导阻滞、左束支阻滞。可有各种心律失常。

4. 颈动脉搏动图

升支上升缓慢，顶部变平或有振动波，振幅变小。严重主窄上升支于收缩晚期才达高峰，常＞0.17 s。

5. 心尖搏动图

收缩波于E点开始后仍持续抬高，而不是正常所见呈缓慢下降。α波增高，若α波振幅小于E-O高度的16%，则常为轻、中度主窄，若α波振幅＞E-O高度的16%，常提示重度主窄。不过，颈动脉波和心尖搏动图必须结合临床，才有诊断价值。

上述无创性检查中，以超声心动图尤其是彩色多普勒血流显像和频谱分析，对主窄诊断价值较大。至于主窄程度的定量诊断，有时必须依靠心导管检查。

6. 心导管检查

左心导管检查不仅可确认主窄，且对其严重程度可以作出判断，对左室功能进行评估，以决定是否需要施行球囊导管主动脉瓣成形术或手术换瓣及分离术。

【诊断与鉴别诊断】

根据病史、体征、结合X线、心电图和超声心动图检查，主窄一般诊断不难，仅疑难病例才需做心导管检查和左室造影。临床上有时需要与下列疾病作鉴别：

（1）肺动脉瓣狭窄（肺窄） 有时主动脉狭窄（主窄）杂音亦可以在胸骨左缘2、3肋间最响亮，会误认为是肺窄，其鉴别要点是肺窄多为先天性，杂音常从小就存在，主窄杂音出现较晚。肺窄S_2减低多在肺动脉瓣听诊区，且吸气时分裂明显，主窄的S_2减低（A_2）在主动脉瓣狭窄后扩张，右室、右房增大，肺血减少；主窄为主动脉狭窄后扩张，肺血正常，当心功能不全时可有肺淤血、左室增大等。肺窄超声心动图有右房、右室增大，多普勒可检出肺动脉处有湍流信号，彩色多普勒能检出异常血流束，易与主窄鉴别。

（2）肥厚型心肌病 目前由于超声心动图已普遍应用，与主窄鉴别较为容易，肥厚型心肌病常有在室间隔不对称性肥厚，多普勒可检出异常血流束位于左室流出道而非主动脉瓣处。肥厚型心肌病杂音以胸骨左下缘与心尖之间最响，位置较低，且不向颈部和锁骨下区传导，多无收缩期震颤。无收缩期喷射音。此外，梗阻型肥厚性心肌病可有二漏杂音。

（3）室间隔缺损 嵴下型室间隔缺损收缩期杂音在胸骨左缘3、4肋间最响，缺损小，左右室压差小，分流量小者杂音也可呈菱形，且常伴震颤，因此有时可与主窄混淆，其鉴别要点是室间隔缺损所致收缩期杂音虽然传导广泛，但很少传到颈部，也无主动脉瓣区收缩早期喷射音，但在肺动脉瓣听诊区可出现喷射音。此外，室间隔缺损可有S_2亢进和分裂。X线示肺动脉充血，主动脉影正常或缩小，左、右心可增大，心导管检查在心室水平有左向右分流，肺血量增加和肺动脉高压等征象。超声心动图显示室间隔缺损部位回声缺失，多普勒超声检查在缺损处有湍流信号和异常血流束等征象，可资鉴别。

【治疗】

无症状的轻度主窄可以不做特殊处理，但应定期检查和随访，因为主窄可以缓慢进展。

主窄患者应适当限制体力活动，以防止晕厥和心绞痛发作，一旦发生心绞痛可舌下含服硝酸甘油0.3～0.6 mg，也可应用钙拮抗剂如硝苯地平（硝苯啶）5～10 mg或尼群地平10 mg，每日3次；氨氯地平5 mg/d。左心衰竭时按心衰处理，但避免用强烈利尿剂及血管扩张剂，以免前负荷过度降低致心输出量降低，引起低血压、晕厥等；亦应避免应用β受体阻滞剂等负性肌力药物。有心律失常者，则按心律失常处理。平时应预防感染性心内膜炎。

无症状的主动脉瓣狭窄（主窄）患者并无特殊内科治疗。有症状的AS则必须手术。ACEI具有血管扩张作用，应慎用于瓣膜狭窄的患者，以免前负荷过度降低致心输出量减少，引起低血压、晕厥等。主窄患者亦应避免应用β受体阻滞剂等负性肌力药物。

重度主窄手术指征：

（1）所有有症状的重度主窄（瓣口面积小于1 cm^2）患者（Ⅰ类，B级）。

（2）无症状的重度主窄患者，以下情况应予手术：①需施行冠状动脉旁路术、升主动脉或其他瓣膜手术者（Ⅰ类，C级）；②LVEF＜50%（Ⅰ类，C级）；③仍在积极从事体力活动、运动试验中出现症状（Ⅰ类，C级）或出现血压降低者（Ⅱa类，C级）；④瓣膜显著钙化、主动脉射血流速峰值每年增加≥0.3 m/s（Ⅱa类，C级）。

重度主窄患者应选用瓣膜置换术。经皮主动脉球囊成形术尚不成熟，仅适用于不能手术患者的姑息治疗。

（陈国伟　邢福泰　徐丽英）

（五）慢性主动脉瓣关闭不全

【病因】

引起慢性主动脉瓣关闭不全（chronic aortic insufficiency，CAI；简称慢主漏）的病因很多。包括：风湿性、先天性主动脉瓣叶畸形或缺陷、老年性瓣膜退行性变、主动脉瓣脱垂、主动脉瓣下狭窄，继发主漏等。风湿性：系风湿性主动脉瓣炎反复发作，使瓣叶挛缩、变形所致。风湿性主动脉瓣关闭不全迄今仍是主漏最主要病因，在我国占60%～80%，常伴有不同程度的主动脉瓣狭窄和二尖瓣病变。

【病理生理】

主漏使主动脉瓣在舒张期不能很好闭合，血液由主动脉反流入左室，由于主动脉与左室之间在舒张期存在明显的压力阶差，故即使反流口径较小（0.3～0.5 cm^2），也可产生大量血液反流，左室不仅要容纳正常从左房流入的血液，还要接收从主动脉反流来的血液，导致舒张期容量超负荷改变，使左室腔逐渐增大，左室肌纤维被动牵张。主漏反流量的大小不仅取决于反流瓣口的大小，还与下列因素有关：①左室顺应性；②外周血管阻力大小；③舒张期主动脉与左室之间压差大小；④心率快慢等。一般来说，左室顺应性越差、外周血管阻力越大、舒张期主动脉与左室压差越大，则反流量越多，在适当范围内，心率越慢，因舒张期延长，则反流量越多，不过，心率较快者虽每次反流量减少，但按心输出量计算，反流量不一定减少。

由于左室有较好的代偿功能，虽然左室舒张末期容量（LVEDV）增加，机体可通过Starling定律提高心肌收缩力和心输出量，因此在相当长时间内左室舒张末期压（LVEDP）仍可维持在正常水平，加上，主漏时主动脉舒张压和外周血管阻力降低，有利于维持左室泵血功能。随着病情加重，LVEDP可逐渐增高，可达40～50 mmHg，甚至等于主动脉舒张压，此时反流反而减少，杂音也可减轻甚至消失，这就可以解释某些重度主漏者有时主动脉舒张压可≥60 mmHg。

主漏有时LVEDP明显提高，但临床上不一定出现肺水肿，这是因为主漏的反流主要在舒张早期，故对左房进入左室的血流不发生阻碍作用。在舒张中期左室压力已超过左房压，使二尖瓣提前关闭，从而推迟左房及肺静脉压力增高，故可避免肺水肿的发生。但这一代偿机制也有一定限度，随着LVEDP不断升高，左室呈进行性扩大和肥厚，可发展为巨型左室，临床上有"牛心"

之称。当LVEDP不断升高，特别是左室收缩功能不良，可引起LVEDV和压力急剧上升，左房压和肺静脉压随之升高，最终可引起左心衰竭和肺水肿。反复左心衰、肺淤血亦可导致右心衰。此外，主漏使主动脉舒张压降低，可影响冠脉供血，临床上可出现心绞痛，长期心肌缺血又可导致心肌收缩力下降和心功能不全，产生恶性循环。

严重主漏可使动脉收缩压增高，舒张压降低，脉差增大。必须指出，常规采用的袖套式水银柱血压计有时舒张压测值为0，这与实际情况不符，若动脉舒张压为0，冠脉何以供血？因为上述测压法属间接测压法，事实上，据动脉内直接测压，即使严重主漏，其舒张压也不会 < 30 mmHg，否则患者无法生存。

【临床表现】

由于慢性主漏病因众多，其严重程度和发展速度不一，因此临床表现可有较大差别，除各种病因可产生相应临床症状外，现就主漏本身可能产生的症状、体征分述如下。

1. 症状

轻度主漏多年无症状，若不并发感染性心内膜炎，可终生不受影响。由于心排出量增加和心脏收缩力增强，患者可有心悸，特别是向左侧卧位时更为明显，因心尖强烈搏动可有左胸不适感。此外，全身各部位大动脉可有强烈搏动感，尤其是颈部和头部动脉。

左室代偿功能良好，即使LVEDV和LVEDP已明显增加，由于二尖瓣舒张期提前关闭，保护肺循环不受左室舒张压升高的影响，使左房压和肺静脉压在相当长时间内无明显升高，因此尽管左室已明显扩大，却不发生肺充血和肺水肿，使代偿期常长达20～30年。但是一旦心功能失代偿，发生充血性心衰，则病情常迅速恶化，若不治疗多于2～3年内死亡。临床上主漏男性多于女性，为后者的1.5～2倍。

后期由于病情发展，可出现下列症状。

（1）心绞痛　50%以上严重主漏者可发生心绞痛，其发生机制包括：①主动脉舒张压降低，影响冠状动脉血流灌注，心肌缺血、缺氧；②左室长期处于容量超负荷状态，心肌收缩力增强，心肌耗氧增加，与血供不成比例；③若病变累及冠状动脉开口，可导致冠脉狭窄；④高龄者可同时合并冠心病。心绞痛可因劳累、血压突然升高、情绪激动、卧位和心动过速所诱发。发作时常有窦性心动过速、血压升高、呼吸加速等症状。发作开始时皮肤苍白，发作时和发作后皮肤潮红、多汗和全身灼热感。发作时间可数分钟至1 h以上，硝酸甘油只能暂时缓解症状。心绞痛反复发作者提示预后不良。

（2）左心功能不全　严重主漏最终会发展为左心衰竭，可产生劳力性呼吸困难，也可突然发生夜间阵发性呼吸困难、端坐呼吸和咳粉红色泡沫样痰。晚期也可引起右心衰征象。

（3）猝死　主漏患者约10%可发生猝死，其发生率较主窄少，猝死的原因可能系突然发生致死性心律失常有关。

（4）其他　不少患者有大量出汗，主要在上半身，有些患者以出汗为诉。多汗原因未明，可能与自主神经功能紊乱有关。偶尔患者诉说周期性颈动脉痛和压痛，经5～7天自行缓解，原因未明。

2. 体征

（1）舒张期杂音　舒张早期出现的哈气样或泼水样递减型杂音，是主漏最主要体征。该杂音通常有以下特点：①该杂音在胸骨左缘3、4肋间，有时在第2肋间最清楚，因升主动脉病变所致相对性主漏或瓣叶翻转、穿孔造成的主漏，可在胸骨右缘第2肋间最响，如梅毒性主动脉炎所致主漏，有时杂音可在心尖部最清楚，应与二漏作鉴别。主漏杂音传导较广泛，有时整个胸前区或背部均可听到，常沿胸骨左缘向下传导，可达心尖部及左腋前线。患者取坐位前倾，深吸气后呼气摒住气，用膜式听诊器紧贴胸壁听诊，则杂音最清楚，尤适用于杂音较轻患者。②杂音与S_2的主动脉瓣成分同时出现，因此听起来常掩盖S_2，常呈递减形。③杂音持续时间往往与主漏严重程度有关，轻度主漏，舒张期杂音较短，约占舒张期的1/3；中、重度主漏，约占舒张期2/3至全舒张期，但极重度主漏，因为主动脉舒张压很快降低，左室内压迅速上升，使主动脉和左室间压力阶差减少，迅速达到平衡，杂音反而缩短和变轻，必须引起临床注意。④通常如果心室功能良好，则杂音越响亮越长，主漏也越重，但主漏发生严重心衰、心动过速时，因左室舒张压迅速升高，反流时间缩短或反流量减少，杂音可变得柔和而短促。⑤瓣膜外翻或穿孔时，可产生乐音样杂音（海鸥鸣样），响度常达4/6级以上，可伴舒张期震颤。⑥采用增加外周阻力的体位或药物，如下蹲位或静脉注射管收缩剂去氧肾上腺素（苯肾上腺素）0.3～0.5 mg，可使杂音增强。

主漏患者在心尖区可听到舒张早中期隆隆样杂音，即Austin-Flint杂音，系主动脉反流血液撞击二尖瓣前叶，引起相对性二窄或前向血流通过即将关闭的二尖瓣口有关。如吸入亚硝酸异戊酯该杂音减轻或消失，则为Austin-Flint杂音；反之，杂音增强，则为器质性二窄。

（2）收缩期杂音　单纯主漏在主动脉瓣听诊区或听到收缩期喷射性菱形杂音，杂音持续时间较短，多延续至收缩早中期，收缩晚期消失，该杂音可向心尖区传导，偶伴收缩期震颤和收缩早期喷射喀喇音，系重度主漏时，左室心输出量明显增加和血流速度加快，产生相对性主窄所致。器质性主窄的收缩期杂音持续时间较长，且较响亮。事实上，风湿性或先天性主漏往往伴有不同程度主窄，使两者鉴别趋于困难。

中、重度主漏，因左室扩大、乳头肌位置下移和二尖瓣扩张，可产生相对性二漏，在心尖区出现收缩期反流性吹风样杂音，该杂音与器质性二漏不同，心功能减退时杂音增强，心功能改善时杂音减轻，而器质性二漏刚巧相反。

（3）心音　S_1常减弱，系左室舒张期容量和压力短期内迅速增加，于舒张晚期二尖瓣位置已接近瓣环水平，瓣膜处于部分或完全关闭状态，因此心室收缩时，二尖瓣关闭振幅减小或不是突然发生，所以S_1减弱，晚期合并相对性二漏时，S_1进一步减弱。此外，亦可由于P-R间期延长所致。在严重主漏时S_2的主动脉瓣成分（A_2）常减弱或缺如，因此S_2单一。由于主漏的舒张期杂音常常紧跟A_2后出现，因此S_2常被杂音掩盖。重度主漏在心尖区常可听到S_3，系左室快速充盈期，心室充盈增加致室壁振动的结果，后期可产生S_3奔马律。

（4）心脏其他体征　心尖搏动有力，呈抬举性，心尖向左下方移位，搏动范围较大，心浊音界向左下扩大，部分病例在主动脉瓣听诊区扪及舒张期震颤。

（5）周围血管征

1）脉压增大　较明显主漏由于左室收缩有力使动脉收缩压增高，同时周围血管阻力降低和舒张期血液反流入左室，使动脉舒张压降低，因而脉压增大。但严重主漏时，舒张压的间接估计比较困难，因为用袖套血压计测压过程中，直至压力为零时，仍可听到枪击音或Korotkoff音。此外，老年患者由于周围动脉硬化顺应性差，即使很轻主漏也可产生明显的脉压差，而重度主漏当左心衰时，由于收缩压下降，LVEDP明显升高，使动脉舒张压上升甚至正常，脉压差可以改变不大，临床上必须予以鉴别。

2）水冲脉（water hammer pulse）　亦称为Corrigan脉。由于收缩压增高或偏高，舒张压降低使脉压差增大所致，按脉时脉搏比正常弹起急速，但下降也快，呈骤起骤降。检查时，如将患者手臂抬高过头并紧握其手腕掌面，水冲脉更易触知。

3）枪击音　将听诊器置于患者肱动脉或股动脉处，可听到"Ta^-、Ta^-"与心搏一致的声音，谓枪击音（pistol shot sound）。

4）Duroziez征　用听诊器轻压股动脉时可听到收缩期和舒张期双重杂音。

5）毛细血管搏动（Qumcke征）　轻压指甲床或用玻片轻压唇黏膜，于收缩期和舒张期可见指甲床或口唇黏膜交替出现潮红和苍白现象。

6）点头征（DeMusset征）　重度主漏可见头部和心动周期一致的规律性点头运动。

7）颈和胸骨上凹有强烈的主动脉搏动（Corrigan征）　必须指出，上述体征可见于各种原因所致高流量状态和脉压增大的情况，并非主漏独有。

8）Hill征　正常腘动脉收缩压比肱动脉高10～20 mmHg，若此压差<20 mmHg提示为轻度主漏（反流量<25%），等于20～40 mmHg，则为中度主漏（反流量25%～60%），若大于60 mmHg，常为重度主漏（反流量>75%）。但必须指出，上述压差在重度主漏或主漏合并心衰时可以缩小，应结合临床表现和有关实验室检查，做综合分析，这样才可避免错误判断。

【影像学检查】

1. 超声心动图

（1）M型超声　①心底波群（4区）扫查时，主动脉曲线振幅增大，常＞15 mm，主波（V波）增高，主动脉内径增宽，重搏波（V′）可以消失。主动脉瓣开放幅度和速度增加，但关闭延迟。由于收缩期血液速度增快，瓣叶可有纤细扑动，舒张期右冠瓣与无冠瓣往往不能闭合成一线而呈双线，这对主漏的诊断有较大价值。但有时正常人由于声束倾斜或不是垂直通过瓣膜闭合处，也可产生假性双线，应予注意。部分病例可见舒张期瓣叶震颤，可能与血液反流冲击瓣叶有关。此外，瓣膜回声可增多增强。②左室容量超负荷改变：左室流出道增宽，左室内径增大，其增大程度常与主漏严重程度呈正相关，室间隔和左室后壁运动振幅增大等。③二尖瓣前叶舒张期可出现快速纤细扑动，系反流血液冲击二尖瓣瓣叶故，但当患者合并二尖瓣狭窄时则此现象可以不出现。最近有人观察到主漏时室间隔左室面、二尖瓣后瓣及左室后壁，亦可见舒张期扑动。由于舒张期血液反流，妨碍二尖瓣开放，加上左室顺应性下降，故二尖瓣前瓣E-F斜率可较正常缓慢。

（2）二维超声　①心前区左室长轴切面：正常主动脉瓣关闭时，前后瓣叶在主动脉根部内腔正中对合成单线状纤细回声，主漏时，可见瓣叶增厚、回声增多增强，瓣叶不能完全闭合而呈双线，此征具有特征性意义。此外，尚有主动脉及左室内径增大及呈容量超负荷之改变。②心前区主动脉根部短轴切面：于主动脉根部环形空腔中，在舒张期可见主动脉瓣关闭障碍，三个瓣叶不能完全闭合，其中央出现小裂隙，严重者可见"△"裂口，此也是主漏特征性表现。先天性二叶主动脉瓣时，经多切面扫查只能发现二个瓣叶，具有确诊价值。

（3）多普勒　应用脉冲或连续多普勒测定主动脉瓣血流，一般将取样容积置于左室流出道或主动脉瓣处，正常人的收缩期血液为层流，在舒张期探测不到血流朝向探头，表现为一狭窄带状光点，居基线之上，当有主漏时，在主动脉瓣口或高位左室流出道内能检出舒张期湍流信号，则可确认为主漏。彩色多普勒血流显像检查于左室流出道和/或左室内，在舒张期可检出源于主动脉瓣口的异常彩色的反流性流束，多为高速湍流而呈多色镶嵌。根据反流血流束的长短及面积，可粗略估计反流量的大小和程度。一般认为，反流束在左室流出道与二尖瓣前瓣尖端以内为轻度；超越二尖瓣瓣尖，乳头肌以内为中度；达心尖部为重度。彩色多普勒对主漏可获100%敏感性，99%特异性。

2. X线检查

轻度主漏X线检查可无异常发现，典型主漏可有以下改变：①胸透时可见心影扩大，左室搏动明显增强，收缩末期与舒张末期心影大小变化大，即舒张期左室明显扩大，收缩期缩小，两者径差增大。主动脉增宽，呈陷落性搏动，此情况与主窄恰好相反；②胸片示左室扩大，心尖向左下移位，主动脉增宽，可呈靴形心改变。心功能不全时可见左房增大（一般为轻度增大）、肺淤血症、晚期可累及右心。

3. 心电图

典型主漏可表现为电轴左偏、左室肥大、劳损之心电图改变，约1/3严重主漏者有P-R间期延长，原因未明，可能系主动脉瓣病变易累及房室交接区，使后者钙化或纤维化有关。

4. 心导管检查

目前由于超声心动图，尤其是多普勒超声技术的应用，主漏诊断不难，故一般不考虑做导管检查，遇下列情况可考虑做左心导管检查，同时做左室和主动脉逆行造影：①主漏同时合并二尖瓣病变，有时难收评估主漏严重程度，为心外科提供有关参数，对是否需要同时进行双瓣手术做出判断；②术前了解主动脉根部大小、左心功能状态和左室大小，为施行主动脉瓣换瓣术选择何种瓣膜及其大小型号提供参数；③高龄患者出现心绞痛需鉴别系主漏所致抑或冠心病结果，必要时可同时进行冠脉造影，以明确诊断；④主漏病因未明确者，如主漏系主动脉瓣本身病变还是升主动脉病变所致，对了解二叶主动脉瓣、主动脉窦瘤破入左室、Marfan综合征、主动脉夹层等颇有帮助。

【诊断与鉴别诊断】

主漏的诊断一般不难，根据病史、主动脉瓣听诊区舒张期杂音和周围血管征等临床表现，即可做出诊断，结合影像学检查，特别是超声心动图和心导管检查，尚能对主漏的病因和严重程度做出判断，达到定量诊断之目的。在临床实践中，笔者认为主要应解决以下两个问题：

（1）风湿性主动脉瓣病变临床上如何判断狭窄为主还是关闭不全为主，这在临床上有一定现实意义，因为以窄为主者有时可通过创伤较小的经皮球囊导管主动脉瓣成形术得以治疗，而以主漏为主者，则必须做瓣膜置换术。一般来讲，风湿性主动脉瓣病变多数窄漏并存，单纯主窄或主漏均较少见，且多合并二尖瓣病变。

（2）风心病患者在心前区听到舒张期杂音，如何鉴别该杂音是主漏还是肺漏（肺动脉瓣关闭不全）？风心病患者心前区听到舒张期杂音，鉴别是主漏还是肺漏有重要临床意义，因为前者往往表明有器质性主动脉瓣病变，而后者往往是肺高压的征象，可能是风湿性二窄和/或二漏的继发性结果，因风湿极少引起器质性肺漏，其治疗关键是处理二尖瓣病变。

【治疗】

有症状的主动脉瓣关闭不全（主漏）患者必须手术治疗，而不是长期内科治疗的对象。血管扩张剂包括ACEI应用于慢性主漏，目的是减轻后负荷，增加前向心输出量而减少反流，但是否能有效降低左室舒张末容量、增加LVEF尚不肯定。

1. 内科治疗

主漏病因众多，针对病因治疗是毋庸置疑。由于左室代偿功能好，主漏在相当长时间内可无临床症状，此时应注意预防感染性心内膜炎，平时注意劳逸结合。一旦出现心绞痛可给予硝酸甘油 0.6 mg 舌下含服，防止发作可用长效硝酸甘油片或皮肤贴敷剂，也可用单硝酸异山梨酯（mononitrate，elantan）20 mg，每天2次；硝酸异山梨酯 5～10 mg，每天3次等，也可辅以钙拮抗剂如硝苯地平（硝苯啶）10 mg、尼群地平 10 mg，均每天3次或氨氯地平 5 mg/d，乐卞地平 10 mg/d 等。心功能不全按心衰处理，包括低盐饮食，应用洋地黄、利尿剂、ACEI和血管扩张剂等。遵循瓣膜性心脏病心衰治疗指南精神，应合理应用血管扩张剂。血管扩张剂应用指征：①有症状的重度主漏，因其他因素而不能手术者（Ⅰ类，B级）；②重度心衰和重度左室功能不全者，在换瓣手术前短期治疗以改善血流动力学异常（Ⅱa类，C级）；此时，不能应用负性肌力药；③无症状主漏患者，已有左室扩大而收缩功能正常，可长期应用，以延长其代偿期（Ⅱb类，B级）；④已经手术置换瓣膜，但仍有持续左室收缩功能异常（Ⅱb类，B级）。

血管扩张剂对于无症状的轻、中度主漏且左室功能正常的患者，为Ⅲ类即不推荐（B级）。因这类患者即使不治疗，预后也良好。血管扩张剂也不推荐应用于无症状的主漏伴左室功能异常的患者（Ⅲ类，C级），因这类患者是手术的对象，而血管扩张剂不能替代手术。

2. 外科治疗

目前认为下列情况应考虑手术：①临床上有心绞痛或心衰症状者，心功能属Ⅲ级者；若心功能Ⅳ级应积极内科治疗，待功能改善后才考虑手术；②虽无临床症状，X线心胸比率＞0.6，或超声心动图检查若左室收缩末内径在 5.0～5.4 cm，应每隔4～6个月复查1次，若左室收缩末内径 ≥ 5.5 cm，应考虑手术治疗；③心功能属Ⅱ级的患者，若瓣膜病变较重，并有左室功能减退表现，如超声心动图或核素检查左室射血分数（EF）＜ 45%，也应手术；④动脉收缩 ＞ 140 mmHg，舒张期压 ＜ 40 mmHg，或脉压差增宽至收缩压1/2以上，上述情况应排除老年性动脉硬化所致压差增大者；⑤并发感染性心内膜炎者，待症状控制后，尽早手术。主窄和主漏程度相仿者，若左室舒张末压 ＞ 12 mmHg，心输出量降低者，应及时手术。

新指南规范的重度主漏手术治疗指征：

（1）有症状（呼吸困难、NYHA Ⅱ～Ⅳ级或心绞痛）的 AR 患者（Ⅰ类，B级）。

（2）无症状重度主漏伴以下情况应予手术：①静息 LVEF ≤ 50%（Ⅰ类，B级）；②施行冠状动脉旁路术、升主动脉或其他瓣膜手术者（Ⅰ类，C级）；③静息 LVEF ＞ 50% 伴重度左室扩大：左室舒张末期内径 ＞ 70 mm 或左室收缩末期内径 ＞ 50 mm（Ⅱa类，C级）；④不论主漏的严重性如何，但升主动脉明显扩张：马方综合征直径 ≥ 45 mm（Ⅰ类，C级），二叶主动脉瓣直径 ≥ 50 mm（Ⅱa类，C级），其他主漏AR患者直径 ≥ 55 mm（Ⅱa类，C级）。

（陈国伟　张开滋　徐丽英　孟庆华）

(六) 三尖瓣狭窄

【病因、病理生理】

三尖瓣狭窄（trcuspid stenosis, TS，简称三窄）临床上少见，且绝大多数为风湿性心内膜炎的遗患，常合并二尖瓣或主动脉瓣病变，单纯三窄罕见。

三窄使右房血液在舒张期进入右室受阻，使血液淤积在右房导致扩大和压力增高。正常情况下，三尖瓣口上下的压差很小，当三窄使压差>5 mmHg，即可引起体循环淤血。由于体静脉系统容量大、阻力低，对右房压力升高具有较大的缓冲余地，因此三窄所致右房压力不会明显增高，极少>15 mmHg，有别于二窄，后者可使左房压明显升高。长期右房扩大和压力增高导致静脉回流障碍，临床上可引起静脉压升高、颈静脉怒张、肝肿大和下垂性浮肿等体循环淤血的征象。另一方面由于右室舒张期充盈量减少，使右室内径缩小和心输出量降低，肺循环血量减少，由肺静脉回流入左房、左室血量亦减少，因此也可产生左心输出量降低、体循环供血不足的临床征象。

【临床表现】

1. 症状

女性较男性多见。单纯三窄可出现右房衰竭引起的体循环淤血征象，而肺部淤血症状不明显，患者可出现乏力、疲倦、心悸、下肢浮肿、腹水、肝肿大等征象。若严重二窄患者不出现端坐呼吸、夜间阵发性呼吸困难、咯血等左房衰竭的征象，临床上应考虑可能合并三窄。

2. 体征

在三尖瓣听诊区出现舒张期隆隆样杂音是最重要的体征，有时该杂音可在剑突下最清楚，杂音性质和特点可与二窄相似，但常在吸气时增强，称Carvallo's征，系吸气时静脉回流增加，从而使通过狭窄的三尖瓣口血流增多所致。而二窄舒张期杂音在吸气时不增强，一般来讲，三尖瓣狭窄的舒张期杂音强度较弱，震颤较少，收缩期前增强不明显，音调比二窄为高，可资鉴别。三窄时S_1可亢进，以三尖瓣听诊区最清楚，当瓣膜明显钙化或活动度明显下降，S_1可不亢进。此外，三窄也可产生三尖瓣开瓣音，多在S_2后0.04~0.06 s出现，吸气时增强，在剑突下部最清楚。

其他体征包括在窦性心律时，无右室肥厚而颈静脉波图上有明显A波，常是三窄重要体征之一，系右房有力收缩所致。此外，肝区可扪及收缩期前搏动。

【影像学检查】

1. 超声心动图

（1）M型超声 在三尖瓣区（5区）检查时，可发现三尖瓣前瓣正常双峰形曲线消失，E-F斜率明显降低，产生类似二窄的城垛样改变，瓣膜回声明显增多、增强，CE幅度降低。鉴别此瓣膜活动曲线是二尖瓣还是三尖瓣，关键在于前者活动曲线在室间隔之后，即位于左室腔内，与胸壁距离较远；后者在房、室间隔之前，位于右心腔内，距离胸壁较近。此外，三尖瓣后瓣与前瓣可呈同向运动。间接征象包括右房明显扩大。

（2）二维超声 从右室流入道、流出道平面长轴观及心底部位短轴切面探查，较易发现三窄，可见三尖瓣于舒张期圆顶形向右室凸出伴开放滞缓、幅度减少，瓣叶回声增多增强。此外在心尖四腔观亦较易发现三尖瓣舒张期活动情况和瓣口面积缩小（正常三尖瓣口面积为6~8 cm²），且可估计右房大小。

（3）多普勒 将取样容积置于右室流入道内，于舒张期可检出异常的湍流信号，可确立三窄的诊断。彩色多普勒同样可在右室流入道内检出源于三尖瓣口的异常血流束。

2. X线检查

右房增大，右室不大，肺血减少，肺动脉段正常。

3. 心电图

单纯三窄可表现P波高尖，常>3 mm，尤以V_1导联最明显。若合并二窄，P波高尖伴时限延长，右室也可肥大。

4. 心导管检查

偶尔需做右心导管检查，常有心输出量降低和右房增大、压力增高现象，三尖瓣跨瓣压差至少>2 mmHg。因三窄常伴二窄，故肺动脉压可增高。

【诊断与治疗】

风湿性三窄绝大多数合并二尖瓣和/或主动脉瓣病变，临床上主要应与二窄鉴别，后者舒张期杂音多局限于心尖区，可有左房衰竭的征象，

X线、超声心动图等检查有左房增大、肺淤血，与三窄截然不同。

治疗同二尖瓣狭窄，轻度三窄可内科治疗，包括预防风湿活动和防治感染性心内膜炎。严重三窄可施行经皮球囊导管三尖瓣成形术或分离术。瓣膜严重钙化、僵硬和血栓形成者，可考虑做换瓣术，为减少血栓形成，一般可选用生物瓣。

（陈国伟　邢福泰　徐丽英）

（七）联合瓣膜病

联合瓣膜病（combined valvular disease, CVD）是指同时累及2个或2个以上瓣膜的疾病，也称为多瓣膜病。

【组合形式】

联合瓣膜病可有以下几种组合形式：

（1）同一病因累及2个或2个以上瓣膜，临床上最常见为风湿性引起的二尖瓣和主动脉瓣或其他瓣膜病变。

（2）病变源于一个瓣膜，随病情发展可影响或累及另一瓣膜，导致相对性狭窄或关闭不全，如风湿性二窄可引起肺动脉高压致肺动脉扩张，引起相对性肺漏，而肺高压又使右室压力负荷过重而肥大，可引起相对性三漏。主动脉瓣关闭不全由于收缩期向主动脉射血增多，可产生相对性主窄，而主漏舒张期血液反流可影响二尖瓣开放，产生相对性二窄，由于左室舒张期容量超负荷致左室和二尖瓣环扩大，导致相对性二漏。此外，随左心功能不全的发展，可引起肺淤血、肺动脉高压和右室压力负荷过重，也可产生相对性肺漏和三漏，由此可见，单一主动脉瓣病变最终可导致多瓣膜功能障碍。

（3）两种或两种以上病因损及不同瓣膜，如风湿性二尖瓣病变并感染性主动脉瓣炎，原发性瓣膜脱垂并梅毒性主动脉瓣关闭不全等。

联合瓣膜病变对心功能的影响是综合性的，往往比单瓣膜病变更为严重。举例如下：

1）主窄并二漏　由于主窄使左室射血阻力增大可加重二尖瓣反流，使左房失代偿及肺淤血提早发生。而二漏使左室收缩压力与主动脉瓣口压差降低，影响左室向主动脉射血，由于心输出量降低，可产生脏器供血不足的症状。

2）二尖瓣与主动脉瓣同时狭窄　主窄使左室肥厚、顺应性降低，使LVEDP增高，舒张期二尖瓣口压差减小，左房收缩的辅助泵作用难以发挥，易致左房衰竭；二窄使左室充盈量减少，不能维持必要的左室收缩压，使收缩期跨主动脉瓣压差降低，心输出量进一步减少，体循环供血不足症状加重。

3）主漏并二漏　两者均使左室舒张期容量负荷加重，作用相加后更使左室进行性扩大，而后者又加重二漏，提早出现左心衰竭。由此可见，联合瓣膜病变常比单瓣膜病变更容易引起血流动力学的严重障碍。

【影像学检查】

检查结果也往往具有联合瓣膜病变所致的综合表现，如二窄并主漏的X线检查既可因二窄所致左房增大、肺淤血表现，又有主漏所致左室扩大和主动脉增宽的征象；心电图有二尖瓣形P波、左右心室肥大及各种心律失常。超声心动图也可表现二窄的征象和主漏的特征性改变。余此类推（图6-2-7A、B）。

【诊断】

联合瓣膜病变临床表现为有关瓣膜损害的综合表现，如二窄并主漏时，既有二窄的症状和体征，又有主漏的临床表现。有时某一瓣膜病变可减或抵消另一瓣膜病变的症状和体征，如二窄因左室舒张期充盈量减少致主漏的反流性杂音减轻，周围血管征得以缓和；三窄的存在可减轻二窄所致肺淤血；三窄并主窄时，两者杂音均减轻，S_4消失。在临床工作中必须予以识别。

【治疗】

联合瓣膜病变的治疗视瓣膜病变而定，心功能处于代偿阶段或病变较轻者，可内科对症治疗，预防风湿活动和感染性心内膜炎。若病变严重，内科治疗疗效不满意，则应手术或经皮球囊导管瓣膜成形术，后者仅适用于瓣膜狭窄，对于关闭不全目前只能采用手术治疗，包括换瓣术或瓣膜矫正术等。有时联合瓣膜病变主要源于一个瓣膜病变所继发，如单纯主漏可引起多瓣膜损害（详见上述），其治疗关键是治疗主漏，经主动脉瓣换瓣术后，其余受影响的瓣膜功能障碍常得以纠正。常见的如风湿性二窄并主漏（尤其关闭不全为主者）加上主动脉瓣病变（狭窄和/或关闭不全）者，视病变程度可同时施行二尖瓣和主动脉瓣置换术,或先施行二尖瓣(或主动脉瓣)置换术,经半年至一年康复后,视病情再施行另一瓣膜置换术。必须指出,有时联合瓣膜病变若仅处理其中之一瓣膜,另一瓣膜的病变严重程度会加剧,如二窄并主漏,当二尖瓣施行交界分离术或经皮球囊瓣膜成形术后,二窄的征象缓解,由于左室舒张期充盈血量增多,可加重主漏的症状,而后者所致血流动力学障碍可能会抵消二尖瓣手术获得裨益,因此,对疑有联合瓣膜病变的患者拟做手术前,应正确估计每一瓣膜病变的严重度及其相互影响,以做出最佳选择。

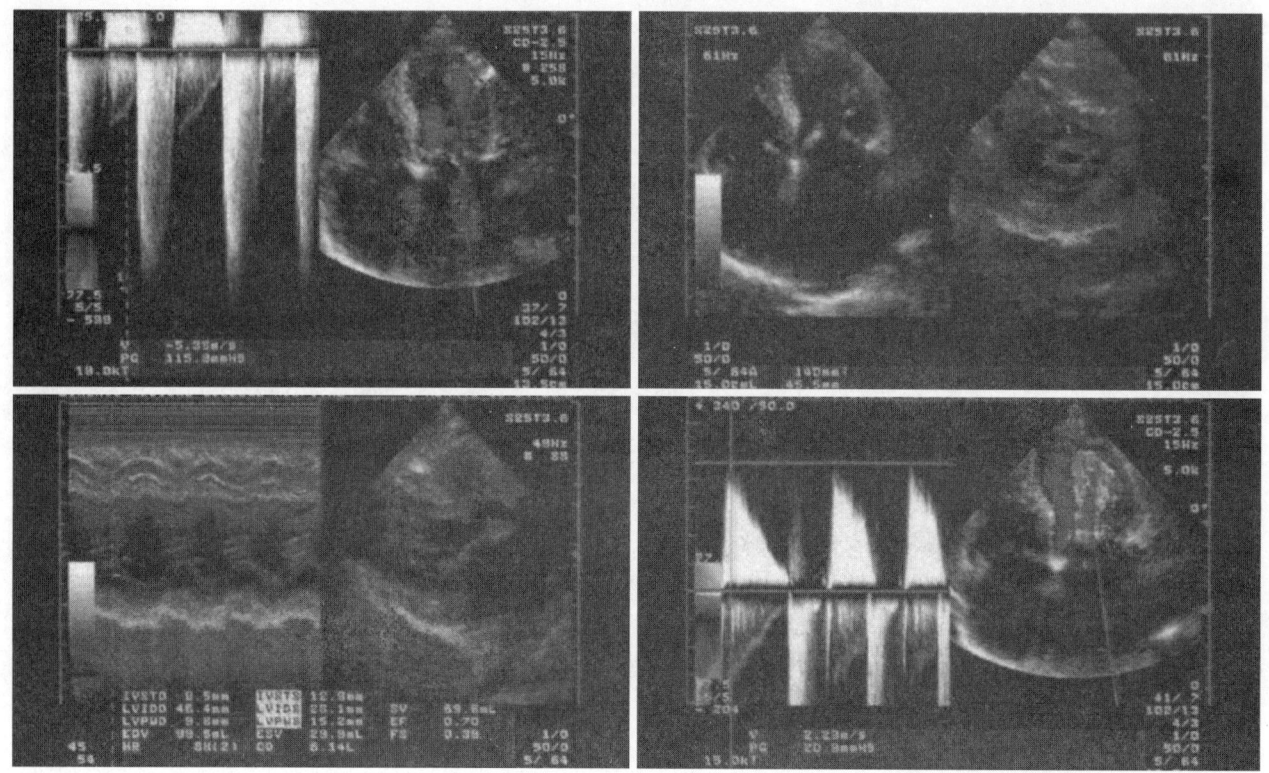

图 6-2-7A 风湿性联合瓣膜病超声心动图

超声表现:左心房、右室内径增大,室间隔与左室后壁厚度尚可,运动幅度尚可,二尖瓣回声增强,瓣叶增厚,交界部粘连,开放受限,开口面积 1.40 cm²,前后叶关闭不拢,主动脉瓣三叶式,回声偏强,开放幅度低,关闭欠佳。主肺动脉内径偏宽,肺动脉瓣活动幅度大,关闭线突向右室流出道,关闭不拢。三尖瓣环扩大,关闭不拢。房室间隔回声完整,大动脉关系正常。

CDFI:二尖瓣前向流速增高,收缩期探及中量反流,二尖瓣口探及中量反流,估测肺动脉收缩压 51 mm/Hg,舒张期肺动脉瓣、主动脉瓣口探及少量反流。

超声心动图提示诊断:①风湿性心脏病,二尖瓣狭窄并关闭不全,主动脉瓣受累,肺循环高压;② Doppler:二尖瓣前向流速增高,AV、PV 少量反流、TV、MV 中量反流;③左室限制型舒张减低

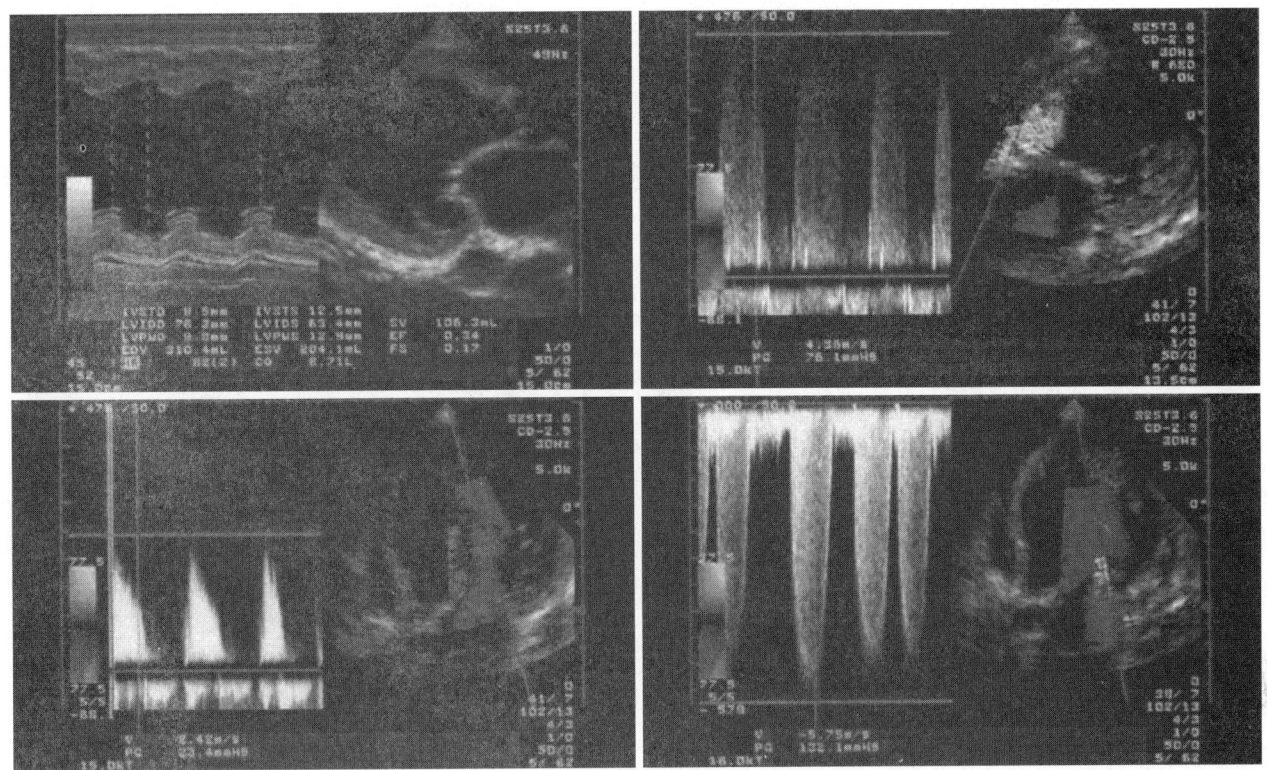

图6-2-7B 风湿性联合瓣膜病超声心动图

超声表现：左心房、右室内径增大，左室内径明显增大，室间隔与左室后壁厚度尚可，运动幅度减低，二尖瓣回声增强，瓣叶增厚，交界部粘连，开放受限，关闭不拢。主动脉瓣三叶式，回声增强增厚，开放幅度低，关闭不拢。主肺动脉内径增宽，肺动脉瓣活动幅度大，关闭线突向右室流出道，关闭尚可。三尖瓣环扩大，关闭欠佳。房室间隔回声完整，大动脉关系正常，心包脏壁层之间见少量无回声暗区包绕，右室前壁之前5 mm，左室后壁之后4 mm。

CDFI：MV区前向流速增高，收缩期探及中量反流束，AV区前向流速增高，舒张期探及中量反流束，TV区收缩期探及中量反流束。估测肺动脉收缩压46 mm/Hg。

超声心动图提示诊断：①风湿性心脏病联合瓣膜病，二尖瓣狭窄并关闭不全，主动脉瓣狭窄并关闭不全，肺动脉高压，心包积液（少量）；② Doppler：MV区前向流速增高，AV区前向流速增高，MV、AV、TV反流（中量）；③左室收缩功能明显减低

（陈国伟　张开滋　邢福泰　徐丽英　李德友）

参考文献

1. 张开滋，李广镰，孙启斌，等. 遗传性心血管疾病. 北京：科学出版社，1990,263.
2. 李广镰，张开滋，郑宗锷. 心血管遗传病学. 北京：北京医科大学、中国协和医科大学联合出版社，1994,219.
3. 陈国伟. 现代急诊内科学. 第2版. 广州：广东科学技术出版社，1995,237.
4. 顾复生. 我国风湿性心脏病研究的主要成就. 中华心血管病杂志，1999,27(2):265.
5. 姜志荣，苗志敏，张子彬，等. 实用老年心血管病诊断与鉴别诊断学. 青岛：青岛海洋大学出版社，2001,207.
6. 吴同果. 心血管诊疗学. 北京：中国三峡出版社，2001,284.
7. 陈国伟，郑宗锷. 现代心脏的内科学. 第2版. 长沙：湖南科学技术出版社，2002,807.
8. 陈国伟，顾菊康，陈灏珠. 心血管病诊断治疗学. 合肥：安徽科学技术出版社，2003,495.
9. 李兴福，张妮. 急性风湿热诊断的相关问题. 临床内科杂志，2005,22(10):652.
10. 中华医学会心血管分会，等. 慢性心力衰竭诊断治疗指南. 中华心血管病杂志，2007,35(12):1090.

第七章

高 脂 血 症

　　血脂是血浆中所含的重要物质之一，具有许多生理功能。血脂升高和/或降低统称为血脂异常，血脂异常主要指血中可致动脉粥样硬化（AS）的脂质——总胆固醇（TC）、低密度脂蛋白-胆固醇（LDL-C）、甘油三酯（TG，亦称三酰甘油）、载脂蛋白B（ApoB）升高；而抗AS的脂质——高密度脂蛋白-胆固醇（HDL-C）和/或载脂蛋白AI（apo A Ⅱ）降低。前者，称高脂血症，是本章阐述的主要内容；它不仅与动脉粥样硬化性疾病的发生和发展有着密切关系，而且对冠心病事件、缺血性脑卒中的发作也起重要作用，更是导致猝死的常见原因。此外，血脂升高还与糖尿病、代谢综合征、胰腺炎、甲状腺疾病、肾脏疾病等的发生也密切相关，由此可见高脂血症的危害性极大。

　　人类探索胆固醇与动脉粥样硬化的基础研究，已经历了100余年，充分认识到胆固醇在动脉粥样硬化的发生中起关键作用。自20世纪中期开始的大量流行病学研究及多次大规模临床试验，其结果反复得以证实；幸运的是调脂治疗可使血脂水平改善，从而延缓冠心病的进程，可减少冠脉事件的发生，可降低脑卒中的危险，还可控制糖尿病患者的冠心病事件的发生等，已成为针对冠心病一级和二级预防的一项最有效措施。

　　近期的国人健康调查资料表明，由于生活方式的改变，血脂异常发生率在快速地增加，我国约有1.6亿人存在血脂异常，与之相关的动脉粥样硬化性疾病、冠心病、糖尿病等也在成倍增加。以高脂血症及其引发的上述疾病，不单是欧美国家的"西方病"，现已在日本、中国及其他发展中国家"蔓延"，成为迫在眉睫进行防治的世界性公共卫生问题。

第一节　高脂血症概述

　　高脂血症（hyperlipemia）是指血清总胆固醇（TC）升高、低密度脂蛋白-胆固醇（LDL-C）升高、甘油三酯（TG）升高，其实质是血清脂蛋白水平升高，所以也称为高脂蛋白血症（hyperlipoproteinemia）。同时，现已认定血清高密度脂蛋白-胆固醇HDL-C低下，也是一种血脂代谢异常。因此在临床上有人建议命名为：脂质异常血症，但是由于高脂血症使用时间长且简明通俗，所以仍然广泛沿用。高脂血症是一类较常见的疾病，除少数是由于全身性疾病所致外（继发性高脂血症），绝大多数是因遗传基因缺陷（或与环境因素相互作用）引起（原发性高脂血症）。

一、血脂的组成及结构

　　血浆所含脂类统称为血脂。它的组成复杂，

第七章 高脂血症

包括：总胆固醇及其酯、甘油三酯、磷脂，以及游离脂肪酸等。磷脂主要有卵磷脂（约70%）、神经鞘磷脂（约20%）及脑磷脂（约10%）。血脂的来源有二：一为外源性，从食物摄取的脂类经消化吸收进入血液；二是内源性，由肝、脂肪细胞以及其他组织合成后释放入血（图7-1-1）。

狭义上血脂主要是指血液中的胆固醇和甘油三酯。由于胆固醇和甘油三酯均不溶于水，在血液中不是以游离的形式存在，而是与特殊的蛋白质即载脂蛋白结合形成脂蛋白，这样血脂才能在血中溶解、运转和代谢（图7-1-2）。

正常人空腹12～24h血脂的组成及含量见表7-1-1。

（一）脂类的结构与功能

1. 胆固醇

胆固醇（cholesterol）最早由动物胆石中分离出来，是具有羟基的固醇类化合物。所有固醇（包括胆固醇）均具有环戊多氢菲的共同结构，区别是碳原子数及取代基不同，其生理功能各异。在人体内，胆固醇主要以游离胆固醇及胆固醇酯形式存在。胆固醇具有下列生理功能：

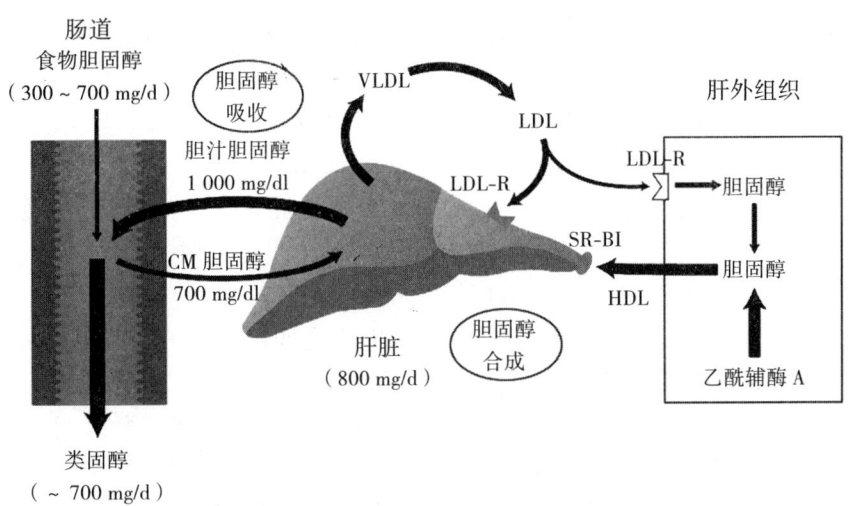

图7-1-1 血浆胆固醇的两大来源

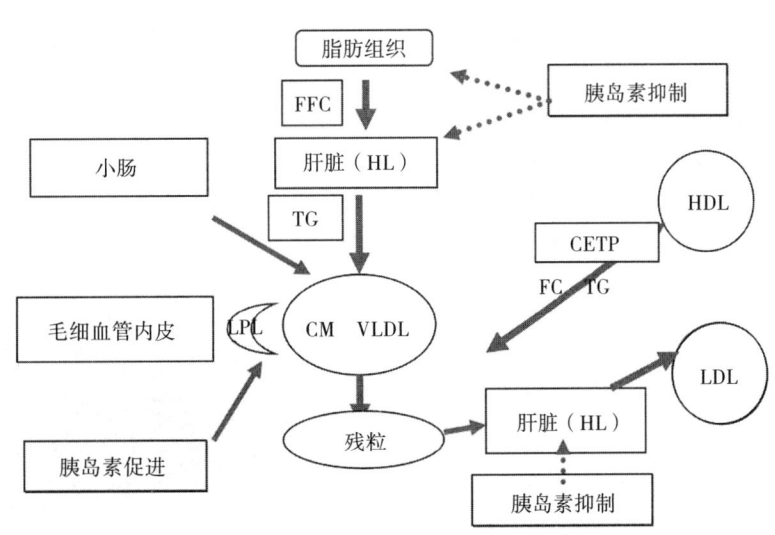

图7-1-2 正常情况下的脂质代谢

FC：游离胆固醇；FFC：游离脂肪酸；CETP：胆固醇酯转运蛋白；HL：肝脂酶；LPL：脂蛋白脂酶；CM：乳糜微粒

表 7-1-1　血脂组成及含量

组成	血浆含量（mg/L）	血浆含量（mmol/L）	空腹时主要来源
总胆固醇（TC）	100～250（200）	2.59～6.47（5.17）	肝
胆固醇酯（CE）	70～200（145）	1.81～5.17（3.75）	
游离胆固醇（FC）	40～70（55）	1.03～1.81（1.42）	
甘油三酯（TG）	10～150（100）	0.11～1.69（1.13）	肝
总磷脂	150～250（200）	48.44～80.73（64.58）	肝
卵磷脂	50～200（100）	16.1～64.6（32.3）	肝
鞘磷脂	50～130（70）	16.1～42.0（22.6）	肝
脑磷脂	15～35（20）	4.8～13.0（6.4）	肝
游离脂肪酸	5～20（15）		脂肪组织

注：括号内为均值

①转变为胆汁酸，是胆固醇在体内代谢的主要去路；②转化为类固醇激素；③转化为7-脱氢胆固醇，后者经紫外线照射转变为维生素 D_3。

2. 甘油三酯

甘油三酯（triglyceride，TG）是甘油分子中的三个羟基被脂肪酸酯化而形成的，国际命名委员会建议使用名称为三酯酰甘油（triacylglycerol），但由于人们已习惯简洁通俗的名称，故仍保留沿用甘油三酯。甘油三酯是体内储存能量的形式，其具有下列生理功能：①供能和储能；②作为结构脂质的基本构件；③参与机体物质和能量代谢。

（二）脂蛋白结构及其代谢

脂类不溶于水，在水中呈乳浊液。而正常人血浆脂类虽多，却仍清澈透明，说明血脂在血浆中不是以自由状态存在，而是与血浆中的蛋白质结合，以脂蛋白（lipoprotein）的形式而运输。运用超速离心法，把血浆在一定密度的盐溶液中进行超速离心时，其所含脂蛋白因密度不同而漂浮或沉降，据此分四类：乳糜微粒含脂最多，密度小于 0.95，易于上浮；其余的按密度大小依次为极低密度脂蛋白（VLDL），低密度脂蛋白（LDL）和高密度脂蛋白（HDL）。除上述四类脂蛋白外，还有中间密度脂蛋白（IDL），它是 VLDL 在血浆中的代谢产物，密度介于 VLDL 和 LDL 之间，密度为 1.006～1.019，见表 7-1-2。

1. 乳糜微粒

乳糜微粒（CM）是血浆中颗粒最大的脂蛋白，含甘油三酯近 90%，因而其密度也最低。正常人空腹 12 h 后采血时，血浆中无 CM。餐后以及某些病理状态下血浆中含有大量的 CM 时，因其颗粒大能使光发生散射，血浆外观混浊。将含有 CM 的血浆放在 4℃ 静置过夜，CM 会自动漂浮到血浆表面，形成奶油样顶层，这是检查有无 CM 存在最简单而又实用的方法（图 7-1-3）。CM 是在十二指肠和空肠的黏膜细胞内合成。CM 残粒是由肝脏中的 LDL 受体相关蛋白或 apo E 受体（亦称之残粒受体）和 LDL 受体分解代谢。apo E 介导 CM 残粒经由肝细胞残粒受体摄取，CM 在血液循环中很快被清除，半寿期小于 1 h。由于 apo B48 始终存在于 CM 中，所以 apo B48 可视为 CM 及其残粒的标志，以便与肝脏来源的 VLDL（含 apo B100）相区别。

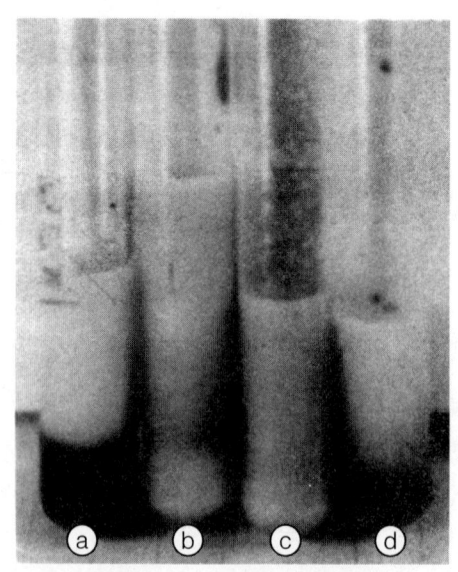

图 7-1-3　乳糜微粒的检测

a，d. 示 4℃ 静置过夜后，上层有奶油样顶层和白色乳糜颗粒；b，c. 示新采血样，血浆呈乳浊状

表 7-1-2 脂蛋白的特性及功能

分类	组成	主要载脂蛋白	来源	功能
乳糜微粒（CM）	甘油三酯	B_{48}、AⅠ、AⅡ	小肠合成	将食物中的甘油三酯和胆固醇从小肠转运至其他组织
极低密度脂蛋白（VLDL）	甘油三酯	B_{100}、E、Cs	肝脏合成	转运甘油三酯至外周组织，经脂酶水解后释放游离脂肪酸
中间密度脂蛋白（IDL）	甘油三酯 胆固醇	B_{100}、E	VLDL 中 TG 经脂酶水解后形成	属 LDL 前体，部分经肝脏摄取；具有致动脉粥样硬化作用
低密度脂蛋白（LDL）	胆固醇	B_{100}	VLDL 和 IDL 中 TG 经脂酶水解后形成	胆固醇的主要载体，经 LDL 受体介导摄取而被组织利用，致动脉粥样硬化作用最强，LDL 与冠心病直接相关
高密度脂蛋白（HDL）	磷脂 胆固醇	AⅠ、AⅡ、Cs	肝脏和小肠合成，CM 和 VLDL 脂解后表面物衍生	促进胆固醇从外周组织移去，转运胆固醇至肝脏或其他组织再分布，具有抗动脉粥样硬化作用，HDL-C 与冠心病呈负相关

2. 极低密度脂蛋白

极低密度脂蛋白（VLDL）中甘油三酯含量仍然很丰富，约占 55%，胆固醇含量为 20%，磷脂含量为 15%，蛋白质含量约为 10%。由于 CM 和 VLDL 中均是以甘油三酯为主，所以这两类脂蛋白统称为富含甘油三酯的脂蛋白（TRL）。在没有 CM 存在的血浆中，其甘油三酯的水平主要反映 VLDL 的多少。由于 VLDL 分子比 CM 小，空腹 12 h 的血浆是清亮透明的，当空腹血浆甘油三酯水平 > 3.3 mmol/L（300 mg/dl）时，血浆才呈乳状光泽直至混浊。

3. 低密度脂蛋白

低密度脂蛋白（LDL）是由 VLDL 转化而来，LDL 中胆固醇的含量（包括胆固醇酯和游离胆固醇）占一半以上。所以，LDL 被称为富含胆固醇的脂蛋白。血浆中胆固醇约 70% 是在 LDL 内，单纯性高胆固醇血症时，血浆胆固醇浓度的升高与血浆中 LDL 水平是一致的。由于 LDL 颗粒小，即使血浆中 LDL 的浓度很高，血浆也不会混浊。LDL 中载脂蛋白几乎全部为 apo B100（占 95% 以上）。大多数 LDL 是由肝脏内和肝外的 LDL 受体进行代谢，占体内 LDL 代谢的 70%~75%，其余的 LDL 则经由非特异性、非受体依赖性的途径进行代谢。

4. 高密度脂蛋白

高密度脂蛋白（HDL）颗粒最小，其结构特点是脂质和蛋白质部分几乎各占一半。HDL 可经下列方法进一步分成各亚组分，包括超速离心法、非变性聚丙烯胺梯度凝胶电泳法，免疫亲和层析法等。目前临床上采用较多的是利用超速离心法将 HDL 颗粒按其密度大小进一步分为 HDL2 和 HDL3 两种亚类，血浆中 HDL2 和 HDL3 各占 1/3 和 2/3。HDL 将胆固醇从周围组织（包括动脉粥样斑块）转运到肝脏进行再循环或以胆酸的形式排泄，这一过程称作胆固醇逆转运。这一过程至少包括三个步骤：①细胞内游离胆固醇外流进入 HDL；② HDL 中游离胆固醇的酯化；③ HDL 中胆固醇清除。任何一个步骤发生障碍都可能导致胆固醇逆运中断，HDL 生理功能都会受损。

此外，还有一类脂蛋白称为脂蛋白（a）[Lp（a）]，是 1963 年由北欧遗传学家 Berg 利用免疫方法发现的一类特殊的脂蛋白。Lp（a）与 LDL 在结构上的主要区别是多含有一独特的 apo（a），后者在其他任何脂蛋白中都不存在。由于 apo（a）的存在，使得 Lp（a）具有独特性。已证实 apo（a）的 cDNA 序列与纤维蛋白溶解酶原有高度同源性（约 80% 同源）。目前有关 Lp（a）的合成场所和代谢途径尚不清楚。脂蛋白电镜图，见图 7-1-4。

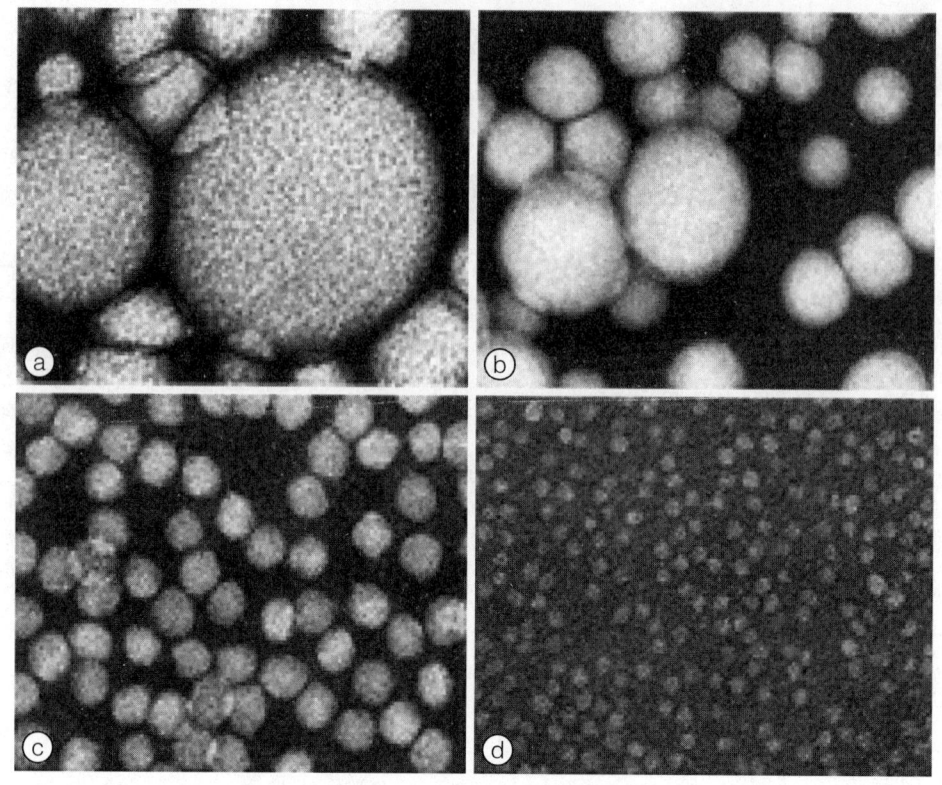

图 7-1-4 脂蛋白电镜图
a. 乳糜微粒（直径 50～200 nm）；b. VLDL（直径 28～78 nm）；c. LDL（直径 20～25 nm）；d. HDL（直径 8～11 nm）

（三）载脂蛋白及其功能

载脂蛋白（apolipoprotein，apo）是一类能与血浆脂质（主要是指胆固醇、甘油三酯和磷脂）结合的蛋白质，为构成血浆脂蛋白的主要成分。在体内载脂蛋白具有许多重要的生理功能，如作为配基与脂蛋白受体结合、激活多种脂蛋白代谢酶等。现已认识到载脂蛋白不仅对血浆脂蛋白的代谢起着决定性的作用，而且对动脉粥样硬化的发生和发展亦有很大的影响。

1. 载脂蛋白 AI

apo AI 主要分布于血浆 HDL 中，apo AI 的主要理功能：①HDL 的结构蛋白；②作为一种辅助因子，参与激活卵磷脂胆固醇酰基转移酶（LCAT），使游离胆固醇酯化；③参与胆固醇的逆转运过程。

2. 载脂蛋白 AⅡ

apo AⅡ是人 HDL 颗粒中第二种主要的载脂蛋白，apo AⅡ的生理功能尚不十分清楚，除了作为 HDL 的结构成分外，可能还具有抑制 LCAT 活性的作用。亦有人认为，apo AⅡ是肝脂酶的激活因子。

3. 载脂蛋白 B

apo B 是一类在分子量、免疫性和代谢上具有多态性的蛋白质，apo B100 主要分布于血浆 VLDL、IDL 和 LDL 中，apo B 具有如下功能：①参与 VLDL 的合成、装配和分泌。②与肝素及不同的糖蛋白结合，可能参与 LDL 与动脉粥样斑块结合。③是 VLDL、IDL 和 LDL 的结构蛋白，参与脂质转运。④是介导 LDL 与相应受体结合必不可少的配体。

4. 载脂蛋白 CⅡ

apo CⅡ是 CM、VLDL 和 HDL 的结构蛋白之一，apo CⅡ具有下列生理功能：①是脂蛋白脂酶（LPL）不可缺少的激活剂，apo CⅡ缺乏时，LPL 活性极低，甘油三酯水解障碍，血浆甘油三酯水平明显升高。②具有抑制肝脏对 CM 和 VLDL 摄取的作用。

5. 载脂蛋白 E

载脂蛋白 E（apo E）是一个含有 299 个氨基

酸结合有磷脂的糖蛋白。apo E 可以在各种组织中合成，但以肝脏为主。apo E 的浓度与血浆甘油三酯含量呈正相关。apo E 的生理功能：①组成脂蛋白，是 CM、VLDL、IDL 和部分 HDL 的结构蛋白；②作为配体与 LDL 受体和 apo E 受体结合；③具有某种免疫调节作用；④参与神经细胞的修复。

二、高脂血症的病因

（一）高胆固醇血症

1. 临界高胆固醇血症的病因

人类临界高胆固醇血症的原因除了其基础值偏高外，主要是饮食因素，即高胆固醇和高饱和脂肪酸摄入以及热量过多引起的超重，其次包括年龄效应和女性的更年期影响。

（1）饮食胆固醇高　西方国家的人群一般摄入胆固醇量为 400 mg/d，而低胆固醇人群的摄入量为 200 mg/d 右左。胆固醇摄入量从 200 mg/d 增加为 400 mg/d，可升高血胆固醇 0.13 mmol/L（5 mg/dl）。其机制可能与肝脏胆固醇含量增加，LDL 受体合成减少有关。

（2）饮食饱和脂肪酸高　临界胆固醇升高的一个主要原因是较高的饱和脂肪酸饮食摄入。典型的西方人所摄入的饱和脂肪酸大约为每日总热卡的 14%，而理想的量应为 7%。一般认为饱和脂肪酸摄入量占总热卡的 14%（即多 7%），可致血胆固醇增高大约 0.52 mmol/L（20 mg/dl），其中多数为 LDL-C。有资料表明，饱和脂肪酸抑制 LDL 受体活性。

（3）体重增加　有研究提示血浆胆固醇升高可因体重增加所致。一般认为体重增加大约可使人体血胆固醇升高 0.65 mmol/L（25 mg/dl）。至少有两种代谢机制可解释这种胆固醇升高：①肥胖促进肝脏输出含载脂蛋白 B 的脂蛋白，继而使 LDL 生成增加；②肥胖使全身的胆固醇合成增加，引起肝内胆固醇池扩大，因而抑制 LDL 受体的合成。

（4）年龄效应　随着年龄的增加，体重也会增加。但是，依年龄增加而伴随的胆固醇升高并非全是体重增加所致。有人发现老年人的 LDL 受体活性减退，LDL 分解代谢率降低，也是年龄效应的原因。老年人 LDL 受体活性减退的机制尚不清楚，可能是由于随着年龄的增加，胆汁酸合成减少，使肝内胆固醇含量增加，进一步抑制 LDL 受体的活性。现有资料表明，除体重因素外，年龄本身可使血浆胆固醇增加 0.78 mmol/L（30 mg/dl）左右。

（5）绝经后妇女　在 45～50 岁前，女性的血胆固醇低于男性，随后则会高于男性。这种绝经后胆固醇水平升高很可能是由于体内雌激素减少所致。已知在人类和动物，雌激素能增加 LDL 受体的活性。美国妇女绝经后总胆固醇可增高大约 0.52 mmol/L（20 mg/dl）。

（6）其他因素　除上述引起临界高胆固醇血症的因素之外，尚有一些其他的因素也可造成在某些相同的环境下，部分个体的血浆胆固醇水平偏高。这些因素包括个体的胆固醇吸收率、合成率、肝脏胆汁分泌率以及体内 LDL 分解代谢率差异等。这可能与个体间某些遗传基因变异有关。已知载脂蛋白 E 的基因型和载脂蛋白 AIV 多态性等均可影响个体间对食物胆固醇吸收率不同。

2. 轻度高胆固醇血症的病因

轻度高胆固醇血症是指血浆胆固醇浓度为 6.21～7.49 mmol/L（240～289 mg/dl）或 LDL-C 4.15～5.41 mmol/L（160～209 mg/dl）。大多数轻度高胆固醇血症的患者，可能是由于上述临界高胆固醇血症的原因所致，同时合并有遗传基因的异常。由于异常基因的存在，使体内 LDL 分解代谢速率降低，LDL 合成增加或 LDL 结构改变。但是，在大多数情况下，尚未能在分子水平上完全认识这些异常的遗传基因。基于脂蛋白动力学研究结果，已知有几种异常能引起轻度高胆固醇血症。

（1）LDL 清除率低下　LDL 体内更新代谢研究揭示，某些原发性轻度高胆固醇血症的病人，与临界性高胆固醇血症相比较，有 LDL 清除异常性低下。家族性 apo B100 缺陷是目前已知引起 LDL 在体内分解代谢缓慢的原因之一。而在家族性 apo B100 缺陷中，现已鉴定的异常有 apo B3,500，是该载脂蛋白的第 3 500 位上的谷胺酰氨被精氨酸所取代，引起所谓的"B3,500 缺陷"。其他 apo B 缺陷尚待澄清。

（2）LDL 输出增加　轻度高胆固醇血症的另

一个原因是LDL产生过多，即VLDL转变成LDL增加。有三种可能的机制与其有关：①LDL受体活性下降，当LDL受体活性下降时，VLDL颗粒经LDL受体分解代谢减少，因而过多的VLDL转化为LDL。②肝脏产生过多含apo B脂蛋白，在这种情况下，LDL的分解代谢率并无显著下降，属基本正常或轻度下降。③VLDL颗粒自身的缺陷，这可使VLDL颗粒（或其残核）经肝脏直接清除减少。

（3）LDL富含胆固醇酯　LDL-C水平从临界状态上升为轻度升高的最后一个原因是LDL颗粒富含胆固醇酯。这种情况则会伴有LDL胆固醇与apo B比例增加。多数轻度高胆固醇血症者，其LDL-C/apo B比例（1.62）均高于临界高胆固醇血症者（1.42）。引起LDL颗粒富含胆固醇酯的机制尚不清楚。

3. 重度高胆固醇血症的病因

重度高胆固醇血症是指血浆胆固醇浓度超过7.51 mmol/L（290 mg/dl）或LDL-C大于5.44 mmol/L（210 mg/dl）。重度高胆固醇血症的最好例子是杂合子型家族性高胆固醇血症（FH）。在一般人群中，杂合子型FH的发病率为1/500，而重度高胆固醇血症在成人中则为5/100。显然，许多重度高胆固醇血症是由于其他基因异常所致。

在绝大多数情况下，重度高胆固醇血症是下列多种因素共同所致：LDL分解代谢减低，LDL产生增加，LDL-apo B代谢缺陷，LDL颗粒富含胆固醇酯。另外还有上述引起临界高胆固醇血症的原因。由此可见，大多数重度高胆固醇血症很可能是多基因缺陷与环境因素的相互作用所致。

（二）高甘油三酯血症的病因

血浆中乳糜微粒（CM）中甘油三酯含量达90%~95%，极低密度脂蛋白（VLDL）中甘油三酯含量也达60%~65%，因而这两类脂蛋白统称为富含甘油三酯的脂蛋白。也就是说，血浆甘油三酯浓度升高实际上是反映了CM或/和VLDL浓度升高。凡引起血浆中CM和/或VLDL升高的原因均可导致高甘油三酯血症。

1. 环境因素

继发性高甘油三酯血症：许多代谢性疾病、某些疾病状态、激素和药物等都可引起高甘油三酯血症，这种情况一般称为继发性高甘油三酯血症。

（1）营养因素　许多营养因素均可引起血浆甘油三酯水平升高。大量摄入单糖亦可引起血浆甘油三酯水平升高，这可能与伴发的胰岛素抵抗有关；也可能是由于单糖可改变VLDL的结构，而影响其清除速度。饮食的结构也对血浆甘油三酯水平升高有影响。我国人群的膳食是以高糖低脂为特点，有调查表明，糖占总热量76%~79%，脂肪仅占8.4%~10.6%，而高脂血症的发生率达11%，以内源性高甘油三酯血症为最多见。有研究结果提示，进食糖量的比例过高，引起血糖升高，刺激胰岛素分泌增加，出现高胰岛素血症。后者可促进肝脏合成甘油三酯和VLDL增加，因而引起血浆甘油三酯浓度升高。此外，高糖膳食还可诱发apo CⅢ基因表达增加，使血浆apo CⅢ浓度增高。已知apo CⅢ是脂蛋白脂酶的抑制因子，血浆中apo CⅢ增高可造成脂蛋白脂酶的活性降低，继而影响CM和VLDL中甘油三酯的水解，引起高甘油三酯血症。饮酒对血浆甘油三酯水平也有明显影响。在敏感的个体，即使中等量饮酒亦可引起高甘油三酯血症。酒精可增加体内脂质的合成率，减少氧化脂肪酸的比例，并增加酯化脂肪酸的比例。此外，酒精还可降低脂蛋白脂酶的活性，而使甘油三酯分解代谢减慢。

（2）生活方式　习惯于静坐的人血浆甘油三酯浓度比坚持体育锻炼者要高。无论长期或短期体育锻炼均可降低血浆甘油三酯水平。锻炼尚可增高脂蛋白脂酶活性，升高HDL水平特别是HDL2的水平，并降低肝脂酶活性。长期坚持锻炼，还可使外源性甘油三酯从血浆中清除增加。吸烟也可增加血浆甘油三酯水平。流行病学研究证实，与正常人平均值相比较，吸烟可使血浆甘油三酯水平升高9.1%。然而戒烟后多数人有暂时性体重增加，这可能与脂肪组织中脂蛋白脂酶活性短暂上升有关，此时应注意控制体重，以防体重增加而造成甘油三酯浓度升高。

2. 基因异常

（1）脂蛋白脂酶和apo CⅡ基因异常　血浆CM和VLDL中的甘油三酯有效地水解需要脂蛋白脂酶和它的复合因子apo CⅡ参与。脂蛋白脂酶和apo CⅡ的基因缺陷将导致甘油三酯水解障碍，因而引起严重的高甘油三酯血症。部分 apo CⅡ缺陷的患者可通过分析肝素化后脂蛋白脂酶活性来证实。

（2）apo E 基因异常　apo E 基因变异，可使含有 apo E 的脂蛋白代谢障碍，这主要是指 CM 和 VLDL。CM 的残粒是通过 apo E 与 LDL 受体相关蛋白结合而进行分解代谢，而 VLDL 则是通过 apo E 与 LDL 受体结合而进行代谢。apo E 基因有三个常见的等位基因即 E2、E3 和 E4。apo E2 是一种少见的变异，由于 E2 与上述两种受体的结合力都差，因而造成 CM 和 VLDL 残粒的分解代谢障碍。所以 apo E2 等位基因携带者血浆中 CM 和 VLDL 残粒浓度增加，因而常有高甘油三酯血症。

三、高脂血症的遗传学研究

（一）家族性高胆固醇血症

家族性高胆固醇血症（familial hypercholesterolemia，FH）是一种常染色体显性遗传性疾病。1836 年首次有人报道了黄色瘤，1873 年 Fagge 发现黄色瘤具有家族遗传聚集性，1914 年 Schidt 首次对黄色瘤患者进行血浆胆固醇测定。此后人们将黄色瘤和高胆固醇血症联系在一起。Goldstein 和 Brown 对 FH 的遗传和代谢基础进行了深入细致的系统研究，证实 FH 的发病机制是细胞膜表面的低密度脂蛋白受体（LDL-R）缺如或异常，导致体内 LDL 代谢异常，造成血浆总胆固醇（TG）水平和低密度脂蛋白胆固醇（LDL-C）水平升高，临床上常有多部位黄色瘤、特殊的角膜环和早发冠心病。LDL-R 的发现具有里程碑的意义。揭示了动脉粥样硬化（AS）的病因，大大推动了动脉粥样硬化的基础研究及脂蛋白受体研究。Goldstein 和 Brown 因此获得 1985 年的生理学和医学诺贝尔奖。

1. LDL-R 的基因结构和功能

1974 年 Goldstein 和 Brown 研究 FH 患者代谢缺陷是，发现成纤维细胞膜上存在着 LDL-R，1983 年克隆人 LDL-R 成功，1985 年 Lindgren 确定 LDL-R 基因位于第 19 号染色体短臂（CH19p13.1-13.3）。LDL-R 基因全长 45.5kb，有 18 个外显子和 17 个内含子。编码 839 个氨基酸的成熟蛋白质，蛋白质分子量 120 kD。LDL-R 主要与含有 apoE 及 apoB 的脂蛋白结合，故又称为 apoE，apoB 受体。

LDL-R 可分为六个不同的区域：①信号序列区；②连接结合区，为半胱氨酸富集部位，主要功能是结合配体；③表皮生长因子（EGF）前体样区。大约由 400 个氨基酸组成，其结构与 EGF 前体有 33% 同源；④有 5 个重复序列；⑤ O-连接糖化区，由 58 个氨基酸组成，位于膜外；⑥跨膜区，由 22 个氨基酸组成；⑦胞浆区，位于受体的 C－末端，深埋于胞浆。LDL-R 是一种位于细胞表面的糖蛋白，以肝细胞含量最多，也存在于动脉壁平滑肌细胞、血管内皮细胞和白细胞，可以清楚血中 2/3 的 LDL。

外显子 1 构成 5′端非翻译区，并编码信号肽；外显子 2～6 编码受体蛋白的的第一个功能区，其中重复单位Ⅰ、Ⅱ、Ⅲ、Ⅳ均由单一外显子编码；外显子 7～14 编码第二个功能区，重复单位 A、B、C 分别由外显子 7、8、14 编码；外显子 15 编码 O-连接糖链的第三个功能区；外显子 16 和部分外显子 17 编码跨膜区；外显子 17 编码胞浆区前 39 个氨基酸残基；外显子 18 为最大的外显子。编码羧基端最后 11 个氨基基和 3′端非翻译区。

2. LDL-R 突变类型与代谢

FH 的发病原因是 LDL-R 的自然突变，到目前为止，已确定的 LDL-R 基因突变类型有 700 余种，根据 LDL-R 的代谢途径，LDL-R 突变可以分为以下五种类型：

（1）Ⅰ型突变　其特点是突变基因不产生可测定的 LDL-R，细胞膜上无 LDL-R 存在，又称为无受体合成型突变，命名为受体-O 型（R-O），此型为最常见的基因突变类型，约占发现突变类型的一半以上。这一类突变包括基因的点突变导致提前出现的终止编码受体的密码、启动子突变阻断 mRNA 的转录、内含子和外显子连接词处突变是 mRNA 拼接发生异常和大片段基因 DNA 缺失等。

（2）Ⅱ型突变　其突变特点是突变基因合成的 LDL-R 在细胞内成熟和转运障碍，LDL-R 合成后不能转运到高尔基体进行修饰，细胞膜上 LDL-R 明显减少，是较常见的突变类型。突变基因可产生 LDL-R 前体，多数分子量正常，故命名为 R-120。这一类突变发生在1区和2区，以错义突变多见。

（3）Ⅲ型突变 其突变特点为突变基因合成的 LDL-R 可到细胞表面，但不能和 LDL 结合，突变的 LDL-R 基因分子量基本正常，命名为 R-160b，亦有 R-140b 和 R-210b。这一突变类型累及1区重复片段 2-7 或2区重复片段 A 而干扰与 LDL 间的正常结合。

（4）Ⅳ型突变 其特点为成熟的 LDL-R 到达细胞表面后不能在被覆陷凹内聚集成簇，细胞虽然能与 LDL 结合，但不出现内移，又称为内移缺陷型突变，这一突变发生在跨膜区（4区）和C端尾区（5区）。

（5）Ⅴ型突变 其特点为成熟的 LDL-R 的合成、LDL 结合以及以后的内移均正常，但在内移小泡中不能与 LDL 分离参与下一轮循环，这一类突变发生在表皮生长因子前体样区。

根据低密度脂蛋白受体基因突变对临床症状的影响，可将 LDL-R 突变分为两种：受体缺陷型（receptor-defective）和受体缺失型（receptor-negative）。

受体缺失型的患者，LDL-C 的水平比受体缺陷型高 18%，比 HDL 胆固醇（HDL-C）水平低 5%，并且腱黄瘤及冠状动脉疾病的发病率增高2倍。在两组30岁以上的 FH 患者中，冠心病的发生与年龄、动脉高血压、吸烟史、LDL-C 水平相关，其中在受体缺陷型组，以下三种因素均独立与冠心病发生相关：男性、动脉高血压及 LDL-C 水平；而在受体缺失型组，前两个因素较强的预示易患冠心病，但与受体缺陷型相比 LDL 的影响较小。总体来讲，受体缺失型患者冠心病的风险为受体缺陷型患者的 2.6 倍。

FH 临床表型主要是由于 LDL-R 突变引起的，但部分 FH 患者未能发现潜在的突变位点，研究表明，FH 的临床表型还可以由于载脂蛋白 B100（apoB100）基因突变引起，其染色体位于 2p23-p24，其突变发生频率为 1：600，估计 FH 患者中 2%~4% 应诊断为家族性 apoB100 缺陷症。蛋白原转化酶枯草杆菌蛋白酶（proprotein convertase sublisin/kexin type 9，PCSK9）基因突变也可导致 FH 表型，其基因的染色体位于 1p34，1-p32 并且编码一个新的促蛋白转换酶 NARC-1。

（二）家族性混合型高脂血症

家族性混合型高脂血症（familial combined hyperlipidemia，FCH）是1973年首次被认识的一个独立的病症。在60岁以下的冠心病患者中，这种类型的血脂异常最常见（占 11.3%）。在一般人群中 FCH 的发病率为 1%~2%。另有研究表明，在40岁以上原因不明的缺血性脑卒中患者中，FCH 为最多见的血脂异常类型。

由于 FCH 的早期表现常是高甘油三酯血症，所以 Goldstein 等曾提出本病的原发性生化代谢异常是先有甘油三酯代谢紊乱。显然，FCH 具有家族性聚集，有关对 FCH 家庭成员的研究提示该症为常染色体遗传。最近 Gullen 等人对55个先证者为 FCH 的英国家庭中的559名成员进行有关的遗传学研究，所获结果支持 Goldstein 等早期提出的有关 FCH 的发病假说。

FCH 最突出的特征是在同一家庭成员中甚至在同一患者的不同时期，血浆脂蛋白谱有明显的不同。受累者可表现为 Fredrickson 分型的Ⅱa型（以 LDL 升高为主）、Ⅱb型（LDL 和 VLDL 同时升高）、Ⅳ型高脂蛋白血症（以 VLDL 升高为主或伴有 LDL 升高）。由于在同一家族中发生不同类型的高脂血症，FCH 又称多表型高脂血症。

1. 载脂蛋白（apoB）合成过多

多数学者发现 FCH 患者伴有 apoB 合成过多，因而 VLDL 的合成是增加的。这可能是 FCH 的主要发病机制之一。但是目前对于 FCH 患者体内 apoB 过多产生的确切分子机制尚不清楚。apoB 蛋白质有两种形式：一种 apoB48（分子量约 250 kD），它是乳糜微粒的结构蛋白；另一种是 B100（分子量约 512 kD），是 LDL，VLDL 和 IDL 的结构蛋白，主要有肝脏合成。两种 apoB 是同一基因的产物。apoB 的分泌受蛋白质修饰的影响。有人认为，FCH 产生过多 apoB 是由于干细胞内 apoB 调节机制障碍所致，引起含 apoB 的颗粒过多的分泌。此外，小肠合成 apoB 的速率在 FCH 的发病中也起重要作用。但是也有人认为 apoB 水平升高可能与其基因异常有关。已知 apoB 基因具有多态性，了解 apoB 基因多态性与血浆水平升高之间的关系，对认识 FCH 的发病亦有帮助。Raub 等研究了 FCH 患者和正常血脂对照者的三种 apoB 基因限制片段多态性（Xba Ⅰ、Msp Ⅰ、EcoR Ⅰ），结果显示受试者间这三种等位的频率无差别。所以，apoB 突变既不是 FCH 的原发病因，也不会因其血浆 apoB 水平所改变。

2. 小致密 LDL 颗粒增加

FCH 除 apoB 过多产生外，其另一特征是脂蛋白的结构异常。主要表现在 LDL 及 LDL 颗粒中含 apoB 相对较多，因而产生小颗粒高密度的 LDL。这种 LDL 颗粒的大小与空腹血浆甘油三酯浓度呈负相关，而与 HDL-C 水平呈正相关。

3. 载脂蛋白 A Ⅰ-C Ⅲ-A Ⅳ 基因异常

有人对存在 X2 等位基因的 7 个家系进行研究，发现 apoA Ⅰ 的 Xmn 标记和 apoC Ⅲ 基因的高可变区与 FCH 的血脂异常表型之间具有高度的相关性。此外，也有报道认为 FCH 患者中 Xmn Ⅰ 和 Sst Ⅰ 频率增加。所以，推测 A Ⅰ-C Ⅲ-A Ⅳ 基因簇异常可能是 FCH 的发病因素之一。

虽然，已有不少的研究报道提示 FCH 的发病与某些基因缺陷有关，但尚无一致结论。由于目前观察到多种基因异常都可能参与 FCH 的发病，也提示 FCH 是一类在遗传上并非均一的疾病。

（三）家族型异常 β-脂蛋白血症

家族型异常 β-脂蛋白血症（familial dysbetalipoproteinemia, FD）又名Ⅲ型高脂蛋白血症，由 Gofman 于 1954 年最早描述此病。由于当时发现此病患者主要表现为多发性肌腱处皮肤黄色瘤和手掌面线条样黄色瘤，因而曾称之为结节性黄色瘤。1967 年 Fredrickson 提出，此症有家族聚集性，并将其命名为Ⅲ型高脂蛋白血症。此类患者的血浆脂蛋白经超速离心方法分离后，并进行琼脂糖电泳，发现其极低密度脂蛋白（VLDL）电泳时常移至 β 位置，而不是正常的前 β 位置，因而称之为 β-VLDL。结构分析显示，β-VLDL 的胆固醇含量非常丰富。由于 β-VLDL 是此病最突出的表现，所以称之为异常 β 脂蛋白血症。1973 年 Havel 等首先发现这类患血浆中有一种富含精氨酸的载脂蛋白（现称之为载脂蛋白 E，apoE），且其浓度很高。目前认为 apoE 基因变异是Ⅲ型高脂蛋白血症发病的必备条件之一。所以 apoE 基因分析对Ⅲ型高脂蛋白血症的诊断更具有意义。

绝大多数Ⅲ型高脂蛋白血症患者均属于 apoE2E2 纯合子。每例患者的血浆中均存在异常的 β-VLDL 脂蛋白，所以属于原发性异常 β-脂蛋白血症。但是，不是每一例 apoE2E2 携带者都发展为高脂蛋白血症；相反，仅少数（大约2%）的 apoE2E2 携带者会出现血脂水平升高，及发展为Ⅲ型高脂蛋白。由此可见，apoE2E2 携带者是个体发生Ⅲ型高脂蛋白血症的必备条件，但不是唯一的条件，还必须有其他共存的遗传或环境因素异常。由于 apoE2E2 携带者通常不会发生Ⅲ型高脂蛋白血症，也不常出现 β-脂蛋白血症，所以Ⅲ型高脂蛋白血症是属于一种特征性的隐性遗传性疾病。

除了 apoE2E2 携带者发生 FD 之外，已报道某些罕见的 apoE 突变者亦会发生 FD，并表现为Ⅲ型高脂蛋白血症。现将因其Ⅲ型高脂蛋白血症的罕见 apoE 变异，见表 7-1-3。

目前认为，Ⅲ型高脂蛋白血症是由多因素异常所致，除了存在 apoE 的变异外，常需合并有其他的遗传或环境因素的异常。由于 apoE 的异常，造成含有 apoE 的脂蛋白（CM、VLDL、IDL）代谢障碍，而其他的遗传或环境因素则可能引起富含甘油三酯的脂蛋白合成增加。两者同时存在，则产生明显的高脂蛋白血症。

基于临床遗传学研究，Utermann 首先提出有关Ⅲ型高脂蛋白血症发病的多因素假说。认为除了 apoE 变异外，尚需同时存在引起高脂血症的其他遗传缺陷，它特别强调家族性混合型高脂血症异常基因的共同作用。这是因为 Utermann 曾观察到，凡 apoE2E2 个体并有Ⅲ型高脂蛋白血症者，其家庭成员中常出现其他类型的高脂蛋白血症；相反，apoE2E2 个体不并有Ⅲ型高脂蛋白血症者，则其他家庭成员中中无任何类型的高脂蛋白血症。在美国西雅图的一次研究结果也支持这一假说。该研究发现若 apoE2E2 与家族性混合型高脂血症基因同时存在，临床上表现为Ⅲ型高脂蛋白血症，而其他 apoE 表型与家族性混合型高脂血症合并存在，则仅表现为其他类型的高脂蛋白血症，例如Ⅱa，Ⅱb 或Ⅳ型高脂蛋白血症。

某型环境因素与 apoE2E2 合并存在，亦可以因其Ⅲ型高脂蛋白血症。有人认为饮食可能是其中之一。某些疾病的存在，可能与 apoE2E2 共同

表 7-1-3　引起Ⅲ型高脂蛋白血症的罕见 apoE 变异

apoE 表型	apoE 基因型	氨基酸替换*	俗名
E1	E2	Gly127 → Asp，Arg158 → Cys	
E1	E3	Lys146 → Glu	Harrisburg
E2	E3	Arg146 → Cys	
E2	E3	Lys146 → Gln	
E2	E3	Arg136 → Ser	E2-Chrischurch
E3	E4	Cys112 → Arg，Arg142 → Cys	
E3	E4	Cys112 → Arg，7 个氨基酸插入	E3-Leiden
E4	E5	Glu13 → Lys，Arg145 → Cys	E4-Philadelphia

注：* 是与正常的 apoE3 相比较。Arg：精氨酸；Asp：色氨酸；Cys：半胱氨酸；Gln：谷氨酰胺；Glu：谷氨酸；Gly：甘氨酸；Lys：赖氨酸；Ser：丝氨酸

引起Ⅲ型高脂蛋白血症。例如，甲状腺功能减退和糖尿病（或糖耐量异常）。其他内源性或外源性因素如年龄、性别、肥胖、饮酒等亦可诱发或加重 apoE2E2 者的高脂血症。

（四）家族性载脂蛋白 B100 缺陷症

家族性载脂蛋白 B100 缺陷症（familial defective apolipoprotein B100，FDB）于 1986 年首次发现。在研究学家血浆胆固醇水平中等度升高的人群时，Vega 等注意到少数受试者的 LDL 在体内分解代谢速率缓慢，而其 LDL 受体功能正常，推测可能是因 LDL 颗粒自身的异常所致。正常血浆脂蛋白血浆的分解代谢主要受其所含载脂蛋白的影响，由于 LDL 中的载脂蛋白（apo）95% 以上是 apoB100，因而认为可能是 apoB100 异常缺陷，致 LDL 与其受体的结合障碍，由此而影响 LDL 在体内的分解代谢速率。现已确认是由于 apoB100 中 3 500 位上的精氨酸（Arg）被谷氨酰胺（Gln）所置换（Arg3500 → Gln），造成含有这种缺陷 apoB100 的 LDL 与受体结合障碍。所以有人建议用 FDB3500 这一术语来描述 Vega 等人发现的家族性载脂蛋白 B100 缺陷症。后来 Pullinger 发现一例 FDB 患者，其缺陷是在 apoB100 的 3 531 位上的氨基酸被置换，因而称其为 FDB3531。虽然，FDB 和家族性高脂蛋白血症（FH）都是由于 LDL 分解代谢障碍而引起的高胆固醇血症，然而两者所致高胆固醇血症的病理生理不同。FDB 是因 apoB100 遗传缺陷即配体的缺陷所致，而 FH 则是 LDL 受体的遗传缺陷所致。

一般认为，人类血浆中 LDL 颗粒仅含有一个分子 apoB100。杂合子 FDB 者体内则应由两种 LDL 颗粒，即一种 LDL 颗粒含有正常的 apoB100；另一种 LDL 颗粒含有突变的 apoB100。如果有方法将这两种 LDL 颗粒分离，就可更清楚地知道含有突变 apoB100 的 LDL 颗粒与受体结合障碍的程度。有人发现一种单克隆抗体即 MB19 对不同 LDL 颗粒中 apoB100 具有不同的反应性，对某些 apoB100 亲和性较对其他 apoB100 高出 11 倍。所以，应用 MB19 免疫亲和层析法，可从 FDB 杂合子血浆中分离出富含缺陷 apoB100 的 LDL 部分。由于采用这种方法分离出来的含有突变 apoB100 的 LDL 中仍然掺杂有正常的 LDL，因而推测异常的 LDL 颗粒实际上仅具有 3%～5% 正常 LDL 受体结合能力。apoB100 是一个由 4 536 个氨基酸组成的蛋白质，仅仅是因单一氨基酸被置换，就产生与受体结合的能力完全障碍，的确有些令人吃惊。

应用物理生物化学方法进行研究提示，3 500 位突变可引起 apoB100 局部结构紊乱。而采用循环二色性法检测正常的和 FDB 的 LDL 二级结构，发现两者基本相同。但是，利用 ^{13}C 磁共振技术发现，FDB 者 LDL 中 6 个赖氨酸的微环境发生了改变，引起其 PK 值从 8.9 变为 10.5，已知赖氨酸影响 apoB100 与受体结合部位。所以，有可能 apoB100 中 3 500 位精氨酸被谷氨酰胺置换后，改变了位于突变部位附近赖氨酸残基的 PK 值，因而影响了 apoB100 的受体结合功能域。由此推测，位点突变很可能使 apoB100 的受体结合功能域二级结构的构型发生变化，导致其与受体结合障碍。

（肖传实　刘致珍　张开滋　王红宇　陈国伟）

第二节 高脂血症的诊治防

一、高脂血症的诊断

(一)临床表现

大多数高脂血症患者并无任何症状和异常体征发现,常常是在进行血液生化检验(测定血胆固醇和甘油三酯)时被发现。其临床表现主要包括两大方面:①脂质在真皮内沉积所引起的黄色瘤;②脂质在血管内皮沉积所引起的动脉粥样硬化,产生冠心病和周围血管病等。

1. 黄色瘤

黄色瘤是一种异常的局限性皮肤隆凸起,其颜色可为黄色、橘黄色或棕红色,多呈结节、斑块或丘疹形状,质地一般柔软。主要是由于真皮内集聚了吞噬脂质的巨噬细胞(泡沫细胞)又名黄色瘤细胞所致。根据黄色瘤的形态、发生部位,一般可分为六种。

(1)肌腱黄色瘤 是一种特殊类型的结节状黄色瘤,发生在肌腱部位,常见于跟腱、手或足背伸侧肌腱、膝部股直肌和肩三角肌腱等处。为圆或卵圆形质硬皮下结节,与其上皮肤粘连,边界清楚。这种黄色瘤常是家族性高胆固醇血症的较为特征性的表现,见图7-2-1。

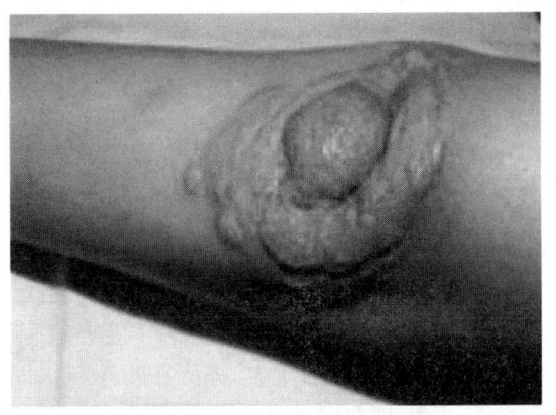

图7-2-1 膝部肌腱黄色瘤

(2)掌皱纹黄色瘤 是一种发生在手掌部的线条状扁平黄色瘤,呈橘黄色轻度凸起,分布于手掌及手指间皱褶处。此种黄色瘤对诊断家族性异常β-脂蛋白血症有一定的价值。

(3)结节性黄色瘤 发展缓慢,好发于身体的伸侧,如肘、膝、指节伸处,以及髋、踝、臀等部位。为圆形状结节,其大小不一,边界清楚。早期质地较柔软,后期由于损害纤维化,质地变硬。此种黄色瘤主要见于家族性异常β-脂蛋白血症或家族性高胆固醇血症。

(4)结节疹性黄色瘤 好发于肘部四肢伸侧和臀部,皮损常在短期内成批出现,呈结节状有融合趋势,疹状黄色瘤常包绕着结节状黄色瘤。瘤的皮肤呈橘黄色,常伴有炎性基底。这种黄色瘤主要见于家族性异常β-脂蛋白血症。

(5)疹性黄色瘤 表现为针头或火柴头大小丘疹,橘黄色或棕黄色伴有炎性基底。有时口腔黏膜也可受累。主要见于高甘油三酯血症。

(6)扁平黄色瘤 见于睑周,又有睑黄色瘤之称,是较为常见的一种黄色瘤。表现为眼睑周围处发生橘黄色略高出皮面的扁平丘疹状或片状瘤,边界清楚,质地柔软。泛发的可波及面、颈、躯干和肢体,为扁平淡黄色或棕黄色丘疹,几毫米至数厘米大小,边界清楚,表面平滑。此种黄色瘤常见各种高脂血症,但也可见于血脂正常者。

上述不同形态的黄色瘤可见于不同类型的高脂血症,而在同一类型的高脂血症者又可出现多种形态的黄色瘤。经有效地降脂治疗,多数黄色瘤可逐渐消退。

2. 其他表现

高脂血症还可现两个体征,即角膜弓和脂血症眼底改变。角膜环又称老年环,若见于40岁以下者,则多伴有高脂血症,以家族性高胆固醇血症为多见,但特异性并不很强(图7-2-2)。脂血症眼底改变是由于富含甘油三酯的大颗粒脂蛋白沉积在眼底小动脉上引起光散射所致,常常是严重的高甘油三酯血症并伴有乳糜微粒血症的特征表现。此外,严重的高胆固醇血症尤其是纯合子家族性高胆固醇血症可出现游走性多关节炎,不过这种情况较为罕见,且关节炎多为自限性。明显的高甘油三酯血症还可引起急性胰腺炎,应该引起注意。

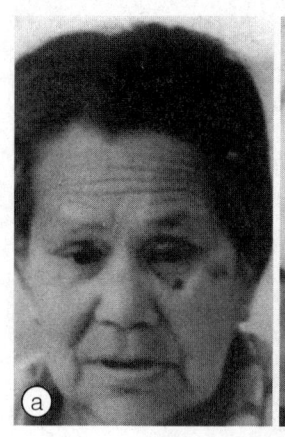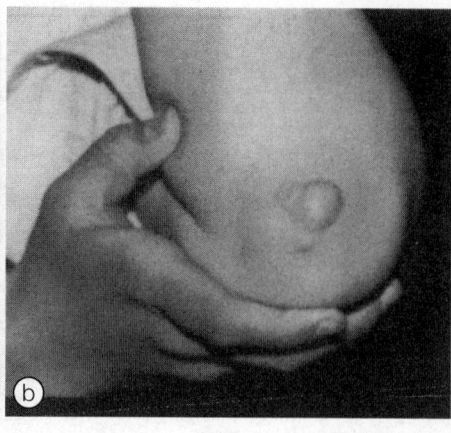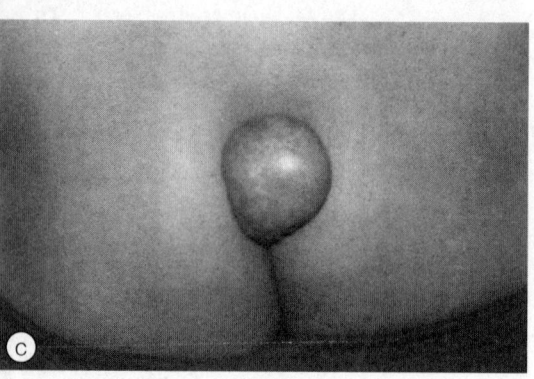

图 7-2-2　家族性高胆固醇血压

女性，60岁；30多岁患动脉粥样硬化、冠心病、心肌梗死，血清胆固醇明显增高。a. 双眼有角膜环，眼睑多处扁平黄色瘤；b. 肘部肌腱黄色瘤；c. 骶部结节性黄色瘤

（二）分类

目前有关高脂血症的分类较为繁杂，归纳起来有三种分类方法，现分别介绍如下：

1. 是否继发于全身系统性疾病分类

基于是否继发于全身系统疾病而分为继发性高脂血症和原发性高脂血症，所谓继发性高脂血症是指由于全身系统性疾病所引起的血脂异常。可引起血脂升高的系统性疾病有甲状腺功能减退症、糖尿病、肾病综合征、肾功能衰竭、肝脏疾病、系统性红斑狼疮、糖原累积症、骨髓瘤、脂肪萎缩症、急性卟啉病等。此外，某些药物如利尿剂、β-受体阻滞剂、糖皮质激素等也可引起继发性血脂升高。在排除了继发性高脂血症后，即可诊断为原发性高脂血症。已知部分原发性高脂血症是由于先天性基因缺陷所致，例如 LDL 受体基因缺陷引起家族性高胆固醇血症等；而另一部分原发性高脂血症的病因目前还不清楚。

2. 高脂蛋白血症的表型分型法

1967年 Fredrickson 等首先提出高脂蛋白血症的分型法。他们基于各种血浆脂蛋白升高的程度不同而进行分型，将高脂蛋白血症分为五型（Ⅰ、Ⅱ、Ⅲ、Ⅳ 和 Ⅴ 型）。这种高脂蛋白血症分型法不但促进了人们对高脂血症的了解，并且有利于临床上对高脂血症的诊断和治疗，所以逐渐被广泛采用。1970年世界卫生组织（WHO）对 Fredrickson 等提出的高脂蛋白血症分型法进行了部分修改，将其中的 Ⅱ 型分为两型，即 Ⅱa 型和 Ⅱb 型，见表 7-2-1。

这种分型方法对指导临床上诊断和治疗高脂血症有很大的帮助，但也存在不足之处，其最明显的缺点是过于繁杂。有人提出了高脂血症的简易分型方法，即将高脂血症分为高胆固醇血症、高甘油三酯血症和混合型高脂血症，见表 7-2-2。

3. 高脂血症的基因分型法

由于高脂血症的表型分类法只注重血浆中脂蛋白的异常，而忽略了引起高脂血症的原因，即没有考虑病因诊断，因而具有很大的局限性。近年来，随着分子生物学的迅速发展，人们对高脂血症的认识已逐步深入到基因水平。目前已发现有相当一部分高脂血症患者存在单一或多个遗传基因的缺陷。由基因缺陷所致的高脂血症多具有家族聚积性，有明显的遗传倾向，临床上通常称为家族性高脂血症。家族性高脂血症（familial hyperlipidemia）是指由于遗传基因异常所致的血脂代谢紊乱，具有家族聚集性的特点。现将已认识的家族性高脂血症列于表 7-2-3。目前临床上研究较多的家族性高脂血症有：家族性高胆固醇血症、家族性载有脂蛋白 B100 缺陷症、家族性混合型高脂血症、家族性异常 β 脂蛋白血症和家族性高甘油三酯血症。

表 7-2-1 高脂蛋白血症 WHO 分型法

表型	血浆 4℃过夜外观	TC	TG	CM	VLDL	LDL	备注
I	奶油上层，下层清	↑→	↑↑	↑↑	↑↑	↓→	易发胰腺炎
IIa	透明	↑↑	→	→	→	↑↑	易发冠心病
IIb	透明	↑↑	↑↑	→	↑	↑	易发冠心病
III	奶油上层，下层混浊	↑↑	↑↑	↑	↑	↓	易发冠心病
IV	混浊	↑→	↑↑	→	↑↑	→	易发冠心病
V	奶油上层，下层混浊	↑	↑↑	↑↑	↑	↓→	易发胰腺炎

注：↑示浓度升高；→示浓度正常；↓示浓度降低

表 7-2-2 高脂血症简易分型

分型	TC	TG	相当于 WHO 表型*
高胆固醇血症	↑↑		IIa	高胆固醇血症
高甘油三酯血症		↑↑	IV（I）	高甘油三酯血症
混合型高脂血症	↑↑	↑↑	IIb（II、IV、V）

*括弧内为少见类型

表 7-2-3 家族性高脂血症的分型与临床表现

常用名	基因缺陷	临床特征	表型分类
家族性高胆固醇血症	LDL 受体缺陷	胆固醇升高为主，可伴有轻度甘油三酯升高，LDL 明显增加，可有肌腱黄色瘤，多有冠心病和高脂血症家族史	IIa 或 IIb
家族性载脂蛋白 B100 缺陷症	apoB100 缺陷	同上	同上
家族性混合型高脂血症	不清楚	胆固醇和甘油三酯均升高，VLDL 和 LDL 都升高，无黄色瘤，家族成员中有不同型高脂蛋白血症，有冠心病家族史	IIb
家族性异常 β-脂蛋白血症	apoE 异常	胆固醇和甘油三酯均升高，乳糜微粒和 VLDL 残粒以及 IDL 明显增加，可有掌纹黄色瘤，多为 apoE2E2 表型	III
家族性高甘油三酯血症	不清楚	以甘油三酯升高为主，可有轻度胆固醇升高，VLDL 明显增加	IV

（三）诊断标准

高脂血症的诊断主要是依靠实验室检查，其中最主要是测血浆（清）总胆固醇（TC）、低密度脂蛋白胆固醇（LDL-C）和甘油三酯（TG）浓度。近年来。已经认识到测定血浆 HDL-C 水平的重要性。既往的脂蛋白电泳法因其可靠性差，且为半定量，临床应用价值不大。利用超速离心技术将血浆脂蛋白分离，然后测定各类脂蛋白中胆固醇和甘油三酯的浓度，是高脂血症诊断最理想的方法。判断血浆中有无乳糜微粒的存在，可将血浆放置 4℃过夜，然后观察血浆是否有一"奶油样"的顶层。

关于高脂血症的诊断标准，目前国际和国内尚无统一的方法。过去采用统计学中的百分数法，即取人群的第 90 或 95 百分数作为上线，超过上限即认为是血脂过高。然而在美国采用血浆胆固醇水平的第 75～90 百分数以上定为中度胆固醇或中度危险，第 90 以上百分位数定为重度胆固醇水平的增高或高度危险。这两个标准是考虑了血浆胆固醇水平的增高与冠心病危险性的增加需要治疗两方面因素决定的。为了防治动脉粥样硬化和冠心病，对于无心血管危险因素的人群合适的血浆胆固醇水平为 5.17 mmol/L（200 mg/dl）以下。

1. 总胆固醇

总胆固醇（TC）是指血液中所有脂蛋白所含胆固醇之总和。人群 TC 水平主要取决于遗传因素和生活方式。各地区调查所得参考值高低不一，以致各地区有各自的高胆固醇血症划分标准。当前国内、外心血管疾病学者都提倡根据冠心病发病危险性分层，提出不同危险人群 TC 水平界限。2007 年中华医学会心血管病学会提出中国人的血脂异常防治建议和美国胆固醇教育计划成人治疗组第三次指南（ATP Ⅲ）所制定的 TC 标准与国人稍有不同，见表 7-2-4，表 7-2-5。

2. 血清甘油三酯

血清甘油三酯（TG）所测定的 TG 代表血清中所有脂蛋白的甘油三酯。TG 水平的个体内（不同时间所测定的值）与个体间差异都比 TC 大。中国血脂异常防治建议中对空腹 TC 水平划分界限为：正常 TG < 1.7 mmol/L（< 150 mg/dl）；TG 边缘升高 1.7 ~ 2.25 mmol/L（150 ~ 199 mg/dl）；TG 升高 ≥ 2.26 mmol/L（200 mg/dl）。在美国胆固醇教育计划成人治疗组第三次指南（ATP Ⅲ）中，规定正常 TG < 1.7 mmol/L（< 150 mg/dl）；临界高值 TG 1.7 ~ 2.3 mmol/L（150 ~ 200 mg/dl）；增高 TG > 2.3 mmol/L（> 200 mg/dl）；重度升高 TG > 5.7 mmol/L（< 500 mg/dl）见表 7-2-6。人群调查资料表明，冠心病患者 TG 水平高于一般人群。但是，冠心病患者 TC 和 LDL-C 也较一般人群高。目前认为单纯性高甘油三酯血症不是冠心病的独立危险因素，只有伴以高胆固醇血症或低 HDL-C 等情况时 TG 升高才是冠心病的危险因素。当 TG 重度升高时，常可伴发急性胰腺炎。

3. 血清高密度脂蛋白胆固醇（HDL-C）

我国成年男性 HDL-C 多在 1.16 ~ 1.42 mmol/L（45 ~ 55 mg/dl），女性较高，多在 1.29 ~ 1.55 mmol/L（50 ~ 60 mg/dl）。HDL-C 水平随年龄的变动较小。中国血脂异常防治建议中认定 HDL-C < 0.9 mmol/L（< 35 mg/dl）为异常；美国胆固醇教育计划成人治疗组第二次指南（ATP Ⅱ）中也是同样的标准，但是，在新发表的

表 7-2-4 中国血脂防治建议中 TC 水平划分标准（2007 年）

划分标准	mmol/L	mg/dl
合适水平	< 5.18	< 200
临界高值	5.18 ~ 6.19	200 ~ 239
高脂血症	≥ 6.22	> 240

表 7-2-5 美国 ATP Ⅲ 中 TC 水平划分标准

划分标准	mmol/L	mg/dl
合适水平	< 5.2	< 200
临界高值	5.2 ~ 6.2	200 ~ 240
高脂血症	> 6.2	> 240

表 7-2-6 ATP Ⅲ 中 TG 水平划分标准

划分标准	mmol/L	mg/dl
合适水平	< 1.7	< 150
临界高值	1.7 ~ 2.3	150 ~ 200
高脂血症	> 2.3	> 200

APT Ⅲ 中则将低 HDL-C 标准定为 < 1.0 mmol/L（40 mg/dl）。HDL 亚类的参考值文献中不很一致。HDL-C 中 HDL2-C 大致占 40%，HDL3-C 占 60% 左右。女性 HDL2-C 高于男性；HDL3-C 的男女差异较小。大量的流行病学资料表明，血清 HDL-C 水平与冠心病发病呈负相关。HDL-C 低下是冠心病的重要危险因素；而 HDL-C 增高（> 1.55 mmol/L，即 60 mg/dl）被认为是冠心病的"负"危险因素。

1974 年 Glueak 等报道 12 家系，翌年又报道 18 个家系，至 1980 年再度报道 26 个家系，在此期间 Arogaro 等也报道 3 个家系。这些家系成员中特点为 HDL-C 升高，很少患动脉粥样硬化，特别是很少患冠心病，表现出长寿倾向，而命名为长寿综合征。从而也佐证了 HDL-C 升高具有抗动脉粥样硬化作用，而能使人走向自然的生物寿命。

高密度脂蛋白 - 胆固醇（HDL-C）低下症：亦称高密度脂蛋白（HDL）缺乏症。目前流行病学资料证明，HDL 每下降 1%，冠心病危险增加 2% ~ 3%，即 HDL 减少与冠心病关系密切。

1977年费明汉对5 209人随访4年证实，血清HDL-C水平降低是冠心病的独立危险因素，而且男女同样重要，即使无其他血脂异常，HDL-C水平与冠心病发病率仍明显呈负相关，即HDL-C是抗AS的脂质；反之，HDL-C降低或缺乏，冠心病易发病。

HDL-C低下症，多见于男性、静坐生活方式、肥胖、吸烟及高甘油血症（TG）者；少数见于载脂蛋白AI缺乏（Tangier病）者。

治疗应采取改变生活方式，减少静坐生活或工作时间，加强体育锻炼，减轻体重，进行戒烟。可口服烟酸类药物如烟酸肌醇脂，贝特类如吉非贝齐等。

4. 血清低密度脂蛋白胆固醇（LDL-C）

血清LDL-C测定可采用公式计算也可采用沉淀法直接测定。Friedwald原公式按旧单位（mg/dl）计算，假设血清VLDL-C为血清TG量的1/5（以重量计），则LDL-C（mg/dl）=TC-（HDL-C+TG/5）；按法定计量单位计，则应为LDL-C（mmol/L）=TC-（HDL-C+TG/2.2）。应用Friedwald公式计算LDL-C由于方法非常简便，在一般情况下还是比较准确，故较为实用，目前绝大多数临床检验室多采用此方法。由于TC中的主要部分是LDL-C，故LDL-C与TC的变化是基本一致的。在ATP Ⅲ中将血清LDL-C进行更为详细的分类，见表7-2-7。

表7-2-7　ATP Ⅲ中有关LDL-C水平的分类

LDL-C	(mg/dl)	(mmol/L)	
< 100	< 2.6		最适的
100 ~ 129	2.6 ~ 3.4		接近或高于最适的
130 ~ 159	3.4 ~ 4.1		临界升高
160 ~ 189	4.1 ~ 5.0		升高
≥ 190	≥ 5.0		非常高

5. 载脂蛋白AI

血脂正常者apo AI水平多在1.2 ~ 1.6 g/L范围内，女性略高于男性。HDL组成中蛋白质（载脂蛋白）约占50%，蛋白质中apo AI占65% ~ 75%，而其他脂蛋白中apo AI极少，所以血清apo AI可以代表HDL水平，与HDL-C呈明显正相关，其临床意义也大体相似。但是，HDL是一系列颗粒大小与组成不均一的脂蛋白，病理状态下HDL亚类与组成往往会发生变化，故apo AI的升降不一定与HDL-C变化完全成比例。有研究报道认为，apo AI测定较HDL-C检测对预测冠心病的危险性可能更有价值。

6. 载脂蛋白B

血脂正常人群中血清apo B多在0.8 ~ 1.1 g/L范围内。正常情况下，每一个LDL、IDL、VLDL和Lp（a）颗粒中均含有一分子apo B100，因LDL颗粒占绝大多数，大约有90%的apo B100分布在LDL中，故血清apo B主要代表LDL水平，它与血清LDL-C水平呈明显正相关，apo B水平高低的临床意义也与LDL-C相似。在少数情况下，可出现高apo B100血症而LDL-C浓度正常的情况，提示血浆存在较多小而致密的LDL。也就是说，对于LDL-C正常者测定apo B100，也有一定的临床意义。虽然，有关这两类载脂蛋白测定方法已国际标准化，但其可靠性和准确性都不十分令人满意。同时，测定结果的临床价值尚需更大规模的研究证实。所以，现阶段并不推荐在临床上常规测定apo AI和apo B100。

7. 脂蛋白（a）

现多采用ELISA法测定脂蛋白a[Lp（a）]。正常人群中Lp（a）水平呈明显偏态分布，虽然个别人可高达1 000 mg/L以上，但80%的正常人在200 mg/L以下，文献中的平均数多在120 ~ 180 mg/L，中位数则低于此值。通常以300 mg/L为重要分界，高于此水平者患冠心病的危险性明显增高。Lp（a）水平主要决定于遗传因素，家族性高Lp（a）与冠心病发病倾向相关。男、女之间与不同年龄间无明显差异。环境、饮食与药物对Lp（a）水平影响也不明显。在严重肝病时Lp（a）可下降，而急性时相反应如急性心肌梗死、外科手术、急性炎症等可使Lp（a）水平明显上升。大量的流行病学调查资料表明，高Lp（a）水平是冠心病的危险因素之一。

对血脂的测定，应注意分析前变异对实验结果的影响。主要来源于：①生物学因素，如个体间、性别、年龄和种族等。研究发现，TC、TG、HDL-C、LDL-C、apo-A、apo-B和LP（a）的平均生物学变异为6.1% ~ 11%、23% ~ 40%、7% ~

12%、9.5%、7%~8%、6.5%~10%和8.6%。②行为因素，如饮食、肥胖、吸烟、紧张、饮酒、饮咖啡和锻炼等。临床因素：疾病继发（内分泌或代谢性疾病、肾脏疾病、肝胆疾病及其他）、药物引导（抗高血压药、免疫抑制剂及雌激素等）。③标本收集及处理（如禁食状态、血液浓缩、抗凝剂与防腐剂、毛细血管与静脉血、标本储存等）。

临床血脂测定注意事项：①测定方法要准确、可靠。严格质控标准是要求胆固醇测定的变异系数控制在3%以内，甘油三酯测定的变异系数控制在5%以内。②病人应空腹。要求病人在空腹状态下进行血脂检测，以避免进食对血脂浓度造成的影响。一般认为，总胆固醇、LDL-C和HDL-C受饮食影响较小，随访时可以在非空腹状态下进行检测。而进食对甘油三酯的影响较大，所以要求在禁食12~14 h后进行检测（可饮用水和不含热量饮料包括茶和咖啡）。③最好采用血清进行血脂测定。一般认为，血浆脂质水平大约较血清脂质低4%。而且，采用血清时无须进行抗凝。④采血时病人宜保持标准体位。进行血脂测定时，病人应保持舒适坐姿5~10 min，这是一种标准化的姿势。因为姿势改变可以影响血浆容量，从而使胆固醇水平发生变化。如果患者在采血前平躺超过10~15 min，则其血脂水平会偏低。在直立位时采血的甘油三酯和总胆固醇浓度较平躺位采血所获结果高9%~10%。⑤采血技术也要规范。采血时不要让血液阻滞的时间过长，插入针头前使用止血带尽可能轻，采血前应放开止血带。⑥为了确定每位受检者的基础血脂水平，先应按前述要求进行血脂测定，然后在13个月内在同一检验科（或实验室）重复进行血脂测定。如果两次测定的血脂值非常接近，取其平均值即为病人的基础血脂水平。若两次所测定的血脂值相差较大，尚需进行第三次血脂测定，三次测定的血脂平均值为病人的基础血脂水平。⑦血脂值不仅受测试方法不稳定的影响，而且还受生物学及其他因素的影响。人体血胆固醇水平每日正常波动范围约为3%或略高些，并受季节的影响，如春季血胆固醇轻度上升，而秋季时则轻度下降。空腹状态下，个体血甘油三酯水平每日波动较大，平均为17%，少数可大于30%，并且这种波动与饮食无关。⑧已知某些疾病会对血脂浓度产生暂时性的影响，包括急性心肌梗死、中风急性期和感染或炎症性疾病，此外，大型的外科手术和妊娠也对血脂水平有些影响。一般认为，急性心肌梗死在胸痛发生24 h内测定的血脂浓度可代表患者的基础值情况。LDL-C浓度通常在急性心肌梗死发病后24 h开始下降，1周内降低幅度最大，而后逐渐回升，约需12周才回到基线水平。所以，对于急性心肌梗死患者或因急性胸痛怀疑为急性心肌梗死而入院的患者，均应在最初24 h内进行空腹血脂测定。

（四）危险分层

危险分层标准

评估有冠心病或其他动脉粥样硬化疾病临床症状的所有病人需要采集血样检测TC、TG和HDL，LDL如上述进行计算。和血浆TC相比，血浆甘油三酯是否为非独立的，易变的危险因素尚不清楚。如TC随年龄而变动、甘油三酯<200 mg/dl（<2.26 mmol/L）是正常的；200~400 mg/dl（2.26~4.52 mmol/L）为临界高值；>400 mg/dl（>4.52 mmol/L）为异常增高。高甘油三酯血症与糖尿病、高尿酸血症及胰腺炎相关［当其水平>600 mg/dl（>6.78 mmol/L）］。60%~75%的血浆胆固醇是通过LDL转运，LDL水平直接和心血管疾病的危险因素相关联，HDL正常占血浆TC的20%~25%，与心血管疾病的危险因素起反关联作用。HDL水平和锻炼、中等酒精摄入及激素替代治疗呈正相关，与吸烟、肥胖、应用孕激素节育环呈负相关。研究显示，CAD与HDL在30 mg/dl的关联度高于HDL双倍值60 mg/dl的关联度，LDL的高水平和HDL的低水平非独立的和CAD的危险因素增加相关联，我们必须决定TC水平的增高是LDL增高还是HDL增高。在一些国家或地区（例如，乳品素食者），因为民族饮食习惯（摄入饱和脂肪酸和胆固醇的量显著减少），因而TC和LDL胆固醇较低，HDL的水平常相对较低，CAD的危险因素亦低。研究显示美国人男性和女性（吃典型的高脂肪类饮食）和正常的LDL水平相关［120~160 mg/dl（3.11~4.14 mmol/dl）］，而CAD的危险因素升高（表7-2-8）。

表 7-2-8　危险分层

危险因素	TC=200～239 mg/dl 或 LDL-C=130～159 mg/dl	TC=240 mg/dl 或 LDL-C=160 mg/dl
无高血压且其他危险因素数＜3	低危（＜2.5%）	低危（＜5%）
高血压，或其他危险因素数=3	低危（＜5%）	中危（5%～10%）
高血压且其他危险因素=1	中危（5%～10%）	高危（5%～10%）
冠心病及其等危症	高危（＞10%）	极高危（＞15%）

注：1. 其他危险因素包括：高龄、吸烟、低 HDL-C、肥胖、早发缺血性心脏病家族史；
2. 冠心病等危症：非冠心病者10年内发生主要冠状动脉事件的危险性与冠心病患者相同；
3. 括号内为10年内发生缺血性心血管病（冠心病事件＋缺血性脑卒中）的危险，是指1名50岁的人今后10年发生缺血性心血管病的绝对危险

2007年我国心血管病综合危险评估（表7-2-9），特别强调高血压是我国人群致冠心病和动脉硬化主要危险因素；危险评估所包括的 LDL-C 以外的其他心血管主要危险因素（表7-2-10）、心血管综合危险评估：高危患者——冠心病（表7-2-11）。

表 7-2-9　心血管病综合危险评估

	TC200～239 mg/dl 或 LDL-C=130～159 mg/dl	TC≥240 mg/dl 或 LDL-C=160 mg/dl
无高血压且其他危险因素数＜3	低危	低危
高血压或其他危险因素数=3	低危	中危
高血压且其他危险因素数=1	中危	高危
冠心病及其等危症*	高危	高危**

* 有临床表现的冠状动脉以外动脉的动脉粥样硬化、糖尿病、心血管事件10年风险＞20%为冠心病等危症；
** 急性冠脉综合征、缺血性心血管病合并糖尿病为极高危
[引自中华心血管病杂志，2007,35:390-413]

表 7-2-10　危险评估所包括的 LDL-C 以外的其他心血管主要危险因素

高血压
血压≥149/90 mmHg 或接受降压药物治疗
吸烟
低 HDL-C 血症（HDL-C＜40 mg/dl）
肥胖（BMI≥28 kg/m²）
早发缺血性心血管病家族史：
一级男性亲属发病年龄＜55岁
一级女性亲属发病年龄＜65岁
年龄（男性≥45岁，女性≥55岁）

[引自中华心血管病杂志，2007,35:390-413]

表 7-2-11　心血管病综合危险评估：高危患者——冠心病

急性冠脉综合征
不稳定型心绞痛
急性心肌梗死
稳定型心绞痛
陈旧性心肌梗死
有客观证据的心肌缺血
PCI 及 CABG 后患者

[引自中华心血管病杂志，2007,35:390-413]

二、高脂血症的治疗

血脂异常是引起冠状动脉粥样硬化的最主要因素，而后者是造成心、脑血管病如冠心病和脑卒中等的病理基础。所以，针对血脂异常进行治疗，需要考虑三个层面：①纠正异常的血脂，即采用降低过高的 TC、LDL-C 或 TG 水平，也要升高过低的 HDL-C 水平的调脂治疗法；②阻止动脉粥样硬化病变进展；③防止心脑血管事件。

血脂异常的治疗包括两大类方法：药物性调脂治疗和非药物性调脂治疗。非药物性调脂治疗主要是生活方式改变，包括饮食控制、血浆净化、外科手术和基因治疗等。其中饮食治疗因为是高脂血症治疗的基础，所以已被普遍采用。血脂异常的药物治疗在临床上较为常用，其调脂效果肯定，患者常易于接受，但也有其局限性。血浆净化和外科手术治疗则是药物性降脂治疗的补充，目前已很少采用。基因治疗是充满希望的治疗措施，但也仅适应于极少数严重的高脂血症。

血脂异常患者开始治疗值和目标值取决于危险分层。我国血脂异常开始调脂治疗的 TC 和 LDL-C 值及其目标值（表 7-2-12）。

（一）调脂治疗的非药物治疗

建立健康的生活习惯，起到治疗性的生活方式改变（TLC）。这是治疗血脂异常最根本的措施，也是调脂药物或其他治疗措施的基础，且是一种最经济、最实惠、最方便、最安全的治疗措施。

ATP Ⅲ 所推荐的生活方式改变，包括：减少饱和脂肪酸和胆固醇的摄入，选择可以降低 LDL-C 的饮食治疗，控制体重，加强体育锻炼，见表 7-2-13。

1. 饮食治疗

饮食疗法是各种高脂血症治疗的基础，尤其是对原发性高脂血症患者，更应首选饮食治疗。即使是在进行药物性调脂治疗时，饮食疗法仍然应同时进行。饮食治疗除能使血清胆固醇降低 2%～8%，以及使降脂药物更易发挥良好作用外，尚具有改善糖耐量、恢复胰岛功能和减轻肥胖者体重等多方面功效。合理的膳食应从维持身体健康和保持体重恒定为原则。

表 7-2-12 血脂异常患者开始调脂治疗的 TC 和 LDL-C 值及其目标值

危险等级	TLC 开始	药物治疗开始 [mmol/(mg/dl)]	治疗目标值 [mmol/(mg/dl)]
低危：10 年危险性 < 5%	高于目标值	TC ≥ 6.99（270）LDL-C ≥ 4.92（190）	TC < 6.22（240）LDL-C < 4.14（160）
中危：10 年危险性 5%～10%	高于目标值	TC ≥ 6.22（240）LDL-C ≥ 4.14（160）	TC < 5.18（200）LDL-C < 3.37（130）
高危：CHD 或 CHD 等危症，或 10 年危险性 10%～15%	高于目标值	TC ≥ 4.14（160）LDL-C ≥ 2.59（100）	TC < 4.14（160）LDL-C < 2.59（100）
极高危：ACS 或缺血性心血管病合并糖尿病	高于目标值	TC ≥ 4.14（160）LDL-C ≥ 2.07（80）	TC < 3.11（120）LDL-C < 2.07（80）

表中 TLC：治疗性生活方式改变。[引自中华心血管病杂志，2007,35:390-413]

表 7-2-13 TLC 的组成部分

成分	推荐用量
升高 LDL-C 的营养成分	
饱和脂肪酸	<总热量的 7%
食用胆固醇	< 200 mg/d
降 LDL 的治疗选择	
植物固醇	2 g/d
可溶性增加的纤维	10～15 g/d
总热量	达到并维持适宜的体重
锻炼强度	每天消耗不小于 838 kJ（200 kcal）的中等强度的运动

（1）饮食治疗的标准与目标 根据 ATP Ⅲ 建议，饮食治疗的仍是将血清 LDL-C 视为主要目标。根据这个原则，需要进行饮食疗法的血清 LDL-C 水平以及要达到的降低 LDL-C 的目标，还按是否患有冠心病及其相关的危险因素加以分类（表7-2-14）。

（2）饮食疗法的方案 美国国家胆固醇教育方案（national cholesterol education program, NCEP）推荐的饮食治疗分为 2 个阶段，每个阶段 3 个月。患者经过 2 个阶段的饮食治疗无效，考虑加用调脂药物。饮食治疗对我国一般人容易接受，无需精确计算，按以下原则即可达到要求：以全谷类（大米、小米）为主食，多食蔬菜（特别是富含纤维素者），以植物油（含多或单不饱和脂肪酸）为主要用油，少食肉类和富含胆固醇的食物如蛋黄、猪脑、内脏、蛤、章鱼、鱼子等。如有条件多食深海鱼类。肥胖者应控制热量、减轻体重，少吃盐、糖。表 7-2-15 详细列出了各种营养成分所占的比重。

我国 TLC 的基本要素（表 7-2-16）、高脂血症患者膳食评价（表 7-2-17）。

表 7-2-14 饮食疗法选择 LDL-C 的标准与治疗目标

临床分类	现有水平	治疗目标
无冠心病，危险因素 < 2 个	≥ 4.1 mmol/L（160 mg/dl）	< 4.1 mmol/L（160 mg/dl）
无冠心病，危险因素 > 2 个	≥ 3.4 mmol/L（130 mg/dl）	< 3.4 mmol/L（130 mg/dl）
有冠心病	≥ 2.6 mmol/L（100 mg/dl）	< 2.6 mmol/L（100 mg/dl）

表 7-2-15 高脂血症的饮食疗法

营养素	第一阶段	第二阶段
总脂肪量	<总热量的 30%	<总热量的 30%
饱和脂肪酸	< 10%	< 7%
多不饱和脂肪酸	达到 10%	达到 10%
单不饱和脂肪酸	10% ~ 15%	10% ~ 15%
碳水化合物	50% ~ 60%	50% ~ 60%
蛋白质	10% ~ 20%	10% ~ 20%
胆固醇	< 300 mg/d	< 200 mg/d
膳食纤维	20 ~ 30 g/d	20 ~ 30 g/d
总热量	达到并维持适宜的体重	达到并维持适宜的体重

ATP Ⅲ 推荐对代谢综合征患者的总脂肪量可增加至 35%，而碳水化合物可下降至 50%。但增加的脂肪酸必须以多或单不饱和脂肪酸为主

表 7-2-16 TLC 的基本要素

要素	建议
减少使 LDL-C 增加的营养素	
饱和脂肪酸*	<总热量的 7%
膳食胆固醇	< 200 mg/d
增加能降低 LDL-C 的膳食成分	
植物固醇	2 g/d
可溶性纤维素	10 ~ 25 g/d
总热量	调节到能够保持理想的体重或能够预防体重增加
体力活动	包括足够的中等强度锻炼，每日至少消耗 838 kJ（200 kcal）热量

表中 * 反之脂肪酸也能升高 LDL-C，不宜多摄入

表 7-2-17　高脂血症患者膳食评价

项　目	评分
1. 您近 1 周吃肉是否 < 75 g/d：0= 否，1= 是	□
2. 您吃肉种类：0= 瘦肉，1= 肥瘦肉，2= 肥肉，3= 内脏	□
3. 您近 1 周吃蛋数量：1=0 ~ 3 个 / 周，2=4 ~ 7 个 / 周，3=7 个以上 / 周	□
4. 您近 1 周吃煎炸食品数量（油饼、油条、炸糕等）： 0= 未吃，1=1 ~ 4 次 / 周，2=5 ~ 7 次 / 周，3=7 次以上 / 周	□
5. 您最近 1 周吃奶油糕点的次数：0= 未吃，1=1 ~ 4 次 / 周，2=5 ~ 7 次 / 周	□
评分总和	□□

注：按实际情况在□里填数"0 或 1"，总分 < 3 为合格；总分 =3 ~ 5 为轻度膳食不良；总分 > 6 为严重膳食不良

2. 控制体重

对于肥胖患者，ATP Ⅲ推荐将体重的控制作为降 LDL 治疗的一部分。ATP Ⅲ同时也指出只有在经过了饮食治疗后方考虑进行体重的控制，这样可以使初发者将精力集中在最初的降 LDL-C 的治疗上。应将体重控制在体重指数（BMI）< 28（20 ~ 25 最合适）。

3. 加强体育锻炼

ATP Ⅲ指出锻炼强度为中等强度的持续运动，运动量以循序渐进以耐受为度，运动方式采取个人爱好，以利长期坚持。

4. 血浆净化疗法

高脂血症血浆净化疗法亦称血浆分离法，意指移去含有高浓度脂蛋白的血浆，也称之血浆清除法或血浆置换法。近年来发展起来了 LDL 去除法，其优点是特异性高，副作用很少，不需补充血浆，所以耗资也少；但需每间隔 7 ~ 14 日进行一次，且需终身治疗。LDL 去除法已成为对于难治性高胆固醇血症者的最有效的治疗手段之一，可使血浆胆固醇水平降低到用药物无法达到的水平。LDL 去除法治疗的适应证：

（1）冠心病患者经最大限度饮食和药物治疗后，血浆 LDL-C > 4.92 mmol/L（190 mg/dl）。

（2）无冠心病的 30 岁以上的男性和 40 岁以上的女性，经饮食和药物治疗后，血浆 LDL-C > 6.48 mmol/L（250 mg/dl）者，并在一级亲属中有早发性冠心病者，以及有一项或一项以上其他冠心病危险因素，包括血浆 Lp（a）> 40 mg/dl 者。

（3）纯合子家族性高胆固醇血症患者，即使无冠心病，若同时有血浆纤维蛋白水平升高者。

（4）此外，对于纯合子型家族性高胆固醇血症患者，凡对降脂药物治疗反应差而血浆胆固醇水平又非常高者，均可考虑为采用该法的适应证。

血浆净化治疗虽然能有效地降低胆固醇，但由于所需费用太高，且需长期进行，经济上难以承受。所以，对于轻、中度高脂血症患者，不推荐采用此方法。

5. 高脂血症外科治疗

曾报道能有效地治疗高脂血症的外科手术包括部分回肠末端切除术、门腔静脉分流吻合术和肝脏移植术。

（1）部分回肠末端切除术　1963 年由美国明尼苏达大学医学院首先报道采用该手术方法治疗高胆固醇血症。该手术操作简单，将大约 2 m 长的回肠末端切除。其降血浆胆固醇的原理也十分清楚，能起到口服消胆胺的类似效果，明显减少胆固醇从肠道吸收。已证实部分回肠末端切除术治疗高脂血症具有良好的效果，但是，对于纯合子家族性高胆固醇血症（FH）其疗效欠佳。对于Ⅱa 型高脂蛋白血症者（均为杂合子 FH），术后可使血浆胆固醇浓度下降 50%，伴有皮下和肌腱黄色瘤消退，冠状动脉造影也证实冠状动脉粥样斑块消退。为了更进一步证实该手术的效果和益处，美国在较大范围内进行了研究。该研究项目名称为外科手术控制高脂血症计划（POSCH）。这是一项随机、前瞻性二级干预试验，由美国国立心肺血液研究所组织实施。共收集病人 838 例，其中手术组 421 例，对照组 417 例，术后病人追踪至少 7 年。术后 5 年的追踪结果：血浆总胆固醇（TC）浓度下降 24% ± 1.2%，LDL- 胆固醇（LDL-C）浓度下降 38% ± 1.5%。HDL-C 浓度无变化，由此可见，部分回肠末端切除术的降脂效果显著，且伴

有冠心病事件发生的危险性明显降低。由于目前在临床上应用的降脂药物有良好的疗效,且不良反应发生极低。所以,已不再选择该手术用来治疗高胆固醇血症。

(2) 肝脏移植术 已有报道采用肝脏移植治疗严重家族性高胆固醇血症(FH),其科学依据是:①FH患者体内缺乏LDL受体,LDL分泌代谢受阻,而合成代谢增加;②某些药物虽能通过增加肝脏LDL受体活性使血浆胆固醇浓度降低,但纯合子FH患者体内LDL受体完全缺如,药物治疗一般是无效的;也就是说,体内存在一定数量的LDL受体是药物治疗的先决条件;③肝脏中LDL受体的数量为机体全部LDL受体的50%~70%,提示肝脏移植有可能为病人提供一半以上的LDL受体。由于肝脏移植术后高胆固醇症仍然存在,还应同时给予洛伐他汀治疗,这可使TC再下降43%,LDL-C下降42%。在考虑采用肝脏移植术仅仅用于治疗FH时应该特别谨慎。只有当各种保守的治疗方法均无效时,才考虑采用肝脏移植。

6. 基因治疗

肝脏移植治疗纯合子家族性高胆固醇血症(FH)的成功证实一个重要的原理,选择性使LDL受体在肝脏中表达重现可使FH者伴随的血脂异常得到改善。同理,采用体基因转移的方法,使重建的LDL受体在患者肝细胞上表达,可达到同样的效果。离体基因治疗亦称间接法是将患者的某种组织或细胞(如成纤维细胞、骨髓、肝细胞、外周血干细胞,甚至肿瘤细胞)取出体外,在短期培养的条件下转入目的基因,还可进行筛选和富集含有外源基因的细胞,然后再回输到患者体内。由于逆转录病毒载体只能转染增殖细胞,而不能转染非增殖的细胞,所以近年来人们发现腺病毒可能是更为理想的载体,因为腺病毒载体可转染非生长期的肝细胞。这样可避免进行肝切除术或静脉注射四氯化碳损伤肝细胞。已报道在兔身上静脉注射含有LDL受体cDNA的重组腺病毒6天后,血浆胆固醇水平下降75%,伴随有HDL-C和apo AI升高3~4倍。应建立更有效的临床实用方法,即直接将LDL受体基因输入病人肝脏,使肝脏能表达出所需要的功能蛋白质即LDL受体。这种体内基因治疗方法又称直接法,是一种很有希望的基因治疗方法。具体治疗方法详见"第二章第三节 遗传性心血管病的防治",在此不加赘述。

(二) 调脂治疗的药物治疗

目前在临床上常用的调脂药物有许多,归纳起来大体上可分为五大类。

1. 还原酶抑制剂他汀类

这类药物是细胞内胆固醇合成限速酶即3-羟基3-甲基戊二酰辅酶A(HMG-CoA)还原酶的抑制剂,是目前临床上应用最广泛的一类调脂药,也是目前最强的降LDL药物,故是调脂治疗的首选药物,由于这类药物的英文名称均含有"statin",故常简称为他汀类。自1987年第一个他汀药物即洛伐他汀(lovastatin)被批准用于治疗高脂血症以来,现已有5种他汀类药物可供临床选用。他汀类降脂作用的机制目前认为是由于该类能抑制细胞内胆固醇合成早期阶段的限速酶即HMG-CoA还原酶,从而阻滞肝脏和小肠胆固醇的合成。造成细胞内游离胆固醇减少,并通过反馈性上调细胞表面LDL受体的表达,因而使细胞LDL受体数目增多及活性增强,加速了循环血液中VLDL残粒(或IDL)和LDL的清除,促使TC和LDL降低。

他汀类药物降低胆固醇的药理机制(图7-2-3)。

他汀类药物防治冠心病和动脉粥样硬化的作用,除调脂作用外,非调脂作用也相当重要,其主要作用见图7-2-4。

(1) 洛伐他汀(lovastatin) 商品名有美降之、罗华宁、洛特、洛之特,此外血脂康的主要成分也是洛伐他汀。常用剂量为10~80 mg/d,每晚顿服。对于Ⅱ型高脂蛋白血症患者,洛伐他汀20 mg/d使TC、LDL-C、TG分别降低17%、24%和10%,升高HDL-C 6.6%;洛伐他汀40mg/d使TC、LDL-C、TG分别降低22%、30%和14%,升高HDL-C 7.2%;洛伐他汀80 mg/d使TC、LDL-C、TG分别降低29%、40%和19%,升高HDL-C 9.5%。该药副作用很少见,偶有腹痛、腹泻、便秘、肌肉痉挛、疲乏无力、皮疹和视力模糊等。可有肝功能异常,CK升高。偶可出现肌病临床表现并伴显著的CK升高(超过正常值上限10倍)。

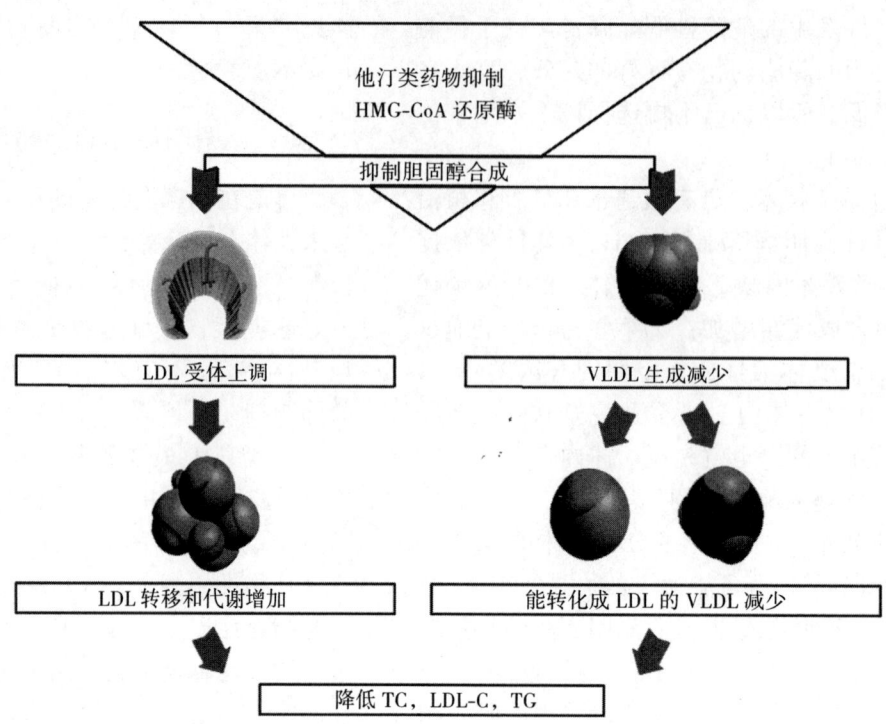

图 7-2-3 他汀类药物降低胆固醇的药理机制

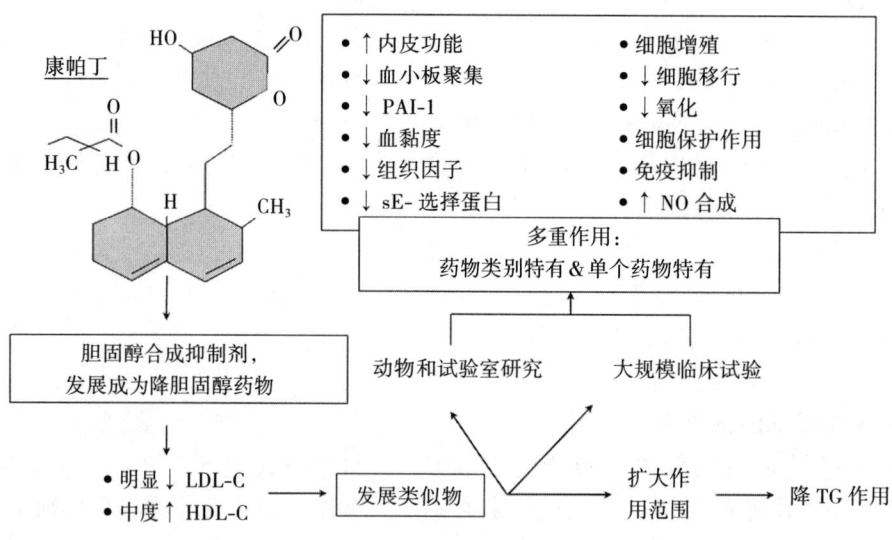

图 7-2-4 他汀类药物的多重作用

（2）辛伐他汀（simvastatin） 商品名为舒降之、理舒达、京必舒新、泽之浩、苏之、辛可，5～80mg；每晚顿服。辛伐他汀自1988年问世以来，在临床上应用已有10余年，许多研究和临床观察都证实该药长期应用具有良好的安全性。辛伐他汀的长期实验研究观察了应用不同剂量的辛伐他汀剂量（每日2.5～10mg、20～30mg、40mg和＞40mg分别占16%、23%、57%和4%）长期治疗（＞1年、2年、3年和4年者分别占36%、26%、23%和15%，平均1.5年）的效果。证实辛伐他汀治疗可使TC平均降低28%～30%；LDL-C平均降低36%～39%；TG平均降低11%～16%；HDL-C平均升高10%～14%。辛伐他汀不良反应少见，包括便秘、腹痛、消化不良、腹胀和恶心。辛伐他汀引起肝脏受损并不常见，主要表现为血清转氨酶轻度升高。大约5%患者接受辛伐他汀治疗可出现肌酸激酶（CK）一过性轻度升高（大于正常参考值的3倍），通常无临床意义。极少数服用HMG-CoA还原酶抑制剂者可发生肌炎，伴或不伴血清CK水平升高，但这种肌炎常为自限性。

（3）普伐他汀（pravastatin） 商品名为普拉固，美百乐镇，10～80 mg/d，每晚顿服。普伐他汀多国研究观察1 062例高胆固醇血症患者的降脂效果，表明普伐他汀（20 mg/d）治疗13周，可使TC、LDL-C和TG分别降低19%、26%和12%。三项大规模的临床研究证实普伐他汀40 mg/d可使TC下降18%～20%，LDL-C降低25%～28%，HDL-C增加5%，TG降低11%～14%。不良反应主要表现为肝脏转氨酶升高，且与药物剂量有关，但至今尚未见本药所致的长久性肝损害的报道。服用普伐他汀者需监测转氨酶，转氨酶超过正常上限3倍时慎用。患者可出现肌病甚至无力，以至不能站立；CK可明显升高，大于正常上限10倍。罕有横纹肌溶解和免疫性肌病的报道。在非降脂作用方面，如改善内皮细胞功能，抗血栓作用最为明显。

（4）氟伐他汀（fluvastatin） 商品名为来适可，20～80 mg，每晚顿服。对原发性高胆固醇血症病人每日给予20～40mg氟伐他汀可降低LDL-C19%～31%，降低TC15%～21%，降低TG1%～12%，增加HDL-C2%～10%。氟伐他汀剂量增加至40～80 mg/d，可使LDL-C继续降低6%以上。虽然很少报道氟伐他汀的严重副作用，但仍有关氟伐他汀引起肌疼（肌炎）的报道，服氟伐他汀的病人中，0.3%的病人出现无症状性肌酸磷酸激酶升高（比正常上限高10倍），应迅速停药。

（5）阿托伐他汀（atorvastatin） 商品名为立普妥、阿乐，2.5～20 mg，每晚顿服。通常剂量下（10～80 mg/d），阿托伐他汀可使LDL-C降低40%～60%，TG降低23%～45%，HDL-C升高5%～9%，apo B的变化和LDL-C的变化平行，对Lp（a）无明显作用。对于原发性高甘油三酯血症，单用阿托伐他汀也能获得疗效显著。本药在现有调脂药物中降脂作用最为突出。耐受性好，不良反应的发生与阿托伐他汀剂量无明显相关性。约0.7%服药者出现持续性转氨酶升高超过正常3倍以上，多发生在治疗后16周内。罕有服用该药后出现肌病的报道。

（6）瑞舒伐他汀（rosuvastation） 商品名为可定。每晚服用5～10 mg，最大剂量为40 mg/d。瑞舒伐他汀10 mg相当于20 mg阿托伐他汀的疗效，瑞舒伐他汀10 mg使82%冠心病患者达到LDL-C控制目标，升高HDL-C达8%～10%，降低TG达20%～30%。瑞舒伐他汀治疗对肝脏和肌肉损伤少，一般不影响肾功能。

（7）匹伐他汀（pitavastation） 商品名力清之。是目前使用剂量最小的他汀类药物。常用剂量为1～4 mg/d。2 mg/d可降LDL-C为40%，同时也可降低TC28%，升高HDL-C21%，TG降低26%。匹伐他汀极少受细胞色素P450同工酶代谢作用的影响，药物相互干扰少，安全性好。

（8）各种他汀类药物降脂疗效比较 目前在国内临床上可供选择的他汀类降脂药有7种制剂，他们各自的降脂效果和防治冠心病的作用可能有所不同，但在某种剂量范围内，各种他汀类药的降低总胆固醇、LDL-C和甘油三酯以及升高HDL-C的疗效具可比性（表7-2-18）。同时，也发现他汀类药物降低总胆固醇和LDL-C的作用虽与药物剂量有相关性，但并非呈直线相关关系。当他汀类药物的剂量增大1倍时，其降低总胆固醇的幅度仅增加5%，降低LDL-C的幅度增加7%。

他汀类药物对高胆固醇血症患者脂质和脂蛋白影响的比较（表7-2-19）。

（9）禁忌证

①绝对禁忌证：活动性或慢性肝病患者；

②相对禁忌证：需要同时使用环孢菌素、大环内酯类抗生素、各种抗真菌药物及细胞色素氧化酶P450抑制剂的患者。

2. 烟酸类

烟酸属B族维生素，当用量超过作为维生素作用的剂量时，可有明显的降脂作用。烟酸的降脂作用机制尚不十分明确，可能与抑制脂肪组织中的脂解和减少肝脏中极低密度脂蛋白（VLDL）合成和分泌有关。此外，烟酸还具有促进脂蛋白脂酶的活性，加速脂蛋白中甘油三酯的水解，因而其降TG的作用明显。临床上观察到，烟酸既降低胆固醇又降低甘油三酯，同时还具有升高

表 7-2-18　现有他汀类达到 30%~40%LDL-C 降低幅度所需剂量（标准量）

药物	剂量（mg/dl）	LDL-C 降低百分比（%）
阿托伐他汀*	10	39
洛伐他汀*	40	31
普伐他汀*	40	34
辛伐他汀*	20~40	35~41
氟伐他汀	40~80	25~35
罗伐他汀	5~10	39~45

所估计的 LDL-C 降低幅度是基于美国 FDA 批准的各产品说明书；
* 这些药可用到最大量 80 mg/d。在标准剂量之上，剂量加倍可再降低 LDL-C 6%；
罗伐他汀，最大剂量为 40 mg；5 mg 的疗效是在 FDA 报告 10 mg 疗效基础上减去 6% 估计的

表 7-2-19　他汀类药物对高胆固醇血症患者脂质和脂蛋白影响的比较

他汀类药物（mg）					脂质和脂蛋白的改变水平			
阿托伐他汀	辛伐他汀	洛伐他汀	普伐他汀	氟伐他汀	总胆固醇	LDL-C	HDL-C	三酰甘油
	10	20	20	40	-22%	-27%	4%~8%	-10%~15%
10	20	40	40	80	-27%	-34%	4%~8%	-10%~20%
20	40	80			-32%	-41%	4%~8%	-15%~25%
40	80				-37%	-48%	4%~8%	-20%~30%
80					-42%	-55%	4%~8%	-25%~35%

HDL-C 的作用。常规剂量下，烟酸可使 TC 降低 10%~15%，LDL-C 降低 15%~20%，TG 降低 20%~40%，并使 HDL-C 轻度至中度升高。所以，该类药物的适用范围较广，可用于除纯合子型家族性高胆固醇血症及Ⅰ型高脂蛋白血症以外的任何类型的高脂血症。

（1）烟酸（nicotinic acid，又名 niacin）常用剂量为 1~2 g，3 次/d。为减少服药的不良反应，可从小剂量开始，0.1~0.5 g，3 次/d；以后酌情渐增至常用剂量。有研究表明（CDP），烟酸 3.0 g/d，使 TC 和 TG 分别下降 9.9% 和 26.1%。本药常见不良反应为面红、皮肤瘙痒及胃部不适。最近，国产的烟酸缓释片（本悦）已在临床上推广应用，这种缓释制剂的不良反应明显减少。

（2）阿西莫司（acipimox）又名氧甲吡嗪、乐脂平。常用剂量为 0.25 g，2~3 次/d。该药是一种新合成的烟酸衍生物，其降脂作用机制与烟酸相同，临床适应范围也与烟酸相似。可使 TC 降低 25%，TG 降低 50%，HDL-C 升高 20%。阿西莫司的常见不良反应与烟酸基本上相同，但发生率较低。服药后部分病人可出现脸部潮红，皮肤瘙痒或胃部灼热感，上腹部不适和轻微头痛。

（3）禁忌证

绝对禁忌证：慢性肝病，严重痛风；

相对禁忌证：高尿酸血症、需要大剂量使用本品的 2 型糖尿病患者。

3. 贝特类

贝特类能增强脂蛋白脂酶的活性，加速 VLDL 分解代谢，并能抑制肝脏中 VLDL 的合成和分泌。这类药物可降低甘油三酯 22%~43%，而降低 TC 仅为 6%~15%，并有不同程度升高 HDL-C 作用。其适应证为高甘油三酯血症或以甘油三酯升高为主的混合型高脂血症。贝特类调脂的作用机制（图 7-2-5）。

（1）非诺贝特（fenofibrate）有微粒化制剂，普通型非诺贝特是第二代的苯氧芳酸类药物，用法 0.1 g，3 次/d。非诺贝特的半衰期长达 20 h，但餐后的吸收率仅为 60%。微粒型非诺贝特制剂（又名力平之，用法 0.2 g，1 次/d）可使 TG 下降 39%~55%，TC 下降 20% 左右，LDL-C 降低

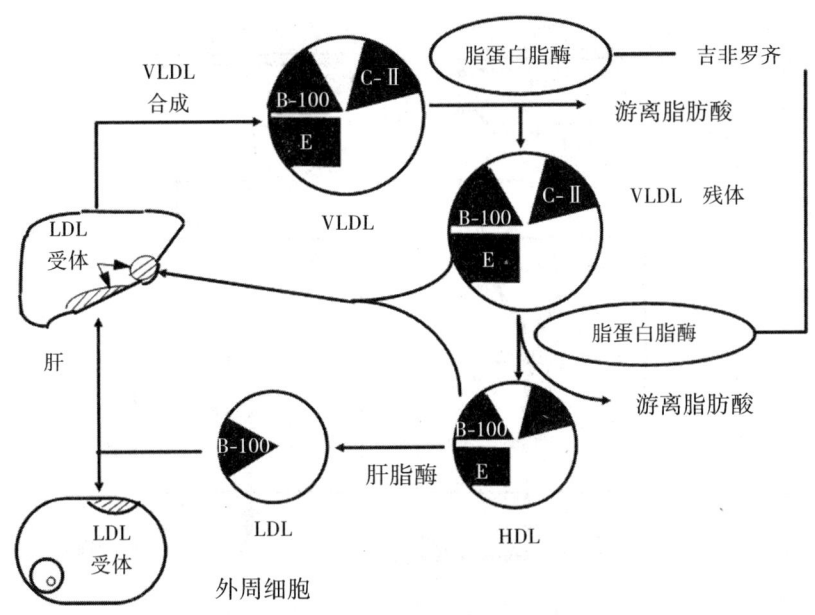

图 7-2-5 贝特类对血脂代谢的影响

22%~27%，小而致密的 LDL-C（sLDL-C）降低 21.5%，VLDL-C 降低 54%~63%，HDL-C 升高 26%~29%，apo B 下降 22%~23%，并且降低 Lp（a），升高 apo AI。少数患者使用微粒型非诺贝特后 1 周出现轻度腹胀，并于 4 周后消失，无特殊不适。长期应用贝特类药物可能诱发类似 I 型自身免疫性慢性肝炎，停药后可逐渐恢复。微粒型非诺贝特可引起谷草转氨酶与谷丙转氨酶的轻度升高。

（2）吉非贝齐（gemfibrozil） 商品名为诺衡，康利脂，0.6 g，2 次/d。吉非贝齐降低 TG43%，也降低冠心病事件发生率。但因其降总胆固醇的效果很弱。吉非贝齐（1 200 mg/d）治疗后 TG 降低 31%，HDL-C 升高 6%，LDL-C 无明显变化；不良反应与非诺贝特相似。

（3）苯扎贝特（bezafibrate） 商品名为阿贝他或必降脂，0.2 g，3 次/d；缓释长效制剂商品名为脂康平。苯扎贝特缓释制剂（400 mg/d）治疗后，TG 降低 21%，TC 降低 4%，LDL-C 降低 6%，HDL-C 升高 18%。不良反应与非诺贝特相当。

除此之外，尚有安妥明、利贝特等。

4. 胆酸螯合剂

这类药物主要为碱性阴离子交换树脂，在肠道内能与胆酸呈不可逆结合，因而阻碍胆酸的肠肝循环，促进胆酸随大便排出体外，阻断胆汁酸中胆固醇的重吸收。同时伴有肝内胆酸合成增加，引起肝细胞内游离胆固醇含量减少，反馈性上调肝细胞表面 LDL 受体表达，加速血浆 LDL 分解代谢，使血浆胆固醇和 LDL-C 浓度降低。胆酸螯合剂对脂质代谢的影响（图 7-2-6）。

（1）考来烯胺（Cholestyramine） 商品名为消胆胺，4~5 g，3 次/d，总量每日不超过 24 g。为了减少副作用，增加病人的耐受性，可从小剂量开始用药，1~3 个月内达最大耐受量。考来烯胺（24 g/d）可使原发性高胆固醇血症患者 TC 和 LDL-C 分别下降 13.4% 与 20.3%。该药的主要缺点是含有异味，常引起消化道不良反应如恶心、厌食、便秘，大剂量时可致脂肪痢。

（2）考来替泊（Colestipol） 商品名为降胆宁，常用剂量为 10~20 g，1~2 次/d。考来替泊 30 g/d 和烟酸 3~12 g/d（根据 TC 高低决定烟酸剂量的大小），可使 TC、TG、LDL-C 分别降低 26%、22% 与 43%；HDL-C 升高 37%。考来替泊的不良反应基本上与考来烯胺相似。

（3）适应证

①中等程度的 LDL-C 血症而饮食治疗无效者；

②年轻人的高 LDL 血症；

③妊娠引起的高 LDL 血症；

④仅需要中等程度降 LDL 的患者；

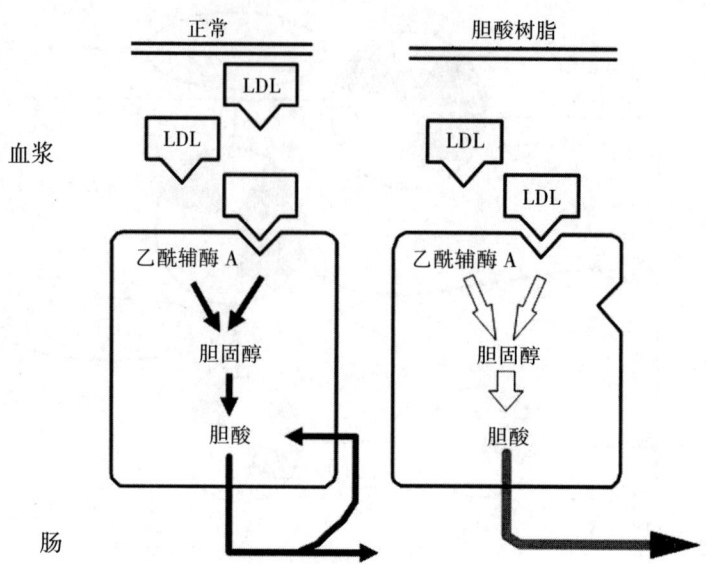

图 7-2-6 胆酸螯合物对脂质代谢的影响

⑤与他汀类药物联合使用治疗 LDL 极高的患者。

（4）禁忌证

①家族性高脂蛋白血症Ⅲ型；

②甘油三酯 > 400 mg/dl。

5. 其他降脂药物

包括弹性酶（elastase）、普罗布考（probucol）、泛硫乙胺（pantethine）等。这些药物的降脂作用机制均不明确。

（1）弹性酶　常用剂量为 300 u，每天 3 次。该药是由胰腺提取或由微生物发酵制得的一种易溶解的弹性蛋白。其降脂机制可能是通过阻止胆固醇合成并促进胆固醇转化成胆酸。可使血浆 TC 降低 5%~10%。由于其作用较弱，故单独使用仅适合于轻度高胆固醇血症。本品几乎无不良反应。

（2）普罗布考　又名丙丁酚，常用剂量为 0.5 g，2 次/d。本品吸收入体内后，可掺入到 LDL 颗粒核心中，因而有可能改变 LDL 的结构，使 LDL 易通过非受体途径被清除。此外，该药可能还具有使肝细胞 LDL 受体活性增加和抑制小肠吸收胆固醇的作用。有人观察到丙丁酚还是一种强力抗氧化剂。可使血浆 TC 降低 20%~25%，LDL-C 降低 5%~15%，而 HDL-C 也明显降低（可达 25%）。主要适应高胆固醇血症，尤其是纯合子型家族性高胆固醇血症。用药期间，患者跟腱及皮肤黄色瘤可见消退。丙丁酚的常见副作用包括恶心、腹泻、消化不良等；亦可引起嗜酸细胞增多，血浆尿酸浓度增高；最严重的副作用是引起 QT 间期延长。有室性心律失常或 QT 间期延长者禁用。

（3）泛硫乙酸　又名潘特生，常用剂量为 0.2 g，3 次/d。本品的分子结构是 CoA 的组成成分，能促进血浆脂质的正常代谢，并可抑制过氧化脂质的形成。其临床疗效为中等程度，可使血浆 TC 降低 5%~15%，TG 降低 23%~32%，HDL-C 升高 10%~20%。该药的副作用少而轻。

（4）鱼油制剂　国内临床上应用的鱼油制剂有多烯康、脉络康及鱼烯康制剂，用量为 1.8 g，3 次/d。主要含二十碳戊烯酸（EPA）和二十二碳己烯酸（DHA）。其降低血脂的作用机制尚不十分清楚，可能与抑制肝脏合成 VLDL 有关。鱼油制剂仅有轻度降低 TG 和稍升高 HDL-C 的作用，对 TC 和 LDL-C 无影响。主要用于高甘油三酯血症。常见副作用为鱼腥味所致的恶心，一般难以长期坚持服用，服药后有 2%~3% 的病人出现消化道症状如恶心、消化不良、腹胀、便秘，少数病例出现转氨酶或肌酸激酶轻度升高，罕有引起肌病的报道。

（5）n-6 多烯不饱和脂肪酸　此类制剂有亚油酸丸、益寿宁、脉通、心脑康等。由于使用该类药物，亚油酸的剂量要在 10 g/d 以上，同时还需要限制食物中的饱和脂肪酸的摄入才能达到理想的降脂目标。而上述制剂远达不到治疗量，所以疗效并不肯定。

（6）胆固醇吸收抑制剂　目前可供临床使用的药物依折麦布（ezetimibe），商品名益适纯。通过抑制小肠微泡固醇类的吸收，达到降脂目的。对于家族性高胆固醇血症患者依折麦布可以在他汀治疗基础上进一步降低LDL-C达16.5%。但ENHANCE研究显示，辛伐他汀联合依折麦布组织较辛伐他汀单药治疗组LDL-C绝对值下降17%，但对动脉斑块的影响两组无显著差异。目前本药店适用于在标准剂量他汀治疗下不能达标的冠心病高危/极高危患者：不能耐受或仅能耐受小剂量他汀类药物治疗的患者，如出现ALT升高、肌炎、肌病等；特殊人群患者：家族性高胆固醇血症患者，纯合子谷甾醇血症患者。

不同类别调脂药的疗效比较，见表7-2-20。

6. 调脂药物的临床应用

临床上目前主要是根据患者高脂血症的表型而选择用药。为了方便起见，可分三种情况：

（1）单纯性高胆固醇血症　是指血浆胆固醇水平高于正常，而血浆甘油三酯则正常。这种情况可选用胆酸螯合剂、HMG-CoA还原酶抑制剂、普鲁布考、弹性酶和烟酸，其中以HMG-CoA还原酶抑制剂为最佳选择。

（2）单纯性高甘油三酯血症　轻至中度高甘油三酯血症常可通过饮食治疗使血浆甘油三酯水平降至正常，不必进行药物治疗。而对于中度以上的高甘油三酯血症，首先要防止胰腺炎的发生，则可选用鱼油制剂和苯氧芳酸类调脂药物作为一线药物应用。

（3）混合型高脂血症　是指既有血浆胆固醇水平升高，又有血浆甘油三酯水平升高。这种情况还可分为两种亚型：以胆固醇升高为主或是以甘油三酯升高为主。若是以胆固醇升高为主，则首选HMG-CoA还原酶抑制剂；如果是以甘油三酯升高为主，则可先试用苯氧芳酸类。烟酸类制剂对于这种类型血脂异常也较为适合。

（4）联合用药　对于严重的高脂血症患者，单用一种调脂药，可能难以达到理想的调脂效果，这时可考虑采用联合用药。简单说来，只要不是同一类调脂药物，均可考虑联合用药。而临床上常采用联合用药是：①对于严重高胆固醇血症，若单种药物的降脂效果不理想，可采用HMG-CoA还原酶抑制剂＋胆酸螯合剂或＋烟酸或＋苯氧芳酸制剂。②对于重度高甘油三酯血症者，可采用鱼油＋苯氧芳酸类。

（5）调脂药物选用的流程，见图7-2-7。

7. 用药注意事项

对于具体的患者，应根据其血脂异常的类型及其冠心病危险性的高低而选择合适的调脂药物。目前尚没有确定合适调脂药物的公认标准，从冠心病防治的角度来说，一般认为合适的调脂药物应具备下列的特点：

（1）调脂效果尤其降胆固醇效果确切；应用常规剂量在4~6周内能使TC降低20%（LDL-C降低25%）以上，并具有降低TG和升高HDL-C的作用；

（2）患者耐受性好，不良反应少见，不产生严重的毒、副作用；

（3）已被证实能明显地降低心血管病死率和致残率，不增加非心血管病死亡率；

表7-2-20　不同类别调脂药的疗效

药物种类	TC	LDL-C	HDL-C	TG
他汀类	+++	+++	+	++
贝特类	+	+	++	+++
烟酸类	+	+	+++	+++
胆酸螯合剂	++	++	+	-
胆固醇吸收抑制剂	++	++	+	+

注：+++：强效；++：中效；+：弱效；-：无效

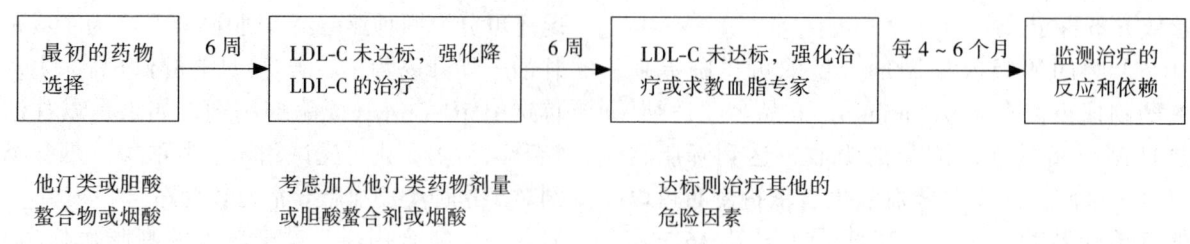

图 7-2-7 调脂药物选用流程

（4）具有良好的成本效益比。现有的大量临床证据表明，为了防治冠心病，应首选他汀类降脂药。

血脂异常的治疗一般需要长期坚持，方可获得明显的临床益处。服药期间应定期随诊，在开始药物治疗后 4~6 周内，应复查血浆胆固醇、甘油三酯和 HDL-C，根据血脂改变而调整用药。如果血脂未能降至达标，则应增加药物的剂量或改用其他降脂药物，也可考虑联合用药。若经治疗后血脂已降至正常或已达到目标值，则继续按同量剂量用药，除非血脂已降至很低时，一般不要减少药物的剂量。长期连续用药时，应每 3~6 个月复查血脂，并同时复查肝肾功能和测肌酸激酶。

8. 调脂治疗的临床意义

循环血液中的胆固醇位于含有脂质和载脂蛋白质的特殊颗粒即脂蛋白中。人体空腹血清中有三类主要的脂蛋白：LDL、HDL 和 VLDL。另一类脂蛋白 IDL，属于 VLDL 和 LDL 之间的脂蛋白。一般说来，LDL-C 占总胆固醇的 60%~70%。LDL 含有单一的载脂蛋白（apo）B。LDL 是主要致动脉粥样硬化脂蛋白，各国血脂异常防治指南一致将其作为降脂治疗的首要目标。为什么要特别关注 LDL，这是因为已有许多临床试验反复证实，有效地降低 LDL-C 能显著减少冠心病的危险性。HDL-C 正常情况下占总胆固醇的 20%~30%。HDL 的主要载脂蛋白是 apoA Ⅰ 和 apoA Ⅱ。HDL-C 水平与冠心病危险性呈负相关。有证据证明，HDL 具有抗动脉粥样硬化发展的作用。对于 HDL-C 低下的患者，临床上应采取措施使其升高。VLDL 是富含甘油三酯的脂蛋白，但也含有 10%~15% 的总胆固醇。VLDL 的主要载脂蛋白为 apoB100、apoC（C Ⅰ、C Ⅱ 和 C Ⅲ）和 apoE。VLDL 由肝脏产生，是 LDL 的前体，部分 VLDL 特别是 VLDL 残粒具有与 LDL 相似的致动脉粥样硬化作用。VLDL 残粒由部分降解的 VLDL 组成，相对富含胆固醇酯。严格地说，IDL 属于残粒脂蛋白，然而在临床上 IDL 包含在 LDL 部分。第四类脂蛋白即乳糜微粒（CM）也是富含甘油三酯蛋白。是由食物中的脂肪在小肠中形成，在含脂餐后出现在血液中。CM 的载脂蛋白与 VLDL 相同，但含有 apoB48，而不含 apoB100。部分降解的 CM 称为 CM 残粒，很可能也具有潜在的致动脉粥样硬化作用。虽然 LDL 在临床上作为首要目标给予关注，但逐渐增加的证据表明，VLDL 和 HDL 在动脉粥样硬化发生中也起重要作用。

（1）将 LDL-C 作为治疗的首要目标

将 LDL-C 作为降胆固醇治疗的首要目标，是基于广泛的观察以及数十年动物试验、病理学、临床、基因和各种人群的研究结果。许多的研究仅仅是测定总胆固醇（TC），当然 TC 中的绝大多数为 LDL-C。所以，在流行病学调查观察到的 TC 与冠心病发生率显著相关，强烈提示 LDL-C 是一项强力危险因素。随后的研究证据显示，LDL 是致动脉粥样硬化性脂蛋白。缺乏其他冠心病危险因素，而有显著血清 LDL-C 浓度升高的遗传疾病，常早发冠心病，也证实了 LDL 致动脉粥样硬化作用。遗传性疾病的突出范例是杂合子和纯合子型家族性高胆固醇血症，两者的致动脉粥样硬化作用都显著增强。最后，证实 LDL 的致病性作用来源于降 LDL-C 的临床试验，特别是近年来的临床试验发现，LDL-C 降至越低，冠心病发生率降低越显著。

LDL-C 是冠心病发生的主要原因。在各种动物试验中，诱导高胆固醇血症是动脉粥样硬化或部分心肌缺血发生的先决条件。此外，某些种属的动物有遗传形式的高胆固醇血症，则可自然地发展为动脉粥样硬化，典型的例子是 WHHL 兔，这种动物的分子缺陷与人类的家族性高胆固醇血症相一致。

人群流行病学调查表明，严重高 LDL-C 水平具致动脉粥样硬化作用。在人群研究中，血清 TC 是 LDL-C 好的替代指标。美国 Framingham 的研究证实，冠心病发病率与血中 LDL-C 水平呈正相关，与 HDL-C 水平呈负相关。多危险因素干预试验（MRFIT）对 356 222 名年龄在 35～57 岁的男性，随访 6 年的结果提出，血浆胆固醇水平与冠心病死亡率呈正性曲线关系并指出血浆 TC 水平为 3.9 mmol/L（150 mg/L）、5.2 mmol/L（200 mg/L）、6.5 mmol/L（250 mg/L）及 7.8 mmol/L（300 mg/L）时，其冠心病相应的危险比例为 0.7、1.0、2.0 及 4.0。

国内上海 2 组前瞻性资料对 9 021 名不同性别者随访 8～13 年的结果指出，其基线血清 TC 水平相差 10%，则冠心病死亡危险相差 23%，同时指出，血清 TC 水平在 3.5 mmol/L（135 mg/L）以上时，血清 TC 水平与冠心病死亡危险的关系仍无明显阈值。这说明在如此低血清的 TC 水平的人群中，血清 TC 水平与冠心病发病率及死亡率仍呈正相关。

比较不同人群的研究发现，那些胆固醇水平高的人群发生冠状动脉粥样硬化和冠心病的危险性明显高于胆固醇水平低的人群。从人群平均胆固醇水平偏低的地区迁往胆固醇水平高的地区，其胆固醇水平会逐渐升高，且伴随更多的冠心病。

在很大范围的 LDL-C 的浓度内，观察到血清胆固醇与首次或再次冠心病发作呈正相关，胆固醇越高，危险性越大。早期的前瞻性资料显示，在低胆固醇水平人群中，冠心病的危险性处于平台状态，但近年许多研究显示，这种平台现象消失。仅报道一组人群，维持胆固醇低水平如终身 LDL-C 低于 2.6 mmol/L（100 mg/L），几乎很难发现有临床表现形式的冠心病患者。

由于在人体中 LDL-C 低于 2.6 mmol/L（100 mg/L），终身冠心病的危险性低，所以可将 LDL-C 低于 2.6 mmol/L（100 mg/L）视为合适水平。即使 LDL-C2.6～3.6mmol/L（100～139 mg/L）成为接近合适水平，这类个体也可发生动脉粥样硬化。所以，这种水平也必须视为高于合适水平。而在 LDL-C3.4～4.1 mmol/L（130～159 mg/L）成为临界高值，动脉粥样硬化发生率增加，而 LDL-C4.1～5.0 mmol/L（160～189 mg/L）成为升高和极高 LDL-C ≥ 5.0 mmol/L（190 mg/L）则动脉粥样硬化发生率显著增加。这种关系在许多人群中发现血清胆固醇水平与冠心病水平呈现对数线性相关而证实。

（2）降低 LDL-C 能影响动脉粥样硬化进程

动脉粥样硬化由多阶段组成，LDL-C 身高与动脉粥样硬化的关联常在生命的相对早期开始。动脉粥样硬化的历程包括：脂质条纹形成→纤维斑块形成→不稳定斑块形成。升高的 LDL-C 在成熟的冠状动脉斑块形成过程中起关键作用。近年来的证据也表明，降低 LDL-L 能稳定斑块，减少急性冠脉综合征发生的可能性。30 年前就有人提出，动脉粥样硬化不是老龄化的必然后果，动脉粥样硬化是可预防和可逆转的，这已被前瞻性随即降脂干预临床试验所证实。对动脉粥样硬化斑块消退进行荟萃分析，结果提示若想阻止动脉粥样硬化病变进展需要使胆固醇水平平均下降 44%。

（3）降低 LDL-C 能使冠心病的发病率及死亡率明显降低

据冠心病二级预防试验的汇总分析（Meta-analysis）显示，若使血清 TC 水平下降 10%，就可使非致命性心肌梗死发生率减少 19%。致命性心肌梗死发生率减少 12%，总的心肌梗死发生率减少 15%。

已发表的 5 项著名的大规模临床试验，为他汀类药物防治冠心病提供了坚实的基础，如北欧辛伐他汀生存研究（4S），胆固醇和再发事件研究（CARE），普伐他汀长期治疗缺血性疾病研究（LIPID），西苏格兰冠心病预防研究（WOSCOPS）和得克萨斯空军冠状动脉粥样硬化预防研究（AFCAPS/TexCAPS）。这 5 项大规模临床试验被荣为在冠心病防治史上具有里程碑的意义。共同特点是：试验所采用的都是他汀类药物，TC，LDL-C 和 TG 都与其降低，HDL-C 有升高，其中特别是LDL-C有大幅度的降低；冠心病的死亡率和致残率明显降低，尤其是总体死亡率显著降低；非心血管病死亡率（如癌症，自杀等）并未增加。这些研究结果充分肯定了应用他汀类药物进行降脂治疗的临床益处，并明确了他汀类降脂药物长期应用具有良好的安全性。

心脏保护研究（HPS）结果不仅进一步证实了他汀类的临床益处，同时也提出了新的问题。对于那些LDL-C水平基线"正常"者（按照美国胆固醇教育计划治疗指南确定的标准），即低于2.6 mmol/L（100 mg/L），治疗所获得的益处与基线LDL-C浓度高者相同。这就会使人想问，人类的LDL-C有无正常值；他汀类的益处是否完全归功于其降低LDL-C的作用。

ASCOT研究结果证明高血压患者在积极控制血压的基础上加用阿托伐他汀降脂治疗能进一步减低心肌梗死和脑卒中发生的危险。PROVEIT研究表明对于过去发生急性冠脉综合征的患者，与标准的降脂方案比较，他汀类药物强化降脂方案将更有助于减少死亡和主要心血管时间发生的危险。该试验证实对极高危者积极强效降脂治疗能获得更大的临床益处。

治疗到新目标（TNT）研究对象为10 001例稳定型冠心病患者，血清LDL-C＜3.4 mmol/L，随机，双盲分为阿托伐他汀10 mg/d或80 mg/d治疗组，随访平均4.9年。结果表明阿托伐他汀10 mg/d治疗组，LDL-C均值为2.6 mmol/L；阿托伐他汀80 mg/d治疗组LDL-C均值为2.0 mmol/L。服较大剂量的阿托伐他汀组主要心血管事件（包括冠心病死亡，与操作无关的非致命性心肌梗死，心脏骤停后的复苏，致命性和非致命性脑卒中）的相对危险降低22%，非致命性及致命性脑卒中相对危险降低25%，而肌病或横纹肌溶解发生率无明显增加。该研究结果提示，对于稳定型冠心病患者，积极强化降脂治疗，即将LDL-C降至1.8 mmol/L，低于目前指南建议的水平，能够进一步减少心脑血管事件造成残废带来的医疗费用。

（肖传实　刘致珍　邢福泰

张开滋　陈国伟）

参 考 文 献

1. Cefalu AB, Barbagallo CM, Sesti E, et al. Italian familial defective apolipoprotein B patients share a unique haplotype with other caucasian patients. Clin Exp Med, 2001,1:151-154.
2. Davidson MH, Maki K, Umporowicz D, et al. The safety and immunogenicity of a CETP vaccine in health adults. Atherosclerosis, 2003,169:113-120.
3. Post SM, de Crom R. van Happeren R, et al. Increased fetal acid excretion in transgenic mice with elevated expression of human phospholipid transfer protein.Ateriosler Thromb Vasc Biol, 2003,23(5):892-897.
4. Schlid A, Bickel C, Thuuma P, et al. High plasma phospholipid transfer protein as a risk factor for coronary artery disease. Arterioscler Thromb Vasc Biol, 2003,23: 1857-1862.
5. Duffy D, Rader DJ. Emerging therapies targeting high-density lipoprotein metabolism and reverse cholesterol transport. Circulation, 2006,113(8):1140-1150.
6. Grundy SM. Metabolic syndrome: Connecting and reconciling cardiovascular and diabetes wold. J Am Coll Cardiol, 2006,47(6):1093-1100.
7. LaRosa, JC, Grundy SM, Waters DD, et al. Intensive lipid Lowering with atorvastatin in patients with stable coronaru disease. N Eng J Med, 2005,(14):1425-1435.
8. John JP Kastelein, Fastima Akdim, Erik SG Stroes, et al. Simvastatin with or without ezetimibe in familial hypercholesterolemia. N Eng J Med, 2008,358(14): 1431-1443.
9. Barter Pj, Caulfied M, Eriksson M, et al. Effects of torcetrapib in patients at high risk for coronary events. N Eng J Med, 2007,357(21):2109-2122.
10. Miller M, Cannon CP, Murphy SA, et al. Impact of triglyceride levels beyond low-density lipoprotein cholesterol after acute coronary syndrome in the PROVE IT-TIMI 22 trial. J Am Coll Cardiol, 2008,51:724-730.
11. Miettinen TA, Gylling H, Ritakari OT, et al. Adolescent cholesterol metabolism predicts coronary risk factors at middle age: the Cardiovascular Risk in Young Finns Study. Transl Res, 2008,151:260-266.
12. Yamada T, Azuma A, Sasaki S, ET AL. Randomized evaluation of atorvastatin in patients with coronary heart disease: a serial intravascular ultrasound study. Cire J,

2007,71:1845-1850.
13. McCullough PA, Rocher LR, Nistala R, et al. Chronic kidney disease as a cardiovascular risk state and considerations for the use of statin. Journal of Clinical Lipidology, 2008,2:318-327.
14. Goldstein MR, Mascitelli L, Pezzetta F. The double-edged sword of statin immunomodulation. Int J Cardiol, 2009,135:399-401.
15. AHA/ASA scince advisory. Update to the AHA/ASA recommendation for the prevention of stroke in patients with stroke and transient ischemic attack. Stroke, 2008,39:1647-1652.
16. O'Regan C, Wu P, Arora P, et al. Statin therapy in stroke prevention: a meta-analysis involving 121000 patients. Amer J Med, 2008,121:24-33.
17. 张开滋，李曰东译．长寿综合征．老年学杂志，1984,1:63-64.
18. 李广镰，张开滋，郑宗锷．心血管遗传病学．北京：北京医科大学、中国协和医科大学联合出版社，1994:186-2186.
19. 黄振文，崔天祥，阎文泰．心血管病急症．北京：中国医药科技出版社，1994:84-99.
20. 尹瑞兴．家族性高胆固醇血症的基因诊断和基因治疗．心血管病学进展，1999;20(1):9-13.
21. 陈灏珠．冠心病调脂治疗的新观点．上海医学，2000,23(8):449-450.
22. 胡大一．调脂治疗新进展专家研讨会摘要．2000,35(9):49-51.
23. 叶平．调脂治疗面临的挑战．实用老年医学，2001,15(3):152-153.
24. 中华医学会心血管病学分会，中华心血管病杂志编辑委员会．正确认识合理使用调脂药物．中华心血管病杂志，2001,29(12):705.
25. 寇文容．调脂治疗的理念．药物流行病学杂志，2002,11(4):169-172.
26. 王安才，成蓓．强化调脂治疗，加强冠心病防治．皖南医学院学报，2002,21(1):1-3.
27. 赵水平．高脂血症的临床表现及分型．中国临床医生，2003,31(12):23-24.
28. 管晓翔，郦明芳，范乐明，等．家族性高胆固醇血症纯合子家系低密度脂蛋白受体功能检测及基因突变分析．中华医学遗传学杂志，2003,20(2):138-142.
29. 赵冬．中国人的血脂流行病学研究．中华心血管病学杂志，2003,31:74-78.
30. 李莹，陈志红，周比凡，等．血脂和脂蛋白水平对我国人群缺血性心血管病事件的预测作用．中华心血管病杂志，2004,32:643-647.
31. 赵水平，李虎，肖志杰．胆固醇酯转运蛋白Taq I B基因多态性对脂蛋白水平的影响．中华心血管病杂志，2004,32:816-818.
32. 赵水平，肖志杰，等．ATP结合盒转运子基因R219K变异对血脂的影响．中华医学杂志，2004,84:1421-1425.
33. 郑智，李树生．猝死防治学．北京：中国医药科技出版社，2004:600-618.
34. 毕楠，鄢盛恺，李国平．冠心病患者载脂蛋白A5和载脂蛋白C3基因多态性的研究．中华心血管病杂志，2005,33:116-121.
35. 吴桂贤，吴兆苏，王薇，等．1993—2002年北京一组队列人群心血管病危险因素变化趋势研究．中华心血管病杂志，2005,33:748-753.
36. 刘权章．临床遗传学彩色图谱．第2版．北京：人民卫生出版社，2006:404-406.
37. 中国成人血脂异常防治指南制订联合委员会．中国成人血脂异常防治指南．中华心血管病杂志，2007,35(5):390-413.
38. 中国营养学会．中国居民膳食指南（2007）．拉萨：西藏人民出版社，2008.

第八章

冠心病

　　动脉粥样硬化是指大、中型的弹力型动脉，如主动脉、脑动脉、颈动脉、髂动脉和冠状动脉等，以脂质沉着（主要是胆固醇及胆固醇酯），并伴有中层平滑肌细胞向内膜移行、增殖，炎性细胞浸润，内膜逐渐增厚而发展成粥样斑块或纤维脂质斑块，也可有钙盐沉着。当粥样斑块不断向血管腔伸展，可引起血管狭窄，与此同时，动脉壁增厚、纤维化和钙化，使血管弹性减退变硬，严重时可发生局部内膜坏死脱落形成溃疡或斑块破裂，易诱发附壁血栓形成，使血管腔短期内狭窄加剧甚至完全闭塞，则可产生急性血管事件（若发生在冠状动脉即为急性冠脉事件）。冠状动脉粥样硬化是全身性动脉粥样硬化最重要的组成部分。因冠状动脉粥样硬化引起心肌缺氧、缺血所致的心脏病称为冠状动脉粥样硬化心脏病，简称冠心病。此外，冠心病还包括因冠状动脉功能性改变（痉挛）导致心肌缺血缺氧或坏死而引起的心脏病，统称冠状动脉性心脏疾病（coronary heart diseases，CHD），亦称缺血性心脏病（ischemic heart disease）。

　　目前认为导致动脉粥样硬化和冠心病的主要危险因素包括：高血压、血脂代谢异常（血清总胆固醇升高，尤其是低密度脂蛋白胆固醇升高，高甘油三酯和低高密度脂蛋白胆固醇）、吸烟、糖代谢异常、糖尿病、肥胖、不良饮食和生活习惯、缺乏运动。此外，也与遗传、性别、年龄和职业有关。除遗传、性别和年龄不能控制外，大多数危险因素可通过改善生活方式、合理饮食和药物治疗等方法予以控制。根据冠状动脉（冠脉）狭窄严重程度、产生时间和速度不同，临床上最常见的表现为：心绞痛、心肌梗死、心律失常、心力衰竭和猝死。

　　在危害人类的众多疾病中，心血管病是最主要的杀手。其中冠心病的发病之多，危害之烈，可谓首当其冲，已成为是中老年死亡最重要原因。因此，加强冠心病防治是全世界亟待解决的课题。

第一节　冠心病概述

一、流行病学

　　冠心病在第一次世界大战前后，尚不多见。第二次世界大战后，本病逐渐增多而成为人口死亡的主因。在许多工业发达国家于20世纪60年代和70年代初冠心病死亡率急剧上升，当时在美国、加拿大、北欧各国、澳大利亚、前苏联等国，冠心病已经成为死因排位之首，以芬兰和美国最高，均占人口总死亡率的1/3以上。目前冠心病死亡率以东欧和中欧最高。发展中国家的发病水平虽然不及发达国家那样高，但增加的趋势比较明显，例如我国 1974—1985 年 12 年间城市冠心病死亡率升高了 40.7%，农村升高了 146.9%。在所有心脏病死亡中的构成比中，冠心病所占的比重也是逐渐加大的。2004 年我国冠心病死亡率占所有心脏病死亡的 48%（图 8-1-1）。我国每年死于心血管患者数达 300 万人以上，医疗费用高达 1 300 亿元。目前全世界每年约有 1 700 万人死于心血管疾病，占疾病总死亡的 50%，预计到 2025 年全世界约有 2 500 万人死于心血管病，其中冠心病和高血压是最主要死因。

（一）冠心病的一般流行病学

1. 地区分布

世界不同国家、不同地区之间 CHD 死亡率有较大的差异。国家间比较，发达工业化国家的患病率和死亡率比发展中国家要高。在不同国家中，有 25%~45% 的死亡是由心血管疾病所致。心血管疾病死亡中有一半归因于冠心病。心血管疾病死亡率（每 10 万人）：男性中俄罗斯最高，达 1 310 人，日本最少为 201 人（相差 6.5 倍）；女性中俄罗斯最高为 581 人，最低的法国则仅有 84 人（相差 7 倍）。美国男女性均位列第 16，分别为 413 人和 201 人。1995 年，美国有 9.6 万人次死于心血管疾病，占总死亡人数的 42%，是 45 岁以上的男性和 65 岁以上女性的第一死因。冠心病的死亡率在同一国家各个地区也有差异：在美国，冠心病死亡率（每 10 万人）纽约最高，新墨西哥最低，加利弗尼亚位列第 28。

近年来我国冠心病有增多趋势，20 世纪 90 年代结束的 WHO 监测 47 国 35~64 岁年龄段冠心病事件发病率的 MONICA 方案显示我国北京处于倒数第二（男性）和第三（女性）位，然而却高于末位的日本。冠心病事件发病率和死亡率在我国也存在较明显的地区差异。北方省份高于南方省份，发达的沿海地区高于相对落后的内地。城市缺血性心脏病的发病率和死亡率要高于农村。1987—1993 年我国 35~64 岁人群中冠心病发病率和死亡率尚属较低水平，在 16 个不同省市人群中冠心病发病率和死亡率存在较大地区差异，北方省市高于南方省市，最高为山东省青岛市，男性发病率 108.7/10 万人口，最低为安徽省滁县，发病率为 3.3/10 万人口，前者发病率是后者约 32.9 倍，死亡率相差 17.6 倍。1987—1989 年十六省市心血管患者群监测协作研究资料显示，新疆乌鲁木齐 35~74 岁人群急性冠心病事件（指冠心病急性发作形式，包括急性心肌梗死、冠心病猝死及各类冠心病死亡）标化死亡率男性 163/10 万人口，女性 81.8/10 万人口，居全国十六省市第 2 位。1988—1992 年新疆心血管患者群监测协作组资料显示，25~74 岁人群急性心肌梗死发病率男性 45/10 万人口，女性 11/10 万人口。急性心肌梗死死亡率男性 10/10 万人口，人口死因第一位是心血管疾病。根据卫生部心血管病防治研究中心，中国心血管病 2005 年报告：2003 年我国人群冠心病患病率为 4.6‰，约 5 980 万人，其中城市人群为 12.4‰。

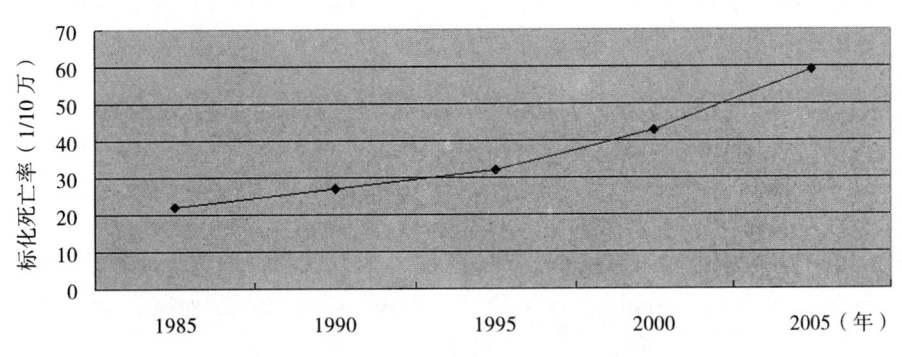

图 8-1-1　我国冠心病死亡率呈上升趋势

2. 时间分布

季节性：急性心肌梗死（AMI）的发生多在冬春季，其原因还有待进一步研究。

长期趋势：20世纪60年代以来，世界各国CHD死亡率水平有所变化。部分发达国家CHD死亡率呈下降趋势，如美国、澳大利亚、加拿大等。同时，另一部分国家的发病和死亡情况表现为上升趋势，其中以东欧各国及发展中国家上升幅度最大。

3. 人群分布

（1）年龄　CHD发病率和死亡率随年龄而上升，一般认为男性年龄超过40岁冠心病的发病率随年龄的增长而升高，大约每增长10岁发病率上升1倍。作为冠心病的强预测因素之一，年龄也是在做组间比较（性别、种族、地理）时必须考虑的一个重要的合并因素。

（2）性别　女性的发病起始年龄比男性平均晚10年，女性发生心肌梗死及猝死大约比男性晚20年。女性大约在50岁，绝经期后发病率也随年龄上升。一般人群中，冠心病的患病率和死亡率男性高于女性，各个年龄段死亡危险男性均比女性高，其差别随着年龄的增长而逐渐减小，达到85岁及以上时，两性死亡率无差别。

（3）种族和地理环境　虽然以往的研究都指出黑人冠心病的发病率和死亡率比白人高，但在美国第32届心血管病流行病学年会上的报道认为，冠心病的死亡率白人与黑人相似；危险因子相同。流行病学研究结果表明，种族遗传因素等在冠心病中的作用尚需进一步研究。就世界范围而言，不同人群间冠心病死亡率相差10倍以上，说明环境因素最为主要。WHO公布的1984年MONICA人群监测结果，芬兰35~64岁男性冠心病标化死亡率在400/10万人口以上，而日本则在30/10万人口以下。移居夏威夷和美国加利福尼亚的日本人，其冠心病发病率是日本本土日本人的2倍，仅为美国人发病率的一半，这亦证明环境变化的影响。国内通过人群抽样调查获得一些冠心病患病率和发病率资料。20世纪70年代在全国范围患病率为4.12%，上海3.18%。不同民族有较大差别，如蒙古族为15.6%，新疆维吾尔族为11.74%~14.78%，贵州苗族仅为1.65%。采用WHO MONICA方案规定的方法和标准，监测总人口约500万人，所得出的结论。

（4）职业　一般情况下，脑力劳动者冠心病患病率高于体力劳动者。

（二）冠心病的危险因素

"危险因素"这一概念，由Framingham心脏研究提出，是建立在对致心血管疾病的因素的不断了解基础之上的。Framingham心脏研究是首次进行的大规模的流行病学研究。这一研究开始于1948年，其对象为5 209名男女。首次证实了吸烟、血压与胆固醇水平等因素与冠心病发病几率之间的流行病学联系。

高血压是发生冠心病的重要因素，无论是收缩压还是舒张压增高，发生冠心病的危险性都随之增高。血压愈高，动脉粥样硬化程度愈严重，发生冠心病或心肌梗死的可能性也明显增高。美国一项研究表明，血压超过21.3/12 kPa（160/90 mmHg）者比血压在该水平以下者的冠心病患病率高2.3倍；开始患高血压年龄越早，以后患冠心病的危险性越大；舒张压超过12.5 kPa（94 mmHg）者患冠心病的危险性比正常血压者高3.6倍。上海工厂工人的队列研究结果提示，无论男性或女性，高血压病例组各年龄组的冠心病患病率均高于对照组。按人年发病率计算，男性高血压患者发生冠心病的相对危险度为3.87，女性为4.21（图8-1-2，图8-1-3）。

高血压参与及加速冠脉粥样硬化发生机制：

（1）高血压使冠脉灌注压上升，血管壁张力增加，内膜损伤→斑块形成。

（2）高血压使心外膜大冠脉壁机械力增加，活性物质、炎症化学介质、血管壁结构与代谢改变→斑块。

（3）高血压与其他致冠脉粥样硬化因子相互作用：①吸烟；②血脂异常；③糖尿病等。

基线目标冠心病者随访 30 年的结果

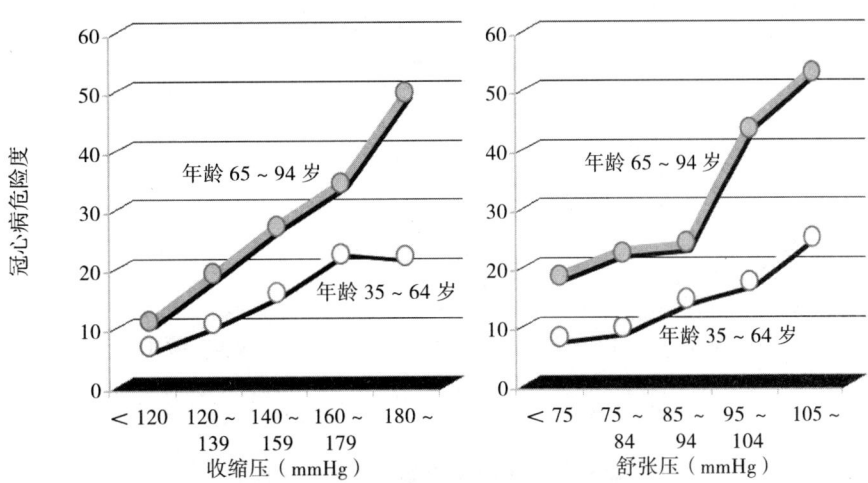

图 8-1-2　血压水平与冠心病危险呈正相关

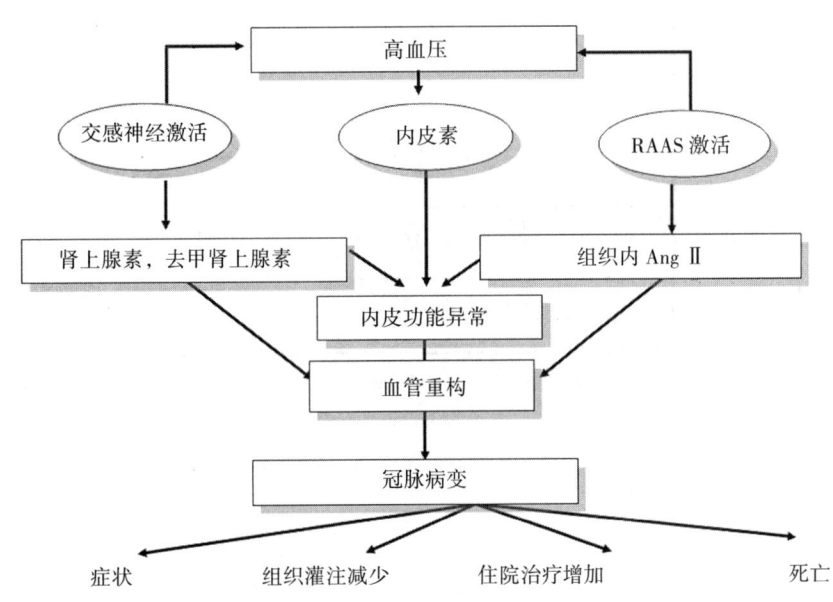

图 8-1-3　高血压到冠心病发病机制

人群血清总胆固醇水平与冠心病的发病率和死亡率成正比。血清胆固醇浓度与引起冠心病有关。高胆固醇血症患者发生冠心病的相对危险度为 5。胆固醇在体内与蛋白质结合成脂蛋白，其中低密度脂蛋白胆固醇（LDL-C）为粥样斑块中胆固醇的主要来源，高密度脂蛋白胆固醇（HDL-C）与冠心病的发生呈负相关。故近来人们很重视 HDL-C 与血清总胆固醇（TC）比值的作用，把 TC/HDL-C 作为冠心病的预报指标，当其比值大于 4.4 时，冠心病发病的危险性明显升高。血清胆固醇水平升高的年龄越早，今后发生冠心病的机会也越多（图 8-1-4 ~ 图 8-1-6）。

超标准体重的肥胖是冠心病的易患因素。肥胖能使血压和血清胆固醇升高。国外研究显示：体重增加 10%，血压平均增加 0.86 kPa（6.5 mmHg），血清胆固醇平均增加 18.5 mg%。35 ~ 44 岁男性体重增加 10%，冠心病危险性增加 38%，体重增加 20%，冠心病危险性增加 86%。

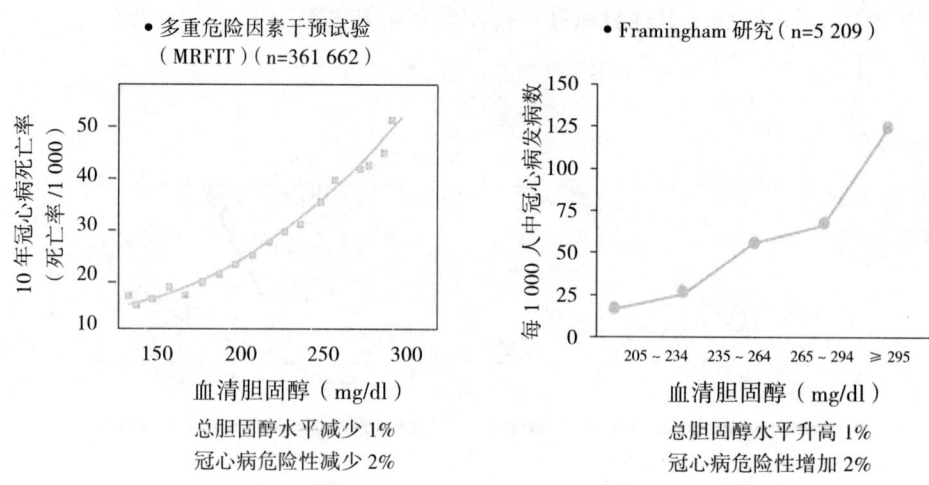

图 8-1-4 胆固醇与冠心病的相关性

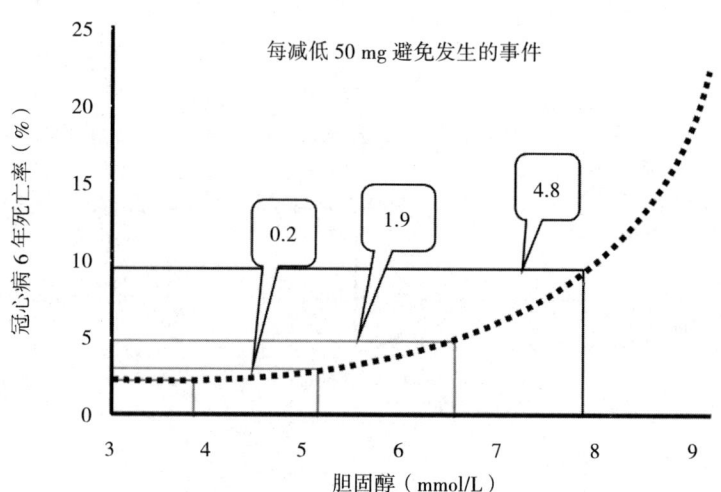

图 8-1-5 降脂治疗可显著减少冠心病死亡率

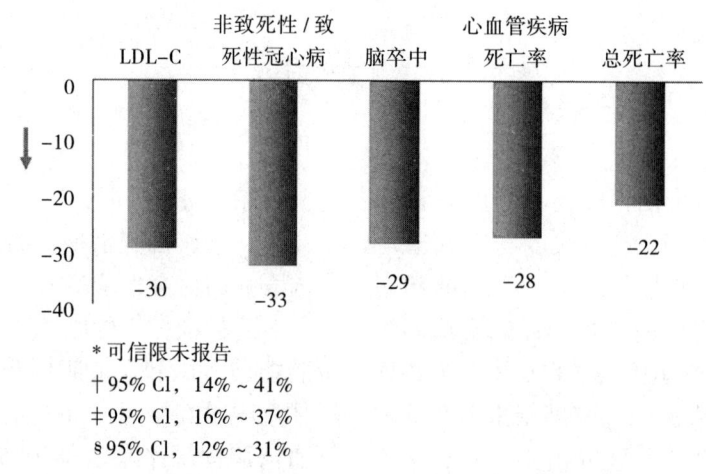

图 8-1-6 降低 LDL-C 对冠心病事件和总死亡率的影响

[引自 Hebert PP, et al. JAMA, 1997,278:313-321]

糖尿病是冠心病的危险因素之一，糖尿病患者发生冠心病的机会是非糖尿病患者的4倍，欧洲心脏调查结论显示，高达2/3的冠心病患者合并高血糖，冠心病患者是糖尿病的高危人群，也就是说，患了糖尿病后极易并发冠心病。糖尿病合并冠心病时往往后者病情较重，预后较差，死亡率较高，这是因为糖尿病合并冠心病者常有多支冠状动脉粥样硬化，且狭窄程度也较重；糖尿病患者中无痛性心肌梗死多见，约为非糖尿病合并冠心病患者的2倍，这类患者因为心肌梗死没有胸痛，容易误诊；糖尿病合并心肌梗死后，梗死面积一般较大，易发生严重的心功能不全。心源性休克、心脏破裂、猝死和严重心律失常。糖尿病是冠心病的等危症已获共识（图8-1-7）。

冠心病是多种因素引起的，联合危险因素越多，动脉粥样硬化或发生合并症的可能性越大。曾有研究揭示，具有三种主要危险因素的个体[血清胆固醇≥6.46 mmol/L（250 mg/100 ml），舒张压≥12 kPa，有吸烟史]，冠心病患病率比之完全没有这三种因素者的人高8倍，比具有两种危险因素者高4倍（图8-1-8）。

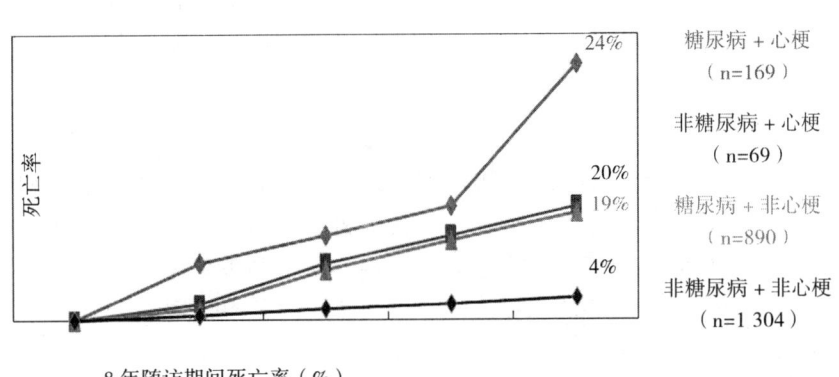

图8-1-7　糖尿病与冠心病是等危症
[引自 Haffner SM, et al. Engl J Med, 1998,339:229-274]

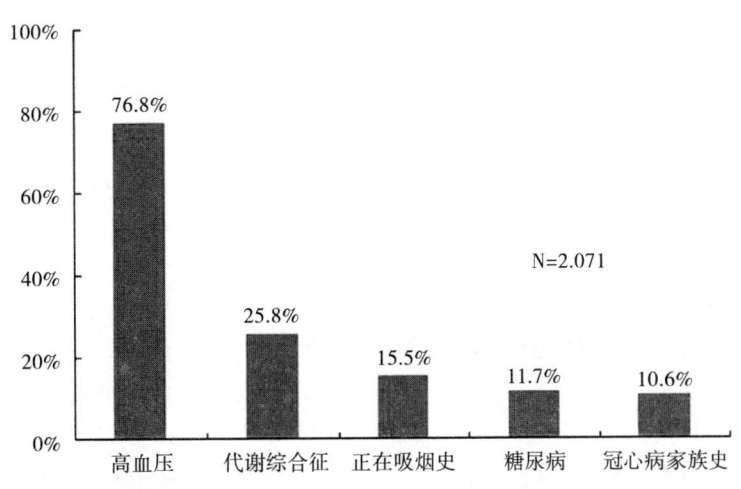

图8-1-8　冠心病患者合并主要的高危因素

(三) 猝死型冠心病的流行病学

猝死型冠心病是指平时没有心脏病史或仅有轻微心脏病症状的人，病情基本稳定，无明显外因、非创伤亦非自伤而突然死亡。从突然发生症状到死亡时间有不同规定。世界卫生组织定为6h，大多数心脏学专家则主张将发病后1h内死亡定为猝死标准。据国内资料统计：猝死在发病后即刻或数分钟死亡者占30%～35%，发病后1h死亡者占85.4%。成人心脏性猝死50%～70%以上是冠心病引起的。

在世界范围内心脏性猝死发病率各不相同。在美国每年估计心脏病猝死人数为30万～40万人，冠心病猝死率占50%～70%。根据我国2009年最新有关猝死调查报告估计，我国每年猝死人数高达54万/年。据国内外统计资料，猝死与下列因素有关：

1. 年龄

猝死的高峰发病率常见于2个年龄组：即从出生到6个月及45～75岁。成人中由于冠心病发病率随年龄增长而增多，故猝死发病率也随之增加。这与总的冠心病病死率随年龄增加相平行。但55岁以后由冠心病引起的猝死的比例，则随着年龄增长而减少。国外资料报道：45～54岁年龄组中，猝死占冠心病死亡的62%，在55～64岁年龄组猝死比例则下降至58%，在65～74岁年龄组则降至42%，与其他心血管病因引起的总的自然猝死的比例相反。

2. 遗传

在心脏性猝死的原因中一些遗传类型被认为与某些异常综合征有关。如有些先天性Q-T间期延长，肥厚心肌病及某些家族性心脏性猝死。未来的基因治疗可望给这些危险人群提供特异性的治疗方法。

3. 性别

40岁以上男性多见，男与女之比为3.8∶1。在50岁之前的女性因受雌激素的保护作用而避免冠状动脉的硬化。

4. 种族

据美国的统计资料表明：黑种人较白种人有更大的心脏骤停与心脏性猝死的危险性。在所有年龄组中皆如此。

5. 地区和气候

在我国北方冠心病发病率高，猝死发生率为(8.8～16.37)/10万人口。而发病季节则多见于冬、春二季。

6. 生活方式及社会因素

(1) 吸烟　吸烟与冠心病有明显关系。Framingham研究提示，在30～59岁，吸烟者猝死危险每10年增加2～3倍。

(2) 肥胖　Framingham研究提示随着相对体重增加，冠心病猝死的百分比呈线性升高，从39%～70%总的冠心病病死率也随相对体重的增加而增加。

(3) 运动　国外资料报道，体力活动少与猝死发生率无明显关系，而在较强体力活动时，则猝死与总的心脏死亡的比率增高。特别是平常体力活动少，突然大量增加体力活动者。如有些运动员在长跑、竞技及重体力劳动中突然猝死。

(4) 社会心理因素　也是影响心脏猝死危险因素之一。健康、工作、家族和个人以及社会因素等方面的改变与心肌梗死和心脏性猝死有关。单身，工作高度紧张及过重的生活压力可使冠心病及猝死的危险性增加。

二、遗传学研究

虽然冠心病的病因迄今尚未阐明，然而家族和遗传因素在冠心病的发生中起着重要的作用。国内外大量流行病学研究结果表明，冠心病发病具有明显的家族性。父母之一患冠心病者，其子女患病率为双亲正常者的2倍；父母均患冠心病者，其子女患病率为双亲正常者的4倍。

过去50年来的临床和流行病学研究证明，冠心病病因是多因素的，冠心病可能是受各种环境损害与复杂的遗传基础相互作用而引起的具有不同原因的疾病，当冠心病发生在年轻人时，遗传因素尤其重要，在不同的病例中环境因素和遗传因素所起的作用是不同的。冠心病可能是一种单基因紊乱，如家族性高胆固醇血症系血低密度淋巴细胞（LDL）细胞表面受体缺陷，但更多的是一种由多种遗传因素和环境因素共同作用所致的复杂的多基因遗传病。

（一）多基因遗传病的研究方法

多基因遗传病是由许多对微效累加基因和某些环境因素共同作用而引起的一类遗传病，由于发病过程中需要许多因子共同参与，故又称为多因子遗传病或复杂性疾病。多基因遗传病的显著特点有二：①性状变异呈现连续的数量级差的改变，不符合孟德尔遗传所具有的质量性状的变异；②所涉及的主要为一些常见病和先天畸形。目前常用的多基因遗传病遗传分析方法有：连锁分析；关联研究；动物杂交研究——QTC遗传作用。

（二）冠心病基因研究常用两种战略

包括候选基因与随机标记。

1. 候选基因战略

指那些表达产物参与动脉粥样硬化、血栓形成和血管收缩的基因。基于生理、病理学研究结果，目前已提出许多候选基因，如 apoA1-CⅢ-AIV 簇、apoB、LPL、apoE、LDL Size、LDLreceptor、paraoxonase；Angiotensinogen、ACE、T_1receptor；FVⅡ GPⅡb/Ⅲa、β-fibriogen 等：对这些基因进一步的研究有望揭示某些冠心病易感基因的存在。

研究途径有二：①依靠候选基因内或附近与之连锁的多态性区域进行连锁分析或关联研究，确定候选基因座位是否与冠心病连锁；②应用基因突变识别技术，如单链构象多态性（SSCP）、变性梯度电泳，甚至直接测序，寻找候选基因的突变体或变异体然后通过关联研究，比较突变体或变异体在冠心病患者群与正常人群之间是否存在频率分布差别，差别的存在意味着该突变体或变异体就是冠心病易感基因，或者与冠心病易感基因连锁不平衡的基因。

2. 随机标记战略

通过候选基因策略方法简单且针对性强。但冠心病某些易感基因的表达产物尚未被发现，因此单纯候选基因方法可能遗漏某些易感基因。应用大量分布于整个基因组内，与冠心病发生无因果关系的随机标记进行冠心病基因作用，有望弥补候选基因方法的这一缺陷。研究表明：基因组内存在大量的多态性区域。其中以微卫星和小卫星引人注目。微卫星和小卫星为基因组内一些数量可变的重复区域（2～6 bp 为微卫星，6～15 bp 为小卫星：指核心单位）。由于这些多态性区域不仅数量多，而且多态性程度极高，十分适合于基因作图。同时应用大量分布于基因组内的遗传标记，对某一表型性状进行连锁分析或关联研究的基因作图法，被称为基因组扫描（即先克隆一个基因，再研究其功能）。理论上估计，只要有大约 200 个平均分布于整个人体基因组内的遗传标记。就可对基因组内任一致病基因座位取得有统计学意义的连锁分析结果。如有 1 000 个则可取得紧密连锁的分析结果。

目前已有很多研究致力于探讨某种基因多态性与冠心病之间的关系，由于存在样本较少、冠心病评价方法和敏感性不同、实验方法误差等原因，结果往往存在着争论。前瞻性的大样本、多基因联合筛查的群体关联研究或结合家系研究是近年来研究的一个趋势。随着人类基因组计划和后基因组学时代的到来，开展及基因芯片技术的应用。冠心病的病因学研究将发生革命性的变化，冠心病的遗传易感基因将逐一被揭示出来，从而为在基因水平上认识冠心病并进行早期诊断奠定基础。

（三）冠心病的候选基因

1. 致脂质代谢障碍的基因

（1）载脂蛋白 E（apoE）基因　apoE 作为识别 LDL 的受体及肝 apoE 的受体，促进 LDL 中胆固醇的降解。apoE 有 3 种异构体：E2，E3，E4，由 19 号染色体上的三种等位基因 E2E3E4 编码，国外一些研究表明，apoE 基因多态性决定血脂水平进而影响到冠心病的发生，但有明显的种族差异性，结论不一。国内张原力等发现。国人冠心病组与健康组 E2E3E4 三种等位基因频率无显著差异，但 apoE 基因型在男性冠心病组与健康组血清 TC、LDL-C 浓度显著相关，高低顺序为 E2/2+E2/3 < E3/3 < E3/4+E4/4，认为 apoE 基因型是影响 TC、LDL-C 水平的重要遗传因素。但不能肯定 apoE 基因为冠心病的一个独立危险因素。

（2）载脂蛋白 B（apoB）基因　apoB 通过与 LDL 受体结合，介导 60%～70% 的 LDL 代谢。国内顾云等研究 apoB 基因 3′端可变数目串联重复序列（VNTR）多态性，表明大等位基因 HVE40～48（HVE）在冠心病组中明显高于对照组，同时 apoB 大等位基因 HVE40～48 在冠心病组中，冠心病患者 TC、LDL-C 均显著增高，故认为：apoB 3′端 VNTR 的多态性对冠心病具有独立判别意义，带有大等位基因的个体更易患冠心病。

（3）脂蛋白脂肪酶基因　脂蛋白脂肪酶（LPL）促进 CM、VLDL 中 TG 的分解，LPL 基因异常可致 TG 增高、HDL 降低，LPL 基因位于 8 号染色体短臂，国内朱铁兵等研究其内含子 6 区（Pvu Ⅱ）与 8 区（Hind Ⅲ）的位点多态性与冠心病的发病关系后发现：LPL 基因型 Pvu Ⅱ（－）即 P⁻ 和单倍体 H⁺P⁻ 是冠心病的独立遗传危险因素。这两个基因位点的碱基变异可能通过连锁不平衡原理影响 LPL 编码基因或附近的调控基因的表达，从而间接影响 LPL 的活性。

2. 血管紧张素转换酶（ACE）基因与 1-型血管紧张素Ⅱ受体基因

ACE 在 RAS 系统中，使 ACEⅠ 转变为 ACE Ⅱ，也使缓激肽的扩血管作用丧失，通过调节血管张力与平滑肌细胞的增生参与冠心病的发病。血管紧张素转换酶（ACE）和血管紧张素Ⅱ（ATⅡ）是 RAAS 的主要成分。ACE 催化血管紧张素Ⅰ转化为血管紧张素Ⅱ及灭活缓激肽。前者是有力的缩血管物质，并能诱导人血管平滑肌细胞的增生及肥厚，增加血小板衍生生长因子的表达以及抑制纤溶活性，促进血栓形成；而后者能够刺激内皮细胞释放舒张因子，抑制平滑肌细胞的增殖。因此，对 RAS 参与动脉粥样硬化、CHD 的病理生理过程研究已成为国内外热点。

（1）ACE 基因　近年来，ACE 基因普遍被认为是研究高血压、冠心病等遗传易感性的主要候选基因。有研究 ACE 基因第 16 内含子中的 287 bpDNA 片段的插入/缺失（I/D）多肽性对冠心病发病的影响。Cambien，谈红，赖玉琼等研究 ACE 基因 I/D 多肽性发现：冠心病组 DD 型显著高于健康组，尤其是在低危人群中，故认为 D 等位基因、DD 基因型是冠心病的独立遗传危险因素。Berkovich 等发现，ACE 的 DD 基因型是年轻人发生心肌梗死和 CHD 的独立危险因素。Petrovic 等研究提示 ACE 的 DD 基因型是早发心肌梗死的一个独立危险因素，虽然血浆中 ACE 水平约 50% 受控于 ACE 基因，但 ACE 基因多肽性并不直接影响 ACE 的转录。Sobstyl 等研究发现，ACE 基因 UD 多态性与波兰人心肌梗死无关。2003 年 Barry R. Palmer，对新西兰心梗患者做了 ACE I/D 多态性的研究，结果表明心梗病组 DD 基因型频率较对照组高。英国伦敦大学医学院和皇家自由医学院 Muthumala 等报道，血管紧张素转换酶（ACE）基因 I/D 多态性与收缩压（SBP）的交互作用影响健康中年男性冠心病（CHD）发病风险。

在中国南方对汉族冠心病患者做的研究，结果是冠心病组 ACE 基因及等位基因频率与对照组差异无显著性。另外其他不同民族的研究中发现 ACE 基因的 I/D 多态性与冠心病无明显关系。内蒙古地区汉族冠心病患者的分子遗传学研究所得到的结果无论是基因型频率还是等位基因频率，内蒙古地区汉族冠心病患者与汉族健康人群 ACE 基因的 I/D 多态性差异均有显著性。在冠心病患者的进一步研究中发现，北方汉族人群中具 DD 基因型者伴血压高的发生 CHD 的风险为非 DD 型者的 3.2 倍；具 D 等位基因型者发生 CHD 的风险为具有 I 型等位基因者的 2.05 倍。因此，提示 ACE 基因的 I/D 多态性与内蒙古地区冠心病有明显关系。要想进一步探明其相互间的关系，尚需扩大样本数，从单个基因入手，逐渐延伸到整个肾素血管紧张素醛固酮系统中的全部基因，同时要考虑 ACE 基因 I/D 多态性与其他因素的交互作用，以便做更深入的研究。

（2）Ⅰ-型血管紧张素Ⅱ（ang Ⅱ）受体（AGTR1）基因　ang Ⅱ 影响血管平臂肌细胞增殖、损伤血管内皮细胞从而参与动脉粥样硬化的发病。AGTR1 基因位于 3q，项坤三等对 AGTR Ⅰ 基因位于 3-UTR 的 A1166C 的变异分析发现：AGTR1 基因是冠心病的独立遗传危险因素，但 AGTR1-A1166C 变异不是通过血脂水平及血压而参与冠心病的发病。血管紧张素原基因型和血管紧张素Ⅱ-1 受体基因型均不是早发心肌梗死的独立危险因素。

3. 高同型半胱氨酸血症

高同型半胱氨酸血症是以血中同型半胱氨酸（Hcy）升高为主的常染色体隐性遗传病，是一种独立的致动脉粥样硬化的危险因素。

高 Hcy 的基因缺陷有：

（1）5,10-亚甲基四氢叶酸还原酶（MTHFR）基因　应用 PCR-SSCP 发现，MTHFR 基因在 677 位发生突变，C 被 T 置换，编码的丙氨酸（Ala）被缬氨酸（Val）置换，表现为变异型 V677 MTHFR 基因导致 MTHFR 活性、耐热性下降，而纯合变异型 VV 所致的 MTHFR 活性降至正常的 50%，致高 Hcy。

（2）β-胱硫醚合成酶基因　β-胱硫醚合成酶基因位于 21q22,3，有资料提示位于 287 密码子的 $T_{833}C$，其编码的异亮氨酸代替了苏氨酸，以及位于 307 密码子的 $G_{919}A$，其编码的甘氨酸代替丝氨酸. 这两个位点的突变致 β-胱硫醚合成酶活性降低而致高 Hcy。

4. 血小板膜糖蛋白及纤维蛋白原基因

血小板膜糖蛋白 Ⅱb/Ⅲa（GPⅡb/Ⅲa）复合物是纤维蛋白原和血管性假血友病因子（vWF）的受体，此受体与纤维蛋白原和 vWF 的结合对血小板聚集起重要作用。编码 GPⅡb/Ⅲa 基因的突变导致血小板功能异常，可能是血栓形成的独立危险因素。Weiss 等最先肯定了急性心肌梗死和不稳定型心绞痛与 GPⅢa 的 PI A2 的关系，发现心肌梗死和不稳定型心绞痛者 GPⅢa 基因 PI A2 多态性高于对照组 2 倍，60 岁以前发生心肌梗死和不稳定型心绞痛者，二者关系更显著。

Goldschmidt-Clermont 等研究发现，早发 CHD 亲属的 P I A2 携带率高，并和年轻人患心肌梗死的危险及非致死性心肌梗死相关。这些研究表明该基因的 A2 等位基因的多态性可能是冠状动脉血栓症的主要危险因素。马会利等研究发现年轻心肌梗死患者的纤维蛋白原基因 flG455A 多态性、GA 基因型与血浆纤维蛋白原之间存在明显正相关，可能是早发 CHD 的遗传因素之一。

5. 纤溶酶原活化蛋白抑制剂（plasminogen activator inhibitor, PAI）基因

PAI-1 能通过与组织型纤溶酶原激活物（t-PA）、尿激酶型纤维酶原激活物结合而使 t-PA 失活，使纤溶能力降低。Mikkelsson 等对芬兰中年男性的研究认为，PAI-1 基因 4 G/5 G 多态性不但影响 PAI-1 抗原水平，而且影响冠状动脉粥样硬化患者的急性冠状动脉综合征的进展过程，4 G 等位基因携带者的血栓症、急性心梗的危险性增加。Viitanen 等研究却发现 PAI-1 基因 4 G/5 G 多态性与早发 CHD 无相关性。

AMI 的急性血栓形成除斑块破裂的诱发因素外，还与体内纤维蛋白溶解作用减弱有关。近年发现，PAI-1 基因多态性影响血浆 PAI-1 水平，增加冠心病发病率。PAI-1 基因位于 7q。有文献分析 PAI-1 基因有三种多态性与冠心病发病相关：①PAI-1 基因转录起始上游 675 bp 处存在一种单核苷酸插入或缺失，表现三种多态性 4 G4 G（两个等位基因均为 4 G）、5 G5 G、4 G5 G（两个等位基因一个为 4 G，另一个为 5 G）；②位于第 3 号与第 4 号外显子间非编码区存在 8 种（C-A）重复序列的多态性；③在 PAI-1 基因 3 非编码区存在的 Hind Ⅲ 酶切位点变化的 3 种 Hind Ⅲ 限制性片段长度多态性（RFLP）：1/1 指两个等位基因均缺乏 Hind Ⅲ 酶切位点，2/2 指两个等位基因均有 Hind Ⅲ 酶切位点，1/2 指仅有一个等位基因缺乏 Hind Ⅲ 酶切位点。并同时指出：①虽然 PAI-14 G4 G 等位基因纯合子表现血浆 PAI1 活性最高，5 G5 G 纯合子 PAI-1 活性最低，但不能认为 4 G/5 G 多态性是冠心病发生 AM1 的一个遗传危险因素；②PAI-1 基因（c-A）重复序列短者，血浆 Pal-1 活性高、（C-A）重复序列长者血浆 PAI-1 活性低；PAI-1 基因 Hind Ⅲ RFLP 有酶切位点缺失的 1/1 基因型砌患者 PAI-1 活性高。2/2 型者 PAI-1 活性低，并且有（C-A）重复序列多态性与 Hind Ⅲ Rn 有很强的连锁失衡。

目前有研究探讨 PAI-2 基因多态性与汉族家族性冠心病的关系。研究采用聚合酶链反应-限制性片段长度多态性分析（PCR-RFLP）对 57 例汉族家族性冠心病患者（冠心病组）以及 62 名汉族无冠心病家族史的健康人（对照组）的 PAI-2 基因型和等位基因频率分布进行分析，研究它与冠心病的相关性。结果：PAI-2 基因 Ser/Cys413（15 588 位点）G/C 多态性等位基因频率在冠心痛组和对照组间的分布均有显著性差异（$P < 0.05$）。Logistic 回归分析显示：CC、GG 基因型与冠心病相关，且 CC 是冠心病发病的危险因素（OR=2.405，95%CI: 1.059~5.667），GG 是冠心病发病的保护性因素（OR=0.303，95%CI:

0.089～1.029）。等位基因频率的相对风险分析发现，C 等位基因携带者患冠心病的风险是 G 等位基因的 28.88 倍（OR=28.88，95% CI：1.96～437.62）。研究证实 PAI-2 基因 Ser/Cys413（15 588）G/C 多态性与冠心病的发病具有相关性，其中 C 等位基因是冠心病发病的遗传易感因素，而 G 等位基因是冠心病发病的保护因素。

6. 其他

（1）金属蛋白酶组织抑制剂（tissue inhibitors of metalloproteinases, TIMP）基因 基质金属蛋白酶（metalloproteinases, MMPs）作为强大的蛋白酶几乎可降解所有的细胞外基质，在动脉粥样硬化斑块内的活性增高使纤维帽内的胶原纤维等结缔组织降解增多，以致纤维帽变薄而易于破裂，导致急性冠脉综合征的发生。目前发现 4 种特异性内源性 MMPs 抑制剂：TIMP-1、TIMP-2、TIMP-3、TIMP-4。它们是具有多种功能的分泌蛋白，可抑制 MMPs 的活性及其对结缔组织的降解。Dorsch 等研究未能证实编码 TIMP1～3 的基因位点与早发 CHD 相关。该基因的多态性尤其是对早发 CHD 的影响及具体作用机制还需进一步研究。

（2）内皮型一氧化氮合酶（endothelial nitric oxide synthasee, eNOS）基因 eNOS 合成的一氧化氮具有抑制血管平滑肌细胞增殖、血小板聚集等抗动脉粥样硬化作用，因此 eNoS 基因变异可能与 CHD 的发生、发展有关。Granath 等研究发现澳洲白种人 eNOS 基因 4ab、G894T、T786C 多态性与早发 CHD 无关。但 Nassar 等研究发现，eNOS 基因 Asp298 等位基因多态性与早发 CHD 无相关性。因此，eNOS 的基因多态性是否为早发 CHD 的遗传危险因素之一还需进一步研究。

（3）E-选择素基因 E-选择素是一种动态表达于活化内皮细胞表面的糖蛋白，介导炎症反应中白细胞向损伤血管内皮细胞迁徙、黏附，在血管局部炎症反应和动脉粥样硬化的发生发展中发挥重要作用。Wenzel 等研究发现，早发 CHD 的 E-选择素基因 Ser128AIg 和 G98T 多态性中的 C 和 T 等位基因频率显著高于正常对照组。Zheng F 等研究也发现 E-选择素基因第 2 外显子的 5 非翻译区 C、T 的突变（G98T）是早发 CHD 显著的预测因子，早发 CHD 组的 c 和 T 等位基因频率明显高于对照组。这些研究提示 E-选择素基因的多态性可能与早发 CHD 相关，但具体作用机制尚未明确。

（4）血小板反应素（thrombospondin, THBS）基因 血小板反应素又称血小板反应蛋白、血小板凝血酶敏感蛋白，是一种可接受促分裂原刺激的钙结合蛋白，对血栓块有稳定作用。Topol 等研究发现，THBS 的单个核苷酸的多态性可能与早发 CHD 相关，其中 THBS-4 错义突变（A387P）的 P 等位基因携带者与心肌梗死显示出最强的相关性，THBS-1 的 N700S 错义突变的纯合子也与早发心肌梗死相关。而 THBS-2 的 3′端非翻译区发生的腺苷被鸟嘌呤置换的突变纯合子似乎对早发心肌梗死具有保护作用。Boekholdt 等研究发现，THBS-2 在 3′端非翻译区的腺苷被鸟嘌呤置换的突变降低了早发心肌梗死的危险，THBS-4（A387P）的突变也减低了早发心肌梗死的危险，但 THBS-1 的 N700S 错义突变与早发心肌梗死无关。

（5）炎症生物标记 C-反应蛋白（CRP）的遗传变异与冠心病之间的分析 炎症在 CHD 每个阶段的发展中（即从病理发展的启动到斑块的破裂）都扮演着关键的作用。CRP 是目前使用最为广泛的炎症生物学标志。但是 2009 年 7 月 1 日 JAMA 上发表的一项研究披露，一项对炎症生物标记 C-反应蛋白（CRP）的遗传变异与冠心病之间的分析无法对它们之间的因果关联给予支持。Imperial College London 的 Paul Elliott 及其同事开展了一项遗传学的相关性研究，旨在寻找影响 CRP 水平的共同基因位点（即其染色体上某特别基因的特殊位置），并用基因随机化的方法来检验 CRP 水平与 CHD 之间可能存在的因果关系。他们首先开展的是在整个基因组范围内的相关性（n=17967）和复制研究（n=13 615）以寻找与血浆 CRP 浓度相关的基因位点。这些数据的收集时间在 1989—2008 年，而基因型的决定是在 2003—2008 年。研究人员发现：目前的在基因组范围内的相关性研究证实了 LEPR, IL6R, CRP 和 HNF1A 位点及 APOE-CⅠ-CⅡ集簇中的普通的基因变异与 CRP 浓度之间存在着相关性。但是，SNP rs 755 3007 次要等位基因（某基因的一种替代形式）和在纳入我们的孟德尔随机研究中的 CRP 位点中的其他的变异则与 CHD 风险之间没有关联。研究人员得出结论：总而言之，我们对超过 28 000 例患者样本和 100 000 例对照样本的孟德尔随机化研究发现，CRP 位点变异与 CHD 之间没有关联性，因此不支持其与粥样硬化中的 CRP 之间具有因果关系。而且，这一研究提示，开发针对降低血浆 CRP 浓度的治疗策略不太可能会有效果。

（6）冠心病患者 IL-8 水平及易感性研究 IL-8 是中性粒细胞和 T 淋巴细胞的强化学诱导因子。一项群体遗传学前瞻性研究调查 IL-8 的两个常见多态性基因 -251A/T 和 781C/T 对冠心病易感性的潜在影响。通过筛查 241 位通过血管造影确诊的冠心病患者的上述流行的多态性基因，和 157 位通过冠状动脉造影术挑选的阴性对照比较，发现患者组和对照组所研究的多态性基因在等位基因和基因型频率方面都无显著差异。但是，急性冠脉综合征病例的 AA 基因型频率在统计学上明显低于无症状病例或稳定性冠状动脉疾病病例（OR=0.44，95%CI：0.2-0.98，P=0.04）。统计学意义最明显的是 AA251TT781 组成的基因型（OR=0.34，95%CI：0.14-0.85，P=0.02）。该研究证实 IL-8 基因遗传多态性能够影响 CHD 的临床表现。

（四）早发冠心病病因的遗传学研究进展

早发 CHD 是指冠心病发生时男性 < 55 岁，女性 < 65 岁，是冠心病的一种特殊形式。研究早发 CHD 的遗传危险因素对于开展有针对性的人群预防，延缓或防止冠心病的发生发展具有重要的理论意义。近年来随着分子生物学的迅速发展及人类基因组计划的进行，从基因水平阐明 CHD 尤其是早发 CHD 发病机制成为医学研究的热点。

1. 脂质代谢相关基因与早发 CHD

（1）载脂蛋白 E（apolipoprotein E，apoE）基因 apoE 是一种多态性蛋白，它作为脂蛋白的配体和结构蛋白对血脂代谢起重要调节作用。apoE 有 3 种复等位共显性基因 E2、E3、E4 构成常见的 6 种表型：3 种纯合子（E2/2、E3/3、E4/4），apoE 的 3 种异构体的受体结合活性存在明显差异，从而可能对血脂水平和 CHD 的发生产生不同影响。彭澍等研究证实 CHD 组 apoE4/3 基因型和 E4 等位基因频率均高于对照组（P < 0.01）；早发组 E4 等位基因频率较迟发组为高（P < 0.05）。陈忠等研究证实早发 CHD 子女 E4/3 基因型和 E4 等位基因频率明显高于非冠心病患者的子女（P < 0.05），并影响血浆 TC、LDL-C 和 HDL-C 的水平。Nassar 等研究发现 apoE4 等位基因及启动子 219G/T 多态性与早发 CHD 有关，是年轻成年人发生急性心肌梗死的很强的独立危险预测因子。Kumar 等研究证实，亚洲印度人 apoE 的 E4 等位基因是早发心肌梗死的独立危险因素。Viitanen 等观察到 apoE 的 E4 等位基因及启动子 219 G/T 的 T 等位基因出现的频率在早发 CHD 组高于正常对照组，这两个等位基因联合的频率在早发 CHD 家族的先证者及其亲属中均高于正常对照组，且它们都与口服糖耐量试验 2 h 后较高的血糖水平相关，提示它们可能是通过胰岛素抵抗这一途径影响早发的冠脉粥样硬化。这些研究结果显示，apoE 的 E4 等位基因、启动子 219 G/T 多态性与早发 CHD 相关。这些等位基因极有可能是早发 CHD 的遗传易感基因。

（2）载脂蛋白 A（apolipoprotein A，apoA）基因 apoA1 是卵磷脂胆固醇酰基转移酶的主要激活因子，是胆固醇逆向转运过程中的关键组分。流行病学研究提示，HDL 水平与冠心病呈负相关关系。apoA1 是 HDL 的重要组成部分。降低的 apoA1 及 HDL-C 水平是冠心病独立危险因素，遗传学研究表明，apoA1 基因多态性与血浆 apoA1 及 HDL-C 的水平密切相关。早发 CHD 患者最常见的脂蛋白异常是 HDL 的缺乏。Lilja 等研究发现，apoA-U 基因（apoA2）和 apoA-I/C-Ⅲ/AⅣ 基因群（apoA1C3A4）与 HDL 减低的发病机制相关。Ikewaki 等对 1 例 51 岁的家族性 HDL 缺乏患者研究发现，其 apoA1 第 4 外显子的 5 个 GC 重复片段中的 1 个 GC 缺失导致密码子移位，在剩余的 178 碱基处产生终止密码。患者为该突变的纯合子，经冠脉造影发现双支主要血管有广泛的阻塞性病变。其父及子女为此突变的杂合子，他们血浆 HDL-C 及 apoA1 水平均只有正常值的一半，证实存在基因剂量的影响。这些研究提示 apoA 基因多态性与 HDL 减低相关，可能通过影响 HDL 参与动脉粥样硬化，导致早发 CHD。

（3）载脂蛋白B（apolipoprotein B，apoB）基因　家族性apoB100缺陷症是由于apoB基因第26外显子10 708位G-A，使apoB3 500位精氨酸被谷氨酰胺取代。该突变使apoB对LDL结合力显著下降，导致LDL由受体介导的代谢途径受阻，在血浆中大量堆积，是另一类诱发高胆固醇血症和早发CHD的主要因素。Kalina等研究证实，apoB100缺陷症是早发CHD的独立危险因素。张少敏等研究发现，早发CHD患者中apoB基因3端630、660 bp等位基因频率明显高于对照组，具有apoB等位基因630、660 bp的个体早发CHD的危险性增高。

（4）ATP结合盒式转运子（ATP-binding cassette trans. Porter，ABC）基因　目前关于ABC与早发CHD关系研究较多的是ABCA1、ABCC6。ABCA1是有关底物跨膜主动转运的ABC超家族的一员。研究提示，ABCA1的突变与家族性低α脂蛋白血症（hypoalphalipoproteinemia，FHA）和丹吉尔病有关。Hong等对早发CHD家族HDL减低的分子基础研究发现，先证者是单个等位基因缺陷（在C254T位点的突变导致脯氨酸被亮氨酸取代）的杂合子，而在健康者未发现这种变异。在FHA家族的其他有此变异的杂合子也显示与LDL-C减低相关，提示ABCA1的C254T基因缺陷可能与早发CHD有关。Cenarro等对家族性高胆固醇血症患者研究发现，ABCA1基因R219K的K等位基因频率在非早发CHD组显著高于早发CHD组，该变异可能是早发CHD的保护性因素之一，提示R219K等位基因的多态性影响CHD的危险。Trip等研究发现，CHD组（＜50岁）出现ABCC6基因R1 141X突变较对照组高4.2倍，提示R1 141X突变与早发CHD相关。这些研究提示ABC基因多态性可能与早发CHD相关，其在早发CHD发病机制的作用还需进一步明确。

（5）低密度脂蛋白受体相关蛋白（low density lipoprotein receptor-related protein，LRP）基因　LRP是一种多功能受体，参与许多血管生物学的生物过程和脂蛋白代谢。Pocathikorn等研究证实IRP基因多态性是冠心病的危险因素之一，尤其是其第22外显子C200T基因多态性是白种人患早发CHD的一个显著危险因子。

（6）脂蛋白脂酶（lipoprotein lipase LPL）基因　LPL是清除富含TG脂蛋白的限速酶，其水解循环的外源性和内源性TG（乳糜微粒和VLDL）。van Bock等研究报道LPL基因外显子D9N多态性的9N等位基因携带者与男性早发CHD和心肌梗死相关。陈忠等191研究发现，早发CHD患者I凡基因的P+、H+等位基因频率高于对照组，血清TC、TG和LDL-C高于对照组，HDL-C低于对照组，H+H+和P+P+基因型影响血脂水平。

2. 半胱氨酸与早发CHD

同型半胱氨酸又称高半胱氨酸，为蛋氨酸的中间代谢产物。高同型半胱氨酸血症通过损伤血管内皮、促进血管平滑肌增殖、细胞有丝分裂、参与脂代谢等途径参与动脉粥样硬化的发生发展，被认为是冠状动脉粥样硬化的独立危险因素之一。甲烯四氢叶酸还原酶（MTHFR）、胱硫醚缩合酶（CBS）、甲硫氨酸合成酶是其代谢途径的3种关键酶。编码酶的基因发生碱基突变、插入或缺失可引起酶的缺陷或活性改变。Szczeklik等研究发现MTHFR基因667T等位基因纯合子与早发CHD相关，其1 298C等位基因的纯合子和杂合子均与早发CHD明显相关。Mager等也证实MTHFR基因667T等位基因纯合子与早发CHD相关。Ranjith等研究却发现MTHFR基因667C/T和1 298A/C的多态性均与南非人早发CHD无关。Pinto等研究证实，中度高同型半胱氨酸血症是西班牙人早发CHD的独立危险因素，MTHFR的C677的rrr基因型与血浆高同型半胱氨酸水平相关，但与冠状动脉疾病无关。国内王小玲等研究证实MTHFR基因C667T突变与冠心病无关。目前对于CBS研究较少，Tsai等研究发现，CBS T833C、G919A的突变使CBS活性降低产生高同型半胱氨酸血症，但这两种突变在冠心病组和对照组中无统计学差异。

（五）心血管病危险的早期预测遗传学研究进展

早期冠心病一般指心肌缺血的隐性冠心病和心绞痛，表现为或有胸闷、胸部压迫感和紧束感，或心前区隐隐作痛，或无症状。早期冠心病在年轻患者中很难确诊。研究发现，心血管疾病与遗传和环境因素相关，其中遗传因素被认为是致病的基础。

Zdravkovic 等在瑞典进行的双生子队列研究观察了 20 966 个双生子（生于 1886—1925 年，并且在 1961 年双生子对的两个个体均存活），分别在 1987 年、1992 年和 1996 年进行了随访，结果显示，因冠心病死亡的遗传度在男性为 0.57（0.45～0.69），女性为 0.38（0.26～0.50）。在三次随访中，1987 年的遗传度估计值最高，随着随访时间延长，遗传度略有降低，尽管没达到统计学显著性，但仍提示在生命的早期，遗传效应较强。

冠心病全基因组关联研究显示，PON1-162G/A、R160G 和 C-反应蛋白基因（CRP）-717A ＞ G 多态是中国汉族人群冠心病发生的遗传易感因素，-717A 等位基因携带者更加易于患冠心病，PON1 基因 -107T/C 多态独立地或与吸烟和饮酒联合影响血浆 PON1 活性。血管紧张素 Ⅱ-1 型受体基因（AGTR1）rs2276736 和 rs5182 多态是心肌梗死发生的遗传易感因素。

近期，美国杜克大学医学中心的研究人员报道了一种特殊基因变异可能增加人罹患早期冠心病的风险。研究人员在出版的《公共科学图书馆·遗传学》（*PLoS Genetics*）杂志网络版上发表论文说，他们数年前就发现早期冠心病具有遗传性，但直到最近才证实一种神经肽 Y 基因的变异与这种遗传性相关。神经肽 Y 基因位于人类 7 号染色体上，负责编码产生一种影响饮食的重要蛋白质神经肽 Y。研究人员对参与杜克大学一个医学研究项目的 1 000 个家庭进行分析后发现，神经肽 Y 基因变异与冠心病发作存在较强的相关性，这种联系在年龄小于 37 岁的冠心病患者中尤其明显。研究人员说，他们的研究将有望帮助专家在早期冠心病患者病情发作前做出诊断。对这类患者进行有效的早期治疗，可以阻止病情进一步发展。

三、发病机制

（一）概述

1. 冠状动脉粥样硬化发病机制

其发病机制是复杂的，综合性的较长过程，可归纳为四个步骤：

（1）心血管内皮细胞损害，平滑肌细胞增生。

（2）血小板黏附于受损的血管壁后，释放出血清素，血栓素 A2，血小板Ⅳ、Ⅷ因子等。

（3）低密度脂蛋白由受损的内皮细胞渗入内膜下的平滑肌细胞，并被吞噬，进入细胞后被细胞内溶酶体的水解酶分解而释放出游离胆固醇，后者与亚油酸结合，成为重要发病环节。

（4）在上述病理变化基础上，最终发生冠状动脉纤维化、钙化（图 8-1-9，图 8-1-10）。

2. 冠心病发病机制

心绞痛是冠心病的常见类型，是由于心肌需氧和供氧之间暂时失去平衡，引起心肌急剧的、暂时的缺血缺氧而发生的临床症状。

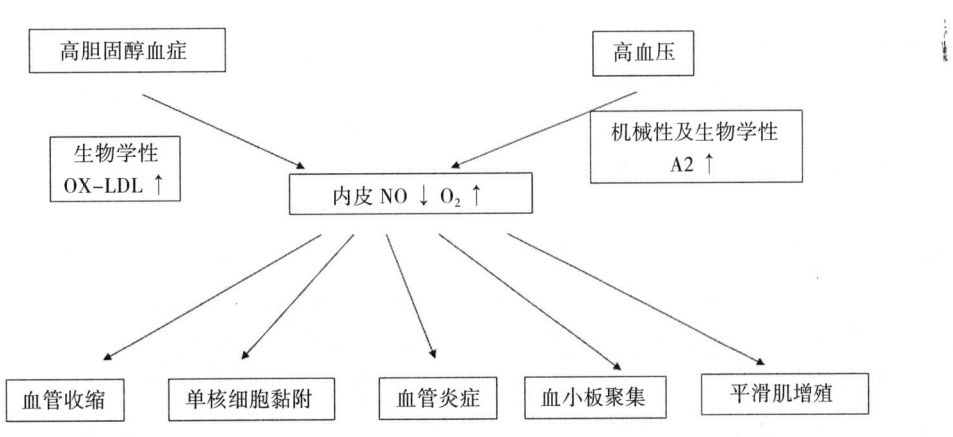

图 8-1-9　冠心病病理生理机制

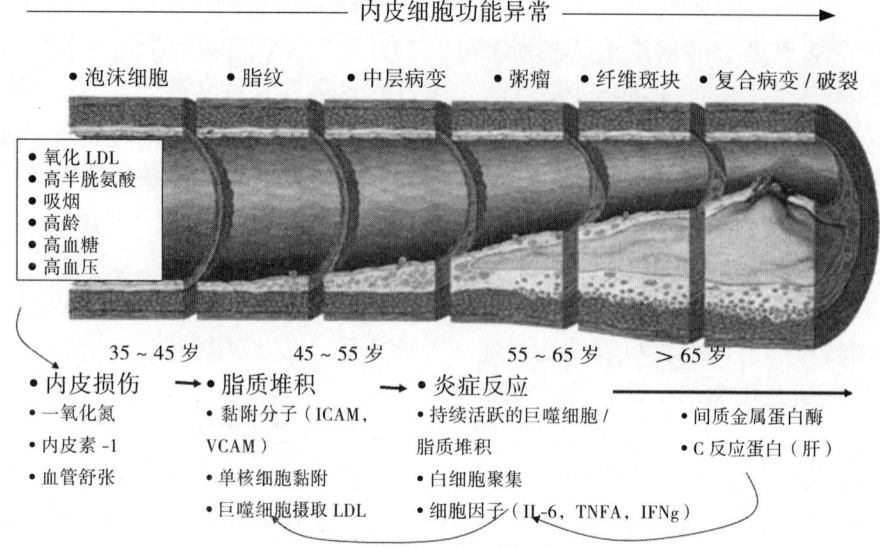

图 8-1-10 动脉粥样硬化的形成示意图

稳定型心绞痛首先是由症状识别而做出临床判断的，患者发生此型心绞痛情况有再现性，多数患者由劳累引起，休息即可缓解，对患者个体来说这种劳累程度是相当稳定而能预期的，它的发生常与 1 条以上心外膜冠脉的固定狭窄有关。

冠脉固定性狭窄基础上伴有心肌氧耗量增加，是引起劳力型心绞痛最为常见的原因，其病理基础几乎都是冠脉粥样硬化性狭窄。通常认为，冠状动脉血流不能满足心脏体力活动的代谢需要时，冠脉腔径狭窄至少为 50%～70%。有 20%～30% 患者心肌缺血发作之前，并不存在任何引起心肌耗氧增加的血流动力学参数改变，反映冠脉固定狭窄基础上存在动力性狭窄的因素。

（1）心肌耗氧与供氧失衡　当心肌需氧量突然增加时，如活动或激动时，心率增快，心脏负荷增加，心肌耗氧量增加，如此时患者冠脉存在粥样斑块，冠脉血流调节受限或由于其他因素使供氧跟不上需氧，则心肌发生明显缺氧而产生心绞痛。当安静休息后，心肌需氧量下降，需氧与供氧取得平衡，则疼痛缓解。造成心肌供血不足最常见的原因是冠脉粥样硬化。

（2）冠状动脉痉挛　冠脉在正常生理情况下受机体神经、体液和代谢等因素调节，适应着不同情况下心肌耗氧量的需求，如冠脉血管调节发生紊乱，则可使冠状动脉痉挛，引起心肌缺血缺氧产生心绞痛（主要表现为变异性心绞痛），严重者可引发心肌梗死，甚至猝死。

（3）心绞痛的原因　产生心脏疼痛的原因有两个假说：机械假说和化学假说。从目前的研究结果来看，对心脏予以机械性刺激并不能引起疼痛，故机械假说已不太被认可，而化学假说却得到了大量的实验支持，这一假说认为心肌缺血缺氧的情况下，心肌内积聚过多的代谢产物，如乳酸、丙酮酸、磷酸等酸性物质，腺苷、缓激肽、组胺与 5-羟色胺等多肽物质，以及氢离子、钾离子，这些致痛物质可直接刺激心脏内自主神经的传入纤维末梢，在相应的皮肤区域产生不适感，其性质有时仅仅是憋闷或紧缩感，而非疼痛。所以，心绞痛是心肌缺血引起的反射性症状。

（二）各因素在冠心病发病中的作用

1. 血小板与动脉粥样硬化的形成和发展

冠脉内血栓主要由血小板组成，不仅可减少冠脉内血流或造成缺血，而且对缺血后梗塞范围的扩展及预后有着不可忽视的作用。

血小板与血管壁相互作用的异常是动脉粥样硬化形成的各种假说之一，在 18 世纪初 Bizozero 已注意到血小板与动脉粥样硬化性血管疾病有关。Charndler（1961）发现，在斑块中的脂质来自吞噬了脂质的巨噬细胞。Kruth（1985）证明，血小板支持培养的平滑肌细胞形成泡沫细胞。Mendelsohn（1988）也证明，血小板可供应单核巨噬细胞脂质以形成泡沫细胞。在没有任何游离胆固醇的条件下，胶原诱聚的血小板，可产生许多富含脂质的颗粒，并被单核巨噬细胞吞噬。内皮细胞损伤后，纤维蛋白在内膜下沉积。如果同时含有较多的血小板，则能发展成含较多泡沫细胞的脂质斑块，可见血小板在AS发生上的重要性。

血小板黏连一般通过两个因素来决定。一是在血流中血小板与破坏受损伤血管内皮表面上接触的程度；二是胶原纤维和第Ⅷ因子相关抗原，引起血小板纤维样物改变。当血流急速时，能够引起血管内膜损伤或破裂，血小板便黏附于内膜下的胶原，同时释放血小板活性物质。因此，在血流急速时。血管内膜的生理反应过强，血小板黏附在血管内膜表面上而形成动脉粥样硬化斑。若有纤维蛋白、红细胞、白细胞和血液中其他成分混合在一起便形成血栓。

血小板激活时，还释放一些激素、多肽、前列腺环素过氧化物、血栓素（TXA2）和血管活性物质，其中平滑肌增生因子的释放。还可促使平滑肌细胞增殖、向内膜移动（已知平滑肌细胞的增殖移行是AS发生的重要基础），并分泌胶原纤维、弹力纤维和糖蛋白作为纤维脂性斑块的基质。这些可视为动脉粥样硬化病变形成的始动环节，之后在平滑肌细胞内、外有脂质沉积而最终形成粥样硬化病变。病变一旦开始，血小板活性增高又可加速动脉粥样硬化病变的发展。临床研究亦发现，不稳定型心绞痛和急性心肌梗死患者，常有血小板聚集性升高和血小板释放增加。表明血小板功能异常。在冠脉粥样硬化发生和进展中起重要作用。

冠脉血栓多在动脉粥样硬化斑块的破裂或表面损伤的基础上发生，而血小板在受损血管内膜下的黏贴及聚集则是血栓形成的重要启动因素之一。血管内膜下血小板黏附有赖于3个条件，即血小板受体、血小板膜糖蛋白及内膜下激活部位的暴露。血小板膜糖蛋白Ib（GPIb）与内皮下表层的vWF、Fn等黏附蛋白的相互结合及作用，始动了血小板的活化过程。释放ADP、5-HT形成花生四烯酸代谢中的重要产物。血栓烷A2（TXA2），为血小板膜表面的凝血瀑布的进行提供反应场所，使凝血瀑布迅速形成。ADP、TXA2和凝血酶进一步介导循环血小板与内皮下表面黏着的血小板相互作用，加重血小板聚集反应，收缩冠状动脉，加重血管阻塞及心肌缺血缺氧。血小板膜糖蛋白Ⅰa（GPIa）与内皮下胶原结合，血小板膜糖蛋白Ⅱb，Ⅲa（GPⅡb/Ⅲa）作为受体，与多种循环中的蛋白，如血浆黏附蛋白、纤维蛋白原及纤维连接蛋白结合而聚集，在高切变应力下需要vWF参与而导致血小板聚集。

王爱林利用活体细胞检测方法，证实了缺血性心脏病患者循环血液中血小板发生着重要变化：①血小板形态发生变化，体积增大和变小；②循环血液出现血小板集聚趋势，血小板之间的间隙变狭窄或接近聚集，这种现象不仅发生在两个血小板之间，而且发生在血小板群内，形成了血小板集聚成团的趋势；③血小板集聚成团，形成大小不等的血小板团块，体积多等于或大于红细胞，多呈圆形，血小板之间结合紧密（图8-1-11）。

2. 脂蛋白代谢紊乱与动脉粥样硬化

动脉粥样硬化斑块中堆积有大量胆固醇，斑块中胆固醇主要来自血浆脂蛋白。目前所知，动脉粥样硬化形成过程中有诸多因素参与，主要有三方面：第一是细胞因素，有血管内皮细胞、血管平滑肌细胞、血液中单核细胞、巨噬细胞和淋巴细胞等；第二是代谢物因素，有作用于平滑肌的增殖因子、游走因子、脂蛋白受体、凝血纤溶因子、血小板因子等；第三是物理学因素，如剪切应力（shear stres）等，与AS有关的脂蛋白因素有HDL、VLDL、CM、LDL、OX-LDL、LDLR、LPL、LP（a）等。

（1）低密度脂蛋白胆固醇与动脉粥样硬化 低密度脂蛋白胆固醇（LDL-C）经化学修饰成氧化LDL-C或被醋酸乙酰化成乙酰LDL-C，在代谢过程中，损伤血管壁内皮细胞，使管壁通透性增加，并刺激单核细胞游走进入管壁，形成巨噬细胞并泡沫化。化学修饰的LDL-C使其内apoB100蛋白变性，经清道夫受体无限制地被巨噬细胞摄取而形成泡沫细胞，并停留在血管壁内，沉积大量的胆固醇（Ch），特别是ChE，致使动脉壁粥样硬化斑块形成。

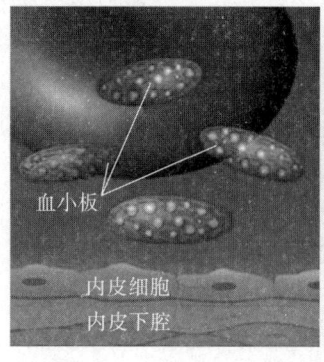
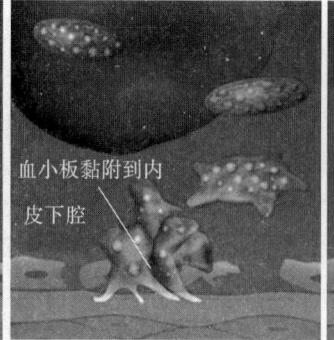
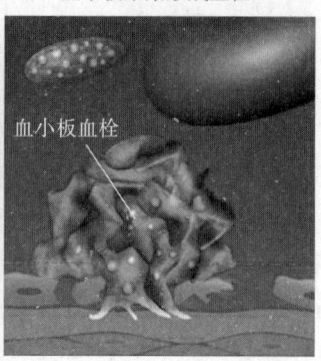

图 8-1-11 血小板的黏附和激活示意图

（2）脂蛋白脂肪酶与动脉粥样硬化 脂蛋白脂肪酶（LPL）与 AS 有关，常见有 LPL 活性增加者可预防动脉硬化性血管变化。但是 LPL 活性加强还有不利的一面，从 CM 和 VLDL 角度，它是致动脉粥样硬化因素，血管壁的 LPL 使含 TG 的 CM 和 VLDL 水解后，自身变成残粒，不仅被血管壁摄取，其水解产物脂肪酸又增加了 Ch 的溶解度，加快 Ch 进入血管壁的速度，促进动脉管壁的粥样斑块形成。

（3）过氧化脂质与动脉粥样硬化 循环血液中过氧化脂质导致管壁损害引起 AS 是目前较为肯定的事实。利用硫代巴比土酸（thiobarbituric acid，TBA）法测定到血浆中有过氧化脂质存在，加入铜离子后，VLDL 特别是 LDL-C 易被氧化，实验也表明 AS 的血管壁有氧化 LDL-C 存在。利用高效液相色谱（HPLC）法与化学发光法测定出 AS 者，血浆有 3 nmol/L 左右的过氧化脂肪酸及胆固醇酯羟自由基。也有学者认为，氧化 LDL 在血流中作用于血管壁的可能性很小，因为氧化 LDL 代谢速度非常快，很易被肝脏处理，几乎很少在血管内停留。

（4）脂蛋白（a）与动脉粥样硬化 LP（a）与 AS 有关，是促进 AS 的独立危险因子。apo（a）与血纤维蛋白溶酶原（plasminogen）有相同的性质，二者竞争性抑制与内皮细胞表面结合，有助于血栓的形成。心肌梗死患者用血栓溶解疗法治疗有一定效果，溶解能力强弱与血浆 LP（a）含量有关，若 LP（a）与管壁表面 t-PA 结合，其结果是血纤维蛋白溶酶原活化受到抑制。

Ross，Glomseer 提出的损害反应学说认为：血小板凝集能力亢进，引起血管壁损害是其起始因子。其后又有学者提出起始因子是使血管内皮细胞层下发生完整的剥脱，并以泡沫细胞为主，外加平滑肌细胞的侵入，使单核细胞在循环血液中发生。Goldstoin 提出变性 LDL 经巨噬细胞清道夫受体结合形成 AS，为 AS 早期起始因子。最近又提出氧化 LDL 是早期 AS 的起始，即 OXLDL 学说；又认为 LDL 的磷脂经氧化产生溶血卵磷脂，成为循环中单核细胞的趋化物（chemoat-tratant），起主要作用。

3. 血管内皮功能障碍的作用

研究显示，动脉粥样硬化的各个阶段均伴有血管内皮功能障碍，且许多冠状动脉事件的发生与冠状动脉血管内皮功能障碍密切相关。研究证实，存在 AS 危险因素者，在检测到动脉粥样硬化之前就已经存在血管内皮功能障碍。另一方面，控制危险因素均能改善内皮功能。血管内皮功能障碍可致血管收缩异常，张力增加，血小板黏附、聚集、血栓形成及动脉中膜血管平滑肌细胞（VSMC）增殖，对冠状动脉疾病的发生、发展具有始动和促进作用。近年研究表明，血管内皮细胞是人体最大的且功能异常活跃的内分泌、旁分泌及自分泌代谢器官，可以产生和分泌几十种生物活性物质，其血管紧张素Ⅱ（AngⅡ）不但可导致高血压，亦参与动脉粥样硬化和血栓形成机制。此外，AngⅡ本身亦通过各种不同机制导致血栓形成，如产生氧化低密度脂蛋白胆固醇（OXLDL-C），使血管生成黏附因子、炎性蛋白。这些均可促动脉粥样硬化形成，并可促进动脉粥样硬化斑块破裂。

4. 炎症及感染与动脉粥样硬化和冠心病发病的重要因素

以肺炎衣原体（Cpn）为代表的病原微生物学说，和以肺部而非其他部位感染的肺部病位学说对AS和冠心病影响的研究已屡见于国内外专业文献，大量的实验研究为人们揭示和探讨冠心病的发病新因提供了有力的佐证。研究显示：炎症反应在冠状动脉粥样硬化斑块的稳定中发挥着重要的负面效应。氧化低密度脂蛋白胆固醇（OX-LDL-C）可促进冠状动脉斑块局部的炎症反应增加斑块的易损性，导致斑块的破裂，形成急性冠脉综合征。也有文献报道，动脉硬化的过程实质上就是慢性炎性反应的过程。在AS的早期，动脉血管壁内产生脂质沉积，动脉血管壁的细胞成分通过各种途径分泌氧化活性物质，可导致LDL-C的氧化修饰，产生OX-LDL-C，LDL-C被氧化修饰后其生物活性发生改变，OX-LDL-C可激活内皮细胞使其表达细胞表面黏附因子，从而促进单核细胞或巨噬细胞在AS斑块局部积聚并释放多种炎性递质和细胞因子，从而促进单核细胞或巨噬细胞在AS斑块局部积聚并释放多种炎性递质和细胞因子，如白介素-1，肿瘤坏死因子-a等，增加了AS斑块局部炎症反应程度。单核细胞或巨噬细胞一旦停留于AS斑块局部，可通过清道夫受体大量吞噬OX-LDL-C，形成泡沫细胞。而泡沫细胞坏死可增加粥样脂质含量。从而降低AS斑块的坚固性，增加其易损性。

5. 凝血因子异常与冠心病

在冠脉粥样硬化基础上，斑块破裂、血栓形成是其主要病理机制。血栓形成是由于血小板的活化和凝血因子被激活致血液发生凝固的过程，血管内皮细胞的损伤、血流状态的改变和血液凝固性增加是血栓形成的3个基本条件，而血液凝固性增加往往与凝血因子异常有关。

凝血因子Ⅶ，属于单链糖蛋白，分子量为50 000，由416个氨基酸残基组成，基因总长度12.8 kb，位于第13号染色体长臂（13q34），包括9个外显子和8个内含子。由肝脏合成，属于依赖维生素K的凝血因子，在正常人血浆中浓度很低，仅为0.5～2.0 mg/L，血浆半衰期6～8 h。FⅦ主要参与外源性凝血途径，在生理与病理性血栓形成中具有尤为重要的意义。在凝血过程中，FⅦ主要和组织因子（TF）形成活性复合物（FⅦa/TF）后激活FX启动外源性凝血途径，同时还可以激活FⅨ启动内源性凝血途径，并通过凝血酶对FV和FⅥ的激活使凝血过程大大增强。FⅦa/TF复合物的催化活性主要受组织因子途径抑制物（TFPI）的调节。

凝血因子Ⅷ，系存在于血浆中的一种球蛋白，分子量为330 000，由2 332个氨基酸残基组成，肝脏为其主要合成器官，基因总长度为186 kb，有26个外显子，25个内含子，位于X染色体长臂（Xq28）。曾被称为抗血友病因子（AHF），与von Willebrand因子（vWF）以共价方式结合成复合物存在于血浆中。FⅧ主要参与凝血过程的第二阶段，作为FⅨa的辅因子参与FⅨa对FX的激活，血浆中需经过凝血酶或因子Xa酶解才能转为活性形式FⅧa，FⅧa无蛋白酶活性，但在Ca存在下，FⅧa与FⅨa在磷脂表面形成复合物（FⅧa/FⅨa）从而使FⅨa对FX激活的速率大大提高。FV～Ia很不稳定，容易被多种因子所灭活，血浆中FⅧ与vWF形成复合物对其有保护作用，使其免受灭活，同时还有利于成熟FⅧ的生成，在vW病（血管性血友病）患者，vWF水平或功能下降致FⅧ缺乏。FⅧ合成障碍可导致血友病A的发生。

纤维蛋白原（Fg），即凝血因子Ⅰ，属于大分子糖蛋白，是不均一性蛋白质，分子量可以为340 000或305 000～320 000，其中340 000者占70%左右。分子由两对3条不同的多肽链组成，Fg的整体结构可以用（AoL, B[3, -/]2）表示，三条多肽链分别由各自不同的基因编码，均位于第4号染色体长臂（4q23～q32）Ⅰ1，基因总长度50 kb。由肝脏细胞合成，属于Ⅱ类肝性急性相蛋白，是血浆中含量最高的凝血因子，正常人血浆中浓度为2.0～4.0 g/L，生物半衰期3～6天。当组织受到损伤或有炎症及应激时，Fg合成急剧增加。近年来，高纤维蛋白原血症对CHD的影响也引起了人们的高度重视，据陈国伟、薛书峰等人报道，高纤维蛋白原血症可能是CHD的新危险因子。研究发现，纤维蛋白原除了参与凝血过程外，还刺激血管平滑肌的迁移和增殖，促进血小板聚集性增高，血黏稠度改变 认为高纤维蛋白原血症在动脉内壁的沉积可能先于 LDL 的沉积。在 AS 的发展中，特别是早期其作用可能比 LDL 更重要，在凝血过程中，凝血酶生成后即与 Fg 的底物部位作用，经裂解、交联形成不可溶性纤维蛋白。Fg 还具有多种其他功能，如与血小板糖蛋白 II b/III a 结合而介导血小板聚集反应，参与动脉粥样硬化形成及肿瘤血行转移等。

自 Meade 等在 NPH 研究中最先提出，以后众多流行病学研究均提示血浆 Fg 水平能作为冠心病独立危险因子，而 FVII 仅为危险因子，尤在合并其他心血管危险因子时与冠心病关系更为显著。Rosendaal 等报道低水平 FVIII 对冠心病有保护作用，Kawasaki 等首次实验证明高水平 FVIII：C 增加了动脉血栓形成，且 vWF 参与了 FVIII 在血栓中的沉积，随后多项研究也提示血浆中升高的 FVIII 水平与冠心病心血管事件及死亡率有关。血浆中 FVII：C、FVIII：C 及 Fg 水平增高在冠心病的发生、发展中起着一定的作用。其机制可能是在冠状动脉粥样硬化的基础上，冠状动脉内膜炎症损伤或斑块破裂，大量的组织因子与 FVII 形成活性复合物（FVIIa/TF）后启动外源性凝血途径，同时通过激活 FIX 再启动内源性凝血途径，并通过凝血酶对 FV 和 FVIII 的激活使凝血过程大大增强，产生血栓。

6. 细胞凋亡的作用

凋亡细胞常常是分布在细胞群中，主要是由巨噬细胞和平滑肌细胞组成。一般的动脉粥样硬化损伤，并非所有的标本都有与之相应的细胞凋亡，但几乎所有引起狭窄的粥样硬化均有细胞凋亡现象，这可能与内膜增生有关。近期研究表明，在心血管细胞凋亡中存在一种潜在的氧化机制。另外，心血管平滑肌细胞的凋亡，至少在一定程度上是由于氧化剂过氧化氢（H_2O_2）的损害所致。还有人对 L2 精氨酸一氧化氮（NO）合成酶进行了研究，认为足量 L2 精氨酸能够诱导内膜损伤中的巨噬细胞凋亡，这是由于细胞的 NO 新陈代谢的缘故，它是通过一种环磷酸鸟苷（cGMP）非依赖的通路来实现的，这为进一步研究 NO 合成酶通路治疗动脉粥样硬化提供了理论依据。

7. 巨噬细胞集落刺激因子的作用

巨噬细胞集落刺激因子可促进单核细胞聚集和泡沫细胞的形成，调节内膜平滑肌细胞（SMC）的功能。动脉粥样硬化形成早期，大量单核细胞聚集在血管内膜的病变倾向部位，在血管内皮细胞、SMC 和单核细胞（MC）产生的巨噬细胞集落刺激因子和单核细胞壁的内膜下间隙，巨噬细胞集落刺激因子与 MC 表面的巨噬细胞集落刺激因子受体结合，激活 MC，使表达增殖细胞核抗原（PC2NA）能力增强，促进其增殖和向巨噬细胞分化。巨噬细胞产生蛋白酶、脂酸、自由基、活性氧和其他细胞毒素，介导炎性反应，同时将低密度脂蛋白氧化成氧化低密度脂蛋白（OX 低密度脂蛋白）并依赖其清道夫受体摄取大量 OX 低密度脂蛋白，形成动脉粥样硬化的特征性泡沫细胞。Mozes 等证实，巨噬细胞集落刺激因子可使单核巨噬细胞在血管壁聚集并引起平滑肌细胞增殖迁移，促进动脉粥样硬化发展。

8. 胰岛素抵抗的作用

胰岛素抵抗不仅引起血流减少、外周血管阻力增加，也可引起血脂紊乱、高血压和动脉粥样硬化，胰岛素抵抗与动脉粥样硬化有可能是在多基因遗传基础上，在各种环境因素的共同作用下逐渐形成的。胰岛素抵抗可引起脂质代谢紊乱，尤其是小而密的颗粒低密度脂蛋白-C 增多、TG 上升和 HDL-C 下降，胰岛素、血脂一起引起纤溶酶激活物抑制物（PAI）1 表达上升，血液呈高凝状态，胰岛素抵抗还促进黏附分子的表达，促进动脉壁内皮细胞粥样斑块的形成。胰岛素抵抗可能引起原发性高血压，内皮细胞功能紊乱，胰岛素抵抗伴肥胖者具有许多致动脉粥样硬化因子，胰岛素抵抗也常伴有高尿酸血症，血尿酸升高可增强血小板的凝聚和黏附。

9. 精神应激与冠心病

精神应激也是冠心病重要危险因素之一。Black 等总结众多研究者关于冠心病的流行病学研究，得出结论：大约 40% 的动脉硬化的患者没有吸烟、高脂、高血压等危险因素，而与精神应激密切相关。许多学者推测这些患者是因为反复的急性精神应激或慢性的精神应激引起了动脉中慢性的炎症反应。

与冠心病有关的精神应激因素一般包括社会经济状态、工作条件、婚姻冲突、生活方式、A 型性格等，其中 A 型性格、慢性的婚姻冲突、工作应激与冠心病的关系最为密切。问题是，大脑皮层感受到精神应激后通过怎样的途径影响动脉壁的硬化过程，以至最终导致冠心病，这一漫长的通路中有那些保护与损伤性因素参与尚不清楚。

精神应激是冠心病发生的一个肯定的重要因素，临床上不少急性冠脉事件常与精神应激有关。

10. 抑郁症与冠心病

近年来，抑郁是冠心病独立的危险因素这一观点已越来越受到人们的重视与认可。抑郁常常与其他心血管疾病危险因素同时存在，如吸烟、静息生活方式、肥胖、糖尿病、高血压等。但许多研究已显示，对其他危险因素进行校正后，抑郁对冠心病具有独立的影响。Brummentt等发现，吸烟、静息生活方式和抑郁都独立地预测着冠心病发病率。INTERHEAR7研究发现，15 152例初发心肌梗死和14 842名年龄相一致的对照组，在校正年龄、性别和其他冠心病危险因素后，急性心肌梗死与抑郁有显著相关性，这种相关性的强度与性别无关，与患者在家里或工作中感受的压力频率关系极大，对于那些在家里或工作中持续承受压力的患者，相关性最强。证实抑郁是主要的心血管疾病危险因素。

抑郁同其他冠心病危险因素一样，具有遗传性。近期已开始有研究观察遗传因素是否有助于解释抑郁病与冠心病之间的关系。一项对2 731对同性双胞胎（平均年龄41.9岁，SD2.7）的研究显示，共同的遗传危险因素也许确实能成为两者关系的基础，抑郁、高血压（$r=0.19$）和冠心病（$r=0.42$）三者之间具有显著的遗传相关性。

（三）猝死型冠心病的发病机制

在心脏性猝死中，81%有明显冠心病，且广泛性冠状动脉病变是冠心病猝死的主要病理，而冠脉内的血栓形成及冠状血管的痉挛，更进一步促进心肌损伤，心电稳定性下降，从而诱发心室颤动，心脏停搏。其可能机制是：

（1）由于局部心肌缺氧　正常的传导径路被抑制，心肌传导纤维的起搏活动增强，导致异位搏动及折返激动。

（2）电解质离子的不平衡　尤其是低钾血症或应用利尿药引起的低钾及心肌缺血坏死导致组织内钾外流，使某些心肌细胞的跨膜静息电位降低及自律性提高。

（3）神经系统功能紊乱　患者在发病时多伴有交感神经或副交感神经过度兴奋现象。

（四）急性心肌梗死的发病机制

1. 冠脉急性血栓形成与斑块破裂

90%以上的急性心肌梗死（AMI）系冠脉急性血栓形成与斑块破裂，使冠脉血供急剧减少或中断，使相应供血区心肌严重而持久地急性缺血，导致心肌坏死。动脉粥样硬化斑块破裂和血栓形成：急性心肌梗死常发生于存在粥样硬化斑块病变的冠脉支配区域。晚期动脉粥样硬化病变常存在脂质核心，后者常由胆固醇结晶、大量富含脂质的泡沫细胞及其细胞碎片等组成，该核心由一薄层含平滑肌细胞、胶原纤维和巨噬细胞组成的纤维帽所覆盖。含脂质丰富的斑块暴露于狭窄部位增强的应力或冠脉压力或张力的急剧变化，容易破裂。冠脉粥样硬化斑块破裂在AMI死后尸体解剖中检出率达70%~100%，其表面大多伴有血栓形成。斑块破裂表面血栓，常由血小板和动脉粥样硬化斑块成分构成，表明斑块破裂早于血栓形成之前发生（图8-1-12~图8-1-14）。

2. 冠脉痉挛

常发生于有粥样硬化病变狭窄基础上，少数可发生于形态正常的冠脉。内皮细胞功能障碍可早于临床出现冠心病症状或心血管造影显示明显冠脉狭窄病变之前数年即存在。内皮细胞功能完整的冠脉，血小板激活后释放产物，如ADP、血栓素A2（TXA2）等，5-HT、PDGF等，以及运动、乙酰胆碱（Ach）等可使血管产生内皮依赖性舒张；而内皮细胞功能发生障碍时，上述内皮依赖舒张作用减弱，甚至转变为血管收缩效应。病理条件下内皮细胞激活后，内皮素-1、AT Ⅱ等缩血管物质生成增加，上述因素可能均参与了冠状动脉痉挛的发生。冠脉痉挛不仅导致内皮细胞损伤加重，而且进一步使血管腔狭窄程度增加，严重者促发斑块破裂，甚至导致冠脉急性闭塞而诱发急性心肌梗死。

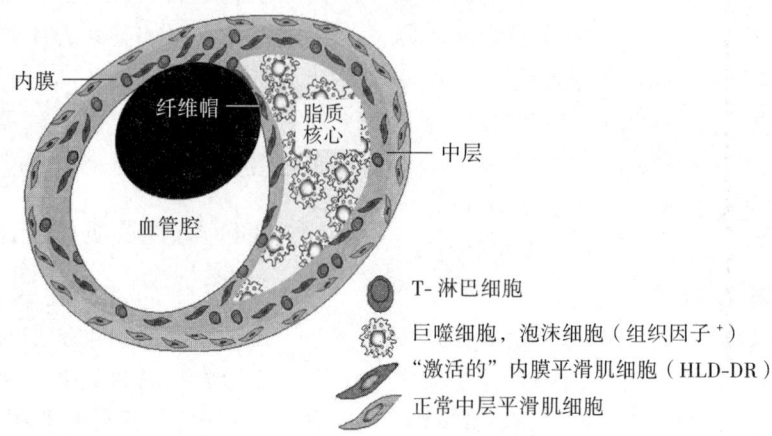

图 8-1-12 动脉硬化斑块的解剖结构
[引自 Libby P. Lancet. 1996,348:S4-S7]

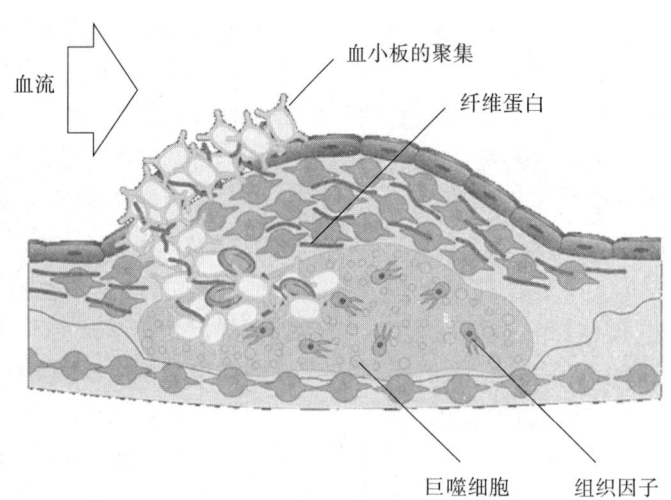

图 8-1-13 斑块破裂导致血栓的形成
[引自 Falk E, et al. Circulaton, 1995,92:667-671]

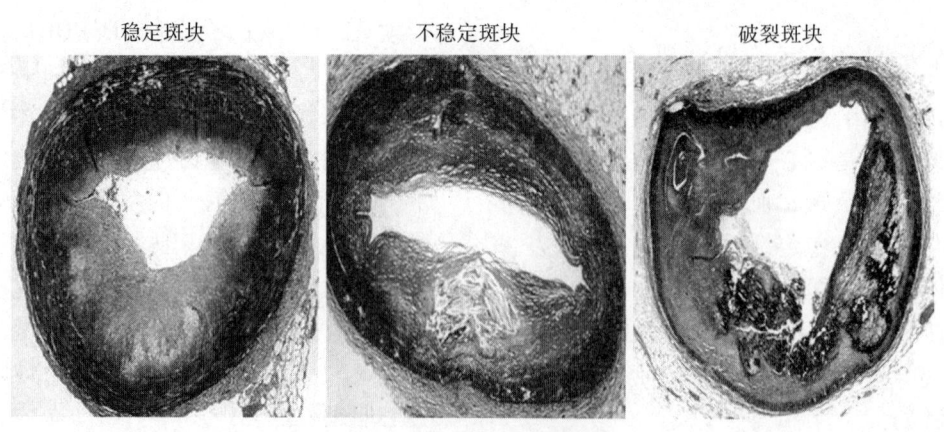

图 8-1-14 斑块的解剖类型
[引自 Braunuald E, et al. J Am Coll Cardiol, 2000,36:970-1062]

3. 血小板和凝血因子在急性心肌梗死中的作用

血小板在动脉粥样硬化的发病和冠脉血栓形成过程中起重要作用。冠脉粥样硬化病变处，内膜损伤，斑块破裂和内膜下胶原纤维暴露等，可促进血小板迅速黏附、聚集，形成血小板聚集体，并释放血小板颗粒成分，形成微血栓。血小板激活后其表面膜糖蛋白Ⅰa，和Ⅰb激活，对血小板的始动接触起重要作用；血小板膜 GP Ⅱb/Ⅲb 受体激活、暴露后，成为纤维蛋白和 vWF 因子等的结合部位，导致血小板间的连接并形成血小板聚集体。存在粥样硬化斑块病变的冠脉，特别是斑块破裂时，其内膜无血栓形成的特性已减弱或丧失血小板激活后释放的产物 TXA2、5-HT 以及血小板源性生长因子（PDGF）等除可进一步促进血小板聚集外，尚可引起冠脉痉挛，从而导致血栓不断进展。高凝状态可以在某些无动脉硬化病变的患者中导致心肌梗死，某些 AMI 患者可能由于血浆中组织纤维蛋白溶酶原激活物抑制物增高，导致纤维蛋白原溶解能力降低所致。AMI 患者尿的纤维蛋白肽 A 浓度升高，表明凝血酶作用于纤维蛋白原使新近生成的纤维蛋白增多，提供了凝血系统活性增强的证据。

4. 中性粒细胞在急性心肌梗死中的作用

中性粒细胞在 AMI 的炎症反应和愈合过程中起重要作用，而且在心肌缺血的急性期还直接参与或促进心肌细胞损伤。中性粒细胞体积大、僵硬，在正常毛细血管内流动时即易于产生附壁现象，这一现象在冠脉灌注压力下降时更为显著，心肌缺血初始数小时内，中性粒细胞在缺血区心肌集聚逐渐增多，可导致心肌毛细血管的机械性堵塞而加重心肌缺血，并通过产生多种氧化产物和蛋白溶解酶直接造成心肌损伤。心肌缺血-再灌注期间，中性粒细胞在心肌微血管的集聚所造成的机械性堵塞是导致心肌"无复流"现象的主要原因。心肌缺血-再灌注动物实验中，血管内皮细胞损伤在再灌注损伤中起着主要的作用，明显呈现出"内皮细胞损伤-中性粒细胞聚集-心肌坏死"的时相变化。

5. 氧自由基生成是导致缺血心肌损伤或坏死的另一机制

血管内皮细胞和中性粒细胞是氧自由基生成的主要来源。实验中自由基清除剂对氧自由基介导的损伤可产生保护作用，在缺血心肌发生再灌注之前去血浆中性粒细胞，观察可预防再灌注时的"无复流"现象，并减轻心肌水肿、减少再灌注性心律失常、缩小心肌坏死面积和减轻心顿抑等作用。

6. 冠状动脉正常的心肌梗死

动脉粥样硬化病变是导致冠脉固定狭窄的最常见的病因，而许多非动脉粥样硬化因素同样可引起严重的冠脉狭窄，并可引起不稳定型心绞痛、急性心肌梗死或心脏性猝死。非动脉粥样硬化病变引起 AMI 的发病率，在心外膜主要冠脉正常或接近正常的 4%～7% 的 AMI 患者中，有 50%～60% 为冠脉痉挛或（和）血栓形成；40%～50% 为其他少见原因，如先天性冠脉异常、冠脉腔外受压（心肌桥）、冠脉栓塞、冠脉炎、主动脉夹层动脉瘤及心肌氧的供需失衡（如一氧化碳中毒）。

（肖传实　陈国伟　高　奋　
邢福泰　张开滋）

第二节 冠心病的诊治防

一、诊断

（一）冠心病临床分型

1. 急性冠脉综合征（acute coronary syndrome，ACS）

包括不稳定型心绞痛（unstable angina，UA）、非 ST 段抬高性心肌梗死（non-ST-segment elevation myocardial infarction，NSTEMI）和 ST 段抬高性心肌梗死（ST-segment elevation myocardial infarction，STEMI），也有将冠心病猝死包括在内。

2. 慢性冠脉病（chronic coronary artery disease，CAD）

包括稳定型心绞痛、冠脉正常的心绞痛（如 X 综合征）、无症状性心肌缺血和缺血性心力衰竭（缺血性心肌病）。

（二）临床症状

根据临床分型有不同的临床表现。

1. 心绞痛型

表现为胸骨后的压榨感，闷胀感，伴随明显的焦虑，持续 3～5 min，常发散到左侧臂部，肩部，下颌，咽喉部，背部，也可放射到右臂。有时可累及这些部位而不影响胸骨后区。用力，情绪激动，受寒，饱餐等增加心肌耗氧情况下发作的称为劳力性心绞痛，休息和含化硝酸甘油缓解。有时候心绞痛不典型，可表现为气紧，晕厥虚弱，嗳气，尤其在老年人。根据发作的频率和严重程度分为稳定型和不稳定型心绞痛。稳定型心绞痛指的是发作 1 个月以上的劳力性心绞痛，其发作部位，频率，严重程度，持续时间，诱使发作的劳力大小，能缓解疼痛的硝酸甘油用量基本稳定。不稳定型心绞痛指的是原来的稳定型心绞痛发作频率，持续时间，严重程度增加，或者新发作的劳力性心绞痛（发生 1 个月以内），或静息时发作的心绞痛。不稳定型心绞痛可能是 AMI 的前兆，所以一旦发现应立即到医院就诊。

2. 心肌梗死型

梗死发生前 1 周左右常有前驱症状，如静息和轻微体力活动时发作的心绞痛，伴有明显的不适和疲惫。梗死时表现为持续性剧烈压迫感，闷塞感，甚至刀割样疼痛，位于胸骨后，常波及整个前胸，以左侧为重。部分患者可延左臂尺侧向下放射，引起左侧腕部，手掌和手指麻刺感，部分患者可放射至上肢，肩部，颈部，下颌，以左侧为主。疼痛部位与以前心绞痛部位一致，但持续更久，疼痛更重，休息和含化硝酸甘油不能缓解。有时候表现为上腹部疼痛，容易与腹部疾病混淆。伴有低热，烦躁不安，多汗和冷汗，恶心，呕吐，心悸，头晕极度乏力，呼吸困难，濒死感，持续 30 min 以上，常达数小时。发现这种情况应立即就诊。

3. 无症状性心肌缺血型（隐性冠心病）

很多患者有广泛的冠状动脉阻塞却没有感到过心绞痛，甚至有些患者在心肌梗死时也没感到心绞痛。部分患者在发生了心脏性猝死、常规体检时发现心肌梗死后才被发现。部分患者由于心电图有缺血表现，发生了心律失常或因为运动试验阳性而做冠脉造影才发现。这类患者发生心脏性猝死和心肌梗死的机会和有心绞痛的患者一样，所以应注意平时的心脏保健。

4. 缺血性心肌病

为心肌的血供长期不足，心肌组织发生营养障碍和萎缩，或大面积心肌梗死后，纤维组织增生所致。临床特点是心脏逐渐扩大，发生心律失常，表现为心悸和心力衰竭如气急，水肿，乏力等。

5. 猝死型

指由于冠心病引起的不可预测的突然死亡，在急性症状出现以后多在 1～6 h 内发生心脏骤停所致。主要是由于缺血造成心肌细胞电生理活动异常，而发生严重心律失常导致。

（三）体征

一般早期无明确的阳性体征，较重者可有心界向左下扩大，第一心音减弱，有心律失常时可闻及早搏、心房颤动等，合并心衰时两下肺可闻及干湿啰音,心尖部可闻及奔马律等。

心绞痛发作时,常见心率增快、血压升高、表情焦虑、皮肤冷或出汗,有时出现第四或第三心音奔马律。可有暂时性心尖部收缩期杂音,是乳头肌缺血以致功能失调引起二尖瓣关闭不全所致。

AMI时心浊音界可正常或轻至中度增大,心率增速,下壁梗死可减慢;心尖区第一心音降低,可出现第四心音奔马律或第三心音奔马律。合并二尖瓣乳头肌功能不全或断裂在心尖区可出现粗糙的收缩期杂音,若合并室间隔穿孔在胸骨左缘3、4肋间及粗糙的收缩期杂音。此外,常有血压下降,部分重症患者有休克或心衰征象。75%~95%患者有心律失常;梗死后2~3天有10%~20%患者可闻及心包摩擦音。

(四)心绞痛分型与分级

1. 分型

(1)劳累性心绞痛 劳累性心绞痛的特征是由于运动或其他增加心肌需氧量的情况所诱发的短暂胸痛发作,休息或舌下含服硝酸甘油后,疼痛常可迅速消失。劳累性心绞痛可分为三类:

1)初发型劳累性心绞痛 劳累性心绞痛病程在1个月以内。

2)稳定型劳累性心绞痛 劳累性心绞痛病程稳定1个月以上;稳定型心绞痛患者已数月不发,现再次发作,时间未到1个月。

3)恶化型劳累性心绞痛 同等程度劳累所诱发的胸痛发作次数、严重程度及持续时间突然加重。

(2)自发性心绞痛 自发性心绞痛的特征是胸痛发作与心肌需氧量的增加无明显关系。与劳累性心绞痛相比,这种疼痛一般持续时间较长,程度较重,且不易为硝酸甘油缓解。未见酶变化,心电图常出现某些暂时性的S-T段压低或T波改变。自发性心绞痛可单独发生或与劳累性心绞痛合并存在。

自发性心绞痛患者的疼痛发作频率、持续时间及疼痛程度可有不同的临床表现,有时患者可有持续较长的胸痛发作,类似心肌梗死,但没有心肌酶和肌钙蛋白升高的特征性变化。

某些自发性心绞痛患者在发作时出现暂时性的S-T段抬高,常称为变异型心绞痛。但在心肌梗死早期记录到这一心电图图形时,不能应用这一名称。

初发型劳累性心绞痛、恶化型劳累性心绞痛及自发性心绞痛常统称为"不稳定性心绞痛"。不稳定型心绞痛根据严重程度分为低、中、高危三组(表8-2-1)。

2. 劳累性心绞痛分级

Ⅰ级:较日常活动重的体力活动引起心绞痛,日常活动无症状,如平地小跑,快速或持重物上三楼、上陡坡等引起心绞痛。

Ⅱ级:日常体力活动引起心绞痛,日常活动稍受限制。如在正常条件下常速步行3~4站(1.5~2 km),上三楼、上坡等引起心绞痛。

Ⅲ级:较日常活动轻的体力活动引起心绞痛,日常活动明显受限。如在正常条件下常速步行1~2站(1~2 km)上二楼、小坡引起心绞痛。

Ⅳ级:轻微体力活动(如在室内缓行)引起心绞痛,严重者休息时亦发生心绞痛。

表8-2-1 不稳定型心绞痛危险分层

低危组	中危组	高危组
初发、恶化劳力型,无静息时发作,发作时ST↓<0.1 mV,时间<20 min,肌钙蛋白T或I正常	A:1个月内出现静息性心绞痛,但24 h内无发作(多由劳累型心绞痛发展而来); B:梗死后心绞痛,发作时ST↓>0.1 mV,时间<20 min,肌钙蛋白正常或轻度升高	A:48 h内反复发作静息性心绞痛; B:梗死后心绞痛,发作时ST>0.1 mV,时间>20 min,肌钙蛋白升高

（五）诊断与鉴别诊断

1. 诊断

主要是根据典型的临床表现（包括症状和体征）、心肌酶学、肌钙蛋白检查和心电图特征来诊断冠心病心肌梗死和冠状动脉供血不足。近年来，如放射性核素检查、超声心动图、冠脉造影、心血池显像等也用于冠心病的诊断。

（1）临床表现　主要包括症状和体征。心绞痛是冠心病的主要临床症状，根据胸痛发作时的部位、性质、诱因、持续时间、缓解方式等特点和伴随症状及体征，可鉴别心绞痛和心肌梗死。

（2）常规心电图　心电图呈T波低平、倒置及ST段压低，特别是水平型和下斜型压低更有意义。心电图是冠心病诊断中最早、最常用和最基本的诊断方法。与其他诊断方法相比，心电图使用方便，易于普及，当患者病情变化时便可及时捕捉其变化情况，并能连续动态观察和进行各种负荷试验，以提高其诊断敏感性。无论是心绞痛或心肌梗死，都有其典型的心电图变化，特别是对心律失常的诊断更有其临床价值，当然也存在着一定的局限性。

（3）心电图负荷试验　主要包括运动负荷试验和药物试验（如双嘧达莫、异丙肾上腺素试验等）。

运动负荷增强心肌的氧消耗，刺激心肌最大或接近最大血液供应，超过冠脉供血能力（冠状动脉储备）时，冠脉供血不足就能较明显地显示出来，表现为心电图ST段水平或下斜型压低及典型心绞痛症状出现。据国外资料表明运动平板负荷试验与冠状动脉造影结果对照认为：①运动平板试验的敏感性60%~70%，即30%~40%证实冠状动脉供血不足的病例，运动平板试验为阴性，这种现象常见于单支病变，并提示预后较好。②心电图异常出现的时间：相当一部分患者ST段压低出现在运动后即刻的阶段，目前认为运动后ST段压低出现的时间愈早，冠状动脉损伤程度愈重。③ST段压低程度：若出现下斜型或水平型降低达0.3 mV或超过0.3 mV，在相应的冠状动脉造影中常显示严重的冠状动脉病变，而且往往见于三支或左冠状动脉主干病变。④ST段压低的持续时间：运动停止后，ST段即压低，并持续8 min以上，相应的冠脉造影结果常显示为两支或三支冠脉病变。⑤出现ST段压低导联越多，说明心肌缺血的程度和范围越大。⑥运动后出现其他重要特征：出现心绞痛，有明显的临床意义，出现低血压，提示左心功能不正常，并认为是冠心病的临床表现。

（4）动态心电图　是一种可以长时间连续记录并编集分析人体心脏在活动和安静状态下心电图变化的方法。目前已成为临床心血管领域中非创伤性检查的重要诊断方法之一。与静态心电图相比，动态心电图于24 h内可连续记录多达10万次左右的心电信号，这样可以提高对非持续性心律失常，尤其是对一过性心律失常及短暂的心肌缺血发作的检出率，因此扩大了心电图临床运用的范围。

心肌缺血诊断标准：ST段水平或下斜性压低≥0.1 mV，逐渐出现并消失；持续时间至少1 min；每次短暂缺血发作的间隔时间至少为1 min，在此期间ST段回到基线，ST段的测量点以J点后80 ms为准，对冠心病的诊断具有以下意义：

1）无痛性心肌缺血的诊断依据　没有心绞痛的临床表现，但动态心电图或心电图可以记录到缺血型ST段和T波改变，则诊断为无痛型心肌缺血。无痛型心肌缺血又可分为三种：①患者仅有缺血的客观证据，但完全无症状；②患者在心肌梗死后无症状，仍有缺血的客观证据；③患者有心绞痛发作，但有时心肌缺血发作时没有症状。由于无痛型心肌缺血发作时患者没有明显症状，难以及时记录心电图，因此动态心电图监测是其诊断的主要工具。

2）冠状动脉供血不足　动态心电图对冠状动脉供血不足的诊断具有较高的价值，尤其对短暂的心肌缺血发作更能提高检出率。当胸痛发作时，动态心电图可以发现有无心肌缺血的心电图改变，并可用来证实缺血发作的频率、程度、起止、持续时间和昼夜节律变化，以及与心肌缺血相关的症状、患者精神和体力活动状态，再结合心率和同步血压变化，不但可以做出心肌缺血定量分析，而且可以对心肌缺血发作的机理，如心肌耗氧量的增加或是冠状动脉供血减少做出推测，为临床诊断和治疗提供更有价值的资料。

3）心肌梗死　动态心电图对心肌梗死的诊断具有重要的意义。首先根据心肌梗死的典型心电图特征能对心肌梗死作出明确的诊断，同时它能更好地记录心电图的演变过程，了解疾病的进展情况和发病时期。用动态心电图也能发现梗死后无痛性心肌缺血，指导临床治疗。

4）观察发现复杂的心律失常，特别是某些致命性心律失常的类型、频度以及其发生与活动、睡眠等的关系，从而筛选出高危险组患者，以决定进一步的检查和治疗。

（5）核素心肌显像　根据病史，心电图检查不能排除心绞痛时可做此项检查。核素心肌显像可以显示缺血区、明确缺血的部位和范围大小。结合运动试验再显像，则可提高检出率。

（6）冠状动脉造影　是目前冠心病诊断的"金标准"。可以明确冠状动脉有无狭窄、狭窄的部位、程度、范围等，并可据此指导进一步治疗所应采取的措施。同时，进行左心室造影，可以对心功能进行评价。但必须指出，冠脉狭窄不严重并不一定代表病情轻，有时不稳定斑块一旦破裂、血栓形成，可短期内导致冠脉闭塞，诱发急性冠脉事件。事实上，相当多AMI在梗死前冠脉狭窄并不严重；有时虽有严重冠脉狭窄，若进展极缓慢且经较长时期才形成狭窄，斑块又是硬斑块，机体有足够时间形成侧支循环，此种情况下，患者甚终身可以没有任何症状。冠状动脉造影的主要指征为：①经内科积极治疗后心绞痛仍较重者，明确动脉病变情况以考虑 PCI 或旁路移植手术；②胸痛似心绞痛而不能确诊者。

（7）超声和血管内超声　心脏超声可以对心脏形态、室壁运动以及左心室功能进行检查，是目前最常用的检查手段之一。对室壁瘤、心腔内血栓、心脏破裂、乳头肌功能等有重要的诊断价值。血管内超声可以明确冠状动脉内的管壁形态及狭窄程度，对鉴别稳定还是不稳定斑块是一项很有发展前景的新技术。

（8）心肌酶学和肌钙蛋白检查　是 AMI 的诊断和鉴别诊断的重要手段之一。临床上根据血清酶浓度的序列变化和特异性同工酶（主要指 CK-MB）和肌钙蛋白（cTnT 或 cTnI）明显升高，可明确诊断为 AMI。

（9）心血池显像　可用于观察心室壁收缩和舒张的动态影像，对于确定室壁运动及心功能有重要参考价值。

2．鉴别诊断

主要是针对胸痛的鉴别诊断。胸痛是一种十分常见的症状，病因亦多种多样，现就常见的几种胸痛病症分述如下：

（1）心血管系统疾病

1）冠心病心绞痛　疼痛部位一般位于胸骨后、心前区或心口窝，疼痛性质为压痛、闷痛、隐痛等，疼痛程度轻重不一，轻者仅稍感疼痛，重者疼痛难忍，放射部位为背部，左上肢内侧、颈部、牙齿等处，持续时间为 1～30 min 不等，诱因为劳累、饱餐、运动、情绪激动等。经休息或口服（舌下含）硝酸甘油等硝酸酯类药物能迅速缓解，也有的患者用硝酸甘油等效果不好。发作时做心电图有的 ST 段压低，有的 ST 段升高，少部分患者心电图正常，需做运动平板试验或冠状动脉造影才能进一步明确诊断。初发劳累、恶化劳累和变异型心绞痛统称为不稳定型心绞痛若未得到适当休息和有效治疗，易发展或导致 AMI。

2）急性心肌梗死　心梗时的表现为疼痛部位和心绞痛相似，但疼痛程度较重，时间较长，超过半小时，硝酸甘油效果欠佳，有的患者疼痛时大汗淋漓，有的伴有恶心、呕吐，常有部分患者误以为是胃痛，不及时治疗，延误病情，死亡率为 9%～10%。典型心电图显示发病后早期可有 ST 段抬高，6 h 后部分患者 ST 段降压时，少数患者早期可无心电图改变，非 ST 段抬高心梗可表现为 ST 段明显压低，持续超过数小时。另外心肌坏死标志物可升高。

3）急性非特异性心包炎。

4）主动脉夹层。

（2）肺脏疾病

1）自发性气胸。

2）肺栓塞。

3）肺炎。

4）肺癌。

（3）胸膜疾病　胸膜炎：国内结核性者多见，病初起时胸痛，咳嗽和深呼吸时加剧，待胸腔积液较多时胸痛即消失，可伴有发热盗汗消瘦、食欲不振等症状，胸透或胸部 B 超即可诊断，要及时抽液，防止粘连或包裹，遵医嘱，坚持服够疗程抗结核药物。癌性胸水可找到癌细胞并行抗癌治疗。

（4）胸壁疾病
1）肋软骨炎。
2）胸壁神经病变。
（5）消化系统疾病。

二、治疗

冠心病治疗的目的是减轻或缓解症状，恢复心脏功能，延长患者生命，提高患者生存质量等。治疗冠心病的方法主要有药物治疗，介入性治疗和外科手术治疗等。

（一）药物治疗

是指用硝酸酯类药、β受体阻滞剂（BB）、钙离子拮抗剂（CCB）、血管紧张素转换酶抑制剂（ACEI）、血管紧张素ⅡAT1受体阻滞剂（ARB）调节血脂药、抗凝药物和中药等药物的治疗。

药物治疗是所有治疗的基础。冠心病药物治疗的目的是缓解症状，减少心绞痛的发作及心肌梗死、突然死亡的发生；延缓冠脉病变的发展。药物治疗的作用主要为：①增加心肌血流量，增加血氧供应；②减低心肌耗氧量；③改善血管内皮功能，防止心肌电及结构的重构，保护心肌功能。

1. 硝酸酯类药物

其作用机制是通过扩张静脉及外周动脉血管及冠脉，从而降低心肌氧耗量，增加心脏侧支循环血流，使心绞痛得到缓解。另外，它还有降低血小板黏附等作用。使用此类药物的主要目的是控制心绞痛发作。硝酸酯类药物是稳定型心绞痛患者的常规一线用药。

本类药物主要有：硝酸甘油、硝酸异山梨酯（消心痛）、5-单硝酸异山梨酯、长效硝酸甘油制剂（硝酸甘油油膏或橡皮膏贴片）等。心绞痛发作时可以舌下含服硝酸甘油或使用硝酸甘油气雾剂，或口服硝酸甘油，先含 0.5 mg，无效时可在 3～5 min 再追加一次。口服的硝酸酯类药物硝酸异山梨酯（消心痛），剂量为每次 10 mg，每日 3～4 次。症状控制不满意时，可逐渐加大剂量，但一般不超过每次 40 mg。对于 AMI 及不稳定型心绞痛患者，先静脉给药，病情稳定、症状改善后改为口服或皮肤贴剂，疼痛症状完全消失后可以停药。硝酸酯类药物持续使用可发生耐药性，有效性下降，最好间隔 8～12 h 服药，以减少耐药性。主要副作用头痛头胀、面红、心悸，偶有血压下降。

2. 抗栓（凝）药物

血液中的凝血酶和血小板的作用是血栓形成中相互促进的两个主要环节，因此抗栓治疗主要针对两个环节，分别称为抗凝治疗和抗血小板治疗。

（1）抗血小板治疗　抗血小板药物主要有阿司匹林、氯吡格雷（波立维）、阿昔单抗、前列环素、前列腺素 E1 等，用于各种类型冠心病，可以抑制血小板聚集，避免血栓形成而堵塞血管。肠溶阿司匹林为首选药物，维持量为每天 75～150 mg 顿服。而普通阿司匹林的半衰期较短。正常情况下，胃排空为 4～6 h，虽然肠溶阿司匹林不直接损伤胃黏膜，但在体内分解成水杨酸后对胃肠黏膜仍有损伤作用，因为阿司匹林在抑制血栓素的同时也影响了前列腺环素的合成，削弱了后者对胃黏膜的保护作用。阿司匹林的半衰期虽短，但其有效抗凝作用可持续 24 h。阿司匹林的副作用是对胃肠道的刺激，因此多需餐后立即服下，胃溃疡患者要慎用。冠心病患者应坚持长期服用。AMI 时首剂阿司匹林立即嚼服 300 mg；氯吡格雷 30～60 mg，介入治疗术后，除阿司匹林外，应坚持每日加服氯吡格雷 75 mg，至少 1 年，以减少支架内血栓形成。

抗血小板治疗是冠心病预防与治疗的关键，但抗血小板药物在人群中的作用有很大的多样性，部分患者在服用抗血小板药物后不能达到足够的血小板抑制程度，被称作"阿司匹林或氯吡格雷抵抗"（clopidogrel resistance/clopidogrel non-responsiveness）。因而新型抗血小板药物的开发一直是研究的重点。TRITON-TIMI-38ran 研究在 ACC2008 年会上揭晓。结果表明 Prasugrel 可使支架内血栓的发生率降低 52%。表明 Prasugrel 是一种比氯吡格雷作用更快更强的血小板抑制剂。但 Prasugrel 虽可减少缺血事件，却增加主要出血事件，尤其对于年龄 ≥ 75 岁。体重 ≥ 60

kg,有卒中或TIA（短暂性缺血发作）病史的患者。在应用Prasugrel减少支架内血栓事件的同时要衡量其较高的出血风险。DISPERSE2研究检验了口服的可逆性血小板p2y12受体拮抗剂AZD6140在非ST段抬高型ACS中的安全性和有效性。发现AZD6140有较氯吡格雷更强的抑制血小板的作用，并且这种作用呈剂量依赖性。在安全性和耐受性方面，AZD6140显示出与氯吡格雷相似的出血风险，并且有降低心梗发生率的趋势（未达到统计学意义）。另外在研究中发现，AZD6140组有更多的患者出现呼吸困难和心动过缓。需要在进一步的研究中予以重视。SCH 530348是口服的蛋白酶受体激动剂。该药在二期临床试验中显示出良好的安全性，并且其亚组分析可以在目前标准的抗血小板方案（阿司匹林＋氯吡格雷）基础上使PCI术后患者进一步获益。研究该药物有效性的三期临床试验TRACER及TRA-2P-TIMI50试验正在进行中。另外，处于研发阶段的新的p2y12受体拮抗剂BX667及BX048在体外试验中也显示出很好的阻断ADP诱导的血小板聚集的作用。发布于ACC2008的On-TIME2-3J试验Fongoing TirofibanIn Myocardial Infarction Evaluation 2 trial）是关于院外接诊时即开始应用高剂量的替罗非斑治疗能否改善STEMI患者临床预后的研究。研究结果显示：替罗非斑组患者PCI术后1小时ST段回落大于3 mm者的比例明显高于对照组（44.3%vs36.6%，P=0.026），而且替罗非斑组患者PCI术后30天时严重心血管不良事件也要明显低于对照组（26.0%vs33.3%，P=0.013），同时替罗非斑并没有增加患者严重出血事件的发生率（2.9%vs4.0%，P=0.363）。表明对于拟行直接PCI治疗的STEMI患者，尽早应用高剂量替罗非斑治疗有助于改善患者的临床预后，且不会增加出血事件的发生率。

（2）抗凝治疗 抗凝药物主要有肝素和低分子肝素、水蛭素、华法林等，主要用于不UA和AMI。另外，溶血栓药（链激酶、尿激酶、组织型纤溶酶原激活剂等），可溶解冠脉闭塞处已形成的血栓，用于AMI发作时的及时治疗。

FDA在2000年批准了一种新的直接凝血酶抑制剂比伐卢定应用于临床，是水蛭素的类似物，它通过抑制凝血酶的活性位点而起效。国外将其与其他常用的抗凝药进行了比较研究，认为比伐卢定可以作为普通肝素和血小板糖蛋白Ⅱb/Ⅲa拮抗剂的替代药物应用于非高危患者的经皮冠脉介入治疗，但是ISAR-REACT 3临床研究有不同的结论。该研究对比了比伐卢定和普通肝素用作PCI辅助抗凝药物时的临床效果，在该研究中，研究者共入选了4 570名拟行PCI治疗的、肌钙蛋白阴性的冠心病患者，发现比伐卢定组患者在术后30天时死亡、心梗、靶血管血运重建等联合事件的发生率与普通肝素组患者基本相近，但比伐卢定组患者住院期间严重出血事件的发生率要明显低于普通肝素组患者（3.1%vs4.8%，P=0.008）。相比于普通肝素，比伐卢定能够降低PCI患者住院期间出血事件的发生率。但在减少严重心脏不良事件上，比伐卢定并未显示出明显的优势。

3. β阻滞剂

由于β受体阻滞剂（BB）能减慢心率，降低血压，减低心肌收缩力，从而降低患者的氧耗量，减少因用力、激动引起的症状性及无症状性心肌缺血的发作，提高患者运动耐量。同时β受体阻滞剂具有抑制交感神经过度活动的作用，减少由此引发的严重的甚至致命的心律失常。在无明显禁忌时，β受体阻滞剂是稳定型心绞痛患者的一线用药。对UA的患者，可以降低AMI的发生率，与硝酸酯类药物合用效果更佳。AMI患者使用可以降低死亡率，但必须严格掌握适应证，对于AMI合并低血压，心功能不全、休克患者禁用。静脉注射更应慎重，一般情况下应口服小剂量开始，视病情逐渐增加剂量。也是心梗后及介入治疗后应长期坚持服用的药物。常用药物有：美托洛尔（50～100 mg/d）、阿替洛尔（25～50 mg/d）、比索洛尔（康可）（2.5～5 mg/d）和兼有α受体阻滞作用的卡维地洛（6.125～12.5 mg/d）、阿罗洛尔（阿尔马尔）（10 mg/d）等。上述药物可选用其中一种。它们的主要副作用是心动过缓或传导阻滞。

4. 钙离子拮抗剂

其作用为抑制或减少冠状动脉血管痉挛，抑制心肌收缩，扩张外周阻力血管及冠状动脉，降低心肌氧耗及增加冠脉血流，非二氢吡啶类钙拮抗剂还能减慢心率。一般耐受好，能增加患者耐力及缓解症状，可用于稳定型心绞痛的治疗和冠脉痉挛引起的心绞痛。一般认为它们与β受体阻滞剂具有相同的效果，特别适用于某些有β受体阻滞剂禁忌的情况，例如哮喘、慢性气管炎及外周血管疾病等。常用药物有：维拉帕米（40 mg，2次/d）、硝苯地平控释剂（拜心同）（30 mg/d）、氨氯地平（络活喜）（5～10 mg/d）、乐卡地平 10 mg/d、非洛地平（5 mg/d）、地尔硫䓬（硫氮䓬酮、合心爽）（30 mg，3次/d）等。

5. 血管紧张素转换酶抑制剂或血管紧张素Ⅱ受体拮抗剂

减轻冠状动脉内皮损伤，具有抗炎作用，促进血管扩张、抗血栓、抗凝集等效用。对于急性心肌梗死或近期发生心肌梗死合并心功能不全的患者，尤其是那些使用β受体阻滞剂和硝酸甘油不能控制缺血症状的高血压患者，应当使用此类药物。常用药物有：依那普利（10 mg/d）、贝那普利（10 mg/d）、雷米普利（2.5～5 mg/d）、福辛普利（10 mg/d）等。但用药过程中要注意防止血压偏低。如出现明显的干咳副作用，可改用血管紧张素Ⅱ受体拮抗剂（沙坦类）包括缬沙坦（代文）80～160 mg/d，厄贝沙坦（安博维）150 mg/d，氯沙坦（科素亚）50～100 mg/d，替米沙坦 80 mg/d，坎地沙坦 4～8 mg/d等。详见"第九章 原发性高血压"。

6. 调脂治疗

他汀类药物作用是降血脂，还有稳定或消除粥样斑块，减少血管内白色血栓形成的作用。调脂治疗是指对高密度脂蛋白、胆固醇、甘油三酯这三个指标进行调节，以提高高密度脂蛋白，降低胆固醇和甘油三酯，从而稳定冠状动脉病变处脂质斑块，防止其破裂及斑块继续增大，甚至使脂质斑块消减。因此，适用于所有冠心病患者。由于血脂主要于夜间在肝内合成，故这类药物宜晚上服用。其副作用有一过性转氨酶升高，罕见横纹肌溶解征。目前常用药物有：洛伐他汀（20～40 mg/d）、普伐他汀（20～40 mg/d）、辛伐他汀（20～40 mg/d）、氟伐他汀（20～40 mg/d）、阿托伐他汀（10～40 mg/d）、吉非贝齐、烟酸等。详见"第七章 高脂血症"。

最近多个大样本试验研究表明，他汀类药物可以降低死亡率及发病率。

阿托伐他汀TNT研究eGFR最新分析：肾功能的改善与主要心血管事件减少相关。结果显示：无论基线肾功能情况如何，eGFR的改善与MCVE降低具有高度相关性，该关系表现为剂量相关性。这是在所有他汀类中第一次揭示肾功能改善与心血管事件降低之间存在强烈相关性。

7. 心肌代谢药物

这类药物被认为是心绞痛药物治疗的辅助用药，特别是在标准药物治疗难以控制的心绞痛患者，在特定的情况下，可能作为主要的治疗选择。

曲美他嗪（trimetazidine）是近几年来受到人们普遍关注的改善心肌代谢药物，它没有显著的负性肌力和血管扩张作用。临床试验证明了曲美他嗪治疗缺血性心脏病有益。两个独立研究表明曲美他嗪可以增加多巴酚丁胺超声心动图负荷试验节段性缺血心肌的收缩厚度积分。在波兰进行的规模较大的随机、对照研究入选了426例稳定型心绞痛的患者随机分为曲美他嗪 20 mg，3次/d或安慰剂加美托洛尔两组。这项研究表明曲美他嗪可以延缓运动耐量试验中出现ST段压低，总的运动负荷增加，减少硝酸酯类药物的用量和患者心绞痛发作的次数和频度，该药物无明显的不良反应。常用药物万爽力 20 mg，每日3次。

8. 中成药

该类药物都有活血、化淤、理气、定痛、解痛、护血管、疏通微循环和冠脉循环作用，故能减轻胸闷、缓解心绞痛发作。常用的有复方丹参滴丸，速效救心丸，麝香保心丸，通心络胶囊等。

9. 针对冠心病的易患因素治疗

如降胆固醇、控制高血压、糖尿病，以及戒烟、减肥、适量运动等。

（二）介入性治疗

包括经皮冠状动脉腔内成形术（PTCA）、冠状动脉斑块旋切术、冠状动脉斑块旋磨术、冠状动脉斑块切吸术、经皮冠状动脉激光成形术、冠状动脉内支架和溶栓疗法等。目前应用最广泛的介入治疗术就是经皮冠状动脉腔内成形术及冠脉支架术。

1. 适应证

（1）急性心梗 心梗发生后6 h内应尽快到有条件的医院进行介入治疗，快速开通已经闭塞的血管，其心功能恢复的效果比溶栓、药物治疗都要好。

（2）不稳定型心绞痛 尤其是高危UA有可能演变成AMI者。

（3）劳累性心绞痛 尤其是Ⅲ～Ⅳ级劳力性心绞痛，经积极内科治疗症状不能缓解，或冠脉造影示冠脉严重狭窄有可能发生心梗的患者。

2. 局限性

弥漫性病变、多支病变、合并糖尿病的三支病变、某一支单一血管非常弥漫的病变、血管特殊的分叉病变、严重的多处钙化和迂曲的病变等，放支架过程中可能风险很大或支架术后远期效果不好，这类患者可建议外科搭桥术处理。

3. 术前准备

手术前患者应由家属在手术同意书上签字，手术前夜根据医嘱用药并充分休息，手术当天早晨不禁食，但不能过饱，术前要排空尿液。

4. 术后治疗

术后患者应多喝水以利造影剂排出，24h内尽量不吃高蛋白饮食，遵医嘱在3～12h内尽量勿移动做手术的大腿，近年来多从桡动脉施行介入治疗，同样应注意观察穿刺压迫的地方有无血液渗出。务必遵医嘱口服抗凝药，一般术后3～7天可以正常活动，1个月内避免做磁共振检查，出院后根据医生的医嘱回院随访。

患者经冠脉介入治疗后，通常还需要进行长期相应的辅助治疗，包括：抗血小板药物、他汀类、ACEI、BB等药物，以保持冠脉管腔通畅，降低再狭窄发生率。改变饮食结构及习惯，以清淡饮食为主。不要暴饮暴食，或进食过饱。

5. 介入治疗在冠心病中的应用

（1）老年冠心病患者（年龄＞70岁）的介入治疗 对有经验的医师来说，成功率和并发症基本上与年轻患者相似。但在对老年（高龄）冠心病患者行介入治疗时，应根据其年龄、临床情况和冠脉病变来决定治疗的策略，即一期或分期手术以及完全或不完全血运重建。

（2）在急性冠脉综合征的介入治疗 应以ACC/AHA准则根据临床、生化、冠脉病变和左心功能的情况，对患者做危险分层。大量的研究证明，高危不稳定患者其介入治疗的受益更大，对这些患者在24～48h内行冠脉造影和血运重建更安全，其心脏事件（死亡和心肌梗死）发生率较内科保守治疗者明显降低。新的抗血小板（尤其是血小板膜糖蛋白Ⅱb/Ⅲa受体拮抗剂）或抗凝药物的应用，将使急性冠脉综合征介入治疗的安全性和疗效进一步提高。

（3）急性心肌梗死 直接冠脉内支架术通常可获得理想的梗死相关冠脉开通率，且无明显出血并发症。术后冠脉残余狭窄几乎消失，住院期和远期心脏事件明显减低。对高危患者（即ST段抬高伴年龄＞70岁、有心肌梗死史、收缩压＜100mmHg和心率＞100次/min、KillipⅡⅣ或前壁心肌梗死，直接冠脉内支架术降低病死率则更显著。心源性休克时，内科治疗的死亡率高达80%～90%，静脉溶栓疗效差，结合主动脉内球囊反搏可轻度降低病死率，但直接冠脉内支架术可使病死率降至50%。

AMI介入治疗时，应尽量缩短从症状开始至开通梗死相关冠脉的时间。最近有人提出用溶栓加准备补救性介入治疗，以获得与直接介入治疗相似的疗效。根据这一方法，AMI患者在到达任何医院时，即可用静脉内溶栓治疗，然后将患者转送至有条件的医院进行冠脉造影和介入治疗。这种联合疗法既可避免因直接介入治疗的时间延迟，又可克服静脉内溶栓治疗梗死相关冠脉开通率低的局限性。

（4）冠心病伴严重左心功能减退患者 该类患者对介入治疗的耐受性较差，有些人主张在介入治疗前预防性插置主动脉内球囊反搏或左心室辅助循环装置，但至今尚缺乏前瞻性研究证据。根据本人的经验，绝大多数左心室功能不良患者介入治疗仍较顺利，因此上述辅助循环装置仅作后备。心肌梗死后评估心肌存活对心力衰竭患者能否接受介入治疗具有十分重要的意义。

（5）约17%冠心病患者存在明显的肾动脉狭窄（管腔内径减小＞50%），因此常规对冠心病患者（尤其血清肌酐增高时）在冠脉造影后行肾动脉造影十分必要。对肾功能不全患者行冠脉介入治疗时，手术成功率基本与普通冠心病患者相似，但控制造影剂用量是关键，以免加重肾功能损害。必要时，可行血液透析治疗。

（6）对左主干病变，除急性并发症（例如左主干夹层撕裂引起急性冠脉阻塞）外，一般仅对受保护的左主干病变(即左主干病变但左前降支和回旋支已有经侧支或旁路血管供血)行介入治疗。在经过严格选择的左心室功能正常的无保护左主干病变患者(尤其是当存在外科手术禁忌证时),支架术(尤其是药物支架)安全并可作为冠脉搭桥的替代治疗。

6. 介入治疗的研究进展

(1) 无保护左主干病变PCI治疗 外科治疗一直被认为是左主干病变的首选治疗方法,而介入治疗左主干病变的安全性及有效性一直备受质疑。目前ESC及AHA,ACC,SCAI指南仍将外科旁路移植术作为左主干病变的标准治疗。而介入治疗仅定位于不适合行外科旁路移植手术高危患者的替代治疗。越来越多的临床试验结果表明支架置入治疗无保护左主干病变的近中期疗效可与外科旁路移植手术相媲美,正是这些令人鼓舞的研究结果使外科旁路移植术是左主干病变唯一标准治疗的观念受到了前所未有的挑战。韩国著名的介入心脏病学者Park SJi11等在《新英格兰医学杂志》上发表了一组目前最大样本的关于支架置入治疗左主干病变多中心注册队列研究的长期随访结果。在2 240例左主干病变患者中,1 102例患者行支架置入术,1 138例行CABG术,并尽可能使用内乳动脉桥。在3年随访期中,支架置入组死亡率与CABG组相似(7.8%vs7.9%,$P=0.61$),联合终点事件(死亡、Q波心肌梗死及中风)发生率两组无明显差异。靶血管再次血管重建率支架植入组高于CABG组(12.6%vs2.6%,$P<0.001$)其中BMS组靶血管再次血管重建率高于DES组(17.5%vs9.3%,$P<0.001$)。这一研究结果再次表明,支架置入治疗左主干病变具有良好的长期有效性及安全性,但靶血管再次血管重建率高依然是其缺憾。

2008年最引人注目的是刚刚完成的SYNTAX研究结果,Syntax研究中,>30%的入选患者为无保护左主干病变,一年随访结果发现,与CABG相比,紫杉醇洗脱支架治疗左主干的lVlACCE发生率与CABG组相当(15.8%vs13.7%,$P>0.05$),且孤立左主干及合并单支病变者,支架置入组lVlACCE发生率稍低于CABG组(7.5%vs13.2%)。既往担忧随着支架置入后内膜增生最大化时突发心脏事件增高的现象并没有出现。表明左主干病变TAXUS支架置入与CABG具有相当的安全性与有效性。

(2) 多支病变的PCI治疗 最近在ESC上公布的SoS试验是比较PCI和CABG术对多支冠脉病变患者临床效果的大规模随机对照试验。由11个国家53个研究中心随机选取的988例具有多支冠脉病变的患者。被随机分配为PCI术和CABG术组。6年的中期随访发现随机分配在PCI组患者中有53例(10.9%)死亡而CABG组为34例(6.8%)。接受CABG术进行血运重建的患者,较PCI术组患者在生存率方面仍存在着持续的优势,此研究结果与其他关于冠脉支架术和冠脉搭桥术效果相比较的试验所得研究结果不一致。最近,Daemen等对多支病变PCI与CABG的对照研究(ARTS、ERACI-Ⅱ、MASS-Ⅱ及SoS)进行meta分析。本项meta分析共纳入4项临床试验(Ⅳ=3 051),这些试验观察了CI(支架置入)和CABG治疗多支冠脉病变患者术后5年的相对安全性和疗效。发现PCI组和CABG组的患者术后5年的死亡、心肌梗死和卒中的累积发病率相近(16.7%vs16.9%,$P=0.69$)。但是,PCI组需要再次介入治疗的患者比例显著高于CABG组(29.0%vs7.9%,$P<0.001$)。未发现不同亚组患者之间(包括糖尿病患者和三支血管病变患者)存在疗效的差异。该项meta分析提示PCI(支架置入)和CABG的远期安全性相近。但是,由于CABG组需要再次介入治疗的患者比例较低,使得术后5年CABG组总体的主要不良心脏事件和心血管事件的发生率显著低于PCI组。最近公布的SYNTAX试验(90%以上为多支病变)发现,紫杉醇洗脱支架与CABG的30天与12个月死亡率均相当。与CABG相比。紫杉醇洗脱支架的卒中发生率更低(0.6%vs2.2%,$P=0.003$)。将SYNTAX试验中死亡、MI与卒中等安全终点联合进行分析发现,紫杉醇洗脱支架与CABG的总体安全终点事件发生率无差异(7.9%vs6.4%,$P=0.39$)。然而,PCI的再次血管重建率却依然高于CABG(5.9%vs13.7%,$P<0.000\ 1$)。在SYNTAX试验中Serruys等在以往多套冠状动脉病变评分与分类系统的基础上结合专家共识,开发出一套新的病变评分系统,即SYNTAX积分。SYNTAX试验发现,病变风险积分与PCI的结果

关系密切。而CABG的结果则不受积分的影响。将SYNTAX积分用于多支病变，有助于识别能更多从DES获益的患者。采用SYNTAX积分进行分层分析显示，在积分较低（0~22）的3支病变患者，PES与CABG的12个月主要不良心脑血管事件（MACCE）发生率相当（17.3%vs15.2%，$P=0.66$）；而在积分中度（23~32）与较高（≥33）的患者。PCI的12个月MACCE发生均显著高于CABG（中度：18.6%vs10.0%，$P=0.02$；较高：21.5%vs8.8%，$P=0.002$）。通过SYNTAX积分甄别为PCI低危、高危患者，分别进行PCI或CABG治疗，通过内外科协作，为患者提供最佳治疗方法可能是未来的发展方向。

（3）分叉病变的PCI治疗 冠状动脉分叉病变占所有冠状动脉介入治疗（PCI）病例的15%左右。由于受分支血流动力学影响，该部位容易发生动脉硬化；受分支血管解剖特征、管径大小及斑块特征影响，分叉病变的治疗操作费时、技术复杂、再狭窄率高，一直是介入医生面临的挑战之一。2008年的TCT大会上公布了BBC ONE（British Bifurcation Coronary study：Old. New and Evolving strategies）试验的结果。该试验纳入500名分叉病变的患者，随机分为简单策略组和复杂策略组，简单策略组的患者在主支血管行药物涂层支架（DES）植入术并对吻扩张、T形支架技术和必要时分支支架植入术（n=250）；而复杂策略组用culotte或crush技术覆盖全部的病变fn=2501。两组患者的基线特征没有明显差别。随访9个月，结果显示，简单策略组的死亡、MI或TVF等初级复合终点明显优于复杂策略组（8.0%vs15.2%，$P=0.0091$）。复杂策略组的主要不良心脏事件（MACE）明显高于简单策略组。BBC ONE研究的结果再一次表明，在分叉病变的处理中应遵循越简单越好的策略，而必要时T支架置入术是双支架置入的首选术式。

（4）急性心肌梗死的直接PCI治疗 直接PCI术的主要目的是改善心肌灌注和挽救濒死心肌。需要关注的是：

1）血栓抽吸装置是否有临床获益？血栓抽吸装置作为支架置入前的辅助治疗研究较多。X-TRACT、REMEDIA等研究均提示，采用血栓抽吸能明显降低无复流及远端微栓塞发生率，改善靶血管的血流状况，但对MACE事件发生率、死亡率等无明显改善。最近TAPAS研究结果表明在AMI直接PCI中，血栓抽吸能改善临床预后。提示支架置入前血栓抽吸可能是处理血栓病变一种有发展前景的治疗策略。最近对血栓去除装置在AMI直接PCI中的应用结果进行了meta分析发现，抽吸导管的应用能改善临床预后，而其他机械斑块去除装置及远端保护装置无明显改善预后的作用。

2）药物涂层支架（DES）能否常规应用于直接PCI术中，其安全性一直备受争议。在过去的一年中，有较多比较DES与裸支架BMS应用于AMI安全性及有效性的报道，这些研究多是一些小样本的随机研究或注册研究，但得出的结论基本相似，即DES置入后MACE事件发生率与BMS相似或稍低，但靶血管再次血管重建率低于BMS组，提示DES置入治疗AMI具有良好的近中期安全性和有效性。但最近报道的REAL注册研究发现，与BMS组相比，DES置入治疗AMI术后3年MACE事件发生率呈现升高的趋势。因而有很多专家提议在DES常规应用于直接PCI前，需要更大样本的随机对照研究和更长时间的随访观察证实其安全性和有效性。

（5）支架内血栓及支架断裂 在DES时代如何降低支架血栓形成是有待解决的问题。Laurent等人采用血管扩张刺激磷酸蛋白（vasodilator stimulated phosphoprotein，VASP）检测血小板活性，来调整氯吡格雷剂量，使VASP检测组92%的患者达到了目标值（VASP＜50%），随访1个月，在VASP检测组支架血栓的发生率明显少于对照组（0.5%vs4.7%，$P=0.01$），主要心血管事件也少于对照组（0.5%vs8.9%，$P<0.0001$），出血事件在两组中相当。近来有关药物支架断裂（stent strut fracture）的报道逐渐引起人们的注意。由于定义及研究人群的差异，各个研究结果显示的支架断裂发生率不等（2.6%~3.2%），但大多数研究显示SES支架断裂的发生率要显著高于PES支架。一般认为，血管内超声检测支架断裂的准确率要高于冠脉造影阳。支架断裂在DES中较BMS中多见可能与BMS较少用于弥漫长病变及发生于BMS置入后明显的内膜增生可以掩盖支架断裂的形态有关；而SES支架较PES支架断裂

常见的原因可能与支架结构（SES 支架为闭环结构，而 PES 为开环结构）以及 SES 支架更好的不透 X 线的特性有关。有报道认为，支架断裂与支架内再狭窄有关，但是并不增加 MACE 的发生率，其预后及处理方式尚需要进一步的研究。

（6）药物涂层支架 药物涂层支架的临床应用为预防介入治疗后再狭窄提供了切实有效的方法。

再狭窄仍然是当前冠心病介入治疗的主要局限。冠脉支架术后发生支架内或（和）支架两端（in-segment）再狭窄，与炎症反应、内膜平滑肌细胞增生和细胞外基质合成以及血管重构等有关。再狭窄可能尚与许多临床、生化、冠脉病变特性和基因等因素有关。应用不同的放射源对冠脉介入治疗部位做放射疗法，可以预防内膜增生，治疗支架内再狭窄。药物涂层支架抑制平滑肌细胞增生，可能对预防血管几何形态的重构和内膜增生均产生理想的作用。药物涂层支架的研究已成为当前冠心病介入治疗领域中的热点。但多数研究仍处于动物实验阶段。

（三）外科手术治疗

外科手术治疗是指冠脉旁路移植术（coronary artery bypass grafting, CABG），即冠脉搭桥术。

冠心病外科治疗的研究经历了近 100 年的探索，曾经提出过许多不同的手术方法与外科技术，根据具有突破性的进展。

1. 手术治疗发展的 3 个阶段

第 1 阶段：手术干预机体生理治疗冠心病。

第 2 阶段：着眼于增加侧支循环。

第 3 阶段：直接增加心肌血液供应。1967 年，Favaloro & Johnson 采用大隐静脉在主动脉和冠状动脉之间搭桥（CABG）成功。由于该方法疗效肯定，因此迅速得到推广和普及，成为治疗冠心病的主要外科治疗方法。

2. 冠状动脉搭桥的常用手术方法

（1）体外循环心脏停跳下 CABG 又称传统 CABG，适用于各类 CABG 手术，特别是 2 支以上的多支冠状动脉病变患者。

（2）微创非体外循环心脏不停跳下行冠状动脉搭桥。

目前微创 CABG 种类和方法较多，可以分为两大类：第 1 类是不用体外循环、在跳动的心脏上手术（beating heart surgery）；第 2 类是周围插管体外循环，经胸壁窗口心脏手术（transthoracic surgery）各种小切口冠状动脉搭桥、内镜辅助和机器人搭桥，随着 20 世纪 90 年代微创技术的发展，Benetti 和 Calafiore 先后采用左前胸小切口在非体外循环心脏不停跳下将左内乳动脉（LIMA）与左前降支（LAD）直接吻合，即微创直接冠状动脉旁路移植术（minimally invasive direct coronary artery bypass, MIDCA）。该手术的主要优点有：左前外侧开胸切口，心脏不停跳，避免做主动脉操作，减少输血，减少创伤，缩短住院时间等。该方法仅用于冠状动脉单支病变，如左前降支病变，重度升主动脉钙化者。

电视胸腔镜是内镜外科在设备和手术器械不断发展的基础上产生的"微侵入"外科技术。近 10 年来，胸腔镜在心胸外科领域也得到蓬勃发展。由于心脏的解剖位置靠近胸壁，不适合传统胸腔镜。而机器人的出现改变了胸腔镜外科的面貌，产生了全新的胸腔镜下脊柱前路手术（VATS）。冠状动脉搭桥的效果手术后的近期和远期效果均十分明显，一般术后就可表现出来。最明显的表现就是手术前的心绞痛或胸闷等症状明显减轻或完全消失。术后心脏事件的发生率明显减少。CABG 只治疗心肌缺血，并不治疗冠心病的多种危险因素如高血压、糖尿病、高血脂、抽烟等，因此手术后应特别强调对这些冠心病危险因素的治疗和控制，以进一步提高 CABG 的远期疗效。

（四）其他治疗方法

1. 血管新生疗法

目前，一种新的治疗手段——血管新生疗法（therapeutic angiogenesis），正在逐渐引起重视。

所谓血管新生疗法，是指通过输注外源性的血管新生因子或转导其基因。促进缺血部位的血管新生，形成丰富的侧支循环以改善供血的治疗方法。

血管新生因子：种类很多，目前了解和应用最多的有以下两种。

（1）血管内皮细胞生长因子（vascular endothelial growth factor, VEGF） VEGF 是高度

保守的同源二聚体糖蛋白，分子量为45 000。其主要作用是特异性促进内皮细胞有丝分裂和增强血管通透性。VEGF对血管内皮细胞的特异性促有丝分裂作用与血管的新生有直接联系，肿瘤、创伤、女性子宫、卵巢等有血管新生的部位VEGF表达增加。多种刺激因素均可诱导VEGF的表达，其中尤以低氧（缺血）最为引人关注。目前已鉴定的VEGF受体有三种：分别是R1（Flt1）、R2（KDR）、R3（Flt4），前两种在血管内皮细胞，后一种在淋巴管内皮细胞表达，各自具有的功能尚未明了。

（2）成纤维细胞生长因子（FGF）家族 FGF及其受体具有多形性，作用多种多样。作为血管新生因子的FGF中的FGF-1：酸性成纤维细胞生长因子（acidic FGF, aFG17）；FGF-2：碱性成纤维细胞生长因子（basic FGF, bFGF）为其代表。FGF的促血管细胞增殖作用是非特异性的，它不仅促进内皮细胞，也促进成纤维细胞、平滑肌细胞的增殖，其促血管新生的作用不仅局限于毛细血管，也能引起细小动脉血管新生，同时，亦有形成肥厚性病变的可能。对有动脉硬化病变的患者投与该因子，有可能刺激动脉硬化斑块内平滑肌细胞的增殖，而使血管狭窄性病变进一步发展。因此，在冠心病治疗中直接输注外源性血管因子的价值有待进一步研究和探讨。

血管新生疗法作为冠心病治疗的一种新手段，有其广阔的应用前景。仍需进一步开发适当的基因载体及导入方法，对比蛋白与基因、VEGF与FGF、各种注入方式的疗效差别，着手其他种类血管新生因子的研究，以及积累更多的临床资料和进行可行性大规模临床试验。

2. 基因治疗

基因转移为心血管疾病提供了新的治疗途径，常用于治疗重要蛋白质的过度表达和矫正基因的缺陷，如血管内皮生长因子（VEGF）和成纤维细胞生长因子（FGF）等基因转移，促进血管新生，改善了缺血心肌的供血和冠脉侧支循环形成；而反义性基因治疗，在转录或翻译水平上关闭或抑制某些生长因子的基因表达，抑制其合成，从而降低血管内膜厚度，减轻再狭窄程度，为经皮冠脉腔内成形（PTCA）和冠状动脉内支架植入后再狭窄的防治带来新的希望。

（1）基因治疗的载体 基因转移是将目的基因（治疗基因）导入到细胞内。它是研究基因功能、实现基因治疗的关键。目前有两大类基因治疗载体系统：病毒载体和非病毒载体，前者包括逆转录病毒（RV）、腺病毒（AV）和腺相关病毒（AAV）等，后者包括质粒DNA、脂质体等。其中RV和AV是基因转移最广泛使用的载体。近年来，又发展了一些新的基因转移体系如受体介导、病毒脂质体、水凝胶导管、基因缝线、基因球囊、基因支架、微粒子等。其中病毒脂质体既克服了AV病毒副作用又提高了脂质体的转染效率，通过将AV中纤维蛋白，镶嵌在双层脂质体膜上，形成纤维蛋白脂质体，转染平滑肌细胞，其转染效率可以从2%提高到30%～40%。

（2）心血管的基因转移技术 过去几年，通过病毒载体作体内心脏基因传递的可行性已不断得到证实，其中重组腺病毒已成为最常见的载体。已有几种方法成功用于基因传递。应用冠脉内导管传送编码半乳糖苷酶的腺病毒已成功地转导该血管分布范围内的约30%心肌细胞。通过心外膜直接将腺病毒注入心室壁可明显诱导表达，但只是局部表达，且可致心肌损伤。

有关大型动物以及最终应用到人的转基因的最佳条件还需要广泛而深远的研究。

（3）冠心病基因疗法的靶点

1）缺血心肌 组织器官在缺血、缺氧刺激下，常常会在缺血组织内发生小血管数量的增加，如心肌缺血促进冠脉侧支循环建立，其间有许多血管生长因子[VEGF、FGF、血小板衍生生长因子（PDGF）等]的参与。Charles等在猪冠脉左回旋支放置缩窄环造成的慢性心肌缺血模型中，将VEGF121的cDNA构建导入复制缺陷Adv载体中形成AdGV VEGF121，再将重组的AdGV VEGF121直接多点心肌注射，3周后血管造影发现缺血心肌侧支血管数目明显增加，有效促进了血管新生。同时心肌血流灌注和功能都有显著改变。

2）血栓形成 在球囊扩张、支架治疗及静脉移植过程中，由于机械作用、缺血/再灌注损伤和血流剪切力的改变，内膜受到损伤、剥落，内膜下组织因子暴露，血小板黏附、聚集、活化等作用是造成血栓和再狭窄的主要原因。前列环素（PG）、一氧化氮（NO）合酶、纤溶酶原激活剂（PA）、凝血酶受体以及血小板膜蛋白受体均可作为候选基因，它们可对抗血小板黏附聚集和血栓形成，促进内皮修复，减轻新生内膜增生。在高胆固醇饲养的小型猪主动脉球囊损伤模型中，局部转染反义凝血酶受体真核表达基因，抑制血管平滑肌细胞凝血酶受体基因的表达，使猪血管平滑肌细胞中 PDGF-A 链及 bFGF 的表达明显降低，内膜增生显著减轻。

3）血管成形术及介入再狭窄　行血管成形术和介入后的患者，有 30%～40% 的在术后 3~6 个月内发生再狭窄。一系列原癌基因（rss、cmyc、c-myb、fas）及生长因子表达增强均是引起平滑肌细胞增生的原因。因此，局部转染这些基因的反义序列，如反义寡聚核苷酸或其载体导入细胞，使其与相应的 DNA、RNA 序列结合，关闭或抑制特定基因的表达，抑制生长因子的合成，降低内膜厚度，减轻再狭窄程度。Fulton 等将含有 C-myb 反义 RNA 的凝胶涂于颈总动静脉移植物的外膜，发现内膜的增生与对照组相比明显减少，同时还保护了乙酰胆碱介导的内膜细胞依赖性血管舒张作用。

4）动脉粥样硬化　动脉粥样硬化（AS）损伤过程涉及到许多基因和环境因素，因此，基因治疗途径多样。如低密度脂蛋白（LDL）受体缺陷可导致 AS，通过将 LDL 受体基因导入肝脏进行表达，从而增加 LDL 的清除。Grossman 等用 RV 为载体，通过间接体内基因转移方法将人 LDL 受体基因转移到已被确诊为冠心病 5 例纯合子家族型高胆固醇血症（FH）患者肝脏中，其中 3 例患者血浆 LDL-C 浓度有明显持久降低，LDL 受体基因表达至少持续了 4 个月。载脂蛋白 B mRNA 编辑酶催化多肽 -1（apoBec-1）参与 apoB100mRNA 的编辑，使 apoB100mRNA 转为 apoB48mRNA，从而减少致 AS 的 apoB100 的合成，使 LDL 及 LP（a）合成减少。

（4）临床应用　1994 年即有关于基因治疗应用于周围血管疾病的成功报道，目前已积累了大量病例和临床经验。而有关冠心病应用方面的报道较少。Isner 等对 5 名重症冠心病患者在全麻下行小切口开胸手术，直视下将载有 VEGF 的质体直接注入心肌组织，分别注射 4 个部位，每个部位 2 ml，1～2 个月后追踪复查核素心肌显像（SPECT）及冠脉造影发现，心肌缺血及冠脉侧支循环均有明显改善。但尚需积累更多的资料并进行大规模的临床研究以观察基因治疗的效果及可比性。

（5）问题与展望　目前基因治疗应用于人体可能会出现以下一些问题：

1）靶器官以外部位的血管新生，使潜在性癌变的危险性增高；

2）蛋白分解速度快，需反复投予；

3）使用大量蛋白制剂，其价格昂贵，且有造成过敏反应的可能。而一次性导入血管新生因子基因，就会产生高浓度、持续一定时间的蛋白表达，且表达又有一定的限定期间，从而有可能解决上述问题。

3. 社会心理干预

医学模式的改变使人们认识到社会、心理因素在冠心病中的重要地位。特别是目前社会竞争激烈、公众工作生活压力很大，而汽车等交通工具的发展使人们锻炼身体的机会越来越少。以上均是冠心病在现代社会高发的原因，从冠心病一级预防的角度，社会、心理干预是重要的治疗手段，但是目前的认识不足，方法不多，而且是医务工作者个人努力很难取得成效的。从二级预防角度，冠心病特别是心肌梗死的患者大多具有不同程度的抑郁，心梗后的抑郁是比左室射血分数更强的预测一年后死亡的危险因素。但是我国的心血管医生多忙于介入、手术治疗，对冠心病患者的心理干预重视不够，而且我国医生在心理关心方面的培训很少，专业心理工作者也不多，这是目前我国冠心病治疗领域的薄弱环节。

4. 各种治疗方法的杂交

冠心病的各种治疗方法均有其固有的缺陷，因此将各种方法结合起来，互相取长补短可能是未来冠心病治疗的发展方向。最近的热点治疗，如干细胞治疗、"分子搭桥"等治疗的最终实施均需要介入治疗或外科的配合，并成为介入治疗和外科治疗进一步改善患者预后的有效措施。

（五）急性心肌梗死的治疗

治疗原则是保护和维持心脏功能，挽救濒死的心肌，防止梗死扩大，缩小心肌缺血范围，及时处理严重心律失常、泵衰竭和各种并发症，防止猝死，保持尽可能多的有功能的心肌。

ST段抬高急性心肌梗死治疗原则：
（1）立即住院、绝对卧床。
（2）强调心电监测、做好除颤准备。
（3）全力尽早血运重建——心肌再灌注：①挽救梗塞心肌、缩小梗死范围；②首选直接PCI。
（4）药物治疗 ST段抬高急性心肌梗死的处理流程图（图8-2-1）。

1．监护和一般治疗

对明确或怀疑AMI诊断的患者应立即收入冠心病监护病房（CCU）。

（1）休息 急性期卧床休息1周，保持环境安静。减少刺激，解除焦虑。

（2）吸氧 最初几日间断或持续通过鼻管或面罩吸氧。

（3）监测 进行心电图、血压和呼吸的监测，必要时监测肺毛细血管压和中心静脉压。

（4）护理 心理、生活、饮食、活动等的护理与指导。

（5）建立静脉通路。

（6）立即嚼服阿司匹林300 mg和口服氯吡格雷150～300 mg。

2．解除疼痛

（1）吗啡5～10 mg皮下注射或哌替啶50～100 mg肌内注射，注意呼吸功能的抑制。

（2）疼痛较轻者可以使用罂粟碱或可待因，或地西泮10 mg肌内注射。

（3）试用硝酸酯类药物含服或静脉滴注。

（4）心肌再灌注治疗可有效地缓解疼痛。

3．再灌注心肌

再灌注心肌是AMI早期最重要的治疗措施，又称早期血运重建。

（1）介入治疗（PCI）

1）直接PCI 应作首选治疗。适应证：ST段抬高和新出现的左束支传导阻滞的心肌梗死；心肌梗死（MI）并发心源性休克；适合再灌注治疗而有溶栓禁忌证；无ST段抬高的心肌梗死，但狭窄严重，血流≤TIMI Ⅱ级；发病1～6 h疗效最佳，6～12 h其次，要求从患者来院到冠脉再通，90 min完成；12 h以上者不宜行该治疗。

2）支架置入术 可以对PTCA的患者实行该方法。

3）补救性PCI 溶栓后仍然胸痛，ST段未降低，造影显示血流为TIMI Ⅱ级，宜实行补救性PCI。

4）溶栓治疗再通者的PCI 溶栓成功，可在7～10天后行冠状动脉造影及PCI。

（2）溶栓治疗

1）目标 尽早开通梗死相关冠状动脉；尽可能挽救濒死心肌，限制梗死面积，保存左室功能；降低死亡率，改善远期预后；预防缺血或梗死再发。

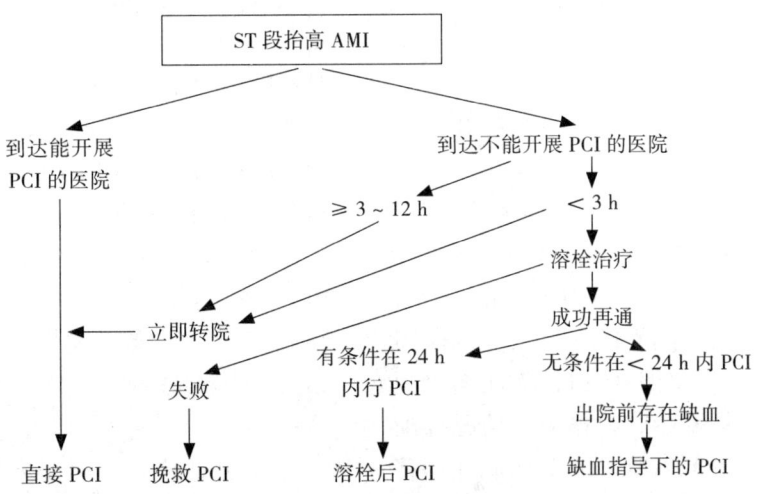

图8-2-1 ST段抬高急性心肌梗死的处理流程图

2）适应证　心电图至少2个以上相邻导联出现ST段抬高，病史提示AMI伴左束支传导阻滞，发病<12 h，年龄<75岁；ST段抬高MI患者>75岁，可以谨慎进行溶栓治疗；ST段抬高MI起病12～24 h，仍然有胸痛及ST段抬高者。

3）禁忌证　近1年内的脑血管意外；3周内进行过大手术或严重外伤或分娩；2～4周有活动性内脏出血或溃疡病出血；2周内穿刺过不能压迫止血的大血管；疑有或确诊有主动脉夹层；头颅损伤或已知的颅内肿物或动静脉畸形；正在使用治疗剂量的抗凝剂或有出血倾向者；重度未控制的高血压（>180/110 mmHg）或慢性严重的高血压病史；2～4周内有心肺复苏史。

4）常用的溶栓药物　尿激酶（UK）；链激酶（SK）；重组组织型纤溶酶原激活剂（rt-PA）。UK一般剂量为150万u加于生理盐水150 ml，静脉滴注半小时。SK剂量用法同UK，但滴注前应做过敏试验，阴性者才可使用。Rt-PA先静注10 mg，然后第1 h静滴50 mg，然后40 mg在2 h内滴完，总剂量100 mg。国内曾有报道先静注8 mg，42 mg在1h内静滴，总量50 mg，疗效与总量100 mg相似。

5）溶栓疗效评价　冠状动脉造影直接观察；临床再通的标准：①开始给药后2 h内，缺血性胸痛缓解或明显减轻；②开始给药后2 h内，心电图相应导联升高的ST段比用药前下降50%；③开始给药后2～4 h内出现再灌注心律失常；④CK-MB的峰值前移到距起病14 h以内。但单有"①"或"③"不能判断为再通。

4. 并发症及处理

（1）急性左心衰竭　临床上表现为程度不等的呼吸困难，严重者可端坐呼吸，咯粉红色泡沫痰。

急性左心衰竭的处理：①适量利尿剂，Killip Ⅲ级（肺水肿）时静脉注射呋塞米（速尿）20 mg；②静脉滴注硝酸甘油，由10 μg/min开始，逐渐加量，直到收缩压下降10%～15%，但不低于90 mmHg；③尽早口服ACEI，急性期以短效ACEI为宜，小剂量开始，根据耐受情况逐渐加量；④肺水肿合并严重高血压是静脉滴注硝普钠的最佳适应证。小剂量（10 μg/min）开始，根据血压逐渐加量并调整至合适剂量；⑤洋地黄制剂在AMI发病24 h内使用有增加室性心律失常的危险，故不主张使用。在合并快速心房颤动时，若胺碘酮无效，可慎用毛花苷丙（西地兰）或地高辛减慢心室率。在左室收缩功能不全，每搏量下降时，心率宜维持在90～110次/min，以维持适当的心排血量；⑥急性肺水肿伴严重低氧血症者可行人工机械通气治疗。

（2）心源性休克　临床上当肺淤血和低血压同时存在时可诊断心源性休克。AMI时心源性休克85%由于左心衰竭所致，但应与心包压塞、升主动脉夹层伴主动脉瓣关闭不全或AMI严重机械性并发症，如严重急性二尖瓣关闭不全和室间隔穿孔等导致的心源性休克鉴别。

AMI合并低血压可能由于低血容量引起。患者呕吐、出汗应用硝酸甘油扩血管治疗，均可引起前负荷减低而发生低血压，但无呼吸困难和器官低灌注表现，这时可谨慎扩容治疗。对广泛大面积心梗或高龄患者应避免过度扩容诱发左心衰竭。下壁AMI合并右室心梗时常见低血压，扩容治疗是关键，若补液1～2 L后心排血量仍不增加，应静脉滴注正性肌力药多巴酚丁胺（3～5 μg/(kg·min)）。

心源性休克的处理：①在严重低血压时，应静脉滴注多巴胺5～15 μg/(kg·min)，一旦血压升至90 mmHg以上，则可同时静脉滴注多巴酚丁胺（3～10 μg/(kg·min)），以减少多巴胺用量。如血压不升，应使用大剂量多巴胺（15 μg/(kg·min)），仍无效时，也可静脉滴注去甲肾上腺素2～8 μg/min。轻度低血压时，可将多巴胺或与多巴酚丁胺合用。②AMI合并心源性休克时药物治疗不能改善预后，应使用主动脉内球囊反搏（IABP）。IABP对支持患者接受冠状动脉造影、PTCA或CABG均可起到重要作用。在升压药和IABP治疗的基础上，谨慎、少量应用血管扩张剂（如硝普钠）以减轻心脏前后负荷可能有用。③迅速使完全闭塞的梗死相关血管开通，恢复血流至关重要，这与住院期间的生存率密切相关。对AMI合并心源性休克提倡机械再灌注治疗。

IABP适应证：①心源性休克药物治疗难以恢复时，作为冠脉造影和急诊血运重建术前的一项稳定措施；②AMI并发机械性并发症，如乳头肌断裂、室间隔穿孔时，作为冠脉造影和修补手术及血运重建术前的一项稳定性治疗手段；③顽固性室性心动过速反复发作伴血流动力学不稳定；④ AMI 后顽固性心绞痛在冠脉造影和血运重建术前的一种治疗措施。

（3）并发心律失常的处理　首先应加强针对 AMI、心肌缺血的治疗。溶栓、血运重建术（急诊 PTCA、CABG）、β 受体阻滞剂、IABP、纠正电解质紊乱等均可预防或减少心律失常发生。

1）AMI 并发室上性快速心律失常的治疗

①房性期前收缩与交感兴奋或心功能不全有关，本身不需特殊治疗。

②阵发性室上性心动过速：伴快速心室率，必须积极处理：a. 维拉帕米、硫氮䓬酮或美托洛尔静脉用药；b. 合并心力衰竭、低血压者可用直流电复律或心房起搏治疗。

③心房扑动：少见且多为暂时性。

④心房颤动：常见且与预后有关，治疗如下：a. 血流动力学不稳定的患者，如出现血压降低、脑供血不足/心绞痛或心力衰竭者需迅速做同步电复律；b. 血流动力学稳定的患者，以减慢心室率为首要治疗，无心功能不全、支气管痉挛或房室传导阻滞者，可静脉使用 β 受体阻滞剂如美托洛尔 2.5 mg 在 5 min 内静脉注入，必要时可重复，30 min 内总量不超过 5 mg。同时监测心率、血压及心电图，如收缩压 < 100 mmHg 或心率 < 60 次 /min，终止治疗。也可使用洋地黄制剂，如毛花苷丙静脉注入，其起效时间较 β 受体阻滞剂静脉注射慢，但 1～2 h 内可见心率减慢。如治疗无效或禁忌且无心功能不全者，可静脉使用维拉帕米或硫氮䓬酮。维拉帕米 5～10 mg（0.075～0.75 mg/kg）缓慢静脉注射，必要时 30 min 可重复；硫氮䓬酮静脉缓慢注入，然后静脉滴注，用法见前述。以上药物静脉注射时必须同时观察血压及心率；c. 胺碘酮对中止心房颤动、减慢心室率及复律后维持窦性心律均有价值，可静脉用药并随后口服治疗。

2）AMI 并发室性快速心律失常的治疗

①心室颤动、持续性多形室性心动过速，立即非同步直流电复律，起始电能量 200 J，如不成功可给予 300 J 重复。

②持续性单形室性心动过速伴心绞痛、肺水肿、低血压（< 90 mmHg），应予同步直流电复律，电能量同上。

③持续性单形室性心动过速不伴上述情况，可首先给予药物治疗。首选胺碘酮先 10 min 内静注 75～150 mg，必要时重复 1 次，然后 2～4 mg/min 静滴，视病情调整剂量。如胺碘酮无效可改用利多卡因 50 mg 静脉注射，需要时每 15～20 min 可重复，最大负荷剂量 150 mg，然后 2～4 mg/min 维持静脉滴注，时间不宜超过 24 h。

④频发室性期前收缩、成对室性期前收缩、非持续性室速可严密观察或胺碘酮、利多卡因治疗（使用不超过 24 h）。

⑤偶发室性期前收缩、加速的心室自主心律可严密观察，不做特殊处理。

⑥ AMI、心肌缺血也可引起短阵多形室性心动过速，酷似尖端扭转型室性心动过速，但 QT 间期正常，可能与缺血引起的多环路折返机制有关，治疗方法同上，如利多卡因、胺碘酮等。

3）缓慢性心律失常的治疗　窦性心动过缓见于 30%～40% 的 AMI 患者中，尤其是下壁心肌梗死或右冠状动脉再灌注（Bezold-reflex, Bezold 反射）时。心脏传导阻滞可见于 6%～14% 患者，常与住院病死率增高相关。处理原则如下：

①无症状窦性心动过缓，可暂做观察，不予特殊处理。

②症状性窦性心动过缓、二度Ⅰ型房室传导阻滞、三度房室传导阻滞伴窄 QRS 波逸搏心律，患者常有低血压、头晕/心功能障碍、心动缓慢 < 50 次 /min 等，可先用阿托品静脉注射治疗。阿托品剂量以 0.5 mg 静脉注射开始，3～5 min 重复一次，至心率达 60 次 /min 左右。最大可用至 2 mg。剂量小于 0.5 mg，有时可引起迷走张力增高，心率减慢。

③出现下列情况，需行临时起搏治疗

a. 三度房室传导阻滞伴宽 QRS 波逸搏、心室停搏；

b. 症状性窦性心动过缓、二度Ⅰ型房室传导阻滞或三度房室传导阻滞伴窄 QRS 波逸搏经阿托品治疗无效；

c. 双侧束支传导阻滞，包括交替性左、右束支阻滞或右束支传导阻滞伴交替性左前、左后分支阻滞；

d. 新发生的右束支传导阻滞伴左前或左后分支阻滞和新发生的左束支传导阻滞并发一度房室传导阻滞；

e. 二度Ⅱ型房室传导阻滞。

④根据有关证据，以下情况多数学者的观点也倾向于临时起搏治疗。

右束支传导阻滞伴左前或左后分支阻滞（新发生或不肯定者）；右束支传导阻滞伴一度房室传导阻滞；新发生或不肯定的左束支传导阻滞；反复发生的窦性停搏（>3s）对阿托品治疗无反应者。

通常选择单导联的心室起搏，因其安装容易且可靠，但少数患者可能需要采用房室顺序起搏治疗。

（4）机械性并发症　AMI机械性并发症为心脏破裂，包括左室游离壁破裂、室间隔穿孔、乳头肌和邻近的腱索断裂等。常发生在AMI发病第1周，多发生在第1次及Q波心肌梗死患者。溶栓治疗年代，心脏破裂并发症发生率降低，但发生时间前移。临床表现为突然或进行性血流动力学恶化伴低心排血量、休克和肺水肿。药物治疗病死率高。

1）游离壁破裂　左室游离壁破裂引起急性心包填塞时可突然死亡，临床表现为电—机械分离或停搏。亚急性心脏破裂在短时间内破口被血块封住，可发展为亚急性心包填塞或假性室壁瘤。症状和心电图不特异，心脏超声可明确诊断。对亚急性心脏破裂者应争取冠脉造影后行手术修补及血运重建术。

2）室间隔穿孔　病情恶化的同时，在胸骨左缘第3、4肋间闻及全收缩期杂音，粗糙、响亮，50%伴震颤。二维超声心动图一般可显示室间隔破口，彩色多普勒可见经室间隔破口左向右分流的射流束。室间隔穿孔伴血流动力学失代偿者提倡在血管扩张剂和利尿剂治疗及IABP支持下，早期或急诊手术治疗。如室间隔穿孔较小，无充血性心力衰竭，血流动力学稳定，可保守治疗，6周后择期手术。

3）急性二尖瓣关闭不全　乳头肌功能不全或断裂引起急性二尖瓣关闭不全时在心尖部出现全收缩期反流性杂音，但在心排血量降低时，杂音不一定可靠。超声心动图和彩色多普勒是明确诊断并确定二尖瓣反流机制及程度的最佳方法。急性乳头肌断裂时突然发生左心衰竭和（或）低血压，主张血管扩张剂、利尿剂及IABP治疗，在血流动力学稳定的情况下急诊手术。因左室扩大或乳头肌功能不全引起的二尖瓣反流，应积极药物治疗心力衰竭，改善心肌缺血并主张行血运重建术以改善心脏功能和二尖瓣反流。

5. 右室梗死和功能不全

急性下壁心梗中，近一半存在右室梗死，但有明确血流动力学改变的仅10%~15%，下壁伴右室梗死者病死率大大增加。右胸导联（尤为V_{4R}）ST段抬高≥0.1 mV是右室梗死最特异的改变。下壁梗死时出现低血压、无肺部啰音、伴颈静脉充盈或Kussmaul征（吸气时颈静脉充盈）是右室梗死的典型三联征。但临床上常因血容量减低而缺乏颈静脉充盈体症，主要表现为低血压。维持右心室前负荷为其主要处理原则。下壁心梗合并低血压时应避免使用硝酸酯和利尿剂，需积极扩容治疗，若1~2h补液1~2L血压仍不回升，应静脉滴注正性肌力药多巴胺。在合并高度房室传导阻滞、对阿托品无反应时，应予临时起搏以增加心排血量。右室梗死时也可出现左心功能不全引起的心源性休克，处理同左室梗死时的心源性休克。

（六）非ST段抬高的AMI的危险性分层及处理

1. 非ST段抬高的AMI的危险性分层

非ST段抬高的AMI多表现为非Q波性AMI，与ST段抬高的AMI相比，梗死相关血管完全闭塞的发生率较低（20%~40%），但多支病变和陈旧性心梗发生率比ST段抬高者多见。在临床病史方面两者比较，糖尿病、高血压、心力衰竭和外周血管疾病在非ST段抬高的AMI患者中更常见。

对非ST段抬高的AMI进行危险性分层的主要目的，是为临床医师迅速做出治疗决策提供依据。

（1）低危险组　无合并症、血流动力学稳定、不伴有反复缺血发作的患者。

（2）中危险组　伴有持续性胸痛或反复发作心绞痛的患者。①不伴有心电图改变或ST段压低≤0.1 mV；②ST段压低≥0.1 mV。

非ST段抬高的急性冠脉综合征处理流程图（图8-2-2）。

（3）高危险组 并发心源性休克、急性肺水肿或持续性低血压。

2. 非ST段抬高的AMI的药物治疗

临床资料显示，非ST段升高AMI患者有心肌坏死证据，包括肌钙蛋白和心肌酶学升高证据，但心电图上表现为ST段压低而非抬高。患者的最初药物治疗除了避免大剂量溶栓治疗外，其他治疗与ST段抬高的患者相同。

（1）血小板膜糖蛋白（GP）Ⅱb/Ⅲa受体拮抗剂 目前临床使用的血小板GPⅡb/Ⅲa受体拮抗剂有以下三种：阿昔单抗（abciximab）、依替非巴肽（epiifibatide）、替罗非班（tiroflban）。临床研究显示，以上三种药物的静脉制剂对接受介入治疗的ACS患者均有肯定的疗效，在非介入治疗的ACS患者中疗效不肯定。

（2）低分子量肝素 临床试验研究显示，在非ST段抬高的ACS患者中使用低分子量肝素，在降低心脏事件方面优于或等于静脉滴注肝素的疗效。

3. 介入治疗

对非ST段抬高的AMI紧急介入治疗是否优于保守治疗，尚无充分证据。较为稳妥的策略应是首先对非ST段抬高的患者进行危险性分层，低危险度的患者可择期行冠脉造影和介入治疗，对于中度危险和高度危险的患者紧急介入治疗应为首选，而高度危险患者合并心源性休克时应先插入IABP，尽可能使血压稳定再行介入治疗。

（七）心肌梗死恢复期预后评价及处理

1. 无创检查评价

对AMI恢复期无明显心肌缺血症状、血流动力学稳定、无心力衰竭及严重室性心律失常者，在有条件的单位应行下列无创检查与评价：

（1）心肌缺血的评价

1）运动心电图试验 患者可于出院前（心肌梗死后10~14天）行症状限制性负荷心电图试验或于出院后早期（心肌梗死后10~21天）进行运动心电图试验评价。运动试验示心电图ST段压低者较无ST段压低者1年的死亡率高。运动试验持续时间也是重要的预后预测因素，能完成至少5个代谢当量（METs）而不出现早期ST段压低，且运动中收缩期血压正常上升，具有重要的阴性预测价值。

2）心电图监测心肌缺血 据长期随访研究报道，若心肌梗死后动态心电图检查仍有缺血存在，则提示心血管事件增加，预后不良。

3）心肌缺血或梗死范围的测量 临床研究显示，最终梗死范围的大小是患者生存和生活质量的重要决定因素。^{201}Tl或^{99m}Tc-MIBI心肌灌注显像可用以评价梗死范围的大小，对心肌梗死患者的预后有一定预测价值。

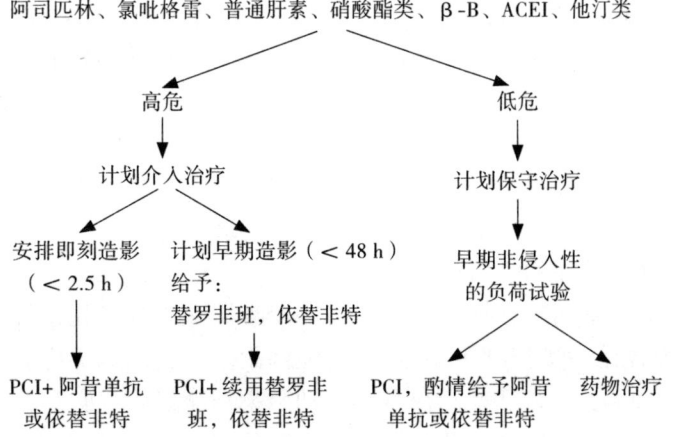

图8-2-2 非ST段抬高急性冠脉综合征的处理流程图

4）若静态心电图有异常，如束支传导阻滞、ST-T异常、预激综合征或使用洋地黄、β受体阻滞剂治疗者，则应考虑选择运动核素心肌灌注显像或负荷超声心动图（UCG）检查；对不能运动的患者可以药物负荷心肌灌注显像或UCG检查。

（2）存活心肌的评价 冬眠心肌和顿抑心肌均是存活心肌，但心功能下降，采用铊显像、正电子发射体层摄像（PET）以及小剂量多巴酚丁胺负荷超声心动图均可检测出心肌梗死后的存活心肌，其中PET检测的敏感性最高，但价格昂贵，多巴酚丁胺负荷超声心动图亦有较高的阳性预测准确性。临床评价显示，部分因心肌缺血导致左心室功能障碍的患者，可通过存活心肌的检测与相应的血管重建术而得到改善。

（3）心功能评价 研究证实心肌梗死后左心室功能是未来心血管事件较准确的预测因子之一。用来评估左心室功能状况的多种指标或检测技术，如患者的症状（劳累性呼吸困难等）、体征（肺部啰音、颈静脉压升高、心脏扩大、S3奔马律）、运动持续时间（活动平板运动时间）以及用左室造影、放射性核素心室显影及二维UCG检查测定的左室EF等均显示有显著的预后预测价值。左室造影显示心肌梗死后左室收缩末期容积＞130 ml，比左室EF＜40%或舒张末期容积增加在预测死亡率方面有更好的评估价值。

（4）室性心律失常检测与评价 在心肌梗死后1年内出现恶性室性心律失常者，其危险性较大，是猝死发生的重要预测因子。心肌梗死患者出院前动态心电图检测若发现频发室性期前收缩或更严重的室性异位心律（如非持续性室性心动过速），都与死亡率增加相关。

2. 有创检查评价（冠状动脉造影）及PTCA或CABG适应证选择

AMI恢复期间，如有自发性或轻微活动后诱发的心肌缺血发作、需要确定治疗的心肌梗死后机械并发症（如二尖瓣反流、室间隔穿孔、假性动脉瘤或左室室壁瘤）、血流动力学持续不稳定、或有左室收缩功能降低（EF＜40%）者，在有条件的单位应考虑行有创评价（包括冠状动脉造影），并根据病变情况考虑PTCA或CABG。

（1）溶栓治疗后延迟PTCA 目前仍无大规模研究评价这一方法的有效性。

（2）AMI未溶栓者恢复期行PTCA

1）有自发或诱发性缺血症状者应考虑延迟PTCA；

2）既往有心肌梗死者可考虑行择期心导管检查，若病变适宜，行PTCA；

3）对未溶栓或溶栓未成功，梗死相关动脉仍闭塞，虽无症状但提示有存活心肌者也可考虑PTCA。

三、预防

冠心病是当代威胁人类中老年健康的疾病之一，是造成中老年死亡的首要原因。因此，积极预防冠心病，降低其发病率、死亡率以及致残率已受到社会的关注。

（一）冠心病的一级预防

冠心病的一级预防主要是针对其危险因素的干预。预防冠心病可采用针对全人群和高危人群两种预防策略。前者是通过改变全社会与冠心病危险因素有关的生活行为习惯和相关因素，以期降低人群中的冠心病危险；后者是针对具有高度危险因素的人群进行预防，这是预防冠心病的重点对象，针对有1个或1个以上公认的与冠心病有明确因果关系的危险因素进行积极防治，可以有效地减少冠心病的发生。目前公认冠心病危险因素包括：40岁以上的中老年人、吸烟（现吸烟10支/d）、高血压、高血脂、重度肥胖（超重≥30%）、糖尿病、闭经后女性、有早患冠心病的家族史、有明确的脑血管或周围血管阻塞的既往史。其中，高血压、高胆固醇、糖尿病及吸烟被认为是冠心病最主要的4个危险因素。除性别、年龄和家族史外，其他危险因素都可以预防和治疗。一级预防就是要控制好这些危险因素：

1. 彻底戒烟，且远离烟草环境

吸烟是心脏猝死及外周血管疾病最主要的危险因素，烟草的烟雾中含有一氧化碳，能够促使动脉粥样化发生，它是造成许多心脏疾病的一个重要原因，大量吸烟的人，心脏病发作时，其致死的几率比不吸烟者大得多。吸烟可能诱发冠状动脉痉挛、血小板聚集，减低冠脉及侧支循环的储备能力，这些可使冠脉病变加重，易诱发再梗死。被动吸烟也可以增加冠心病的发病率，在生活和工作中，尽量远离烟雾环境。

2. 控制血压

因为高血压是冠心病发病的独立危险因素，高血压和冠心病是因果关系，所以在青少年时期就应注意预防高血压，尤其是家庭中有高血压家族史的。血压控制目标：＜140/90 mmHg或者，若为糖尿病或慢性肾病患者，则＜130/80 mmHg。

3. 控制体重

大量流行病学研究，超重和肥胖被认为是冠心病的危险因素，腹型肥胖者具有较大的发病危险。评价体重是否正常，最简便方法是身高厘米数减去105作为体重上限。标准体重（kg）＝身高（cm）－105（或110）；30岁以上＞15%过重，30岁以下＞标准体重10%为过重，＞标准体重20%为肥胖。我国成人的肥胖诊断标准是体质指数（BMI）＝体重（kg）/身高（m²）：18.5～23.9为正常范围，24.0～27.9为超重，≥28.0为肥胖。控制目标：体质指数：18.5～24.9，腰围：男性＜90 cm，女性＜85 cm。

4. 增加体力活动

体格锻炼和体育运动，这样不仅可以增加能量消耗，调整身体的能量平衡，防止肥胖，而且可以促进心血管功能，增强心肌收缩力，降低血管紧张度，使冠状动脉扩张，高血压下降，也可使血三酰甘油及血液黏稠度下降。这些对预防冠心病及高血压病都十分有利。对所有患者，鼓励每天进行30～60 min的适当强度有氧运动（如快走），尽可能地多运动，最好是每天进行，并在日常生活中增加体力活动，目标：＞30 min/d，每周7天（最少每周5天）。

5. 控制饮食

（1）增加新鲜水果、蔬菜和低脂乳制品的摄入　蔬菜和水果富含维生素C、β-胡萝卜素，叶酸及其他一些抗氧化物质，从而使心血管系统得到有效保护。蔬菜和水果中所含的果胶类物质可有效结合胆固醇及脂肪，并将其排出体外，这对于防止动脉粥样硬化与冠心病具有重要意义。每天要吃5种蔬菜或水果，400～500 g。可从以下蔬菜和水果中选取，蔬菜有苦瓜、苤蓝、菜花、绿菜花（西兰花）、圆白菜、油菜、萝卜、胡萝卜、菠菜、南瓜，水果有刺梨、猕猴桃、鲜枣、草莓、西瓜、苹果、香蕉、橘子、葡萄、山楂等，海藻类，如海带、紫菜、发菜及黑木耳等富含蛋氨酸、钾、镁、铜、碘，均有利于冠心病治疗。

（2）多食豆制品　大豆是动脉的救星，心脏的卫士，研究证明，饮食中用大豆制品代替肉类与乳制品，3个星期之后，血液中总胆固醇下降21%，高密度脂蛋白胆固醇升高15%，同时三酰甘油也相应下降，使动脉血管与心脏得到有效保护。

（3）每天适量进食一些坚果，如核桃、杏仁、榛子、花生、松子仁等可以防止心脏病。坚果富含抗氧化剂及单不饱和脂肪酸，可以降低血液中的总胆固醇，抑制低密度脂蛋白胆固醇的氧化过程。坚果大都富含维生素E，它能使老化的动脉血管重现活力。

（4）所食油类应尽量用花生油、棉子油、豆油、菜子油、玉米油、橄榄油等植物性油类。

（5）经常食用鱼类食品　海鱼，尤其是沙丁鱼、大马哈鱼、金枪鱼、鲈鱼、鲟鱼等富含欧米茄-3脂肪酸。这种特殊的脂肪酸可以使高密度脂蛋白胆固醇升高，使甘油三酯降低；还能改善心肌功能，防治冠心病。

（6）少用或禁用下列高脂食物　如肥猪肉、肥羊肉、肥鹅、肥鸭、剁碎的肉馅；高胆固醇食物，如猪皮、猪爪、带皮蹄膀、肝、肾、肺、脑、鱼子、蟹黄、全脂奶油、腊肠；含高热能及高碳水化物食物，如冰淇淋、巧克力、蔗糖、油酥甜点心、蜂蜜、各种水果糖等。

（7）饮酒适量　现在研究表明，每天饮用30 ml以下酒，可以扩张心脏血管，改善血液循环，减少冠心病发病率，特别是红葡萄酒更有益。

6. 控制血脂

血脂异常是冠心病的主要危险因素，血脂异常是指总胆固醇、低密度脂蛋白胆固醇及甘油三酯升高，以及高密度脂蛋白胆固醇降低，无论哪项异常都伴有冠心病发病率和死亡率的增加。控制目标：低密度脂蛋白胆固醇（LDL-C）＜2.6 mmol/L（100 mg/dl），甘油三酯≤1.7 mmol/L（150 mg/dl），总胆固醇＜4.14 mmol/L（160 mg/dl）。

7. 控制糖尿病

糖尿病患者患冠心病的危险增加，而且与冠心病的严重程度有关。因为糖尿病对全身的血管都有破坏作用，糖尿病患者处于冠心病的高度威胁之中。控制目标：糖化血红蛋白 < 6.5%。

8. 控制情绪

不良情绪如抑郁、易怒、紧张等，是冠心病发作的重要因素。现代医学研究发现，情绪变化在高血压、冠心病发病中具有非常重要的作用。乐观、稳定的情绪与心态不仅是预防冠心病的重要因素，也是实现长寿的关键和秘诀。调节A型性格，A型性格的人宜有针对性地采用心理调整、气功、太极拳等方法加以调整。

9. 改善饮水水质

冠心病与饮水有着密切的关系，水分为软水和硬水，水的硬度是以水中含有钙、镁离子的量来划分的。水中含有钙、镁离子多的水为硬水，世界卫生组织进行的调查表明，水质硬度低的软水地区居民的冠心病发病率和死亡率明显高于硬水地区。人们应该根据自己居住地区水质的特点，采取适当的措施和有效的办法，软水地区需补充钙、镁等矿物质，以预防和减少冠心病的发生。

（二）冠心病的二级预防

主要是针对已经患了冠心病的患者，是为了控制或延缓冠心病的进展，减少冠心病的并发症，使病情长期保持一个稳定状态，或使原有的病变改善，从而达到降低病残率和死亡率、提高生活质量的目的。首要目标是预防心肌梗死和死亡，从而延长寿命。第二个目标是减轻心绞痛症状，减少缺血发生，从而改善生活质量。采取的主要措施有两个方面：

1. 非药物治疗

因为冠心病是一种生活方式疾病，它的发病、治疗、病情控制、康复等都与生活方式有密切关系，所以治疗性生活方式改变是临床治疗的最基本方法，是药物治疗的基础，必须切实做好。包括：

（1）做好冠心病的宣传教育工作。患者及家属应该经常学习一些冠心病的防治知识，了解冠心病的发病原因、加重因素、治疗措施、常用药物的使用方法、日常生活应该注意的问题，以便在防治该病时给予积极的配合。树立战胜冠心病的信心，保持情绪稳定乐观，这对于病情控制、康复是非常重要的。

（2）注意改变不良的生活方式。包括减少冠心病的危险因素，如戒烟、调整饮食、减轻体重、适量的体力活动和锻炼等。并非所有冠心病患者都适合运动。一般认为，对病情稳定但有症状的心绞痛患者，或心电图有缺血性改变的隐性冠心病患者，锻炼的效果最好，对无并发症的心肌梗死和冠状动脉搭桥手术之后的患者，也可以进行适当的运动。

（3）避免冠心病发作的诱发因素。包括饱餐、过度用力、劳累、暴怒、恐怖、大便干燥、饮酒、大量吸烟、寒冷刺激、性高潮等。以上情况可突然导致冠心病、心绞痛发作，应了解并注意避免上述诱发因素。

（4）定期检查。要注意一些与病情相关的指标变化情况，如血压、血脂、血糖、心电图、心率、脉搏、体重，应至少每年检查一次，如果发现异常，就及时看医生，给予及时而有效的治疗，调整药物。

（5）冠心病患者的自我报警。凡突发上腹部或胸部疼痛、胸闷、心慌、气短、疲乏、精神不振、烦躁、头晕等症状，一定要到医院去进行检查，及时治疗，不可拖延。

2. 药物治疗

是冠心病二级预防的主要内容，直接关系到病情是否能够控制、稳定、改善，生活质量状况，能否减少或避免出现心肌梗死、猝死等严重危险，一定要按照循证医学的要求坚持选好药，用好药，达到预定目标。

（1）调脂药　大量的循证医学证据表明，他汀类药（辛伐他汀、普伐他汀、阿托伐他汀）治疗目前已成为冠心病二级预防的基础治疗，早期使用他汀类药物，既可发挥降低血脂、稳定斑块的作用，又可以改善血管内皮细胞，抗血管内炎症，稳定斑块、不出现心肌梗死，是防止事件的关键。他汀类降脂药好比是血管的"维修工"，可使血管壁易破损的斑块变得稳定，不至于"塌方"而阻塞血管。大量研究表明，若在控制饮食基础上，积极的长期应用他汀类药治疗，可减少20%~30%冠心病的患病率，显著减少致死性或非致死性心肌梗死的发生,显著减少冠心病的致死率和致残率。2007年3月我国制定的《慢性稳定型心绞痛诊断与治疗指南》推荐所有冠心病患者均应服用,使低密度脂蛋白(LDL-C)水平降至2.60 mmol/L(100 mg/dl)以下,对极高危患者(如合并糖尿病或急性冠脉综合征患者)应强化他汀类药物调脂治疗,使LDL-C降至2.07 mmol/L(80 mg/dl)以下。如果高危者伴高甘油三酯(TG)和低高密度脂蛋白(HDL-C),可考虑合用贝特类或烟酸。2007年《中国成人血脂异常防治指南》认为,使用他汀类药物应使LDL-C至少降低30%~40%,要达到此幅度所需各他汀类药物剂量(标准剂量)分别为阿托伐他汀10 mg/d、洛伐他汀40 mg/d、普伐他汀40 mg/d、辛伐他汀20~40 mg/d、氟伐他汀40~80 mg/d、瑞舒伐他汀5~10 mg/d。另外,国产中药血脂康胶囊含有多种天然他汀成分(主要是洛伐他汀,常用剂量为0.6 g,2次/d,可使LDL-C降低28.5%)。

(2)抗血小板制剂 血小板是冠脉内血栓形成的"元凶",阿司匹林是目前二级预防效果最佳的抗血小板制剂,且小剂量对胃肠道副作用小,价廉易得,冠心病者应予以持续应用,除非对此药过敏。有资料表明,冠心病患者若每天服用小剂量阿司匹林75 mg,可使非致死性心梗危险性下降1/3。大量循证医学证据表明,小剂量阿司匹林(75~150 mg/d)可降低慢性稳定型心绞痛患者MI和心血管性死亡危险,无禁忌证的患者均应服用。对阿司匹林过敏或不能应用者,氯吡格雷可作为替代治疗。

(3)β受体阻滞剂 β受体阻滞剂是慢性稳定型心绞痛患者改善心肌缺血的最主要药物,对二级预防的作用肯定,可使心脏性猝死发生的危险性降低30%~50%,大大增加了冠心病患者的保险系数,只要无禁忌证,β受体阻滞剂应作为稳定型心绞痛的初始治疗药物。目前可用于治疗心绞痛的β受体阻滞剂有很多种,足量给药均能有效预防心绞痛发作。更倾向于使用选择性$β_1$受体阻滞剂如倍他乐克、比索洛尔。应逐步增加到最大耐受剂量。如患者无心动过缓和中度以上充血性心衰,明显的支气管痉挛或支气管哮喘,β阻滞剂可长期应用。药物剂量以能使静息心率维持在50~60次/min的靶目标水平为益。

(4)血管紧张素转换酶抑制剂(ACEI) 对急性心梗的左室重构、充血性心力衰竭有确切预防效果,ACEI可帮助减少斑块和血栓形成,稳定斑块,延缓AS进展,在高血压、心力衰竭、心肌梗死、糖尿病等患者中降低心血管事件的疗效已经大量临床试验所证实。ACEI治疗能显著降低无心衰及左心功能不全患者总死亡率。ACEI对冠心病患者的受益无风险阈值,所有冠心病患者无论风险高低,均可受益。我国的上述《指南》明确了ACEI在稳定型心绞痛患者中的治疗地位,将合并糖尿病、心力衰竭、左心室收缩功能不全或高血压的稳定型心绞痛患者应用ACEI作为I类推荐。现在临床上使用的ACEI有10余种,究竟各种药物的疗效如何? 2001年欧美心血管病专家从ACEI的作用机制和终点数据上阐明了ACEI亲和力与临床预后的相关性,达成以下共识:①每个ACEI均具有独特的药代动力学特性,因而会产生不同的临床疗效。②对临床疗效起决定作用的或许是对组织ACE亲和力的高低。高亲和力ACEI如贝那普利(洛汀新)可降低多种心血管事件的发生率。培哚普利、喹那普利、雷米普利的组织亲和力较高,而卡托普利最低。

(5)钙拮抗剂(CCB) 对心绞痛治疗效果卓著,在二级预防方面,长效钙通道阻滞剂如氨氯地平,因疗效可持续24~36 h,常优于长效硝酸酯,对伴有高血压的慢性冠心病患者,长效CCB有显著的治疗效益,能使主要效益终点事件(包括全因死亡、心肌梗死、顽固性心绞痛、新发生的心力衰竭、致残性脑卒中及外周血管重建治疗)的发生率降低13%。氨氯地平降压效果强大而稳定,又有明确的抗动脉粥样硬化和抗心绞痛作用,特别适用于那些伴有靶器官损害,如冠脉疾病的高血压患者,有一箭双雕的效益。它还能预防心力衰竭,这是一个全新的发现。我国的《慢性稳定型心绞痛诊断治疗指南》,充分考虑了最新的循证医学证据,建议长效钙拮抗剂可作为初始治疗药物,而不一定在其他药物治疗无效后使用或加用的替代药物。

(6)硝酸酯类药物 常用的为硝酸异山梨酯(消心痛)和5-单硝酸异山梨酯,有较可靠的防治心绞痛、改善心肌缺血的作用。长期服用易产生耐药性。硝酸异山梨酯作用的持续时间为4~

5 h，故以每日 3 ~ 4 次口服为妥，对劳累型心绞痛患者应集中在白天给药。5-单硝酸异山梨酯可采用每日 2 次给药。若白天和夜间或清晨均有心绞痛发作者，硝酸异山梨酯可采用每 6 h 给药 1 次，但宜短期治疗以避免耐药性。临床上通过保持每日适当的"无硝酸酯效应间歇期"来避免发生耐药性，普通剂型应采用"偏心给药"法，或者选择更优的制剂如缓释 5-单硝酸异山梨酯(依姆多)等。对于频繁发作的稳定型心绞痛患者，口服硝酸异山梨酯短效药物的疗效常优于服用 5-单硝类的长效药物。硝酸异山梨酯的使用剂量可以从 10 mg/次开始，当症状控制不满意时可逐渐加大剂量，一般不超过 40 mg/次，长效硝酸酯类不适宜用于心绞痛急性发作的治疗，而适宜用于慢性长期治疗。

（7）中医药 中医药预防冠心病有确切的临床效果，如复方丹参滴丸、通心络、麝香保心丸等药，具有降血脂、降血黏度、改善微循环、抗氧化、抗细胞凋亡、改善内皮功能等作用。遗憾的是，目前国内外临床指南均未提及中医药。我国进行的循证医学研究证明，复方丹参滴丸、通心络和麝香保心丸对心肌缺血的治疗价值并不限于对心绞痛症状的缓解，该药长期使用时有阻遏动脉粥样硬化进展、促进缺血心肌血管新生并建立侧支循环，从而改善心肌缺血的作用，最终达到减少心绞痛发作、减少远期冠脉事件发生的效果。

（8）复合维生素 主要包括 B 类维生素，如维生素 B_1、维生素 B_2、维生素 B_6、维生素 B_{12} 和叶酸等。研究已证实，高半胱氨酸血症易造成动脉粥样硬化，在高血压、冠心病的发病中起重要作用。而补充维生素 B_6、维生素 B_{12}、叶酸等维生素，可通过不同途径调节半胱氨酸的代谢，从而有效预防冠心病。

（9）备用急救药物 如硝酸甘油、速效救心丸等，一旦冠心病急性发作，应立即舌下含服。

要持之以恒地在心血管专科医师指导下按时服用药物，坚持合理健康的生活方式才能延缓阻断甚至逆转冠心病的发展，防止心梗再发。已做过心脏介入或搭桥的患者应定期到医院或社区复查随访，获取防病的指导。

3. 目前我国冠心病二级预防主要存在以下问题

（1）多数患者未得到合理有效的治疗，治疗用药不规范，被循证医学证明的临床效果肯定的他汀类、阿司匹林、β 受体阻滞剂、血管紧张素转换酶抑制剂（ACEI）等有效治疗药物未得到很好的使用。

（2）导致冠心病再度发作的危险因素没有得到积极控制。临床调查表明：因冠心病急性发作住院的患者中，半数以上患者血脂异常，60% 以上患有高血压，70% 以上患有糖尿病，40% 仍在吸烟，而这些患者坚持服用降压药的不到 30%，服用他汀药物的不到 6%，服用降糖药的只有 13%。虽然许多人每天在服药，但服药后血压、血糖、血脂等指标不达标，没有控制在理想水平，这样就不可能稳定病情、延缓进展、避免发生心肌梗死，心衰，猝死等事件。

（3）医务人员对冠心病患者的健康指导不够，只注意药物治疗，而不重视非药物治疗，不注重改善生活方式，不告诉患者注意合理饮食、戒烟、适当参加体育锻炼，不注重患者的心理调理治疗，这样就达不到良好的效果。心血管病专家们认为，要减少冠心病急性发作和死亡率，至关重要的是加强二级预防，特别是提高医务人员在临床实际工作中对冠心病二级预防措施的指导。

（4）高血压、高血脂患者，只要指数降到正常值就不用服药了。不少患者觉得，既然任何药物都有副作用，当血压、血脂指数降到正常时病就好了，就要停药了。然而经过服药治疗指数达到正常值的高血压、高血脂患者是药物作用的结果，所谓降到"正常值"并非病好了，停药必然会使血压、血脂再次升高。高血脂、高血压是冠心病的重要危险因素，防治冠心病控制血压、血脂是前提，必须长期坚持服药。

(三) 其他预防措施

1. 婴儿和儿童时代的预防

通过观察发现，冠心病严重合并症的发生常见于中年人，但引起冠心病的动脉粥样硬化却始于年轻人，甚至在儿童或婴儿时期就已经在潜移默化地开始了。所以，冠心病的预防到了中年已有些过晚。迄今，多数人认为，具有现实意义的预防必须及早进行，即起始于婴儿和儿童时代，并被称之为预防冠心病的最佳期。

营养学家指出，婴儿的合理喂养对冠心病的预防至关重要。为此，应提倡母乳喂养婴儿。婴儿的副食也不要补充得过多，尤其脂肪、糖和盐。

儿童期良好的饮食习惯，如饮食不过量，限制脂肪和胆固醇过高的食物，控制糖和盐的摄入应持久地加以保持。否则，不良的饮食习惯，养成于儿童时代，孩子长大后就难以改变，将造成肥胖，并可引起高血脂、高血压，最后导致动脉粥样硬化。

学校不宜过于加重课业负担，造成学生终日置于紧张的气氛之中。学校应定期为儿童进行体格检查，包括每隔1～2年测量一次血压；对肥胖的儿童要提出合理建议，并应增设有关饮食、运动等卫生教育指导课，引导青少年科学地饮食，正确地进行体育运动。

总之，有计划地抚育下一代，使他们避免遭受冠心病危险因素的侵袭，已成为预防冠心病的当务之急。

2. 冠心病患者长途旅行期的预防

长途旅行常会带来疲劳、紧张和饮食起居的不规律，而这些均可成为冠心病突变的诱发因素。因此，冠心病患者长途旅行的安全性便与行前准备、日程安排以及预防措施等密切相关。

已确诊的冠心病患者，即使病情暂处平稳，旅行期间仍要小心谨慎，宜于乘坐飞机，因为飞机速度快、稳定性好、设备齐全、较舒适等。

最后，冠心病患者外出时，除随身携带平素常服用的药物，坚持服药外，还应包括部分自救药品，如硝酸甘油、速效救心丸等。

3. 维生素C治疗冠心病的现状

维生素C在临床上应用非常普遍，也用来治疗冠心病。但对维生素C治疗冠心病有两种不同意见。

一种认为可以治疗，理由为维生素C服用剂量大时，可以降低胆固醇。

不主张用维生素C治疗冠心病的根据，是大剂量维生素C，可以增高胆固醇的水平。

从目前看来，两种见解，各有道理，孰对孰错，尚不能下结论，有待今后进一步研究证实。

4. 高血压与冠心病的关系

高血压患者容易患冠心病，不少冠心病患者又都伴有血压高。高血压病与冠心病似乎有不解之缘，它们在很多方面都有共同特征。

高血压病与冠心病在发病上的种种相似之处，使人们认识到，预防和治疗高血压病，对于减少、减轻冠心病、心肌梗死的发生具有重要的意义。

（肖传实　陈国伟　高　奋
华　伟　王红宇　张开滋）

参考文献

1. 王志勇，陈新山，葛振奎，等．冠心病遗传性危险因素的分子生物学研究进展．法医学杂志，2000,16(3):184-185.
2. 陈灏珠．实用内科学．第11版．北京：人民卫生出版社，2001.
3. 王易，姚民，于奎俊．血管新生疗法在冠心病治疗中的应用进展．血管病学进展，2001,22(6):367-369.
4. 施育平，单江．冠心病分子遗传学研究近况．浙江临床医学，2002,4(1):1-2.
5. 张明雪，曹洪欣．血小板与冠心病发病机理研究概况．辽宁中医学院学报，2002,4(1):67-68.
6. 胡大一．急性冠状动脉综合征最新处理策略．合肥：安徽科学技术出版社，2003.
7. 于全俊．冠心病防治指南．北京：人民卫生出版社，2003.
8. 白冰，陈静．冠心病的基因治疗．山西医药杂志，2004,33(11):956-957.
9. 李卫晖，李凌江．精神应激与冠心病的发病机制．中国心理卫生杂志，2004,18(2):135-137.
10. 张晓黎，陈忠，马根山．早发冠心病病因的遗传学研究进展．东南大学学报，2005,24(2):130-135.
11. 余华，马礼坤，丁晓梅，等．凝血因子在冠心病发病机制中的作用研究．临床心电学杂志，2005,14(4):262-266.
12. 黄吉武．预防医学．第3版．北京：人民卫生出版社，2006.

13. 汤建民，黄振文．心肌代谢药物治疗缺血性心脏病的研究进展．血管病学进展，2006,27(3):336-339.
14. 邱雪峰，董念国．冠心病外科治疗的新进展．肺血管病杂志，2008,27(5):318-320.
15. 葛均波，刘学波，戴宇翔．2008年冠心病介入治疗年度盘点．中国临床医学，2009,16(1):1-5.
16. 吕树铮．冠心病的预防．中国医药导报，2009,3(6):7.
17. 方希平，于锋真．冠心病的预防及治疗．亚太传统医药，2009,5(2):102-103.
18. 吕树铮．冠心病的治疗进展．中国医药导报，2009,6(5):5-8.
19. 孙冬玲，曹杰，陈纪春，等．吸烟与血压致心血管发病的综合作用．中国循环杂志，2009,24(增刊):4.
20. 黄伟光，吴同果，韦建瑞，等．急诊冠状动脉介入治疗急性心肌梗死的临床研究．中国循环杂志，2009,24(增刊):118.
21. 江一清，刘朝中，黄丛春，等．冠状痉挛和急性冠脉综合征基础研究．2009年第五届海河之滨心脏病学会议论文汇编，37.
22. 杨水祥，李方江，李芝峰，等．现代临床诊断治疗学．北京：科学技术文献出版社，2009,655-679.
23. 唐怀宇，牛晓明．动态心电图对冠心病的诊断意义．中国实验诊断学，2009,13(3):413-414.
24. Frans Van de Werf, Jeroen Bax, Amadeo BEtriu, et al. Management of acute myocardial infarction in patients presenting with persistent ST-segment elevation. Euro Heart Journal, 2008,29:2909-2945.
25. Jack Hirsh, Gordon Cuyatt, Gregory W Albers, et al. American College of Chest physicians Evidence-Based Clinical Practice Guidelines, 8th Edition. CHEST, 2008, 133:71S-105S.
26. Demosthenes G, Katrisis, Bernhard M. Percutaneous coronary intervention for stable coronary artery disease. JACC, 2008,52(11):889-893.
27. Viola Vaccarino, Candace McClure, et al. Depression, the Metabolic Syndrome and Cardiovascular Risk. Psychosomatic Med, 2008,70:40-48.
28. Seung KB, Park DW, Kim YH, et al. Stents versus coronary-artery bypass graftimg for left manin coronary artery disease. N Engl J Med, 2008,358;1781-1792.
29. Edmond JJ, Juergens CP, French JK. The pharmaco-invasive approach to STEMI: when should fibrinolytic-treated go to the "cath lab". Brit Med J, 2009,95:358.

第九章

原发性高血压

高血压病，亦称高血压；可分为原发性高血压和继发性高血压两大类。本章主要阐述原发性高血压（essential hypertension，EH），是指发病机制尚未完全阐明，临床上以体循环动脉血压升高为主要表现的一种疾病，占所有高血压患者的90%以上。EH是我国也是全世界最常见的疾病之一，这可导致血脂和糖代谢异常，胰岛素抵抗，以及心血管、脑、肾和视网膜等靶器官功能性或器质性改变，即器官重塑（remodeling）为特征的全身性疾病，严重影响广大人民群众身体健康。根据Thomas Giles在美国第20届ASH年会上的报告，以及近年来对高血压的认识，对高血压作了如下的新定义：血压是一个连续变量，难以用精确值来定义高血压，以血压≥140/90 mmHg为高血压，但不同种族与人群所存在危险因素差异较大，如合并有糖尿病、慢性肾病和冠心病的患者，血压≥130/80 mmHg即视为高血压，应给予降压治疗，因此，不能仅靠血压读数诊断高血压。高血压应视为疾病一种状态，不应视为疾病本身，血压升高在于心血管风险增高，各人所存在的危险因素差异较大，应将血压看作心血管病总体危险的一部分。高血压应视为多种原因引起的进行性心血管综合征，导致心血管功能与结构改变。血压持续升高之前，早期高血压即已开始，后才出现心血管、肾、脑等器质性损害，导致过早死亡。高血压的危害性应从整体心血管风险来确定，其中主要危险因素包括：年龄、性别、血脂异常、胰岛素抵抗、中心型肥胖、吸烟、心血管病家族史等。早期高血压临床标志物包括：运动及精神波动引起血压反应性升高、超敏C反应蛋白（hs-CRP）、高同型半胱氨酸、肿瘤坏死因子（TNF）升高与心、肾、动脉、眼底呈高血压损害与心血管相关内皮功能损害。目前全世界高血压患者约10亿人，2002年我国流行病学调查发现高血压患病率已达18.8%，且发病率呈上升趋势，每年新增患者约1 000万人，现患人数多达2亿人。因此，对其防治的研究具有重要意义。EH具有明显的遗传倾向，它的发生发展是由多基因多因素决定的，遗传流行病学研究表明遗传因素对血压的变化影响占30%～50%。在人们注意建立良好生活方式及改善生活环境的今天，揭示EH的基因遗传本质日显重要。

随着分子遗传学、生物信息学和分子生物技术的迅猛发展，生物医学的研究热点已转向多基因遗传病，目前许多研究开始揭示并阐明基因-环境之间的相互作用，相信多基因遗传病必将被突破。如一旦若干EH致病基因被发现，其调控机制被认识，EH的临床诊断和治疗将在基因水平进行，可采用SNP芯片技术快速高通量检测、评估EH患者的遗传特点，从而实现病因治疗，改变传统的盲目和对症治疗。同时可在健康人群中筛选EH易感者，发现并保护易感人群，进行早期干预，以降低EH的发病率。

第一节　原发性高血压概述

一、高血压病的溯源与发展史

高血压（现代医学中称原发性高血压，别名为高血压病，在口头交流等某些场合中亦称高血压）是一种古老的疾病，大约 2 000 多年前祖国医学对高血压就有了认识，某些治疗高血压的有效方法至今仍在应用。直到 1896 年 Riva-Rocci 发明了间接测量血压的袖带血压计，并应用于临床，至此，临床上有了监测血压的工具。袖带血压计的应用推动了高血压的临床研究，促进了医学界对高血压临床意义的理解和认识。

到了 20 世纪 30 年代，Goldblatt 建立了实验性肾血管狭窄性高血压动物模型，此后陆续有多种高血压动物模型被建立，包括后来在世界范围内广泛应用于高血压基础研究的自发性高血压大鼠和卒中易感型自发性高血压大鼠模型，以及 Dahl 盐敏感和盐抵抗大鼠模型。世界各国的研究者应用这些动物模型，在整体、器官、细胞、分子水平对高血压的病理生理、发病机制、遗传学基础、抗高血压药物作用机制等进行了数以万计的研究，由此使人类对高血压发病学和病因学的理解、认识有了长足的进步。目前高血压信号转导机制和遗传学研究领域进展迅速，将在本节发病机制遗传学研究的策略和方法中进行阐述。其研究成果成为分子心脏病学的重要组成部分。

几乎与此同时，美国等发达国家开展了以人群为基础的高血压流行病学研究，通过横断面调查、前瞻性队列研究等搞清楚了高血压在人群中的患病、发病、死亡分布，高血压患者的高血压知晓、治疗、控制状况，以及高血压的诸多危险因素，并在此基础之上提出、形成高血压一级预防和二级预防策略。此外，一个重要的方面是高血压与心血管病关系的研究取得了重要进展，明确了高血压是心、脑、肾疾病发病的主要危险因素。这些理论和实践构成了预防心脏病学的重要内容。

之后的 20 世纪五六十年代揭开了抗高血压药物临床试验的序幕。通过随机临床试验，以致死性和非致死性心血管事件的发生率作为终点，比较降压药与安慰剂或不同降压药之间的疗效与安全性，从而对各种降压药的临床应用进行科学的评估。受试人群数量大、随访时间长的试验价值较大，常成为药物治疗和选择的依据。此外，以中间终点（如：左室肥厚、动脉壁厚度及动脉粥样硬化、肾功能、新发糖尿病）为基础的临床试验也提供了有价值的信息。

从 20 世纪 70 年代末至 80 年代初，肾素-血管紧张素-醛固酮系统（RAAS）在高血压发病中的作用日益明确，相关的研究取得显著的进展，在此基础之上诞生了以卡托普利为代表的新型抗高血压药物血管紧张素转换酶抑制剂（ACEI），使高血压的药物治疗开始了一个新纪元。近 40 年来，抗高血压药物的研发迅速进展，目前已有上百种药物可供高血压患者选择使用。

二、高血压流行病学

1. 我国人群高血压患病率及其变化趋势

我国曾进行过三次大规模高血压人群抽样调查，分别开展于 1958—1959 年（粗略地计算，平均患病粗率为 5.1%）、1979—1980 年（临界以上高血压患病粗率为 7.73%）。于 1991 年进行的第三次全国抽样调查，共查 15 岁以上人群 90 多万人，完全采用了当时的国际标准（收缩压 140 mmHg 及/或舒张压 90 mmHg 或 2 周内服降压药者或至少二次由医生或卫生专业人员告知有高血压者），此次调查总的患病粗率为 13.58%。如按第二次调查采用的标准（收缩压 141 mmHg 及/或舒张压 91 mmHg）计算，患病粗率为 11.88%。尽管三次调查方法学有所不同，但三次调查结果仍能明显反映出我国人群高血压患病率呈逐年上升的趋势。

根据 2002 年对我国 14 个省市进行高血压调查，对近年高血压现状进行了分析。全国 14 个省份和直辖市（天津、内蒙古、河北、山西、河南、山东、浙江、湖北、湖南、四川、广东、江西、云南、陕西）采用整群抽样的方法，在各地监测区内选择人口较集中，经济发展水平、医疗条件较有代表性的居民、村庄、厂矿等自然人群作为抽样人群，各省市分别抽取35～85岁人口约2000人，原则上男女各半。本次调查未分城市与农村，但基本反应了我国14个省市人群高血压的患病情况，居民患病率经2000年全国人口标准化后为27.86%，表明我国高血压的患病率超过了很多发展中国家，与工业化国家相似。就本次调查年龄性别患病率而言，我国男性居民高血压患病率明显高于女性，这与国外相关研究类似，并随年龄增加而增加。2000年在世界范围内大约有26.4%的成年人患有高血压，其中男性患病率为26.6%，女性为26.1%，可见我国居民高血压患病率高于国际平均水平。北方地区的高血压患病率高于南方地区：本次调查在男性中，北方地区患病率较高，如天津、内蒙古、河北、河南等省，南方地区的患病率相对较低，如湖北、湖南、四川、广东、江西；女性患病率分布大致与男性相似。患病率分布的总趋势是北高南低，但北方地区中，山东、山西省患病率相对较低，南方地区中云南省患病率相对较高。我国高血压患病率水平与其他国家或地区比较处于较高水平。

2. 高血压患病率高，知晓、治疗和控制率低

高血压知晓率、治疗率和控制率是高血压流行病学和防治研究的重要参数。1991年全国高血压抽样调查中，城市73 572人中高血压知晓率、治疗率和控制率分别为35.6%、17.1%、4.1%；农村55 467人中，高血压知晓率、治疗率和控制率分别为13.9%、5.4%、1.2%。2002年全国健康调查相关数据显示城市、农村合计29 800人中高血压知晓率、治疗率和控制率分别为30.2%、24.7%、6.1%。2002年的高血压调查，高血压的知晓率为60.7%，女性知晓率高于男性。各年龄组高血压治疗率有显著差异，治疗率随年龄的增大而增加，女性治疗率明显高于男性。各省市高血压治疗率进行比较，云南最高为68.66%，治疗率较低的是四川26.14%和山东省31.25%。虽然高血压患者有多种药物选择，但我国高血压控制率（6.1%）仍较低，远低于美国高血压控制水平（34%），美国卫生部门制定计划预计于2010年将高血压控制率到50%。根据2007年我国卫生部心血管病防治研究中心，中国心血管病报告的一项调查报告，中国大陆成年人群血压水分类（2002年）（图9-1-1）。估计我国高血压患者高达2亿多。城市高血压知晓率、治疗率、控制率和治疗控制率分别为41.1%、35.1%、9.7%和28.2%；而农村分别为22.5%、17.4%、3.5%和20.4%（图9-1-2）。根据2008年我国高血压患病率的一项调查报告：估计我国高血压患病人数高达2亿人以上。城市高血压知晓率、治疗率、控制率和治疗控制率分别为41.1%、35.1%、9.7%和28.2%；而农村分别为22.5%、17.4%、3.5%和20.4%。由此可见，目前我国人群高血压患者的高血压知晓率、治疗（服药）率和控制率都很低，其中农村相应各率明显低于城市，男性低于女性。

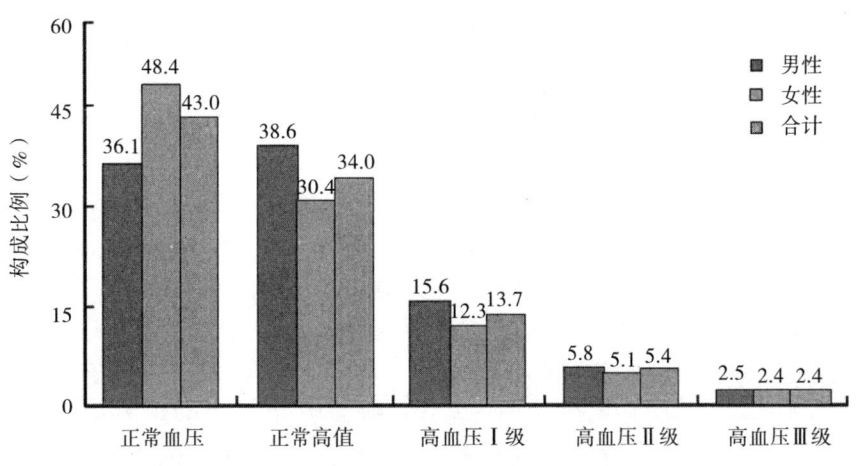

图9-1-1　中国大陆成年人群血压水平分类（2002）

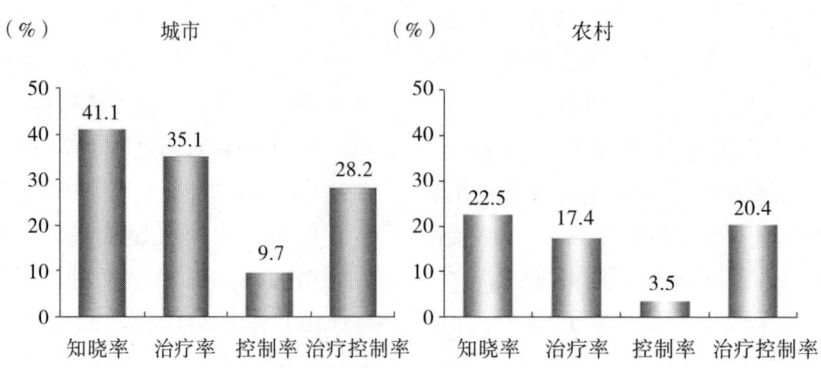

图 9-1-2 我国城市及农村人口三率

3. 不同人群血压分布不同

（1）年龄、性别　既往认为儿童高血压远不如成人高血压发病率高。近年来由于重视儿童高血压的研究，发现儿童高血压发病率并不低。国内外资料显示，儿童高血压总体发病率为1%~2.3%。由于我国地域辽阔，民族众多，各民族的生存环境、生活及饮食习惯有很大不同，各地区、各民族儿童高血压发病率有差异。个别地区、个别民族儿童高血压的发病率略高。国内少数临床调查资料显示：不同地区儿童高血压的发病率均高于总体儿童高血压发病率。更应注意的是，伴随生活水平的提高，生活环境的变化，我国儿童高血压的发病率有进一步升高的可能。对儿童高血压的流行病学调查表明，儿童高血压的演变也随着年龄的增长而升高，且发现年幼时血压偏高者其血压随年龄增高的趋势更明显，亦即在低年龄时血压在相同年龄的人群中偏高者，至年龄稍长后血压仍保持在同年龄组中血压偏高的水平，此现象称为血压的轨迹现象（tracking）。对少年儿童不同年龄段血压的调查发现，在婴幼儿期（6周以前）血压上升很快，直到青春期。多数研究认为，与生物生长成熟相伴随的体格发育程度是儿童血压年龄趋向性的主要决定因素。在NHES（美国国家健康检查调查）中，发现6~11岁女孩收缩压上升的坡度比12~17岁间坡度为陡。而男性则相反。这一现象提示，血压演变可能与性成熟有联系。一般女孩性成熟较男孩为早。总体来看，男性儿童从6~12岁和女性6~9岁增长均匀，约1.4 mmHg/年，男性从12~15岁收缩压急剧上升，达到3.2 mmHg/年的速度，女孩从9~13岁增长也较快，达2.1 mmHg/年的速度，男女孩收缩压在9岁前基本一致，以后逐渐产生差异，男性高于女性。小孩舒张压随年龄的上升速度不如收缩压那么大。

（2）种族、地域　许多研究发现，血压的人群分布存在明显的种族与地理差异。调查发现日本人特别是生活在日本北部 Honshu 省的人群和拉丁美洲巴哈群岛人的血压均值明显偏高。我国是一个地域广阔的多民族国家，1991年中国高血压抽样调查结果表明，生活在我国东北的朝鲜族和分散于华东，华南地区的畲族人群血压均值达到124.5 mmHg，居全国之首，而居住在四川凉山一带的彝族人群仅为109.4 mmHg，二者相差竟达15 mmHg。在一些民族，特别是那些与世隔绝，生活原始的人群"终生血压稳定"的结果屡有报道，其血压不随年龄的增长而上升，甚至在一些人群中根本见不到高血压的患者。汇集世界52个中心的 Intersalt 研究报告，各中心人群血压均值相差较大，Yanamamo 群岛人群血压中位数为95/61 mmHg，葡萄牙为132/78 mmHg，丹麦为124/80 mmHg。

人群研究一致显示黑种人群体血压水平明显高于其他种族。如非洲祖先的美国黑人比白种人有较高的年龄相关的血压增高趋势，提示种族可能影响年龄和血压的关系。这两组间的平均血压差异从20多岁的小于5 mmHg到60多岁时接近20 mmHg不等。因此，美国黑人高血压患病率比白人高1.6倍，高血压死亡率平均高出3倍。此外，研究还发现非洲祖先的美国黑人与非洲黑人相比，血压分布曲线右移，血压水平偏高。提示了种族易感性的环境放大效应。种族之间和地域之间的血压差异，除遗传因素外主要与生活方式、生活条件有关，与食盐用量、钾和钙的摄入、体力活动、身体肥胖、血脂、饮酒、应激以及社会心理等因素有关。

（3）社会经济状况 传统的流行病学研究多针对个体水平的疾病危险因素，随着多水平模型统计方法的不断发展，给流行病学研究提供了有力的工具，现代流行病学逐步意识到群体水平社会经济学因素对疾病危险因素影响的重要性，社会经济文化状况与血压的关系存在两种趋势。在经济发达的工业化国家，人们注意到在较低社会经济群体有较高的血压水平和高血压患病率。这种负相关系缘于教育水平、经济收入和职业等因素。在美国的一项研究结果发现，社会地位高的黑人和白人血压没有差异，而按不同的社会地位比较分析后显示，社会地位低的人群血压倾向于比社会地位高的人群高。同样教育程度低的人群血压比教育程度高的人群血压高。在泰国曼谷，一些生活在Kbng Toey区贫民窟中的居民的血压比同区住在政府公寓中地位高的人血压高出3.2～10.7 mmHg/1.6～2.1 mmHg。于此相反，在经济欠发达的发展中国家，发现在较高的社会经济层次人群中平均血压和高血压的患病率均较高，这大概代表了心血管病流行的初级阶段。1991年我国高血压抽样调查结果表明，经济文化水平较高的城市人群平均血压118.3/73.8 mmHg，显著高于农村人群的116.7/72.2 mmHg。

我国大陆人群血压高值检出率，见表9-1-1。

表9-1-1 中国大陆人群血压正常高值检出率（%）
1991（29.0%）—2002年（34.0%）

年龄组（岁）	1991年	2002年
18～24	25.4	28.5
25～34	26.0	30.9
35～44	30.2	36.7
45～54	32.9	38.0
55～64	32.7	34.9
65～74	31.2	30.3
75～	28.7	28.1

注：引自卫生部心血管病防治中心. 中国心血管病报告，2007

三、原发性高血压发病机制

EH发生机制目前尚不十分清楚，它的发生发展是由多基因多因素决定。

（一）EH与血管活性物质

EH的发生同缩血管物质分泌增多或活性增强，舒血管物质分泌减少或活性减弱有关，血压的相对稳定或变化是血管紧张素Ⅱ、内皮素、一氧化氮及心钠素等血管活性物质间相互作用、相互调节的结果。

1. 肾素-血管紧张素系统（RAS）

RAS系统的主要成员（图9-1-3），经典RAS是指存在于循环系统内的RAS。肾素（renin）是由肾脏近球细胞分泌的一种蛋白水解酶，可将血浆中的血管紧张素原（AGT）水解成10肽的血管紧张素Ⅰ（AngⅠ）。AngⅠ被血管紧张素转换酶（ACE）降解成8肽的血管紧张素Ⅱ（AngⅡ），生成的Ang且刺激肾上腺皮质球状带合成和分泌醛固酮（Ald）。近期研究发现，人群中醛固酮/肾素相对于肾素与醛固酮更具有遗传性，可以预测血压变化，高血压发生，心肌梗死的发生。AngⅡ还可进一步被氨基肽酶A（APA）降解成7肽的血管紧张素Ⅲ（AngⅢ），AngⅢ又进一步被氨基肽酶N（APN）降解成6肽的血管紧张素Ⅳ（AngⅣ）。AngⅠ还可转化为血管紧张素1-7（Ang1-7）。研究表明，Ang1-7具有明显降低血压和改善血管内皮的功能。

RAS通过对血容量和外周血管阻力的调控，发挥着调节血压、维持水电解质、酸碱平衡和机体内环境稳定的重要作用。40年来，针对RAS进行了大量的研究，人们认识到该系统在高血压的发病过程起着重要的作用。除了循环RAS以外，还存在着局部组织内的RAS，局部RAS与心血管疾病的关系愈来愈受到重视，目前认为，组织内RAS过度激活在高血压发生发展中的作用比循环中的RAS更为重要。循环ACE和组织ACE对心血管系统的影响（图9-1-4）。

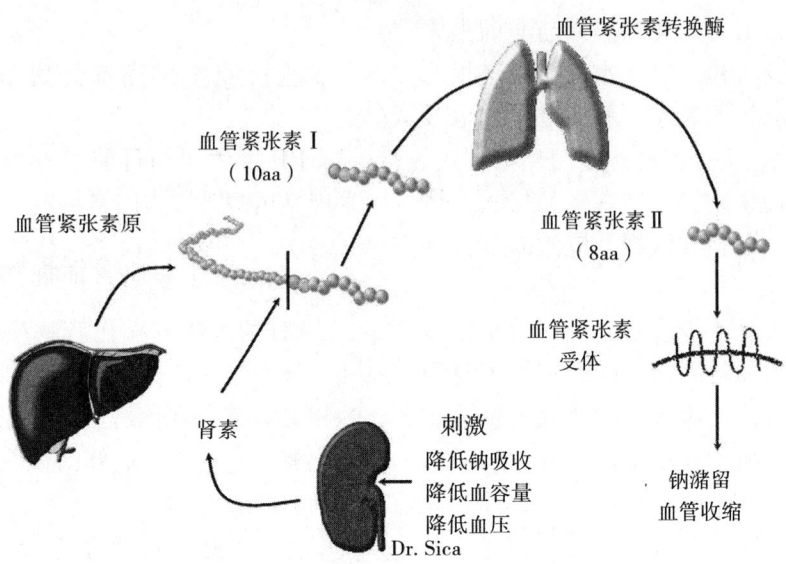

图 9-1-3 经典肾素 - 血管紧张素系统

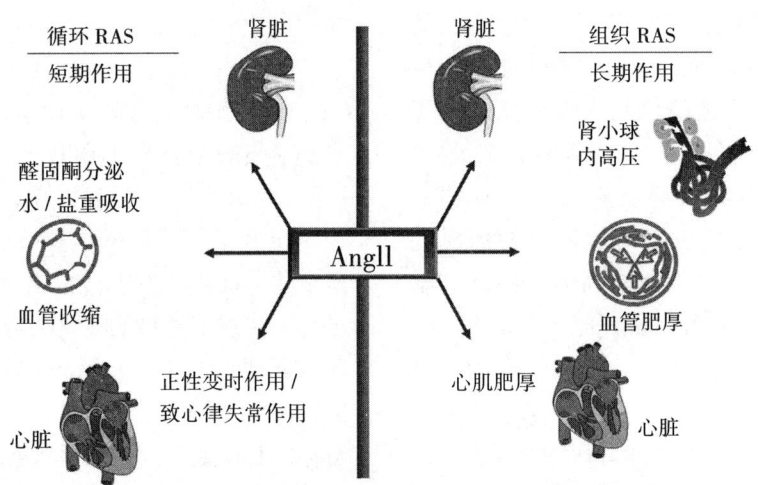

图 9-1-4 循环 ACE 和组织 ACE 对心血管系统的影响

（1）肾素与高血压 肾素是 RAAS 中特异的靶目标，抑制肾素的病理生理结果为血浆肾素活性（PRA）、Ang Ⅰ、Ang Ⅱ 和醛固酮水平下降，而对 AngG、ACE 活性、AT1 和 AT2 受体、缓激肽和 P 物质没有明显影响，抑制肾素将不会产生 ACE 抑制剂（ACEI）和 Ang Ⅱ 阻滞剂（ARBs）的诸多不良反应，因此，抑制肾素理论上可能具有超过 ACEI 或 ARBs 的潜在获益。肾素抑制剂与 ACEI 或 ARBs 的主要生化差别为前者显著抑制肾素活性而不改变 AngG 表达，使 Ang Ⅰ 和 Ang Ⅱ 均明显减少，RI（肾素抑制剂）已被认为系另一类新的抗高血压药物。

（2）AGT 与高血压 AGT（血管紧张素原）是血管紧张素肽的前体，在酶的作用下，其5，第10位亮氨酸及11位缬氨酸之间的肽键断裂，裂解出10肽的 Ang Ⅰ，Ang Ⅰ 在 ACE 的作用下生成 Ang，后者作用于肾、肾上腺及血管等靶器官，参与影响血管张力、心血管重塑和离子平衡，同血压的生理调节密切相关。

有研究结果支持 AGT 在 RAAS 系统中的限速作用以及与血压的相互关系。EH 患者及其子女的 AGT 血浆浓度高于正常人。

（3）Ang Ⅱ 与高血压 Ang Ⅱ 是强烈的血管收缩剂，刺激醛固酮的分泌，促进血管平滑肌细胞增殖，增加交感神经活性。

1）血管收缩作用　Ang Ⅱ对小动脉有直接收缩的作用，静脉注射Ang Ⅱ引起动脉血压急剧升高，升压作用比去甲肾上腺素（noradrenalin，NE）强10～40倍，除了直接作用外，还可以通过提高外周组织对儿茶酚胺的敏感性引起周围血管收缩，导致外周阻力增加。肾血管对Ang Ⅱ的收缩血管作用特别敏感，能引起肾动脉强烈收缩，增加近段肾小管中Na^+的回吸收，从而抑制肾素分泌。

2）增加心肌收缩力　Ang Ⅱ有增强心肌收缩力的作用，可能是通过增加钙离子的内流，使心肌细胞收缩增强。

3）水盐代谢作用　①促进醛固酮分泌：Ang Ⅱ是调节醛固酮分泌的主要激素，其对肾上腺球状带细胞的刺激作用持久而强烈。Ang Ⅱ刺激对醛固酮的作用是钙离子依赖性的，钙离子拮抗剂可以阻断这一作用。②对肾脏的直接作用：低剂量Ang Ⅱ（200 ng/kg）可直接作用于肾小管促进钠的重吸收而引起钠潴留，并由于肾血管收缩，肾小球滤过率降低使近段肾小管中管中钠的回吸收增加，尿钠及尿量均减少，这种作用发生迅速，并不依赖于醛固酮的分泌，是对急性血容量下降的一种即刻代偿反应；高剂量（80～1 000 ng/kg）时则发生排尿利钠。

4）对神经系统的作用　通过脑室内注射Ang Ⅱ可以升高血压，促进AVP分泌、增加饮水以及使ACTH分泌增多。

5）刺激血管平滑肌细胞和心肌细胞的增殖肥大　这些作用可以是机体对于长期压力负荷增加的一种代偿反应，因此使用ACEI或拮抗剂可以治疗高血压动脉粥样硬化和心肌肥大所引起的心力衰竭。

6）对小动脉坏死病变的影响　Ang Ⅱ可促使恶性高血压所见的小动脉坏死的病变产生和发展。

（4）ACE与高血压　研究发现，口服血管紧张素转换酶抑制剂（ACEI）后，由于该药中的一些特殊基团（如巯基、羟基、磷酸基等）与ACE中的锌结合，使血管紧张素Ⅰ转变为血管紧张素Ⅱ受阻，循环和组织中的血管紧张素Ⅱ减少，血浆肾素活性增高，醛固酮降低，减少水钠潴留，血容量下降，导致血压下降。此外，ACEI抑制缓激肽Ⅱ，减慢了缓激肽的降解，加强缓激肽的作用，并通过缓激肽激活前列腺素（PG）系统，使PGI2、PGF2生成增加，这可能是ACEI降血压、扩血管的中枢机制，也是ACEI在低肾素状态下发挥ACE抑制作用的基础。这些结果均提示，ACE在高血压发病中的重要作用。

（5）ACE2与高血压　作为RAS体系新的调控因子，ACE2（血管紧张素转换酶2）基因在维持心血管功能和血压稳定中发挥关键性作用。ACE2可能通过直接对抗ACE与Ang Ⅱ作用，促进Ang1-7的生成、改善胰岛素抵抗以及增加NO释放等多种途径实现其对血压调控。ACE2与ACE在功能上存在相互平衡，一旦失衡将使体内血压改变。在ACE2相对缺乏状态，Ang Ⅱ作用占优势，可以导致血管收缩增强，引发高血压。而ACE2表达充足时，Ang1-7舒血管效应与Ang Ⅱ缩血管效应势均力敌，体内血压维持在正常水平。当ACE2过度表达或其活性过度增高情况下，可能引发低血压。

（6）Ang Ⅱ受体与高血压　Ang Ⅱ主要通过激活特异性受体而发挥生物学效应。根据该受体在细胞中位置，可分为细胞膜受体，细胞核及染色体受体两大类。细胞膜表面的受体是Ang Ⅱ功能的主要介导者。1994年，国际药理联盟血管紧张素受体命名委员会通过了血管紧张素受体最新命名原则，目前已证实Ang Ⅱ作用的受体至少有两大类：AT1、AT2受体。AT1受体和AT2受体最主要的区别在于AT1受体能被氯沙坦选择抑制，AT2受体则被PD123177选择性抑制。AT1受体又分为AT1a和AT1b受体，其中AT1a受体对氯沙坦（Losartan）有很高的亲和力，其数量约占AT1受体的90%，AT1b受体对PD123177的亲和力比对氯沙坦高，但却和AT2受体截然不同。

AT1受体主要分布在血管、肾上腺、心、肝、肾等组织和器官。在成熟组织中，似乎所有已知的Ang Ⅱ作用都是通过AT1受体所介导的。这些作用包括：刺激心肌组织的细胞生长，正性变时、变力效应，刺激血管平滑肌细胞分裂、增殖，收缩血管平滑肌，刺激交感神经增加神经递质的释放，刺激血管加压素及醛固酮分泌释放，控制摄水及尿钠排泄等。

AT2受体具有扩张血管、增加尿钠排泄的作用，从而参与机体血压的调控；此外，AT2受体在影响心脏重构和心功能方面也发挥了重要的作用；这些作用在某些病理状态下表现尤为明显。ARB受体拮抗剂已普遍应用于心血管和肾脏疾病的治疗，其疗效一方面与阻断AT1受体的作用有关；另一方面也与兴奋AT2受体有关。随着研究的进一步深入，AT2受体对心血管系统的保护作用将越来越多地呈现在人们的面前。目前认为，Ang Ⅱ至少能与4个相应受体结合，除AT1、AT2受体外，尚有AT3和AT4受体。Ang Ⅱ与AT3受体结合的生理或病理作用了解甚少；Ang Ⅱ与AT4受体结合，目前认为有助于保持血管完整性，且使PAI-1升高。

（7）RAS的其他成员

1）Ang1-7　Ang1-7是近年发现的一种与Ang Ⅱ相关但作用明显不同血管紧张素肽，对心血管系统、肾脏、水盐平衡等均有调节作用，其作用在后面的章节重点叙述。

2）Ang Ⅲ（Ang2-8）　Ang Ⅲ仍具有一定的生物活性，与Ang Ⅱ相比，Ang Ⅲ对AT1和AT2受体有相同的亲和力，在大脑高渗刺激下，侧脑室的Ang Ⅱ和Ang Ⅲ释放增加。Ang Ⅲ与血管加压素释放有关。

3）Ang Ⅳ（Ang3-8）　现已发现与Ang Ⅳ亲合的AT4受体，AT4受体与Ang Ⅱ亲和力很差。较高浓度的氯沙坦、CGP42112和PD123177（AT2受体拮抗剂）不能竞争受体。在兔心脏成纤维细胞、微冠状血管内皮细胞中刺激AT4受体可增加核酸合成。侧脑室注射Ang Ⅳ亦可增加c-fos表达。

2. 交感神经系统（SNS）

对高血压的血流动力学研究发现，早期、临界高血压以心输出量增加为特征，这类似于心理应激所引起的血压升高模型，以后逐渐转变为以外周血管阻力增加为主，心输出量恢复正常，这可能是结构与功能上适应性改变的结果。用普萘洛尔和阿托品阻断支配心脏的自主神经的功能后，高心输出量就恢复至正常水平。早期高血压血浆去甲肾上腺素水平升高，用放射性核素追踪研究发现，这是去甲肾上腺素分泌率升高的结果；早期高血压时α-肾上腺素血管收缩增加，对去甲肾上腺素的血管反应性增加。在人类原发性高血压和几种实验动物高血压中都发现肾交感输出活动增加，双侧完全肾神经切除可延缓高血压的发生和发展。

除去甲肾上腺素（NE）和内皮素（ET）等因素可影响血压外，还有神经肽Y等也和血压有关系。神经肽Y（Neuropeptide Y，NPY）是一种含36个氨基酸残基的神经多肽，研究发现，原发性高血压患者血浆NPY水平明显增高，且男、女性之间无差异。老年收缩期高血压病人的收缩压增高幅度与血浆NPY水平呈正相关，治疗后血压的下降幅度与NPYN的下降亦相关。NPY对血压的影响在高血压个体中明显加强，可能与NPY受体水平升高、拮抗NPY升压因素的削弱有关。

3. 血浆同型半胱氨酸

研究发现，EH患者及子女同时伴有同型半胱氨酸（HCY）血症，其机制尚不完全清楚。可能与以下三个方面的机制有关：①氧化作用：HCY的氧化也可产生自由基和过氧化氢，促使低密度脂蛋白胆固醇的氧化，增加泡沫细胞的形成，致使血管内壁增厚。②通过S-腺苷同型半胱氨酸累积作用，形成硫甲基化物（hypomethylation）。③通过硫内酯使蛋白酰化。这几方面的作用使膜蛋白损伤、内皮损伤及内皮细胞生长抑制。研究还发现HCY能阻碍内皮细胞产生NO，并能刺激血管平滑肌细胞的增殖，后者是动脉硬化形成的重要因素。

（1）胰岛素抵抗（IR）　自1988年Reaven等提出胰岛素抵抗综合征（syndrome X）以来，胰岛素抵抗（insulin resistance，IR）引起的进行性糖耐量减低、高胰岛素血症、脂代谢紊乱等作为EH致病基础的假说成为各国学者的研究热点。随着人们对EH发生认识的不断深入，对IR作用机制的研究有了长足的发展，大多研究结果认为EH是一种代谢性疾病，而IR又是这一系列代谢紊乱的共同基础。

IR导致EH的可能机制：①交感神经系统：胰岛素可引起交感神经活化。②动脉粥样硬化：胰岛素为一血管生长因子，长期作用可导致平滑肌细胞增生，动脉血管壁增厚。③肾素-血管紧张素-醛固酮系统（RAAS）：血管紧张素转换酶抑制剂（ACEI）对血糖的良好作用及降压效应，提示胰岛素与RAAS的重要关系。一些临床试验

（LIFE、HOPE、VALUE、ALLHAT）都一致显示，阻断RAAS系统可减少2型糖尿病发生。④肾脏效应：胰岛素在生理范围内增加可致水、钠潴留。⑤内皮细胞功能障碍：胰岛素可抑制磷脂酰激醇-3（PI-3）激酶活性并抑制一氧化氮（NO）合成酶表达。⑥胰岛素能刺激主动脉内皮细胞合成与分泌内皮素，且与胰岛素浓度呈正相关。⑦胰岛素影响细胞电解质平衡，可导致细胞内钙离子浓度升高，血管收缩，周围血管阻力增加。

目前研究也发现高血压患者的血脂代谢异常与高胰岛素血症有关。其机制可能为：①高血压患者中高胰岛素血症对脂蛋白酶，胰岛素的调节作用产生抵抗，导致增加极低密度脂蛋白胆固醇（VLDL-C）的合成，同时其清除降低；②高胰岛素血症还可使甘油三酯（TG）、总胆固醇（TC）合成增加，血中浓度升高；③脂蛋白酶活性降低，导致VLDL变成高密度脂蛋白胆固醇（HDL-C）过程受限，从而HDLC降低。脂质代谢紊乱异常促进动脉粥样斑块形成，诱发冠心病的发生，还能抑制动脉壁内腺苷酸环化酶的溶酯作用，促进乙酸渗入到胆固醇、磷脂、甘油三酯中去，可使小血管阻力增加，血压升高。另外，最近研究发现：血脂异常还可以直接导致并加重胰岛素抵抗，脂质代谢紊乱时可激发信号的异常，胆固醇调节结合蛋白通过干预胰岛素受体底物启动子的激活，使得糖原合成障碍，致使肝脏胰岛素抵抗的发生。这样胰岛素抵抗和脂质代谢紊乱互为因果，成为恶性循环。在临床上也更易导致糖尿病的发生。

总之，高血压不仅是血流动力学的异常，而且存在多种物质代谢紊乱及障碍，其中高胰岛素血症和胰岛素抵抗是高血压的一个重要危险因素，它与疾病的发生、发展、治疗及预后均有密切关系。胰岛素抵抗与高血压的共同发病基础，见图9-1-5。

（2）内皮素 在内皮素的三种异构体中，内皮素-1由内皮细胞生成和分泌，正常情况下血液循环中内皮素-1的浓度很低。内皮素是迄今发现的最强的血管收缩因子。它通过增加细胞内游离钙水平使平滑肌收缩，增加周围血管阻力，引起血压升高；它还可通过激活磷脂酶C起到有丝分裂原的作用，刺激血管平滑肌细胞内原癌基因表达，增加血管平滑肌细胞的DNA合成，促进血管平滑肌细胞的增殖。

内皮素的作用机制：内皮素通过两种信号传递系统：细胞膜Ca^{2+}通道激活和蛋白激酶C系统起作用，既通过与胞膜上的特异性内皮素受体特异结合，激活细胞膜上特异的受体-二磷酸肌醇脂系统，引起细胞内胞浆网向细胞浆释放钙及激活细胞膜钙通道；同时刺激DNA-mRNA-蛋白质的过程，促进细胞增生的细胞纤维化的形成。当机体受到各种应激刺激（如缺氧、血液应切力改变），通过细胞因子的调节作用，导致内皮素增加，一方面刺激血管平滑肌细胞收缩，同时刺激血管内皮细胞产生NO、PGL等舒血管物质，NO对细胞因子起负反馈调节作用。

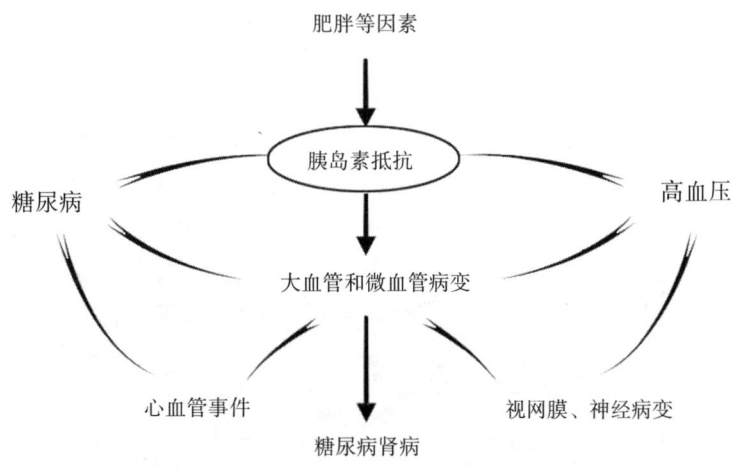

图9-1-5 胰岛素抵抗是糖尿病和高血压的共同发病基因

（3）一氧化氮合酶/一氧化氮（NOS/NO）一氧化氮（nitric oxide, NO）和内皮素（Enodothelin, ET）是一对依赖于血管内皮的舒张、收缩因子。两者的动态平衡可维持血管的正常张力，使血压保持稳定。两者的生成、释放、破坏发生异常，一旦两者失衡，则在高血压的发生、发展中起重要作用，值得注意的是，在NO合成过程中，一氧化氮合酶（nitric oxide synthase, NOS）是唯一限速酶。研究证实，高血压患者血浆中NO含量降低，一氧化氮合酶（NOS）活性下降，而内皮素-1增加，血管平滑肌细胞对舒张因子的反应减弱，对收缩因子的反应增强。NOS分为三型：神经元型NOS（nNOS）、诱生型NOS（iNOS）和内皮型NOS（eNOS）。NOS通过一个复杂的氧化-还原反应将左旋精氨酸上的胍基氮催化形成NO，这一过程中需要氧分子和还原型辅酶Ⅱ以及许多辅因子（焦磷酸化酶、黄素单核苷酸、血红素和四氢蝶呤等）参与。研究表明，NOS参与动脉血压的调节。附血管内皮细胞生理功能示意图（图9-1-6）和内皮功能损害对高血压的影响示意图（图9-1-7）。

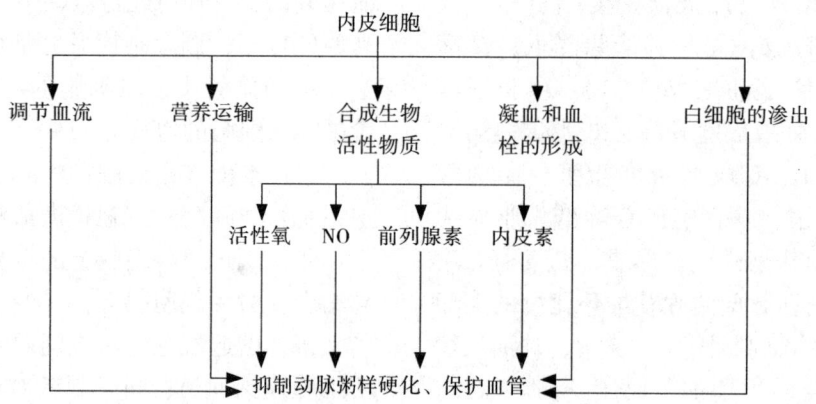

VEC的功能与它产生、释放、活化多种生物活性物质，以及调节各种活性物质的功能

图9-1-6 血管内皮细胞（VEC）生理功能

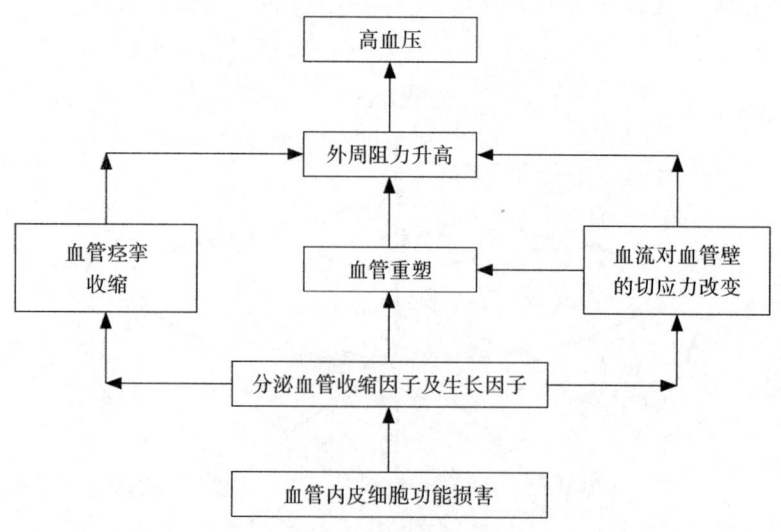

图9-1-7 内皮功能损害对高血压的影响

（二）环境因素

1. 心理因素

心理性应激作为一种环境因素，参与血压的调节。原发性高血压的发生和发展过程有心理因素对易感个体的影响。情绪和精神刺激均能引起血压升高。反应的大小和持续的时间取决于刺激的性质和个体的反应性。高血压患者的反应强度和持续时间比血压正常者大，而且持续时间长。有观察发现，经常处于压抑或心情不愉快的人，血液中去甲肾上腺素水平比正常人高出30%以上。另外，紧张和压抑引起的糖皮质激素增高除易诱发节律紊乱外，还会增加生长素的分泌和腹部脂肪的堆积。生长素又使低密度脂蛋白胆固醇和高密度脂蛋白胆固醇的比值增加。

从社会人文背景来看，高度紧张的职业高血压患病率高。来源于遗传背景相同的人如生活于不同层次文化环境，高血压患病率不同，有着比较多的文化接触者高血压患病率高；同样，移民的调查也证明从高血压低发区移向高发区者，移民的平均血压比原先社会生活人群的平均血压要高，血压随年龄的增长幅度增大。多数人认为，造成移民血压增高的原因有多种因素，社会应激是其中之一。

应激也包括应激性的生活事件，在非常时期，如战争期间前线的士兵高血压患病率增高。其他生活事件也常伴有血压的升高。应激对血压的影响有着很强的遗传背景，高血压家族史阳性个体虽然基础状态时的血压水平相同，但对精神性应激或躯体性应激与血压正常的后代者相比有着较高的血压反应。从孪生子的研究证实，对精神应激（mental stress test）的血压反应遗传度收缩压为44%，舒张压49%；纯合子双胞胎血压反应的相关系数：收缩压0.40，舒张压0.51；而杂合子双胞胎则分别为0.18和0.29。精神应激血压反应有预测今后发生高血压和左心室肥厚的意义。肾脏在应激过程中对水、钠调控功能与盐的摄入量有关。Staessen等对384名年龄35～51岁城市男性服务人员的观察发现，工作应激的血压反应和尿钠排泄量有关。24 h尿钠量在250 mmol或以上个体（第90百分位）工作应激使血压升高，而24 h尿钠量在100 mmol（第10百分位）以下者则应激使血压下降。

2. 饮食习惯和膳食组成

（1）盐的摄入过多　盐是高血压的重要环境因素之一。近百年的大量流行病学调查及研究表明，处于高盐环境的人群，人群平均血压水平高，高血压的患病率也高；相反，低盐环境的人群，高血压患病率低，血压不随年龄而升高，或增高的斜率比较低；多数高血压患者经限盐后血压降低。依据推算，如果每日钠的摄入量减少100 mmol，从年龄25～55岁收缩压随年龄的增长也将会减少9 mmHg。从这个意义上来说，钠的平均摄入量低会对血压随年龄的改变产生良性影响，从而有利于减少心血管患病率。由于我国人平均摄盐量远高于其他国家，提倡适当减少钠的摄入量，尤其北方，把每日盐的摄入量减至100～150 mmol，即把现有盐的摄入量减少1/2～1/3，从而有助于降低高血压的发生率。根据最近世界卫生组织和我国高血压联盟的推荐，应将食盐控制在5g/d以内，将明显降低高血压的患病率。

（2）热量过剩　20世纪60年代人们即发现高糖饮食可升高血压水平。80年代又发现高糖膳食可以促进自发性高血压的进一步升高。健康志愿者口服蔗糖后也发现有高胰岛素血症、高三酰甘油血症和高血压。热量摄入过剩，特别是活动少的人，必然导致肥胖。在原发性高血压发生中，肥胖是一个主要的危险因素（图9-1-8），Framingham心脏研究证实，体重每增加4.5 kg，无论是男性还是女性，收缩压会增加4 mmHg，在肥胖并发高血压发生机制中交感神经系统、肾素-血管紧张素-醛固酮系统、瘦素及胰岛素抵抗受到关注。中心性、上腹部肥胖个体，如腰/臀比率大者，其高血压患病率明显高于外周性、臀部肥胖和腰/臀比率小者。热量贮存和消耗之间的平衡是在环境因素（如体力活动量和进食量）与基因因素紧密结合下达到控制体重的作用。减少热量摄入可以减轻体重，同时使血压降低。因此，涉及体重调控的基因与环境的相互作用也参与血压的调节。ob基因和db基因形成激素-受体，即瘦素（leptin）和leptin受体，证明与肥胖的发生有关。如果人体循环血leptin水平升高，反映有leptin抵抗现象，见于多数肥胖患者。出现leptin抵抗和血循环leptin水平的升高不仅仅是由于leptin受体基因的缺失，也与过量摄入高脂肪食物这一环境因素有关。血浆leptin水平升高时肥胖与高血压相关联的机制之一。研究证明，摄入热量过剩可以引起胰岛素抵抗。一个高血压病人如同时伴有胰岛素抵抗、高胰岛素血症、糖耐量下降、VLDL-TG增加、HDL-CH减少乃称为"X综合征"（syndrome X）；Kaplan1979年又提出了死亡四重奏（deadly quartet）：躯干性肥胖、葡萄糖不耐受、高三酰甘油血症和高血压。X综合征和死亡四重奏二者均从不同的方面总结出代谢紊乱与高血压的相互关系。由于胰岛素抵抗近来被认为是引起冠脉微血管功能障碍的因素之一，有人认为二者可以合二为一，将其称为"代谢性心血管疾病综合征"（syndrome of metabolic heart disease）。在"X综合征"中，胰岛素抵抗被认为处于中心环节。胰岛素抵抗存在于肥胖、非胰岛素依赖性糖尿病、高血压和动脉粥样硬化等病理状态，并随年龄增长而加重。这种伴有代谢紊乱的原发性高血压称为代谢性高血压。肥胖与心脑血管疾病的关系（图9-1-8）。

（3）钾的摄入低　钠和钾的排泄有相互促进作用，增加钾的摄入能促进钠的排泄；反之亦然。血压与尿钾排泄量及尿钾/钠比值呈相反关系；钾盐摄入不足使血压升高，而增加钾的摄入则会使血压降低。钠盐含量高的食品往往钾含量低，而钾含量高的食物钠多低。摄入含钾量高的食物，或补充钾盐有降低血压的效应，特别是盐敏感者。对盐敏感少年儿童适当增加钾的摄入，将有利于延缓血压随年龄的增长幅度。但钾对高血压治疗的远期结果尚不清楚。

（4）钙的摄入不足　钙是血压的一个重要决定因素，钠对钙的排泄有促进作用。钙的摄入与血压之间呈相反的关系。钙摄入低的人群，钙摄入量与血压的相关性更强一些。钠对钙的促进作用与酒的摄入量也有关，即酒的摄入量会进一步增强钠和钙的这种交互作用。钙摄入量低者，收缩压随着钠摄入量的增加而升高，特别是那些饮酒量多的人。

少年儿童血压的发展呈现"轨迹"现象，妊娠妇女饮食钙的摄入量和其婴幼儿的血压有关联。在年龄早期阶段增加钙的摄入对其血压的发展是有好处的。

3. 不良的生活方式和行为

（1）饮酒　饮酒与血压之间的关系取决于每日酒的饮用量。每日饮酒超过一定量后，不论性别及种族，血压即随着酒摄入量的增加而升高，特别是收缩压。每月酒的饮用量在60个盎司以上者，高血压（血压160/95 mmHg）的发生率是每月酒的饮用量在30盎司以下者的2倍，而少量饮酒者的血压又略低于不饮酒者。每天酒精摄入量超过30 g以上的个体高血压的患病率明显升高。

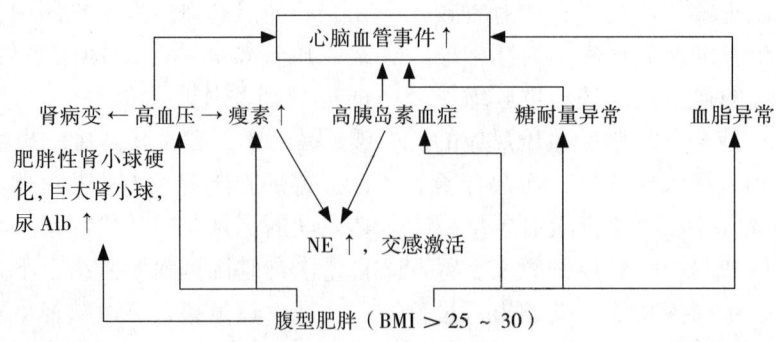

高血压伴胰岛素抵抗者集中了如此多的心血管因素互相连锁的根本基础是肥胖

图9-1-8　肥胖：全球性疾病

（2）吸烟　烟草中尼古丁刺激交感神经，可使血管收缩，血压升高，吸烟与高血压病的发生可能有关。长期吸烟对血压影响的机制可能是：①吸烟可致脂代谢和糖代谢异常，吸烟量与其呈正相关性。②长期吸烟可导致血清E-选择素、可溶性细胞间黏附分子水平上升及血小板P-选择素表达增加，表明内皮细胞和血小板活化与吸烟指数相关。③动脉血管内膜损伤，血浆内皮素水平升高。使EH发病增加的环境因素还有很多，它们在疾病的发生发展过程中与遗传因素有协同作用。目前，人们已逐渐趋向于认为EH是一个多基因多因素的疾病，也越来越重视这两方面的研究。

（3）体力活动与血压　一般来说，从事体力活动多的职业或经常进行运动锻炼的人不论收缩压或舒张压都相对低一些。高血压患者适量的运动和体力活动确可使血压有某种程度的降低，特别是运动前收缩压水平高的患者。运动本身也能使体重降低，从而增强了运动的降压效应。

（4）引发心脑血管疾病的行为习惯　特征为易生气、好激动、追求完美，反复的心理刺激及恶劣情绪影响血液循环和脏器功能，容易导致高血压和动脉硬化的发生。

（5）致胖行为　引起肥胖的行为习惯是指吃饭快、饭量大、饮食结构中脂肪含量高、不爱运动、易激动、好增食的生活习惯。肥胖可引起高脂血症、心脑血管病、糖尿病等生活方式病。

4. 气候

流行病学调查发现，北方人（北京）比南方人（广西）EH发病率要高，除北方人摄盐较多外，冬天寒冷气候可能是另一个重要因素。有许多研究均表明寒冷可以使血压升高。但是，因纽特人虽处于寒冷环境，但发病却很低，可能与其摄盐少、食鱼多有关。冷刺激使血压升高可能与SNS和RAAS激活有关。Stout等人通过随访研究发现，血浆纤维蛋白原浓度冬季比夏季上升了23%，而血浆纤维蛋白原浓度增加可明显影响血管内皮功能。

（三）遗传因素

经过多年的流行病学研究，现在对高血压在人群中的流行特征和规律有了比较清楚的认识。

（1）高血压患病率与年龄成正比；

（2）女性更年期前患病率低于男性，更年期后高于男性；

（3）有地理分布差异。一般规律是高纬度（寒冷）地区高于低纬度（温暖）地区。高海拔地区高于低海拔地区；

（4）同一人群有季节性变化，冬季患病率高于夏季；

（5）与饮食习惯有关。人均盐和饱和脂肪摄入越高，平均血压水平越高。经常大量饮酒者血压水平高于不饮或少饮者；

（6）与经济文化发展水平呈正相关。经济文化落后的未"开化"地区很少有高血压，经济文化越发达，人均血压水平越高；

（7）患病率与人群肥胖程度和精神压力呈正相关，与体力活动水平呈负相关。

1. 高血压的家族聚集性及遗传背景

高血压有家族聚集倾向，有高血压家族史的个体容易发生高血压。研究资料表明，父母一方有高血压病者子女高血压的患病率是无高血压者的2～3倍；一级亲属（父母、同胞兄妹/姐弟）有高血压病者高血压的遗传度为70%±9.8%，二级亲属（祖父母、外祖父母、叔/伯、姑、姨、舅）有高血压病者高血压的遗传度为57%±7.9%。研究证实高血压有一定的遗传基础。直系亲属（尤其是父母及亲生子女之间）血压有明显相关。不同种族和民族之间血压有一定群体差异。

高血压病是各种环境因素与固有的遗传易感性之间复杂的相互作用造成，呈现很大的异质性。由于既存在多种环境因素的作用，又存在个体的不同易感性，遂造成高血压发病机制的错综复杂性。

高血压的遗传在表型上，不仅血压升高发生率体现遗传性，而且在血压高度、并发症发生以及其他有关因素方面，如肥胖，也有遗传性。

有高血压家族史的正常血压个体对血管紧张素Ⅱ的反应与对照组也不一样，有研究发现有高血压家族史的青年人盐负荷后醛固酮分泌不足，而注射血管紧张素Ⅱ后醛固酮分泌大大增加，分泌时间延长，在高血压的发生发展中可能起重要作用。

基因参与血压的调控已从许多基因分析研究

得到证明，包括社区人群、家庭、双胞胎，以及个体基因分析等。原发性高血压既是一种多基因疾患，又是生态遗传疾患（ecogenic disease）。多基因的参与决定其表现型呈现很大的异质性；而对各种环境因素的反应又呈现很大的遗传变异性。因此，高血压的患病率与所在人群的平均血压值、环境中的众多因素，如高盐摄入，热量过剩和社会应激等密切相关；在人群内个体间对环境因素反应的差异与对环境因素的遗传敏感性有关，如对盐的敏感性等。基因分析在高血压人群的常规评定中尚不起明显作用。已经确认，人血压主要调控系统中一些基因编码有突变（如血管紧张素转换酶，血管紧张素原，血管紧张素Ⅱ受体，alpha-adducin，以及对阿米洛利敏感的上皮钠通道），但他们在高血压发病中的确切作用尚不十分清楚。

2. 遗传标记

高血压是一种多基因、异质性疾患，其遗传标记的研究多集中于所谓中间遗传表现型方面，包括细胞膜阳离子转运、盐敏感性、肾素－血管紧张素－醛固酮系统、尿血管舒缓素－激肽、前列腺素系统、交感肾上腺素系统，以及胰岛素抵抗等。研究所涉及的面比较广，但目前尚无一个简便、完全可信的遗传标记供流行病学调查和临床使用，特别在少年儿童。

3. 遗传与环境因素的相互作用

高血压的发生是遗传因素与环境因素相互作用的结果。Wiliams等对美国犹他州家系单合子双胞胎、双合子双胞胎及家庭成员血压（安静和应激状态）与遗传和共同生活环境关系的研究，证明了遗传与环境的相互作用。"蒙特利尔收养研究"同样证明了遗传和共同的家庭环境对血压变异性的影响。可以看出在双亲和他（她）们的亲生子女之间，以及在同胞兄妹之间的血压有着比较强的相关关系，说明共有基因和环境因素的相加作用。除去前述的附加条件，遗传对于血压变异性的净数率为30%~60%。

（1）基因与环境的相互作用在高血压发病中的地位　基因与环境的相互作用可以理解为基因调控个体对环境的反应。有诸多基因参与高血压表现型。这些基因各自独立或以比较复杂形式发挥作用，如上位显性（epistasis）反应，即非等位基因对于一种现象的相互影响和多效性（pleiotropy）。另一方面，环境因素如饮食、心理应激、体力活动以及环境温度等也参与其中。高血压的环境因素和诸多基因并不是并行而是以相互作用方式发挥作用。

（2）基因与环境相互作用分型　根据Khoury的建议，基因和环境因素相互作用有四种表现形式影响疾病的发生：第Ⅰ型中，不论基因因素或环境因素本身均不产生任何效应，只有当二者共同存在之时它们相互作用，导致疾病的发生。这一型高血压的最好例子是由基因决定的盐敏感性，如Dahl盐敏感性啮齿动物模型和Sabra盐敏感性大鼠。第Ⅱ型基因－环境因素相互作用中，如没有环境因素的暴露则基因因素不发挥作用，但暴露本身增加发生疾病的危险性。例如，生活在美国Pima的印第安人大部分个体肥胖，胰岛素依赖性2型糖尿病的发生率高，与之相反，住在边境另一侧的墨西哥印第安人尽管有着相同的遗传背景或基因，但并不肥胖，而且也不发生糖尿病。这一现象提示，反映美国社会的Pima印第安人生活方式是一种环境因素，它与特有基因的相互作用，遂导致肥胖的发生，亦因而产生糖尿病。因为这样的环境因素不存在于墨西哥印第安人，尽管他们有着相同的基因却不发生前述情况。第Ⅲ型相互作用是在没有环境因素的暴露情况下，基因因素本身引起疾病，但暴露能强化基因的效应。Liddle综合征是这型的典型例子。该病史由于肾小管上皮钠通道α和γ亚单位基因编码发生突变所致。通常饮食钠摄入非为发生该病的必备条件，但会使疾病过程加重。第Ⅳ型基因与环境因素的相互作用为环境暴露和基因因素对疾病的发生具有同等的危险，二者结合起相加作用。肥胖的产生属于这型。过量的热量摄入和脂肪聚集相关基因的缺陷均可引起一定程度的肥胖，当两种因素共同存在之时乃相互强化，使肥胖进一步加重。具有保护作用的基因和环境因素的存在则会使基因－环境因素的相互作用更趋复杂化。

4. 高血压遗传学

（1）高血压表现型和基因型的异质性　高血压的发生有多种途径，此种表型异质性严重影响候选基因的确定，影响对疾病的诊断，这正是影响高血压遗传学研究进展的主要问题,一般在研究中通常采用中间表型来选择高血压亚组加以克服。

除了表型异质性,遗传异质性也会带来类似问题。现有证据一致表明高血压系多基因疾病,每个易感基因都可使血压小幅升高,高血压是许多基因的叠加效应的结果。遗传异质为寻找致病基因提出了巨大的挑战,目前探寻基因的方法均依赖于检测遗传标志物在世代之间传递与表型(高血压)的关系,应用这种方法研究多组致病基因存在局限性。

(2)遗传研究的策略 近年来,通过基因连锁和基因关联两种互补的筛查策略,使寻找人类高血压遗传决定因素的研究取得了一定的进展。

1)基因连锁 大约在一个世纪前,观察性研究发现许多性状可以一起遗传给子代,这种现象被称为基因连锁。基因连锁是在大型多世代家系(家系连锁)和人群(连锁不平衡标测)中筛查基因的理论基础,其中连锁不平衡标测筛查策略近年来已被广泛用于高血压遗传学研究。

2)基因关联 通过连锁分析找出特定基因,或者根据对基因功能已有的认识选定被研究基因后,下一步可以进行关联研究。关联研究是寻找易感基因的第二大策略。尽管关联研究有不足,但它能直接确定导致疾病的遗传变异体。最近,高通量基因型检测技术和海量遗传信息统计分析方法均已取得巨大进展,从而促使基因筛查策略由连锁分析迅速转向关联研究。

(3)确定遗传变异体 筛查基因只是确定高血压致病基因的第一步,此后还需要研究遗传变异体与表型之间的关系,这就要涉及人群流行病学研究,包括病例对照研究或干预试验。由于人群分层和环境差异对关联研究的结果具有潜在的影响,因此如果在一组人群中发现某一基因变异体与疾病有关,还应验证这一结论是否适用于其他人群。通过多个人群研究可以得到不同人群等位基因分布频率的估计值,从而有助于解释疾病发生率的差异。如果已知某一基因与疾病有关,则可采用病例对照研究确定该基因与中间表型的关系,并进一步揭示其病理生理机制。

(4)对临床工作的影响 掌握高血压遗传学的重要意义之一就是在高血压患者中开展个体化治疗,或者为有高血压发病风险的个体制定预防策略。

(四)EH的分子遗传学研究进展

1. EH具有遗传性

因其具备以下特征:①家族聚集倾向:研究发现,EH患者的一级亲属更易患高血压;55岁前发病的EH患者中,有EH家族史者高出无家族史者3.8倍之多;②同卵双生子发病一致性;③种族差异性:研究显示,黑人更易患高血压,具有高血压的种族素质(racil predisposition)。EH为多基因共同作用的产物,这一观点已得到广泛认同。多基因模式更符合血压变异的数量性状特征。这些基因既具有各自独立的效应,呈显性或隐性遗传,又相互作用,并通过分子、细胞、组织、器官等不同水平的数种中间表现型(intermediate phenotype,IP)的介导,最终导致血压升高(图9-1-9)。有人曾提出"阈值"(threshold)的概念,即只有相关基因的共同作用达到一定程度方能引起血压升高。据Mongeau报道,有30%~60%的血压变异可归因于基因的作用。

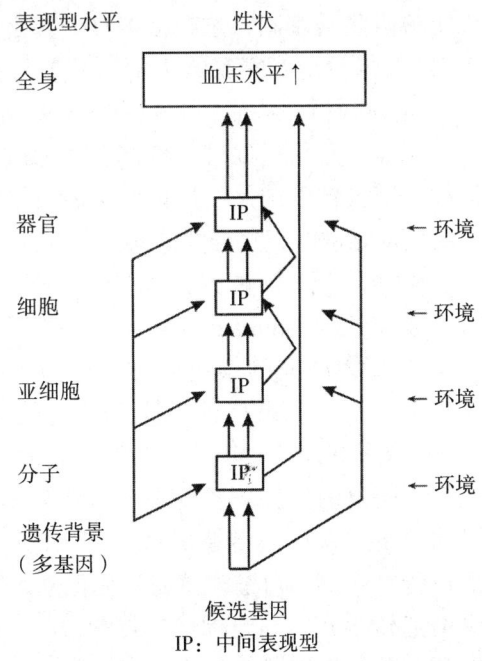

图9-1-9 高血压与其中间表现型

2. EH 亦受环境因素的影响

如钠、钾、钙等的摄入、精神应激、体力活动程度、口服避孕药等。环境因素通过与基因的相互作用对血压产生影响：①影响基因表达：以钠的摄入为例，有研究显示，正常个体在高钠摄入时肾素基因的表达相应减弱，以使肾排钠增加，从而防止血压升高。而某些 EH 患者缺乏此保护机制；②作用于基因产物：如过量摄入甘草时，甘草可直接抑制 11-β OHSD 的活性，产生类似于 AME 的临床表现。

总之，EH 是"基因 – 环境"相互作用所致的多基因遗传性疾病。正因为有多种因素参与，赋予其既具有遗传异质性（genetic heterogeneity），又具有临床异质性（clinical heterogeneity）的特征。

四、原发性高血压遗传学研究的策略和方法

EH 遗传机制研究的策略和方法

1. 如何"找到"EH 的相关基因

随着人类基因组计划（human genome project，GP）的顺利实施，一种崭新的相关基因定位策略——全基因组扫描（whole genome scanning）已成为当今基因定位的重要工具。该策略以定位克隆为基础，选择覆盖整个基因组的大量 DNA 遗传标记对家系或人群进行基因型和表现型的连锁分析，从而对相关基因进行定位。其最大的优点在于可以发现染色体上尚未认识的热点区域。需要注意的是，遗传标记的数量应足够多，密度应足够大，这样才能避免漏检。

2. EH 的遗传分析方法

（1）连锁分析（linkage analysis） 根据重组率来计算两基因之间的染色体图距称为连锁分析，主要包括：①家系连锁分析（family linkage analysis）：又称 Lods 分析，可以提供标记位点与疾病之间距离的信息。经典的连锁分析只适用于伴高血压的单基因遗传性疾病。对 EH 必须在假定的遗传方式下，通过观察遗传标记基因型与表现型的遗传方式，确定标记位点是否与 EH 相连锁。随着限制性片段长度多态性（RFLP）、数量可变的串联重复序列（VNTR）直至遗传信息量更为丰富的微卫星 DNA（microsatellite DNA）、单核苷酸序列多态性（SNP）等遗传标记的相继出现，为 EH 的相关基因研究提供了有力工具。家系选择是该方法的关键所在。②受累同胞对分析（affected sib-pair analysis，ASP）：是目前较为流行的非参数分析法，为连锁分析的一种特殊形式，属于"等位基因共享"（alelle-sharing）范畴。通过比较对子之间是否非随机地"共享"了某一位点上相同的等位基因，推测出疾病的易感基因是否与该位点连锁。如果共享的这一相同的等位基因来源于该家系的同一祖先，称为血缘一致（identical-by-descent，IBD）；如果只知道共享了某一多态位点的一个等位基因，则称为状态一致（identical-by-state，IBS）。ASP 的优点在于不受遗传方式的影响。

（2）相关分析（associated analysis） 亦称关联研究，是在高通量基因型检测技术和海量遗传信息统计方法取得巨大进展基础上建立起来的，主要采用无血缘关系的病例对照设计与表现型正常的对照组在某个遗传标记位点上会出现不同的频率而设计的分析方法。通过计算频率的不同，推测所研究的遗传标记与某个遗传病易感位点之间是否存在因果关系或连锁不平衡（linkage disequilibrium）。其优点在于不仅可以检测主效基因效应，还可以观察微效基因效应，后者正是连锁分析的缺陷所在。

3. EH 的遗传分析策略

（1）候选基因克隆 候选基因克隆研究对于多基因或表型复杂的疾病基因研究较为适用，是确定基因变异与高血压是否关联的最主要策略之一。它是根据与遗传疾病可能相关的生理特征，进一步确定与这些生理特征相关的候选基因，再在这些候选基因上寻找与疾病表型可能相关的致病变异或易感基因，以此确定致病基因的方法。高血压候选基因一般选择那些参与血压调节机制的功能已知的基因，以及某些与单基因有关的高血压病（如 Liddle 综合征等）的致病基因。目前已有包括肾素 – 血管紧张素 – 醛固酮系统基因、上皮钠通道基因、与儿茶酚胺代谢和肾上腺功能有关的基因、肾脏激肽释放酶 – 激肽系统基因、α 内收蛋白基因和其他与脂质代谢有关的基因、激素受体基因、生长因子基因等在内的 150 个基因被列为高血压候选基因，但迄今为止尚无一个

是被公认的高血压相关基因。候选基因克隆研究依赖于连锁分析和关联研究方法。通常采用家系分析的方法，将候选基因位点的遗传标记在家系的相关个体中与高血压进行连锁分析，以确定该位点是否与高血压连锁。关联则是指由于同一染色体上位点间紧密连锁或其他原因，在同一配子中某些等位基因的组合可能增加的遗传现象。经典的关联研究（病例与对照研究）方法是从人群水平上比较疾病组与对照组之间某个位点的等位基因频率或基因型频率的差异。如比较某候选基因各基因型在高血压人群和正常人群间频率分布的差异，以确定该基因变异是否与高血压相关。近年的研究趋势似乎倾向于大的样本群，但这有可能将不同遗传背景的个体混在一起。不同遗传背景的高血压并非由相同的基因所决定。在不同群体中进行重复研究，若结果一致则加强了对相关性的肯定，但对不一致的结果却缺乏更好的解释。

（2）定位候选基因克隆与全基因组扫描 定位候选基因克隆即通过连锁图谱与连锁分析先将致病基因或易感基因定位于染色体某一适当狭窄的区域，再对该区域中分布的基因位点一一进行筛选和确认，从而找到与遗传疾病相关的基因。它的主要方法分为三步：首先是选择数百个具有一定密度且覆盖全基因组的 DNA 多态性标记，进行全基因组扫描和连锁分析，如果发现与某一个或某几个标记有一定的连锁，而且 LOD 分数大于 3.0，就可推测疾病座位可能在该标记附近；如果与某标记间没有重组，样本数又达到统计学要求，就可以知道该座位已非常邻近疾病座位，以此确定与疾病紧密连锁的染色体区域。然后在定位的大致区域内选择更多的标记来确定这一结果和进一步缩小连锁的区域，或者利用更多的同种遗传病的家系去做扩展性分析来取得一致性的结果。最后在靶区域中的大量候选基因中确定致病基因或易感基因，也是最具挑战性的一步。

而第三代遗传标记单核苷酸多态性（single nu-cleotide polymorphisms，SNPs）的兴起和对关联分析的重新认识，使建立在 SNP 基础上的全基因组关联分析策略将成为最新研究热点。与连锁分析相比，关联分析不需要大的家系研究，而是比较某个或某一套标记在患者和非患病正常个体的分布程度。对于高血压等复杂疾病而言，全基因组关联分析对于每个微效基因的鉴别较全基因组连锁分析更有效，对样本数量的要求更低，经典的连锁分析对于单个患者家系无法进行分析，而关联分析就可以做到。目前有两种互为补充的方法可用于全基因组关联分析。一种是根据人类基因组计划给定的基因序列，检测启动子区及编码区有功能的 SNP 并进行关联分析，其可行依据是理论上基因编码区有功能的高频 SNP（~10%或以上）的数量较少。但并非所有功能性 SNP 均在编码区，故另一种方法可平行进行。即利用高密度的 SNP 图谱，检测编码区和非编码区的所有 SNP，在病例和对照组中进行关联分析，并通过单倍型分析确定其相邻基因与疾病的关联。单倍型是进化过程中的遗传单位，是在人群中观察到的特殊的等位基因组合的现象，是由一定范围内多态性位点的连锁相所构成的。所以它是多个多态性位点变化的组合，作为一个整体的标记位点去看待，也就蕴含较单个位点更大的信息量，大大地提高了标记系统的杂合度。以单倍型为基础进行的分析所得出的结论将明显优于用单个标记进行的研究。对于全基因组单倍型图谱，不同研究提示 SNPs 的需要量从 180 k 至 600 k 不等。除了数量，SNP 的选择也非常重要，目前的研究倾向于选择那些可能有功能效应的 SNP，如编码区非同义（改变氨基酸编码）SNP 或启动子的 SNP，以防止盲目对每一个 SNP 进行独立研究而导致假关联。

（3）化繁为简-中间表型 选择中间表现型简化遗传背景：中间表型是指能反映高血压发展早期或中期病理变化的一系列生化或生理性状。基于对高血压这类多基因疾病有较强的异质性的认识，寻找合适的中间表型成为高血压基因研究的重要策略之一。一个理想的中间表型应该具备如下特点：①与原发性高血压相关；②高度遗传；③高外显率；④在高血压后代中表现较早；⑤呈双峰分布；⑥与高血压的发病机理有因果关系；⑦能提示可供检测的候选基因；⑧具可操作性，即便于评估和相对无创，能在高血压先证者家属中方便检测。虽然完全符合上述理想特征的中间表性并未确认，还是有一些与高血压相关的性状显示部分特征可供参考。盐敏感性表现有一系列涉及血压调节的内分泌及生化代谢异常，故被认为可能是高血压的一个中间表型而广受关注。

（4）基因转入或敲除策略　这一方法主要用于验证疾病相关基因。随着遗传统计分析方法的发展，当前心血管疾病和糖尿病等多基因疾病易感基因和药物遗传学的研究，日益强调了通过按系统或通路进行关联研究。相比于全基因组关联研究，这不仅大大降低了对数据分析的难度，而且也能从系统或通路水平上阐述其与疾病的相关性。此外，复杂性状疾病如EH所涉及的基因众多，而基因间的相互作用，及众多环境因素所起的作用又较难确定。往往是多数致病等位基因的外显率低，只有少数等位基因的携带者才具有明显的表型。单倍型是单倍域中多个多态位点变化的组合，集合了基因调控元件及编码序列的各种变化信息，是人群中特殊的等位基因组合现象，来自于在进化过程中被保留下来的共同原始祖先序列。因此，将多个SNP组合分析比单位点分析更具有遗传学意义。单倍型的构建对发现致病基因已发挥了巨大的作用，目前已用于多基因复杂性疾病的研究。通过单倍型研究，不仅有助于人们理解人类进化的规律，更可以为定位疾病相关的遗传位点，最终发现致病基因提供重要线索。

（5）采用人类高血压的简化模型——实验动物　人类多基因遗传性疾病研究存在一些非常棘手的问题：①人类世代太长，不利于三代或三代以上大家系的研究；②人类遵循随机婚配原则，近亲婚配受法律制约；③遗传异质性影响来自不同家系资料的累加分析；④受各种环境因素的影响。正是基于以上原因，近年来动物模型和实验杂交（experimental cross）广泛用于了多基因遗传性疾病的研究，其优点在于：①世代短，多胎妊娠，可提供丰富的实验材料；②选择纯种动物进行杂交试验，可消除遗传异质性的影响；③可利用基因重组技术进行转基因（transgene）或敲除（knock out）基因研究，以观察目的基因的功能，并有助于基因定位；④可控制环境因素的影响，观察遗传因素、即遗传度的作用；⑤由于进化过程中的保守性，许多模式动物基因组与人类有一定程度的同源性，使参与血压调节的一些基因产物与人类很相似，因此对模式动物的研究有助于人类同源基因的克隆和鉴定。血压的遗传位点称为数量性状位点（quantitative tralocus，QTLs），它决定两个相反品系间的血压差异，通常是高血压与正常血压品系。现代遗传学主张在进行高血压遗传机制研究时应首先鉴定血压的QTLs，即先进行染色体定位。其总的策略是按照分子遗传学的方法设计出合理的大鼠杂交品系，具体分为以下四个步骤：①采用候选基因策略或通过全基因组扫描进行连锁分析，将需要鉴定的某一血压QTL定位于一染色体区域；②用congenic品系确定包含该血压QTL的染色体区域；③用congenic亚品系将这一染色体区域缩小到1~2cM；④最终通过定位克隆和（或）候选基因克隆策略鉴定这一血压QTL。实验证明，在动物杂交实验中进行QTLs定位比人类家系更有效，因前者可通过子代间杂交、重组的纯系（recombinant inbred strains）以及重组的同系异基因株（recombinant congenic strain）来降低遗传噪音。大鼠是目前最常采用的高血压实验动物模型。利用QTLs定位法已基本构建了大鼠精细的遗传连锁图，并进行了一些血压QTLs的鉴定。重组纯系和重组同系异基因株的构建为血压QTLs的鉴定提供了更为有力的工具。必须注意的是，由于动物与人类遗传信息的差异，参与人类EH发病的基因数量远远多于动物模型，且人类的随机婚配与动物严格的杂交实验设计相去甚远，故要揭示人类高血压的遗传机制，最终还要靠人类自身基因的研究。但从实验动物研究取得的成果无疑为人类高血压研究提供了非常有价值的线索。

（6）动物模型与比较基因组学策略　啮齿类动物一直被作为复杂疾病特别是高血压的基因研究模型，且其结果往往对人类研究具有预示性，如在大鼠中发现ACE基因与高血压连锁后，众多有关ACE基因与人类高血压相关性的研究随即展开。动物模型对于基因和表型关系的研究具有重要意义。首先，通过选择性育种，某一段特殊的染色体区域可以被单独研究。同样，也可以通过过度表达、突变或敲除的方法对某单个基因进行研究。其次，中间表型的时序差异也可以进行体外监测。更重要的是，可以直接对极端表型进行直接而精确的检测评定。Wright等对小鼠全基因扫描后，发现几个与高血压连锁的第2、6、8和18号染色体的区域。Stoll等依照比较基因组学原理，根据遗传性高血压大鼠的全基因组扫描结果，预测了与高血压有关的26个人类染色体区段，并列出了这些区段内的候选基因，其中有5个区段（1q、2q13、5q31、15q12和17q）得到人类全基因组扫描结果的确认。血压数量性状研究结果在人类（2q14-q23）、大鼠（第3号染色体）和小鼠（第2号染色体）的一致性进一步支持了这一策略的可行性。

（7）获取可靠结果的关键——正确选择遗传分析方法和研究对象　针对EH这一遗传异质性和临床异质性均十分明显的疾病，Cusi建议应首先采用遗传信息量丰富且密度分布合理的遗传标记进行定位，在候选基因位点或其周围选择合适的遗传标记进行连锁分析；再对获得阳性结果的候选基因结构进行分析，并取得病例-对照相关分析的资料。值得注意的是，相关分析的病例和对照应选择无血缘关系、流动性相对较小和遗传背景较为接近的人群。

（8）结构与功能相结合　发现基因结构的改变并非目的，确定结构-功能的关系才是基因研究的目的所在。故在从表现型入手筛选基因结构的改变之后，应重新回到表现型上来，寻找此结构改变是否会引起功能改变的证据，以确定在高血压发病中的作用。

4. EH遗传学研究的问题及解决途径

当发现多基因病的一个相关基因后，必须通过实验室操作方法和大规模流行病调查研究该基因的以下内容：①用实验证明这一基因变异使该基因表达产物的功能发生改变，进一步研究该基因功能的改变能否解释高血压的发生机制；②人群中有害（突变或缺陷）基因型的频率；③该基因对疾病其他存在因素（如，环境）的影响；④评估该基因的效应改善后给公众健康和卫生经济学带来的影响。EH存在遗传异质性强、环境与遗传因素相互影响、高血压定义人为性等诸多复杂因素，这些既为EH基因研究制造了很大困难，同时也向传统理论和方法提出新的挑战。SNP在人类基因组中的广泛分布使其成为理想的候选标记，随着大量SNP被确认和基因分型技术的发展，将进一步推动多基因遗传疾病的研究。

5. 问题及展望

原发性高血压具有异质性和延迟的外显性，如果通过高度遗传和外显早的中间表型将异质群体区分出来，将更有希望定位到某一特殊性状的主效基因。而综合分析不同人群的不同的表型，才会对疾病有总体的认识。同时，原发性高血压的相关基因是一个组群，各自在高血压形成和发展的不同阶段发挥不同的作用，又相互影响交错，应当以这样一个"基因网络"的概念来指导对基因-基因的相互作用的探索。在定位高血压相关基因时，切忌在研究基因结构阶段止步不前，因为基因的功能研究才是关键所在，而发现基因结构改变并非研究的终点。总之，高血压这类复杂疾病的基因研究是一项挑战与机遇并举的艰巨任务。我们不能期望以单一的研究策略和方法即能获得满意的结果。只有将各种可行的策略方法融会贯通，并不断补充新的技术手段，才能有所突破。

五、高血压基因研究现状和展望

1. 原发性高血压易感基因研究

目前已被研究的高血压候选基因数目已增加至150中，依据现有的生理和病理生理知识，可能参与血压调节机制的候选基因涉及：肾素-血管紧张素-醛固酮系统（RAAS）、交感神经系统、下丘脑-垂体轴、内皮素、利钠肽、激肽释放酶-激肽系统、类固醇激素、前列腺素、生长因子和激素、骨架蛋白和黏附分子、细胞内信使以及脂质代谢、糖代谢、载脂蛋白、离子通道或转运体等。

在众多的高血压候选基因中，以肾素-血管紧张素-醛固酮系统基因多态性报道最多。其中又以血管紧张素原（AGT）基因M235T或G-6A多态性与原发性高血压连锁或相关的报道为最多。其他候选基因有：血管紧张素转换酶（ACE）、血管紧张素Ⅱ的Ⅰ型受体（AT1）、肾素、α-内收蛋白、上皮钠通道、肾上腺素能受体（β_2、β_3、α_2等）、心钠素、内皮素、胰岛素受体、脂蛋白酯酶、内皮一氧化氮合酶（eNOS）、氢转运蛋白、SA基因、Na、P-ATP酶、前列环素合成酶、G蛋白、β_2缓激肽受体等基因。但是报道结果不一致，迄今为止还没有一个被肯定为原发性高血压相关基因。

2. 肾素-血管紧张素-醛固酮系统中基因在高血压领域中的相关研究

高血压相关基因的研究是近年来高血压遗传机制研究的重点与热点。而肾素血管紧张素醛固酮系统（reninangiotensin system，RAS）在维持正常血压和电解质平衡中起着十分重要的作用，对该系统基因的研究已成为 EH 候选基因研究的重点，主要集中在肾素基因（renin gene，REN），血管紧张素原（angiotensinogene，AGT）基因，血管紧张素转换酶（angiotensin conversion enzyme，ACE），血管紧张素Ⅱ（angiotensin Ⅱ receptor，ATR）的 1 型和 2 型受体基因和醛固酮合成酶（Aldosterone synthase，CYP）基因上。都取得了较大进展，在此不加详细介绍。

3. 非 RAS 系统基因与高血压相关关系研究

（1）上皮细胞 Na^+ 通道基因；
（2）11-β-羟类固醇脱氢酶基因；
（3）α_2 肾上腺素能受体基因；
（4）β_2 肾上腺素能受体基因；
（5）内皮素-1 基因；
（6）前列环素合成酶基因；
（7）胰高血糖素受体基因；
（8）一氧化氮合酶基因；
（9）G 蛋白基因；
（10）过氧化物酶增生物活化受体 γ 基因；
（11）内收素基因。

高血压分子遗传学机制一直是医学研究的难点，但是近年来出现的基因芯片技术，可以同时观察大量基因的变化，从而给人们提供了一种整体化研究疾病（同时了解"球队中多个球员"）的方法。这种整体化研究方法对于高血压等多基因相关疾病的研究必将有很大帮助。此外，机体血压的表型必然还和相关基因间的组合搭配有关，这其中蕴含着巨大的信息量，必须采用信息学方法来模拟和分析。

4. 高血压靶器官损伤

高血压靶器官损伤与遗传因素有一定关系，因此许多研究企图阐明高血压候选基因多态性与靶器官损伤间的关系，目前这方面研究最多的是 ACE 基因，尽管该基因 I/D 多态性与靶器官损伤间的关系尚未完全确立，众多研究结果显示 D 等位基因频率增高与脑卒中、左心室肥厚、冠心病、心肌梗死合并肾血管病变等有一定的相关关系，提示 ACE 基因的 D 等位基因或 DD 基因型可能是心脑血管病的独立危险因素。D 等位基因与血管损伤关系的可能机制为：①DD 型患者的血清 ACE 水平高于 ID 和 Ⅱ 型。②组织局部产生的血管紧张素Ⅱ作为一种生长因子，在心血管重塑中起重要作用。③DD 型患者的血管内皮损伤明显。尽管荟萃分析结果支持 ACE 基因 DD 基因型可能是心脑血管病的新的危险因子，但目前支持证据来自相关研究，而且报道结果不完全一致，因此还有待前瞻性研究加以验证。虽然不少报道指出 AGT 基因的 T 等位基因与高血压有一定关系，但它与高血压靶器官损伤间的关系未能建立。最近 Staedden 等对总共约 2.8 万例对象的 69 份研究报道的荟萃分析结果表明，T 等位基因与动脉粥样硬化性和微血管性并发症均无相关性关系。

除 ACE 基因外，国内外还对其他一些基因多态性与高血压靶器官损伤间的关系做了大量研究。如载脂蛋白 E、β-纤维蛋白原、AGT、AT1、eNOS、心钠素等与脑卒中；副氧酶、凝血因子Ⅴ、凝血因子Ⅶ、载脂蛋白 B 等与冠心病；AT1 等与动脉僵硬等。此外，α-内收蛋白、上皮钠通道、β_2 肾上腺素能受体、心钠素、ACE 及 AGT 等基因多态性与盐敏感关系的研究显现出良好端倪，也颇引人瞩目。

总之，随着进入了"后基因组学时代"，高血压遗传机制和基因研究有望取得突破性进展。

（边云飞　肖传实　陈国伟　张开滋）

第二节 高血压病的诊治防

一、高血压诊断

1. 高血压的定义与分类

高血压的定义为：在未用抗高血压药情况下，收缩压140 mmHg和/或舒张压90 mmHg，按血压水平将高血压分为1，2，3级。收缩压140 mmHg和舒张压< 90 mmHg被称为单纯性收缩期高血压。患者既往有高血压史，目前正在用抗高血压药，血压虽然低于140/90 mmHg，亦应该诊断为高血压。

按血压水平将血压分为正常、正常高值及高血压。JNC-7将血压120～139 mmHg/80～89 mmHg定为高血压前期，目前我国专家似不主张高血压前期的提法，主要是证据尚不充分。120～139 mmHg/80～89 mmHg定为正常高值，是因为我国流行病学研究表明，在此血压水平范围的人群10年心血管发病危险较血压小于110/75 mmHg水平者增加1倍以上。血压120～129 mmHg/80～84 mmHg和130～139 mmHg/85～89 mmHg中年人群10年中成为高血压患者的比例分别达45%和64%。

2005年中国高血压指南（表9-2-1）。

2. 高血压的诊断性评估

高血压的诊断性评估有助于高血压原因的鉴别诊断、心血管危险因素的评估，并指导诊断措施及预后判断。所需信息来自患者的家族史、病史、体格检查及实验室检查。诊断性评估包括三方面：①确定血压水平及其他心血管病危险因素；②判断高血压的原因（明确有无继发性高血压）；③寻找靶器官损害以及相关的临床情况。

（1）家族史和临床病史　全面的病史采集极为重要，它们包括：①高血压、糖尿病、血脂异常、冠心病、脑卒中和肾脏病的家族史；②病程；③症状及既往史：目前及既往有无冠心病、心力衰竭、脑血管病、外周血管病、糖尿病、痛风、血脂异常、支气管痉挛、睡眠呼吸暂停综合征、性功能异常和肾脏疾病等的症状或病史及其治疗情况；④有无继发性高血压证据；⑤膳食、吸烟、饮酒等生活方式因素；⑥是否为药物所致高血压；⑦社会心理因素。

（2）体格检查　认真、细致的体格检查有助于发现继发性高血压的线索及靶器官损害的情况。包括正确测量血压（必要时测下肢血压）、测量体重指数（BMI）、测量腰围及臀围、检查眼底、观察有无Cushing面容、神经纤维瘤性皮肤斑、甲状腺功能亢进性突眼征、下肢水肿、听诊颈动脉、胸主动脉、腹部动脉及股动脉有无杂音、甲状腺触诊、全面的心肺检查、检查腹部有无肾脏增大、肿块，四肢动脉搏动以及神经系统检查。

表9-2-1　血压水平及高血压的定义和分类（2005年修订版）

类别	收缩压（mmHg）	舒张压（mmHg）
正常血压	< 120	< 80
正常高值	120～139	80～89
高血压：	140	90
1级高血压（轻度）	140～159	90～99
2级高血压（中度）	160～179	100～109
3级高血压（重度）	180	110
单纯收缩期高血压	140	< 90

若患者的收缩压与舒张压分属不同的级别时，则以较高的分级为准；
单纯收缩期高血压也可按照收缩压水平分为1、2、3级；
对血压正常人均应提倡改善生活方式，以预防高血压及心、脑、肾靶器官病等发生

（3）实验室检查　常规检查：①血生化（钾、钠、氯、空腹血糖、血清总胆固醇、甘油三酯、高密度脂蛋白胆固醇、低密度脂蛋白胆固醇、尿酸和肌酐等）；②全血细胞计数，血红蛋白和血细胞比容；③尿液分析（尿蛋白、尿糖和尿沉渣镜检）；④心电图；⑤糖尿病和慢性肾病患者应每3～6个月至少查一次尿蛋白。

推荐检查项目：①超声心动图、颈动脉和股动脉超声；②餐后血糖（当空腹血糖6.1 mmol/L或110 mg/dl时测量）；③C反应蛋白（高敏感）；④微量白蛋白尿（糖尿病患者必查项目）、尿蛋白定量（若纤维素试纸检查为阳性者检查此项目）；⑤眼底检查；⑥胸片；⑦睡眠呼吸监测（睡眠呼吸暂停综合征）；⑧疑诊继发性高血压者，根据需要分别进行以下检查：血浆肾素活性、血及尿醛固酮、血及尿儿茶酚胺、动脉造影、肾和肾上腺超声、CT或MRI。

（4）靶器官损害及其他临床情况　靶器官损害对高血压病人总心血管病危险的判断十分重要，故应仔细寻找靶器官损害的证据：①心脏：心电图检查旨在发现心肌缺血、心脏传导阻滞、心律失常和左室肥厚。超声心动图诊断左室肥厚和预测心血管危险无疑优于心电图。磁共振、心脏核素显像、运动试验和冠状动脉造影在有特殊适应证时（如诊断冠心病）可应用。胸部X线检查也是一种有用的诊断方法（了解心脏轮廓、大动脉或肺循环情况）。②血管：超声探测颈动脉内膜中层厚度（IMT）和斑块可能有预测脑卒中和心肌梗死发生的价值。收缩压和脉压作为老年人心血管事件的预测指标也越来越受到重视。脉搏波速率测量和增强指数测量仪有望发展成为大动脉顺应性的诊断工具。内皮细胞功能失调作为心血管损害的早期标志也受到广泛关注，内皮细胞活性标志物（一氧化氮及其代谢产物，内皮素等）研究有可能在将来提供一种检测内皮功能的简单方法。③肾脏：高血压肾脏损害的诊断主要依据血清肌酐升高，肾小球滤过率、肌酐清除率降低和尿蛋白（微量白蛋白尿或大量白蛋白尿）排泄率增加。高尿酸血症[血清尿酸水平＞416μmol/L（7 mg/dl）]常见于未治疗的高血压病人，与肾硬化症有关。血清肌酐浓度升高提示肾小球滤过率降低，而排出白蛋白增加提示肾小球滤过屏障功能紊乱。微量白蛋白尿强烈提示1型和2型糖尿病患者出现了进展性糖尿病肾病，而蛋白尿常提示肾实质损害。非糖尿病的高血压病人伴有微量白蛋白尿，对心血管事件有预测价值。因此，建议所有高血压病人均测定血清肌酐、血清尿酸和尿蛋白（纤维素试纸检查）。④眼底镜检查：按Wagener和Backer高血压眼底改变分为四级。其中1级和2级视网膜病变患病率在高血压病人中达78%，故在总心血管危险分层中将1级和2级视网膜病变作为靶器官损害的证据尚有疑问。而3级和4级视网膜病变则肯定是严重的高血压并发症，眼底出血、渗出和视乳头水肿可列为临床并存情况。⑤脑：头颅CT、MRI检查是诊断脑卒中的标准方法。MRI检查对有神经系统异常的高血压病人是可行的。老年认知功能障碍至少部分与高血压有关，故对老年高血压可作认知评估。

3. 收缩压、舒张压和脉压作为心血管病的预测因子

舒张压曾被认为是比收缩压更重要的脑血管病和冠心病预测因子。20世纪90年代后，许多观察性研究证实收缩压和舒张压均与脑卒中及冠心病危险独立相关，且这种关系是连续的逐级递增的。收缩压也是重要的脑血管病和冠心病危险的预测因子，有研究提示老年收缩压升高危害更大。老年人收缩压随年龄的增长而上升，而舒张压在60岁后则缓慢下降。有研究提示收缩压与脑卒中和冠心病发病均呈正相关。有些资料也显示老年人脉压增大是比收缩压和舒张压更重要的心血管事件的预测因子，老年人基线脉压与总死亡，心血管性死亡，脑卒中和冠心病发病均呈显著正相关。有关随机试验也证明降压治疗对单纯单纯收缩期高血压患者是有益的。

鉴于已有的一系列大型随机对照试验均支持对单纯收缩期高血压和舒张期高血压患者予以治疗，因此，在临床实践中我们仍应当用收缩压和舒张压水平指导治疗。在降压疗效评估中应注意对收缩压和舒张压疗效的全面评估。高血压分级和危险评估目的在于应用收缩压和舒张压对血压水平和总危险进行分层。现在的高血压分级和危险分层仍然是一种简单而实用的方法。

4. 高血压的危险分层

高血压患者的治疗决策不仅根据血压水平，

还要根据以下诸方面：①其他危险因素；②靶器官损害；③并存临床情况如心，脑血管病，肾病及糖尿病；④患者个人情况及经济条件等。为了便于危险分层，WHO/ISH 指南委员会根据"弗明汉心脏研究"观察对象 10 年心血管病死亡，非致死性卒中和非致死性心肌梗死的资料，计算出几项危险因素合并存在时对以后心血管事件绝对危险的影响（表 9-2-2，表 9-2-3）。

表 9-1-3 列出了危险分层中常用的危险因素、靶器官损害、糖尿病和并存的临床情况。对 1999 年指南相应内容的更新主要体现在以下几个方面：①危险因素增加了"腹部肥胖"，突出强调了它是"代谢综合征"的重要体征之一；②糖尿病被列在单独一栏，主要是为了强调它作为危险因素的重要性（与非糖尿病患者相比，至少使危险增加了 1 倍）；③微量白蛋白尿也被视为靶器官损害的征象之一，而蛋白尿是肾脏疾病（并存临床情况）的表现之一；④血清肌酐轻度升高（107～133 μmol/L，1.2～1.5 mg/dl）是靶器官损害的特征之一；而血清肌酐，男性 > 133 μmol/L（1.5 mg/dl）、女性 > 124 μmol/L（1.4 mg/dl）则为肾功能不全，被归为并存临床情况；⑤C-反应蛋白亦被列为危险因素（或标志物），因为越来越多的证据表明，C-反应蛋白预测心血管事件的能力至少与低密度脂蛋白胆固醇（LDL-C）一样强，而且还与"代谢综合征"密切相关；⑥靶器官损害中删除视网膜动脉普遍性或局灶性狭窄，因为这种征象在 50 岁以上的人群中十分普遍，但眼底的出血和渗出以及视乳头水肿仍被归为并存临床情况。

表 9-2-2　影响预后的因素

心血管病的危险因素	靶器官的损害（TOD）	糖尿病	并存的临床情况（ACC）
收缩压和舒张压水平（1～3 级）	左心室肥厚	空腹血糖 ≥ 7.0 mmol/L（126 mg/dl）	脑血管病
男性 > 55 岁	心电图		缺血性卒中
女性 > 65 岁	超声心动图：LVMI	餐后血糖 ≥ 11.1 mmol/L（200 mg/dl）	脑出血
吸烟	或 X 线		短暂性脑缺血发作
血脂异常	动脉壁增厚		心脏疾病
TC=5.7 mmol/L（220 mg/dl）或 LDL-C > 3.6 mmol/L（140 mg/dl）或 HDL-C < 1.0 mmol/L（40 mg/dl）	颈动脉超声 IMT ≥ 0.9 mm 或动脉粥样硬化性斑块的超声表现血清肌酐轻度升高男性 115～133 mmol/L（1.3～1.5 md/dl），女性 107～124 mmol/L（1.2～1.4 mg/dl）		心肌梗死史 心绞痛 冠状动脉血运重建充血性心力衰竭
早发心血管病家族史一级亲属，发病年龄 < 50 岁	微量白蛋白尿尿白蛋白 30～300 mg/24 h 白蛋白/肌酐比：男性 ≥ 22 mg/g（2.5 mg/mmol）女性 ≥ 31 mg/g（3.5 mg/mmol）		肾脏疾病糖尿病肾病肾功能受损（血清肌酐）男性 > 133 mmol/L（1.5 mg/dl），女性 > 124 mmol/L（1.4 md/dl）蛋白尿（> 300 mg/24 h）外周血管疾病
腹型肥胖或肥胖腹型肥胖 *WC 男性 ≥ 85 cm，女性 ≥ 80 cm 肥胖 BMI ≥ 28 kg/m² 缺乏体力活动 高敏 C-反应蛋白 ≥ 3 mg/L 或 C-反应蛋白 ≥ 10 mg/L			视网膜病变：出血或渗出，视乳头水肿

注：TC：总胆固醇；LDC-C：低密度脂蛋白胆固醇；HDL-C：高密度脂蛋白胆固醇；LVMI：左室质量指数；IMT：颈动脉内膜中层厚度；BMI：体重指数；WC：腰围。* 为中国肥胖工作组标准

表 9-2-3 按危险分层，量化地估计预后

其他危险因素和病史	血压（mmHg）		
	1级高血压 SBP140～159 或DBP90～99	2级高血压 SBP160～179 或DBP100～109	3级高血压 SBP≥180 或DBP≥110
Ⅰ．无其他危险因素	低危	中危	高危
Ⅱ．1～2个危险因素	中危	中危	很高危
Ⅲ．3个危险因素靶器官损害或糖尿病	高危	高危	很高危
Ⅳ．并存的临床情况	很高危	很高危	很高危

注：表中暂沿用1999年指南的危险分层及定义，但量化估计预后应根据我国队列人群10年心血管发病的绝对危险，若按低危患者＜15%、中危患者15%～20%、高危患者20%～30%、很高危患者＞30%，作为中国人的标准，将高估我国人群的危险，故尚待对上述标准进行评估，以最终确定适合我国的危险度的定义

按危险度将患者分为以下四组：

（1）低危组 男性年龄＜55岁、女性年龄＜65岁，高血压1级、无其他危险因素者，属低危组。典型情况下，10年随访中患者发生主要心血管事件的危险＜15%。

（2）中危组 高血压2级或1～2级同时有1～2个危险因素，患者应否给予药物治疗，开始药物治疗前应经多长时间的观察，医生需予十分缜密的判断。典型情况下，该组患者随后10年内发生主要心血管事件的危险约15%～20%，若患者属高血压1级，兼有一种危险因素，10年内发生心血管事件危险约15%。

（3）高危组 高血压水平属1级或2级，兼有3种或更多危险因素、兼患糖尿病或靶器官损害或高血压水平属3级但无其他危险因素患者属高危组。典型情况下，他们随后10年间发生主要心血管事件的危险20%～30%。

（4）很高危组 高血压3级同时有1种以上危险因素或兼患糖尿病或靶器官损害，或高血压1~3级并有临床相关疾病。典型情况下，随后10年间发生主要心血管事件的危险最高，达30%，应迅速开始最积极的治疗。

弗明汉心脏研究资料适用于美国和欧洲，不一定完全适合于我国。我国学者分析了中国多省市心血管病危险因素队列研究（CMCS）资料，认为CMCS队列人群10年冠心病发生危险和危险因素水平均明显低于弗明汉研究。但我国目前尚缺乏有关系统的研究资料，故在2004年中国高血压防治指南及以后的修订中仍暂使用弗明汉研究资料，待我国资料总结后予以更新。

5. 高血压病基因诊断

高血压是一种多病因的多基因疾病。基因诊断又称DNA诊断或分子诊断，通过分子生物学和分子遗传学的技术，直接检测出分子结构水平和表达水平是否异常，从而对疾病做出判断。与传统方法比较，基因诊断具有显著的优越性，它可以直接对个体基因状态进行检测，既特异又灵敏，从而可以对表型正常的携带者及特定疾病的易感者作出诊断和预测。基因分析对确认或排除罕见的伴有高血压单基因遗传性疾病有一定价值（如Liddle综合征等）。

（1）高血压基因诊断现状

1）遗传标记（genetic markers）的提出及意义 20世纪80年代起，发现有高血压家族史的年轻正常血压子女已存在某些生化指标或细胞膜离子转运等遗传异常，认为它们可能是高血压的生化遗传标记。20世纪90年代起，人们致力于寻找与原发性高血压相关的易感基因及其变异，以在基因水平上确定高血压遗传标记。目前，临床上对心血管危险评估依据家族史和危险因素计分。与这些传统的方法比较，基因遗传标记更加准确、可靠，不受其他因素（如药物、食物和各种环境因素）的影响。基因遗传标记有广泛的应用前景：可用于心血管风险评估，在青少年甚至更早期筛查出高血压易患者。此外，还可用于指导临床分型和个体化治疗方案的制定、预测靶器

官损伤等。

DNA碱基序列变异构成了人群中基因的多态现象，基因多态性成为最常用的疾病遗传标记。有的变异使基因表达或功能发生变化；有的基因变异虽无功能意义，但与邻近有功能的基因变异共传递，同样是有用的遗传标记。最常用的基因遗传标记是单核苷酸多态性（SNP）。SNP数量大、密度高，在人类基因组中，平均每300~500个碱基就有1个SNP。

目前认为原发性高血压的遗传机制主要为微效基因模式，因此原发性高血压的遗传标记不是单个基因变异，而是高血压相关基因簇或其表达谱。

2）基因遗传标记的识别方法　通常采用候选基因法和定位克隆法来识别原发性高血压的基因遗传标记。采用候选基因与疾病的关联研究，是目前识别高血压基因遗传标记最常用的一种方法。高血压候选基因是指那些已知参与血压调控机制的蛋白质的编码基因。候选基因法大多采用病例-对照关联研究，即在人群中随机选取一组无血缘关系的原发性高血压患者作为疾病组，另选人数大致相同、年龄和性别配对的正常血压健康者作为对照组，比较某个或某些候选基因的某个（些）等位基因或基因型在疾病组和对照组中出现的频率，若存在显著差异，则认为该等位基因或基因型有可能为高血压发生的危险因素。目前更提倡以家系为基础的关联研究。

定位克隆法是识别高血压基因遗传标记的另一种方法。利用广泛存在于人类基因组中的DNA多态性标记（微卫星标记或单核苷酸多态性标记），通过对大样本量的高血压家系成员或同胞的DNA样本进行全基因组扫描、基因分型及连锁分析，将高血压相关基因位点定位在人染色体的某一区域。在此基础上进一步采用定位候选克隆法，在定位区域内选择若干候选基因，对选定的这些候选基因进行SNP筛查，最后采用关联研究识别出高血压相关基因。

3）研究现状　在众多的高血压候选基因中，以血管紧张素原基因的报道最多、研究最为深入。国内外多数研究提示，AGT基因M235T多态性于原发性高血压相关联，且M235T与启动子区的G-6A连锁，从而可以解释为何M235T变异可能导致AGT基因表达增强，使血浆和组织中AGT浓度增高。转基因动物研究进一步证明，小鼠的血压水平及血浆AGT浓度与AGT基因的拷贝数正相关。其他报道与高血压或血压相关联的基因有：血管紧张素转换酶（ACE）、血管紧张素Ⅱ的1型受体（AT1R）、血管紧张素Ⅱ的2型受体（AT2R）、肾素（REN）、醛固酮合成酶（CYP11B2）、α-内收蛋白（ADD1）、β-内收蛋白（ADD2）、上皮钠通道α亚单位（SCNN1A）、上皮钠通道β亚单位（SCNN1B）、心钠素（ANP）、脑钠肽（BNP）、C型利钠素（CNP）、G蛋白α亚单位（GNAS1）、G蛋白$β_3$亚单位（GNB3）、$α_2$受体（ADRA2）、$β_2$-受体（ADRB2）、$β_3$-受体（ADRB3）、酪氨酸羟化酶（TH）、胰高血糖素受体（GCGR）、胰岛素样生长因子Ⅰ（IGF-Ⅰ）、胰岛素受体（INSR）、内皮素1（ET-1）、内皮素2（ET-2）、内皮素受体A（ETA）、一氧化氮合酶2A（NOS2A）、一氧化氮合酶3（NOS3）、葡萄糖激酶（GCK）、脂蛋白酯酶（LPL）、TGFB1、β雌激素受体（ESR2）、白介素-6（IL-6）等。

用全基因组扫描和连锁分析技术，目前已有将原发性高血压相关位点定位在人染色体上的报道。迄今为止，在全世界进行的20多个高血压全基因组扫描研究中，共报道了超过30个可能与高血压有关的染色体区段，几乎分布在所有常染色体，但只有2号和6号染色体上的3个区段，同时在2个以上研究中发现与高血压有关，其中包括上海市高血压研究所在2号染色体上定位的一个与中国汉族高血压紧密连锁的区段（2q12-q23）。

4）存在的问题　有关高血压基因研究的报道很多，但普遍存在以下问题：①许多研究的样本量不够大；②对表型分型重视不够，多数研究采用高血压这一远端表型，较少采用中间表型；③大多缺乏基因功能研究。

5）基因研究在原发性高血压诊断中的应用前景　由于高血压的基因遗传标记尚未明确，因此原发性高血压的基因诊断尚需长期努力。一旦高血压基因遗传标记被成功识别，原发性高血压在诊断技术、方法和理念上将发生革命性变化。作为基因遗传标记，它在早期检出高血压易患者上有极其重要的应用价值。

（2）基因多态性与原发性高血压临床分型

原发性高血压是一组异质性很强的患者群，虽然都表现为血压升高，但可能存在发病机制各异的临床类型。长期以来，人们提出了一些高血压临床分型的方法，如按照血浆肾素活性水平、血压对盐负荷或限盐反应的敏感性等方法，对高血压患者进行临床分型。分型的目的在于按照发病机制采用针对性预防措施和选择合适的降压药。

国内一项研究结果显示：约60%的原发性高血压患者为盐敏感者，在成年正常血压者近30%为盐敏感者。区分盐敏感与盐不敏感者，对于采用限盐措施和选用利尿剂有重要的指导价值。盐敏感与遗传有一定的关系。近年来用转基因技术已建立了盐敏感性高血压动物模型。盐敏感性高血压可能涉及多个基因，已经研究研究过的基因有：

α-内收蛋白（ADD1）、血管紧张素转换酶（ACE）、血管紧张素原（AGT）、11β-羟类固醇脱氢酶（11βHSD2）、G蛋白 β_3 亚单位（GNB3）、醛固酮合成酶（CYP11B2）、血管紧张素Ⅱ的1型受体（AT1R）上皮钠通道 γ 亚单位（SCNNIC）、心钠素（ANP）、β_2 受体（ADRB2）等。现有筛选盐敏感者的方法和判定标准不统一，如能建立盐敏感基因筛查技术，对鉴别盐敏感者与盐不敏感者将有重要的临床应用价值。

基因多态性与高血压靶器官损害关系的研究：

目前这方面研究最多的是ACE基因。尽管该基因的I/D多态性与高血压发病间的关系未确立，但众多研究结果显示D等位基因频率增高与脑卒中、左心室肥厚、冠心病、心肌梗死和肾血管病变等有一定的相关关系，提示ACE基因的D等位基因或DD基因型可能是心脑血管病独立的危险因素。D等位基因与血管损伤关系的可能机制为：①DD型患者的血清ACE水平高于ID型和Ⅱ型。②组织和局部产生的血管紧张素Ⅱ作为一种生长因子，在心血管重塑中起重要作用。③DD型患者的血管内皮细胞损伤明显。虽然荟萃分析结果支持ACE基因的DD基因型可能是心血管病的新的危险因子，但目前支持证据来自关联研究，而且报道结果不完全一致，因此还有待大规模前瞻性研究加以验证。

6. 非原发性高血压的诊断

（1）伴有高血压的单基因遗传病的基因诊断

目前已知的伴有高血压的单基因遗传病有10多种（表9-2-4）。这些疾病的遗传方式符合孟德尔遗传定律，单个基因突变即可引起疾病。

单基因遗传性高血压的临床诊断繁琐、复杂，在加上以前对这些疾病认识不足，因此常被误诊或漏诊。基因突变筛查为这些疾病提供了准确、可靠、方便、快速的诊断手段，而且对患者及其后代能做出临床前诊断，已成为诊断伴有高血压的单基因遗传性高血压的金标准。通过家系调查，绘制系谱图，分析遗传方式，依据致病基因在染色体上定位，筛查致病基因即可诊断。

表9-2-4 伴有高血压的单基因遗传病的致病基因

糖皮质激素抑制性醛固酮增多症	CYP11B1/CYP11B2
表征性盐皮质激素增多症	HSD11B2
17α 羟化酶缺乏综合征	CYP17
11β 羟化酶缺乏症	CYP11B1
Liddle 综合征	SCNN1B、SCNN1G
ⅡA型多发性内分泌瘤	RET proto-oncogene
ⅡB型多发性内分泌瘤	RET proto-oncogene
Ⅰ型神经纤维瘤	NF1gene
von Hippel-Lindau 综合征	VHL tumour suppressor gene
Gordon 综合征	WNK1、WNK4

（2）继发性高血压　筛查成人高血压中5%～10%可查出高血压的具体原因。通过临床病史，体格检查和常规实验室检查可对继发性高血压进行简单筛查。以下线索提示有继发性高血压可能：①严重或顽固性高血压；②年轻时发病；③原来控制良好的高血压突然恶化；④突然发病；⑤合并周围血管病的高血压，对这种病人须进行以下特异性诊断程序（图9-2-1）。

1）肾实质性高血压　肾实质性高血压是最常见的继发性高血压。包括慢性肾小球肾炎和狼疮性肾炎，近年来糖尿病肾病有逐年增多趋势，已成为肾实质性高血压的重要原因，其他包括肾盂肾炎、肾结核、多囊肾、肾肿瘤以及结构性肾病和梗阻性肾病等。慢性肾小球肾炎临床上常以血尿、蛋白尿、浮肿、贫血、高血压及肾功能减退为其主要表现，而EH早期极少有上述表现，肾功能减退出现相对较晚，以资鉴别。至于狼疮性肾炎常有红斑狼疮特征性的临床表现，如发热、面部蝶形红斑、关节疼痛、多脏器损害以及可有多浆膜腔积液外，应作免疫学检查，尤其是血液抗核抗体谱（ANAs）检测，其中抗双链DNA抗体阳性具有重要诊断价值。糖尿病肾病常有糖尿病的相应表现，诊断一般不难。所有高血压病人初诊时均应进行尿常规检查，以筛查除外肾实质性高血压。体检时双侧上腹部如触及块状物，应疑为多囊肾，并做腹部超声检查，有助于明确诊断。测尿蛋白、红细胞和白细胞及血肌酐浓度等，有助于了解肾小球及肾小管功能，必要时应做肾穿刺，以明确诊断。

2）血管性高血压　肾血管性高血压是继发性高血压的第二位原因。国外肾动脉狭窄患者中75%是由动脉粥样硬化所致（尤其在老年人）。我国，大动脉炎是年轻人肾动脉狭窄的重要原因之一。纤维肌性发育不良在我国较少见。肾动脉畸形或肾动脉发育不良高血压的特点是发病年龄小，多为儿童或青少年，可无高血压家族史，病程短，病情进展较快，一般降压药效果欠佳。部分肾动脉狭窄患者在上腹部、脐上或肾区可闻及向单侧传导的血管杂音。实验室检查有可能发现高肾素，低血钾。肾功能进行性减退和肾脏体积缩小是晚期病人的主要表现。彩色超声和多普勒超声肾动脉检查，增强螺旋CT，磁共振血管造影，数字减影，有助于诊断。其中肾动脉彩色多普勒超声检查，是敏感和特异性很高的无创筛查手段。肾动脉造影可确诊。

3）嗜铬细胞瘤　嗜铬细胞瘤是一种相对少见的继发性高血压，是由于嗜铬细胞的肿瘤或增生，分泌过多儿茶酚胺所致的一种疾病。肿瘤绝大多数来自肾上腺髓质，少数来源于肾上腺外的嗜铬组织（如腹部交感神经节）。临床症状取决于肿瘤儿茶酚胺（CA）及其他激素（如血清素、血管活性肽、肾上腺髓质素、神经肽Y等）呈阵发性还是持续性分泌，从而导致血压阵发性或持续性升高，甚至高血压和低血压、休克交替出现。

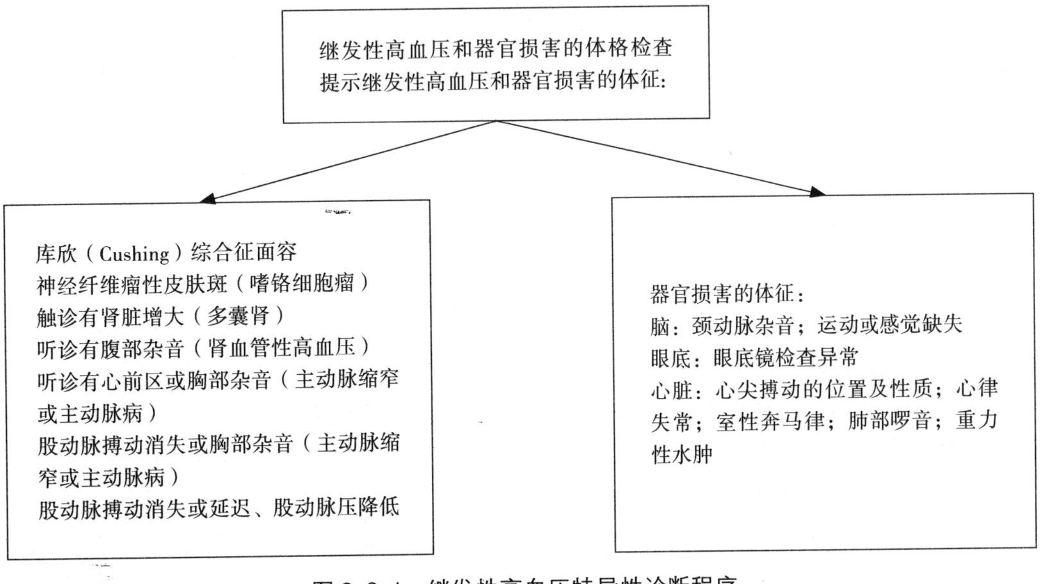

```
继发性高血压和器官损害的体格检查
提示继发性高血压和器官损害的体征：
```

```
库欣（Cushing）综合征面容
神经纤维瘤性皮肤斑（嗜铬细胞瘤）
触诊有肾脏增大（多囊肾）
听诊有腹部杂音（肾血管性高血压）
听诊有心前区或胸部杂音（主动脉缩窄
  或主动脉病）
股动脉搏动消失或胸部杂音（主动脉缩
  窄或主动脉病）
股动脉搏动消失或延迟、股动脉压降低
```

```
器官损害的体征：
脑：颈动脉杂音；运动或感觉缺失
眼底：眼底镜检查异常
心脏：心尖搏动的位置及性质；心律
失常；室性奔马律；肺部啰音；重力
性水肿
```

图9-2-1　继发性高血压特异性诊断程序

典型阵发性发作常表现为血压突然升高,可高达 200～300 mmHg/130～180 mmHg,常伴剧烈头痛、心悸、心动过速、大汗淋漓、脸色苍白、常有恶心、呕吐、视力模糊,患者有焦虑和濒死感,严重者可诱发急性左心衰或脑卒中、高血压脑病。其他可表现代谢紊乱等。尿中儿茶酚胺(CA)及其代谢产物,如香草基杏仁酸3-甲氧基-4-羟基-扁桃酸(VMA)、高香草酸(HVA)、甲氧基肾上腺素(MN)和甲氧基去甲肾上腺素本病时明显升高,尤其在持续性或阵发性高血压发作时,可明确是否存在儿茶酚胺分泌亢进,具有重要诊断价值。血浆 CA 和二羟苯胺丙醇(DHPG)测定也有助本病的诊断。肿瘤定位首选 CT 检查,磁共振显像也有较高诊断价值,B 超方便、价廉,但不易发现较小肿瘤,可作为初步筛选。

4)原发性醛固酮增多症 肾上腺皮质球状带分泌过多的醛固酮,导致钠潴留和钾丢失,称为醛固酮增多症(hyperaldosteronism)。本病多系肾上腺皮质腺瘤或增生分泌过多醛固酮,导致水钠潴留、体液容量增多,引起血压升高,同时伴有肾素-血管紧张素系统受抑制。本病常表现为缓慢进展的良性高血压,绝大多数患者血压为轻、中度升高,多在≤170/100 mmHg。由于本病多伴有自发性低钾血症,故常有乏力、肌肉无力、间歇性麻痹和抽搐。由于常有肾小管功能受损尿浓缩功能降低,患者常有口渴和夜尿增多。实验室检测主要特点是高血钠、低血,尿钾高而尿钠排出量较摄入量为少或接近平衡,尿液呈碱性,心电图可有低钾表现,凡遇上述情况宜做进一步检查,包括血浆醛固酮浓度显著升高,24 h 尿醛固酮排量增加。停用影响肾素的药物(如β-阻滞剂、ACEI 等)后,血浆肾素活性显著低下[<1 ng/(ml·h)],血浆醛固酮(ng/dl)与血浆肾素活性[ng/(ml·h)]比值大于50,高度提示原发性醛固酮增多症。CT/MRI 检查有助于确定是腺瘤或增生。

5)库欣综合征(Cushing syndrome) 库欣综合征系各种原因引起的肾上腺皮质分泌过多糖皮质激素(主要是皮质醇)的疾病,可产生糖、脂肪和水、电解质代谢紊乱的各种症状,约 80% 伴高血压。多见于 20～40 岁,女性多于男性。病人特征性体征有向心性肥胖、满月脸、多血质面容、水牛肩、腹垂悬、腹部及大腿内侧出现紫纹、

四肢肌肉消瘦,部分患者有浮肿、痤疮,体毛增多、增粗等。女性月经失调或不同程度男性化,男性勃起功能障碍,因骨质疏松,易发生骨折。此外,本症尚有易感染、乏力、情绪不稳等症状。遇上述情况常提示本综合征。可靠指标是测定 24 h 尿氢化可的松水平>110 nmol/L(40 ng)高度提示本病,X 线、CT 或 MR 进行蝶鞍、垂体和/或肾上腺检查,具有定位价值。

6)药物诱发的高血压 升高血压的药物有:甘草、口服避孕药、类固醇、非甾体抗炎药、可卡因、安非他明、促红细胞生成素和环孢菌素等。

二、高血压治疗

(一)治疗目标

治疗高血压的主要目的是最大限度地降低心血管发病和死亡的总危险。在治疗高血压的同时,干预患者被检查出来的所有可逆性危险因素(如吸烟限酒、低盐饮食、代谢综合征、高尿酸血症、高胆固醇血症或糖尿病),适当处理同时存在的各种临床情况。危险因素越多,程度越严重,心血管病的危险越高,干预危险因素的力度应越大;若兼有其他临床情况,心血管病的危险进一步增加,干预的力度应更大。

降压目标:无其他危险因素的(普通)高血压患者应将血压降至<140/90 mmHg;年轻人、冠心病或糖尿病及肾病患者降至<130/80 mmHg;老年人收缩压降至<150 mmHg,如能耐受,可适当进一步降低;高危患者血压降至目标水平及治疗其他危险因素尤其重要。附 2009 年日本高血压指南——降压目标供参考(表 9-2-5)。

(二)治疗策略

检查患者及全面评估其总危险谱后,判断患者属低危、中危、高危或很高危。

(1)很高危与高危患者 无论经济条件如何,必须立即开始对高血压及并存的危险因素和临床情况进行药物治疗。

(2)中危患者 如果患者病情允许,先观察患者的血压及其他危险因素数周,进一步了解病情,然后决定是否开始药物治疗,或由临床医师决定何时开始药物治疗。

表 9-2-5　2009 年最新日本高血压指南——降压治疗目标值

患者类型	家庭血压(mmHg)	诊所血压(mmHg)
中青年	<125/80	<130/85
老年	<135/85	<140/90
糖尿病合并：①肾病；②心梗后	<125/75	<130/80
糖尿病合并脑血管疾病	<135/85	140<90

（3）低危患者　观察患者数月，然后决定是否开始药物治疗。

治疗方针既定，医生应遵循个体化治疗原则，为每例患者制定具体的全面治疗方案；监测患者的血压和各种危险因素。高血压患者的心血管风险分层（表 9-2-6）。

（三）非药物治疗（改变生活方式）

无论是正常高值还是高血压患者，无论是 1 级、2 级、3 级高血压，还是单纯收缩期高血压，均需认真、持久地将上述各项落实于日常生活中。即使已接受药物治疗者亦不容松懈，并持之以恒。

非药物治疗包括提倡健康生活方式，消除不利于心理和身体健康的行为和习惯，达到减少高血压以及其他心血管病的发病危险，具体内容包括：

1. 减重

建议体重指数（BMI）（kg/m^2）应控制在 18.5～24，>25，尤其是≥28 者应减轻体重，减肥对健康的利益是巨大的，如在人群中平均体重下降 5～10 kg，收缩压可下降 5～20 mmHg。高血压患者体重减少 10%，则可使胰岛素抵抗、糖尿病、高脂血症和左心室肥厚改善。减肥的方法一方面是减少总热量的摄入，强调少脂肪和限制过多碳水化合物的摄入，另一方面则需增加体育锻炼，如跑步、太极拳、健美操等。在减肥过程中还需积极控制其他危险因素，老年高血压则需严格限盐等。减肥的速度可因人而异，但肥胖者首次减肥最好达到减重 5 kg 以增强减重信心，减肥可提高整体健康水平，减少包括癌症在内的许多慢性病，关键是"吃饭适量，活动适度"。

表 9-2-6　高血压患者的心血管风险分层

其他风险因素，OD 或疾病	血压 (mmHg)				
	正常 SBP 120～129 或 DBP 80～84	正常高值 SBP 130～139 或 DBP 85～89	1 度高血压 SBP 140～149 或 DBP 90～99	2 度高血压 SBP 160～170 或 DBP 100～109	3 度高血压 SBP≥180 或 DBP≥110
无其他风险因素	平均风险	平均风险	低危	中危	高危
1～2 个风险因素	低危	低危	中危	中危	极高危
3 个或更多的风险因素，MS，DM，OD 或疾病	中危	高危	高危	高危	极高危
已有心血管疾病或肾脏疾病	极高危	极高危	极高危	极高危	极高危

2. 采用合理膳食

根据我国情况对改善膳食结构预防高血压提出以下建议：

（1）减少钠盐　WHO建议每人每日食盐量不超过5 g。我国膳食中约80%的钠来自烹调或含盐高的腌制品，因此限盐首先要减少烹调用盐及含盐高的调料，少食各种咸菜及盐腌食品。如果北方居民减少日常用盐一半，南方居民减少1/3，则基本接近WHO建议。

（2）减少膳食脂肪　补充适量优质蛋白质。有的流行病学资料显示，即使不减少膳食中的钠和不减重，如果将膳食脂肪控制在总热量25%以下，P/S比值维持在1，连续40天可使男性SBP和DBP下降12%，女性下降5%。中国一组北京与广州流行病学的资料对比，广州男女工人血压均值、患病率、发病率明显低于北京，除北京摄取高钠高脂肪外，可能与广州膳食蛋白质特别是鱼类蛋白质较高有关，有研究表明每周吃鱼四次以上与吃鱼最少的相比，冠心病发病率减少28%。建议改善动物性食物结构，减少含脂肪高的猪肉，增加含蛋白质较高而脂肪较少的禽类及鱼类。蛋白质占总热量15%左右，动物蛋白占总蛋白质20%。蛋白质质量依次为：奶、蛋；鱼、虾；鸡、鸭；猪、牛、羊肉；植物蛋白，其中豆类最好。

（3）注意补充钾和钙　MRFIT研究资料表明钾与血压呈明显负相关，这一相关在INTERSALT研究中被证实。但在近期TOHP（Trials of Hypertension Prevention）第一阶段只发现有很少作用，中国膳食低钾、低钙，应增加含钾多含钙高的食物，如绿叶菜、鲜奶、豆类制品等。

（4）增加蔬菜、水果摄入　研究证明增加蔬菜或水果摄入，减少脂肪摄入可使SBP和DBP有所下降。素食者比肉食者有较低的血压，其降压的作用可能基于水果、蔬菜、食物纤维和低脂肪的综合作用。人类饮食应以素食为主，适当肉量最理想。

（5）限制饮酒　尽管有研究表明非常少量饮酒可能减少冠心病发病的危险，但是饮酒和血压水平及高血压患病率之间却呈线性相关，大量饮酒可诱发心脑血管事件发作。因此不提倡用少量饮酒预防冠心病，提倡高血压患者应戒酒，因饮酒可增加服用降压药物的抗性。如饮酒，建议每日饮酒量应为少量，男性饮酒酒精不超过30 g，即葡萄酒小于100~150 ml（2~3两），或啤酒小于250~500 ml（0.5~1斤），或白酒小于25~50 ml（0.5~1两）；女性则减半量，孕妇不饮酒。不提倡饮高度烈性酒。WHO对酒的新建议是：酒，越少越好。

3. 增加体力活动

每个参加运动的人特别是中老年人和高血压患者在运动前最好了解一下自己的身体状况，以决定自己的运动种类、强度、频度和持续运动时间。对中老年人应包括有氧、伸展及增强肌力练习三类，具体项目可选择步行、慢跑、太极拳、门球、气功等。运动强度必须因人而异，按科学锻炼的要求，常用运动强度指标可用运动时最大心率达到180（或170）减去年龄，如50岁的人运动心率为120~130次/min，如果要求精确则采用最大心率的60%~85%作为运动适宜心率，需在医师指导下进行。运动频度一般要求每周3~5次，每次持续20~60 min即可，可根据运动者身体状况和所选择的运动种类以及气候条件等而定。

4. 减轻精神压力保持平衡心理

长期紧张和精神压力过大以及心情抑郁是引起高血压和其他一些慢性病的重要原因之一，对于高血压患者，这种精神状态常使他们较少采用健康的生活方式，如酗酒、吸烟等，并降低对抗高血压治疗的依从性。对有精神压力和心理不平衡的人，应减轻精神压力和改变心态，要正确对待自己、他人和社会，积极参加社会和集体活动。

5. 其他方面

对高血压患者来说戒烟也是十分重要的，虽然尼古丁只使血压一过性地升高，吸烟不仅可引起血管内皮损伤，加重高血压靶器官损害，且降低服药的依从性并增加降压药物的剂量。

根据上述建议防治高血压非药物措施归纳于表9-2-7。

表 9-2-7 防治高血压的非药物措施

措施	目标	收缩压下降范围
减重	减少热量,膳食平衡,增加运动,BMI 保持 20～24 kg/m²	5～20 mmHg/减重 10 kg
膳食限盐	北方首先将每人每日平均食盐量降至 8 g,以后再降至 6 g;南方可控制在 5 g 以下	2～8 mmHg
减少膳食脂肪	总脂肪<总热量的 30%,饱和脂肪<10%,增加新鲜蔬菜每日 400～500 g,水果 100 g,肉类 50～100 g,鱼虾类 50 g 蛋类每周 3～4 个,奶类每日 250 g,每日食油 20～25 g,少吃糖类和甜食	—
增加及保持适当体力活动	一般每周运动 3～5 次,每次持续 20～60 min。如运动后自我感觉良好,且保持理想体重,则表明运动量和运动方式合适	4～9 mmHg
保持乐观心态,提高应激能力	通过宣教和咨询,提高人群自我防病能力。提倡选择适合个体的体育、绘画等文化活动,增加老年人社交机会,提高生活质量	—
戒烟、限酒	不吸烟;不提倡饮酒;如饮酒,男性每日饮酒酒精量不超过 25 g,即葡萄酒小于 100～150 ml(2～3 两),或啤酒小于 250～500 ml(0.5～1 斤),或白酒小于 25～50 ml(0.5～1 两);女性则减半量,孕妇不饮酒。不提倡饮高度烈性酒 高血压及心脑血管病患者应戒酒	2～4 mmHg

(四)高血压的药物治疗

1. 治疗目标

通过降压治疗使高血压患者的血压达到目标水平,以期降低心血管发病和死亡的总危险。

2. 治疗原则

①采用较小的有效剂量以获得可能的疗效而使不良反应最小,如效果不满意,可逐步增加剂量以获得最佳疗效。②为了有效地防止靶器官损害,要求每天 24 h 内血压稳定于目标范围内,最好使用一天一次给药而且能持续 24 h 作用的药物。③为使降压效果增大而不增加不良反应,可以采用两种或多种降压机制不同的药物联合治疗。2 级以上高血压患者为达到目标血压常需降压药联合治疗。高血压起始降压治疗,见表 9-2-8。采用单药治疗还是联合治疗,见图 9-2-2。

3. 降压药的种类

当前常用于降压的药物主要有以下五类:利尿药(Diuretics)、β 阻滞剂(BBB)、血管紧张素转换酶抑制剂(ACEI)、血管紧张素Ⅱ受体拮抗剂(ARB)、钙拮抗剂(CCB)。目前在我国常用的降压药如下(表 9-2-9)。利尿作用机制示意图(图 9-2-3)。利尿剂治疗高血压的作用(表 9-2-10)。β 阻滞剂在高血压的应用(表 9-2-11)。β 阻滞剂的药理学分类(表 9-2-12)。常用 β 阻滞剂药代动力学(表 9-2-13)。ACEI 通过同时干预 RAS 和 KKS 系统,发挥降压和双系统保护作用(图 9-2-4)。Ang-(1-7)和缓激肽协同拮抗 Ang Ⅱ 的不良作用(图 9-2-5)。RAS 抑制的作用(图 9-2-6)。ACEI 与 ARB 对 RAS 和激肽(KKS)系统的作用(图 9-2-7)。

表 9-2-8 高血压起始降压治疗

其他风险因素, OD 或疾病	正常血压 SBP 120～129 或 DBP 80～84	正常高值血压 SBP 130～139 或 DBP 85～89	1 级 HT SBP 140～159 或 DBP 90～99	2 级 HT SBP 160～179 或 DBP 100～109	3 级 HT SBP ≥ 180 或 DBP ≥ 110
无其他风险因素	不需干预	不需干预	改变生活方式,持续数月后,若血压未得到控制,则开始药物治疗	改变生活方式,持续数周后,若血压未得到控制,则开始药物治疗	改变生活方式+立即药物治疗
1～2 个风险因素	改变生活方式	改变生活方式	改变生活方式,持续数周后,若血压未得到控制,则开始药物治疗	改变生活方式,持续数周后,若血压未得到控制,则开始药物治疗	改变生活方式+立即药物治疗
≥ 3 个危险因素,MS,OD 或 DM 糖尿病	改变生活方式 改变生活方式	改变生活方式并考虑药物治疗 改变生活方式+药物治疗	改变生活方式+药物治疗	改变生活方式+药物治疗	改变生活方式+立即药物治疗
明确的 CV 疾病或肾脏疾病	改变生活方式+立即药物治疗	改变生活方式+立即药物治疗	改变生活方式+立即药物治疗	改变生活方式+立即药物治疗	改变生活方式+立即药物治疗

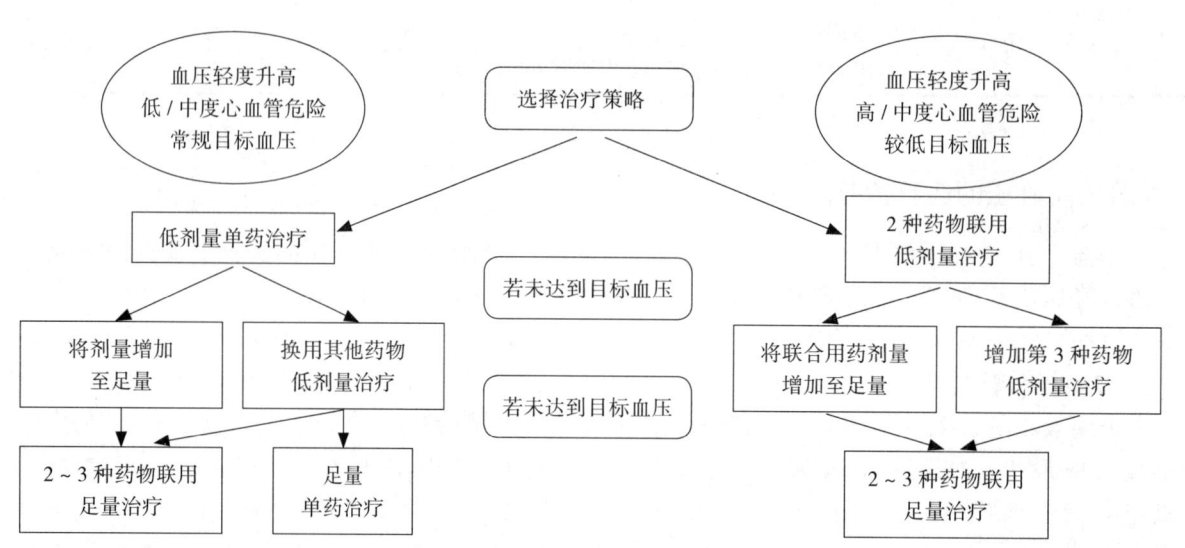

图 9-2-2　单药治疗 VS 联合治疗

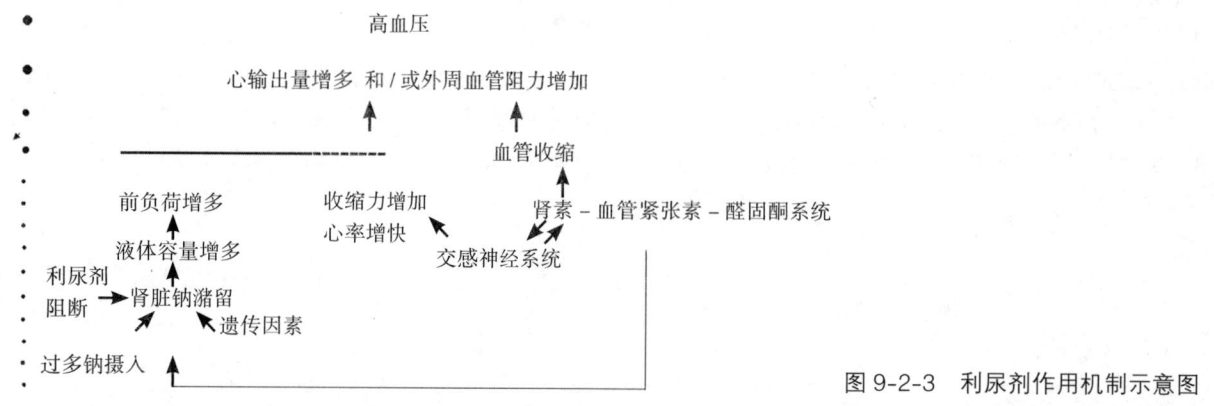

图 9-2-3　利尿剂作用机制示意图

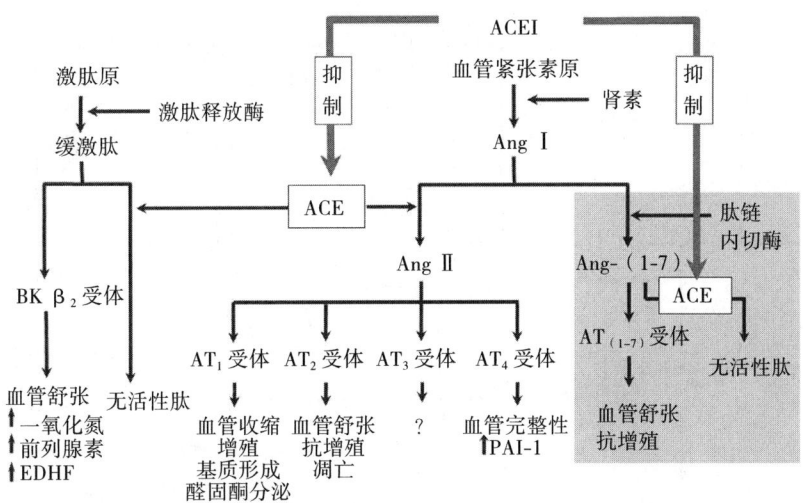

图 9-2-4　ACEI 同时干预 RAS 和 KKS 系统，发挥双系统保护作用

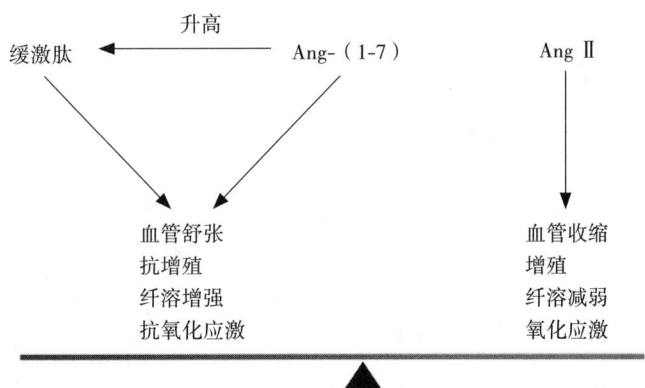

图 9-2-5　Ang-(1-7) 和缓激肽：协同拮抗 Ang Ⅱ 的不良作用

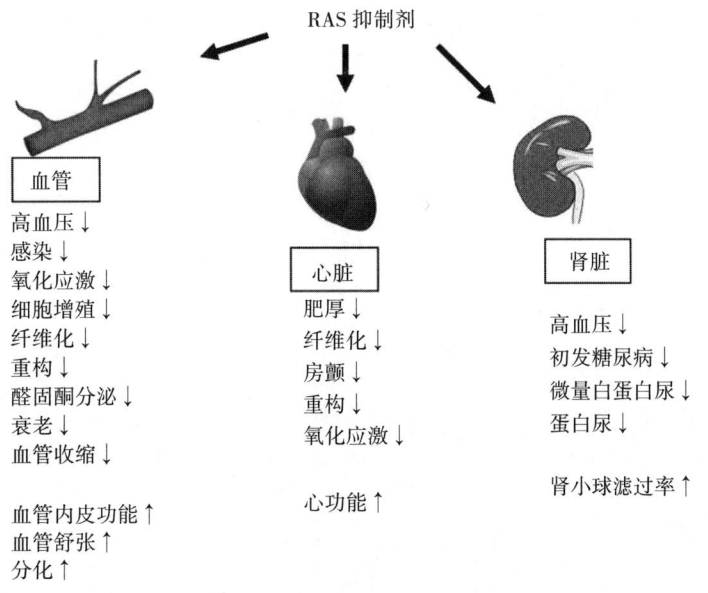

图 9-2-6　RAS 阻断与心肾疾病

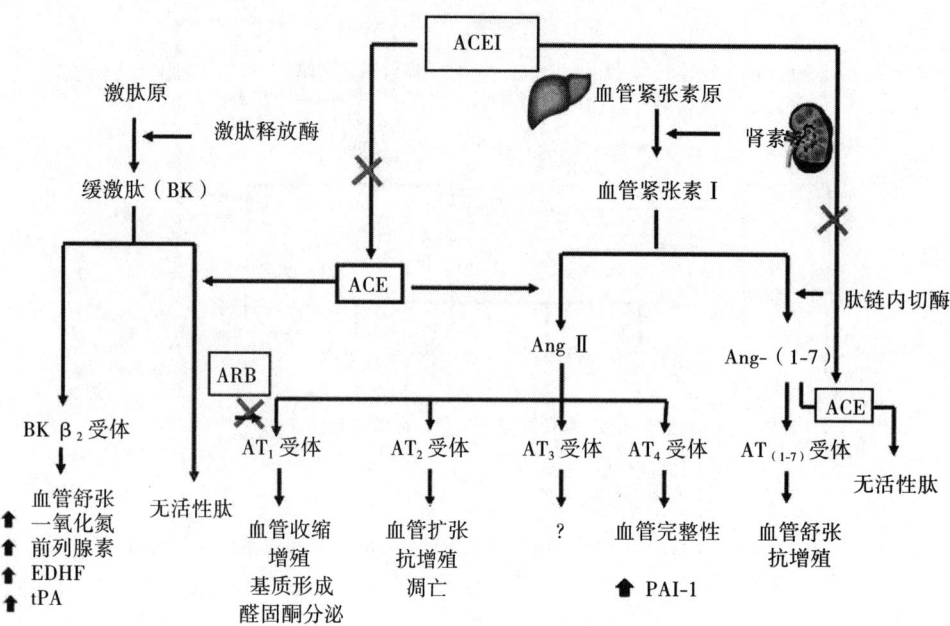

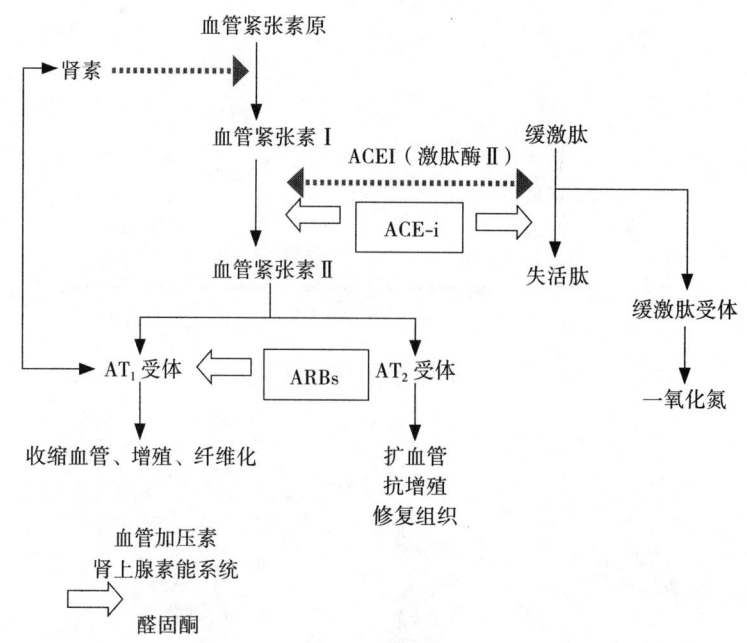

图 9-2-7　ACEI 与 ARB 对 RAS 和 KKS 系统的作用

表 9-2-9 常用降压药

口服降压药物	每天剂量（mg）	次数	主要不良反应
利尿药			
噻嗪类利尿药			血钾减低，血钠减低，血尿酸升高
双氢氯噻嗪	6.25 ~ 25	1	
氯噻酮	12.5 ~ 25	1	
吲达帕胺	0.625 ~ 2.5	1	
吲达帕胺缓释片	1.5	1	
襻利尿药			血钾减低
呋塞米	20 ~ 80	2	
托拉塞米（保钾利尿药）	2.5 ~ 10	1	血钾增高
阿米洛利	5 ~ 10	1 ~ 2	
氨苯蝶啶	25 ~ 100	1 ~ 2	
醛固酮受体拮抗剂			血钾增高
螺内酯	25 ~ 50	1 ~ 2	
β 阻滞剂			支气管痉挛，（心功能抑制删除）心动过缓
普萘洛尔	30 ~ 90	2 ~ 3	
美托洛尔	50 ~ 100	1 ~ 2	
阿替洛尔	12.5 ~ 50	1 ~ 2	
倍他洛尔	5 ~ 20	1	
比索洛尔	2.5 ~ 10	1	
美托洛乐缓释剂	47.5 ~ 95	1	
α 和 β 阻滞剂			体位性低血压，支气管痉挛
拉贝洛尔	200 ~ 600	2	
卡维地洛	12.5 ~ 50	2	
阿罗洛尔	10 ~ 20	1 ~ 2	
血管紧张素转换酶抑制剂			咳嗽，血钾升高，血管性水肿
卡托普利	25 ~ 100	2 ~ 3	
依那普利	5 ~ 40	2	
苯那普利	5 ~ 40	1 ~ 2	
赖诺普利	5 ~ 40	1	
雷米普利	1.25 ~ 20	1	
福辛普利	10 ~ 40	1	
西拉普利	2.5 ~ 5	1	
培哚普利	4 ~ 8	1	
喹那普利	10 ~ 40	1	
群多普利	0.5 ~ 4	1	
地拉普利	15 ~ 60	2	
咪达普利	2.5 ~ 10	1	
血管紧张素受体拮抗剂			血钾升高，血管性水肿（罕见）
氯沙坦	25 ~ 100	1	
缬沙坦	80 ~ 160	1	
厄贝沙坦	150 ~ 300	1	
坎地沙坦	8 ~ 32	1	
替米沙坦	20 ~ 80	1	
奥美沙坦	20 ~ 40	1	

(续 表)

口服降压药物	每天剂量（mg）	次数	主要不良反应
钙拮抗剂			
二氢吡啶类			水肿，头痛，潮红
氨氯地平	2.5～10	1	
非洛地平	2.5～20	1	
尼卡地平	60～90	2	
硝苯地平	10～30	2	
缓释片	10～20	2	
控释片	30～60	1	
尼群地平	20～60	2	
尼索地平	10～40	1	
拉西地平	4～6	1	
乐卡地平	10～20	1	
非二氢吡啶类			房室传导阻滞，心功能抑制
维拉帕米	90～180	3	
地尔硫䓬	90～360	3	
维拉帕米缓释剂	120～360	1	
α阻滞剂			体位性低血压，
多沙唑嗪	1～16	1	
哌唑嗪	2～20	2～3	
特拉唑嗪	1～20	1～2	
中枢作用药物			
利血平	0.05～0.25	1	鼻充血，抑郁，心动过缓，消化性溃疡病
可乐定	0.1～0.8	2～3	低血压
可乐定贴片	0.25	1/周	皮肤过敏
甲基多巴	250～1 000	2～3	肝功能损害，免疫失调
莫索尼定	0.2～0.4	1	镇静
利美尼定	1	1	心悸，乏力
直接血管扩张药			
米诺地尔	5～100	1	多毛症
肼屈嗪	25～100	2	狼疮综合征

高血压急症静脉注射用降压药

降压药	剂量	起效	持续	不良反应
硝普钠	0.25～10 μg/(kg·min) iv	立即	1～2 min	恶心、呕吐、肌颤、出汗
硝酸甘油	5～100 μg/min iv	2～5 min	5～10 min	头痛、呕吐
酚妥拉明	5～15 mg iv	1～2 min	10～30 min	心动过速、头痛、潮红
尼卡地平	5～15 mg/h iv	5～10 min	1～4 h	心动过速、头痛、潮红
艾司洛尔	250～500 mg/(kg·min) iv 团注，此后50～100 μg/(kg·min) iv	1～2 min	10～20 min	低血压，恶心
乌拉地尔	10～50 mg iv	15 min	2～8 h	头晕，恶心，疲倦
地尔硫䓬	10 mg，或5～15 mg/(kg·min) iv			低血压，心动过缓
二氮嗪	0.2～0.4 g/次 iv	1 min	1～2 h	血糖过高，水钠潴留
利血平	0.5～1.0 mg 次 iv	1～2 h	4～6 h	

注：以上药物剂量及次数仅供参考，实际使用时详见有关药品说明书

表9-2-10 利尿剂治疗高血压的作用

1. 利尿剂减轻体内钠负荷，减少钠在阻力动脉管壁中的含量，降低血管收缩的反应性
2. 能增强其他降压药物的降压效应，增加血管顺应性
3. 能够减轻左心室肥厚
4. 可弱化对低盐饮食的限制

表9-2-11 β阻滞剂在高血压的适应证选择

①高血压初始及长期使用降压药之一，可单独或与其他降压药联合（ⅠA）
②对无并发症高血压，应按个体化原则选择降压药，年轻者可选用BB，老年单纯收缩期高血压不首选（ⅠC）
③合并下列情况，应首选BB：快速心律失常如窦速、房颤（ⅠC）；冠心病心绞痛、MI后（ⅠA）；CHF（ⅠA）；交感活性增高、焦虑紧张伴心率增快、围术期、高动力循环，如甲亢（ⅡaC）
④选用无内在拟交感活性、对β₁选择性较高或兼有α阻滞扩血管作用BB，如美托洛尔、比索洛尔、卡维地洛。这些药对糖脂、胰岛素敏感性、支气管和外周血管等不利影响相对较小，可安全用于合并DM，COPD或外周血管疾病的高血压患者（ⅡaC）
⑤BB与长效二氢吡啶CCB合用，是目前推荐联合方案之一。高血压合并CAD应联合使用BB和ACEI（或ARB），合并CHF应合用BB、利尿剂和ACEI（或ARB）（ⅠA）
⑥伴代谢综合征、或易患糖尿病的高血压患者，一般不推荐BB作初始治疗药（ⅡbC）。尤应避免BB与大剂量噻嗪类利尿剂联合使用

表9-2-12 常用β阻滞剂的药理学分类

种类	内拟交感活性	脂溶性	扩张外周血管	口服剂量范围
非选择性β阻滞剂				
卡替洛尔（cartelol）	+	低	0	2.5~20 mg, qd-bid
纳多洛尔（nadolol）	0	低	0	40~320 mg, qd
喷布洛尔（penbutolol）	+	中	0	20~80 mg, qd-bid
吲哚洛尔（pindolol）	++	高	0	10~40 mg, bid
普萘洛尔（propranolol）	0	高	0	40~180 mg, bid
索他洛尔（sotalol）	0	低	0	40~160 mg, bid
噻吗洛尔（timolol）	0	高	0	5~40 mg, bid
选择性β₁阻滞剂				
美托洛尔（metoprolol）	0	高	0	50~100 mg, qd-bid
醋丁洛尔（acebutolol）	+	中	0	200~800 mg, qd-bid
阿替洛尔（atenolol）	0	低	0	25~100 mg, qd
倍他洛尔（betaxolol）	0	中	0	5~20 mg, qd
比索洛尔（bisoprolol）	0	中	0	2.5~10 mg, qd
塞利洛尔（celiprolol）	+	中	+	200~600 mg, qd
艾司洛尔（esmolol）	0	低	0	0.5 mg/kg, iv, 继以0.1~0.2 mg/(kg·min), drip iv
萘比洛尔（nevibolol）	+	0	+	2.5~10 mg, qd
A₁和β阻滞剂				
布新洛尔（bucindolol）	+	中	+	25~100 mg, bid
卡维地洛（carvedilol）	0	中	+	3.125~50 mg, bid
拉贝洛尔（labetalol）	+	低	+	200~800 mg, bid
阿尔马尔（almarl）	0	中	+	5~15 mg, bid

表 9-2-13 常用 β 阻滞剂药代动力学

项目	普萘洛尔	噻吗洛尔	吲哚洛尔	阿替洛尔	美托洛尔	拉贝洛尔	比索洛尔	倍他洛尔	卡维地洛	阿尔马尔
T1/2（h）										
静脉	2.5		3.1		3.2	3.4~4.5				
口服	2~5	2~5	2~5	6~9	3~4	5.5	10	16~20	14	10~12
首过效应（%）	60~70	25~30	10~13	0~10	50~60	60	<10			
口服生物利用度（%）	30	30~75	87~95	50~60	40~50	33	≥90	80~90	30	85
血达峰时间（h）	1~3	2~3	1.5~2	2~4	0.5~1.5	1~2		1.7~3.0	2~4	2
血浆蛋白结合率（%）	89~95	10~80	40~60	3~40	12	50		50	95	91
主要消除器官	肝	肝	肝、肾	肾	肝	肝	肝、肾	肝	肝	肝、肾

β 阻滞剂（BB）在高血压急诊中的应用：

- **主动脉夹层**

（1）作用机制　BB 通过阻断细胞膜上 β 受体，降低心输出量，减慢心率，阻断交感兴奋，减少去甲肾释放而降压，减小脉压，降低心肌收缩力和收缩速率（dp/dt），减少主动脉壁的剪切力，从而达到控制病情进展和延缓主动脉瘤扩张。

（2）适应证　主动脉夹层无论是否手术，均需 BB 治疗，不仅急性期要用，存活者应长期使用，紧急情况首选静脉给药，使血压尽快降到目标水平，即收缩压 < 110 ~ 120 mmHg，心率稳定在 50 ~ 60 bpm，达标后可改口服。

（3）用法　①美托洛尔 5 mg，静滴，3 ~ 5 min 内注完，必要时隔 5 min，重复 1 次，总量 15 mg，若能耐受，静注 15 min 后口服 25 ~ 50 mg，每 6 h 一次，直到 48 h。此后维持治疗，100 mg，每天 2 次，或缓释片 50 ~ 100 mg，每天一次，必要时增至 200 mg/d。应坚持个体化用药原则。②艾司洛尔 0.5 mg/kg，静滴，2 ~ 3 min，继以 0.1 ~ 0.2 mg/（kg·min），静滴，最大浓度为 10 mg/ml，静滴最大剂量为 0.3 mg/（kg·min）。③普萘洛尔首剂 0.5 mg，每 5 min 增加 1 mg，早期总量不超过 0.15 mg/kg，维持量为每 4 ~ 6 h 给 2 ~ 6 mg/kg，随后口服 20 ~ 40 mg，每 6 h 一次，根据血压和心率调整剂量。④阿替洛尔先静注 5 mg，5 min 后再给 5 mg。静脉给药 1 ~ 2 h 后开始口服，50 ~ 100 mg/d。⑤拉贝洛尔 5 ~ 20 mg，静滴，以后每 10 ~ 15 min 静注 20 ~ 40 mg，直到血压心率达标或一日总量达到 150 ~ 300 mg。也可以 0.5 ~ 2 mg/min，静滴。维持治疗：先口服 100 mg，每日 2 次，2 ~ 3 日后改为 200 ~ 400 mg，每日 2 次，若 BB 不能控制血压也可加用其他血管扩张剂，如硝酸甘油、硝普钠、压宁定等，务必将收缩血压控制在 < 110 ~ 120 mmHg。

- **高血压合并急性缺血性脑卒中**

多数患者卒中在最初的 24 h 内血压会自行下降；若血压明显升高，且准备溶栓治疗者，应将血压降至 < 185/110 mmHg；若 SBP > 220 mmHg，或 DBP > 120 mmHg 需降压治疗，卒中后最初 24 小时内降低约 15%。急性期控制血压可用拉贝洛尔或其他血管扩张剂，如硝普钠、尼卡地平等。有高血压病史且神经功能平稳患者，卒中 24 h 后可重新开始应用抗高血压药物，包括 BB。

- **高血压合并脑出血**

有降压适应证者也可应用 BB 静注或静滴。

4. 降压药物的选择

降压治疗的收益主要来自降压本身，要了解各类降压药在安全性保证下的降压能力。主要降压药物选用的临床参考（表 9-2-14）。

5. 降压药的联合应用

现有的临床试验结果支持以下类别降压药的组合（图 9-2-8）。降压药绝对 / 相对禁忌证（表 9-2-15）。

第九章 原发性高血压

表 9-2-14 主要降压药物选用的临床参考

类别	适应证	禁忌证 强制性	禁忌证 可能
利尿药（噻嗪类）	充血性心力衰竭，老年高血压单纯收缩期高血压	痛风	妊娠
利尿药（襻利尿药）	肾功能不全，充血性心力衰竭	肾功能衰竭，高血钾	
利尿药（抗醛固酮药）	充血性心力衰竭，心梗后		
β 阻滞剂	心绞痛，心梗后，快速心律失常，充血性心力衰竭，妊娠	2～3度房室传导阻滞，哮喘，慢性阻塞性肺病	周围血管病，糖耐量减低，经常运动者
钙拮抗剂（二氢吡啶类）	老年高血压，周围血管病，妊娠，单纯收缩期高血压，心绞痛，颈动脉粥样硬化		快速心律失常充血性心衰
钙拮抗剂（维拉帕米，地尔硫䓬）	心绞痛，颈动脉粥样硬化室上性心动过速	2～3度房室传导阻滞充血性心力衰竭	
血管紧张素转换酶抑制剂	充血性心力衰竭，心梗后左室功能不全，非糖尿病肾病1型糖尿病肾病，蛋白尿	妊娠，高血钾双侧肾动脉狭窄	
血管紧张素Ⅱ受体拮抗剂	2型糖尿病肾病，蛋白尿糖尿病微量白蛋白尿，左室肥厚，ACEI所致咳嗽	妊娠，高血钾双侧肾动脉狭窄	
α 阻滞剂	前列腺增生，高血脂	体位性低血压	充血性心衰

表 9-2-15 降压药物绝对/相对禁忌证

药物	绝对禁忌证	相对禁忌证
噻嗪类利尿剂	痛风	代谢综合征 糖耐量异常 妊娠
β 阻滞剂	哮喘	外周动脉疾病 代谢综合征 糖耐量异常 慢性阻塞性肺病 运动员和体力活动较多的患者
钙拮抗剂（二氢吡啶类）		快速型心律失常心衰
钙拮抗剂（非二氢吡啶类）	房室传导阻滞（2度或3度）心衰	
ACE 抑制剂	妊娠 血管神经性水肿	
血管紧张素1（AT1）	高钾血症 双侧肾动脉狭窄	
受体拮抗剂	妊娠 高钾血症 双侧肾动脉狭窄	
醛固酮拮抗剂	肾衰 高钾血症	

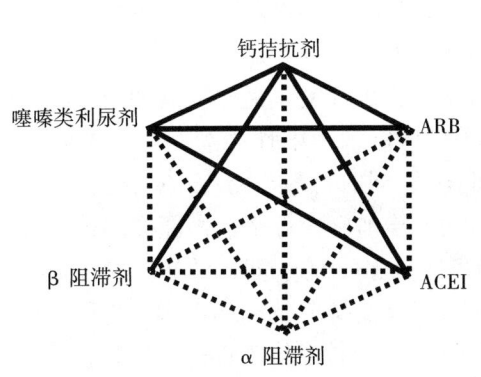

图 9-2-8 中国指南2009年基层版两种降压药物联合方案

图中实线表示有临床试验证据，推荐使用；虚线表示临床试验证据不足或必要时应慎用的组合

(五) 新药物与新疗法

新的降压药物的探索

(1) 内皮素受体拮抗剂　内皮素 (endothelin, ET) 是一类作用非常强大的内源性血管收缩因子和压力肽, 它由3种相关的肽组成, 即ET1、ET2和ET3, 它们均是由21个氨基酸组成的多肽, 其中ET1的血管收缩作用最强。体内研究表明, ET1对静脉血管的作用对动脉血管强3~10倍, 在人体, ET1是由212个氨基酸组成的多肽即ET1原前体, 经裂解转变成38个氨基酸组成的大内皮素ET1, 大分子ET1再经ET转换酶的作用, 最后生成有高度收缩血管活性的21肽的ET1。内皮素具有强烈的缩血管作用, 可以升高血压, 此外可加强中枢及外周交感神经活性, 也可刺激肾素、醛固酮等的分泌, 因此内皮素受体拮抗剂在临床上将有广泛的作用, 有望成为新一类抗高血压药物。目前已研发各种内皮素受体拮抗剂, 如波生坦 (bossantan)、西他生坦 (sitaxsentan (100~300 mg/d))、安贝生坦 (ambrisent) 等, 这些药物现主要应用于肺动脉高压的治疗。

(2) 肾素抑制剂　肾素是一种蛋白水解酶, 由340个氨基酸组成, 在体内的作用是促进血管紧张素原转化为血管紧张素Ⅰ, 血管紧张素原是他的唯一底物, 因此抑制肾素的活性可使肾素-血管紧张素-醛固酮系统的限速过程受阻, 导致体内血管紧张素Ⅰ、Ⅱ (AngⅠ、AngⅡ) 及醛固酮含量下降, 进而引起血管舒张, 水钠排除量增加, 血压下降。研究表明, 第一个被美国FDA批准上市的肾素抑制剂阿利吉仑 (aliskiren) 与利尿剂、ACEI、ARB同时给药时能够抵消后三者引起的肾素活性升高并呈现出协同降压作用, aliskiren单独或与上述药物联合使用, 具有良好的耐受性和抗高血压作用, 该药物近期也将在我国上市, 常用剂量为每日160 mg。

(3) 双重作用于血管紧张素转换酶和中性内肽酶的血管肽酶抑制剂　中性内肽酶 (NEP)-ACE双重抑制药能同时抑制ACE及NEP活性, 降低RAAS活性, 增加血管舒张性, 能提高体内缓激肽和心钠素 (ANP) 的浓度及活性。最近研制的该类药物有奥马曲拉 (omapatrilat)、法西多曲 (fasidotrilat) 以及山帕曲拉 (sampatrilat) 等。

虽然目前NEP-ACE双重抑制药的临床研究资料尚少, 但从作用机制来看, 这类药物可能是较理想的抗高血压药, 在未来抗高血压治疗中将占据重要地位。

(4) 糜酶抑制剂　由于人类存在非ACE (糜酶途径) 和ACE两条AngⅡ产生的途径, 因此ACEI无法完全阻断所有AngⅡ的形成, 特别是局部组织AngⅡ的形成。糜酶由巨噬细胞分泌, 化学本质是丝氨酸蛋白酶, 该酶能作用于多种底物。当前其主要研究方向包括单纯糜酶抑制剂以及巨噬细胞膜稳定剂, 前者包SUN2C8257、NK3201等, 后者主要包括选择性糜酶抑制剂如曲尼司特 (tranilast) 等。关于糜酶, 研究尚处于起步状态, 且多处于动物试验阶段, 但是糜酶以其自身的特性参与到高血压及许多相关疾病中, 其抑制剂或与ACEI协同作用, 或单独影响血管紧张素的合成, 起着不可忽视的重要作用。糜酶抑制剂作为一个极富潜力的治疗途径, 针对它的研究具有较高的临床应用价值。

(5) 可溶性鸟苷酸环化酶激活剂　激活可溶性鸟苷酸环化酶可增加靶器官的环鸟苷酸水平, 从而起到扩张血管和抗增殖的效应, 这种效应为治疗高血压的新药开发提供了模板。最近有研究报告指出BAY41-2272, 一种新型的口服可溶性鸟苷酸环化酶激活剂, 可以使血管紧张素11诱导的高血压小鼠的血压降低, 对心肌肥大有抑制作用。由此推测这种降压药不但可以减少大动脉硬化, 而且相对于肱动脉压来说, 中心动脉收缩压的降压效果更加明显。对于这种降压药唯一潜在的问题是激活可溶性鸟苷酸环化酶会对血小板聚集产生抑制作用, 从而延长了止血的时间。目前有关该类药物的研究尚处于探索阶段。

(6) 抗高血压疫苗　针对RAS的免疫治疗早有开展, 由于考虑到安全性和费用的问题使它的临床应用得到限制, 肾素的单克隆抗体, 可完全抑制肾素活性, 引起血压下降。近年来, 随着分子生物学技术的发展, 血管紧张素及其受体的结构已研究清楚, 针对这些环节的研究也越来越多。给肾血管性高血压大鼠静脉注射AngⅡ单抗, 血浆AngⅡ浓度显著下降, 平均动脉压明显降低。目前, 针对血管紧张素及其受体的疫苗研究也取得了较大进展。Downham等用AngⅠ类似物与不同的载体蛋白结合，制成 Ang I 疫苗，对其在大鼠和人体的作用进行了研究。结果发现，不同载体的疫苗在大鼠体内可产生等同的免疫反应，可抑制外源性 Ang I 引起的血管收缩效应。

（六）高血压病基因治疗

1. 基因治疗的基本理论

（1）基因治疗的概念　基因治疗指将正常和野生型的基因插入靶细胞的染色质基因组中，以补充缺失基因或置换致病基因，从而产生新的表型的一种治疗方法。

（2）目前高血压基因治疗的策略　主要有：①采取质粒 DNA 直接导入或经病毒载体介导技术，将编码血管舒张因子基因导入体内，增加舒血管物质的生成。②采取反义寡核苷酸直接导入或经病毒载体介入，阻断缩血管物质的生成。目前在阻断缩血管物质生成方面，基因治疗的靶基因主要针对 RAS 系统的某些成分，如 AGT 和 AT1 基因。在增加舒血管物质生成方面，靶基因主要涉及心钠素、激肽释放酶、一氧化氮合酶、肾上腺髓质降压素和降钙素基因相关肽等。

2. 基因治疗高血压的方法

（1）反义抑制策略　①反义寡核苷酸直接导入；②运用载体将反义核苷酸导入。

（2）过度表达策略　①激肽释放酶基因疗法；②肾上腺髓质素基因疗法；③心房利尿肽基因疗法；④一氧化氮合酶基因疗法。

3. 基因治疗的载体

理想的基因转移载体应具有以下优点：①理想的载体应能够同样高效地转染分裂和非分裂细胞，这点尤为关键，因为大多数心血管相关的细胞在疾病完全表达时是休眠的和处于分化末期的。②能整合进入宿主基因组，持久表达治疗性基因，且不影响其他基因表达。③可载入大分子 DNA。④易于大量制造，没有免疫原性或其他副作用。目前常用的基因治疗载体分为病毒载体和非病毒载体两类。

（1）病毒载体。

（2）非病毒载体。

（3）新型载体的应用——纳米载体。

随着纳米技术的兴起，以纳米材料作为基因载体为解决上述问题提供了可能。体内外实验证实，壳聚糖 DNA 载药微球、聚左旋赖氨酸修饰的磁性载药微球（IONP-PLL）等就是理想的非病毒载体。纳米颗粒是指粒径在 1～1 000 nm 的超细微粒，只有原子的 4 倍大小，也就是只有一根头发的万分之一。由于纳米颗粒的超微小体积，它可以穿透组织间隙，可通过人体最小的毛细血管，并易被细胞吸收。

4. 高血压基因转录调控

高血压是由于基因连锁异常或基因突变导致的某类综合征的其中一种，而不是一个单一的疾病。而 thiazlidinediones 代表了一族转录调控药，它们可影响血压、碳水化合物及脂质代谢、血管功能，可减轻胰岛素抵抗、降低血液脂肪酸、降低血压。其作用机制如下：thiazlidinediones 与核激素受体 PPAR-γ 下结合，PPAR-γ 被激活，与 RXR 形成异二聚体，通过 DNA 结合区识别特定序列，进而调控含有 PPRE 基因的转录，影响基因的表达。thiazlidinediones 的降压作用通过多种途径，包括提高胰岛素敏感性，改变脂肪酸水平，血管活性物质产生的变化，L-型钙通道的关闭，以及激活 MAPK 酶等。

总之，高血压的基因治疗目前尚处于实验阶段，取得了一定疗效，但尚未被公认，故仅列题加以说明，而不详细介绍。

（七）特殊人群高血压的处理

1. 老年人高血压

（1）定义　欧美国家一般以 65 岁为老年的界限。中华医学会老年医学学会于 1982 年根据世界卫生组织西太平洋地区会议所定而提出的老年界限为 > 60 岁。

大量随机化临床试验均证实无论是收缩/舒张期高血压，还是单纯收缩期高血压降压治疗对老年患者均可减少心脑血管病及死亡。据 SHEP、Syst-Eur、Syst-China 等单纯收缩期高血压临床试验的综合分析，降压治疗可使脑卒中事件下降 33%，冠心病事件下降 23%。

（2）老年人降压治疗的用药　大量随机化临床试验均已明确，各年龄段（< 80 岁）高血压病人均受益于利尿剂、钙拮抗剂、β 阻滞剂、ACEI 等抗高血压治疗。STONE 研究应用的是国产的硝苯地平片剂，Syst-China 研究则应用国产

的尼群地平,这些药都有效且不昂贵。

(3) 关于高龄老人的降压治疗 现有的大规模临床试验所观察的老年病人,高龄病人并不多。STOP-Ⅰ和STOP-Ⅱ入选病人的年龄为70~84岁,但80岁以上者不多。HYVET所研究者为 ≥ 80岁, SBP 160~199 mmHg, +DBP < 110 mmHg 用的药物为吲达帕胺缓释片(1.5 mg/d), 必要时加用培哚普利(2~4 mg/d), 目标血压:150/80 mmHg。平均随访1.8年,与安慰剂组相比,结果:致死性和非致死性卒中下降30%,卒中死亡下降39%,全因死亡下降21%,心血管死亡下降23%,心衰下降64%。表明在高龄高血压患者降压仍能带来裨益。由于本研究涉及人群为该类人群中较为健康的群体,舒张压为90~109 mmHg, 与临床实践中以ISH居多的情况有所不同;对于SBP在160 mmHg以下人群中的治疗收益尚需进一步研究;研究中将血压控制为150/80 mmHg, 对于更低目标的收益尚需进一步研究;不同的血压水平对他们的预后意义亦未明了。

【附】日本老年高血压指南

无并发症的老年高血压患者的治疗流程(图9-2-9)。日本老年高血压指南:伴并发症的老年高血压患者的治疗选择(表9-2-16)。

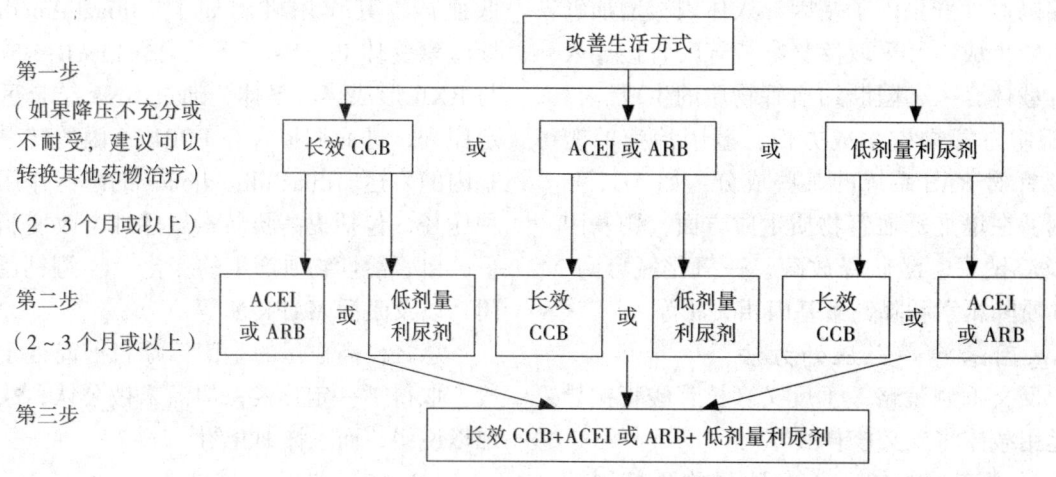

图9-2-9 日本老年高血压指南:无并发症的老年高血压患者的治疗流程

表9-2-16 日本老年高血压指南:伴并发症的老年高血压患者的治疗选择

并发症	双氢吡啶类CCB	ACEI/ARB	利尿剂	β阻滞剂	α阻滞剂
脑血管疾病,慢性病	○	○	○		
缺血性心脏病	○	○		○	
心力衰竭	○	○	○	△	△
糖尿病	○	○	○		
高血脂	○	○	△	△	△
痛风	○	○	△		
慢性阻塞性肺病	○	○		×	
闭塞性动脉硬化	○	○		×	
骨质疏松	○	○	△	×	
前列腺肥大初期	○	○	○		○

注:○:合适的选择;△:谨慎应用;×:禁忌应用

2. 妊娠高血压

（1）定义 妊娠20周后，孕妇发生高血压，蛋白尿及水肿称为妊娠高血压综合征（pregnancy induced hypetension，PIH）。

高血压：血压升高达≥40/90 mmHg，或血压较孕前或孕早期血压升高≥25/15 mmHg，至少2次，间隔6 h。

蛋白尿：单次尿蛋白检查≥30 mg，至少2次，间隔6 h，或24 h尿蛋白定量≥0.3 g。

水肿：体重增加＞0.5 kg/周为隐性水肿。按水肿的严重程度可分为（+）：局限踝部及小腿，（++）：水肿延及大腿，（+++）：水肿延及会阴部及腹部。

妊娠高血压：仅有高血压，伴或不伴有水肿，不伴有蛋白尿。

先兆子痫是多系统受累的情况，主要的是母体异常发生于肾、肝、脑及凝血系统，由于胎盘血流减少可引起胎儿生长迟缓或胎死宫内。

轻度先兆子痫：有高血压并伴有蛋白尿的存在。

重度先兆子痫：血压≥160/110 mmHg；蛋白尿3 g/24 h；伴有头痛，视物不清，恶心，呕吐，右上腹疼痛；眼底不仅有痉挛还有渗出，或出血；肝、肾功能异常，或有凝血机制的异常；伴有心衰或/及肺水肿的存在。

子痫：妊娠高血压综合征的孕产妇发生抽搐。

（2）妊娠高血压综合征的处理 依据血压水平，妊娠年龄及来自母亲和胎儿的相关危险因素选择治疗方案，包括研究管理，限制活动，建议正常饮食。

1）加强母儿监测

母亲：血压，体重，尿量，尿蛋白，血细胞比容，血小板，肝、肾功能，凝血功能，眼底。

胎儿：子宫底高度，腹围；B超声测量胎儿双顶径，腹围，股骨长度及羊水量；胎心监护无激惹试验；前者阴性时做催产素激惹试验。

2）治疗 三项原则：①镇静防抽搐、止抽搐；常用的药物有：硫酸镁：用者剂量取决于体重及尿量。尿量＜600 ml/24 h；呼吸＜16次/min；腱反射消失，需及时停药。硫酸镁预防子痫和治疗癫痫发作的疗效是明确的。镇静剂：常用有冬眠1号1/3量肌肉注射，6 h一次；或地西泮10 mg肌肉注射，或静脉缓慢推注，6 h一次。

②积极降压（见下）。③终止妊娠：轻度妊娠高血压综合征：在严密的母、儿监测下，至妊娠37周，若病情仍不好转，可根据产科情况决定终止妊娠的方法。

重度妊娠高血压综合征：胎龄＞37周，及时终止妊娠，胎龄＜35周促胎肺成熟后，终止妊娠。

终止妊娠的方式取决于产科的情况。

（3）降压药的应用 虽然治疗高血压目的是为了减少母亲的危险，但必须选择对胎儿安全的有效药物。

当血压升高＞170/110 mmHg时，积极降压，以防中风及子痫发生。究竟血压降至多低合适，目前尚无一致的意见。

1）常用于紧急降压的药物

硝苯地平（Nifedipine）：10 mg口服，60 min后必要时再给药。

拉贝洛尔（Labetolol）：25～100 mg加入5%葡萄糖20～24 ml，静脉推注。15min后可重复。

肼苯达嗪（Hydralazine）：5 mg加5%葡萄糖20 ml静脉缓慢推注，每5 min测血压一次，20 min后，若血压仍＞160/110 mmHg，可重复给药5～10 mg。若舒张压达90 mmHg或以下则停药。

2）常用缓慢降压的药物

氧希洛尔（Oxprenolol）：20～40 mg，每日3次（可引起心动过缓）。

阿替洛尔（Atenolol）：100 mg，1次/d。

长期使用β受体阻断剂，有引起胎儿生长迟缓的可能。

甲基多巴（Methyldopa）：0.25～0.5 g，3次/d。

肼苯达嗪（Hydralazine）：口服25～50 mg，3次/d（现已不推荐静脉注射肼苯达嗪）。

依拉地平（Isradipine）：2.5 mg，2次/d。

注意钙拮抗剂不能与硫酸镁合用（潜在的协同作用可导致低血压）。

3）孕期不宜使用的降压药

ACEI：可能引起胎儿生长迟缓，羊水过少，或新生儿肾衰，亦可能引起胎儿畸形。

血管紧张素Ⅱ受体拮抗剂（AT1受体拮抗剂）：副作用同上。

利尿剂：可进一步减少血容量，使胎儿缺氧加重。先兆子痫妇女血容量减少，除非存在少尿情况，否则不宜使用利尿剂。

4）妊娠高血压综合征的预后 胎儿可发生宫内生长迟缓，胎死宫内，出生时发生新生儿窒息；孕产妇可发生胎盘早期剥离导致弥漫性血管内凝血及/或急性肾功能衰竭；心衰、肺水肿；HELLP综合征（溶血性贫血，肝酶升高，先兆子痫相关的血小板减少），子痫抽搐后发生脑血肿，脑出血及脑疝，甚至引起孕产妇死亡。

3. 高血压合并脑血管病

脑血管病包括脑卒中和一过性脑缺血发作（TIA）。有研究提示血压水平与脑卒中再发生有关。脑卒中患者中高血压占50%~60%。脑卒中年复发率约4%。控制高血压是脑卒中二级预防的关键。

我国长期随访研究提示，脑血管病患者基础及治疗后血压水平与脑卒中再发有关。血压水平较高者脑卒中再发率高。近年来发表的大规模随机临床试验表明降压治疗对既往有脑血管病病史患者的临床益处。中国PATS研究入选5 665例有TIA史或未遗留严重残疾脑卒中后患者，随机用利尿剂吲达帕胺或安慰剂治疗3年，结果使血压差别5/2 mmHg，总脑卒中发生相对危险下降29%（$P<0.001$）；另一项国际多中心试验PROGRESS研究入选有明确脑卒中或TIA史患者6 105例，随机用培哚普利（或加吲达帕胺）或安慰剂治疗4年，结果使脑卒中发生危险减少28%（$P<0.0001$）。总血管事件发生减少26%，亚组分析提示降压治疗对伴高血压或非高血压的脑血管病患者均有益；对出血性或缺血性脑卒中病史者也均有益。其中中国1 520例患者，随访6年表明，降压治疗对中国脑血管病患者的益处更大，不仅明显降低脑卒中发生危险，而且也减少了总死亡危险。现有的证据表明，吲达帕胺或培哚普利加吲达帕胺长期治疗脑血管病患者是有益的，可减少脑卒中再发危险。

急性脑卒中是否采用降压治疗，血压应降至什么程度，以及采取什么措施，仍需进一步的大型随机临床研究加以评估。一般认为卒中急性期收缩压不超过180~200 mmHg，不需要降压治疗，超过200 mmHg可酌情应用呋塞米或甘露醇治疗，也可参考中国脑血管病防治指南。

4. 高血压合并冠心病

冠心病患者再次发生血管事件的危险极高，他们均与血压有直接关系。兼患冠心病与高血压的患者接受降压治疗的资料有限，但许多较常用的降压药都曾广泛应用于各种不同情况的冠心病人，虽然并非用于降低血压。在这些药物中，β阻滞剂，ACEI和醛固酮拮抗剂在急性心肌梗死后和心力衰竭患者中证实能明确预防心血管事件，延长寿命。但这种效果在多大程度上来自血压的下降并不十分清楚。ISIS-4，CCS-1，GISSI-3等大型临床试验均表明ACEI早期治疗急性心肌梗死患者是有益的。EUROPA试验表明稳定型冠心病患者在常规治疗基础上，培哚普利比安慰剂组显著降低了一级终点事件，但PEACE试验则没有发现群多普利的益处。

β阻滞剂在临床试验中减少急性心肌梗死病人再梗死及心血管死亡约1/4。CCS-2试验表明美托洛尔早期治疗急性心肌梗死病人，明显减少了再梗死及室颤，但增加了休克。β阻滞剂在慢性充血性心衰患者中能减少总死亡率和猝死。几项大规模的临床试验证实，ACEI用于心衰或左室功能不良病人，心肌梗死或猝死危险减少约1/5。HOPE试验中大多数患者（80%）有冠心病，与对照组比较，使用ACEI治疗可明显降低心血管事件和死亡。临床试验反映它们对冠心事件的减少似不仅是由于血压的降低，可能还有其他的一些心脏保护作用。

国外研究（INVEST试验）提示维拉帕米与β阻滞剂治疗中新的冠心病事件两者相似。以往曾有短效的硝苯地平增加心血管病危险的争论。晚近几项大规模试验（ALLHAT，INSIGHT等）表明长效二氢吡啶类钙拮抗剂与其他降压药的效果一样，在降低试验的联合终点（心血管死亡，心肌梗死，心衰和卒中）的比较中，与利尿剂的作用相当。ACTION和CAMELOT试验评估了钙拮抗剂治疗稳定型冠心病患者的长期疗效。CAMELOT结果提示其作用与ACEI相似；ACTION提示对冠心病伴高血压者有益。钙拮抗剂治疗稳定型冠心病的作用除了与降压有关外还可能与改善心肌缺血有关。

一般来说，稳定型心绞痛合并高血压首选β阻滞剂或长效钙拮抗剂或ACEI；急性冠脉综合征时可选用β阻滞剂和ACEI，对ACEI引起咳嗽者也可应用ARB；心梗后患者应使用ACEI或

ARB、β阻滞剂和醛固酮拮抗剂。高血压合并冠心病降压一定要缓慢，其降压目标见表9-2-17。

5. 高血压合并心力衰竭

长期的高血压，特别是收缩期高血压和合并冠心病的患者，易发生心力衰竭。高血压合并心力衰竭可以舒张功能不全为主，由于心室肥厚和/或合并的冠心病，使左室舒张功能减退。此时收缩功能尚可，左室射血分数可以正常，但超声心动图和其他有关检查可有符合舒张功能减退的表现。病人的症状轻重取决于血压水平、缺血程度等各种合并情况。预防左室肥厚和冠心病是避免出现此种心功能不全的根本措施。除控制体重，限制盐量，积极降低血压外，ACEI有助于逆转左室肥厚或阻止肥厚加重。一旦出现舒张功能不全，在常规治疗的基础上还应考虑加用β阻滞剂。除非有其他适应证（如心房颤动伴快速心室率），否则在舒张功能不全时不应使用洋地黄。

当发生收缩功能不全时，患者可逐渐出现左心衰竭的症状，以后甚至出现全心衰竭。此时检查可见左室射血分数减低，并有左心室的扩大，后期可有全心扩大。除降血压治疗外，利尿剂可有效地改善临床症状。洋地黄类药物虽然也可改善症状，减少因心衰而住院，但并不改善预后。剂量充足的ACEI和β阻滞剂已在多项大规模临床试验中证明能降低慢性心衰的死亡率和心血管事件的发生率，如果没有禁忌证，都应该积极使用。两类药物都可以从小剂量开始，逐渐加量，最好能达到相应的靶剂量并坚持服用。β阻滞剂可选择美托洛尔、比索洛尔或卡维地洛，不要使用具有内源性拟交感作用的制剂。在重度心功能不全服用ACEI的患者中加用醛固酮拮抗剂可进一步改善预后。在不能耐受ACEI的患者中可换用血管紧张素受体拮抗剂（ARB）。最近的临床试验证明在心力衰竭患者中单独应用ARB或与ACEI合用有益，可以减少死亡率和因心衰住院率。钙拮抗剂对心衰患者无益，如作为降压治疗必须继续使用二氢吡啶类钙通道阻断剂，可选用长效制剂氨氯地平或非洛地平。

高血压所致的心力衰竭可以发生急性左心衰竭或肺水肿，可以伴有血压显著升高。此时除按急性心力衰竭的常规进行处理外，尽快降低血压往往十分关键。使用静脉血管扩张剂，如硝普钠、硝酸甘油等往往能达到满意的效果。

6. 高血压合并糖尿病

糖尿病常合并高血压，我国高血压在糖尿病人群中的患病率是40%～55%（1994年全国22万人群调查为55%，首钢3万人调查为38%）；与发达国家（40%～60%）相似。高血压患者常有"代谢综合征"表现：胰岛素抵抗、中心性肥胖及血脂异常。这些对象更容易发展成为糖尿病。高血压发生糖尿病的风险也高于非高血压人群，据多个大型高血压干预试验的资料统计，高血压人群的糖尿病患病率为4%～36%，加权平均为18%。1型糖尿病发生高血压预示出现糖尿病肾病，属于肾性高血压。2型糖尿病高血压常发生于糖尿病诊断之前，与血糖异常一起成为"代谢综合征"的一部分；也可发病于糖尿病诊断之时或之后。与高血糖一样，高血压也是糖尿病心血管和微血管并发症的重要危险因素。糖尿病合并高血压的心血管风险是非糖尿病人高血压的2倍。血压≥120/70 mmHg与糖尿病心血管事件和死亡持续相关。英国糖尿病前瞻性研究（UKPDS）显示，收缩压每下降10 mmHg，糖尿病相关的任何并发症、死亡、心肌梗死、微血管并发症均可以下降10%以上；降血压治疗对微血管的益处好于对大血管并发症。有研究表明降压治疗可以减少糖尿病的心血管风险达74%；多组大型研究还证实糖尿病人的降血压治疗效果优于非糖尿病。

表9-2-17 高血压合并冠心病患者的降压治疗目标血压、降压速度及舒张压下限

冠心病不同阶段	降压治疗目标血压（mmHg）	降压速度	特别注意DBP
合并冠心病危险因素		缓慢	
稳定型心绞痛		缓慢	
不稳定型心绞痛或NSTEMI		缓慢	
STEMI		缓慢	
缺血性心脏病心衰		缓慢	

（1）糖尿病的检查与诊断　糖尿病筛查和门诊须常规检查血压，确诊的糖尿病患者应每3个月检查血压一次，以及时发现二病并发；如果发现血压≥130/80 mmHg，应该（日）复查以核实血压升高，同时要注意神经病变导致的体位性低血压。对已诊断高血压的患者，应每周检查血压一次，以确保达标。在诊断高血压的同时尚需进行大血管和微血管并发症的评估。微血管并发症检查包括眼底、尿白蛋白排泄率、下肢神经病变。

糖尿病的诊断：糖尿病是一组以血糖水平升高为特征的代谢性疾病群。糖尿病的诊断标准如下：空腹血糖水平≥7.0 mmol/L（126 mg/dl）；或任意时间血糖水平≥11.1 mmol/L（200 mg/dl）。

（2）糖尿病的血压目标　糖尿病合并高血压患者的心血管风险大于一般的高血压患者，因而推荐血压的控制目标＜130/80 mmHg。如其尿蛋白排泄量达到1 g/24 h，血压控制则应低于125/75 mmHg。

（3）糖尿病治疗　收缩压处于130～139 mmHg或者舒张压处于80～89 mmHg的糖尿病人，可以进行不超过3个月的非药物治疗。非药物治疗包括饮食管理、减肥、限制钠盐摄入、中等强度的规律运动，这些措施对糖尿病患者同样有效。合理的非药物治疗可以使收缩压下降10～15 mmHg。如果不能达标，则应当采用药物治疗。在血压140/90 mmHg的患者，应在非药物治疗的基础上直接加用药物治疗，对于已经出现微量白蛋白尿的患者，也应该直接使用药物治疗。理论上，糖尿病人的血压应当控制在病人能够耐受的尽可能较低的血压水平。

药物治疗首先考虑使用ACEI或ARB，二者为治疗糖尿病高血压的一线药物。当单一药有效时，可优先选用ACEI或ARB，当需要联合用药时，也应当以其中一种为基础。如果病人不能耐受，二者可以互换。ACEI和ARB对肾脏有独特保护作用，且有代谢上的好处，一旦出现微量白蛋白尿，即应使用ACEI或者ARB。在1型糖尿病，ACEI被证明能延缓肾脏并发症的进展，ARB和ACEI均能延缓2型糖尿病发生大量白蛋白尿。合并大量白蛋白尿或肾功能不全的2型糖尿病患者，推荐ARB作为降血压首选。使用ARB或ACEI的患者，应当定期检查血钾和肾功能。有证据表明利尿剂和β阻滞剂能够延缓1型糖尿病人的肾病进展，故也可作为这类患者的治疗药物，但一般不作为单药治疗首选。ALLHAT试验虽然发现利尿剂和ACEI预防心血管事件效果相仿，但终点时利尿剂组的糖尿病发病率略多。因此利尿剂、β阻滞剂、CCB可作为二级药物，或者联合用药。利尿剂和β阻滞剂宜小剂量使用，比如氢氯噻嗪每日剂量不超过12.5～25 mg，以避免对血脂和血糖的不利影响；对糖尿病合并高尿酸血症或痛风的患者，慎用利尿剂；对于反复低血糖发作的1型糖尿病人，慎用β阻滞剂，以免其掩盖低血糖症状。除非血压控制不佳，或有前列腺肥大，一般不使用α阻滞剂。糖尿病高血压患者其血压控制达标后，可在严密观察下和病人耐受的范围内尽可能地持续平稳降低血压（以获得最佳的预防大血管和微血管并发症的效果）。血压达标通常需要2个或2个以上的药物联合治疗。如上所述，联合治疗的方案中应当包括ACEI或ARB。老年糖尿病患者降压治疗应循序渐进、逐步达标，血压控制标准可适当放宽，如以140/90 mmHg为治疗目标，以避免血压骤降引起脏器供血不足。

ADVANCE为降压与降糖治疗伴心血管危险因素的2型糖尿病患者以预防血管疾病的研究，证实通过降压、降糖可进一步预防心血管事件的发生。RENAAL研究证实：ARB（氯沙坦）除降压作用外，氯沙坦使2型糖尿病白蛋白/肌酐降低35%，肾脏硬终点的危险降低16%。

7. 慢性肾脏疾病

慢性肾脏疾病的定义：

（1）肾脏损伤（肾脏结构或功能）≥3个月，有或无CFR下降，可表现下面任何一条：①病理学检查异常；②肾损伤指标：包括血、尿成分异常（微量蛋白尿和/或尿沉渣异常）或影像学检查异常。

（2）GFR＜60 ml/（min×1.73 m²），≥3个月，有或无肾脏损伤证据。肾脏是血压调节的重要器官，同时又是高血压损害的主要靶器官之一。若高血压一旦对肾脏造成损害，又可以因肾脏对体液平衡调节以及血管活性物质等代谢障碍，加剧了高血压的严重程度，造成肾损害与高血压之间的恶性循环，并进一步导致心脑血管病。原发性高血压可以导致肾小动脉硬化，肾功能损害；另一方面在各种原发性或继发性肾实质性疾病中，包括各种肾小球肾炎，糖尿病肾病，红斑狼疮肾炎、梗阻性肾病等，出现肾性高血压者可达80%～90%，是继发性高血压的主要原因。随着肾功能损害加重，高血压的出现率、严重程度和难治程度也加重。无论何种病因所致的肾脏损害，控制高血压对于防止肾脏病变的持续进展和继发的心血管合并症都起十分关键的作用。因此，在临床工作中必须注意对高血压病人定期（半年或一年）检查肾功能及尿常规；而对肾脏病人应在每次就诊时有血压记录。通常使用的肾功能检查包括血尿素氮，肌酐水平的测定，一般只能在肾脏损害较严重时方得到反映，尿常规检查中蛋白尿的出现往往早期能显示肾脏损害的存在，尿微量白蛋白测定则可检查出更早的肾脏损害。

肾脏疾病（包括糖尿病肾病）应严格控制血压（<130/80 mmHg），当尿蛋白>1 g/d 时，血压目标应<125/75 mmHg；并尽可能将尿蛋白降至正常。一般需用一种以上，甚至三种药物方能使血压控制达标，首选 ACEI/ARB，常与钙拮抗剂、小剂量利尿剂、β 受体阻滞剂联合应用。当血肌酐>2 mg/dl 时，推荐用襻利尿剂。应逐渐增加用药品种和剂量，避免使血压过急地下降，同时注意观察在血压下降时肾功能的变化。最近研究表明，包括我国候凡凡等所作的贝那普利治疗重度慢性肾功能不全的有效性和安全性研究（ESBARI 试验）和抗蛋白剂量的 RASI 的肾脏保护作用（ROAD Study），ESBARI 使用 ACEI（贝那普利 10～20 mg/d），平均观察 3.4 年，均为非糖尿病性慢性肾病，这是首次证实 ACEI 能够延缓晚期肾功能不全进展的研究，减少晚期（4 期）慢性肾病发展至终末期肾衰竭的危险达 43%，表明 ACEI 对肾保护不仅只是降压作用，且通过阻断肾脏 RAS 起作用，而不良事件与对照组相仿。ROAD Study 应用 ACEI 的贝那普利 10～40 mg/d 和 ARB 的氯沙坦 50～200 mg/d，结果显示较大剂量的贝那普利（20～40 mg/d）或氯沙坦（100～200 mg/d）不仅能显著减少蛋白尿，且能较常规剂量更有效地延缓肾脏病变的进展，改善预后。

8. 难治性高血压

（1）定义　在应用改善生活方式和至少 3 种或 3 种以上抗高血压药治疗的措施持续 3 个月以上，仍不能将收缩压和舒张压控制在目标水平时（≥140/90 mmHg），24 h 动态血压日间平均血压 128/83 mmHg 或 24 h 平均血压≥125/80 mmHg，其中后者更准确，称为难治性高血压（或顽固性高血压）。

（2）难治性高血压的原因　难治性高血压发生率 5%～18%，HOT 研究为 7%。原发性高血压仍占绝大多数（90% 左右）。而继发性高血压大多数表现为难治性高血压。因此，凡遇到难治性高血压一定要寻找尚未查出的继发原因；此外，应注意以下几点：降压治疗依从性差；仍在应用升压药（口服避孕药，肾上腺类固醇类、可卡因、甘草、麻黄等）；改善生活方式失败（体重增加，重度饮酒）；容量负荷过重（利尿剂治疗不充分，进展性肾功能不全，高盐摄入）。假性难治性高血压的原因常见为单纯性诊所（白大衣）高血压。

（3）处理原则　找出原因并作相应处理后，仍无效果时，基层医生应把难治性高血压病人转至高血压专科进行治疗。在所有努力失败后，在进行严密观察下停用现有降压药，重新开始应用一种新的简单的治疗方案可能有助于打破这种恶性循环。重新制订治疗方案包括：提高患者依从性，在家属监督下服药，彻底改变不良生活方式，减肥，大量饮酒者改为少量饮酒或不饮酒，增加运动或体力活动；若利尿剂是氢氯噻嗪效果欠佳可改为氯噻酮或吲达帕胺；采用 3 联或 4 联降压药，尽可能停服影响血压的药物，改变服药方式，尤其是有晨峰现象的高血压患者可改为晚上服药，也可将多种降压药由 1 次服用改为分 2 次或 3 次服。经上述处理后血压仍然不达标，可先用静脉滴注血管扩张剂，如硝普钠、硝酸甘油或拉贝洛尔等，待血压降到 150/90 mmHg 以下后，再逐渐用口服降压药过渡维持，直至达标。

9. 高血压危象

高血压危象包括高血压急症和高血压亚急症。

高血压急症（hypertensive emergencies）的特点是血压严重升高（＞180/120 mmHg）并伴发进行性靶器官功能不全的表现。高血压急症需立即进行降压治疗以阻止靶器官进一步损害。高血压急症包括高血压脑病、颅内出血、急性心肌梗死、急性左室衰竭伴肺水肿、不稳定型心绞痛、主动脉夹层分离。高血压亚急症（hypertensive urgencies）是高血压严重升高但不伴短期内靶器官损害。

● 高血压危象的处理

高血压急症：这类病人应进入加强监护室，持续监测血压和尽快应用适合的降压药。

降压目标是静脉输注降压药，1 h 内使平均动脉血压迅速下降但不超过 25%，在以后的 2～6 h 内血压降至约 160/100～110 mmHg。血压过度降低可引起肾，脑或冠脉缺血。如果这样的血压水平可耐受的和临床情况稳定，在以后 24～48 h 逐步降低血压达到正常水平。下列情况应除外：急性缺血性卒中——没有明确临床试验证据要求立即抗高血压治疗；主动脉夹层应将 SBP 迅速降至 100 mmHg 左右（如能耐受）。

有些高血压急症患者用口服短效降压药可能有益，如卡托普利、拉贝洛尔、可乐宁。急症常用降压药有硝普钠（静脉）、尼卡地平、乌拉地尔、二氮嗪、肼苯达嗪、拉贝洛尔、艾司洛尔、酚妥拉明等。

10. 代谢综合征

是指在个体中多种代谢异常情况集结存在的现象，这些异常包括肥胖，血三酰甘油（甘油三酯）升高，HDL-C 低下，血压升高，血糖异常，微量白蛋白尿，高尿酸血症等。2007 年公布的中华医学会糖尿病分会建议"代谢综合征"的诊断标准：符合以下 4 个组成成分中的 3 个或全部者：

（1）超重或肥胖　体重指数 ≥ 25.0 kg/m²。腰围男性 ≥ 90 cm，女性 ≥ 85 cm 者。

（2）高血糖　空腹血糖 ≥ 110 mg/dl（6.1 mmol/L）及/或糖负荷 2 h 血糖 ≥ 140 mg/dl（7.8 mmol/L）；及/或已确诊为糖尿病并治疗者。

（3）高血压　收缩压/舒张压 ≥ 135/85 mmHg，及/或已确诊为高血压并治疗者。

（4）血脂紊乱　空腹血甘油三酯 ≥ 150 mg/dl（1.70 mmol/L）；及/或空腹血 HDL-C：男性 ＜ 1.03 mmol/L，女性 ＜ 1.20 mmol/L。（中华糖尿病杂志 2004 年第 12 卷 3 期）

随着我国居民生活方式的变化，"代谢综合征"患病率呈增长趋势。上海社区人群"代谢综合征"患病率为 17.3%。"代谢综合征"增加了糖尿病和心血管病发生的危险。"代谢综合征"的临床处理主要是改变不良生活方式。超重或肥胖者减轻体重；适当增加体力活动；适当减少脂肪摄入量；必要时调节血脂及血糖。积极地改善生活方式，有助于"代谢综合征"有关成分的改善，有利于预防糖尿病和心血管病的发生。

（八）RNA 干扰及其在高血压领域中的应用

综上所述，RNA 干扰在心血管疾病中的应用取得了令人鼓舞的研究成果，为高血压病的基因治疗开创了新的道路，提供了有力的工具。虽然大量的实验证据显示，RNAi 技术优于以前那些用于基因功能研究和应用的方法，如：反义酸、核糖酶、DNA 酶等，但是 RNAi 技术应用于患者治疗尚有待于对此技术做全面而详尽的临床前研究。目前，RNA 干扰技术在其实际应用中存在着以下几个需要解决的问题：①消除或最大限度地减少 siRNA 的非靶效应。②进一步研发或提高 siRNA 的体内靶向性导入方法。③进一步改善和加强 siRNA 在体内稳定性。④进一步验证和减少各种合成的 siRNA 及其表达载体的毒副作用。

尽管目前对 RNAi 的作用机制及生物学效应的研究还不明确，但必须承认这种现象在自然界普遍存在并且十分有效。虽然现在的技术水平还不能将 RNAi 技术应用于临床实践，但随着研究的进一步深入，RNAi 作为一项极具潜力和广泛应用的技术，必将成为基因功能研究和基因治疗的革命性工具，在心血管疾病的基因治疗应用中一定有着广阔的前景。

三、高血压防治

高血压是危害人们健康的常见病、多发病，乃心脑血管病重要危险因素。近年来人们普遍推崇群体战略，加强高血压的检出和治疗同时，更为强调实施高血压的一级预防。

（一）预防类型

疾病的预防，一是防病；二是防变。大体分为三级，一级预防（原发预防）是指采取预防措施，控制和减少疾病的危险因素，以减少个体得病概率和人群发病率；二级预防（继发预防）是指对已患病的个体或群体采取预防措施（包括药物或非药物措施），控制疾病，以防止病情加重或并发症的发生；三级预防是指对现症者的治疗和抢救，以防止并发症的发生和危及生命的严重后果，包括积极的康复医疗和防复发。

（二）高血压防治的对策

高血压防治战略有二：一是个体战略，即检出高血压患者并给予系统的有效治疗，将血压控制在目标水平，进而防止病情加重，减少心脑血管疾病的发生和死亡（二级预防）；二是群体战略，即不仅要积极治疗高血压患者，更要面向全体人群特别是高危对象，通过健康教育、健康促进，倡导健康生活方式，控制和消除危险因素，防止人群血压曲线右移，降低人群高血压的患病率（一级预防）。有资料表明，健康生活方式可使高血压的患病率减少55%，及时治疗高血压可使高血压并发症减少50%。国内外实践证明高血压社区防治的必要性、可行性和有效性。国家"八五"攻关成人高血压一级预防研究得出，对照组对象在3年观察期内，原发性高血压的累积发病率为5.82%，比对照组减少1.39%，表明通过以调整-改善生活方式为主的一级预防，高危对象的高血压发病率下降。国家"八五"攻关心脑血管病高发社区人群综合性预防研究得出，在干预区脑卒中发病率下降24.1%，死亡率下降33.2%，冠心病死亡率干预区平均为32.8/10万人口，对照区则为44.8/10万人口，表明通过生活指导和加上必要的药物治疗，不仅可以使高血压患者血压控制、预后改善，同时可减缓人群平均血压随年龄而增长的速度，达到减少高血压、脑卒中与冠心病的发病目的。为控制心血管危险加强策略转移制度的综合指南，进行防治见图9-2-10。

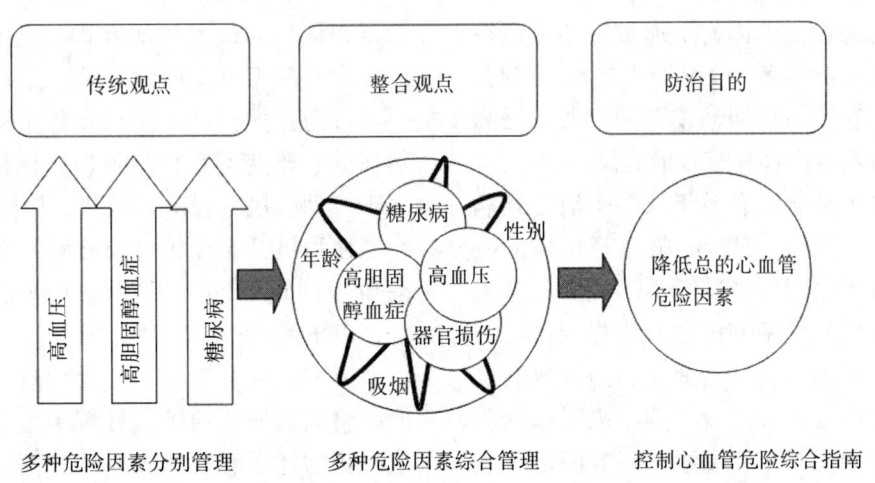

图9-2-10 控制心血管危险的策略转移

(三) 高血压的一级预防

1. 高血压病的早期发现

JNC 7（美国高血压联合委员会第七次报告会）高血压分级：将正常血压定义为收缩压 < 120 mmHg 和舒张压 < 80 mmHg；将收缩压 120～139 mmHg 或舒张压为 80～89 mmHg 称为高血压前期。按 JNC 7 高血压分级，无疑使更多的人被划归为高血压前期，但对那部分可能发展为高血压的危险人群提前敲响了警钟，促使他们及时调整生活方式，尽早采取干预措施，有效降低高血压病的发生，具有重要意义。

2. 危险因素控制

所谓危险因素是指"与暴露后增加某种疾病的危险性有关的因素"，目前认为下列因素和高血压的发生和发展有关。

（1）生物性危险因素　遗传、年龄、性别、肥胖（与不合理膳食及缺少运动锻炼行为因素有关）。

（2）病理性危险因素　肾脏病、心脏病、糖尿病等与高血压有一定关系。

（3）行为性危险因素　①应激及负性情绪等不良社会心理因素；②高盐、高脂肪、高热量等不合理饮食；③缺少体力活动和经常性运动锻炼；④吸烟、酗酒等不良行为习惯。

高血压的危险因素目前大体知晓，许多危险因素（特别是行为性危险因素）通过干预可以控制和消除，采取措施调整、改善生活方式，控制、消除危险因素，在高血压防治中至关重要，是高血压一级预防的基本内容和有效措施。

调整、改善生活方式有益于众多生活方式病（包括高血压）的防治，进行心脑血管疾病的一级预防（优化生活方式、控制危险因素），若干年后心脑血管疾病发病率和死亡率可降低，人们身体素质必然会增强，其社会效益和经济效益是非常巨大的。然而要人们改变长期以来形成的不良行为习惯和生活方式实非易事，一方面取决于行为改变者的本身，如掌握的知识、正确的信念和行为改变的必须的技能，另一方面取决于行为改变者以外的因素，如医务人员的观念转变、政府投入和"以人为本"的服务，有效的环境支持和防治组织措施的保证等。

JNC 7 列举了近年来经循证医学证明对降低血压有效的生活方式调整及降低收缩压的大约范围，世界卫生组织在总结了当前预防医学的最新成果时提出：健康四大基石（合理膳食，适量运动，戒烟限酒，心理平衡）就是预防高血压的最好方法。据世界卫生组织统计，生活方式按照十六字真言去做，高血压发病率可以减少 55%，脑卒中发病率可减少 75%，糖尿病发病率可减少 50%，肿瘤发病率可减少 1/3，寿命延长 10 年。

3. 强化健康教育

健康教育是高血压防治工作的先导和核心，通过一系列系统的有组织、有计划的教育活动，促使人们自觉采纳有益于健康的行为和生活方式，消除或减轻影响健康的危险因素，预防疾病、提高生活质量。健康教育不同于通常的卫生宣传，其核心是行为干预，通过广泛、深入和持久的健康教育，提高全人群和重点目标人群（高血压高危对象和现症者、医疗卫生人员以及各级领导）防治高血压、心脑血管疾病的知识、信念（态度）和行为水平。

知识：帮助人们知晓不改变某些不良行为和生活方式，将使健康处于危险之中，同时使人们了解应当用什么方法来改变这些不当行为和生活方式。

信念（态度）：帮助人们认识到为什么要这样做，增进参与和自我保健意识，以积极主动的态度去调整和改善生活方式，坚定的信念和积极的态度是改善不良行为、生活方式的基础。

行为：学会、掌握在日常生活中如何进行自然保健、改变不良行为习惯、优化生活方式；付之于行动，执行和落实预防、保健方案。

在积极开展全民健康教育，全人群认识防治高血压的重要性和了解如何防治高血压的基础上，以下两点至关重要。

第一，领导重视，加大行政、政策的干预力度：将高血压防治纳入社区卫生服务计划，健全三级预防体系和社区卫生服务网络，从组织、制度上予以切实保证。

第二，点面结合，强化重点目标人群健康教育：医务人员要适应医学模式和疾病谱的变化，除临床诊治外，更应学会在社区人群防病治病的本领和指导人们调整、改善生活方式进行自我保健的技能，以承担繁重和艰巨的预防和保健任务。通过各种途径的健康教育，特别是面对咨询和针对个体化指导，帮助高血压高危对象和高血压患者正确了解高血压的发生、发展规律以及高血压的危害和可控性；充分认识优化生活方式价值，自我保健的重要性以及坚持规律性抗高血压治疗的必要性；尽力掌握一些调整、改善生活方式的实际技能和方法以及高血压综合防治知识，不断提高配合医师进行防治的主动性和"顺应性"以及控制、战胜高血压的信心、决心和恒心。

4. 一级预防具体措施

具体措施有：①了解遗传性状、指出易感个体，有利于针对个体选择最合适的预防措施。②从儿童时期就培养健康的生活方式，这对降低成人高血压患病十分重要。③调整、改善生活方式不仅适用于高血压的一级预防，而且亦可应用于高血压患者的综合干预（非药物治疗）。

（1）控制体重　肥胖症一般可分为两类：一类继发于其他疾病即继发性肥胖；另一类是以肥胖为主要临床表现，不具有显著的神经-内分泌的形态功能紊乱，但伴有代谢调节过程的障碍，称之为单纯性肥胖（肥胖症）。随着社会的进步，经济的发展，生活水平的提高，特别是营养过剩和运动不足等不良生活方式，超重和肥胖症日益增多。大量资料表明，肥胖是众多生活方式病重要危险因素之一，超重者高血压的患病率是正常血压者的2～6倍，无论是高血压患者，还是正常血压的人群，体重与血压均呈正相关，高血压发病的危险随体重指数的增加而增加。

超重或肥胖通过心输出量和血容量增加、盐敏感性增加使钠贮存增加，交感活性增强，肾素-血管紧张素系统变化，以及胰岛素抵抗等因素，在高血压的发生和发展中起到重要的作用，是原发性高血压独立的危险因素。进一步观察发现肥胖的高血压患者，常呈现多项危险因素的"个体聚集性"，如高血压、中心性肥胖、血脂及脂蛋白异常，高胰岛素症及糖代谢不良并存（胰岛素抵抗综合征），引发心脑血管疾病的危险性明显增加。

判断超重和肥胖的方法甚多，以下列举几项简单、实用的评估肥胖症的方法。

1）超重　实测体重超过标准体重10%～20%；肥胖：实测体重超过标准体重20%以上。

2）体重指数（BMI）=体重（kg）/身高（m²）

超重：体重指数≥25；肥胖：体重指数≥30。

3）腰/臀围比值（WHA）=腰围（cm）/臀围（cm）；中心性肥胖：腰/臀围比值女性≥0.85，男性≥0.95。

减肥、控制体重有益于健康，在人群中平均体重下降5 kg或高血压患者体重减少10%。使体重从明显的中度以上肥胖逐渐下降到接近正常或轻度肥胖，不仅血压可以有所下降，而且降压药剂量减少，生活质量提高。因此减肥、控制体重列为高血压一级预防和非药物治疗的有效措施之一。凡超过理想体重的高血压患者均应控制体重，建议体重指数应控制在24以下。虽然报道减肥的方法甚多，实践证明，建立健康的生活方式是减肥、控制体重的最佳方案。

减肥、控制体重的具体措施：一方面要控制总热量和高热量食品的摄入（脂肪、甜食、烈酒等），适度造成一定程度的热能负平衡，根据肥胖度和活动量计算出适宜的摄入量，制定出合理的进食方案，但总热量的控制一定要在营养平衡的基础上适度渐进，并保证足够的蛋白质和维生素的供应；另一方面应增加运动锻炼，多消耗些脂肪氧化提供的能量，热量消耗的多少随运动强度和运动持续时间而不同，根据体质、病情制定运动处方，坚持中等强度的有氧运动，但要循序渐进并加强医务监护。肥胖的老年人要严格限盐。减肥的速度要因人而异，但首次减肥最好减重5 kg，以增强信心，以后再根据自觉症状和有关指标决定进一步控制体重方案，关键在于认真坚持。

（2）合理膳食　膳食结构对高血压、脑卒中的发生和发展有重要的影响，血压与营养素参数的相关研究提示呈双向调节作用，如钠、钙摄入量、饱和脂肪酸/不饱和脂肪酸比值、蛋白质摄入参数、血氨基酸半胱氨酸、缬氨酸、苏氨酸等与血压值正相关；钾、镁摄入量、血亚油酸（C18：2）、血氨基酸苯丙氨酸、甘氨酸、亮氨酸、维生素C等与血压值呈负相关，合理调整膳食结构有利于高血压患者的预防和控制，是高血压一级预防的有效措施之一。

（3）控制饮酒　国际上已有30余篇报道证明，长期中等量饮酒是促进血压升高的独立因素。亦有研究报道，饮酒量与血压间呈U形反应，即先见血压下降，续之稳定，最后持续升高。停止饮酒后血压下降，若再饮同量酒，则血压回升，更进一步证实了饮酒与高血压关系。饮酒致血压增高的机制可能为：饮酒后体内的肾上腺皮质激素及儿茶酚胺等内分泌激素升高，通过肾素-血管紧张素系统等使血压升高。控制饮酒量的界限，男性每天饮酒量：葡萄酒小于150 ml，或啤酒小于500 ml或白酒小于50 ml为宜，女性则减半量，对已患高血压或肥胖者则应戒酒。WHO对酒的新建议是：饮酒越少越好。

（4）戒烟　吸烟刺激交感神经，促使儿茶酚胺和加压素分泌增加，从而使心率加快、血压升高和心律失常；吸烟可引起血管收缩，使血流速度加快。长期吸烟可引起血管阻力增加，血压持续升高，故戒烟应作为高血压病非药物治疗的重要措施之一。

（5）减轻精神压力、保持平衡心理　高血压病是心身疾病，当机体受到内外环境的不良刺激时，可引起情绪激动，使交感神经兴奋，血管收缩，血压增高。因此，对有精神压力和心理不平衡的人，应减轻精神压力和改变心态，要正确对待自己、他人和社会，积极参加社会和集体活动，以达到预防和控制高血压的目的。

5. 社区居民应提高无病防病意识

及时主动测血压及相关的一些指数如体重、血脂、血糖等，及时发现并控制危险因素。

（四）高血压的社区防治

国内外实践证明，控制高血压最有效的对策是社区防治。高血压社区防治应当采用高危人群策略（对高血压患者进行检出、治疗，减少并发症）和全人群策略（对全人类进行预防，减少发病）相结合，以一级预防为主体的三级预防方案，实施以健康教育、健康促进为主导，以高血压管理和控制为重点的综合性干预措施。

1. 社区人群高血压管理方案

社区人群高血压防治是社区综合卫生服务的重要组成部分，防治方案的制定应视社区人群高血压发病和流行情况以及社区医疗保健和社会经济状况而定。实施社区人群高血压管理和控制要素包括：掌握疾病信息、进行疾病管理、实施综合干预和评价干预效果，随着人们对高血压危害性认识的逐步深化，高血压分类标准和治疗目标正在不断改变和完善，防治方案和运行模式有待在实践中探索和修订。

（1）掌握疾病信息　①通过健康教育提高人群对高血压认识基础上，采取社区人群高血压普查和（或）健康体检、35岁以上首诊测压等方式检出高血压，并造册建档。②通过病史询问、体格检查及有关实验室检查对确诊为高血压的患者进行临床评价：原发性高血压还是继发性高血压，有无重要靶器官损害及其程度，有无其他心脑血管疾病危险因素，以便全面考虑干预方案。

（2）进行疾病管理　检出的全部高血压患者登记建档，根据病情（危险度分层）加以分级，并进行分级管理和干预。《高血压防治指南》指出：对高血压患者作出治疗决定以及采用的治疗措施强度取决于根据血压水平、心血管危险因素、靶器官损害（TOD）和有关的并发症（ACC）危险性分层情况。根据三级（血压水平）、四层（危险度）进行社区人群高血压管理的可操作性方案，尚待实践中进一步探索和完善：①评估总体危险度，进行危险度分层。②根据危险度分层，决定监测和干预方案：落实管理随诊制度，监测血压及危险因素和临床情况的变化，随诊间隔，随患者的总危险分层及血压水平而定。若病人血压升高仅属正常高值或Ⅰ级，危险分层属低危，每6个月随诊一次；若病情较复杂，随诊的间隔时间应较短，中度危险，至少1~3个月随诊一次，高度危险或极度危险，应坚持2~4周随诊一次。

虽然高血压水平不能代表整个临床情况的严重性，但众所周知血压水平越高，带来危害性越大，且按血压水平便于操作，从实践出发，若客观条件限制，血压水平暂可作为社区人群高血压防治中分级管理和分档干预的实用指南。上海地区1994—2000年社区人群高血压管理方案可供参考。

● 一级管理

对象：经过一个阶段观察，血压≥180/105 mmHg者或血压虽未持续≥180/105 mmHg，但伴有其他危险或靶器官损伤。

要求：坚持2～4周随访一次，每年复查一次有关化验检查，设立专科门诊，加强规律性降压治疗。

● 二级管理

对象：经过一个阶段观察，血压161～180 mmHg、96～104 mmHg，无或仅有轻度靶器官损伤者。

要求：至少1～3个月随访一次，在加强健康教育基础上，适当采取降压治疗措施。

● 三级管理

对象：经过一个阶段观察，血压140～160 mmHg、90～95 mmHg。

要求：至少3～6个月复查血压一次，以健康教育和非药物干预措施为主。

（3）实施综合干预　根据分级管理要求和卫生资源状况，采取全面干预与重点干预相结合、药物治疗和非药物治疗相结合的分级综合干预方案，具体管理和干预措施可概括为：一表（血压表）和两方（健康教育处方、药物处方）。

1）定期测量血压，进行病情动态检测。
2）加强健康教育，调整改善生活方式。
3）指导合理用药，落实坚持规律治疗。
4）评价干预效果。

高血压控制状况如何，在很大程度上取决于高血压的管理水平，管理和干预效果的评价包括：知识、信念（态度）、行为水平（近期），高血压患者管理率和控制率（中期）及急性心脑血管疾病发生率和死亡率（远期）。以下重点论述高血压管理和控制状况的评价。

社区内一级管理和二级管理的高血压患者，年终时按全年监测管理与血压控制状况，一例一例地进行评估，在此基础上对总体管理与控制情况进行分析总结，得出管理率和控制率。对三级管理的高血压中年患者年终也要复查，并分析其血压变化和转归。

管理率＝按管理方案接受管理的高血压患者数/社区中检出的全部高血压患者数。（注：按分级管理要求,全年随访次数＝应随访次数3/4达标）

控制率＝达标目标方案控制要求高血压患者数/社区中全部应当接受管理的高血压患者数。（注：按全年检测随访、血压控制情况分优良、尚可和不良3级，优良和尚可合并即为控制率）

优良：全年有3/4以上时间血压在"目标水平"以下。

尚可：全年有1/2以上时间血压在"目标水平"以下。

不良：全年有1/2以上时间血压在"目标水平"以上。

血压控制目标值，开展社区防治初期曾定为＜160/95 mmHg，显然标准低了一些，现阶段在社区人群高血压防治中，控制目标定为＜140/90 mmHg较为合适和实用。

2. 社区人群高血压防治实施要点

社区人群高血压防治，国内外有许多成功的实践和经验可供借鉴。如何落实管理和控制方案已进行试点。试点社区共同的经验体会如下。

（1）健康教育是先导　应当大力开展健康教育，普及高血压防治知识，增强人们参与和自我保健意识，消除高血压患者中（中）认识上的误区，提高其接受与配合治疗（生活方式和药物治疗）的顺从性和主动性，促进生活方式的改善和药物治疗的长期坚持，最终提高血压控制率，进而减少高血压有关并发症、合并症的发生和死亡。防治队伍建设、专业人员教育培训，是推进健康教育、落实防治方案的关键之一，为了高血压社区防治工作的可持续发展，应予重视和落实。

1）社区高血压防治宣传　基层医生应争取当地领导的支持和配合，对社区一般人群开展高血压防治的宣传和教育。宣传的形式可多种多样。如组织健康教育俱乐部、定期举办健康讲座、宣传栏或黑板报、地方广播电台或电视台、文字宣传材料等。

2）门诊患者教育

①患者教育策略

教育诊断：确定患者的目前行为状况；确定病人的知识、技能水平和学习能力；确定患者态度和信念；确定近期内患者首先要采取改变的问题。

咨询指导：指导要具体化；行为改变从小量开始多方面的参与和支持：家庭和朋友的参与；全体医务人员的参与；患者参与。

随访与评价：定期随访患者，及时评价和反馈，并继续设定下一步的目标，可使患者本人改变的行为巩固和持续下去。

②健康教育内容：应针对不同人群开展不同内容的健康教育（表9-2-18）。

（2）组织是保证 高血压防治是社区卫生服务重要部分，根据我国国情和社会经济发展的特点及以往的经验，社区防治通常的组织形式是由当地政府（区、县、乡政府）领导，主管部门（卫生局、疾病控制中心等）领导，专业人员以及基层社区组织（里委、村）和社区医务人员组成三结合防治网络，是实施社区人群高血压管理与控制的关键之一，是高血压社区防治顺利开展的基本保证。

（3）质控是关键 社区人群高血压防治涉及面广、工作量大、参加人员多、持续时间长，因此统一规划、明确要求、规范操作、加强质控是保证质量和取得实效的关键。坚持先培训后上岗，组织一支社区人群高血压防治队伍；加强内部质控，重视过程评估，及时了解和检查工作进程和考察工作质量；严格按照制定的方案和手册规范操作，积极而稳妥地推进各项工作，以保证社区人群高血压管理与控制工作持续而有效地开展，达到预期的目标。

总之，对于高血压这样的高患病率、高发病率疾病，预防的观点必须贯穿于疾病控制的整个过程中。每个从业医生应当清楚地知道高血压是世界范围内重大的公共卫生问题，预防、管理、控制高血压是长期持久的工作。

表9-2-18 不同人群健康教育内容

正常人群	高血压的高危人群	已确诊的高血压患者
什么是高血压，高血压的危害，健康生活方式，定期监测血压 高血压是可以预防的	什么是高血压，高血压的危害，健康生活方式，定期监测血压 高血压的危险因素，有针对性的行为纠正和生活方式指导	什么是高血压，高血压的危害，健康生活方式，定期监测血压 高血压的危险因素，有针对性的行为纠正和生活方式指导 高血压危险分层的概念和意义 非药物治疗与长期随访的重要性和坚持终身治疗的必要性 高血压是可以治疗的，正确认识高血压药物的疗效和副作用

（边云飞 肖传实 陈国伟 高玖鸣 王文 张开滋）

参考文献

1. Lifton RP. Molecular genetics of human blood pressure variation. Science, 1996,272:676-680.
2. Dominiczak AF, Negrin DC, Clark JS, et al. Genes and hypertension:from gene mapping in experimental models to vascular gene transfer strategies. Hypertension, 2000,35:164-172.
3. Hengstenberg C, Holmer SR, Mayer B, et al. Evaluation of the aldosterone synthase (CYP 11 B2) gene polymorphism in patients with myocardial infarction. Hypertension, 2000, 35(3):704-709.
4. Roh CR, Lee JW, Kang BH, et al. Differential expressions of Fas and Fas ligand in human placenta. J Korean Med Sci, 2002,17:213-216.
5. Hiby SE, Walker JJ, O'shaughnessy KM, et al. A combinations of maternal KIR and fetal HLA-C genes influence the risk of preeclampsia and reproductive sucees. J Exp Med, 2004,200(8):957-965.
6. Makeeva OA, Puzyrev KV, Pavliukova EN, et al. ACE and AGTR1 genes polymorphisms in left ventricular hypertrophy pathogenesis in humans. Mol Biol(Mosk), 2004,38(6):990-996.
7. Alfakih K, Maqbool A, Sivananthan M, et al. Left ventricle mass index and the common, functional, X-linked angiotensin II type-2 receptor gene polymorphism(-1332 G/A)in patients with systemic hypertension. Hypertension, 2004,43(6):1189-1194.
8. Kaidashev IP, Rasin MS, Savchenko LG, et al. Polymorphism of the angiotensin II type 1 receptor in patients with essential

hypertension in Ukrainian population. Tsitol Genet, 2005,39(5):51-55.
9. Vazquez J, Correa de Adjounuian MF, Sumners C, et al. Selective silencing of angiotensin receptor subtype 1a (AT1aR) by RNA interference. Hypertension, 2005,45: 115-119.
10. Istvan Sziller, Daniel Nguyen, Amrita Halmos, et al. An A > G polymurphism at position-670 in the Fas (TNFRSF6) gene in pregnant women with pre-eclampsia and intrateme growth restriction. Mol Hum Reprod, 2005,11(3):207-210.
11. zhang JQ, Sun HL, Ma YX, et al. Effects of RNA interference targeting angiotensin 1a receptor on the blood pressure and cardiac hypertrophy of rats with 2K1C hypertension. Zhonghua Yi Xue Za Zhi. 2006,86(16):1138-1143.
12. Arnold AS, Tang YL, Qian K, et al. Specific beta1-adrenergic receptor silencing with small interfering RNA lowers high blood pressure and improves cardiac function in myocardial ischemia. J Hypertens. 2007,25(1):197-205.
13. Patel A, MacMahon S, Chalmers J, et al. Effect of a fixed combination of perindopril and indapamide on macrovascular and imicrovascular outcomes in pantients with type 2 diabetes melitus(the ADVANCE trial): a randomized controlled trail. Lancet, 2007,370(9590).
14. Zechi-Ceide RM, Jesus-Oliveira NA, Guion-Almeida ML, et al. Clinical evaluation and COL2A1 gene analysis in 21 Brazilian families with Stickler syndrome: identification ofnovelmutations, furthergenotype/phenotype correlation, and its implications for the diagnosis. Eur JMed Genet, 2008,51(3):183-196.
15. Massie BM, Carson PE, McMurray JJ, et al. Irbesartan in patients with heart failure and preserved ejection fraction. N Engl J Med, 2008,359:2456-2467.
16. Marcello D, Roberto L, Pietro D, et al. GISSI-AF Investigators. Abstract 4096: The Role of Valsartan in the Prevention of Atrial Fibrillation Recurrence: The GISSI-af Results. Circulation, 2008,118:S827.
17. Ram CV. ONTARGET Study of Telmisartan, Ramipril, or Both in High-Risk Patients. Curr Hypertens Rep, 2008,10(5):345-348.
18. Mancia G, Grassi G. Treating very elderly hypertention patients id rewarding: the HYVET results. Curr Hypertens Rep, 2008,10(4):301-302.
19. Gore MO, McGuire DK. The 10-year Post Trial Follow-up of the United Kingdom Prospective Diabetes Study (UKPDS)cardiovascular observations in contect. Diab Vasc Dis Res 2009,6:53-55.
20. Preobrazhenksii DV. Irbasartan in patients with hart failure and preserved left-ventricular systolic function. Results of the I-PRESERVE study. Kardiologiia. 2009,49(2):80.
21. He J, Bian Y, Gao F, Li M, et al. RNA interference targeting the ACE gene reduced blood pressure and improved myocardial remodelling in SHRs. Clin Sci (Lond). 2009,116(3):249-255.
22. Law MR, Morris JK, Waed NJ. Use of blood pressure lowering drugs in the prevention of cardiovascular disease: meta-analysis of 147 randomized trials in the context of expectations from prospective epidemiological studies. BMJ, 2009,338:b1665.
23. Sawada T, Yamada H, Dahiof B, et al. Effect of valsartan on morbidity and mortality in uncontrolled hypertensive patients with high caddiovascular risks: KYOTO HEART Study. European Heart J, 2009,10,1093.
24. 全国血压抽样调查协作组. 中国高血压的患病率、知晓率及治疗和控制状况：1991年抽样调查结果. 高血压杂志, 1995,10:26-30.
25. 刘力生. 高血压. 北京：人民卫生出版社, 2001.
26. 陈国伟, 顾菊康, 陈灏珠. 心血管病诊断治疗学. 合肥：安徽科学技术出版社, 2003,453-471.
27. 中国高血压防治指南修订委员会. 2004年中国高血压防治指南（实用本）. 中华心血管病杂志, 2004,12(32):1060-1064.
28. 乔卫卫, 张奎星, 刘同宝, 等. 血管紧张素Ⅱ2型受体基因多态性与男性高血压病的相关研究. 中华心血管病杂志, 2005,33(7):592-594.
29. "中国高血压防治指南"修订委员会. 中国高血压防治指南. 2005.
30. 赵秀丽, 陈捷, 崔艳丽, 等. 中国14省市高血压现状的流行病学研究. 中华医学杂志, 2006,86(16):1148-1152.
31. 汤华. RNA干扰原理与应用. 北京：科学出版社, 2006,454.
32. 肖传实, 张金莲, 邱龄. 血管紧张素Ⅱ-1型受体的shRNA对自发性高血压大鼠血压影响的实验研究. 中华心血管病杂志, 2007,35(4):354-359.
33. 何军华, 肖传实, 李茂莲, 等. RNA干扰血管紧张素转换酶对自发性高血压大鼠血压及心肌重构的影响. 中华高血压杂志, 2008,16(8):732-736.
34. 《中国高血压防治指南》（基层版）编撰委员会. 2009年中国高血压防治指南. 2009.
35. 胡大一, 丁荣晶. 对心血管疾病预防和学科建设的一些思考. 国际心血管与相关疾病杂志, 2009,1(1):2-5.
36. 肖传实. 高血压治疗新观点. 国际心血管与相关疾病杂志, 2009,1(2):65-67.

第十章

心肌病

近年来，两大权威学会 AHA、ESC 和美国国立心肺与血管研究所和罕见疾病办公室将心肌病定义为"心肌病是一组由一系列病因（遗传因素多见）引起的，以心肌机械和（或）心电异常为表现的心肌异质性疾病，可伴心肌不适当肥厚或心腔扩张，心肌病可局限于心脏，亦可为全身性疾病的一部分，常导致进行性心力衰竭或心血管死亡"。此定义不仅包括了心肌的机械性功能障碍，如肥厚型心肌病（HCM）、扩张型心肌病（DCM）、致心律失常性右室肌病（ARVC）、心肌致密化不全（NVW）。还包括了遗传性心律失常性心肌病即原发性心电疾病，亦称心肌离子通道病（channelopothies），如长 Q-T 综合征（LQTS）、短 Q-T 综合征（SQTS）、Brugada 综合征（BrS）、病态窦房结综合征（HSSS）、Kearns-Sayre 综合征（KSS）、婴儿猝死综合征（SIDS）、成人猝死综合征（SADS）等。

本章遵照 2006 年美国心脏病学会（AHA）心肌病定义和分类专家共识、2008 年欧洲心脏病学会（ESC）心肌与心包疾病工作组对心肌病进行新定义与分类为背景，系统地阐述上述 11 个病的同义语、流行病学、病因、遗传学特点、发病机制、病理和病理生理、临床表现、诊断和鉴别诊断、危险分层、治疗与防治等。图文并茂，充分反映当今心肌病研究新趋向、新进展、新成果。

第一节　心肌病概论

一、历史演进

人类对心肌病的认识，从概念、定义、临床、病理、发病机制、遗传学特点、防治等，经过一个漫长的、曲折到认知的过程，尤其是在 20 世纪 80 年代后，随着科技的进步，分子遗传学的进展，心血管的大样板试验及循证医学的证实，对心肌病的认识进入了一个全新阶段，谱写了心肌病历史的新篇章。

早在 1891 年德国临床医学家和病理学家 Krehl 详细描述了 9 例原因不明的心脏扩大或肥厚伴心脏功能不全而死亡的尸检病理特征，将其命名为"特发性心肌疾病"。

1901 年法国 Jossesand 和 Gallavasdin 再次描述了该病，提出 "myocardiopathy" 一词，并以 "cardiopathy" 或 "cardiomyopathy" 来表示任何侵及心肌的疾病。

1933 年 christian 对心肌病进行了较为详细的描述。1950 年 Wuhrmann 则将心肌病称为 "myokardose"。

1957年Brigden发表"非常见心肌病：非冠脉性心肌病"一文，在美国首次提出了"心肌病"（cardiomyopathy）一词。

1959年Mathinly提出"原发性心肌病"（primary myocardial disease）的命名，是指该病主要侵犯心肌，"原发性"则指特发于心肌的疾病，以区别因各种全身性疾病所继发的心肌病变。

1961年英国Goodwin、1964年美国Harvey分别对心肌病的临床特点和血液动力学进行了详细描述，从而使该病得到了进一步的认识和重视。1964年Fowler提出"原发性心肌病"与"继发性心肌病"，并认为Primary与idiopathic同义。1968年世界卫生组织（WHO）采纳了Goodwin（1961—1964年）根据临床及心血管造影等提出的功能分类，即充血型、肥厚型及限制型，肥厚型包括特发性肥厚型主动脉瓣下狭窄（idiopathic hypertrophic subaortic stenosis, IHSS）。

1965年Hudson提出诊断原发性心肌病的四个阴性和四个阳性标准。四个阴性标准是：①无冠状动脉疾病或畸形；②无心脏瓣膜病或畸形；③无高血压病或原发性肺动脉高压的病变；④无心内或心外大血管间的血液分流的通道或重大畸形。四个阳性标准是：①1侧或双侧心肌肥厚或心腔扩大，或两者兼有；②心内增厚、纤维化；③心腔内有附壁血栓形成，最常见于左心室；④心肌有变性、坏死及纤维化。以上四个阳性指征中，有一种或多种病变可见于任何特发性心肌病。

1972年Goodwin将心肌病（cardiomyopathy）定义为"原因不明的心肌疾病"，认为没必要使用idiopathic，将另一类原因已明或属全身性疾病一部分的称为"特异性或继续性心肌病"。

1970年日本河合忠一、1973年Fowler将特发性心肌病（idiopathic cardiomyopathy）正式定义为原因不明的心肌病，并建议使用这一命名，后被世界卫生组织采纳。

1974年日本学者根据病理组织变化，将心肌病分为肥大型、变性型、纤维化型和混合型四种类型。1976年有学者根据临床表现将心肌病分为高动力型和低动力型两类。

世界卫生组织（WHO）及国际心脏病联合学会（International Society and Federation of Cardiology, ISFC）工作组于1980年对心肌病分类进行修改（表10-1-1A），将充血型改变为扩张型，因在充血出现前，已存在心室扩张。1984年该工作组公布了1983年4月5日日内瓦会议报告，将特异性心肌疾病定义为"原因明确或合并其他系统疾病的心肌病变"。

表10-1-1A 1980年WHO/ISFC的分类

Ⅰ 不明原因的心肌病	Ⅱ 特异性心肌疾病
①扩张型心肌病	①感染性
②肥厚型心肌病	②代谢性
③限制型心肌病	③全身系统性疾病
④"未分类心肌病"	④家族遗传性
	⑤敏感性及毒性反应

1996年WHO/ISFC工作组公布了1995年专家委员会关于心肌病定义及分类的报告，心肌病定义为伴心功能障碍的疾病，并将本病在原来分为扩张型、肥厚型、限制型心肌病的基础上，增加了致心律失常型右室心肌病，仍然保留"未分类心肌病"，将特异性心肌疾病（specific heart muscle disease）改为特异性心肌病（specific cardiomyopathy），并做了有关解释。过去心肌病定义为原因不明的心肌疾病，以区别于特异性心肌疾病（已知病因者），随着对其病因及发病机制的逐渐了解，心肌病及特异性心肌疾病之间的区别日渐缩小，1980年心肌病分类中的三个类型（表10-1-1B，图10-1-1A）仍保留。该报告认为目前的心肌病主要根据病理生理进行分类，如有可能则应以病原学和/或发病因素为基础进行分类。

未分类心肌病，不适合扩张型、肥厚型、限制型、致心律失常型右室心肌病的心肌病，如弹性纤维增生症、非致密性心肌病、线粒体心肌病等。而特异性心肌病，系指病因明确或系统疾病相关的心肌疾病包括克山病、围生期心肌病、酒精性心肌病和药物性心肌病。心肌病的主要病变及病理特点（表10-1-1C）。

表 10-1-1B 心肌病的功能分类

检查	扩张型	肥厚型	限制型
症状	心力衰竭，疲劳、乏力，体循环或肺循环栓塞	呼吸困难，心绞痛，疲劳，晕厥，心悸	呼吸困难，疲劳，右心衰竭，全身疾病的症状，如淀粉样变、铁贮积性疾病等
体征	心脏中度至重度扩大，闻及扩大为主，肺静脉高压	心脏轻度扩大，心尖部收缩期震颤及抬举感，常有第四心音，乏氏动作时收缩期杂音增强	心脏轻度至中度扩大，有第三或第四心音，房室瓣反流，吸气时静脉压增高（Kussmaul 征阳性）
胸部 X 线检查	中度至重度心脏扩大，左心扩大为主，肺静脉高压	轻度至中度心脏扩大，左心房扩大	轻度心脏扩大，肺静脉高压
心电图	窦性心动过速，房性及室性心律失常 S-T 段及 T 波异常 室内传导异常	左心室肥大，S-T 段及 T 波异常 异常 Q 波 房性及室性心律失常	低电压 室内传导异常 房室传导阻滞
超声心动图	EF < 30% 左心室舒张内径 ≥ 60 mm 左心室壁厚度减少 心房增大 室壁运动低下，二尖瓣开放幅度减少	EF > 60% 左心室舒张内径常下降或正常左心室壁明显增加，室间隔不对称肥厚 心房增大 左心室流出道狭窄，二尖瓣收缩期前向运动（SAM 现象）	EF 在 25%～50% 左心室舒张内径 < 60 mm 或正常左心室壁厚离增加 心房增大 收缩功能正常 常有心包积液
左心室核素造影	左心室扩张、功能不全	左心室小或正常大小，收缩功能增强，室间隔不对称性肥厚	心肌有侵润，左心室缩小或正常大小，收缩功能正常
心导管检查	左心室扩大，功能不全 二尖瓣和/或三尖瓣反流 左心室充盈压升高，右心室充盈压升高常见 心排出量下降	左心室顺应性下降 二尖瓣反流 左心室收缩功能增强 左心室流出道压力阶差	左心室顺应性下降 心室内压力曲线呈平方根形 左室收缩功能多无严重受损 左心室及右心室充盈压升高

表 10-1-1C 心肌病病理类型及病变特点

临床类型	病理类型	心肌坏死	心肌间质炎	心室扩张	心肌肥大	心内膜纤维化
肥厚型心肌病	以心室壁非对称性肥厚为主的心肌病	±	±	−	+++	±
扩张型心肌病	以心室扩张，心肌肥大为主的心肌病	±	±	+++	++ → +++	±
限制型心肌病	以心内膜纤维化为主的心肌病	±	±	±	±	+++
致心律失常性右室心肌病	右心室心肌被纤维脂肪组织进行性取代为主的心肌病	±	±	−		±
其他类型心肌病	以心肌坏死、瘢痕形成为主的心肌病	+++	±	+ → +++	+ → ++	±
	以心肌间质炎、间质性纤维化为主的心肌病	±	+++	+ → +++	+ → ++	±

第十章 心肌病

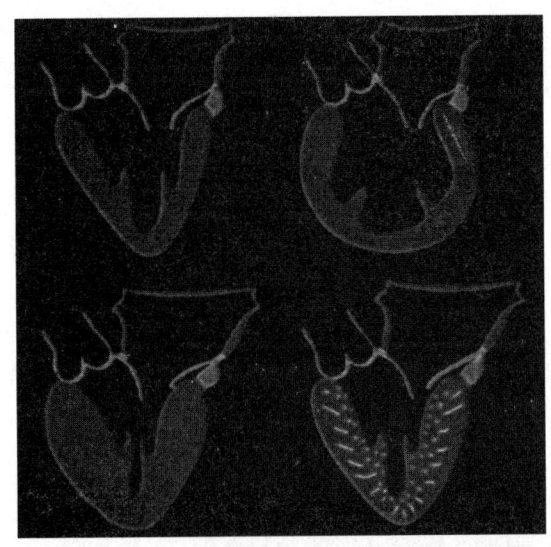

图 10-1-1A 三种常见心肌病的病理改变示意图
左上：正常；右上：扩张型心肌病；左下：肥厚型心肌病；右下：限制型心肌病

2006年美国心脏病学会（AHA）推出了最新的心肌病定义和分类专家共识。2008年欧洲心脏病学会（ESC）心肌与心包疾病工作组也出台了心肌病新定义和分类。详见"本章节二、定义和分类"。这两大学会制定的这2个有关心肌病定义和分类是纲领性文件，谱写了心肌病的临床与研究新篇章。

二、定义与分类

18世纪90年代人们根据解剖、病理生理特征开始认识了心肌病，1968年WHO将心肌病定义为"以心脏扩大和心衰为特点的病因不明疾病"。1980年WHO/ISFC将原发性心肌病定义更新为"原因不明的心肌疾病"。

具有发展过程的三大里程碑：

（1）1995年WHO/ISFC将心肌病定义为"心肌病是心肌病变伴心动功能障碍的疾病"。并将原发性心肌病分为扩张型、肥厚型、限制型、致心律失常型右室心肌病和未分类心肌病，并将特异性心肌疾病改称为特异性心肌病，并作了有关解释。该报告认为目前心肌病分类主要依据病理生理，如可能则应根据病原学，发病因素来分类。1995年WHO/ISFC心肌病的定义和分类，如下。

1）心肌病的定义　伴有心脏功能障碍的心肌疾病；

2）心肌病的分类　以病理生理、病因学和发病学为基础，对心肌病分类见表10-1-1D。

该定义和分类代表了当时的科学发展水平对心肌病的认识，被临床和病理医生接受和应用，起到了应有的作用。但对病因诊断和针对性治疗，这种分类方法存在缺陷。例如特异性心肌病的概念过于宽泛，以至于将慢性缺血性、瓣膜性和高血压病均纳其中。心脏功能障碍包括心肌机械障碍和心电障碍两大部分，而该分类，未能将心电障碍（心肌离子通道疾病）归纳进来。

自1995年WHO/ISFC心肌病分类出台以来，11年间心肌病的相关研究取得了显著进展，特别是心肌病分子遗传学领域取得了突破性进展，一些心肌病的病因已经明确，并发现了新的心肌病类型。近年研究发现，1/3左右的扩张型心肌病为家族遗传性疾病，常伴有骨骼肌和神经肌肉病变。已经证明肥厚型心肌病是一种常染色体显性遗传性疾病，为原发性肌原纤维疾病。致心律失常性右室心肌病，是一种常染色体显性或隐性疾病，为细胞连接性疾病，与编码桥粒斑蛋白、盘

表10-1-1D 心肌病的分类（1995年WHO/ISFC）

病　种	特　征
（1）扩张型心肌病	左心室或双心室扩张，有收缩功能障碍
（2）肥厚型心肌病	左心室或双心室肥厚，通常为非对称性室间隔肥厚
（3）限制型心肌病	单或双心室舒张功能低下及舒张容积减小，室壁不厚，收缩正常
（4）致心律失常性右室心肌	右心室进行性纤维脂肪变
（5）未分类心肌病	不适合归类于上述类型的心肌病（如弹性纤维增生症、非致密性心肌病、线粒体受累、心室扩张较轻而收缩功能减弱）
（6）特异性心肌病	病因明确或与系统疾病相关的心肌疾病

状球蛋白、桥粒核心糖蛋白和桥粒糖蛋白的基因突变有关。长Q-T综合征、短Q-T综合征和为钾通道病、Brugada综合征和Lenegre病为钠通道病。除Lenegre病累及心脏传导系统外，其余这些综合征心脏结构均正常，这种改变仅表现在心电图上：分别表现为Q-T间期延长或缩短，ST段抬高或劳力诱发的室性心动过速。

（2）2006年美国心脏学会（AHA）心肌病定义和专家建议　2005年由10余位世界知名心脏病学专家组成专家委员会，对心肌病10余年的研究进展进行总结分析，针对1995年版AHO/ISFC心肌病分类法凸现过时，已无法满足临床需要，提出一个新定义和分类的专家共识，该共识得到美国心脏病学会的认可，以2006年美国心脏病学会（AHA）心肌病定义和分类专家建议进行了发布。

新定义为"心肌病是一组异质性的心肌疾病，由各种不同原因（常为遗传原因）引起，伴有心脏机械/或心电活动的障碍，常表现的异常的心室肥厚或扩张，可导致心功能不全或心脏性死亡，该病可局限于心脏本身，亦可为全身疾病的部分表现。"

分类法仍然沿用了原发性和继发性的分类，原发性心肌病指"仅限于心肌或主要累及心肌的疾病"；继发性心肌病指"心肌病变是全身性疾病的一部分（多器官受损）"。原发性心肌病分为三种类型（遗传性、获得性和混合性），将WHO/ISFC的5种类型心肌病分别归入这三种类型内。将心脏结构正常的原发性电紊乱（离子通道病）和Lenegre病也归入心肌病。摒弃了未分类型心肌病。也放弃了"特异性心肌病"这一术语。继发性心肌病的心脏受累的程度和频度变化很大，有些疾病非常少见，仅有散在的病例报道。2006年AHA心肌病分类（图10-1-1B），并将心肌病分为家族性/遗传性和非家族性/非遗传性心肌病，有利于筛查基因突变和分析。

2006年美国心脏病学会（AHA）的心肌病定义和分类，与上述相比发生了概念上的改变，可以说是一次心肌病的重新定义，更符合目前心血管病学的发展和应用，具有以下特点：①首次按照疾病分子水平上的发病机制作为分类基础，从分子遗传学角度阐明原发性心肌病的发病机制，体现现代医学对心肌病认识水平的提高和未来研究方向；②首次将引起致命性心律失常的原发性心电异常纳入心肌病范畴，虽然离子通道疾病不伴大体及组织病理解剖异常，但导致心律失常的

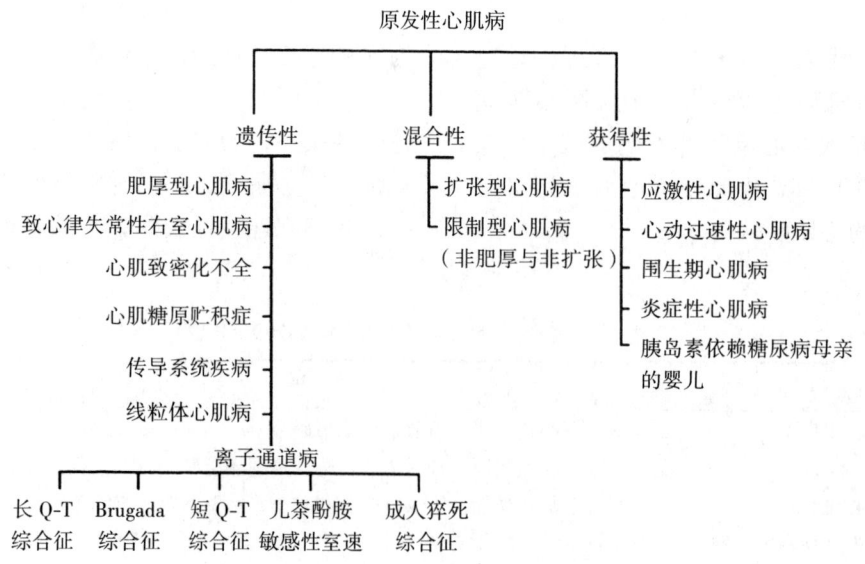

图 10-1-1B　2006 年 AHA 心肌病分类

[引自许原. 心肌病心电图. 2008]

第十章 心肌病

分子机构在心肌，基因突变改变心肌细胞膜的钠、钾、钙离子通道的生物物理活性和蛋白质结构，引起通道界面和构型异常，所以将其归类为心肌病范畴是具有科学依据的。与其一致，2007年底美国国立心肺与血管研究所和罕见疾病办公室在 Circulation 杂志发表了关于由基因突变影响通道功能所致原发性心肌病的诊断、表型、分子机构和治疗手段专家共识报道，是最好的诠释和有力支持，从而开创了基因水平诊断心肌病的新时代；③克服了单纯从解剖形态学分类的局限性，进入了全新理解心肌病研究的分类和一个崭新时代；④理顺了心肌病与其他心脏病之间的关系，明确提出其他心血管疾病引起的心肌异常不包括心肌病范畴内，如瓣膜性心脏病、高血压病、先天性心脏病、冠状动脉粥样硬化等引起的心肌病变；累及心内膜而很少累及心肌的原发性或继发性心脏肿瘤也未纳入；废弃了"缺血性心肌病"、"高血压性肥厚型心肌病"的命名及术语，避免了现有命名法的混淆和杂乱。而纳入了"心肌致密化不全"、"应激性心肌病"，使心肌病的分类更加完善和合理。

2006年 AHA 科学"现代心肌病的分类和定义"，比较侧重于病因学分类，具有其优点，但与医师的临床实践有一段距离。新的心肌病分类若能够将临床医学分类和生物学分类有机的融合，将有利于生物学和临床医学的研究与实践。

（3）2008年欧洲心脏病学会（ESC）心肌与心包疾病工作组发布了关于心肌病最新定义和分类。

新定义为"心肌病为非冠状动脉疾病、高血压、心瓣膜病和先心性心脏病缺陷导致的心肌结构和功能异常的心肌病。"

分类法仍保留了1995年 WHO/ISFC 的五种类型心肌病分类原则，有所改进的是在每一种心肌病的基础上分别增加了家族性/遗传性、非家族性/非遗传性两个亚组，而在家族性/遗传性亚组再分类成未证实的基因缺陷、疾病亚型两类，而在非家族性/非遗传性亚组再分类成特发性和疾病两类。摒弃传统的原发性和继发性心肌病的分类，因为这种分类可能造成一些误解，错误地认为原发性就是自发性、继发性病因已知的心肌病。此外，与 AHA 分类法相同增加了"心肌致密化不全"、"Takot-subo 心肌病"，后者在 AHA 分类中将其命名为应激性心肌病，并明确将这两种心肌病归入到未分类心肌病中。2008年 ESC 心肌病分类，见图10-1-1C。

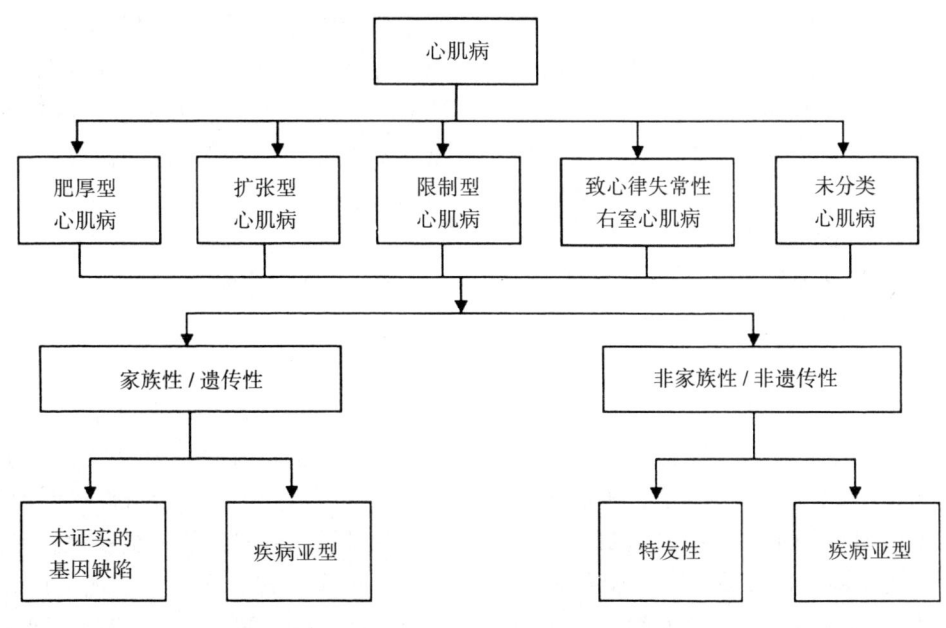

图10-1-1C 2008年 ESC 心肌病分类

ESC 的分类与 AHA 分类有很大不同。新分类具有四大特色：①新分类建立于疾病特殊形态及功能表型之上，而非建立于病理生理机构之上，因此更适于临床应用；②新分类将心肌病进一步划分为家族性和非家族性，注重心肌病的遗传决定因素，并以此指导诊断试验；③不再对原发性和继发性心肌病进行区别；④诊断重心从以排除诊断为主转向寻找积极的、有逻辑性的诊断指标。

总之，2006 年 AHA、2008 年 ESC 专家共识，是两个纲领性文件，是对心肌病的新定义和新分类，这是一个观念上的更新、概念上的转变、质的飞跃、科学的提升，说明了分子心肌病时代已经来临，标志着心肌病与时俱进迈进了"后基因组学"时代，彰显着现代医学对心肌病认识水平的提高和未来的研究方向，必为心肌病的诊断、治疗、预防谱写新的篇章。

三、流行病学

目前尚无大样板的普查资料和全面的各种心肌病的流行病学研究资料，但心肌病发病率逐年升高却是不争之实，现引证以下资料加以说明。

据报道，在心血管病住院患者中，心肌病可达 0.6%～4.3%，而在全部尸检中可达 0.11%。心肌病约占全部心脏病的 5% 左右，在南半球诸国有时高达 15%。心肌病在各地区所占心脏的比例不一，南非为 37.5%，北非为 15.6%，法国为 13%，巴西为 6.7%，日本为 3.3%。

发达国家的年发病率为 0.7/10 万～7.5/10 万人口，在活产婴儿中，心肌病的发病率约为 10/10 万人口，小儿以扩张型心肌病最多见。在美国，每 10 万人中患心肌病人数为 8 317 例。在美国，Goodwin 报道本病的年发病率为 6/10 万～10/10 万人口。瑞典 Malmo 市调查报道，心肌病年发病率（5～10）/10 万人口。

在不发达国家，心肌病尤为多见，如乌干达，因心衰死亡的患者中 14% 被诊断为心内膜心肌纤维化。印度北部的昌迪加尔，尸检率达 90%，死于心肌病者占心血管病死亡数的 3.7%。不同种族、年龄和性别均可发病，但男性多于女性。临床类型最常见的是扩张型心肌病，其次为肥厚型心肌病，限制型心肌病很少见。

我国 1969—1978 年中国医科大学统计住院患者心肌病相对发病率为 9.5%，居各种心脏病第四位。上海市 1969—1979 年心肌病占心脏病住院总数的 2.5%，广东省 1975—1979 年心肌病占心脏病住院总数的 1.6%。我国最早的心肌病普查在广西壮族自治区 198 644 人口中进行（1979），同年发表了广西南宁地区 66 632 例的人口心肌病调查报告，报告认为心肌病居同一地区各种心脏病自然发病率的第 4 至第 5 位。近 20 年来，我国有关心肌病的报道日渐增多，均认为心肌病在我国为常见病。虽然我国尚缺乏完整的心肌病临床流行病学调查资料，但近 10 余年来，根据不同医院的报道，我国心肌病发病率较前有所提高，已上升至我国心脏病的第四、第五位，成为临床上常见的心脏疾病。国内上海 20 世纪 50 年代与 70 年代比较，心肌病占心脏病住院总数分别由 0.05% 上升至 2.50%；重庆医科大学儿童医院 60 年代与 80 年代比较，心肌病占心脏病住院总数从 0.11% 上升至 1.70%；复旦大学附属儿童医院 1994 年报道 65 例心肌病，占同期住院心脏病病例的 1.5%，65 例中扩张型占 58.5%、肥厚型 27.7%、限制型占 13.8%。

国内外资料均显示：遗传因素可能在心肌病发病过程中起重要作用。Schignchi 观察到扩张型心肌病患儿中 30% 有家族遗传倾向；东京及大阪报道的扩张型心肌病家族同缘率为 4.3%。肥厚型心肌病 60% 有家族史，属常染色体显性遗传。国内也曾报道一家族中 4 代 11 人均患有肥厚型心肌病。目前的报道越来越多。在此不加赘述，详见本书"第二章　遗传性心血管病的诊断与防治"中的心肌病。

四、治疗进展

随着医学水平的提高，对心肌病的研究已深入到分子生物学水平，尤其是分子遗传学研究的进展，开创了心肌病的诊断和治疗的新纪元。

在病因治疗方面，应从根本上治愈基因缺陷，开展的基因治疗是最有效的手段，现已崭露头角，取得了可喜的初步成果，呈现出良好端倪，初现曙光。对于存在的问题，有待深入研究，逐步解决。

近年来，干细胞移植治疗成为各国学者关注的重点，动物试验和临床研究都取得了长足的进步，证明了有效性。尽管还存在诸多问题，但作为治疗心力衰竭的一种崭新手段，显示出强大的生命力和广阔的发展前景。

心肌病的病理形态学改变为心室肌肥厚或心腔扩大，最终导致心力衰竭和心脏性死亡。药物治疗已从过去的强心、利尿、血管扩张剂时代发展到β受体阻滞剂、血管紧张素转换酶抑制剂/血管紧张素受体拮抗剂和醛固酮受体拮抗剂等药物，对逆转左室重塑，改善心力衰竭患者的远期预后起到巨大作用。

心力衰竭的非药物治疗更是成效斐然、已成为治疗心力衰竭的一种行之有效的崭新手段。因为心力衰竭是一种进行性病变，即使应用充分的药物治疗方案，在晚期仍不能改变心功能的进行性加重，预后恶化的结局。因此，在药物治疗基础上，对心力衰竭晚期由于心脏收缩不同步导致的心功能进一步恶化，而采取的非药物治疗，已成为当今的热点，这首推心脏再同步化治疗（cardiac resynchronigation therapy，CRT），这有数个多中心研究成果证实，CRT不仅可以改善心力衰竭症状，增加运动的耐量，并且能够降低心力衰竭患者的住院率和死亡率。因此，美国ACC/AHA关于心力衰竭CRT的适应证已从1998年Ⅱb类适应证上升到2002年的Ⅱa适应证，最终成为Ⅰ类适应证。

心肌病患者有相当大的部分死于心脏性死亡，对于高危患者应用植入式心律转复除颤器（ICD）预防猝死或联合应用CRT和ICD（CRT-D）治疗心力衰竭，可防患于未然或转危为安，重获生命。

心肌病患者有相当部分患者有各种心律失常，甚至是致命性心律失常，应针对不同情况，在抗心律失常药物治疗的前提下，分别采用人工起搏器、ICD或射频治疗。

心肌病的外科治疗，也取得突飞猛进的进展，外科手术治疗可改善功能，提高患者生活质量延长生命。外科手术主要包括以下几种：①心室减容成形术；②部分肥厚心肌切除术，解除机械梗阻；③酒精化学消融术；④左心室辅助装置；⑤体外膜肺氧合支持疗法（ECMO）；⑥心脏移植或心肺联合移植。这对晚期患者显示了明显的效果，使得一些难治性心肌病的治愈成为可能。

心力衰竭的机械辅助治疗，包括主动脉内气囊反搏术（IABP）；心室辅助泵/血泵（VAD/hemopump）；全人工心脏（TAH）。这些辅助机械可起到急救和心脏移植前后的保护作用，而对于心肌病晚期患者获益有限，很少起和不起作用。

五、我国心脏病现状与展望

心肌病一向受到我国医学专家重视，已故心脏病专家董承琅、马万森、陶寿琪、陶清等教授早在董承琅、陶寿琪教授主编的我国第一部心脏病学专著《实用心脏病学》（1962）中，就论述了一些属于原发性和继发性的心肌病。20世纪60年代中期北京协和医院报道了心内膜心肌纤维化的临床病理讨论。1973年北京阜外心血管病医院报道了家族性心肌病，并指出该心肌病属肥厚型。1975年刘玉清报道了原发性心肌病的X线表现及诊断意义。1977年上海第一医院（现复旦大学医学院）附属中山医院报道了充血型原发性心肌病。同年陈灏珠教授执笔在《中华内科学杂志》系统地报道了历年见到的充血、梗阻和限制型3种原发性心肌病，并在《实用心脏病学》（1978年，第二版）中对原因不明的心肌病作了较详尽的阐述。1986年荣烨之等译《心肌炎与心肌病》一书。张开滋，李广镰等在《遗传性心血管疾病》（1990）、《心血管遗传病学》（1994）对多种心肌病作了遗传学方面的阐述。20世纪末和21世纪初马文珠和张寄南教授曾主编有心肌病学专著问世，于维汉主编《心肌病学》。值得提出的是2000年郭远航主编《心肌病学》，事隔7载即2007年他又出版了上、下两篇共33章122万字的《新编心肌病学》，这是一部真正值得研读的心肌病学专著。2008年华伟、张澍出版了《充血性心力衰竭的非药物治疗》，这是一部紧扣时代脉搏，兼具基础与前沿的心力衰竭治疗的专著。

我国在流行病学方面也做了大量工作，在1979年广西壮族自治区进行了198 644人的人口普查，这是我国最早的心肌病普查。同年发表了广西南宁地区66 632例人口心肌病调查报告，报告认为心肌病居同一地区心脏自然发病率第4至第5位。近20年来，尤以近10年我国心肌病的报告渐多，发病率呈逐年上升趋势，男女均可患心肌病，但男性多于女性，上海的男女发病比例为2.5∶1。我国心脏病学工作者从2001年10月起,采用整群分层随机抽样的方法,选取黑龙江、新疆、陕西、河南、山东、江苏、湖南、广西和北京9个省市中9个社区9 000名18岁至74岁成人作为调研对象,完成超声心动图8 080份,从中查出肥厚型心肌病(HCM)13例,经统计标化后的患者率为8/10 000。这由300余位医学、科研人员参与、历经两年多完成的课题是国内外迄今对HCM患者率进行的规模最大、最具权威性的一次调研。

1995年和2006年WHO/ISFC将心肌病定义为伴心功能不全的心肌疾病,分为原发性和继发性两大类。根据我国具体国情,结合科研和临床实践,出台了"我国心肌病诊断与治疗建议"文件,这对我国心肌病的防治起了指导性作用。2006年AHA、2008年ESC出台了心肌病的新定义和分类法,我国学者卢永昕、王立军、杜忠东、许原等进行了即时解读,使我国心肌病的防治和研究与国际接轨,与时俱进。

离子通道疾病也称遗传性心律失常性心肌病,我国在这方面取得硕果卓著,涌现出严干新、洪葵、王擎、张莉、陈义汉等有创造性成果的人物,在其诊治防方面都奏响出时代的强音。一些大学都相继建立了分子遗传所或研究室,培育了大量的后备人才,而注册登记和多中心研究也层出不断,可谓成果累累。

在心肌病治疗方面,我国相继开展了基因治疗、干细胞移植、多种介入治疗及非药物治疗,都取得了骄人业绩。应大书特书的是曾分布在黑龙江、吉林、辽宁、山东、山西等16个省和自治区,321个市、县1.24亿人病区人口的地方性心肌病——克山病,在于维汉教授领导的防治组,从1953年进行克山病防治,提出克山病营养性生物地球化病因学说,经10余年积极防治,终于将1935年发现的克山病得以控制,这是一个了不起的巨大成就,赢得了世界性赞誉。

我国心肌病的基础研究和先进技术与发达国家尚有差距,随着概念的更新,基础研究如火如荼的展开,先进技术的应用,先进成果等的引进,其差距越来越少,再加上我们自己的创新,可以说是硕果累累。展望未来,可以充分认为必然是光明灿烂,繁花似锦,明天会更加美好,中国学者必定在心肌病领域有所贡献。

(张开滋　华　伟　王　江
李德友　支　龙)

第二节　心肌病的诊治防

一、肥厚型心肌病

【同义名】

特发性肥厚型主动脉瓣下狭窄(IHSS)、肌性主动脉瓣下狭窄、家族性或遗传性肌性主动脉瓣狭窄、瓣下主动脉狭窄综合征、梗阻性心肌病等75个命名。

【概述】

肥厚型心肌病(hypertrophic cardiomyopathy, HCM)是指无导致心肌异常的负荷因素(高血压、瓣膜病)而发生的心室壁增厚或质量增加,以心肌非对称性肥厚、心室内腔变小为特征,以左心室血液充盈受阻、左心室舒张期顺应性下降为基本病理的心肌疾病。根据左心室流出道有无梗阻而分为梗阻性(obstructive)肥厚型心肌病和非梗阻性(non-obstructive)肥厚型心肌病。后者的亚型为心尖肥厚型心肌病。

【溯源与发展】

1869年法国的Liouyille等首先描述了肥厚性心肌病;1899年Sinmonds报道了婴儿和儿童的先天性心肌肥厚;1907年德国的Schmincke报道了1例成人左心室流出道呈现弥漫性增厚的患者,并认为是先天性疾病;1910年Brenhein描述了10例右心衰竭合并左心室肥厚的患者,室间隔严重增厚阻塞右室流出道而致右心室功能受损;1919年Howland报道了尸检所见的特发性心肌肥厚和心力衰竭的幼年患儿;1933年Levy报道了3例原因不明的心肌肥厚青年的临床病理研究结果;1957年Brock报道了数例心导管检查证实的功能性主动脉瓣下流出道压力阶差,并首次将其命名为获得性主动脉瓣下狭窄，后人称之为Brock病；1958年英国的Feare报道了8例解剖学特征，并首次提出"非对称性室间隔肥厚"一词；1960年Braunwald等报道了本病的病理学改变和动力性瓣下压力阶差，首次提出"特发性肥厚性主动脉瓣下狭窄（IHSS）命名，并认为这是一种原因未明的疾病。

早在20世纪初即有人提出本病为先天性疾病；1952年Davis报道了家族性室间隔肥厚的病例；1960年Brent观察到本病有家族性倾向，此后提出了"家族性或遗传性肌性主动脉瓣下狭窄"的命名；到20世纪60年代初Goodwin在以上学者研究的基础上，提出了本病的基本特点是由于室间隔肥厚导致了流出道梗阻，随之提出了梗阻型、充血型和限制型的功能分型，其后发现梗阻型者多为心肌肥厚的特点，因而改称为"肥厚型心肌病"。1980年WHO/ISFS正式将本病定名为"肥厚型心肌病"，结束了命名混乱的情况。

肥厚性心肌病中25%~50%患者有左室流出道狭窄梗阻，进而根据有无左室流出道梗阻，分为梗阻性（obstructive）和非梗阻性（non-obstructive）两类。其中心尖肥厚型心肌病为后者的亚型。2003年ACC/AHA/LSFS专家共识提出本病的三种类型：①梗阻性；②隐匿梗阻性；③非梗阻性。2006年AHA心肌病分类及定义中，将本病归类为原发性心肌病的遗传性中；2008年ESC将其归类为五种常见的心肌病之一，有关本病的流行病学和遗传学特点，参见本章有关部分，在此不加赘述。

【流行病学】

HCM是一种全球性疾病，确切的发病率不明确，且各国间差异很大，其中日本较为常见，发病率为1.7/10万，男:女为11:1。由于HCM是一种遗传性疾病，基因外显率随着年龄而增加，因此在老年人群HCM的发病率可能会更高。国外一些发达国家的流行病学调查显示，HCM患病率一般在17/10万~170/10万人。

我国占世界人口1/5，为了真实反映中国人HCM实际患病情况，我国的心脏病学工作者从2001年10月起，采用整群分层随机抽样的方法，选取黑龙江、新疆、陕西、河南、山东、江苏、湖南、广西和北京9个省市中9个社区9 000名18~74周岁成人作为调研对象，完成完整的超声心动图检查资料8 080份，从中共查出HCM患者13例。经统计标化后的患病率为80/10万人。这项有300余位医学科研人员参与、历时两年多完成的课题是国内外迄今对HCM患病率进行的规模最大、最具权威性的一次调研。

对于大多数的HCM患者而言，年病死率约1%，与正常人群的寿命相当，患者可接近正常生活。但HCM患者中有小的亚群，年病死率高达5%，应当注意识别这些高危患者，给予积极治疗，改善他们的临床预后。

【遗传学特点】

1958年病理学家Donald发现1例年轻的左心室不对称肥厚患者，报道了首例HCM。半个世纪以来，随着人类基因组计划的成功和在遗传学领域的不断进步，目前认为HCM是多种复杂的遗传学和非遗传学因素相互作用的结果，而遗传学因素强于非遗传学因素。约90%以上的HCM病例是家族性的，遗传方式是常染色体显性遗传，遗传几率为50%。

自从1989年首次报道编码肌球蛋白重链的MYH7基因突变可导致HCM以来，目前已发现超过18个基因，400多个位点突变可导致HCM，使得在分子层面上对HCM病因有了更加深入的认识，其中75%是编码肌小节结构蛋白的基因突变所致。遗传性HCM多是单基因疾病，即特定基因突变后使相应蛋白表达异常或缺如。由于突变位点很多，因此大部分突变的发生率都很低，最常见的三种突变是MYH7、MYBPC3和TNNT2，分别编码β-MRHC、肌球蛋白结合蛋白-C和肌钙蛋白T，占了家族性HCM病例的60%。TNNT3编码肌钙蛋白I，TPM1编码α-原肌球蛋白，上述两个基因突变共同占HCM病例的5%~10%。其他的如心脏α-肌动蛋白基因突变等，虽然也有报道，但不常见。近年来陆续在HCM患者中又发现几个编码肌钙蛋白C（TNNC1），α-MRHC（MYH6），肌球蛋白轻链激酶（MYLK2），受磷蛋白（PLN）和小窝蛋白3（CAV3）的基因突变，但其与HCM的因果关系还没确定。值得指出的是，大约2%的HCM患者肌节蛋白可能有两处突变。

1. 肌小节相关的基因突变

肌小节由粗、细肌丝构成，编码粗、细肌丝

的蛋白质基因突变可能导致HCM，据报道40%的日本HCM患者会发现有肌小节基因突变。β-肌球蛋白重链基因（*MYH7*基因）是编码粗肌丝的基因，*MYH7*基因突变可导致家族性HCM。目前发现导致HCM的病因中，*MYH7*基因突变表达频率占总数的20%~50%。*MYBPC3*是编码肌球蛋白结合蛋白C的基因，含有35个外显子，其表达蛋白质含有1 173个氨基酸。*MYH7*和*MYBPC3*突变患者心肌肥厚非常显著。有报道对于确诊HCM病例而言，*MYH7*和*MYBPC3*的年死亡率分别为1.5%和1.1%。

早期研究分析，*MYH7*基因突变后，肌球蛋白重链蛋白异常，心肌细胞"力"产生下降，因此HCM有可能是对此的一种代偿性反应。然而，致病基因TNNI3是在收缩抑制区域，提示肌小节基因突变并不都使心肌细胞"力"产生减少。对肌小节成分的功能研究也发现，基因突变后细胞收缩功能并不都是受损的，实际上HCM相关的肌小节基因突变常常导致Ca^{2+}敏感性升高。

*MYL3*是编码肌球蛋白轻链的基因，编码的蛋白质含有195个氨基酸。虽然*MYL3*基因突变在HCM中所占比例不足1%，但其中的Met149Val突变会引起罕见的梗阻型HCM。*MYH6*是编码α-肌球蛋白重链的基因，*MYH6*基因突变的患者表现为心脏进行性扩大，左心功能不全和难治性心力衰竭。

编码细肌丝的基因突变同样可导致HCM。心肌肌钙蛋白I是肌钙蛋白复合体的重要组成部分，参与调节心肌纤维的兴奋收缩偶联。*cTnI*是编码心肌肌钙蛋白I的基因，基因全长612 kb，含8个外显子，其基因突变占HCM发病比例约为5%。*cTnI*基因突变将导致*cTnI*对肌球蛋白ATP酶活性的抑制减弱，心肌纤维的Ca^{2+}敏感性增加，舒张功能障碍。*TNNT2*是编码心肌肌钙蛋白T的基因，基因长度约17kb，由17个外显子构成，目前已发现有10多个突变位点。*TNNT2*基因突变后虽然心室肥厚不明显，但心源性猝死的发生率却很高。*TPM1*是编码α-原肌球蛋白的基因，含有14个外显子，编码含284个氨基酸的蛋白质。不同位点的*TPM1*基因突变的临床表现不同，其中Asp175Asn突变的患者可出现致命性心律失常。常见的与HCM有关的基因突变，见表10-2-1A。

2. 肌小节无关的基因突变

（1）Z-盘基因突变 肌联蛋白基因（*TTN*）是第一个被发现的。*TTN*基因突变将导致其与α-辅肌动蛋白的结合增加。除此之外，还发现*TCAP*、*MLP*等基因突变。Z盘基因突变将导致与Z盘成分的结合增加，使肌小节"僵硬"，被动张力增加，进而引起Ca^{2+}敏感性增强。

（2）线粒体DNA 线粒体DNA（mtDNA）编码多种参与氧化磷酸化、能量产生和利用的蛋白质，mtDNA突变将导致氧化磷酸化受损，ATP产生和利用障碍，使心肌细胞处于能量"饥饿"状态。心肌组织如长期处于能量缺乏状态，将会导致代偿性肥厚增生等病理改变。

表10-2-1A 常见的与HCM有关的基因突变

基因	编码的蛋白质	出现频率（%）
MYH7	心脏β-肌球蛋白重链	30~50
MYBPC3	肌球蛋白结合蛋白C	20~40
TNNT2	心脏肌钙蛋白T	5~20
TNNI3	心脏肌钙蛋白I	<5
TPM1	α-原肌球蛋白	<5
MYL2	心脏肌球蛋白轻链2	<3
MYL3	心脏肌球蛋白轻链3	<1
ACTC	心脏肌动蛋白	<1
TTN	肌联蛋白	rare
MYH6	α-肌球蛋白重链	rare

（3）参与糖原聚集的相关基因突变 近年来，发现两个参与心肌细胞糖原聚集的基因突变（AMP-活化的蛋白激酶调解亚单位和溶酶体相关膜蛋白2）也与HCM有关。

（4）血管紧张素原基因和血管紧张素转换酶基因多态性 有研究表明血管紧张素原基因和血管紧张素转换酶基因与病理性心肌肥厚有关，可能是参与HCM发生及心肌肥厚加重的一个遗传危险因素。血管紧张素原基因和血管紧张素转换酶基因多态性导致循环血管紧张素原和血管紧张素转换酶水平差异，参与了循环和心肌局部血管紧张素Ⅱ生成，后者通过调节各种生长因子及原癌基因C-myc、C-fos等的表达，刺激心肌蛋白合成，最终导致心肌病理性肥厚。

3. 修饰基因

尽管HCM是个独立的疾病，但HCM有明显的遗传异质性，即在同一家系内，相同的致病基因携带者其临床表型可有很大的不同。同样的，携带同种基因突变的不同家系间临床表型也有差异，这与修饰基因有关。修饰基因是指能够影响疾病表型的基因，与致病基因不同，修饰基因并非疾病必需。致病基因是遗传性疾病必须的，且足够导致相应的临床表型，但致病基因不能完全决定疾病表型，还与修饰基因有关，例如修饰基因可以影响HCM患者心肌肥厚的程度。

人类HCM的修饰基因还很不清楚。近来在一个由肌球蛋白结合蛋白C（*MYBPC*3）基因突变致病的HCM大家系，定位了4个修饰基因，分别在3q26.2（180cM），10p13（41cM），17q24（108cM）和16q12.2（73cM）。几项研究表明ACE基因也是HCM的潜在的修饰基因。总之，除了致病基因之外，修饰基因在调节HCM的表型方面发挥了重要作用。

4. 基因筛查

HCM最好的早期检查是基因筛查，通过基因筛查可以早期发现致病基因携带者，从而识别出可能患HCM的高危人群，而非致病基因携带者发生HCM的可能性很小。对于某些特定的基因突变有很强的临床意义，尤其是一些发生于MYH7（R403Q、R453C、G716R和R719W）的错义突变，与早发临床症状和预后不良有关，尤其是猝死。TNNT2基因（R92Q和ΔE160）突变与年轻人发生猝死有关，且这些患者心肌肥厚往往并不明显。相反，*MYBPC*3突变患者发病较晚，虽然心肌肥厚可能很明显，但预后较好。

目前基因筛查在临床上尚没有广泛开展，主要有以下几个原因：①HCM的基因型-表型的关系很复杂，并未完全清楚，同一基因突变可引起不同的临床表型，而不同的基因突变却可导致相似的临床表型。HCM基因型-表型之间的不确定性限制了基因筛查在临床的广泛开展。②目前尚有约1/3的HCM的致病基因未明确。③目前基因筛查费时多，价格昂贵，对患者而言要充分考虑到必要性和应用价值。总之，相信随着DNA基因扫描技术的不断进步和费用的下降，基因筛查可望更多地应用于临床以对患者进行基因诊断和判断预后，并对患者的家族成员进行危险性评估，为选择性生育、发病机制探讨以及最后攻克这一疾病带来希望。

除了遗传学发病机制之外，有研究认为神经内分泌激活与HCM之间有某些联系。给实验犬口服一种神经生长因子（nerve grouth factor）能引起心肌肥厚、心肌纤维排列紊乱，心脏局部的儿茶酚胺含量增高。有人认为心脏内可能有异常的儿茶酚胺受体，给实验犬服用亚高血压剂量的去甲肾上腺素也能引起肥厚型心肌病。原癌基因（proto-oncogene）与心肌肥厚之间的关系，近年来也颇受关注。研究表明，原癌基因的活化不仅与肿瘤形成有关，心肌肥厚的发生和发展也与原癌基因异常表达有密切关系。现有研究表明，原癌基因不仅参与细胞转化，也参与正常细胞增殖。一些神经激素例如去甲肾上腺素、血管紧张素Ⅱ、甲状腺素等在心肌肥厚发生过程中起重要作用，这些因子的致心肌肥厚效应与其增强原癌基因表达有关。

【病因及发病机制】

本病属常染色体显性遗传性疾病，可能与儿茶酚胺代谢紊乱、内分泌失调、原癌基因表达异常、钙调节异常、室间隔心肌纤维排列不齐或心电与机械性差异导致室间隔不成比例肥厚、心肌蛋白代谢异常等因素有关。目前，多数学者认为是低收缩状态假说，少数学者提出高收缩状态致心肌肥厚假说。

散发性病例可能是多因素作用的结果，具体

作用机制不明。

【病理及病理生理】

1. 病理改变

肥厚型心肌病的病变绝大多数累及室间隔，室间隔增厚部分向左心室腔隆起，致使左心室腔狭窄，肥厚部分分布不匀称，多数在室间隔的上部增厚明显而呈隆突，因而以往曾称之为"原发性肥厚型主动脉瓣下狭窄"（图10-2-1A）。另外，肥厚的部位也可在室间隔的中部或心尖部，多数是非对称性的，少数有向心性肥厚，肥厚的程度也有很大差别，临床上常以室间隔厚度与左室后壁厚度之比≥1.3作为肥厚型心肌病的诊断标志之一。由于室间隔肥厚，乳头肌常被推移变位，造成二尖瓣前叶关闭不全（图10-2-1B-a）。

心肌细胞是终末分化细胞，心肌肥厚的基本细胞学特征是心肌细胞肥大而非心肌细胞数量增加。此外，在心肌组织中还有很多的祖细胞，给心肌提供一定的复制和修复能力，心肌祖细胞在心肌肥厚中的作用还不十分清楚。心肌组织还包含成纤维细胞、循环血细胞、内皮细胞、平滑肌细胞等，这些细胞数量是心肌细胞的2倍。刺激心肌细胞肥大的信号同样可导致心脏成纤维细胞增生和心肌间质纤维化（图10-2-1B）。

梗阻性和非梗阻性肥厚型心肌病比较（图10-2-1C）。

2. 病理生理

主要表现为以下三个方面：

（1）存在跨流出道压力梯度　左心室腔与流出道之间出现收缩期压力差，被认为是本病的特征。近年来通过心脏造影、超声心动图和心导管检查，证明部分患者有明显的肥厚心肌突出于心腔中，当心脏处于收缩期时心腔内由于流出道部位梗阻而形成压力阶差，左室流入道和心尖部是高压力区，而流出道是低压力区，如果在休息时收缩期两者压力差≥30 mmHg则认为存在心室流出道梗阻，压差愈大，标志着梗阻愈严重。

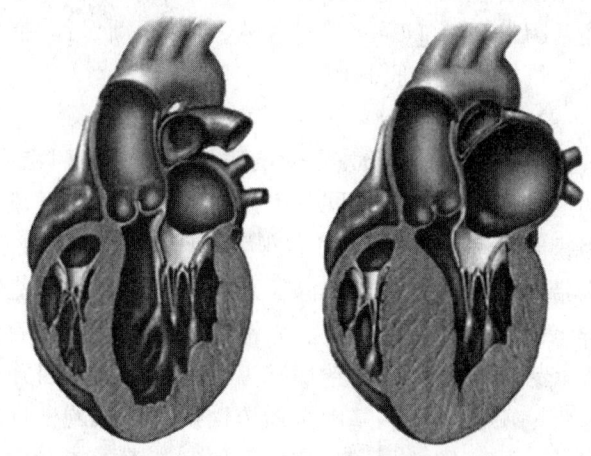

图10-2-1A　正常心脏与肥厚型心肌病的解剖图

左图示正常心脏；右图示肥厚型心肌病，心肌肥厚型心肌病，心肌肥厚

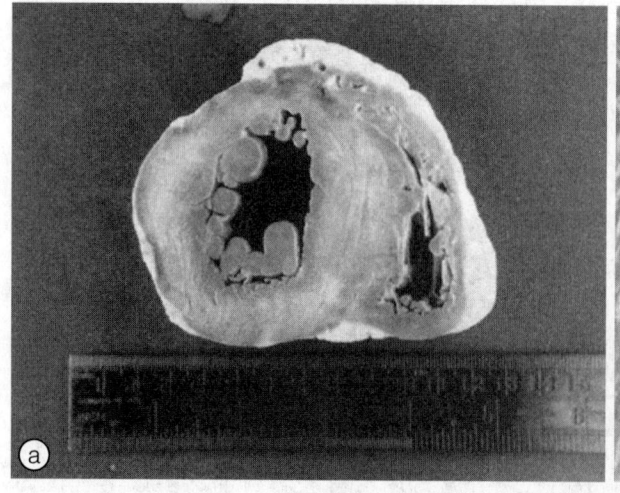 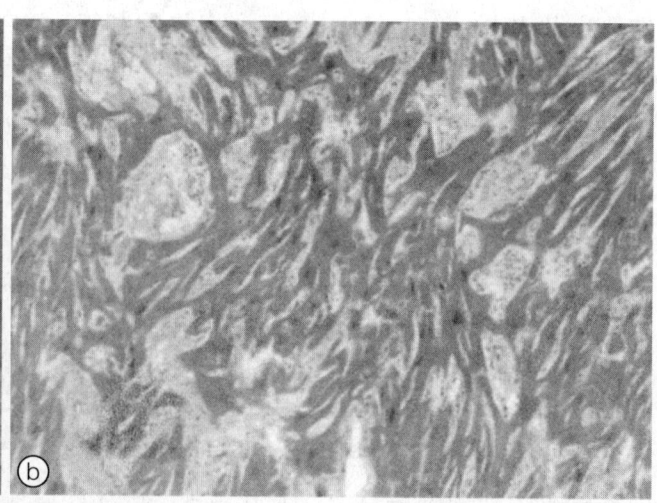

图10-2-1B　肥厚型心肌病病理改变

a. 家族性HCM患者心脏病理图片（尸检），显示室间隔和左心室游离壁的不对称肥厚，以室间隔肥厚为主；b. 室间隔心肌通过苏木素-伊红染色后，见心肌细胞肥大且排列紊乱，成纤维细胞增生，心肌间质纤维化明显

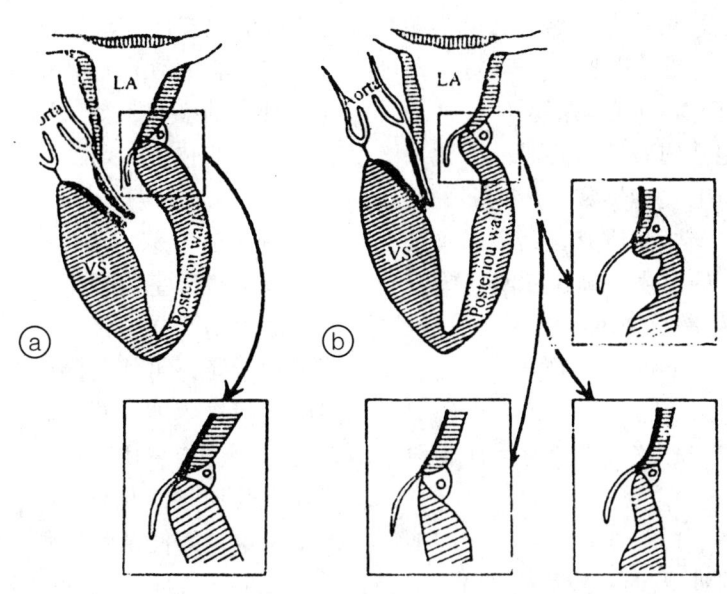

图 10-2-1C 梗阻性和非梗阻性肥厚型心肌病比较
a. 梗阻性患者侧壁基底部增厚；b. 非梗阻性患者二尖瓣后叶下方的室壁变薄

关于流出道梗阻，目前认为是由于在收缩期二尖瓣前叶向前移动而与肥厚的室间隔相碰，而形成流出道的梗阻，称之为"二尖瓣前叶前向移位"，这种前向移位一般认为是基于流体力学上的"射流效应"（venturi effect），即当流体（气体或液体）经过一个狭窄的通道时，如果流速很大，则会对周围组织具有吸力。所以当血液被心室压向已有狭窄的流出道时，流速产生的吸力使二尖瓣前叶移向室间隔形成梗阻，使流出道的压力降低而流入道的压力则升高，造成压力阶差。为了克服心室内的阻力，左室需要强力地收缩，流入道的压力更高。心脏收缩期压力梯度增大的反复出现作为一种机械刺激，对已肥厚的心肌来说可能是有害的，因为在伴有冠状血管储备损害的肥厚心肌，这是一个耗能过程。有流出道梗阻的患者，在静息状态下或起搏诱发心动过速时，心肌耗氧量增加。心肌肥厚程度及范围与血流动力学有关，且对预后有影响，如隐性梗阻大部分病例室间隔肥厚比较轻，左室舒张充盈特性基本正常，心律失常发生率低，预后好；若静息时出现梗阻，一般室间隔肥厚比较严重，左室舒张顺应性减退，心律失常发生率较高，预后差。

（2）心肌舒缩功能不全　影响舒张期充盈的因素可能有：①心肌细胞钙调节异常；②舒张期房室压差降低，快速充盈延迟；③流出道梗阻致射血时间延长，使主动舒张延迟；④心肌肥厚、心肌纤维化及心肌纤维排列异常紊乱使心肌顺应性降低。由于舒张功能减退，左室充盈压异常增高，左房压和肺楔压升高，引起肺淤血并产生疲倦和呼吸困难等症状。左室舒张压过高，压迫冠脉系统，加重心肌缺血。

（3）心肌缺血　心肌缺血在HCM中的重要性已引起人们重视。心绞痛是HCM的一个主要症状，但病理上可无冠状动脉粥样病变。缺血的机制有以下几种解释：①多数患者尸检发现，支配心肌纤维化区域的心肌壁内小冠状动脉有异常狭窄出现，其原因为小血管内膜和中层增厚；② HCM患者可有冠状动脉储备的损害，心内膜下心肌缺血的易感性升高，后者是严重继发性心肌肥厚的特征，与毛细血管的密度减少有关；③ HCM和继发性心肌肥厚的患者在心动过速或运动时，左室舒张损害加重及左室舒张期充盈压升高本身可进一步限制冠状动脉的灌注，特别是心内膜下心肌；④在压力负荷过重的心肌肥厚的实验模型上，有证据说明心肌缺氧伴无氧糖酵解的利用能力下降；⑤心肌耗氧量增加是继发于左心室肥厚和心肌纤维排列紊乱在等容收缩期不能同步收缩；⑥可能有冠状动脉痉挛。

（4）心律失常　由于心肌肥厚范围广泛，心肌细胞排列紊乱，细胞结构破坏，心肌纤维化及心肌缺血，常引起心肌电生理异常，产生多种心律失常。根据动态心电图监测研究，其中以室性心律失常最为常见，总的发生率高达50%，无症状性室性心动过速发生率为19%～36%，恶性室性心律失常可引起心脏猝死。

【临床表现】

本病的临床表现与左心室流出道有无压力阶差及阶差的程度有关。

1. 症状

（1）劳力性呼吸困难　患者于劳累后出现呼吸急促，这与左室顺应性差，充盈受阻，舒张末期压力升高及肺淤血有关。

（2）心绞痛　患者常出现活动后胸闷、胸部紧缩感，常因劳累诱发，持续时间长，对硝酸甘油反应不佳，可能由于肥厚的心肌需血量增加，冠状动脉血供相对不足，而产生心肌缺血表现。

（3）一过性晕厥　患者于突然站立和运动后发生晕厥，片刻后可自行缓解，此症状可以是患者唯一的主诉。发生晕厥的原因：①由于左室顺应性差和流出道梗阻，造成心排血量降低，导致体循环、脑动脉供血不足所致；②体力活动或情绪激动，交感神经兴奋性增高，使肥厚的心肌收缩力增加，致使左室顺应性进一步降低，舒张期血液充盈更少，流出道梗阻更加严重，心排血量更减少。

（4）猝死　目前较为公认的肥厚型心肌病猝死高危因素：①发生过心脏骤停的幸存者；②晕厥史，特别反复发作，或劳力性，年轻发作；③严重心律失常，持续性室性心动过速的患者；④有猝死家族史；⑤运动时血压不升高反而下降；⑥合并冠心病；⑦有高危性的基因突变（如Arg403C1n突变）；⑧心室壁厚度超过30mm，特别是小于35岁的年轻人；⑨组织学检查发现心肌排列紊乱。猝死是HCM最严重的表现，且猝死常常是HCM的首发表现，常常发生在无任何临床症状、貌似健康的年轻个体。HCM是年轻的竞技性运动员发生猝死的最常见病因。

（5）心力衰竭　在疾病晚期，可出现左、右心力衰竭的症状，如气喘、心慌、不能平卧、肝脏增大、下肢水肿等。

2. 体征

胸骨左缘3、4、5肋间出现收缩期杂音，这种杂音来自于室内梗阻，杂音的强度及持续时间的长短可随不同条件变化，为粗糙的收缩中晚期喷射性杂音，可伴震颤。在仰卧、下蹲时，左心室的血容量增加，左室流出道梗阻程度减轻因而杂音减弱。如采用Valsalva动作、站立或使用硝酸酯类药物时，左心室血容量减少，左室流出道梗阻加重，而使杂音增强。半数患者心尖区有相对性二尖瓣关闭不全的收缩期返流性杂音，有些可闻及第三心音及第四心音，少数患者心尖区可闻及舒张中期杂音，可能因左室舒张期顺应性差，舒张充盈受阻，舒张压增高，而造成二尖瓣开放受阻。有的患者在主动脉瓣区可听到舒张早期杂音，系由于室间隔肥厚使主动脉环偏斜所致。

非梗阻性HCM患者，由于心室腔对称性肥厚，静息和激发时无室内压差，所以在胸骨左缘及心尖区无收缩期杂音，心尖区可闻及舒张中期轻微杂音，系左室充盈受阻所致。

3. 肥厚型心肌病心脏病猝死危险度分层建议

2008年欧洲心血管病学会提出肥厚型心肌病心脏性危险度分层建议，见表10-2-1B。

【辅助检查】

（1）心电图　缺乏特异性，心电图改变与心肌肥厚程度无关联性，但由于心电图改变出现早，因而是青年人肥厚型心肌病的早期诊断方法。最常见的心电图异常为左心室肥厚及ST-T改变，深而倒置的T波，有时很类似"冠状T"，若见于年轻的患者应警惕肥厚型心肌病。房室传导阻滞和束支传导阻滞也较常见。异常Q波的发生率为30%～50%，大而深的Q波可出现在胸前左心室导联，但也可出现在任何肢导联上。Q波的存在和梗阻的程度关系不大，Q波产生的机制不很清楚，与心肌纤维排列紊乱、纤维化变性、心电活动在室间隔和左心室异常的传导途径有关。

表 10-2-1B 肥厚型心肌病心脏性猝死危险度分层建议

指标	危险度	证据级别
心脏骤停（或持续性室速）	I	B
猝死家族史	IIa	B
晕厥*	IIa	B
最大左室厚度（≥30 mm）**	IIa	B
运动时低血压反应	IIa	B
非持续性室速	IIa	B
有突变高危性	IIa	B
程序电刺激诱导室性心律失常	III	C
左室流出道压力梯度	III	B
中、重度二尖瓣反流	III	C
胸痛、呼吸困难	III	C
阵发性房颤	III	B

* 如晕厥反复发作与运动有关或晕厥发生在儿童，则危险性更高；

** 常指室间隔的厚度

（2）超声心动图 是目前诊断肥厚型心肌病最常用、最可靠、最经济的方法。超声心动图不仅能直观而准确地测量心室壁厚度，还能对心室壁运动及瓣膜功能做出评估。近年来随着超声诊断技术的发展，各种新技术包括多普勒心肌组织成像、负荷超声等不断得到推广和应用，超声心动图已成为诊断肥厚型心肌病的必要检查，同时也是评估该病预后的一种重要手段（图 10-2-1D，图 10-2-1E）。

以下是 HCM 的超声心动图表现。

1）室间隔肥厚及左心室流出道狭窄，室间隔活动度差，心室腔变小，左心室收缩期内径缩小，室间隔与左心室游离壁厚度之比大于 1.3～1.5。梗阻性肥厚型心肌病患者左心室流出道狭窄，一般小于 20 mm。

2）左房室瓣反流。合并左房室瓣关闭不全者病死率较高，发生严重并发症如：晕厥、严重心功能不全的概率较高，预后较差。

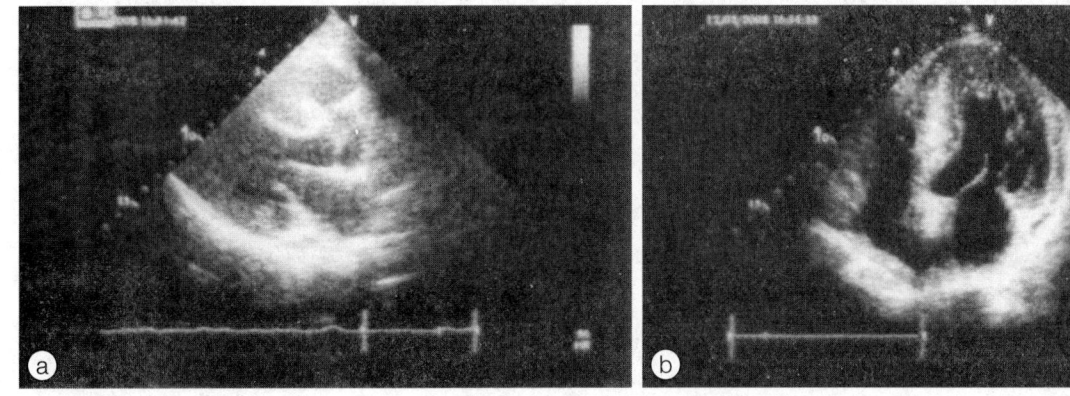

图 10-2-1D 肥厚型心肌病超声心动图

图示左房扩大，左心室腔内径略小。前间隔明显增厚，室壁回声粗强，运动减低。M 型超声可见 SAM 现象。右室流出道内径狭窄，见于室间隔基底部，多普勒检查：左室流出道探及收缩期高速射流，收缩期二尖瓣少量反流，舒张期血流频谱 E/A < 1，为左室舒张功能减低

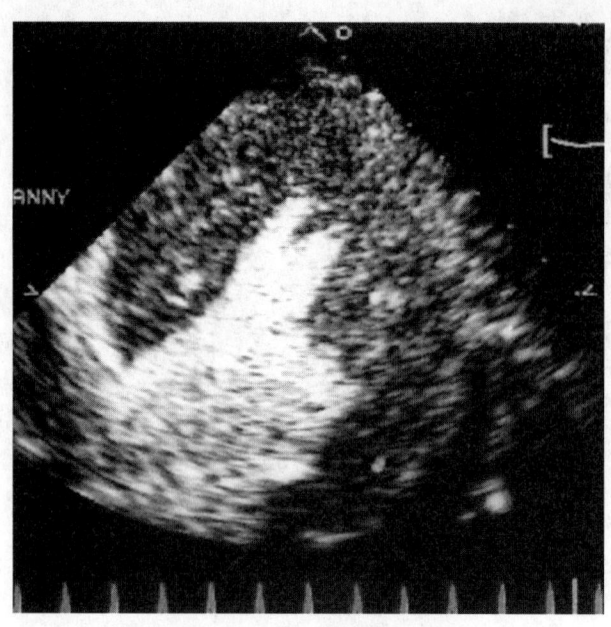

图 10-2-1E 超声声学造影
示室间隔和左心室壁明显肥厚

3）二尖瓣前叶在收缩期向前移动（SAM 现象）和肥厚的室间隔相接触。这种前移开始于收缩期的前 1/3 末，在收缩期中 1/3 呈平台样和室间隔接触，形成流出道狭窄，而在收缩期的后 1/3 时退回原位。

4）主动脉瓣在收缩期提前关闭，等容舒张期时间延长，反映了心室肌的顺应性降低。

5）负荷超声心动图（stress echocardiography）是指在外加心脏负荷（运动，药物等）下的超声心动图检查，可用于评价负荷状态下心室壁运动及血流动力学指标。部分肥厚型心肌病患者静息时左心室流出道压力阶差并不显著，而负荷超声心动图有助于在这些患者中诱发左心室流出道狭窄，从而协助诊断及治疗。负荷试验亦能帮助发现那些静息时左室射血分数正常的肥厚型心肌病患者潜在的收缩功能不全。

（3）左心室造影及左心室流出道测压　心室造影显示左心室腔缩小变形，主动脉瓣下呈 S 形狭窄，心室壁增厚，室间隔不规则地增厚突入心腔。左心室造影还可显示不同的肥厚形态，如主动脉瓣下肥厚型、心尖肥厚型、中间部肥厚型等，还可同时行左心室流出道测压，以准确判断左心室流出道是否存在明显压力阶差。

（4）心脏磁共振　是目前最敏感、可靠的无创诊断方法，可观察局部心肌肥厚，注射造影剂可观察疤痕、纤维化，定量观察肥厚程度，对超声心动图不能明确诊断的患者有效。

（5）基因筛查　及早进行基因筛查，诊断准确性达 99.9%，敏感性达 50%～70%，是肥厚型心肌病诊断的金标准。但基因突变者，并不一定出现心肌病的临床表现，仍有 30%～50% 心肌病目前尚不能找到相应的基因突变，即出现假阴性。目前在美国，突变筛查已经商业化，10 个常见致病基因筛查需 7 ml 血，6 周时间出报告。若已找到先证者的基因突变，则其他家系成员的筛查变得很容易。

【诊断与鉴别诊断】

根据患者的临床症状、体征结合超声心动图等表现诊断本病一般不难，如临床疑诊本病，但超声心动图仍不能确定时，则需做左心室造影和心导管检查进一步确诊。此外需询问直系亲属中有无类似发病情况，应酌情对血缘直系亲属进行超声心动图检查。

美国心脏病学会和欧洲心脏病协会专家共识：HCM 患者的一级亲属需要每年随访 ECG 和超声心动图从 12 岁直至成人，贯穿整个青春期。一些晚发的家族性 HCM，在年轻人中大多表型正常，家族成员需要每五年检测超声心动图和心电图。

1. 梗阻性肥厚型心肌病诊断

（1）拟诊条件

1）第 2 心音逆分裂，主动脉瓣区中晚期喷射性杂音在压差改变时，杂音强度随之改变，可有第三、四心音；

2）颈动脉及心尖搏动呈双峰收缩状；

3）心电图有 ST-T 改变及异常 Q 波。

（2）确诊条件

1）心导管示左室流出道收缩期压差 ≥ 2.67 kPa 或虽 < 2.67 kPa，但用药负荷后压差改变；

2）心血管造影示左室流出道狭窄；

3）超声心动图示 SAM 现象，室间隔厚度 ≥ 15 mm，室间隔厚度（JVS）/ 左室后壁（LVAM）≥ 1.3～1.5。

2. 非梗阻性肥厚型心肌病诊断

（1）拟诊条件

1）超声心动图示室间隔和左室后壁增厚，

无左室内径扩大及心排出量降低,无 SAM 现象;

2)心电图有 ST-T 改变及异常 Q 波;

3)可有第三、四音。

(2)确诊条件

1)造影示左室壁增厚,无左室流出道狭窄及左室容量增加,无心排出量下降;

2)心导管检查示左室流出道与左室间无压差。

● 本病需与下列疾病鉴别

1)主动脉瓣狭窄 鉴别要点为:①收缩期杂音位置较高,以胸骨右缘第 2 肋间为主,杂音向颈部传导,用改变心肌收缩力和外周阻力的措施对杂音强度改变不大;②主动脉瓣第二音减弱;③可出现舒张早期吹风样杂音;④ X 线示主动脉瓣可有钙化影;⑤超声心动图可发现主动脉瓣病变;⑥左心导管检查在左心室与流出道之间无压差,而左心室与主动脉之间有收缩期压差。

2)冠心病 冠心病心电图常出现 ST-T 改变及异常 Q 波,需与本病鉴别:①冠心病发病年龄多数在中年以上;②胸骨左缘杂音只有在心肌梗死所致室间隔穿孔、乳头肌断裂时才出现。虽然根据本病特征性体征及 HCM 典型的超声影像可以诊断,但 HCM 患者约有 10% 同时伴有冠状动脉粥样硬化,故有时必须做冠状动脉造影才能明确诊断。

3)室间隔缺损 胸骨左缘粗糙的收缩期杂音可导致两病混淆,超声心动图可明确显示室间隔连续性中断及左向右分流的血流频谱。

【治疗】

肥厚型心肌病目前仍无根治方法,但多数患者可有与正常人相近的寿命和生活质量。治疗目的是改善心功能,缓解症状,防止并发症。

避免剧烈的体力活动或情绪激动,即使休息时无明显梗阻的患者,在情绪激动时或体力劳动时,也可能出现梗阻症状或原有的梗阻症状加重。慎用降低心脏前、后负荷的药物及措施,这点有别于其他心脏病,特别当出现心功能不全时,洋地黄制剂及利尿剂使心室收缩力加强及血容量减少,反可加重心室内梗阻。若心衰时有快速心室率的房颤,可以用洋地黄。心腔内有梗阻的患者和心瓣膜病一样是感染性心内膜炎发生的温床,因此在手术前后,包括拔牙都应使用抗生素以预防感染性心内膜炎。

1. 一般药物治疗

由于尚无资料证明药物治疗可以改变病程,对那些低危险的无症状患者可不予治疗。

(1)β 受体阻滞剂 主要作用是降低心肌收缩力,减慢心率,减轻运动时外周血管的扩张,因而可降低左心室与流出道之间的压差,增加心室容量,降低心肌耗氧量,防止心律失常、心绞痛及晕厥的发生,缓解呼吸困难,增加运动耐受量。国外用药剂量较大,国内一般剂量偏小,从理论上讲达不到完全阻断 β 受体的作用,但临床有效。该药开始服用时,心率减慢明显,适应后可逐步加量,此外认为该药应长期使用,不经过 2 年以上的治疗,很难看出有益效果。

(2)维拉帕米(异搏定)和地尔硫䓬(硫氮䓬酮) 维拉帕米属于钙通道阻滞剂,通过改变细胞膜钙离子转运发挥作用,对肥厚型心肌病的治疗机制迄今尚不完全清楚,有人认为由于该药选择性抑制心肌细胞膜的钙内流,减轻细胞内钙的过度负荷,干扰了心肌的兴奋 - 收缩偶联,减弱左心室的高动力型收缩,缓解左心室流出道动力性梗阻。维拉帕米还能减轻左心室壁心肌的僵硬度,改善舒张期顺应性。

由于维拉帕米的负性肌力作用,当患者出现严重心衰、房室传导阻滞时应避免应用。此外有报道服用维拉帕米导致呼吸困难、猝死的案例。对于休息时存在左室流出道梗阻、症状严重、婴幼儿(有引起猝死的报道)、有肺动脉高压的患者应当慎用。

2. 治疗心律失常

心源性猝死是肥厚型心肌病患者死亡的主要原因,可能源于室性心律失常。至少 30% 的患者在动态心电图上记录到室性心动过速和其他更严重的室性心律失常。比较有效的抗室性心律失常药是Ⅲ类的胺碘酮和索他洛尔。临床发现肥厚型心肌病患者预防性应用胺碘酮能明显减少室上性和室性心律失常的发生,并可使难治性房颤转为窦性心律,至少可使房颤患者的心室率减慢,而不降低左心室功能。在负荷剂量之后,维持量为 200~400 mg/d,每周服用 5~6 天。

作为猝死的二级预防,对心室颤动幸存者或有自发性持续性室性心动过速的患者,需要安装 ICD。若无条件安装 ICD，应给予胺碘酮治疗。患者如有心房颤动，每年增加脑卒中风险 1%，应积极治疗，包括抗栓、药物复律、射频消融等。予复律成功后口服胺碘酮以预防房颤复发或维持窦性心律。对于慢性房颤，β 受体阻滞剂或 / 和非二氢吡啶类钙通道阻滞剂常可有效地控制患者的心室率，极个别患者需要进行房室结消融和植入心脏起搏器。对于单纯早搏，无论房性、室性，无太大的临床意义，可观察，不急于处理。

3. 治疗慢性心力衰竭

肥厚型心肌病早期以舒张功能不全为主，β 受体阻滞剂可通过减慢心率使舒张期充盈时间延长、心肌耗氧量下降、心肌缺血减轻，并通过直接的负性肌力作用使流出道梗阻减轻，从而使患者呼吸困难、心绞痛及近似晕厥等症状缓解。应首选大剂量 β 受体阻滞剂，心得安 30～200 mg/d 或美托洛尔 50～200 mg/d 或比索洛尔 2.5～10 mg/d。

对于无严重流出道梗阻且以胸痛为主要症状的患者，维拉帕米与地尔硫䓬可作为首选药物。维拉帕米通过抑制心肌收缩而降低左室流出道压力阶差，可能通过改善心肌的弛张性而增进舒张期充盈。但重度流出道梗阻者应用非二氢吡啶类钙通道阻滞剂时要慎重，可能出现严重低血压甚至猝死。维拉帕米也可作为 β 受体阻滞剂的一种替代性选择，应用 β 受体阻滞剂无效的患者，换用维拉帕米往往有效，患者的运动耐力改善尤为明显。β 受体阻滞剂与维拉帕米联用时需要更加密切的观察，以免心力衰竭加重，对于经 β 受体阻滞剂或 / 和维拉帕米治疗后仍有心力衰竭的患者，慎用小剂量利尿剂有助于减轻肺淤血症状。

疾病晚期心脏扩张、室壁变薄，以收缩功能不全为特征。此时心力衰竭常常难以纠正，应按收缩功能不全进行治疗，给予 ACEI、利尿剂和洋地黄类药物，大多数患者最终需要心脏移植。由于这部分患者猝死的危险性很高，可以把安装 ICD 作为心脏移植前的过渡。

4. 起搏治疗

起搏治疗不仅可以改善肥厚型心肌病的缓慢性心律失常，而且可降低左心室流出道压差，改善血流动力学。对 HCM 患者行生理性双腔起搏（DDD），通过缩短房室延搁，改善心室除极的时间及空间顺序，使右心室心尖部最先激动，左心室激动延迟，从而使收缩期流出道增宽，压力梯度减小，左心室舒张末压降低，改善舒张功能。DDD 起搏治疗的适应证为：适当的药物治疗后仍有明显症状的 HCM 患者，且由于某种原因不能行外科手术或室间隔化学消融，如：高龄、合并其他疾病，或不愿行心肌切除或化学消融者。HCM 患者安装双腔起搏器后可使左心室流出道压力阶差降低 25%～40%，但起搏治疗的长期效果尚有待随访。

由于猝死是肥厚型心肌病患者最常见的死亡形式，尤其是无症状或症状轻微的年轻患者，因而 ICD 是预防肥厚型心肌病猝死最有效的措施，尤其是对具有猝死高危因素的患者。作为猝死的二级预防，有心脏骤停史或持续性室性心动过速者是公认的安装 ICD 的指征，但这些患者只占 HCM 很小的部分。作为猝死的一级预防，ICD 的安装指征尚不明确。

5. 室间隔化学消融

自从 Sigwart 1995 年最先报道经皮室间隔消融以来，得到越来越广泛的应用。据统计，从 2008 年以来，接受室间隔化学消融的 HCM 例数已经超过了同期室间隔部分切除术的手术例数。该手术最好用于有临床症状患者，且室间隔厚度超过 15 mm，左心室流出道梗阻，不能很好耐受药物治疗。

本手术系将导管送入冠状动脉左前降支的第一间隔支，注射无水乙醇，造成该支血管所供血的室间隔上部心肌梗死，使室间隔上部变薄、运动减弱，从而使左室流出道增大，收缩期压力阶差降低，左房室瓣反流减轻。并发症包括完全性房室传导阻滞（5%～10% 患者）需要安装永久性心脏起搏器、前间隔大面积梗死、需要外科手术治疗的急性左房室瓣反流等。在有经验的医疗中心，与操作有关的死亡率在 1%～3%，不比外科手术低。室间隔化学消融历史不长，远期效果如何，尚无定论，尤其是消融留下永久性疤痕，远期是否增加心律失常并发症是临床医生所担忧的问题。

6. 手术治疗

40多年来，欧美国家随访证明，梗阻性肥厚型心肌病可以通过手术切除肥厚的室间隔，加宽左室流出道，减少左室流出道压力差，改善症状及预后，成为肥厚梗阻型心肌病治疗的金标准。手术患者的长期死亡率显著低于有流出道梗阻而未行手术的患者，而与非梗阻性心肌病患者的死亡率相似。手术指征包括：左心室流出道压力差（休息或激发）大于 50 mmHg；室间隔厚度超过 18 mm；无症状患者只有休息压力差超过 75 mmHg 时才考虑手术。

7. 药物进展

动物实验数据显示，HMG-CoA 还原酶抑制剂（他汀类药物）在抑制 HCM 的进程，减轻临床表现方面可能有些有益的效果。多项机制参与了他汀减轻心肌肥厚和纤维化，包括阻断 RhoA 和 Rac1 的 geranylgeranylation，这是心肌肥厚反应的基本调节因子。但对于阿托伐他汀治疗 HCM 的一项预研究表明其对逆转心肌肥厚方面无明显效应。

阻断血管紧张素Ⅱ和盐皮质激素受体（氯沙坦和醛固酮），对 HCM 动物模型有益。预期临床实验也表明氯沙坦能逆转心肌肥厚，改善舒张功能。但 ANGⅡ受体拮抗剂并不是 HCM 推荐用药，尤其是伴有左心室流出道梗阻的病例，对于 HCM 的综合疗效如何，值得进行更加深入全面的研究。另一个值得一提的药物是 N-乙酰半胱氨酸，在转基因兔 HCM 动物实验中，发现 N-乙酰半胱氨酸明显逆转心肌肥厚和纤维化，并防止心脏收缩功能进行性恶化。

【预后】

肥厚型心肌病的临床表现及预后极富多样性，该疾病的年死亡率约为1%，这些客观的数据使人们能够更为理智地看待该疾病的临床过程。低危患者不需要药物治疗，在运动及工作方面没有严格的限制。目前还没有直接证据支持对于无症状、肥厚较轻的患者给予预防性的治疗会改善预后。部分患者症状严重，甚至在年轻时就发生猝死，但更多的患者症状轻微甚至无症状，预期寿命同常人相似。本病进展缓慢，起始多年可无症状，猝死可发生于病程的任何阶段，尤其是对肌钙蛋白 T 表达缺陷的家系，预防性地植入 ICD 可以预防猝死。因此对这样的高危患者，基因筛查就变得很重要。

（王 江 祝善俊 张开滋 徐丽英）

二、扩张型心肌病

【同义名】

充血型心肌病、充血性心肌病。

【概述】

扩张型心肌病（dilated cardiomyopathy，DCM）是指无引起整体收缩功能障碍的异常负荷因素（高血压、瓣膜病）或冠脉疾病而发生的左室扩张合并左室收缩功能障碍性疾病，伴或不伴右室扩张和功能障碍。DCM 是导致心力衰竭的常见病因，表现为左侧或双侧心腔扩大，心室收缩功能减低。以心脏扩大、心力衰竭、心律失常和血栓栓塞为基本特征，虽然各年龄组均有发病，但以中青年为多见。该病起病隐匿，进展迅速，病死率高，心力衰竭的临床诊断一旦确定，其5年存活率低于30%。

【溯源与发展】

1961 年由 Battersby 和 Glenner 首次报道；1961—1964 年 Goodwin 将原发性心肌病分为四型，其中充血性心肌病位列其内；1968 年 WHO 采纳了他的分型方案；1980 年 WHO/ISFC 工作组对心肌病分类进行修改，将充血型心肌病修改为扩张型心肌病，以至沿用迄今。至 2006 年 AHA 和 2008 年 ESC 新定义和分类都使用该命名。

【流行病学】

在此期间国内外病例报道逐渐增多，陆续出现了家庭聚集现象的 FDCM，Schignchi 观察到扩张型心肌病患儿中 30% 有家族遗传倾向；东京及大阪报道的扩张型心肌病家族同缘率为 4.3%。

1982 年和 1985 年最先报道 FDCM 发生率占 2% 和 6.5%。1982 年研究 FDCM 发生率占 22%。1988 年一项小型的前瞻性的以超声心动图为基础的研究提示其发生率高达 33%。1992 年，有研究对 59 例 DCM 患者的 315 位亲属进行了超声心动图检查，且超过 40 岁的成年人接受了冠脉造影检查以排除冠心病，结果发现 18 位一级亲属患有 DCM，其中 12 例无任何临床症状，FDCM 发生率为 20.3%。近年来的研究大多报道 FDCM 发生率在20%~50%，真正的比例可能会更高。

截至2006年，据郭航远报道国内FDCM累及有20个家系115例发病家族中最多累及5代成员，这些家系呈现出不同的遗传方式，表明其发病不仅与环境因素有关，更存在着显著的遗传学基础，即遗传异质性问题。国内进行FDCM的流行病学研究不多，据徐军等报道为8.8%，明显低于国外，这可能与调查方法有关，采用的是横断面而非纵向性调查，又缺乏长期随访；有些研究未能充分应用超声心电图作为家系调查的筛选工具，以至漏掉了一些临床症状轻的家族成员。大力开展流行病学调查是今后应加强的重要工作之一。

【遗传学特点】

20世纪80年代以前，认为只有1%~2%的DCM病例有家族倾向，仅有散在的家族性病例报道，但随着对该病的系统性研究以及诊断手段的进步，发现越来越多的DCM患者有遗传学基础，呈现家族聚集趋势，这部分患者也称为"家族性扩张型心肌病"（familial dilated cardiomyopathy, FDCM）。

FDCM是由于特定的基因突变导致其编码的心肌细胞蛋白分子异常，并最终导致心脏结构和功能损害。FDCM患者发病年龄不一，早期可表现正常，但到20岁或30岁时呈现进行性的心室扩张和收缩功能障碍。到目前为止，在扩张型心肌病的家系中采用候选基因筛选和连锁分析策略已经锁定了至少26个染色体位点突变与该病相关，并已经从中成功鉴定出22个致病基因，这些基因大多是编码细胞骨架和/或收缩成份的蛋白，包括肌营养不良蛋白、心肌肌动蛋白、结蛋白、核纤层蛋白及血管紧张素转换酶等。近年来的研究发现编码细胞核骨架和离子通道蛋白的基因突变也是导致FDCM的"元凶"。FDCM相关的基因突变主要影响心肌细胞的能量产生、能量传输、机械收缩和信号转导。

1. 遗传方式

（1）常染色体显性遗传 常染色体显性遗传在FDCM发病中占56%~90%，由于致病基因外显率不同，使临床表现复杂而多样。到目前为止已经发现超过16个常染色体基因突变可导致FDCM（分别位于染色体1q32、2q31、2q35、4q12、5q33、9q13-22、10q21-23等位点），归类为不伴传导系统障碍的FDCM和伴传导系统障碍的FDCM。后者常见于核纤层蛋白A/C（Lamin A/C, *LMNA*）基因突变，有报道*LMNA*基因突变占FDCM患者的5%~10%。家系调查表明，人类的*LMNA*基因突变患者首先表现为心房和心室电活动进行性延迟，进而出现传导系统疾病（房室传导阻滞或窦房结功能障碍）、心室扩大、心力衰竭或猝死，也有少数患者以猝死为首发症状。

常染色体显性遗传的基因突变还包括编码肌小节收缩蛋白的基因，包括α-肌动蛋白、α-原肌球蛋白、肌钙蛋白T、肌钙蛋白I、肌钙蛋白C，以及α、β-肌球蛋白重链等，而这些基因突变还与家族性肥厚型心肌病有关。目前研究较多的有：①编码肌动蛋白的*ACTC*基因：肌动蛋白在心肌细胞内具有双重作用，不仅是肌小节的重要组成成分，同时也与其他细胞骨架蛋白连接，将产生的收缩力传递至细胞外基质。*ACTC*基因突变是很常见的FDCM的病因。②编码肌球蛋白的基因：Villard等报道了7个肌球蛋白的突变位点。其中有3个位于肌球蛋白的S1区域，4个位于尾部，头部的突变可能会影响肌动蛋白-肌球蛋白的相互作用，从而导致收缩功能障碍。在尾部发生的突变，发生在高度保守区域，该突变可能导致肌球蛋白分子结构改变（图10-2-2A）。在7个突变位点中，Thr412Asn和Arg1634Cys为散发的突变。而Ile201Thr、Ala550Val和Glu1426Lys为家族性突变，所有的受累成员都携带有该突变。Thr1019Asn突变在很多家系中被发现，可出现不同程度临床表现，有的家族成员是健康携带者。Kamisago等报道肌球蛋白的Ser532Pro和Phe764Leu突变与DCM相关，该突变可直接影响肌动蛋白-肌球蛋白的相互作用，改变肌球蛋白的螺旋结构，使肌动蛋白与肌球蛋白结合的立体结构遭到破坏，使肌原纤维的机械收缩出现障碍。Daehmlow等报道*MYH7*基因突变可导致肌球蛋白ATP结合位点附近的电荷改变，并影响肌动蛋白-肌球蛋白结合，降低收缩功能。尽管*MHY7*基因突变位点越来越多地被发现与DCM有关，但目前这些基因突变的功能很多还仅限于动物模型，在人体的研究还有待于进一步深入。③编码桥粒蛋白的DES基因：桥粒蛋白是一种细胞骨架蛋白，见于Z线和肌肉的闰盘，形成肌肉特有的肌细纤维，连接 Z 线、肌原纤维并附着于肌纤维膜，防止肌原纤维节在收缩时滑动。该基因位于染色体 2q35，其突变使心肌细胞收缩力和信号传导异常，与肌动蛋白基因突变相似。

（2）性连锁（X-linked） 性连锁遗传在 FDCM 发病占 10%。1987 年首次报道性联锁的 DCM，主要发生于年轻男性，20 岁左右开始发病，病情进展迅速，很快出现难治性心衰而死亡。女性多数为致病基因携带者，少数发病，症状出现较晚且病情进展缓慢。此类患者可出现血清磷酸肌酶升高、肌无力、肌萎缩以及骨骼肌活检发现典型肌营养不良表现。目前研究发现此种临床表型与细胞骨架蛋白基因缺陷有关，Towbin 等鉴定出本病是由于抗肌萎缩蛋白基因（dystrophin）突变，该基因位于 X 染色体 p21 的位置，该基因外显子 9 中第 1 043 位核苷酸突变，使高度保守的第 279 位氨基酸错义，改变了蛋白质的二级结构，导致扩张型心肌病。抗肌萎缩蛋白是一种细胞骨架蛋白，可发挥多种生物学效应，不仅为心肌细胞提供结构支撑，还参与细胞内信号传导，在连接肌小节的收缩装置与肌纤维膜和细胞外基质中起重要作用。研究发现抗肌萎缩蛋白基因突变还与 Duchenne 和 Becker 肌营养不良症有关。新近有报道 X 连锁致死性婴幼儿扩张型心肌病的致病基因位于 Xq28，可能与 Barth syndrome 是等位基因。

（3）常染色体隐性遗传 常染色体隐性遗传在 FDCM 发病占 16%，仅在一些小于 10 岁的儿童患者中可见。常见的有心肌肌钙蛋白 i 基因突变和心脏肌动蛋白 TNNI3 基因突变。

（4）线粒体 DNA/RNA 突变 线粒体 DNA/RNA 易于发生突变，且缺少突变后的修复系统，有病例报道线粒体 DNA/RNA 突变可导致扩张型心肌病。线粒体 DNA 突变所致呼吸链复合物 I 和 IV 缺陷，从而导致婴幼儿家族性扩张型心肌病。患儿骨骼肌中的细胞色素仅为正常人的 5%~25%，血浆和肌肉中的乳酸积聚、肉毒碱异常，但可以不表现肌肉的症状。Van Hove 等报道一名 6 周大的婴儿出现肌无力，并迅速恶化为严重的 DCM，伴房性和室性心律失常及肺动脉高压，该患儿仅存活了 3 个月。生化指标分析显示，线粒体呼吸链酶复合物 I 和 IV 表达缺失，且线粒体 tRNA 谷氨酸基因的 T14709C 基因位点突变。

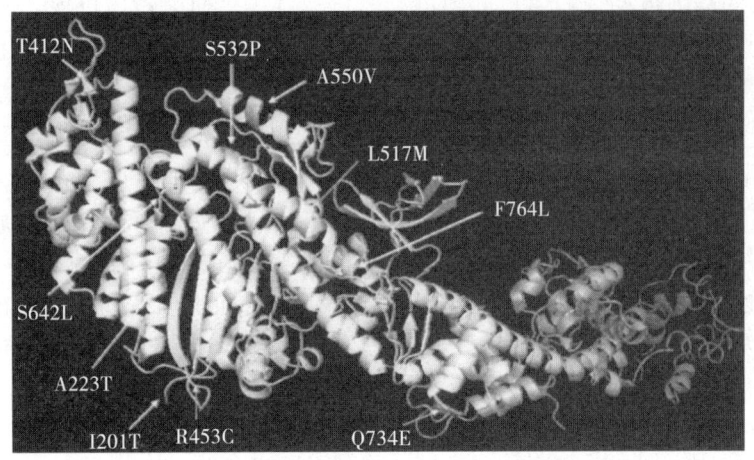

图 10-2-2A 肌球蛋白 -S1 区域的晶体结构的丝带图
显示 DCM 突变的相关部位（在肌球蛋白头部）

2. 遗传咨询

由于 DCM 明显的遗传特性，因此 DCM 患者的家庭成员特别是一级亲属，均应进行 DCM 的筛查，包括仔细的物理检查、血清肌酸激酶检测、心电图和超声心动图检查。DCM 患者的家系筛查是一项庞杂的工作，绘制三代家谱（包括同胞、孩子和父辈、祖父辈、姑妈和叔父、侄子和外甥）非常费时费力，而且有些患者发病较晚，其长辈已故，故无法描绘完整的家系图。

当一个家系的致病基因已经明确时，其亲属应当进行分子学检测以确定这一致病基因突变是否存在。非携带者发生 FDCM 的风险很低。

FDCM致病基因不完全外显，其外显率将随着年龄增加而升高，因此无症状的基因突变携带者发生FDCM的风险将会逐年升高，需定期随访超声心动图。在同一个家系内，DCM可能表现为从轻微症状和/或轻微心律失常到猝死或严重心衰。有研究报道某家系中无症状，超声心动图正常的亲属，随访3年后27%的亲属出现DCM表现。这样的病例如果早期发现，可以及早应用ACEI和β受体阻滞剂，延缓疾病进展。

目前，FDCM的遗传学检测并没有得到普遍广泛的应用，分析有以下三个原因：第一，参与FDCM的基因数量多，突变位点多，广泛全面的基因检测比较困难；第二，对FDCM的致病基因突变的认识不够全面，相信仍然有相当数量的致病基因突变未被识别；第三，扩张型心肌病是一种高度遗传异质性的心肌疾病，受基因外显率和环境因素等的影响。临床上基因突变携带者的临床表现非常多样、非常复杂。不同基因产生的突变以及同一基因的不同突变都可能引起扩张型心肌病，并伴随不同的临床表型。目前最具有挑战性的课题是建立DCM与特定基因突变的因果关系。随着对DCM家系遗传学分子机制研究的深入，将会有越来越多的突变基因被发现。但目前国内DCM家系报道的数量和规模均较小，缺乏家系随访资料，遗传学机制的报道不够深入。今后应加强家族性DCM的研究工作，总结临床特点，深入探求遗传学规律，以提高早期诊治水平。

【发病机制】

DCM的病因是多因素、综合性的，其发病机制尚不十分清楚，目前已知的发病机制包括自身免疫反应、病毒持续感染、遗传因素等。

1. 免疫机制

DCM的自身免疫异常可以直接损伤心肌，导致心肌继发性改变以及体内各种细胞因子和激素的改变，启动心室重塑，引起心脏形态和功能的变化。抗心肌自身抗体在DCM的发病中发挥重要作用，包括线粒体ADP/ATP转运蛋白抗体、$β_1$受体抗体和M_2受体抗体、肌球蛋白抗体等。

（1）心肌线粒体ADP/ATP转运蛋白（ANT）抗体　ANT是线粒体内膜上的一种蛋白质，对心肌细胞的能量代谢至关重要。由于ANT与病原体蛋白存在相同的抗原决定簇，病毒感染导致线粒体隔离抗原释放或引起心肌抗原性质的改变，因此ANT可成为DCM患者体内的自身抗原。DCM患者心肌线粒体抗ANT抗体的检出率约为31%，抗ANT抗体结合于线粒体膜面，抑制心肌ADP/ATP转运，导致心肌细胞能量供给与需求的平衡失调，使心肌能量匮乏，损伤心肌功能。

（2）$β_1$受体抗体和M_2受体抗体　有报道$β_1$受体抗体在DCM患者体内的阳性检出率约30%，M_2受体抗体阳性检出率约39%。它们引起心肌损害的机制是：$β_1$受体抗体能激活受体的钙通道，引起细胞钙超载。M_2受体抗体具有拟胆碱样作用，可降低由异丙肾上腺素引起的心肌环磷酸腺苷浓度的增加，减弱心肌收缩力，减慢心率。$β_1$受体抗体和M_2受体抗体不仅阻断受体与特异性抗体的结合，而且对受体有激动剂样效应，从而干扰受体的正常调节功能。

（3）肌球蛋白抗体　肌球蛋白是心肌的结构蛋白，异常情况下它可作为自身抗原，刺激机体产生自身免疫反应，产生肌球蛋白抗体，介导心肌免疫损伤。

随着研究的不断深入，越来越多的心肌自身抗体被发现，如抗热休克蛋白抗体、抗心肌细胞膜抗体、抗肌凝蛋白抗体、抗心肌肌纤维膜抗体、抗线粒体M_7抗体等，使自身免疫反应在DCM发病机制中的地位更显突出。

2. 病毒性心肌炎与DCM的关系

DCM的发病与病毒感染关系密切，如肠道病毒、肝炎病毒、疱疹病毒、腺病毒和艾滋病病毒感染均可导致的DCM发生。DCM中约20%是由病毒性心肌炎演变而成，可能是病毒持续感染的结果。据报道急性病毒性心肌炎患者经长期随访，有6%~48%可转变为DCM。临床诊断DCM的患者，心内膜心肌活检发现存在心肌炎者不少，据Counell等报道1 999例DCM患者中，心肌炎的检出率为1%~67%，平均18.8%。

3. 多种因素综合作用

营养代谢障碍如5-羟色胺摄入过多，氧化代谢缺陷和蛋白质异常，钾、镁离子缺乏均与DCM发病有关。DCM患者心肌能量代谢障碍，特别是某些代谢酶异常。某些化学物质及抗癌药能与细胞核及线粒体的去氧核糖核酸（DNA）结合抑制酶系统，使心肌细胞的生活力及增生能力减退，引起进行性心肌损伤，再加上某些诱发因素如劳累、感染、毒素、酒精中毒等，最终导致 DCM。

【病理及病理生理】

DCM 的心脏扩大为普遍性，即各房室腔均扩张，二尖瓣和三尖瓣瓣环增大，偶尔有瓣叶边缘增厚（图 10-2-2B）。因心肌及心内膜都有纤维化，故心脏外观呈苍白色，心室壁扩张、肥厚（图 10-2-2C）心腔内可有附壁血栓。光镜下，心肌纤维常明显增粗、变性、坏死及纤维化。电镜下，心肌细胞内肌原纤维含量减少，线粒体肿胀，嵴断裂或消失，肌浆网扩张，糖原增多。组织化学检查，琥珀酸脱氢酶、磷酸酯酶和糖原不同程度减少，钙依赖性 ATP 酶、马来酸脱氢酶、谷氨酸脱氢酶和 5-核苷酸酶减少，LDH 和 LDH5 升高，可能与血流动力学失代偿有关。

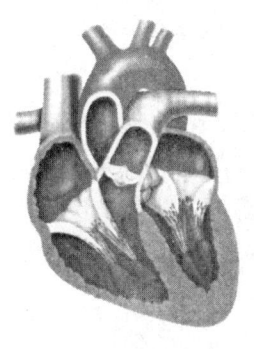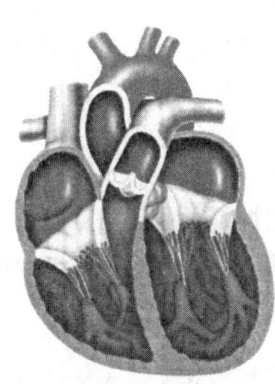

图 10-2-2B　正常心脏与扩张型心肌病的解剖图

左图示正常心脏；右图示心脏呈球形扩张，心室壁变薄

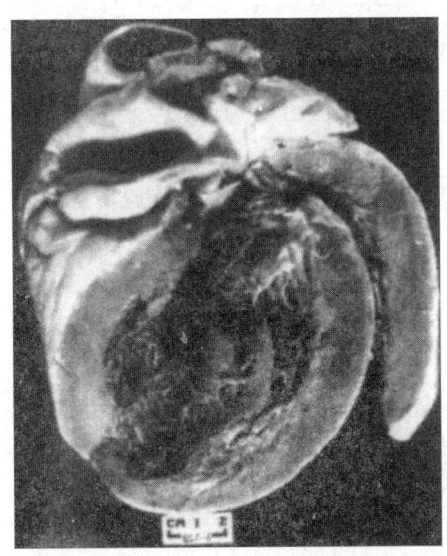

图 10-2-2C　扩张型心肌病病理

图示心室壁扩张、肥厚（引自黄光照图）

DCM 患者因心肌病变，使心脏收缩功能障碍，心排血量减少，心脏残余血量增多，左室舒张末压升高，心腔被动扩张，房室瓣环周径增大引起房室瓣关闭不全并产生相应的收缩期杂音。历久，左心房、肺动脉压力相继升高，继而出现右心衰。心室腔扩大，室壁内张力增加，氧耗增多，心肌肥厚，心动过速导致心肌相对缺血，而心肌摄取氧的能力已经达到极限，可产生心绞痛。心肌病变累及起搏和传导系统时可引起各种心律失常。DCM 发展到慢性心力衰竭阶段，神经内分泌过度激活，包括交感神经系统（SNS）、肾素-血管紧张素系统（RAS）和加压素，加速心衰恶化，尽管心房肽亦有激活，但不足以抵消 SNS 和 RAS 的负面作用。神经内分泌系统激活是导致心肌重构和心力衰竭进行性加重的重要原因。

【临床表现】

本病为原发性心肌病中最常见的类型。通常起病缓慢，可在任何年龄发病，但以 30～50 岁为多见。Brandenburg 将 DCM 的病程分为三个阶段：第一阶段为无症状阶段，体检可以正常，X 线检查心脏可以轻度增大，心电图有非特异性改变，超声心动图测量左室内径为 50～65mm，EF 在 0.4～0.5，有时可闻及第四心音，由于此阶段患者无明显自觉症状而常被漏诊。第二阶段主要以极度疲劳、乏力、气促、心悸为主要临床表现，听诊常闻及第三心音、第四心音，也可出现二尖瓣反流性杂音，超声心动图测得左室舒张内径为 65～75mm，EF 降低，一般在 0.2～0.4。第三阶段为病情晚期，有肝脏肿大、水肿、腹水等慢性心力衰竭表现。病程长短不一，有的相对稳定，但可反复出现心衰达数年至十数年之久，也可能心衰进行性加重，短期内死亡。患者可出现心律失常，部分患者有体循环栓塞或肺栓塞。本病在第一阶段常被漏诊，临床医师需要提高对本病的认识，在排除其他病因所致的心脏增大后，应想到本病的可能。待进展到病情晚期，典型症状出现时，诊断虽不困难，但治疗效果及预后常令人失望。

2001 年欧洲心血管病学会提出的扩张型心肌病猝死危险分层建议，见表 10-2-2A。

表 10-2-2A　欧洲心血管病学会心肌病危险分层（2001 年）

指标	危险度	证据级别
心脏骤停或室颤史	I	B
持续性室速	I	B
晕厥	Ⅲa	B
左室射血分数	Ⅱb	B
非持续性室速	Ⅱb	B
程度刺激诱发率	Ⅲ	B

【辅助检查】

（1）化验室检查　常有血沉加速，肝淤血可引起转氨酶、球蛋白异常，可有血清心肌酶水平升高。

（2）心电图　心电图检查大多不正常，以心肌肥大、心肌损害和心律失常为主。左心室肥大多见，常合并心肌劳损，晚期常有右心室肥大；也可有左或右心房肥大。心肌损害常见，以 ST 段压低、T 波平坦或双相或倒置为主要表现，有时 T 波呈缺血型改变。少数患者可有病理性 Q 波，类似心肌梗死，其部位多在前间隔（V_1、V_2 导联），可能为间隔纤维化的结果，其出现 Q 波的导联与冠脉解剖分布无相应关系。心室内传导阻滞常见，左、右束支或左束支分支的传导阻滞都可出现（图 10-2-2D）。心律失常常见，疾病后期更为严重，以异位心律和传导阻滞为主。异位心律可来自心房、房室交接处或心室，由早搏逐步演变为心动过速，以至扑动或颤动。亦可有窦房结病变、房室交接性逸搏或逸搏心律。一度至三度房室传导阻滞均可发生。

（3）动态心电图　大多数患者出现不同程度的心律失常，如多源性室性期前收缩，频发成对室性期前收缩或短阵室性心动过速，有持续性室速患者并有心室晚电位阳性者，猝死的危险性高。

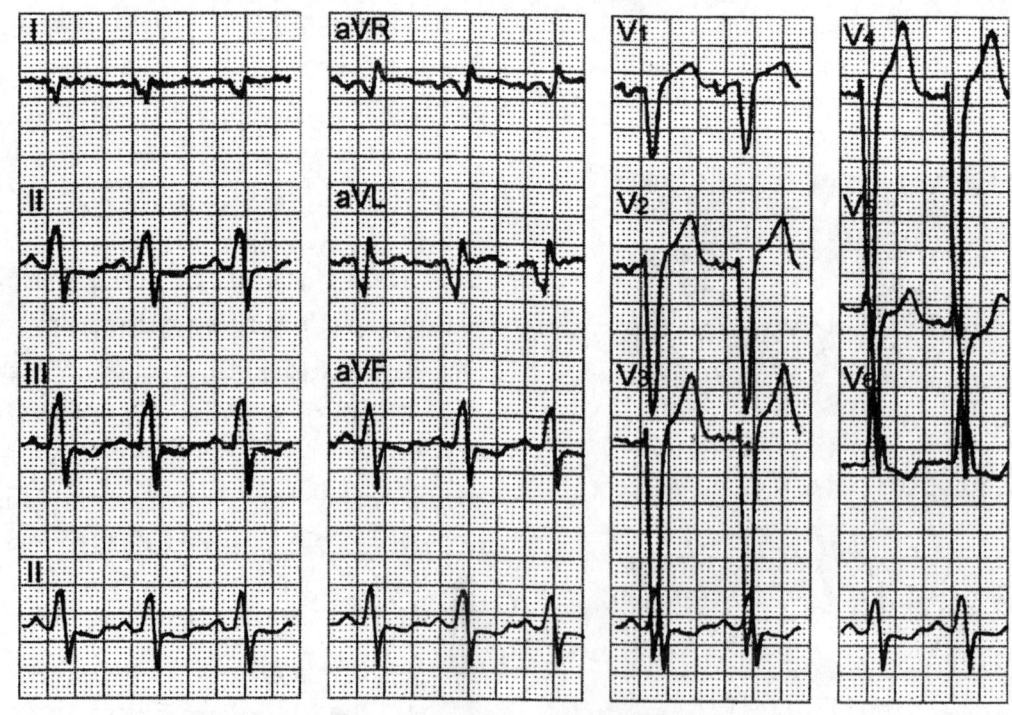

图 10-2-2D　扩张型心肌病心电图

心电图示窦性心律，心电轴右偏，左房肥大，完全性左束支传导阻滞

（4）X线检查 各房室腔显著增大，心胸比率大于0.6，心脏搏动减弱，可有心包积液。

（5）超声心动图 超声心动图是诊断扩张型心肌病最简便、快捷的无创方法。通常经胸骨旁左心室长轴、短轴和心尖四腔心等切面检查，可显示心脏扩大（全心增大或以左心房、左心室增大为主）。左心室呈球形扩大，即左心室长径和短径均增大，但短径增加更明显，短径常超过长径的1/2。左心室容量明显增加，表现为左心室舒张末期和收缩末期容积增加。左心室收缩功能严重不全，左室射血分数（LVEF）≤ 40%，室壁运动普遍减低。由于左、右心室增大，致使房室瓣环增大，引起相对性二、三尖瓣关闭不全，彩色多普勒血流显像示左、右心房内可见二、三尖瓣反流束（图10-2-2E）。超声可检出心腔内附壁血栓，当发生心房颤动时更容易出现，这些血栓脱落可导致肺栓塞和体循环栓塞。

超声心动图有时难以鉴别扩张型心肌病和缺血性心肌病，当观察到室壁节段运动异常及主动脉内径增宽时提示缺血性心肌病可能性大。有条件时可与核素心肌显像及冠脉造影相结合，有助于提高DCM诊断的敏感性和特异性。

（6）核素心肌显像 DCM核素心肌显像可见心脏扩大，室壁运动均匀性减弱，整体射血分数及各节段局部射血分数均下降。而缺血性心肌病显像则见多节段性花斑状改变或节段性减低。

（7）冠状动脉造影及心导管检查 冠状动脉造影多正常。心导管检查示左室舒张末压、左房压及肺毛细血管楔压均升高，每搏输出量减少，射血分数降低。左心室造影见左心室腔扩大，室壁运动普遍减弱。

（8）心内膜心肌活检（EMB） 目前认为，由于DCM的心肌组织病理缺乏特异性，因此心内膜心肌活检对DCM的诊断价值有限，但EMB有助于与特异性（继发性）心肌病和心肌炎鉴别。最近，有学者应用图像分析技术对DCM心肌活检标本的病理特点进行形态识别与分析，认为心肌细胞肥大、细胞核形态异常、胞浆疏松、心肌间质纤维化、心肌细胞排列紊乱及平滑肌细胞增生等指标对DCM的病理诊断具有重要价值。但EMB属有创性检查，至今尚未找到可用于明确DCM诊断或探究其病因的免疫组化、形态和生物学指标，因而EMB应用于临床受到限制，目前难以推广。

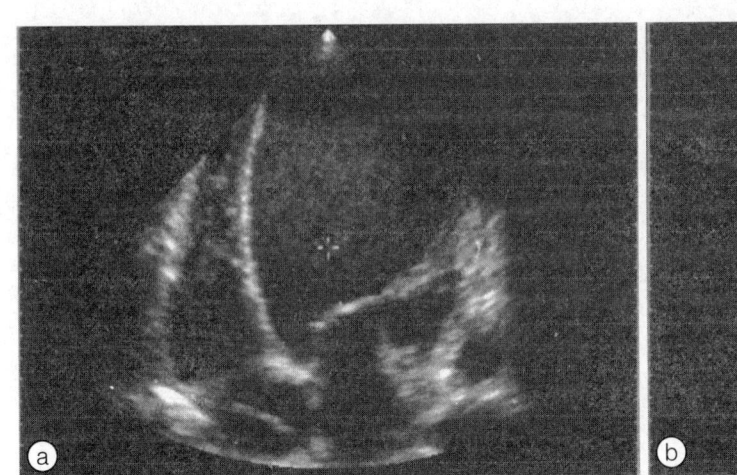 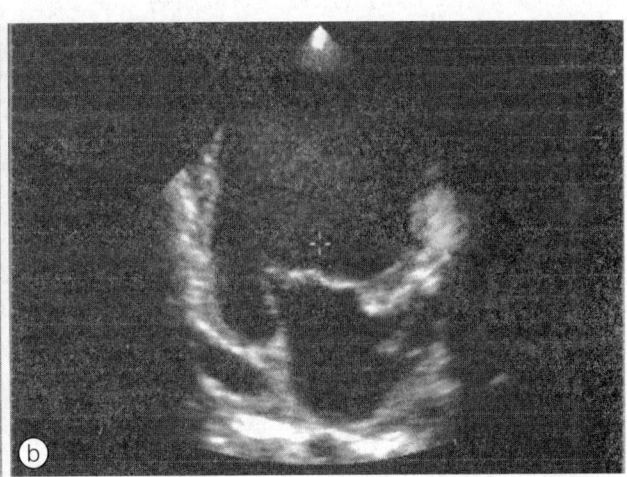

图10-2-2E 扩张型心肌病超声心动图

左心室长轴切面、四腔断面示左心室呈球形扩张，左室壁厚与较扩大心腔相对变薄。收缩期可见二、三尖瓣反流。室壁运动普遍减低。LVEF明显减低，左心室收缩功能不全

【诊断】

DCM采用排除性诊断。诊断参考标准如下：①临床表现为心脏扩大、心室收缩功能降低伴或不伴有慢性心力衰竭和心律失常，可发生栓塞和猝死等并发症；②超声心动图示全心扩大，尤以左心室扩大为显著，左心室多呈球型扩张；③超声心动图检测室壁运动弥漫性减弱，左室射血分数降低（缩短分数小于25%和/或射血分数小于45%）；④必须排除其他疾病引起的心脏扩大和心功能减退，方可做出本病的诊断。

2005年WHO/ISFCA对FDCM的诊断标准：①家族中有两个或以上亲属有明确的DCM病史；或②DCM的亲属在35岁之前发生猝死。FDCM的家族成员可以分为受累、未受累和不确定三类。受累个体的诊断标准：左心室收缩功能不全（缩短分数小于25%和/或射血分数小于45%）和左心室扩张。未受累是指心脏正常或已经明确其他原因的心肌病。不确定的诊断标准是以下一至两个次要标准：①未知原因的室上性心律失常，或发作频率较高的（超过1 000个/24 h）室性心律失常或阵发性室性心动过速，发病年龄在50岁之前；②左心室扩张（超过正常112%）；③左心室功能下降（射血分数小于50%或缩短分数小于28%）；④不能解释的心脏传导系统疾病（Ⅱ度或Ⅲ度房室传导阻滞，完全性左束支传导阻滞或窦房结功能异常）；⑤50岁之前发作不能解释的猝死或心脏停搏；⑥节段性室壁运动异常（超过一个节段），无缺血性心肌病和室内传导异常。

DCM的排除标准：①血压持续超过160/110 mmHg；②冠状动脉主支血管狭窄超过50%；③饮酒超过100 g/d；④持续性的高频率的室上性心律失常；⑤全身系统性疾病；⑥心包疾病；⑦先天性心脏病；⑧心肌炎；⑨肺部疾病。

由于DCM缺乏特异性症状、体征和辅助检查手段，尤其是DCM早期临床表现隐匿，症状很不典型，并且需要排除其他类型的心肌病，以致临床上早期诊断比较困难。当患者出现明显临床症状时，病程通常已经进展到中晚期，使治疗难度加大。随着越来越多的DCM的致病基因和突变被发现，基因芯片技术快速发展，可以通过基因筛查的方法检测家系成员或可疑患者是否为基因突变携带者，以及早发现携带者并判断其可能的恶性程度，从而采取有效的治疗手段以及风险规避措施，这对于提高患者的生活质量以及延长寿命都具有重要的意义。

【鉴别诊断】

DCM需与以下几种心脏病鉴别：

（1）心脏瓣膜病　DCM可有二尖瓣或三尖瓣关闭不全的杂音，易与心脏瓣膜病混淆。前者心脏杂音在心力衰竭时较响，心衰控制后，杂音减轻或消失；而后者在心衰控制后，杂音反而明显，且常伴二尖瓣狭窄和/或主动脉瓣杂音。心脏瓣膜病的超声心动图显示瓣膜有明显病理性改变，而DCM可见房室环明显扩张，瓣膜大多正常。

（2）心包积液　大量心包积液时，心脏外形扩大，和普大型的DCM相似。DCM的心尖搏动向左下移位，与心浊音界外缘一致，常可闻及二尖瓣或三尖瓣关闭不全的收缩期杂音。心包积液时左心外缘叩诊为实音，心尖搏动消失，心音遥远，且在左心缘实音界的内侧听到。超声心动图可清晰见到心包积液区并可判断积液量多少，作出明确诊断。必须注意到心肌病时也可有少量心包积液，其量甚少，既不足以引起心脏压塞，也不致于影响心脏功能。并具大心腔二尖瓣小开口的特征。

（3）缺血性心肌病　中年以上患者，若有心脏扩大、心律失常和心力衰竭而无其他原因者必须考虑缺血性心肌病。患者多有高血压、高血脂或糖尿病等易患因素，室壁活动呈节段性异常者有利于诊断缺血性心肌病。缺血性心肌病患者，心肌有多发性小梗死灶或因慢性缺血形成广泛的纤维化，心脏各腔室都扩大，有时难与DCM鉴别。下列几点有助于鉴别诊断：①DCM患者年龄较轻，无心绞痛的典型症状；②缺血性心肌病患者心电图多有与冠状动脉供血部位相一致的异常Q波及ST-T改变，而DCM的ST-T改变广泛，即使出现Q波也多不典型，且与冠状动脉供血分布无明显关联；③超声心动图：缺血性心肌病多以左心室受累为主，坏死的心肌无收缩功能或出现反常运动，呈节段性分布。DCM则各房室均见扩大，心肌运动普遍减弱；④选择性冠状动脉造影，可排除或肯定缺血性心肌病的诊断。

（4）继发性心肌病　全身性疾病如系统性红斑狼疮、硬皮病、淀粉样变性、糖原累积症、神经肌肉疾病等都有其原发病的表现可资区别。较重要的是与心肌炎的鉴别。急性心肌炎常发生于病毒感染的当时或不久以后，鉴别不太困难。慢性心肌炎若无明确的急性心肌炎病史则与心肌病难以区分，实际上不少扩张型心肌病是从慢性心肌炎发展而来，即所谓"心肌炎后心肌病"。

【治疗与预后】

DCM的病因及发病机制尚不清楚，故缺乏针对性强的特效治疗，也无法建立一级预防。当DCM发展到失代偿期，治疗方案与慢性心力衰竭相同。必须强调早期诊断、早期治疗、长期抗心衰治疗，有利改善预后。

1. 一般治疗

（1）控制感染　上呼吸道感染是DCM诱发心衰的常见原因，特别在易感季节（冬春季）。及时应用抗生素，酌情使用转移因子、丙种球蛋白，以提高机体免疫力，预防呼吸道感染。

（2）切断自身免疫反应　是否用肾上腺皮质激素治疗目前仍有争议。有人主张在DCM的早期，即只有心肌炎症状时，如低热、血沉加快、血清抗核抗体阳性等，就给予肾上腺皮质激素治疗，认为可阻断其免疫反应。但持相反意见者，认为激素治疗对远期预后无影响，且抑制机体免疫功能，易发生继发性感染，给患者带来新的威胁，故应持慎重态度。

（3）休息　休息甚为重要，可减轻心脏负荷，使心率减慢、舒张期延长，有利于静脉回流，增加冠脉供血，增强心肌收缩力，改善心脏功能。休息可使轻度心力衰竭得到缓解，重度心力衰竭症状减轻。但并不主张长期卧床，患者症状改善后应鼓励其进行小量活动，以防止静脉血栓和肌肉萎缩。

2. 治疗慢性心力衰竭

DCM的心衰多属难治性心衰，在药物治疗方面完全遵照慢性心力衰竭的规范化药物治疗方案。

（1）β受体阻滞剂（β-blocker）　由于β受体阻滞剂对心肌收缩功能存在抑制作用，故多年来，DCM患者应用β受体阻滞剂一直存在争议。然而，1975年瑞典学者首先将β受体阻滞剂用于DCM伴心动过速和心力衰竭患者，结果发现患者活动能力得到改善。到目前为止，已有20个以上的随机对照试验，超过10 000例慢性心衰患者应用β受体阻滞剂治疗，结果均显示长期服用β受体阻滞剂能改善左室功能、降低死亡率和住院率。具有代表性的有针对美托洛尔的MERIT-HF试验、针对比索洛尔的CIBIS Ⅱ、CIBIS Ⅲ试验、针对卡维地洛的COPERNICUS试验、针对布新洛尔的BEST试验等。目前临床上主要应用的β受体阻滞剂有选择性β$_1$受体阻滞剂如美托洛尔（metaprolol）和比索洛尔（bisoprolol），兼有β$_1$、β$_2$和α$_1$受体阻滞作用的制剂如卡维地洛（carvedilol）和布新洛尔（bucindolol）等。

β受体阻滞剂治疗心衰的机制：①降低周围循环阻力，减轻心脏的后负荷；②减慢心率；③减少去甲肾上腺素的过度刺激，有利于减轻心肌肥厚，有可能延缓心肌细胞的坏死和凋亡；④改善舒张功能；⑤减少心律失常的发生；⑥卡维地洛能改善衰竭心肌的能量代谢。

所有NYHA心功能Ⅱ、Ⅲ级患者病情稳定，LVEF<40%者，应尽早应用β受体阻滞剂，除非有禁忌或不能耐受。不稳定心衰或NYHA心功能Ⅳ级的慢性心衰患者一般不应用β受体阻滞剂，当患者病情已稳定、无液体潴留时，可考虑在专科医师指导下应用。β受体阻滞剂是作用强大的负性肌力药，治疗初期对心功能有抑制作用，长期治疗（3个月以上）则能改善心功能，增加LVEF。β受体阻滞剂只适用于慢性心力衰竭的长期治疗，绝对不能作为"抢救"治疗应用于急性失代偿性心力衰竭。支气管痉挛性疾病、心动过缓（心率<60次/min）、二度及二度以上房室传导阻滞（除非已安装心脏起搏器）均不能应用。

β受体阻滞剂需注意从极低剂量开始，如美托洛尔缓释片12.5 mg每天1次，比索洛尔1.25 mg每天1次，卡维地洛3.125 mg每天2次。如患者能耐受前一剂量，可每隔2~4周将剂量加倍，达最大耐受量或目标剂量后长期维持。治疗到达靶剂量或最大耐受量后应避免突然撤药，以防引起病情恶化。常用β受体阻滞剂的起始剂量、增加量和靶剂量见表10-2-2B。

表 10-2-2B 常用 β 受体阻滞剂的起始剂量、增加量和靶剂量

β 受体阻滞剂	起始剂量（mg）	增加量（mg/d）	靶剂量（mg/d）
比索洛尔	1.25	2.5, 3.75, 5, 7.5, 10	10
美托洛尔	12.5/25	25, 50, 100, 200	200
卡维地洛	3.125	6.25, 12.5, 25, 50	50
奈比洛尔	1.25	2.5, 5, 10	10

注：根据大规模临床研究的推荐

（2）血管紧张素转换酶抑制剂（angiotensin converting enzyme inhibitor ACEI） 迄今为止，已有多个应用 ACEI 治疗心力衰竭的临床试验，具有代表性的有 SOLVD、SAVE 等。所有入选患者均为慢性收缩性心力衰竭，在利尿剂基础上加用 ACEI，结果都能改善临床症状，延缓心室重构，降低死亡率。这些临床试验奠定了 ACEI 作为心力衰竭治疗的基石和首选药物的地位。ACEI 有益于慢性心力衰竭的主要机制为：①抑制肾素-血管紧张素系统（RAS），可抑制循环和心肌组织中的 RAS，拮抗过度激活的神经体液系统，延缓心室重构。②作用于激肽酶Ⅱ，抑制缓激肽的降解，使扩张血管的前列腺素生成增多，发挥抗组织增生的效果。

所有慢性心力衰竭患者均应无限期终生服用 ACEI，除非有禁忌或不能耐受。无症状的左心室收缩功能不全（NYHAⅠ级）患者亦应使用，可延缓心力衰竭进程，伴有液体潴留者应与利尿剂合用。ACEI 只有长期治疗才有可能降低病死率，症状改善往往出现于治疗后数周至数月，因此不能用于抢救急性心力衰竭或难治性心力衰竭。血管性水肿、ACEI 过敏、妊娠和双侧肾动脉狭窄为 ACEI 的绝对禁忌证。轻度肾功能不全、轻度高钾血症或相对低血压不是 ACEI 治疗的禁忌证，但应注意监测肾功能。常用 ACEI 的参考剂量见表 10-2-2C。

（3）洋地黄类药物 1997 年公布的 DIG 试验（Digitalis Investigation Group Trial）结果显示地高辛既不使总病死率上升，也未能使总病死率下降（中性结果），但因心力衰竭恶化而死亡的危险性降低，住院率下降。地高辛还改善了患者的运动耐量和心功能，对窦性心律患者同样有效。地高辛是正性肌力药中唯一的长期治疗不增加死亡率的药物，也是唯一被美国食品与药品监督委员会（FDA）确认能有效地治疗慢性心力衰竭的洋地黄制剂，目前应用最为广泛。当心衰患者在应用 ACEI、β 受体阻滞剂和利尿剂的基础上症状改善欠佳时可加用地高辛，尤其对伴快速心室率的心房颤动患者。不推荐地高辛用于无症状的左心室收缩功能障碍（NYHA 心功能Ⅰ级）患者的治疗。

（4）利尿剂 2002 年我国的慢性收缩性心力衰竭治疗建议指出，利尿剂治疗心力衰竭的临床疗效肯定，是治疗 DCM 心力衰竭的基本用药。

表 10-2-2C 常用 ACEI 的参考剂量

药物	起始剂量	目标剂量
卡托普利	6.25 mg, 3 次/d	25~100 mg, 3 次/d
依那普利	2.5 mg, 1 次/d	5~40 mg, 1 次/d
培哚普利	2 mg, 1 次/d	4~8 mg, 1 次/d
雷米普利	1.25~2.5 mg, 1 次/d	2.5~10 mg, 1 次/d
苯那普利	2.5 mg, 1 次/d	5~40 mg, 1 次/d
福辛普利	10 mg, 1 次/d	10~40 mg, 1 次/d
西拉普利	0.5 mg, 1 次/d	1.25~5 mg, 1 次/d
赖诺普利	2.5 mg, 1 次/d	5~40 mg, 1 次/d

注：根据大规模临床研究的推荐

在治疗心力衰竭的药物中利尿剂是唯一能减轻液体潴留的药物，利尿剂用量太小可能引起液体潴留，这将削弱对ACEI的治疗反应并增加使用β受体阻滞剂的危险。利尿剂不能单独用于心力衰竭的治疗，应联合ACEI和β受体阻滞剂使用。

（5）醛固酮受体拮抗剂　DCM心力衰竭时RAS过度激活，醛固酮水平升高。醛固酮能导致心室重构，加重心肌纤维化，加速心力衰竭恶化。醛固酮受体拮抗剂——螺内酯可阻断醛固酮效应，小剂量（20 mg）治疗对心衰患者有益。RALES试验证实螺内酯能降低心衰患者死亡率和住院率，且耐受性较好。

（6）血管紧张素Ⅱ受体阻滞剂（angiotensin Ⅱ receptor blocker，ARB）　与ACEI不同，ARB可阻断经ACE和非ACE途径产生的Ang Ⅱ与受体结合，理论上此类药物阻断Ang Ⅱ的效应比ACEI更直接、更完全，临床常用的有氯沙坦（losartan）、缬沙坦（valsartan）等。

ELITE试验表明氯沙坦在降低心力衰竭患者死亡率方面与卡托普利相似。目前认为，ARB的效应是否相当于或是优于ACEI尚未定论，当前仍不宜以ARB取代ACEI广泛用于心力衰竭治疗。ARB可用于不能耐受ACEI不良反应的心力衰竭患者，如有咳嗽、血管性水肿等。

（7）心肌代谢药物　改善心肌能量代谢的药物如1,6-二磷酸果糖（FDP）、辅酶Q_{10}、维生素C等可作为辅助治疗。

（8）抗栓治疗　DCM伴慢性心衰者，血栓栓塞并发症明显增加，除非有禁忌证，应给予抗栓治疗。

3. 治疗心律失常

80%~90%的DCM患者伴有各种类型的心律失常，以快速型室性心律失常多见。在采用抗心律失常治疗前，应加强对心衰的基本治疗，并消除各种致心律失常的因素如：心肌缺血、心室壁张力增加、电解质紊乱（低钾、低镁）、交感神经与RAS过度兴奋等。大多数抗心律失常药物有负性肌力作用，可使心衰加重，故对DCM患者须十分慎重。对于无症状的频发室性早搏，包括非持续性室性心动过速，一般不主张急于用药，对有明显症状的非持续性室速及持续性室速，可选用胺碘酮等药物。

4. 心脏再同步治疗

DCM严重心衰患者心脏增大、心肌重构，常出现房室、左右心室收缩不同步。窦性心律时，ECG出现QRS间期大于120~130 ms及PR间期延长。超声心动图发现左、右心室收缩不同步，瓣膜反流，严重心功能不全。作为心力衰竭治疗的新方法，心脏再同步治疗（cardiac resynchronization therapy，CRT）又名心房同步双心室起搏装置，可以改善伴有室内传导阻滞、房室传导阻滞及左室功能不全患者的心功能，降低心肌耗氧量，提高患者的运动耐量和生活质量，逆转心室肥厚。

JAAC和新英格兰医学杂志分别发表指南性和大范围的CRT临床资料，专门讨论CRT治疗严重心衰问题。Bax等总结了8个全球性大范围随机临床资料，入选病例4 017人。入选标准为严重心衰，NYHA功能分级Ⅲ~Ⅳ级，左室收缩功能受损，射血分数<35%、QRS间期>120 ms伴有室内传导异常。结果表明CRT明显改善严重心衰患者的症状，提高6 min步行能力，显著改善生活质量，明显降低失代偿心衰患者的住院率，提高生存率。新近一项大规模临床试验（CAREHF）结果显示，CRT治疗在改善心脏功能、提高生活质量的同时，使心力衰竭患者住院率下降，全因死亡率明显减少，为CRT改善心力衰竭患者预后提供了直接的证据。2005年ACC/AHA已将CRT作为符合条件的心力衰竭患者治疗的Ⅰa类适应证，但关于CRT的应用指征、疗效评价和长期预后等方面目前仍存在争议。

5. DCM的手术治疗

DCM晚期表现为顽固性心衰，药物治疗效果不佳，外科手术可改善心功能，改善患者的生活质量，延长生命，已成为近年心血管研究的热门课题，外科手术方式主要有以下几种。

（1）心室减容成形术（Batista手术）　DCM患者左室扩大，减容手术将扩大的左室游离壁纵向部分切除，左室腔减小更趋于椭圆形，使左室壁局部应力减小、心肌僵硬度减低、局部左室后负荷减小，从而改善左室泵功能。但该手术的远期疗效还不确定。左室减容术可使心功能暂时改善，但术后病死率高。

（2）左心室辅助装置（left ventricular assist

device，LVAD）LVAD能维持DCM患者泵功能，可作为等待心脏移植过渡时期的一种治疗方法，但安置LVAD可能出现多种并发症如出血、血栓栓塞、感染、脑卒中、败血症等。

（3）心脏移植　自从1967年Barnard报道人类首例同种异体心脏移植成功以来，心脏移植从试验阶段过渡到临床应用阶段。目前随着移植技术的提高及相关学科的发展，移植疗效有了显著的改善，心脏移植已成为治疗终末期心脏病的金标准。目前存在的供体缺乏、费用昂贵及术后排斥反应等一系列问题亟待解决。

6. 干细胞治疗

干细胞移植在缺血性心肌病中的临床应用已经初现曙光，也为DCM的治疗提供了光明的前景，但细胞或分子水平的移植治疗是否能够达到预期效果尚存在很大争议。选择何种移植方式、心肌损伤后合适的移植时间、移植数量及最佳移植途径是今后研究的方向。同时，需要考虑是否存在细胞因子和（或）血管遗传因子的过度表达导致移植安全性问题，要解决上述问题还需要大量基础研究的积累。

7. 基因治疗

要想从根本上治愈基因缺陷所致的DCM，基因治疗是有效手段。国外已经开始尝试在动物模型中采用转基因的方法来治疗DCM，并取得了部分成功。此外，基因缺陷所致的DCM通常会有一定的概率遗传给后代，对于有家族史的患者，可以通过基因筛查的方法来寻找致病基因，并通过选择性生育的方法（体外受精后，筛选不携带致病基因的受精卵）来降低患儿的出生率。

【预后】

DCM的病程长短不等，一旦发生心衰，则提示预后不良。国外曾报道5年病死率约50.0%，国内报道2年病死率为41.2%，5年病死率约80.0%。近年来随着ACEI及β受体阻滞剂在慢性心力衰竭治疗中的广泛应用，国外报道DCM的预后已有改观，5年生存率达76.0%。尽管如此，目前对DCM的治疗仍然只能改善症状，预防并发症和延缓病情进展，提高生存率。

【实例】

患者男性，49岁。因心悸、气促、胸闷3年，经入院诊断扩张型心肌病。近3天因活动后胸闷、气促、浮肿，再次入院。查体：呈端坐呼吸位（图10-2-2F），颈静脉怒张，肝颈静脉回流征阳性，心浊音累左下扩大，心率平均111次/min，心律绝对不正，心尖区可闻及2/6级收缩期杂音，双肺有湿性啰音。肝肿大在肋下2.0 cm处，双下肢凹陷性水肿。辅助检查，动态心电图示心房颤动、完全性左束支传导阻滞、短阵性单形性、多源性心动过速（图10-2-2G）；胸片示心影扩大，心胸比例增大，肺纹理粗大（图10-2-2H）；超声心动图（心尖四腔心）全心扩大、左心室明显扩大、室壁变薄、左心室收缩功能减退（图10-2-2I）。

临床诊断：扩张型心肌病，心功能Ⅲ级。

治疗：经给予ACEI、β受体阻滞剂治疗，心功能好转，2年后复查胸片示心胸比例缩小（图10-2-2J）。因有心房颤动、三度房室传导阻滞，植入VVI起搏器。

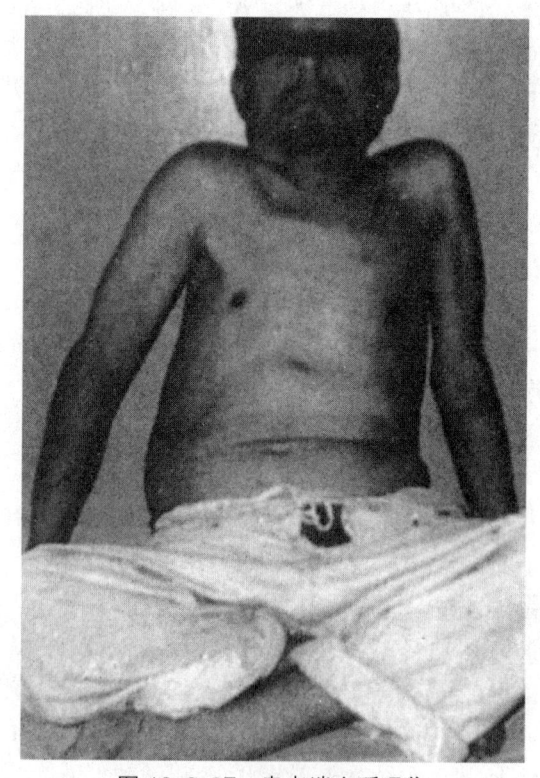

图10-2-2F　患者端坐呼吸位

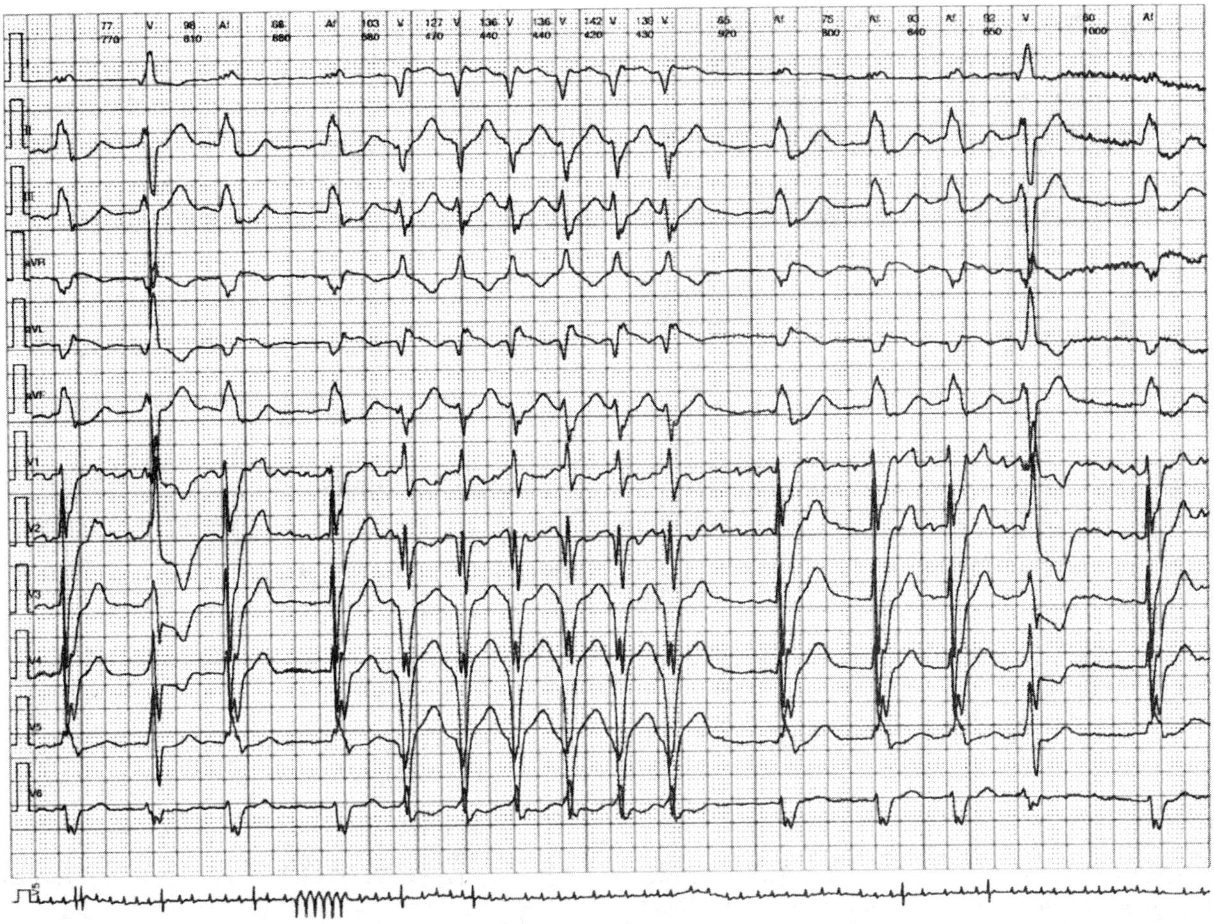

图 10-2-2G 治疗前动态心电图

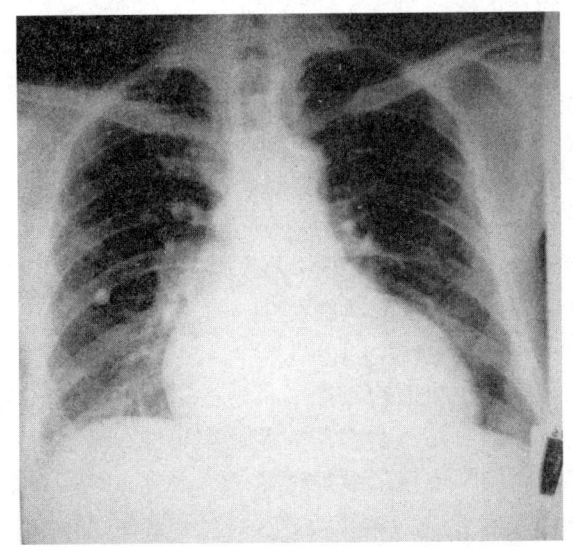

图 10-2-2H 治疗前胸片图

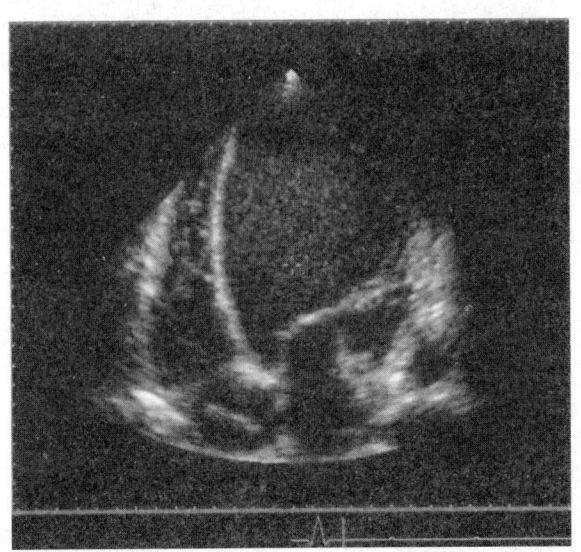

图 10-2-2I 治疗前超声心动图

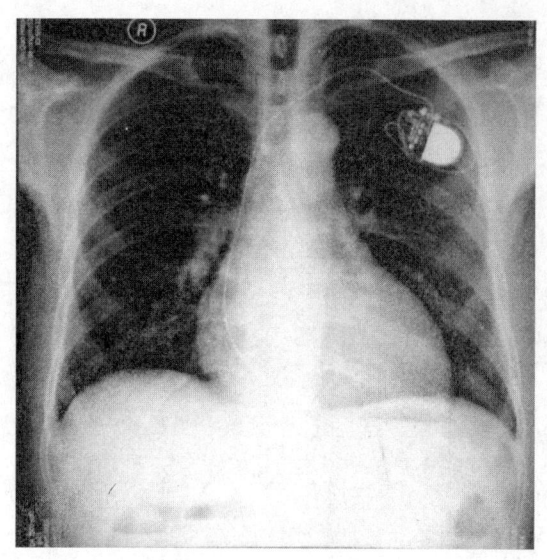

图 10-2-2J 治疗后胸片

（王 江 祝善俊 张开滋 邢福泰）

三、致心律失常性右室心肌病

【同义名】

致心律失常性右室发育不良、右室心肌病、右室发育不良综合征、右室发育不良、致心律失常性右室发育不良/心肌病（ARVD/C）、致心律失常右室发育不良（ARVD）。

【概述】

致心律失常性右室心肌病（arrhythmogenic right ventricular cardiomyopathy，ARVC）是一种以频繁发作的室性心动过速、心力衰竭和猝死为特征的遗传性疾病，病理学上以右心室心肌局灶性或大片被纤维脂肪组织所取代为特征。

【溯源与发展】

1905年Osler首先报道，1961年Dalla等进行描述，1978年Fontaine结合3例较全面地描述了该病的病理改变，提出了致心律失常性右室发育不良（arrhythmogenic right ventricular dystrophy，ARVD）这一命名。1982年Marcus等详细报道了24例，描述了该病的临床表现、心电图、电生理和超声心动图表现，其中12例经手术证实，1例尸检证实，指出"右室发育不良三角"病理学改变的特征。1984年Morady将该病的特点归纳为：①青年和中年男性发病多见；②心电图LBBB图形室性心动过速（VT）；③右室扩大；④右侧室壁运动异常。1985年Ruder等报道了家族性ARVD，同年Ibsen报道一家系兄弟姐妹3例患病的家族性右室扩张型心肌病1987年Laurent报道了一家系4例确诊、7例高度怀疑ARVD，并指出Ibsen报道的一家系也属ARVD。此后家族性病例报道逐渐增多，名称各异，1988年Bari国际会议才统称为致心律失常右室心肌病。

随着日益深入的病理学和临床研究，逐渐认识到本病实质上是一种原发性心肌病，世界卫生组织于1995年正式将其归入心肌病范畴，并命名为致心律失常性右室心肌病。2006年，美国心脏学会在对心肌病的新定义与分型中将其划入遗传性原发性心肌病。尽管心力衰竭是疾病晚期的重要并发症，但主要表现为室性心律失常和心脏性猝死（SCD）。

【流行病学】

目前国内外尚未进行过大样本量的调查研究，患病率约1/1 000，在意大利的Padua、Venice，希腊的Naxos岛地区发病较多。该地区的一项前瞻性研究示年轻人、运动员、生前无任何症状、未曾诊断过ARVD/C者的心脏猝死（SCD）率为20%，心脏移植者为1%。日本人平均发病年龄为（47±11）岁；北美的报道为（36±14）岁；亚洲人的发病年龄可能偏大一些。不同的国家、地区及种族之间有差别，存在一定的地域和种族聚集性（如意大利北部地区等）。

2004年的一项前瞻性研究提示ARVC在人群中的发病率大约为2/10 000。这可能是与采用1994年ARVC诊断标准特异性高、敏感性低，导致的检出率低有关。现在认为，ARVC在人群中发病率为（8～10）/10 000，家族性病例占5%～80%。ARVC不是一种少见疾病，只是因为ARVC有众多病例未被诊断出而已。

【遗传学特点】

现已经知道致心律失常性右室心肌病是一类遗传性心肌病，常表现为家族聚集性，多呈外显率不同的常染色体显性遗传（这部分ARVC按照染色体定位分为若干型），少数呈常染色体隐性遗传（Naxos病、Carvajal综合征），并伴有表型多态性表达，截至撰稿时，已发现有11个基因的突变与ARVC的发病有关，其中大多数为编码桥粒蛋白的基因（表10-2-3A）。

表 10-2-3A ARVC染色体定位及编码蛋白相关基因

ARVC分型	遗传形式	染色体定位	文献报道	相关基因	编码蛋白
ARVC1	AD	14q23-q24	Rampazzo, et al, 1994	*TGFβ3*	
ARVC2	AD	1q42-q43	Rampazzo, et al, 1995	*RYR2*	心肌ryanodine受体
ARVC3	AD	14q12-q22	Severini, et al, 1996	*unknown*	
ARVC4	AD	2q32.1-q32.3	Rampazzo, et al, 1997	*unknown*	
ARVC5	AD	3p21.3	Ahamad, et al, 1998	*LAMRI*	
		3p23		*TMEM43*	
ARVC6	AD	10p12-p14	Li, et al, 2000	*PTPLA*	
ARVC7	AD	10q22.3	Melberg, et al, 1999	*unknown*	
ARVC8	AD	6p24	Rampazzo, et al, 2002	*DSP*	Desmoplakin蛋白
ARVC9	AD	12p11	Gerull, et al, 2004	*PKP2*	Plakophillin蛋白
ARVC10	AD	18q12.1-q12.2	Syrris, et al, 2007	*DSG2*	Plakoglobin蛋白
ARVC11	AD	18q21.1	Tsatsopoulou, et al, 2007	*DSC-2*	
NAXOS	AR	17q21	Coonar, et al, 1998	*JUP*	Plakoglobin蛋白
Carvajal	AR	6p24		*DSP*1	Desmoplakin蛋白

1998年Coonar在Naxos岛发现ARVC的另一种类型，作为AR遗传Naxos病，定位于17q21，致病基因为*JUP*。2000年McKoy在希腊人种发现*JUP*突变是导致Naxos病的病因，这是对ARVC认识的一个里程碑。2000年Norsett等在三个厄瓜多尔家族中发现左心室扩大的类似Naxos病，被称为Carvajal综合征，虽也是AR遗传，但定位于6p24，致病基因为*DSP*1。此突变靠近C-末端，破坏了与desmin连接的部位，从而表现出扩张型心肌病的表现。以后发现桥粒斑蛋白突变与ARVC有关，进而明确本病是细胞连接蛋白性疾病。

1. 编码桥粒蛋白的基因

大多数ARVC患者表现为常染色体显性遗传，研究证实本病存在遗传异质性，已经发现ARVC至少与11个独立的染色体位点相关，其中多为编码桥粒蛋白的基因。有两种隐性遗传性ARVC，有报道与手掌脚底皮病及羊毛样头发病（Naxos病）及Carvajal综合征相关，它们分别由两种桥粒蛋白（desmosomal proteins）——片清球蛋白（plakoglobin, PG）和细胞桥粒血小板溶素（desmoplakin, DSP）基因所致，这让人们联想到其他桥粒蛋白异常是否也可能导致本病。桥粒蛋白（图10-2-3Ac）包括PG蛋白、DSP蛋白、plakophillins（PKPs）蛋白及两个桥粒特异性钙粘蛋白家族成员——desmogleins（DSGs）蛋白和desmocollins（DSCs）蛋白。研究证实，在小部分显性遗传的ARVC病例中确实存在DSP基因突变。科学家随后在相当大比例的ARVC先证者中发现了显性突变的*plakophillin*2（*PDP2*）基因。最近更大规模地对患该病的多家族研究表明有多达70%的家系存在*PDP2*突变；2006年，Pilichou K等通过对80例无血缘关系的ARVC患者进行基因筛查，发现*DSG2*基因突变也与ARVC/D有关，这不仅确定了编码桥粒蛋白的基因突变是导致本病的主要原因之一，而且也为本病的基因诊断提供了依据。

2. *RYR2*基因

除了编码桥粒蛋白的基因外，与非桥粒蛋白相关的ARVC中研究最多的是基因RYR2。*RYR2*是编码心脏的ryanodine受体，它与FK506结合蛋白四聚体（FKBP12.6）一起形成肌浆网的一种跨膜复合物。心肌细胞膜上L型钙通道的激活会使少量的钙离子内流入细胞，内流的钙离子又可活化肌浆网上的ryanodine受体来释放大量的钙离子启动心肌细胞的收缩。RYR2突变导致心脏的ryanodine受体异常，使细胞内钙稳态失衡，破坏正常的兴奋收缩偶联，从而诱发心律失常，最终导致ARVC。

3. Wnt/β-catenin 通路的抑制

近来研究较多的是与桥粒蛋白相关的 ARVC 的发病机制。心肌细胞存在三种细胞间连接（图 10-2-3A-b），心肌细胞依赖这些结构进行电机构偶联：黏合连接（adherens junction），由肌动蛋白丝介导；桥粒（desmosome），由中间丝固定；缝隙连接（gap junction），由连接子形成的细胞间管道介导离子传递。研究表明，突变的桥粒蛋白可引起细胞间连接障碍和心肌基质改变，使心肌细胞在应力的作用下更易分离和死亡，促进炎症反应和纤维脂肪替换。缺陷的桥粒可致细胞连接复合体的不稳定，比如引起缝隙连接离子活动的异常，从而出现心律失常。桥粒也参与细胞信号传导，Wnt/β-catenin 通路是研究最深入的。这个在进化过程中相对保守的通路对细胞的很多基本活动起重要作用，胞浆内 β-catenin 积聚会促使核转位，通过影响转录因子 Tcf/Lef（T cell factor/lymphoid enhancer factor）改变基因表达，直接影响细胞的增殖和凋亡。PG 是组成桥粒的蛋白之一，亦称 γ-catenin，它与 β-catenin 有高度同源性，二者具有相似的结构和功能，可在多细胞水平相互作用和竞争，如核定位、结合转录因子 Tcf/Lef、磷酸化以及桥粒组装等。β-catenin 是正常的 Wnt 通路的有效因子，PG 通过竞争结合转录因子 Tcf/Lef 抑制正常 Wnt 通路，该信号通路的仰制会促进脂肪细胞和纤维的增殖以及心肌细胞的凋亡（图 10-2-3A-d），这可能是 ARVC 发病机制的核心。Garcia-Gras 等通过抑制心肌细胞桥粒蛋白 DSP 基因的表达促使 PG 核定位，PG 与 β-catenin 竞争，抑制 Wnt 通路信号传导，从而促进心肌细胞凋亡，产生过多的脂肪和纤维组织，导致心肌细胞功能异常，出现室性心律失常。研究表明，DSP 基因缺失可促进 PG 表达来抑制正常 Wnt/β-catenin 通路的信号传导，由此发生 ARVC 的病理生理改变（图 10-2-3A）。

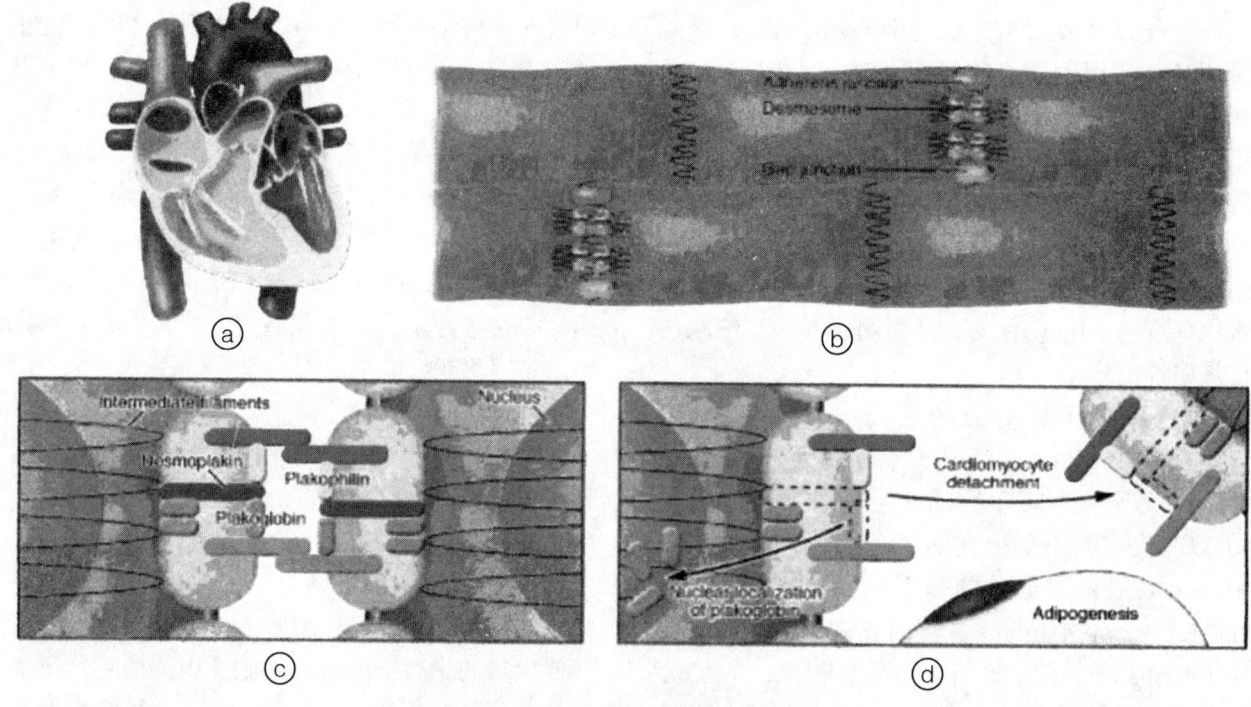

图 10-2-3A　ARVC 致病基因及机制图

a. ARVC/D 主要累及右心室；b. 心肌细胞间的三种连接；c. 桥粒的主要组织蛋白；d. Wnt/β-catenin 通路的抑制导致心肌细胞凋亡、脂肪和纤维细胞增生，从而出现心律失常和收缩功能障碍

[摘自 Macrae CA, et al. Arrhythmogenic Tight Ventricular Dysplasia; Moving toward mechanism. The Journal of Clinical Investigation, 2006, 116: 1825-1828]

【发病机制】

编码桥粒蛋白的基因突变造成桥粒功能缺陷，引起细胞间连接障碍和心肌基质改变，使心肌细胞在机械应力作用下细胞与细胞脱离，从而导致细胞死亡，进而在局部产生炎症，并最终引起被脂肪纤维组织替代。根据 Laplace 定律，室壁应力与室壁厚度成反比，右室室壁应力高于左室，所以右室更加容易出现病变，而右室流出道、右室心尖部及右室下隔部构成的"发育不良三角"正是右室室壁较薄的部位。

ARVC 产生室性心律失常的可能机制包括以下两个方面。一方面，ARVC 患者的心肌由于被纤维脂肪组织取代，导致部分心肌细胞被绝缘的纤维细胞分割形成电传导阻滞，同时存在的受损心肌细胞使电传导延缓，以上两者构成了折返环的解剖学基础。另一方面，桥粒蛋白的异常可伴有细胞缝隙连接蛋白如 connexin43 的异常，后者的异常可能导致室性心律失常尤其是不伴有明显器质性心脏病的室性心律失常。

【病理】

ARVC 在病理学上以心肌细胞被纤维脂肪组织进行性替代为特点，一般只累及右心室，病变最常见于右室流出道、心尖部以及右室下隔部，少数累及左心室、心房，组织学上主要表现为脂肪组织浸润，残存的心肌纤维萎缩呈不规则条索、团块状，有时可见灶性心肌细胞坏死和炎性细胞浸润（图 10-2-3B，图 10-2-3C）。

【临床表现】

1. ARVC 临床表现和分型

ARVC 好发于青壮年男性，是导致年轻人猝死的主要原因之一，国外估计人群中的发病率在 1/5 000 左右。该病的外显率不一并且进行性发展，临床表现多样，可以毫无症状，轻者仅有头晕、心悸、胸闷，也可以表现为频繁的室性心律失常，甚至以猝死为首发表现。

室性心律失常是 ARVC 最主要的临床表现，以反复发作的室性心动过速为主要特征，室速多起源于右心室，呈左束支传导阻滞图形，可发展为心室颤动。

ARVC 临床表现主要与病变累及的范围有关。其自然病史分为四个阶段：①早期"隐匿"期，此期可能导致轻微室性心律失常。患者常常无症状，但有猝死危险，特别是在剧烈运动期间。结构上的变化轻微，可能局限在所谓的发育不良三角的一个区域。②显性电紊乱期，可见症状性室性心律失常，伴有更明显的右心室形态和功能的异常。心律失常典型地表现为左束支阻滞图形，提示起源于右心室，可为孤立的室性期前收缩、非持续性或持续性室性心动过速。③右室衰竭期，左室功能相对保持正常。④双室衰竭期，疾病晚期阶段，导致类似于扩张型心肌病的表现。

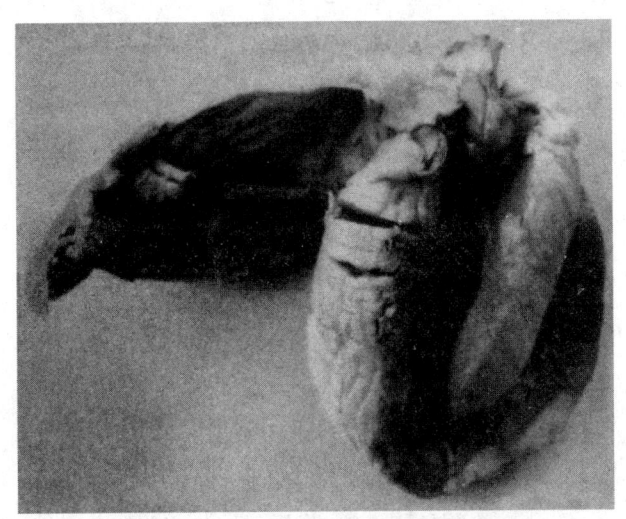

图 10-2-3B 致心律失常型心肌病解剖

图示心脏肥大、右心室、室间隔及右心室脂肪组织浸润，左、右心室显著扩张，以右心室明显

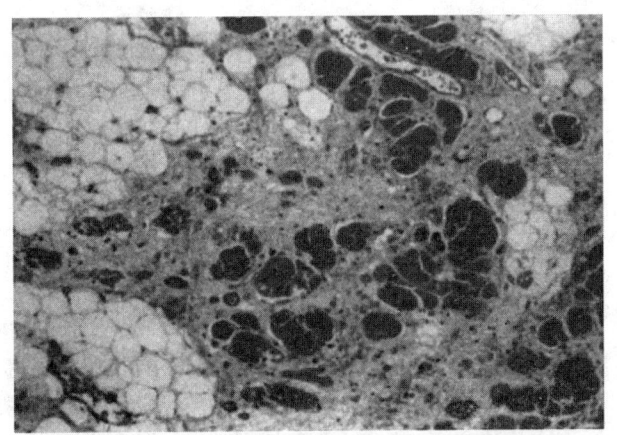

图 10-2-3C 致心律失常型心肌病病理改变

图示室间隔心肌呈岛状，近右心室面是由层状纤维脂肪组织构成

致心律失常型右室心肌病临床分型：

（1）心律失常型　其特点：①室速可呈持续性或非持续性反复发作；②心律失常时患者有心悸、胸痛或头晕等症状，严重时有晕厥、休克或阿-斯综合征发作；③室速前、后可有频发室早；④常由情绪激动或体力劳动诱发；⑤部分患者存在发作期和缓解期；⑥少数患者有窦房结功能障碍、房室传导阻滞和室内传导阻滞等心律失常。

（2）心力衰竭型　其特点：①以右心衰竭为主；②多见于成年人，但婴儿和青少年也并不少见；③病变广泛，心脏明显扩大；④常伴有频发室早或非持续性室速或不同程度的房室传导阻滞；⑤起病隐匿，在早期仅在超声心动图上表现右心室扩大和流出道增宽，可伴或不伴心室晚电位阳性；⑥临床可见颈静脉怒张、肝—颈反流征阳性、肝肿大、双下肢浮肿及浆膜腔积液等体循环淤血征象。

（3）猝死型　猝死危险因子包括既往发生过心脏骤停、有恶性心律失常、晕厥、右心室广泛功能异常、左室受累、年幼发病和猝死家族史（表10-2-3B）。其特点：①多见于<35岁的年轻人，平时健康，无症状；②情绪激动或竞争运动时诱发猝死；③经尸检病理组织学证实为致心律失常性右心室发育不全；④家族中有类似发病者。右室心肌病SCD的危险性分型建议，见表10-2-3B。

（4）无症状型　其特点：在常规X线检查或尸检时偶然发现，X线示心脏扩大，少数病例为局灶性致心律失常型右室发育不全而心影正常，生前不能确诊。

体征：除右室增大外，典型体征不多见。部分患者可在肺动脉瓣区闻及S_2固定可闻及右室奔马律。右心室显著增大者，心浊音界增大，心前区可隆起，可闻及相瓣关闭不全所致的收缩期杂音。

2. Naxos病

Naxos病最早在希腊的Naxos岛上发现，而得名，呈AR遗传，家族成员的外显率也更高，可达90%，病变更严重，但临床表现、心电图和组织活检均与ARVC一致。表现为头发卷曲（羊毛发）、手足掌跖角化症三联症（图10-2-3D，图10-2-3E，图10-2-3F）。

表10-2-3B　右室心肌病SCD的危险性分层的建议

	建议类别	证据水平
右心室弥漫性扩大	Ⅱa	C
左心室受损	Ⅱa	C
右心功能不全/扩张+可诱发持续性室速	Ⅱa	C
心脏骤停/室颤史	Ⅱa	C
右室心肌病猝死家族史	Ⅱb	C
晕厥史	Ⅱb	C
晚电位+右心功能不全	Ⅱb	C
室速	Ⅱb	C
程序性电刺激	Ⅱb	ESC观点
Q-T离散度和ST-T改变	Ⅲ	C
室早	Ⅲ	C

注：ESC观点为欧洲心脏学会SCD专家组观点；程序性电刺激诱发室速识别伴有右室扩大和功能衰竭的右室心肌病患者SCD的高危患者：

A．SCD对策依证据支持强度，或诊断步骤的认同或特殊的治疗，分为三个水平：①证据水平A，资料来自多中心随机试验或荟萃分析。②证据水平B，资料来自单个随机试验或非随机研究。③证据水平C，专家一致的意见。

B．SCD对策依诊断步骤或治疗方法适应的强度分为三类：①Ⅰ类：所用的方法一致认同或有证据说明是有用和有效的。②Ⅱ类：诊断步骤或治疗方法的有用性/有效性尚有分歧或争论。Ⅱ$_a$类：证据/意见倾向有用/有效。Ⅱ$_b$类：证据/意见偏向有用性/有效性较小。③Ⅲ类：所用的方法一致认同或有证据说明是无用或无效的

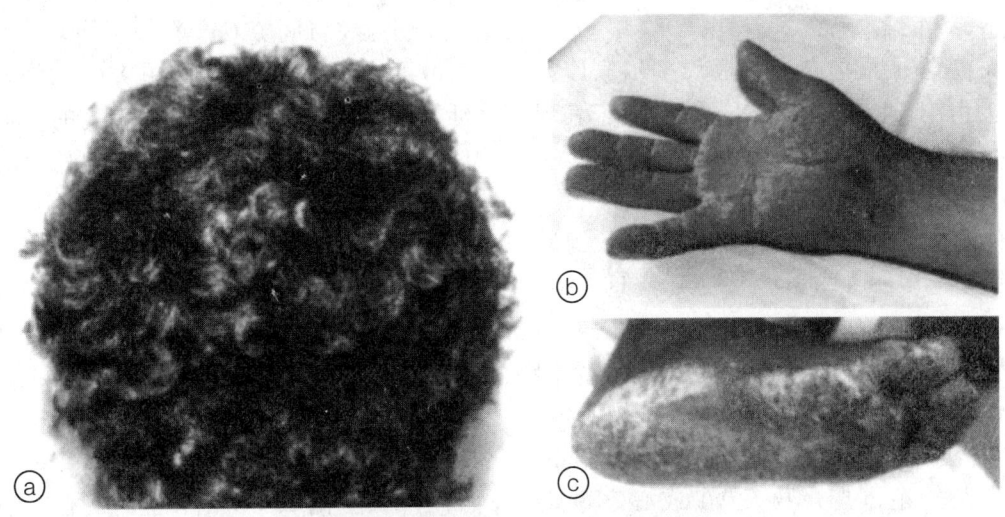

图 10-2-3D　Naxos 病患者的临床体征
a. 头发卷曲（羊毛发）；b, c. 手足掌跖角化症

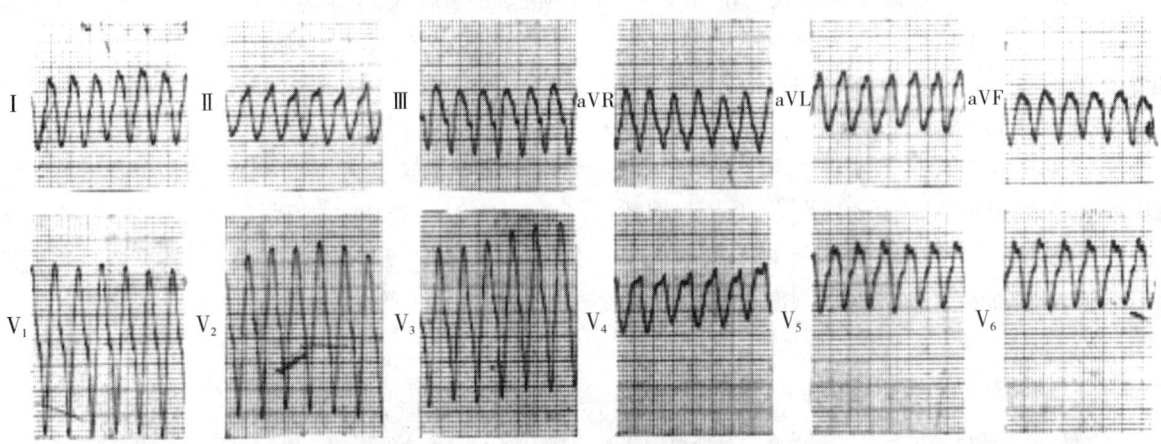

图 10-2-3E　Naxos 病持续性室速的心电图表现

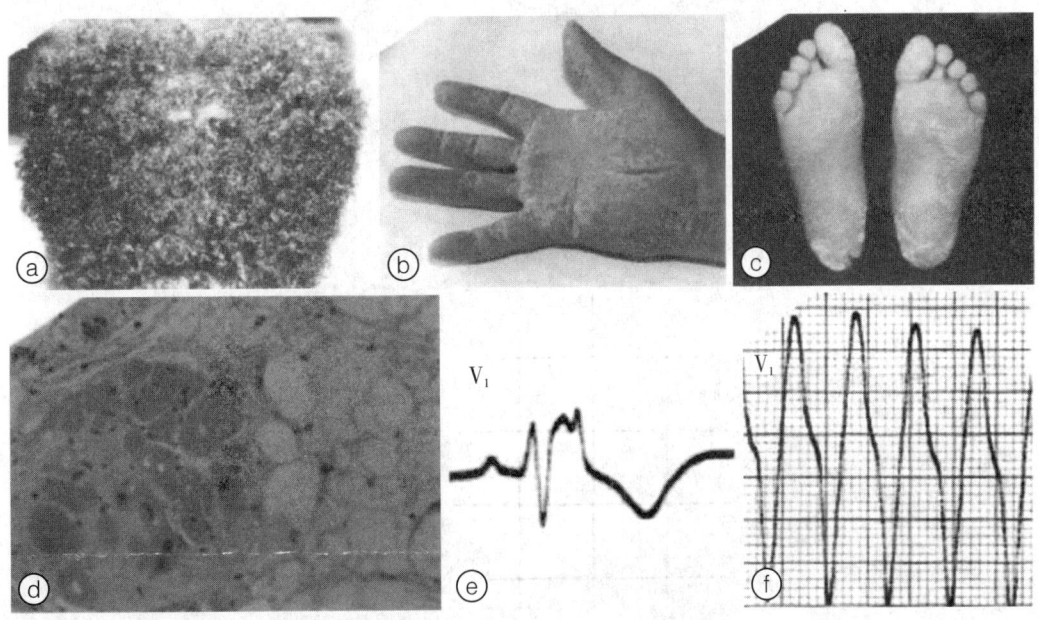

图 10-2-3F　Naxos 病的临床和心电图表现
a. 头发卷曲（羊毛发）；b, c. 手足掌跖角化症；d. 右室心肌细胞丢失，被纤维脂肪组织替代；e. Epsilon 波；f. 室速

3. Carvajal综合征

Carvajal综合征最早在三个厄瓜多尔家族中发现，虽也呈AR遗传，虽与Naxos病临床表现相同外，最特征性改变为左心室扩大。

【辅助检查】

（1）心电图改变　①在V_1-V_3导联有倒置T波，QRS波时限＞110 ms，S波升支时限≥55 ms，QRS波末尾或ST段起始处可有Epsilon波出现，呈低振幅向上小棘波。它具有很高的特异性，代表了延迟的心肌激动和缓慢传导。②QRS离散度＞40 ms，Q-T离散度＞65 ms的，右室累及的范围广，再发VT或心室颤动（VF）的可能性大。③心室壁内传导障碍，定义为V_1-V_3导联QRS的宽度（QRSd）超过V_6导联QRSd25ms。④（V_1+V_2+V_3导联QRS波时限之和）/（V_4+V_5+V_6导联QRS波时限之和）＞1.2，反映右室部分心肌激动延迟，同时右胸导联的Q-T间期亦相应延长，或以多种形态的左束支室性心律紊乱出现，在运动或负荷状态下易诱发。ARVD患者局部存在交感神经去神经化，突触间隙去甲肾上腺素浓度增加，刺激交感神经兴奋，引起突触间隙Ca^{2+}释放不均匀，增加了复极离散度促使VT的发生。在95%的胸导联均可见延长的S波升支＞55 ms与疾病的严重性和电生理可诱导VT有关，这应被认为是诊断性的心电图标记，22%有右束支传导阻滞。合并严重左室改变在侧壁V_5，V_6，aVL，Ⅰ导联的T波倒置的范围是特异的，是左室严重受累及的重要标记（图10-2-3G）。多数患者动态心电图检测有频发性室早（＞1 000个/24 h），伴有非持续性和/或持续性室性心动过速。信号平均心电图（SAECG）在多数的ARVC有异常。

（2）脑钠肽（BNP）检测　心室的压力和容量负荷过重或心室扩张是BNP释放的重要机制。Matsuo等在ARVD患者中检测到BNP血浆浓度明显增高，而且BNP的水平与右室射血分数成反比，可以用来反映右室机能障碍和致心律失常基质的严重程度。

（3）影像技术　包括磁共振成像（MRI）、右心室造影、超声心动图（UCG）、放射性核素显影（RNA）、螺旋CT（HCT）、超高速计算机断层成像（SCT）等。

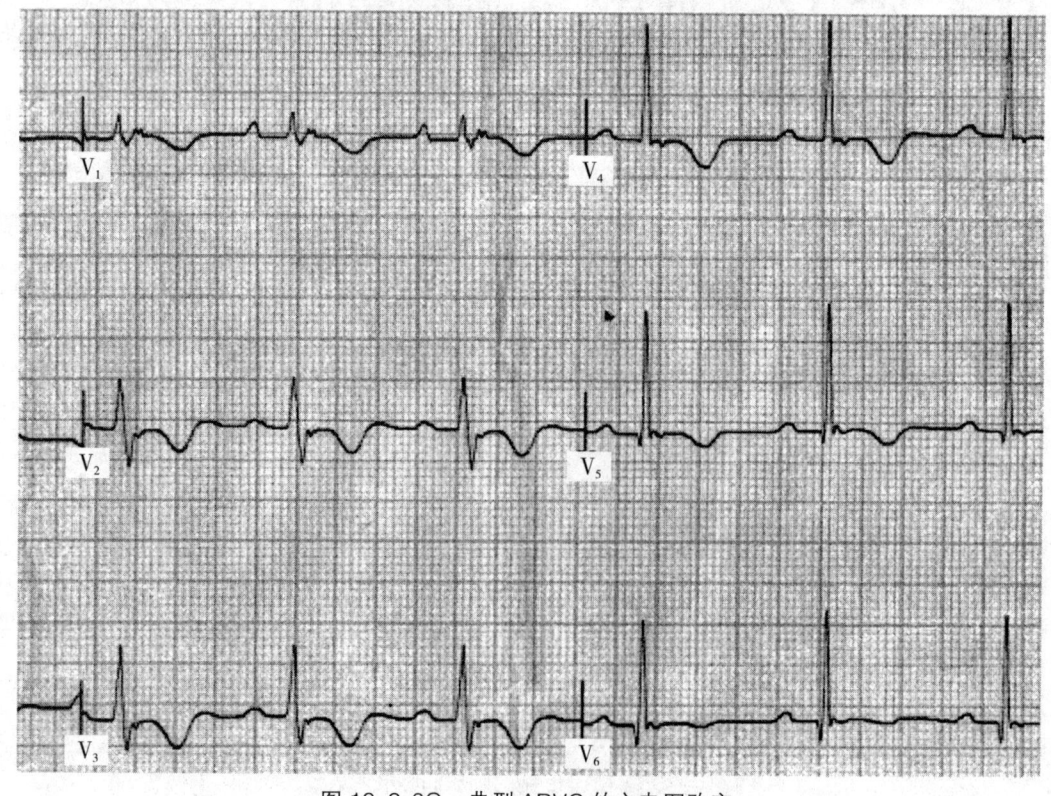

图10-2-3G　典型ARVC的心电图改变

MRI能够明确组织特性，显示心脏的形态学特征和功能，能显示节段性右室壁运动异常，形态学的异常（右室肌小梁排列紊乱，右室局部膨出、右室室壁瘤样变）并能对扩张的右室进行量化，同时MRI可发现轻微和局灶性的病变。研究认为MRI可作为诊断ARVC的非侵入性的一线检查技术。对临床可疑及早期阶段的ARVC可成为探测和随访的最佳手段。因此MRI的阳性发现已经被作为诊断ARVC的重要附加标准（图10-2-3H）。但MRI也有局限性在评估游离壁的厚度和脂肪沉着这些改变时，运动导致伪影及不充足的光谱分辨率会影响影像质量；此外要在经验丰富的影像中心进行心外膜、心包以及心肌内的脂肪组织与病灶处的脂肪沉着相鉴别。有研究显示在进行MRI检查时某些现代的起搏器和ICD是安全的，没有任何功能失调。

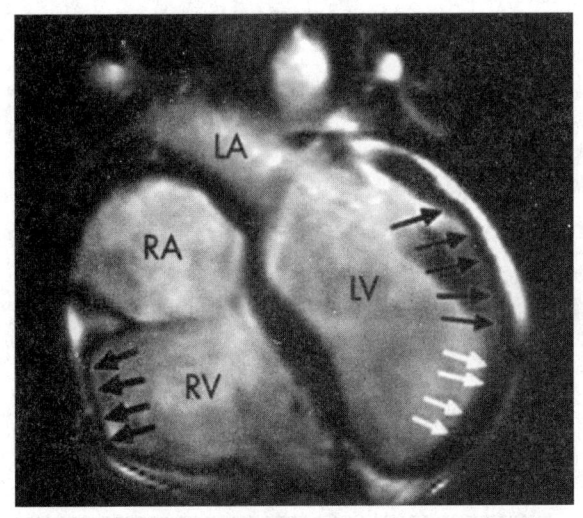

图10-2-3H 致心律失常右室心肌病的MRI征象
右室、左室及流入道扩大（↑黑），左室壁正常（↑白）

UCG在评估右室功能和结构时有较多局限，目前测量三尖瓣环流速可定量评估右室功能，与右室射血分数有很好的相关性。

右室造影在广泛使用MRI前被许多专家认为是侵入性检ARVC的最好方法。放射性核素电灯显影（RNA）是一种准确的非侵入性检查技术，用来检测右室结构和功能异常。

螺旋CT（HCT）特异性和敏感性高，但没有MRI敏感。在诊断ARVC时，右室游离壁齿状表现是HCT上特征性的影像。诊断ARVC的另一特征为室间隔存在脂肪组织。

（4）心内膜活检 心内膜活检为正常心肌局部或者全部缺失或减少，孤岛状，散布在脂肪和纤维组织里，此项检查的敏感性较低。

（5）电生理检查（EPS） 窦性心律时，在ARVC受累区域可标测到异常的低振幅或碎裂的心内电图代表延迟的心肌激动和缓慢传导，这是VT折返的基质，与心肌梗死后可诱导VT有相似特征。应用常规的心室分级递增和程序期前刺激可诱发多种形态和多种发作方式的VT。诱发的VT绝大部分表现为右束支阻滞图形，若出现右束支阻滞图形的VT表示左室受累。分级递增时可见到典型的VT有隐匿性拖带现象，不一定表现出舒张中期或持续性的电活动。对这种碎裂电位或具有较早的心室激动部位行拖带标测，可明确折返路线及刺激与环路的位置关系。ARVC相关VT多起源于漏斗前、心尖和基底部。在ARVC病人标测发现VT的折返路线绝大多数围绕在三尖瓣环和右室流出道，这是脂肪和纤维脂肪组织浸润的典型区域。有研究认为腔内电图异常的心脏瓣膜区是最常见的电解剖基质和大多数VT的起源点。Verma等在ARVC病人心内膜不均匀的疤痕化导致多个折返环的存在，因此同一患者可诱发多形态的VT。

【诊断与鉴别诊断】

临床上年轻患者有晕厥或心跳骤停史，结合家族史、12导联心电图、信号平均心电图、动态心电图以及2D超声心动图和/或心脏磁共振检测进行评估，金标准为活检或外科手术的组织病理学检测结果。运动试验可揭示室性心律失常，也在推荐之列。对ARVC先证病例的所有一级和二级亲属均应进行同样的无创性评估。ARVC的临床特征趋于非特异性，单一检查很少能诊断。为提高临床诊断并使其标准化，1994年指南是以有症状的典型病例和疾病谱的严重终末期（心脏性猝死）为主，按照当时ARVC概念由专家共识人所制定。因此，诊断标准具有很高的特异性，但对ARVC的隐匿期和疾病表现不完全的家族患者缺乏敏感性。因此，主要用于典型病例的诊断。2006年修正的ARVC诊断指南，见表10-2-3C，表10-2-3D。

2009年4月在法国巴黎召开的欧洲心律失常学会第五次年会上，来自美国的Marcus教授公布了最新的ARVD/C诊断标准（表10-2-3E）。

ARVC主要和以下疾病相鉴别：①右室特发性室速：窦性心律时心电图正常，晚电位检查阴性，室速几乎100%起源于右室流出道，发作时血流动力学通常稳定，无猝死和家族遗传倾向，以上特点有助于和ARVC鉴别。②孤立性心肌炎：是一类原因不明局限于心肌的炎症性病变，多见于中青年，部分病例心肌内会有脂肪组织浸润，临床上也表现有多种心律失常，甚至可突发阿-斯综合征而猝死，但这些脂肪浸润的部位通常分散，脂肪组织的分布特点不同于ARVC。③扩张型心肌病：当ARVC以充血性心力衰竭为主要表现就诊时，此时超声心动图可见全心增大，很难与扩张型心肌病鉴别，但通过心电图检查显示源于右室的频发室性早搏、室性心动过速，结合磁共振等检查可以明确。④UhI畸形：1952年UhI报道了1个右室薄如纸，在一起部位完全无心肌，仅存心骨膜和心外膜的先天性畸形，后人将这类病命名为UhI畸形。又因为右室壁极薄，心脏扩大，又称羊皮纸心。UhI畸形属少见疾病，常发生在婴幼儿，病情危重，可进展为致命性心力衰竭，个别UhI畸形可活至80岁，而无心力衰竭和右室极度扩张。早年认为UhI畸形可能是ARVC的一个亚型，目前认为UhI畸形不属于ARVC范畴，二者的鉴别见表10-2-3F。

2001年欧洲心血管病学会致心律失常性右室心肌病心脏性猝死危险分层建议和防治建议，见表10-2-3G、表10-2-3H。

表10-2-3C 2006年修正的ARVC诊断标准

1. 临床表现	主要指标：单形性LBBB型VT	
	次要指标：频发室性早搏，心动过速（或传导阻滞）导致的晕厥，室上性心动过速，多形性室速	
2. 右室形态学	主要指标："发育不育三角"囊性或瘤样改变和肌小梁排列紊乱	
	次要指标：右心室非特异性扩张和EF值降低	
3. 心电图表现	主要指标：标准电压或增高电压记录到Epsilon电位。右胸导联QRS时限延长：QRS时限$(V_1+V_2+V_3)/(V_4+V_5+V_6)>1.2$。右胸导联S波时限$>55$ ms	
	次要指标：$V_1\sim V_3$导联T波倒置，$V_1\sim V_3$导联ST段抬高，不同于Brugada综合征穹隆样改变	
4. 家族史	主要指标：尸检或心内膜活检证实家族史中有ARVC患者	
	次要指标：临床检查发现家族史中有ARVC患者家族中有不明原因的<35岁死亡者	
	主要指标：残留心肌细胞$<45\%$，纤维脂肪组织取代心肌细胞	
5. 心内膜活检	次要指标：残留心肌细胞为$45\%\sim70\%$，纤维脂肪组织取代心肌细胞	

诊断标准为2项主要指标，或1项主要指标+2项次要指标，或4项次要指标

表10-2-3D 对家族性ARVC诊断标准的修改意见

ARVD/C	一级亲属具有下列情况之一可以诊断为ARVD/C
ECG	右胸导联T波倒置
SA-ECG	VLP阳性
心律失常	ECG or动态心电图监测或运动中出现LBBB型VT；24 h室性期前收缩≥ 200次
RV结构或功能异常	①整个RV轻度扩张和/或射血分数减低，LV正常；②RV轻度阶段性扩张；③RV局部运动减低

注：适用于不满足表10-2-3C标准的一级亲属

表 10-2-3E　最新的 ARVC 诊断标准

A. 整体和/或局部运动障碍和结构改变

　主要条件（二维超声）——右室局部无运动、运动减低或室壁瘤，伴有以下表现之一：

　胸骨旁长轴（PLAX）≥ 32 mm

　胸骨旁短轴（PSAX）≥ 36 mm

　面积变化分数（FAC）≤ 33%

　主要条件（MRI）——右室局部无运动、运动减低或右室收缩不协调，伴有以下表现之一：

　右室舒张末容积（RVEDV/BSA）≥ 110 ml/m² （男）；≥ 100 ml/m² （女）

　或右室射血分数（RVEF）≤ 40%

　主要条件（右室造影）——右室局部无运动、运动减低或室壁瘤

　次要条件（二维超声）——右室局部无运动或运动减低，伴有以下表现之一：

　胸骨旁长轴（PLAX）≥ 29 mm

　胸骨旁短轴（PSAX）≥ 32 mm

　面积变化分数（FAC）≤ 40%

　次要条件（MRI）——右室局部无运动、运动减低或右室收缩不协调，伴有以下表现之一：

　右室舒张末容积（RVEDV/BSA）≥ 100 ml/m² （男）；≥ 90 ml/m² （女）

　右室射血分数（RVEF）≤ 45%

B. 室壁组织学特征

　主要条件——至少一份活检标本形态学分析显示残余心肌细胞 < 60%（或估计 < 50%），伴有纤维组织取代右室游离壁心肌组织，伴有或不伴有脂肪组织取代心肌组织

　次要条件——至少一份活检标本形态学分析显示残余心肌细胞 60% ~ 75%（或估计 50% ~ 65%），伴有纤维组织取代右室游离壁心肌组织，伴有或不伴有脂肪组织取代心肌组织

C. 复极障碍

　主要条件——右胸导联 T 波倒置（V_1、V_2、V_3），或 14 岁以上，不伴右束支传导阻滞，QRS ≥ 120 ms

　次要条件——V_1 和 V_2 导联 T 波倒置（14 岁以上，不伴右束支传导阻滞），或 V_4、V_5、或 V_6 导联 T 波倒置 V_1、V_2、V_3 和 V_4 导联 T 波倒置（14 岁以上，伴有完全性右束支传导阻滞）

D. 除极/传导异常

　主要条件——右胸导联（V_1 ~ V_3）Epsilon 波（在 QRS 综合波终末至 T 波之间诱发出低电位信号）

　次要条件——标准心电图无 QRS 波群增宽，QRS < 110 ms 情况下，信号平均心电图至少 1/3 参数显示出晚电位：QRS 滤过时程 ≥ 114 ms；< 40 μV QRS 终末时程（LAS）≥ 38 ms；终末 40 ms 均方根电压 ≤ 20 μV 测量 V_1 或 V_2 或 V_3 导联 QRS 末端包括 R 波初始，QRS 终末激动时间 ≥ 55 ms，无完全性 LBBB

E. 心律失常

　主要条件——持续性或非持续性左束支传导阻滞型室性心动过速，伴电轴向上（Ⅱ、Ⅲ、aVF QRS 负向或不确定，aVL 正向）

　次要条件——持续性或非持续性右室流出道型室性心动过速，LBBB 型室性心动过速，伴电轴向下（Ⅱ、Ⅲ、aVF QRS 正向或不确定，aVL 负向），或电轴不明确

　Holter 显示室性早搏 24 h 大于 500 个

F. 家族史

　主要条件—— 一级亲属中按照目前诊断标准有明确诊断为 ARVC/D 的患者

　一级亲属有尸检或手术确诊为 ARVC 的患者

　经评估明确患者具有 ARVC 致病基因的有意义的突变

　次要条件—— 一级亲属中有可疑 ARVC/D 患者但无法证实，而就诊患者符合目前诊断标准

　可疑 ARVC 引起的早年猝死家族史（< 35 岁）

ARVD/C 诊断标准：具备 2 项主要条件，或 1 项主要条件加 2 项次要条件，或 4 项次要条件

临界诊断：具备 1 项主要条件和 1 项次要条件，或 3 项不同方面的次要条件

可疑诊断：具备 1 项主要条件或 2 项不同方面的次要条件

表 10-2-3F　UhI 畸形与 ARVC 鉴别点

	UhI 畸形	ARVC
家族史	无	部分患者有
男：女患病比例	1.2：1.0	2.9：1.0
好发年龄	婴幼儿	青壮年
临床表现	充血性心力衰竭	心律失常，晕厥或猝死
运动诱发猝死	罕见	可有
病理	右室壁心肌完全缺如，心内膜与心外膜直接对合	右室壁心肌散在性被纤维脂肪组织替代

表 10-2-3G　致心律失常性右室心肌病心脏性猝死危险分层建议

临床症状	危险度	证据级别
弥漫性右室扩张	Ⅱa	C
右室受累	Ⅱa	C
右室功能受损、扩张 + 可诱发持续性室速	Ⅱa	C
曾有心脏骤停史或室颤史	Ⅱa	C
晕厥	Ⅱb	C
晚电位阳性 + 右室功能受损	Ⅱb	C
室速	Ⅱb	C
程序电刺激	Ⅱb	提出此建议的专家组意见
Q-T 离散度 + T 波电交替	Ⅲ	C
室性期前收缩	Ⅲ	C

表 10-2-3H　致心律失常性右室心肌病心脏性猝死防治建议

室性心动过速	危险度	证据级别
一级预防		
ICD	Ⅱa	提出此建议的专家组意见
抗心律失常药物	Ⅱb	C
射频消融	Ⅲ	C
无症状高危者		
抗心律失常药物	Ⅲ	C
ICD	Ⅲ	C
二级预防		
ICD	Ⅰ	C
抗心律失常药物*	Ⅲ	C
射频消融	Ⅲ	C

*抗心律失常药物的资料主要是回顾性分析资料。有一前瞻性研究显示急性口服药物试验证实索他洛尔的疗效高于其他药物

【治疗与防治】

目前还没有从根本上治愈 ARVC 的方法,该病的治疗主要针对室性心律失常和猝死,治疗策略有限制运动、药物、ICD、射频消融以及外科右室分离术,病程晚期右室或双室功能严重衰竭时可考虑心脏移植。

1. 限制运动

劳力是 ARVC 患者出现恶性室性心律失常、猝死的重要促发因素。据 2003 年 Corrado 等报道,在年轻人中,运动员与非运动员相比,由于 ARVC 发生猝死的相对危险度为 5.4。因此,一旦诊断为 ARVC,即应避免剧烈运动。

2. 抗心律失常药物治疗

Wichter 等研究了各种抗心律失常药物对 ARVC 患者的疗效,结果发现:①对于程序心室刺激能够诱发出室速的患者,索他洛尔的有效率为 68.4%,Ia、Ib、Ic 类药物分别为 5.6%、5.6% 和 12%,β 受体阻滞剂、维拉帕米的有效率均为 0%,胺碘酮为 15.4%;对索他洛尔无反应的 10 例患者中只有 1 例应用胺碘酮有效,其余 9 例对任何药物治疗均无反应。②对于程序心室刺激不能诱发出室速的患者,索他洛尔的有效率为 82.8%,Ia、Ib、Ic 类药物分别为 0、0 和 17.4%,β 受体阻滞剂、维拉帕米的有效率分别为 28.6% 和 50%,胺碘酮为 25%。

3. 植入 ICD

对发生过持续性室速或室颤的 ARVC 患者,ICD 治疗是指南的 Ia 类建议;对存在广泛病变、阳性家族史或不明原因晕厥的患者,植入 ICD 是指南的 IIa 类建议。

Corrado 等在 2003 年发表了对 132 例植入 ICD 的 ARVC 患者为期 3 年的临床观察,结果发现术后 36 个月时患者的实际存活率为 96%,而没有室扑/室颤发作的存活率只有 72%,也就是说 ICD 治疗减少了 24% 的猝死发生。这一研究还发现得到 ICD 正确放电治疗的患者中 83% 都接受了抗心律失常药物治疗,这说明 ARVC 患者仅靠药物治疗预防猝死是远远不够的。

4. 射频消融

由于有些 ARVC 患者在植入 ICD 之后频繁遭到电击,其中相当一部分确实是室速/室颤引起的正确放电,而过于频繁的电击不仅影响 ICD 使用寿命,也使患者的生活质量显著下降。近年来随着技术的迅猛发展,射频消融治疗 ARVC 成为临床研究的热点,不断有一些小样本的研究报告发表。

但是目前还不能证明射频消融能够预防有效 ARVC 患者发生猝死,又因为 ARVC 室速消融治疗后的高复发率,指南只推荐在患者不能耐受抗心律失常药物的不良反应、抗心律失常药物治疗无效,或者植入 ICD 后室速反复发作引起频繁电击时尝试射频消融(IIa 类建议)。

5. 右心室分离术

外科的右心室分离术通过将右室游离壁与心脏其他部分断开,阻止右室起源的室速/室颤波及左室,从而有效预防血流动力学紊乱和猝死。在右室病变弥漫、消融后室速反复复发、ICD 故障或 ICD 治疗不能耐受等情况下可选择该方法。

但是由于术后电兴奋无法正常下传右室,容易出现右心衰竭。Tang 等发表的个案报道提示起搏能够恢复右室分离术后丧失的右室收缩功能。AGARWAL 等为 2 名患者在右心室分离术后植入起搏器,分别随访 15 个月和 16 个月,2 名患者均未出现右心衰竭。

(华 伟 乔 青 王 江 张开滋)

四、心肌致密化不全

【同义名】

海绵状心肌、蜂窝状心肌、心肌血窦存留、心肌窦状隙持续存在,永在胚胎心肌、持续胚胎心肌、左室肌小梁、孤立性左室肌致密不全、左室心肌致密化不全(LVNC)。

【概述】

心肌致密化不全(noncompaction of the ventricular myocardium,NVM)是胚胎发育过程中心内膜以及心肌发育停止导致的心肌疾病,以心室内异常粗大的肌小梁和交错的深陷隐窝为病理特征,引起心室收缩和舒张功能减退,是少见的先天性心脏发育不全性心脏病,曾称"海绵状心肌"或"心肌窦状隙持续状态"。1995 年世界卫生组织及国际心脏病学会(WHO/ISFC)工作组将其归类为未定型心肌病。2006 年美国心脏病协会(AHA)提出的心肌病新的定义和分类中,首次将其归类为原发性心肌病中的遗传性心肌病之一。近年来，随着超声心动图和心脏核磁共振显像的广泛应用，本病的发现日趋增多。本病是一个独立的新的心肌病类型，其特点是心肌呈海绵状，主要累及左心室心尖部，可伴或不伴心力衰竭、心律失常、栓塞或猝死，已引起人们越来越加重视。

根据有无合并心脏畸形，可将NVM分为两类，即不合并心脏畸形的孤立性心肌致密化不全和合并有心脏畸形（如房或室间隔缺损以及其他复杂的紫绀性先天性心脏病、心脏瓣膜畸形等）的心肌致密化不全。根据致密化不全发生的部位不同，NVM还可分为左心室型、右心室型及双心室型，以左心室型最常见。

【溯源与发展】

1932年Bellet等对1例新生儿的尸检诊断为主动脉闭锁和冠状动脉——左室瘘，其心室肌呈胚胎窦状隙残留。1969年1例3个月的男婴，临床诊断右位心、室间隔缺损和肺动脉狭窄，经心室造影发现舒张期左室壁为海绵状，收缩期有造影剂在肌小梁内有滞留。1984年由德国学者Engberding等通过心血管造影和二维超声检查首次发现1例成年女性患者左心室肌发育异常，心肌肌束间如海绵状的血液窦状隙持续存在。1985年德国Goedel等提出此类患者病变可能为一新型疾病，从而引起人们关注。随着病例的不断增加，曾有海绵状心肌等命名，直到1990年由美国Chin等将其正式命名为"心室肌致密不全"，而被世界各国学者公认和采用。

1995年世界卫生组织（WHO）和国际心脏病学会（ISFC）工作组在心肌病的定义和分类中将其归类为"未分类的心肌病"中，2006年美国心脏学会（AHA）推出的最新心肌病定义和分类的专家共识中，将其正式纳入遗传性心肌病中。

【流行病学】

1996年日本在150家医院共发现本病27例。欧美国家共报道223例，占其1997年报道的病例82%，其中男性147例、女性72例、4例性别未确立。我国于2000年首由唐红伟等报道以来，逐年增多，据2004年文献统计已达30余例，据不完全统计截至2008年共约100余例。

本病发病率较低，NVM人群年发病率为0.05%～0.24%，男性多于女性。我国NVM患者男性约占76%，女性约占24%。美国德克萨斯州儿童医院回顾分析26 000名儿童心脏超声检查，发现NVM占儿童心脏病的9.5%。澳大利亚对10岁以下儿童心肌病流行病学调查显示，儿童NVM占所有新发心肌病的9.2%，排在第三位，仅次于扩张型心肌病和肥厚型心肌病。

【遗传学特点】

1. 发病情况

有散发和家族性两种。散发性较多；家族性国外报道占44%，国内李治安报道为11%。

2. 致病基因

①散发性为基因突变所致；②家族性发病的致病基因：遗传方式属X连锁隐性遗传（XR），致病基因定位于Xq28区段内，多以婴幼儿或儿童病例居多；在成人病例为常染色体显性遗传（AD）；异质性遗传，多为心肌细胞线粒体突变，与编码Tafazzin基因突变有关。

3. 分子遗传学

（1）*MYH7*基因编码β肌球蛋白重链7，*MYH7*基因突变可引起多种肌小节突变表型，参与了肥厚型心肌病、扩张型心肌病、限制型心肌病和NVM的发病。*MYH7*基因突变所致表型多样性的分子机制还不十分明确，初步判断是多因素作用的结果。两项较大规模的家系研究表明*MYH7*基因突变是导致NVM的一个重要的遗传学病因。在家族A，*MYH7*基因的单个p.Leu301Gln突变与NVM有关。在家族B，*MYH7*基因的p.Asp545Asn/p.Asp955Asn错意双突变导致NVM。*MYH7*基因突变大多数是错意突变，而截断突变可导致等位基因功能丧失，非常少见。研究表明，*MYH7*等位基因的单个突变，不论是携带一个错意突变还是两个错意突变，都可能导致遗传性NVM。有报道在一个*MYH7*基因突变家族中发现12例NVM患者，其中的4例伴有Ebstein畸形，另外4例伴有房间隔缺损。一例13岁女性患儿，NVM与与*MYH7*基因的Met531Arg突变有关。在一项针对63例NVM患者的研究中，其中8例携带有*MYH7*基因突变。

（2）*ACTC*基因编码心脏α-肌动蛋白，研究发现该基因的E101K突变患者，表现为NVM，当对该患者进行全面家系调查后，发现46位该突变的携带者中，有23位是NVM患者。总之，*ACTC*基因突变是一个比较常见的NVM致病基因。*TNNT*2基因编码肌钙蛋白T，该基因突变常常与肥厚型心肌病有关，但也可以导致NVM，对一项63例NVM患者的调查中，发现1例患者携带TNNT2基因突变。

（3）线粒体功能障碍常与神经肌肉疾病有关，线粒体mtDNA基因突变可导致NVM。在一项儿童的遗传性线粒体功能障碍研究中，NVM发生率占13%。一例NVM患儿，伴有脑白质病，视力下降，进一步检查发现琥珀酸脱氢酶缺陷，细胞核SHDA、SDHB、SDHC和SDHD代谢相关基因突变。

（4）*Tafazzin*基因定位于Xq28线粒体，在心脏和骨骼肌高表达。参与维持线粒体完整性，维持心磷脂水平，参与刺激成骨细胞的分化和成熟等。Bleyl等发现一个NVM家族，6例NVM患儿，X连锁遗传。该家族*Tafazzin*基因突变，其编码蛋白的第197位甘氨酸对精氨酸发生置换。有趣的是，一些明确的肌病的基因缺陷，如Barth综合征、Emery-Dreifuss肌营养不良症和肌管性肌病等，也定位于同一个染色体区域。目前已经报道了tafazzin基因的13个相关突变。Chen等报道该基因的第8个内含子的剪接受体位点突变，导致严重的家族性婴幼儿X-连锁NVM。Kenton等报道该基因的第10个内含子的剪接受体位点突变，导致mRNA的外显子10缺失，与NVM有关。

（5）α-dystrobrevin（DTNA）是一种细胞骨架蛋白，在肌营养不良蛋白缔合性糖蛋白复合物中被发现，定位在18q12.1-q12.2。Ichida等研究了一个日本NVM家系，该家系成员中四代受累，并伴有先天性心脏结构缺损。扫描α-dystrobrevin基因后发现一个错意突变。另有报道NVM家系中发现α-dystrobrevin基因的362C>T突变。编码核纤层蛋白A/C（LMNA）的基因突变不仅导致扩张型心肌病，而且与NVM有关。Hermida-Prieto等研究了67例扩心病患者的LMNA基因，发现两个致病突变，R349L突变和R190W突变，这些扩张型心肌病患者中，个别合并有NVM。

（6）*G*4.5基因突变在NVM中的作用。Daimon等报道波及6例NVM儿童的一个家族有X连锁遗传，在这个家系中，与NVM有关的是Xq28染色体的*G*4.5基因突变，与此部位有关的可累及心脏的其他肌病包括Barth综合征、埃-德肌营养不良和肌管肌病。Ichida等报道，*G*4.5基因突变和alphadystrobrevin基因突变，后者与人体肌营养不良及伴先天性心脏病的致密不全有关。

（7）位于5q34的CSX、18q12.1-12q12.2的*DTNA*基因突变以及Lq43的基因缺失、22q11缺失都可能引起的心肌致密化不全通常合并有其他先天性心脏畸形。

总之，目前对于NVM的遗传学研究还不够深入，仍然有很多的致病基因等待被发现。

【发病机制】

遗传学研究表明，在心脏发育过程中，由于基因突变导致心室肌的窦状隙未发育填塞，致密化过程中止，可致本病发生。

在心脏胚胎发育过程中，前4周冠脉循环尚未形成，心肌呈海绵状改变，心肌的血液供应由心腔内的血液经过肌小梁直接提供，到5~6周时，心肌致密过程开始，从心外膜向心内膜，从心室基底部到心尖部，隐窝逐渐致密化形成冠状动脉循环系统。但是，当心脏发育过程中，由于基因突变使致密化过程中止，形成了过多突起的肌小梁和深陷的小梁隐窝持续存在，形成"海绵"状结构。小梁间隙与左心室腔交通，维持着胚胎血供状态，类似于冷血动物的心肌血液供给方式。

也有研究表明，典型心室肌致密不全患者常伴发肌营养不良，提示心室肌致密化不全可能是系统性肌病发病过程中的一部分心脏病理改变。

【病理及病理生理】

人胚胎心肌是由心肌纤维形成的肌小梁和深陷的小梁间隙（即隐窝）交织而成"海绵"样网状结构，与心室腔相通，血液通过此通道供应心肌。胚胎发育到4~6周后，心肌逐渐致密化，大部分隐窝压缩成毛细血管，形成冠状动脉（图10-2-4A）。致密化过程是从心外膜向心内膜、从基底部向心尖部进行的，在此过程中，如果肌小梁致密化过程终止或失败，将导致小梁化的心肌持续存在，表现为无数突出的肌小梁和深陷的小梁隐窝共存（图10-2-4B，图10-2-4C）。

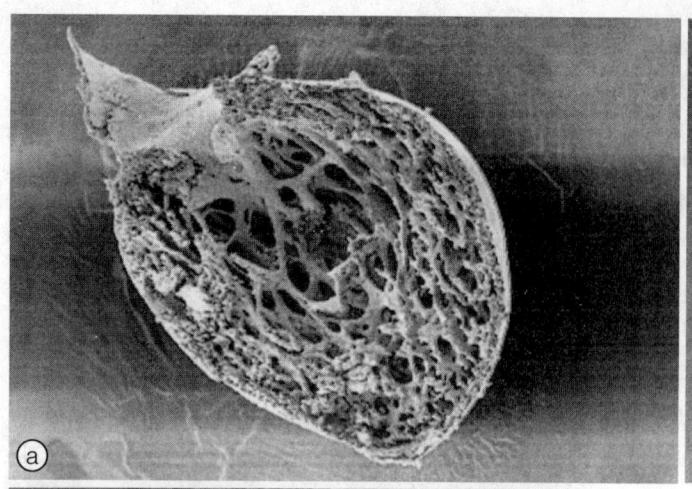
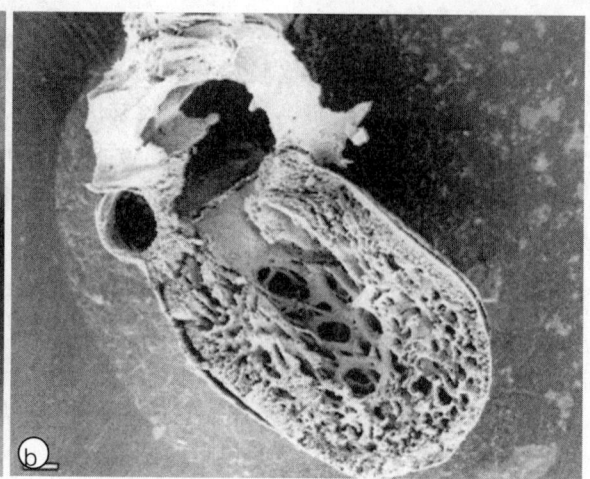
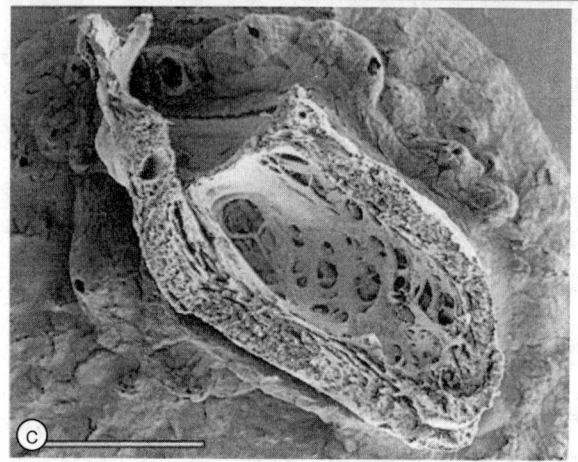

图 10-2-4A 胎儿左心室心肌致密化过程

a. 6周时大量细微肌小梁形成；b. 12周时，室间隔完成，肌小梁开始致密化，导致致密层增厚；c. 胎儿早期，完成致密化后，致密层成为心肌主要部分

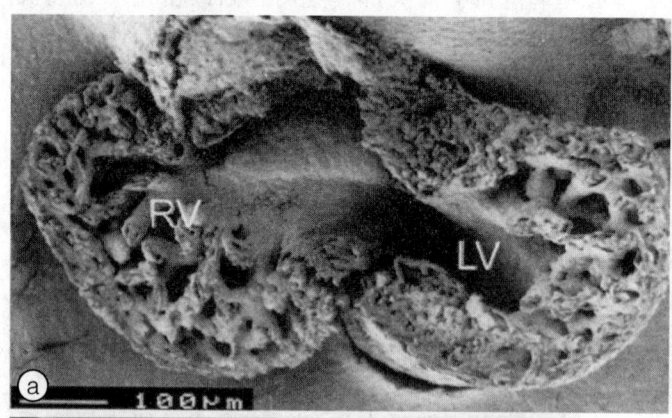
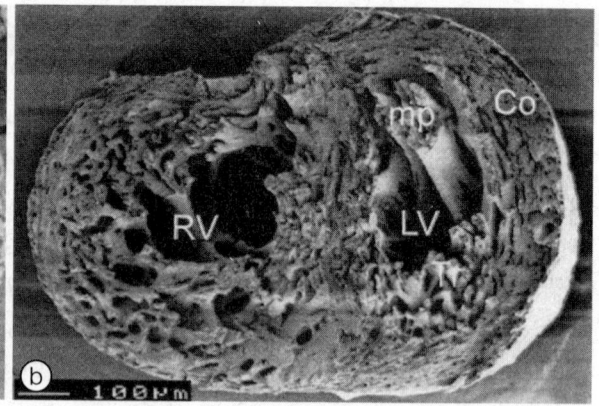
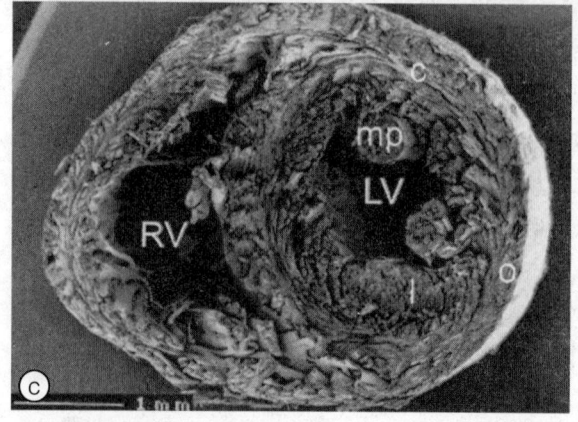

图 10-2-4B 心室肌致密层的螺旋结构形成

a. 在致密化之前可见大量疏松的肌小梁；b. 致密化之后，致密层开始形成螺旋状结构，形成致密化心肌（Co）和肌小梁（Tr）；c. 成年心脏左心室肌呈现典型的三层结构，内层主要是纵向的（I），中间层是环形的（C），外层是斜形的（O）

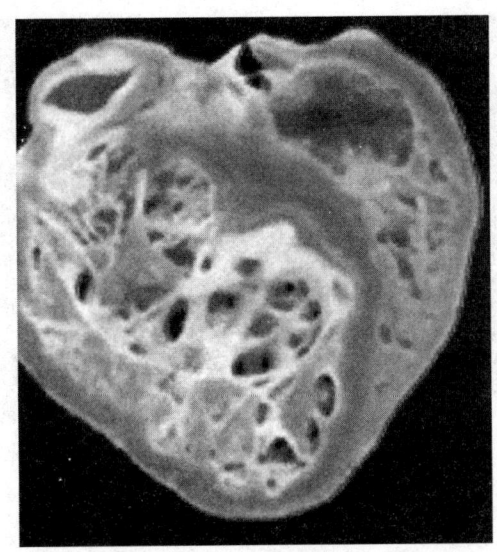

图 10-2-4C 致密化不全心肌
可见较多粗大的肌小梁和小梁隐窝

采用心内膜活检或尸检等方法进行 NVM 的病理组织学检查，发现非致密化心肌肌纤维短粗，肌束明显肥大并交错紊乱，细胞核异形，肌纤维周围可见多量胶原纤维围绕，心内膜下广泛纤维化并伴有明显弹性蛋白沉淀物。大体标本可见心脏增大，冠状动脉正常，受累部位呈现两层结构，外层由致密化心肌组成，为心外膜带；内层由非致密化心肌组成，为内膜带。受累心肌分布不均匀，常累及左心室心尖部、侧壁或下壁，少数累及右心室，累及室间隔少见。在肌小梁形成的隐窝内可见左室附壁血栓形成。

NVM 心肌微循环系统由多个粗大的肌小梁取代，将导致心内膜下缺血，影响心肌收缩功能。若累及乳头肌，则可引起乳头肌功能不全，导致瓣膜关闭不良。而粗大的肌小梁可使室壁僵硬度增加，心室壁顺应性下降，舒张功能障碍。

【临床表现】

NVM 起病隐匿，临床表现缺乏特异性，儿童和成人均可发生。发病年龄差异大，从出生即发病或到中年才出现症状，也可终身无症状。病程的进展由非致密化心肌范围和慢性缺血程度决定。相当的病例中年开始发病，以渐进性心力衰竭、心律失常和血栓栓塞为主要表现。少数患儿病例可伴有面部畸形，如前额突出、低位耳和高颚弓等。

1. 心力衰竭

渐进性心力衰竭是 NVM 最常见临床表现，也是首诊的主要原因。成人较儿童易发生心力衰竭。心力衰竭主要发生在左心，发生心力衰竭的时间及严重程度与 NVM 病变范围有密切关系，即心肌受累越广泛，发生心力衰竭的年龄越小，心力衰竭程度越严重。国外报道心力衰竭发生率为 30%～73%，约 10% 患者无明显症状，在体检时被发现。心力衰竭多呈缓慢进展过程，包括收缩功能不全和舒张功能不全。舒张功能减退是由于粗大的肌小梁引起的室壁主动弛张障碍和室壁僵硬度增加，顺应性下降，引起心室舒张末压增加所致。收缩功能障碍的主要原因并不十分清楚，可能是众多突起的小梁缺血造成了心内膜下缺血。

2. 心律失常

心律失常发生率很高，国外报道在 88%～94%。心律失常以快速型室性心律失常、束支传导阻滞和心房颤动多见，也可有心房扑动、房室传导阻滞、异常 Q 波、R 波递增不良等，国外有报道 NVM 可伴有预激综合征。心律失常的机制尚不十分清楚，可能与肌束基部不规则的分支和连接，等容收缩时室壁张力增加有关。有报道在该病肥大的肌小梁中发现有心脏的传导束蒲肯野氏纤维，这可能是心律失常的解剖学基础之一。有学者认为肥厚的心肌和粗大的肌小梁会引起心脏生物电传导通路的改变或短路而导致心律失常。

3. 血栓栓塞

既往报道血栓栓塞发生率较高，达 21%～37.5%，包括脑栓塞、短暂性脑缺血发作和肠系膜动脉栓塞。心脏血栓形成和血栓栓塞事件是由于心肌小梁深陷隐窝中的缓慢血流和并发的心房颤动易于形成附壁血栓，血栓脱落所致。有研究认为，在排除了左室功能不全、房颤等因素后，单纯的 NVM 并不增加外周动脉栓塞的风险，因此 NVM 可能并不是栓塞发生的独立危险因素。

【辅助检查】

1. 心电图检查

绝大部分 NVM 患者有不同类型的心电图异常，但无特异性。常见的有室性心律失常、束支传导阻滞、心房颤动、心室肥大等。

2. 超声心动图

对诊断 NVM 有重要价值，不仅能显示 NVM 心肌结构的异常特征，而且可显示非小梁化区域的心肌结构与功能，还可同时诊断并存的心脏畸形，是诊断该病最经济、最可靠的首选检查方法。NVM 的超声心动图有以下特点：①受累的心室腔内多发异常粗大的肌小梁和交错深陷的隐窝，交错形成网状结构，突起的肌小梁呈较规则的锯齿状改变，主要分布于左心室心尖部及前侧壁，可波及心室壁中段及后外侧游离壁，很少累及室间隔及基底段室壁。如果同一室壁部位非致密化心肌与致密化心肌厚度之比值大于 2.0，幼儿大于 1.4（心脏收缩末期胸骨旁短轴）可以确诊此病。②病变区域心室壁外层的致密心肌明显变薄，呈中低回声，局部呈低运动状态。而内层强回声的心肌疏松增厚，肌小梁组织丰富。③彩色多普勒显示小梁间隙内可见血液充盈、流速减低并与心室腔相通，而不与冠脉循环相通。④由于病变多累及左心室外侧乳头肌及右心室前乳头肌，造成乳头肌基底疏松，从而导致房室瓣脱垂，可引起程度不同的二尖瓣和/或三尖瓣反流。⑤晚期可见受累心室不同程度扩大，舒张与收缩功能减低。⑥少数患者在受累心腔内可发现附壁血栓。目前对左心室 NVM 有数种超声诊断标准，其中应用最广泛的是 2006 年 Jenni 等的标准，即同时符合上述标准的第一至第四条（图 10-2-4D，图 10-2-4E）。

受累范围较广的 NVM 超声诊断并不难，但当突出肌小梁的数目有限，范围局限时，诊断 NVM 应慎重，有时扩张型心肌病和正常心脏在心尖部也可有少数增粗的肌小梁（通常不超过 3 个）。当 NVM 不能与突出的正常肌小梁、肥厚型心肌病、扩张型心肌病、左室心尖部血栓相区分时，可行超声声学造影检查，可清晰显示心腔与心内膜边界，而造影剂可完全充盈肌小梁隐窝，有利于提高 NVM 诊断的准确性。

3. 磁共振检查

磁共振检查对 NVM 诊断有较好的敏感性（86%）和特异性（99%），可提供更清晰的形态结构和更高的空间分辨率，任意切面扫描以及多参数成像等在诊断 NVM 中拥有较大优势，常用于超声心动图不能诊断明确时。目前为止还没有

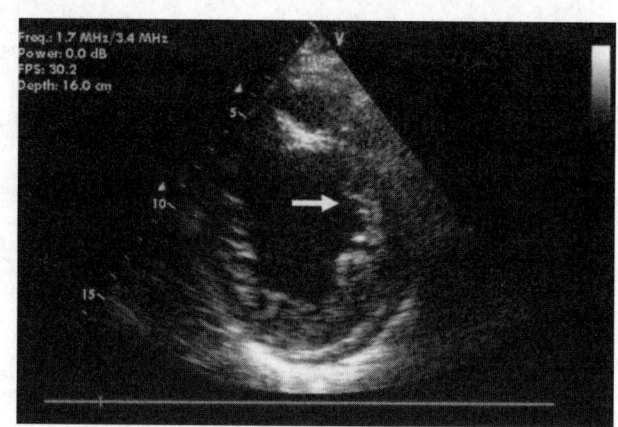

图 10-2-4D　超声心动图可见致密化不全心室腔内大量粗大的肌小梁

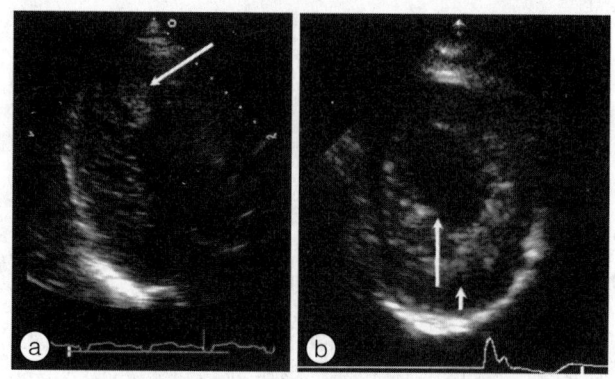

图 10-2-4E　心肌致密化不全超声心动图
a. 心尖三腔和胸骨旁短轴观，可见心尖明显增厚，左心室侧壁和后壁有松散的网眼状肌小梁。箭头所指为左心室血栓；b. 箭头所指为收缩期非致密化心肌/致密化心肌比值 > 2

公认的心脏 MRI 诊断 NVM 的标准。磁共振检查可见心肌增厚并分层，非致密化心肌和致密化心肌在舒张末期的最大比值大于 2.0。可较清楚显示心腔内多发粗大、交错排列呈网状或海绵状的肌小梁结构，其内信号呈流空信号或显示信号不均匀。此外还可显示小梁隐窝内的血流信号，隐藏在肌小梁中的血栓、室壁疤痕等。

4. 多排 CT

多排 CT 可将病变心肌分别显示为密度不同的二层：外层变薄的致密化心肌及内层增厚的非致密化心肌。增强造影显示造影剂充盈于肌小梁隐窝内。此技术诊断 NVM 的报告例数较少，仍需经验积累。

5. 其他

超高速 CT（UFCT）、放射性闪烁心肌显像、

因特异性并不高于超声心动图，故不加介绍。

6. 心导管检查

左室造影可见心室舒张期心内膜边界不清，呈羽毛状，收缩期造影剂残留在小梁隐窝内。左心室舒张末容量正常但舒张末压力增加，左室运动功能减退，无左室流出道梗阻。

7. 心内膜心肌活组织检查

病变心肌的肌纤维粗短，肌束明显肥大并交错紊乱，周围可见多量胶原纤维，其间可见炎症细胞浸润。

【诊断与鉴别诊断】

本病起病隐匿，且临床表现、心电图等均无特异性，常导致临床医生对该病的认识不足，容易误诊为心肌病、心肌炎等。有报道在儿童中，NVM的误诊率高达89%。

超声心动图是诊断本病的可靠方法，心脏磁共振、多排CT及左心室造影等也对本病诊断有较大价值。孤立性NVM神经肌肉功能障碍的发生率很高，应注意评估神经和肌肉骨骼的功能。NVM具有家族遗传倾向，应当对患者的一级亲属进行超声心动图筛查。

应注意与下列疾病相鉴别：①肥厚型心肌病：肥厚型心肌病虽可有粗大的肌小梁，但无深陷的隐窝且可见左心室壁与室间隔不对称性肥厚。②扩张型心肌病：扩张型心肌病有时心尖部下壁可见增粗的肌小梁，但数量比NVM少，且有较明显的心腔扩大呈球形，室壁多均匀变薄。③缺血性心肌病：NVM可有异常Q波，甚至可形成室壁瘤，故常误诊为缺血型心肌病，但NVM无典型心绞痛及心肌梗死病史，冠脉造影正常有利于鉴别。④心内膜弹力纤维增生症：此病多见于儿童，成年人罕见，多因心功能不全死亡。表现为左心室大，心内膜增厚，以左心室流出道最明显，心室收缩功能降低，心腔内有附壁血栓时，可见血栓间窦隙样结构，但血栓间的窦隙在收缩期不会变小、消失（可与NVM区别）。⑤左心室假腱索：近1/3的正常人于左心室出现直径超过2mm的假腱索，但数目不超过3个，更无交错深陷的隐窝。⑥左心室心尖部血栓形成：心尖部的血栓形成可被误诊为NVM，但血栓回声密度不均，彩色多普勒血流显像可见血栓内部与心室腔无血流交通，且不能为造影剂充盈。

【治疗】

NVM病因未明，尚无有效治疗方法。治疗的重点是针对NVM的三种主要的临床表现，即心力衰竭、心律失常和全身系统性栓塞进行治疗。

1. 针对心力衰竭治疗

当出现心室收缩及舒张功能障碍时，应及时进行规范化药物治疗，减轻心脏负荷，改善心功能。药物治疗与心力衰竭基本药物治疗相同，可选用利尿剂、β受体阻滞剂和血管紧张素转换酶抑制剂等。还可使用辅酶Q_{10}、维生素B和曲美他嗪改善心肌能量代谢，对顽固性心力衰竭终末期患者，采用心脏移植是唯一有效方法，可降低死亡率。

2. 针对心律失常治疗

当出现心律失常时，针对不同的心律失常类型选择抗心律失常药物。胺碘酮是相对安全有效的抗室性快速心律失常药物，反复发作的室性心动过速可安装埋藏式心脏复律除颤器。当出现房室传导阻滞时应及时行起搏器植入，当出现左、右心室不同步或房室传导延迟时可行心脏再同步治疗。

3. 针对血栓栓塞治疗

NVM患者发生血栓栓塞的风险较高，抗栓治疗是必须的，尤其是当患者合并其他的血栓栓塞高危因素（如房颤、心功能不全）时。可选用阿司匹林、华法林、低分子肝素、氯吡格雷等药物，预防血栓栓塞事件。

【预后】

NVM的预后与病变范围的大小及发病时的心功能状态有关。若心功能正常，患者可有一段长时间的无症状期。若心肌病变范围较大且伴有严重心功能不全，则预后较差。关注超声心动图对NVM特征性病变的识别，提高本病早期诊断水平，有助于延缓患者寿命。

Mayo医院报道的一组17例18~71岁的心肌致密化不全患者，随访6年，期间8例死亡，2例进行心脏移植。Oechslin等对34例有症状成人NVM患者随访（44±39）个月，18例（53%）因心力衰竭住院，16例（47%）死亡或进行了心脏移植（心力衰竭死亡和猝死各6例），14例（41%）出现室性心律失常，8例（24%）发生血栓栓塞事件。对23例儿童孤立性NVM的10年随访中发现有近 90% 的患者发展为左室功能不全，但与成人组相比，全身系统栓塞、室性心律失常和死亡事件的发生率降低。

（王　江　祝善俊　邢福泰　张开滋）

五、病态窦房结综合征

【同义名】

遗传性病窦综合征、家族性病态窦房结综合征、特发性病态窦房结综合征、家族性窦房结病、先天性家族性结性心律等。

【概述】

遗传性病态窦房结综合征（hereditary sick sinus syndrome，HSSS）是病态窦结综合征中的一个类型，发病特点有遗传背景，家族聚集性，发病年龄早，有报道从窦性心动过缓发展到传导阻滞甚至心脏骤停而猝死；多数患者预后较好，能接近正常寿命。

【溯源与发展】

早在 1827 年 Adoms 就报道了持续心动过缓而引起晕厥发作的病例；但真正对窦房结病的研究是在 1906 年 Keith 与 Frach 师生发现窦房结之后进行的；1906 年 Wenckbach 则将心电图上出现心房波脱落现象称为窦房传导阻滞，这至今是病窦综合征的重要表现之一；1909 年 Laslett 报道了人的窦房结疾患以及所引的阿－斯综合征病例，1912 年 Cohn 及 Lewis 首先在临床工作中发现本征，嗣后陆续见有报道；1954 年 Short 报道该征以心动过缓与心动过速交替出现的新的表现形式，1967 年 Lown 在美国心脏杂志上发表了《心律失常的电转复》的论文，认为对房颤电转复后出现窦性停搏和传出阻滞，存在着窦性电活动不稳定性，把这种以窦性激动的起源与传导损害，同时并其他心律失常的疾病，首先提出"病态窦房综合征"这一命名，1968 年 Ferrer 和 Rubenstein 著文倡用这一术语，并加推行应用，从而得到同道的认可，从此在临床上此术语沿用至今，并简称为病窦综合征进而简称为病窦，因此也使病窦综合征成为心血管系统中一个独立性疾病。

1946 年首次由 Fried 报道一家系 6 人患持久而严重的窦性心动过缓，嗣后陆续有家系病例报道；1960 年 Boeos 和 1976 年 Caralis 和 Varghese 提出家族性病窦综合征的病因及发病机制与迷走神经张力持续增高有关；同年 Richard 将其命名为家族性窦房结病。著名的医学遗传学家 McKusisk 在其专著《孟德尔遗传疾病》中指出，该病呈常染色体显性（autosomedominant，AD）遗传。我国于 1980 年首由朱建民报道该征一家系 3 例，同年孟庆芝，1982 年吴明漪等，1984 年王道等、吴祖攸等，1985 年孙庚龙都有报道，且此后报道较多，如 1989 年苏惠茹等报道一家系 7 例，同年孙德成等报道一家系 4 例，1998 年和渝斌等报道一家系 8 例，2001 年张智亮等报道一家系 8 例，苏敬荣等报道一家系 2 例，2003 年笔者报道一家系五代 6 例都呈 AD 遗传。

近年来，国外文献亦有常染色体隐性（artosome recessive，AR）遗传的报道。如 1984 年 Ward 报道一家系姐弟 2 人，1993 年 Beyer 等一家系 5 人，2003 年 Benson 等报道三家系 5 人。文献中还偶有 X 连锁隐性（X-linked recessive，XR）遗传报道，如 1992 年马银美等报道一家系 6 人，但未被多数学者认可。

多数学者认为 HSSS 属于病态窦房结综合征中的一个少见类型，Rokseth 统计占 2%~6%，亦有资料显示仅为 0.6%。中国 1977 年近 20 个医疗单位统计 181 例病态窦房结综合征中，该病只有 9 个家系。截至 1999 年统计，中国已报道了 61 个家系；据赵易 2003 年统计，中国已报道 93 个家系，2005 年统计，中国已报道 139 个家系。

【遗传学特点及发病机制】

经多数学者多年研究，依据遗传学特点，分为下列三型。

遗传性病窦综合征 I 型（HSSS1，OMIM608567）：致病基因定位于 3p21，为 SCN5A 基因（OMIM600163）突变。

遗传性病窦综合征 II 型（HSSS2，OMIM163800）：致病基因定位于 15q24，为 HCN4 基因（OMIM606256）突变。

遗传学发病机制认为：具有遗传异质性，已发现与编码 if 电流的 HCN4 基因突变与编码 I_{Na} 的 SCN5A 突变有关。HCN4 又称超极化激活的环腺苷酸门控通道，它受自主神经递质和 cAMP 调节。已发现 HCN4-573X 突变可导致 C 末端缺血，而位于 C 末端的环腺苷酸结合区（CNBD）

因此缺失。突变蛋白仍能转运到细胞膜上，但失去了对cAMP调节的敏感性。Ueda K等发现HCN4上的D553N突变可在同一患者身上引起病窦综合征、进行性心脏传导阻滞和特发性室颤。在SCN5A上发现3个家系分别携带有双重杂合突变：T220I和R1623X、P1298L和G1408R、delF1617和R1632H。在培养的哺乳动物细胞系tsA201中与β亚单位共表达这6个突变，发现无义突变R1623X导致编码的氨基酸提前终止，使通道失去功能；G1408R突变使通道丧失功能。其余4个突变以delF1617 < T220I < P1298L < R1632H的次序使钠通道的失活门受损（通道不能迅速失活，导致心脏的兴奋性降低。有学者将HSSS归类为原发性心电性疾病。

【病理】

遗传性病窦综合征的病理改变不完全清楚，部分病例尸解中可看到窦房结本身有出血、变性、坏死、纤维化、脂肪浸润等退行性变和冠状动脉的闭塞性改变，可累及心房和房室交接区。窦房结动脉硬化、窦房结纤维支架异常，可使窦房结本身弹力纤维和胶原纤维及窦房结周围组织发生出血、水肿、炎症、纤维化、硬化，造成窦房结细胞受损，亦可合并心房、房室交接区、房室束及心脏其他部位的病理改变，从而导致窦房结功能减退，出现起搏和（或）传导功能障碍。

笔者报道的遗传性病窦综合征系谱图（图10-2-5A）。

【临床表现】

一般起病隐袭，少数可突然发病，进展缓慢，而易被忽视，心电图的表现可早于临床症状之前数年，主要表现为心、及、肾供血不足的症状。

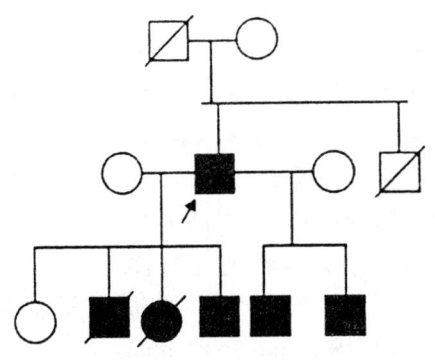

图10-2-5A 一家系五代6例遗传性病窦综合征系谱图

1. 心脏症状

早期仅有心率缓慢，快慢不一或心动过速，心悸、胸闷、气短等，重者可使原有基础心脏病加重，出现心绞痛、心衰加重、心脏骤停，甚至猝死。病窦综合征所出现的多种多样的心律失常是最主要临床表现，资料显示窦性心动过缓、窦房阻滞及窦性停搏为最多见，三者可各自或相互组合及共同出现，既是诊断线索，又是诊断依据，在此基础上，可出现房性、交接性、室性等各种心律失常，详见动态心电图。

2. 脑缺血

脑缺血最常见，轻者表现为头晕、乏力，进而出现视力障碍、失眠、记忆力减退、四肢麻木、反应迟钝等。重者可出现黑矇、眩晕、短暂性失语、昏厥、Adoms-Stokes综合征。

3. 肾缺血

患者初期为多尿、夜尿多，随着病情进展，出现少尿、蛋白尿、氮质血症等。

【辅助检查】

1. 心电图（ECG）

主要以窦房结冲动缓慢（窦性心动过缓）、窦房结不发放冲动（窦性停搏）、窦房结冲动不能传至心房（窦房阻滞）三种原因及起搏点移位，房性快速心律失常等不同组合而成的复杂多变的六种心电图分型：

（1）严重而持久的窦性心动过缓 是最常见的表现，占75%~80%，常呈较恒定的窦性心动过缓，心率波动范围不大，一般<50 bpm，甚至<40 bpm。

（2）窦性停搏 是最严重表现，它可以单独出现，亦可发生于心动过速后，持续的时间短者为数秒钟，长者可达数分钟。发生的原因是窦房结停搏，完全性房室阻滞或者心房对窦房结起搏信号无反应。心电图表现为正常窦性心律后突然有P-QRS-T漏搏，所造成的长P-P间距与窦性P-P间距无固定的倍数关系。窦性停搏时间持续2.0 s以上伴有或不伴有逸搏心律者，多有黑矇、晕厥甚至Adoms-Stokes综合征发作。

（3）窦房阻滞 窦房结发出的冲动在心房连续发生传导阻滞所致。常为二度Ⅰ型或Ⅱ型窦房阻滞，且以二度Ⅱ型窦房阻滞最常见。一度窦房阻滞在心电图上很难诊断，三度窦房阻滞则难以与窦性停搏相鉴别。

（4）慢-快综合征（brodycardia-tachycardia syndrome） 在窦性心动过缓、窦性停搏、窦房阻滞的基础上，反复发生阵发性室上性心动过速、心房扑动、心房颤动。患者的心动节律反复呈慢-快-慢-快交替改变。

（5）病态窦房结-房室结综合征 简称双结病变：在严重而持久的窦性心动过缓、窦性停搏、窦房阻滞的基础上，如不能及时出现交接性逸搏（逸搏周期＞1.5 s）或交接性逸搏心律的频率＜35 次/min 者，反映出交接区自律功能减退，是双结病变的证据之一。虽然室性逸搏心律（频率25～40 次/min）或过缓的室性逸搏心律（频率＜25 次/min）较房室交接性逸搏心律少见，但这种情况提示交接区自律功能衰竭（结性停搏），是双结病变又一证据。

（6）全传导系统障碍 是病窦综合征的特殊类型，由于存在着广泛的退行性硬化，其病变涉及整个传导系统。可出现窦性停搏、窦房阻滞、房内阻滞、房室阻滞及室内阻滞。

（7）以上各种表现的组合。

2. 动态心电图（AECG）

由于检测到信息量比心电图大几千倍~几万倍，对病窦综合征的诊断作用大，尤其对间歇性病窦综合征有诊断价值。依动态心电图改变有四种分型：①单纯严重窦性心动过缓；②窦缓伴窦停或窦房阻滞；③慢-快综合征；④双结病变。具体表现为：①对窦性心动过缓的诊断指标为总心率＜80 000 次/24 h，24 h 平均心率＜60 次/min，醒时最高心率＜90 次/min，睡眠最高心率＜61 次/min，最低心率＜42 次/min；②反复出现＞2.0～2.5 s 长间歇；③反复出现窦房阻滞；④反复出现心动过缓与室上性快速性心律失常。以上 4 条标准符合 2 条即可诊断。

3. 心脏负荷运动试验

活动平板、踏车活动负荷试验可根据患者的具体情况选用。对于严重心动过缓可作床边运动试验，令其在 1 min 内做下蹲起立动作或在床上仰卧起坐 15 次，立即记录心电图。如心率＜90 bpm 或出现逸搏心律者，为阳性。

病窦综合征临床症状隐袭，心律失常间歇、易变及反复发作等特点，静态心电图为瞬间记录，难免漏掉大量心电信息，尤其是无法捕捉夜间心电活动情况对其诊断有一定的局限性。而动态心电图为 24～48 h，乃至 72 h 的心电连续记录，心电信息量大，高于静态心电图 8 000 倍至万倍以上，可检出更多的窦房结障碍而产生的各种心律失常，对短暂性心律失常的捕获有独到之处，对心率快慢变动，心律失常的次数、程度、形态、持续时间等以各种不同数据、图表方式显示，对间歇性病窦综合征更具有独特优势，因此对病窦综合征的诊断具有很高的实用价值。

现有病窦综合征患者 1 例，见表 10-2-5。

24 h 的 AECG 记录病窦综合征 AECG 图例，见图 10-2-5B～图 10-2-5K。

4. 药物激发试验

（1）阿托品试验 用阿托品 1～2 mg（或以 0.02 mg/kg 计算），一次静脉迅速注射（可用生理盐水 2～5 ml 稀释），注射完毕后，即刻、1 min、2 min、3 min、5 min、7 min、10 min、15 min、20 min 各记录心电图，心电图窦性心律＜90 bpm 和/或出现窦房阻滞，交接性逸搏心律者为阳性。这说明心动过缓与迷走神经张力无关，是窦房结本身功能不良所致。

（2）异丙基肾上腺素试验 先以异丙基肾上腺素 10 mg 口含，若心率增加不明显且无不良反应时，则以 0.2 mg/100 ml 的浓度，每分钟 2～4 μg 的速度静脉点滴，用心电监护 30 min 后，心率＜90 bpm 者为阳性。

5. 电生理检查

常用经食管心房调搏方法窦房结功能进行测定。

（1）窦房结恢复时间（sinus node recovery time，SNRT） 正常值＜1 500 ms。

（2）校正的窦房结恢复时间（corrected sinus recovery time，CNRT） 正常值＜550 ms。

（3）窦房传导时间（sino-auricular conduction time，SACT） 正常值＜150 ms。

病态窦房结综合征的这三项检查大于正常值甚或成倍或三倍延长（图 10-2-5L）。

6. 固有心率测定（1HR）

正常人为（101±116）bpm；病态窦房结综合征为（71±9）bpm＜81 bpm。

表 10-2-5 病窦综合征患者 24 h 的 AECG 记录

时间	总数心搏	平均HR	最小HR	最大HR	SDNN	频域功率	室早	成对	室速	房早	房速	停搏>2.5 s	房二联	房三联	室二联	室三联
16:30	1309	49	42	57	102	8705.7	0	0	0	8	0	1	0	0	0	0
17:00	2870	49	41	62	111	6174.2	0	0	0	17	0	3	0	0	0	0
18:00	2876	49	40	60	115	7308.8	0	0	0	45	0	11	0	0	0	0
19:00	3493	60	52	69	102	8152.9	0	0	0	25	0	1	0	0	0	0
20:00	3109	57	49	86	133	7682.8	0	0	0	10	0	0	0	0	0	0
21:00	3031	52	46	63	133	11988.7	0	0	0	24	0	0	0	0	0	0
22:00	3004	51	44	61	139	10804.1	0	0	0	20	0	11	0	0	0	0
23:00	2690	45	41	54	120	9795.4	0	0	0	31	0	22	0	0	0	0
0:00	2663	45	40	52	120	N/A	0	0	0	30	0	4	0	0	0	0
1:00	2866	49	41	64	155	5218.7	0	0	0	18	0	1	0	0	0	0
2:00	3161	55	48	75	125	8642.3	0	0	0	17	0	0	0	0	0	0
3:00	3240	55	50	67	127	10357.1	0	0	0	16	0	4	0	0	0	0
4:00	3165	43	49	60	113	9393.7	0	0	0	11	0	0	0	0	0	0
5:00	3195	57	49	76	128	9210.6	0	0	0	5	0	0	0	0	0	0
6:00	3182	55	41	72	148	5231.0	0	0	0	38	0	22	0	0	0	0
7:00	3294	57	45	73	99	5212.0	0	0	0	61	0	8	0	0	0	0
8:00	3603	61	46	74	107	5359.2	0	0	0	36	0	4	0	0	0	0
9:00	2645	47	28	63	93	3923.5	0	0	0	59	0	36	0	0	0	0
10:00	2631	44	40	52	86	N/A	0	0	0	260	0	17	12	4	0	0
11:00	2630	45	41	53	83	N/A	8	0	0	379	0	4	26	4	0	0
12:00	2714	46	40	53	104	N/A	14	0	0	432	0	14	33	3	0	0
13:00	2665	45	41	55	111	N/A	5	0	0	446	0	15	37	2	0	0
14:00	2635	51	43	71	96	N/A	25	0	0	240	0	45	16	3	0	0
15:00	1979	47	43	55	84	N/A	2	0	0	356	0	12	29	1	0	0
16:00	0	N/A	N/A	N/A	0	N/A	0	0	0	0	0	0	0	0	0	0
总数	68650	51	28	86	144	8044.9	54	0	0	2584	0	235	154	17	0	0

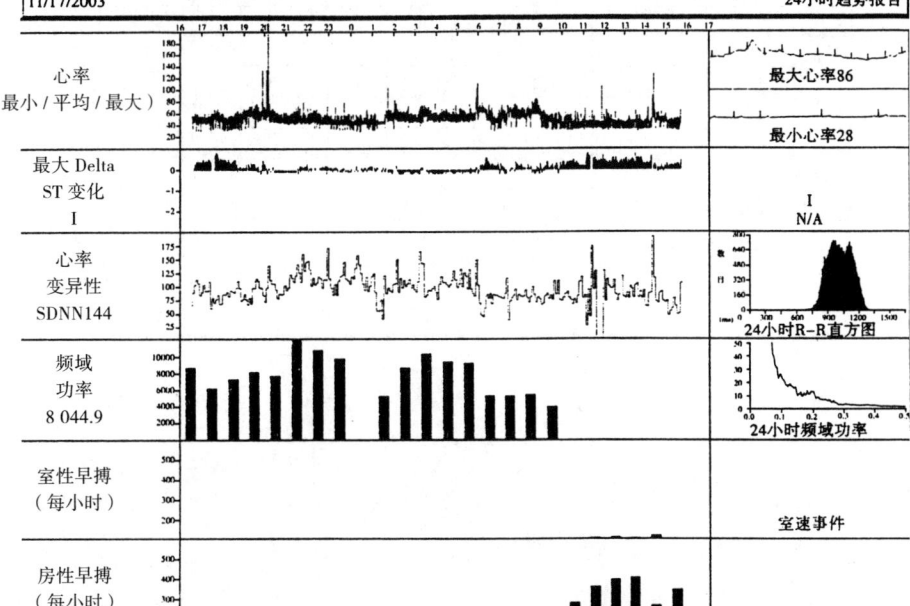

图 10-2-5B 病窦综合征患者 24 h 的心率、ST 段、HRV 趋势图和直方图

患者总心搏数 68 650 次，窦性心律，平均心率 51 bpm；最小心率 28 bpm，发生于 09:22；最大心率 86 bpm，发生于 05:54；大于 2.5 s 的停搏 235 个，房性期前收缩 2 584 个；房性期前收缩 154 阵；房性期前收缩三联律 17 阵

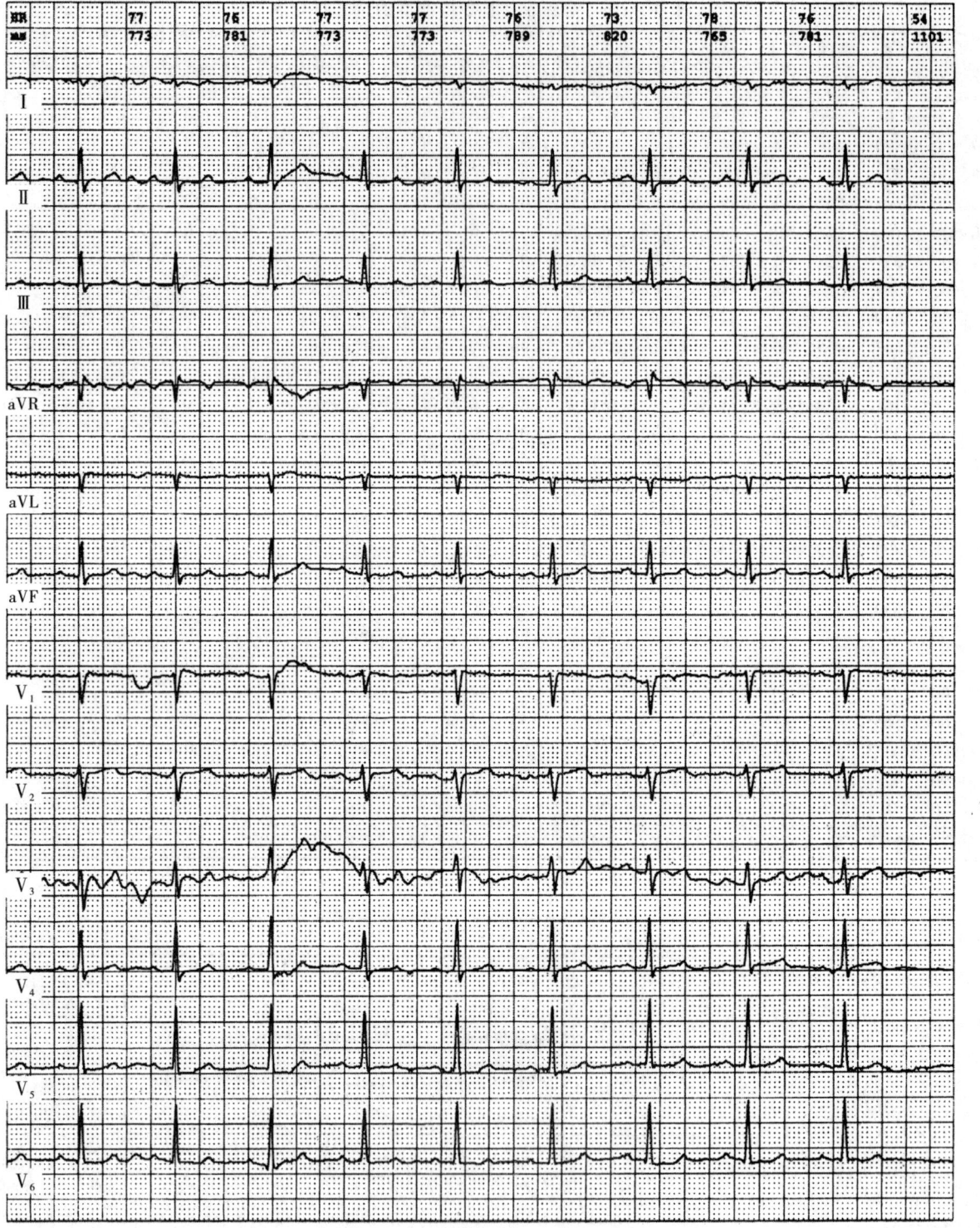

(a)

第十章 心肌病

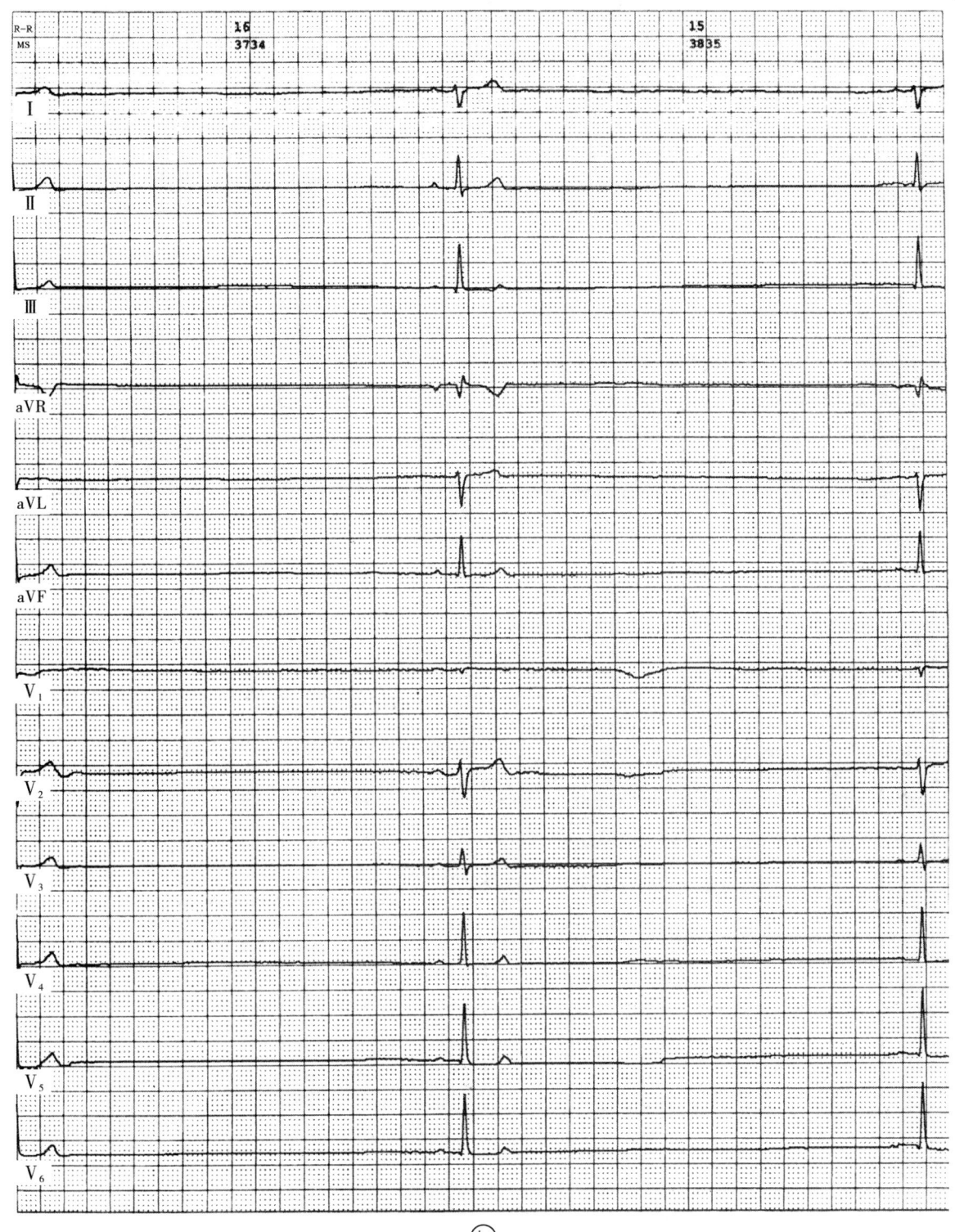

ⓑ

图 10-2-5C　病窦综合征的最大心率与最小心率实时动态心电图

男性，57 岁；临床诊断：病态窦房结综合征。a. 示第 1～9 个 P-QSR-T 波群为窦性心律，最大心率 76 bpm；b. 示第 1～3 个 P-QSR-T 波群为窦性心律，P-P 间期 3 835 ms，最小心率 15 bpm。

12 导联 AECG 诊断：显著窦性心动过缓，结合临床表现，多次出现晕厥，符合病态窦房结综合征诊断

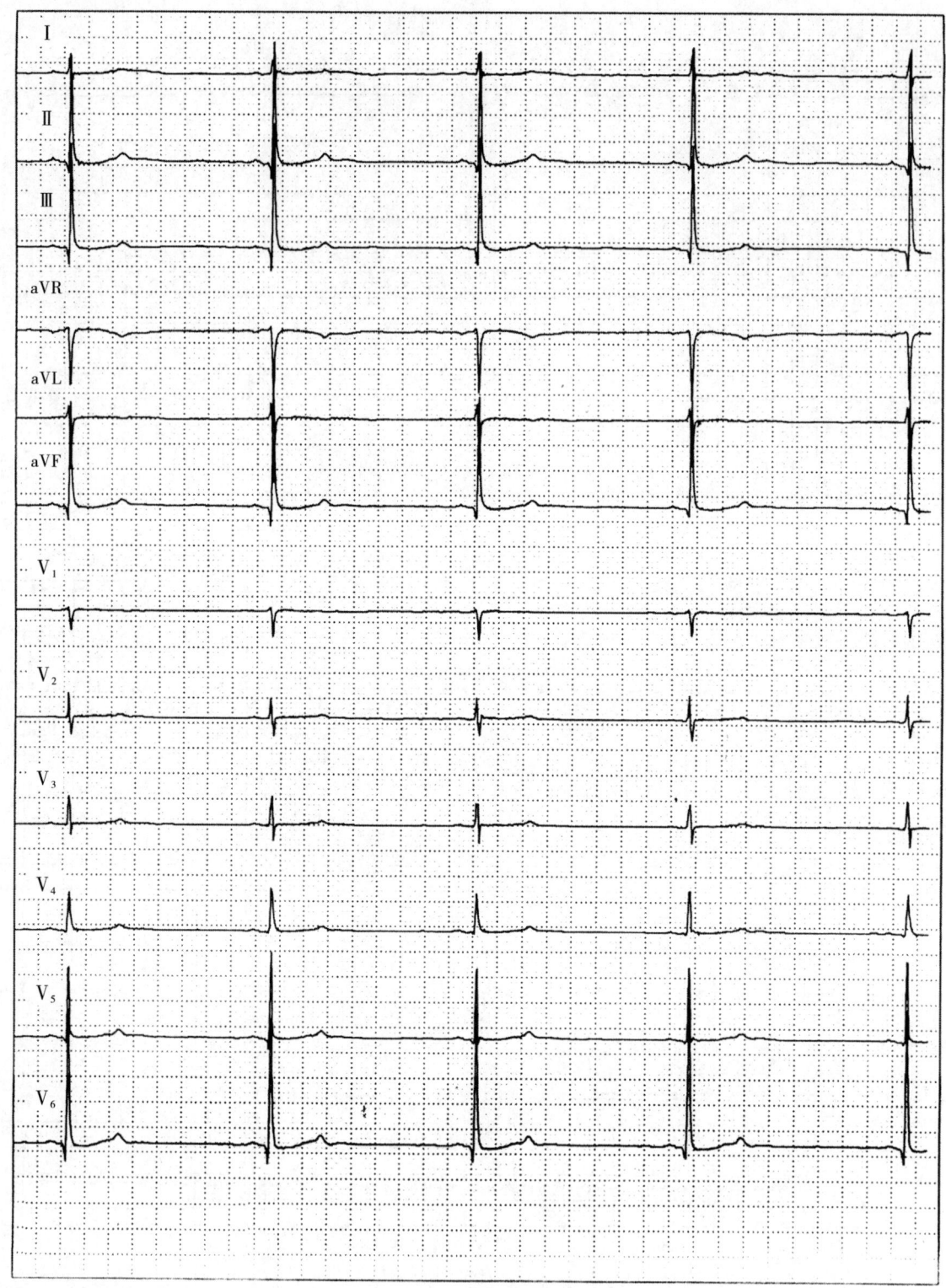

图 10-2-5D 病窦综合征的显著窦缓实时动态心电图

男性,49 岁;临床诊断:晕厥待查。图示第 1 ~ 5 个 P-QSR-T 波群为窦性心律,心率 40 bpm。
12 导联 AECG 诊断:显著窦性心动过缓,结合临床表现,符合病态窦房结综合征诊断

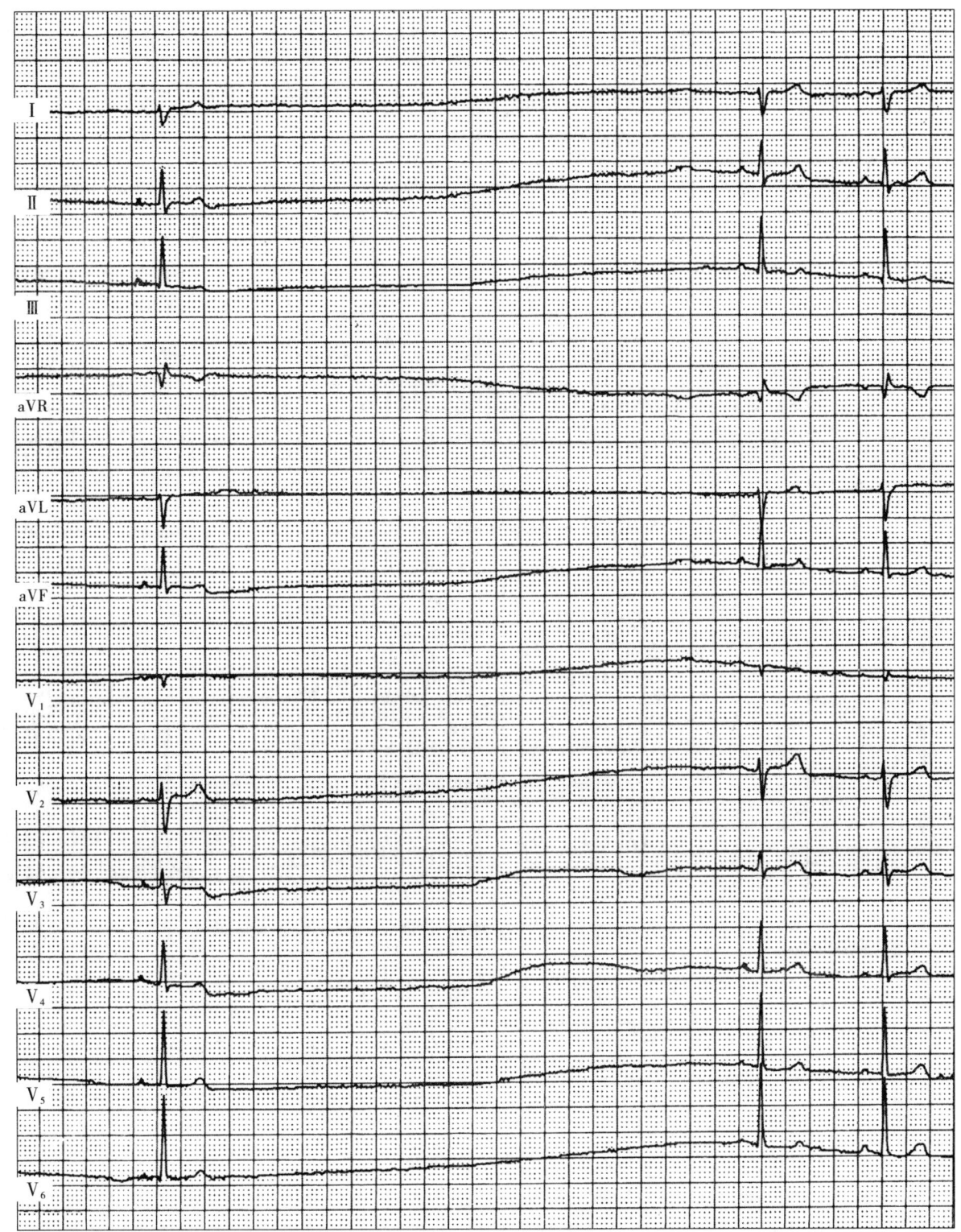

图 10-2-5E 病窦综合征的窦缓,窦性停搏实时动态心电图

与图 10-2-5D 为同一患者。图示第 1~3 个 P-QSR-T 波群为窦性心律,第 2 个心搏到第 3 个心搏 P-P 间期 1 031 ms,心率为 58 bpm,为窦性心动过缓;而第 1 个心搏到第 2 个心搏的 P-P 间期长达 4 921 ms,且与 P_2~P_3 间期不成倍数,为窦性停搏

12 导联 AECG 诊断:窦性心动过缓,窦性停搏

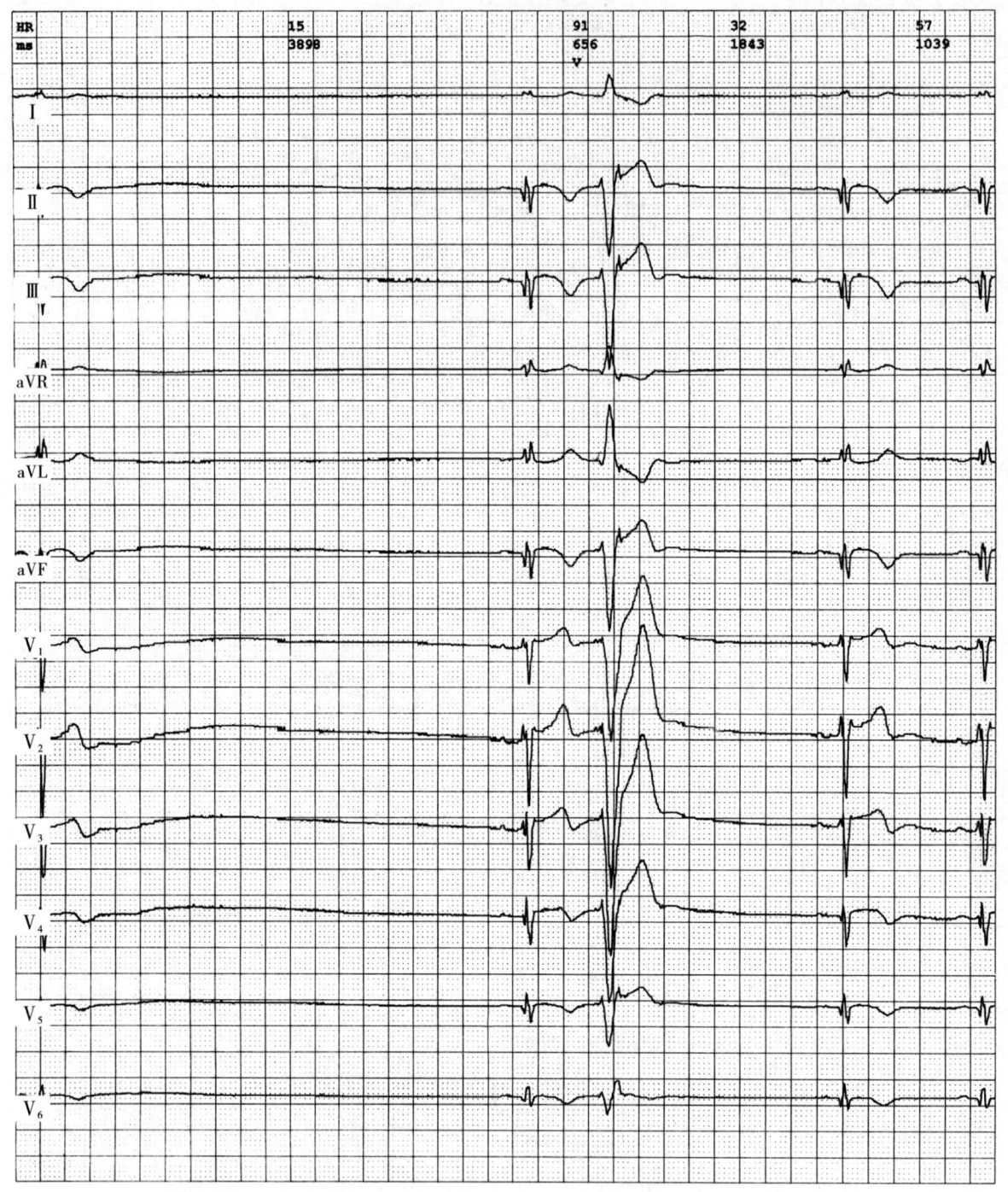

图 10-2-5F　病窦综合征的窦缓、窦停、室性期前收缩实时动态心电图

女性，49 岁；临床诊断：病态窦房结综合征。图示第 1、第 2、第 4、第 5 个 P-QSR-T 波群为窦性心律，P-QSR-T 波群为窦性心律，$P_4 \sim P_5$ 间期 1 039 ms，心率 57 bpm，为窦性心动过缓；$P_1 \sim P_2$ 间期长达 3 868 ms，且与 $P_4 \sim P_5$ 间期

12 导联 AECG 诊断：窦性心动过缓，窦性停搏，室性期前收缩

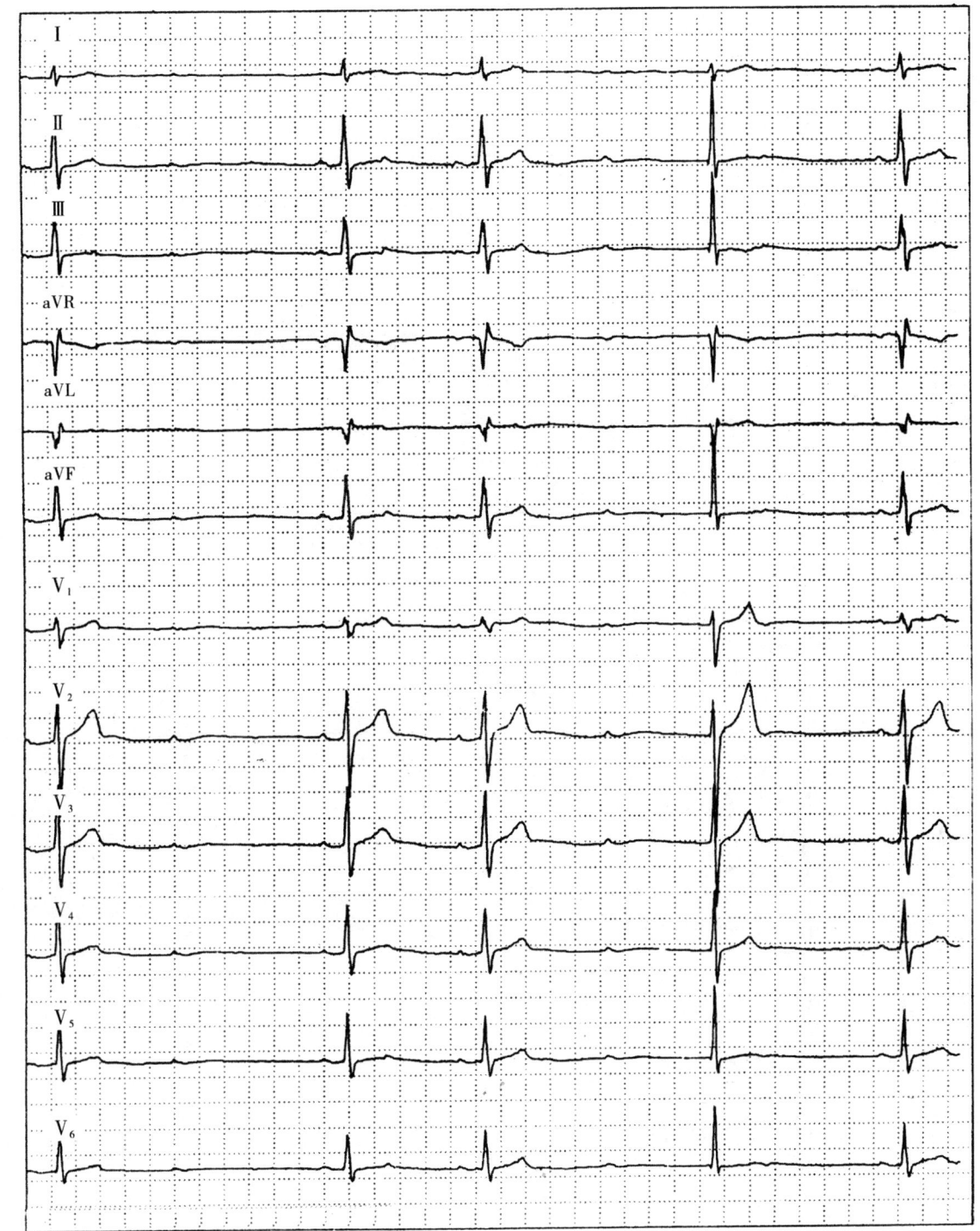

图 10-2-5G 病窦综合征的窦房阻滞，交接性逸搏实时动态心电图

男性，35 岁；临床诊断：病态窦房结综合征。第 2、第 3、第 5 个 P-QSR-T 波群为窦性心律；第 1、第 4 个无 P 波呈室上性 QRS-T 波群在长间歇后出现，为交接性逸搏；图中可见 P-P 间期"渐短突长"的文氏型阻滞特点，为二度 I 型窦房阻滞。

12 导联 AECG 诊断：窦性心律，交接性逸搏，二度 I 型窦房阻滞

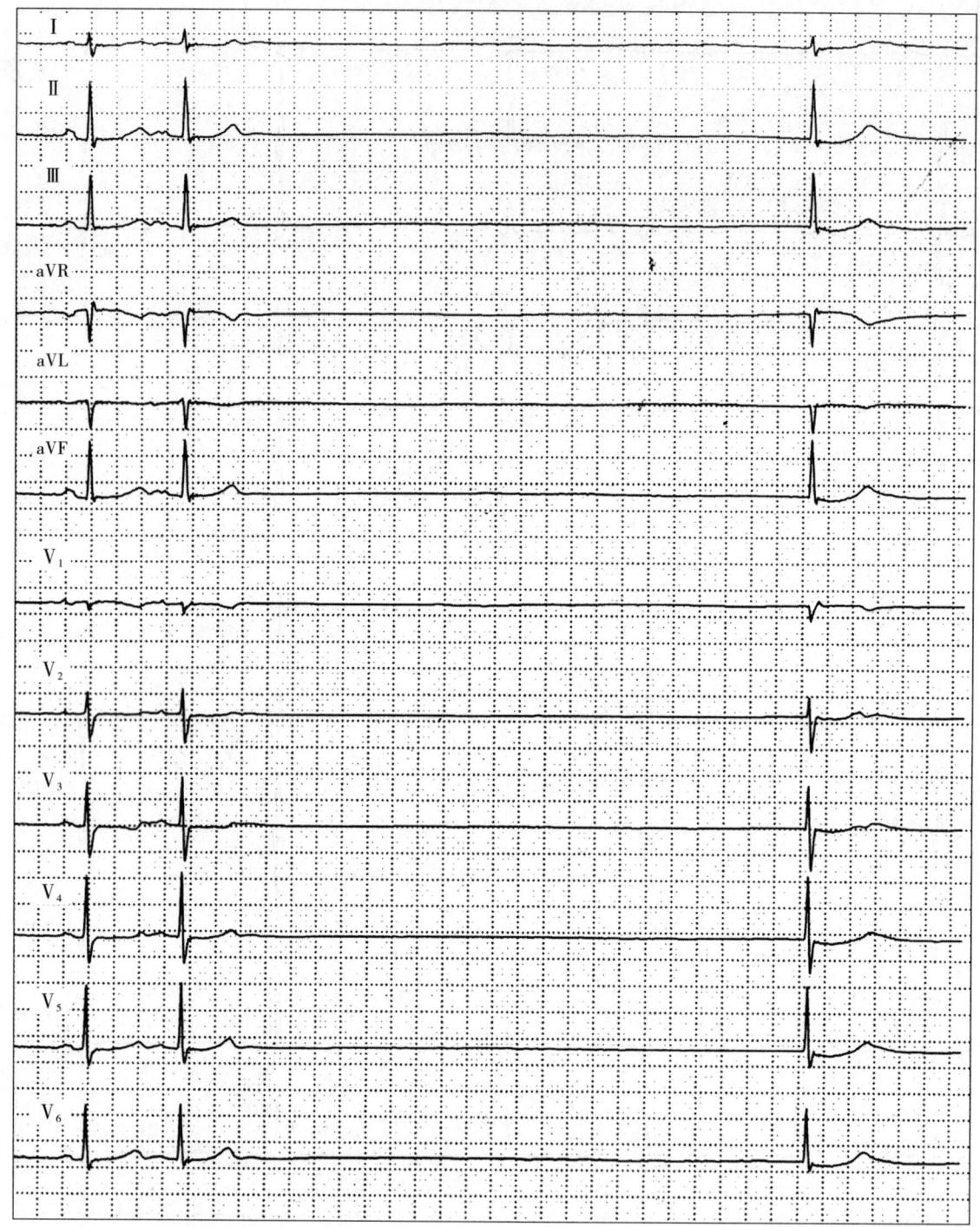

图 10-2-5H 病窦综合征的双结病变实时动态心电图

男性，72 岁；临床诊断：冠心病，病态窦房结综合征。图示第 1 个 P-QRS-T 波群为窦性心搏，Q-T 间期长达 0.60 s；第 2 个 P′ 波提前出现，下传的 QRS 波群呈室上性，为房性期前收缩；延迟长达 4.96 s 间歇后出现的第 3 个 QRS-T 波群，为全心停搏，QRS 波群呈室上性交接性逸搏，为双结病变，ST 段压低延长。

12 导联 AECG 诊断：窦性心搏，房性期前收缩，全心停搏，交接性逸搏，双结病变，ST 段改变，Q-T 间期延长

第十章 心肌病

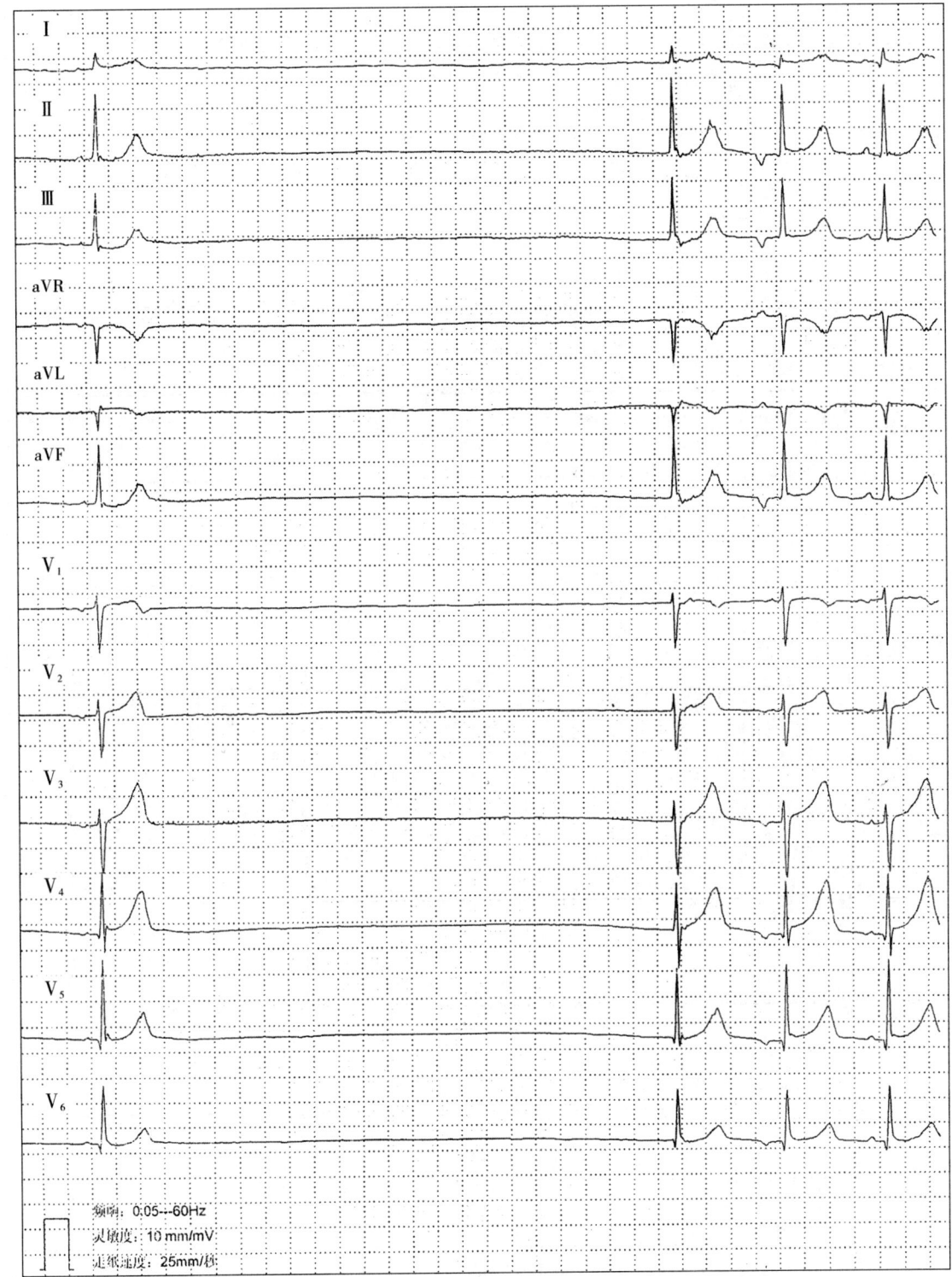

图 10-2-5l 较久性全心搏实时动态心电图

男性，54岁；临床诊断：病态窦房结综合征。图示第1、4个P-QRS-T波群为窦性心搏。第1、2个心搏的R-R间期长达4.66 s，为较久性全心停搏。第2个心搏的P-波在QRS波群之后，P-P-间期＜0.20 s，为交接性逸搏。第3个心搏的P′波倒置，P′-R间期0.16 s，其下传的QRS波群呈室上性，为起源心房下部的房性搏动。

12导联AECG诊断：窦性心搏，全心停搏，交接性逸搏，房性心搏

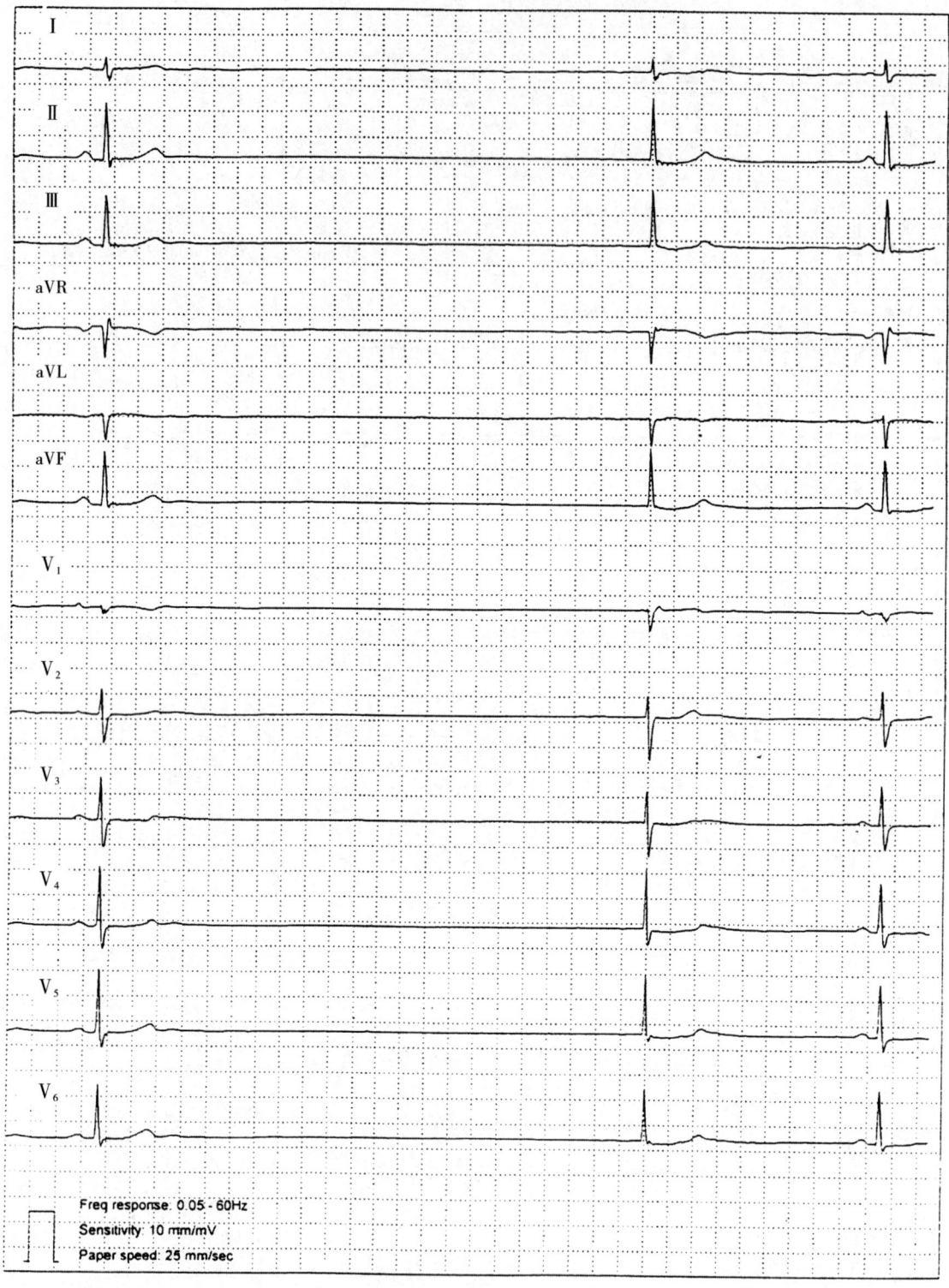

(a)

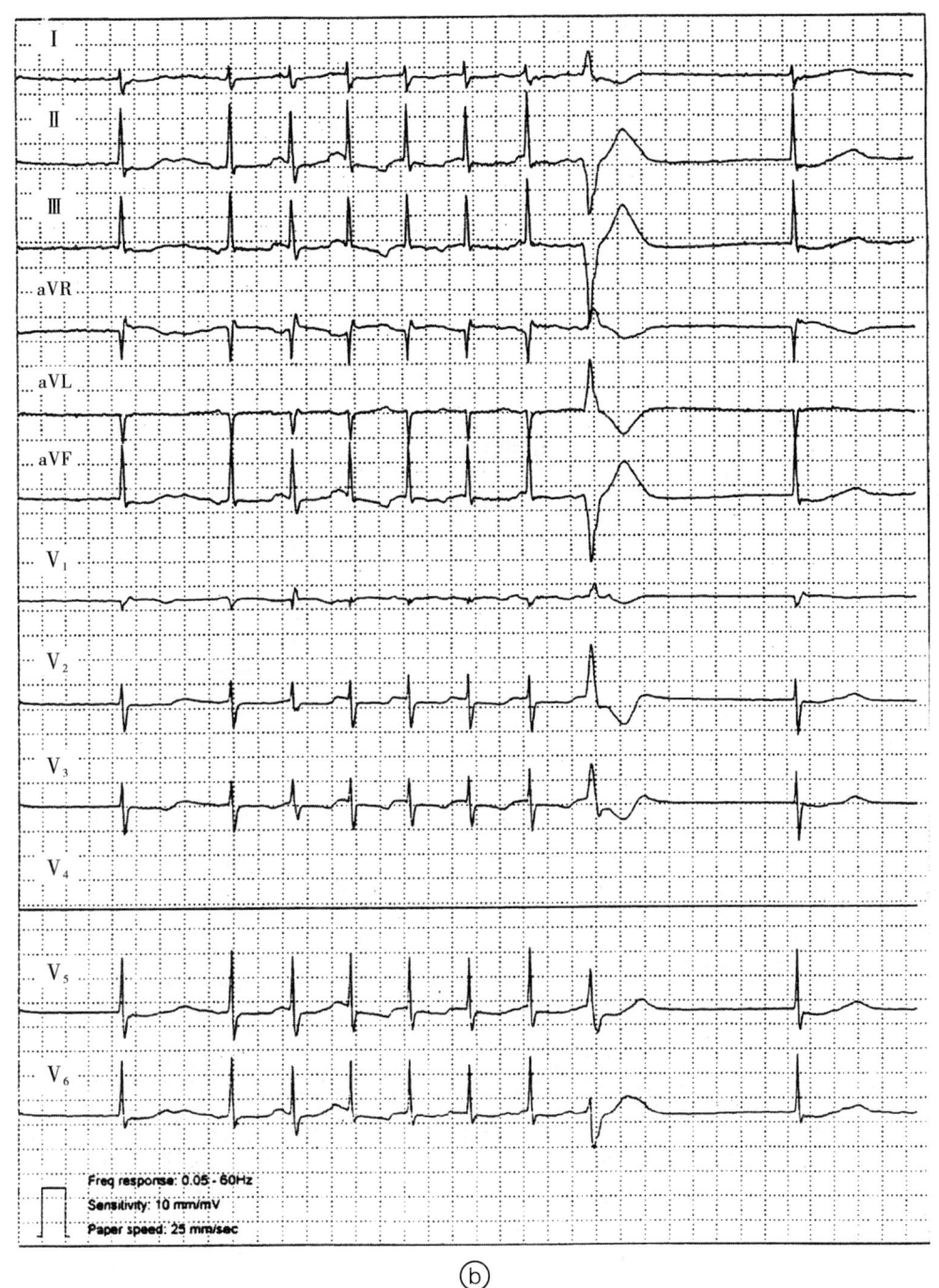

图 10-2-5J 多种心律失常改变的实时动态心电图

女性，74 岁；因反复心悸、胸闷、黑矇、晕厥 1 月余入院；临床诊断：病态窦房结综合征。a. 第 1、第 3 个心搏为窦性心律，ST 段降低，第 1 个心搏到第 2 个心搏出现长达 4.47 s 窦性停搏。第 2 个心搏为交接性逸搏，ST 段降低。交接性逸搏时间出现晚，呈现出窦房结及房室结均有病变——双结病变；b. 第 1、第 2 个心搏为 P 波低矮的窦性心律。第 3～第 7 个心搏 P 波提前出现，其形态与窦性 P 波不同，P'-R 间期 0.14 s，QRS 波群时限正常，为阵发性房性心动过速，第 8 个心搏为提前出现的宽大畸形的 QRS 波群，T 波与主波方向相反，额面肢体导联呈左前分支阻滞图形，胸导联呈右束支阻滞图形，为室性期前收缩起源于左后分支处。第 3 个心搏为交接性逸搏，为慢 - 快综合征。

22 h 32 min AECG 监测，心搏总数为 63 223 次，平均心率 47 bpm，在整个记录时间内共出现 R-R 间期 > 2.0 s 停搏达 5 318 次，最长为图 a 4.93 s；对照患者的生活日记，停搏较长时有胸闷、头昏、黑矇、晕厥等典型症状，综合图 a、b 所见，符合病窦综合征的诊断。

12 导联 AECG 诊断：窦性心动过缓，窦性停搏，交接性逸搏，双结病变，矩阵房性心动过速，室性期前收缩，慢 - 快综合征，ST 段改变

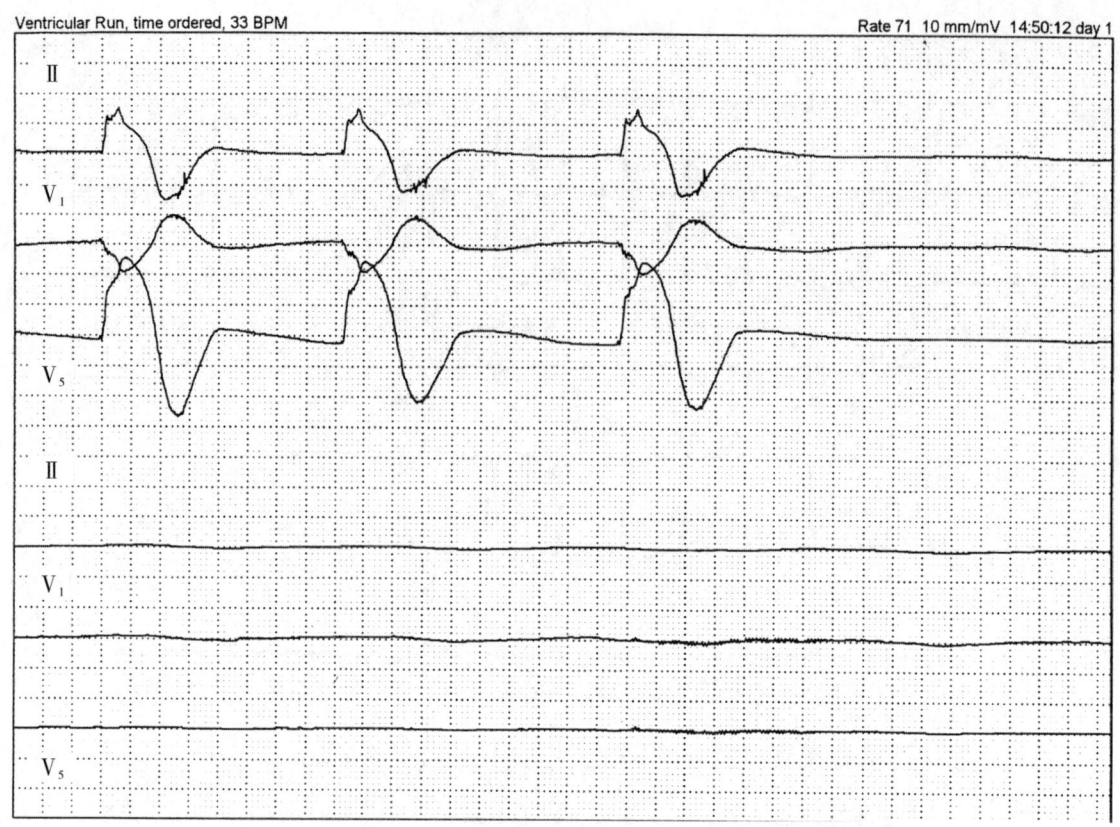

图 10-2-5K　心室自主心律、全心停搏实时动态心电图

男性，63 岁；临床诊断：病态窦房结综合征，猝死。图示 3 个宽大畸形的 QRS-T 波群，其前无 P 波，频率 33 bpm，为心室自主心律，其后 P-QRS-T 波群消失，心电呈静息位，直线状，全心停搏。

12 导联切换的 3 导联 AECG 诊断：心室自主心律，永久性全停搏

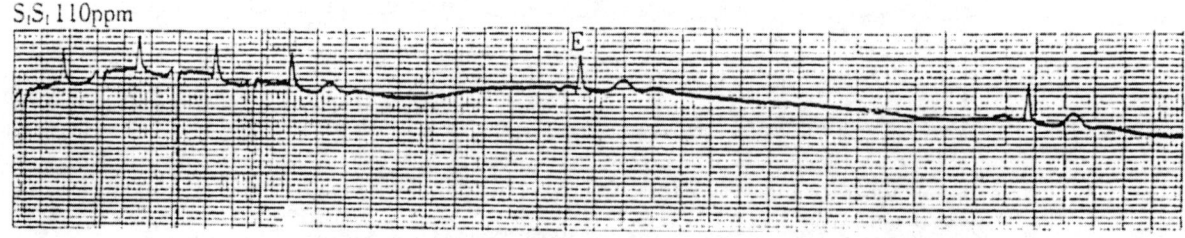

图 10-2-5L　一例病态窦房结综合征患者的窦房结恢复时间明显病理性延长

女性，65 岁；病态窦房结综合征，最慢心率 34 bpm，窦房结恢复时间（一组刺激最后一个脉冲至停止刺激后第一个窦性 P 波的时间）病理性延长至 5 200 ms（110 bpm）（约为正常值的 3.5 倍），房室交接性逸搏周期 2 200 ms

[引自王志毅. 2001]

7. 窦房结心电图

自从 1977 年 Cranmer 和 1978 年 Hariman 分别从家兔和人体直接记录到窦房结电图（sinus node electrogram，SNE）以来，有关其临床应用日渐增多与成熟。窦房结电图虽为有创性检查，但能直接描记到窦房结电位（图 10-2-5M，图 10-2-5N），从而能明确显示一、二、三度窦房阻滞，其效果明显优于间接估价法测定窦房传导时间。

窦房结电图测定窦房传导阻滞时间的正常值，报道不一，Reiffel 所测的 16 例正常值为 46～116 ms，平均（90±18）ms。

8. 其他诊断指标

（1）心脏电复律后，长时间不能恢复稳定的窦性心律者；

（2）房性期前后出现长时间的窦性停搏，提示窦房结恢复时间延长；

（3）应用房性期前测定窦房传导时间大于120 ms 者提示窦房传导障碍。

【诊断】

根据临床表现、典型心电图和动态心电图特征和/或有关的窦房结功能检查阳性，可做出病窦综合征的诊断，但必须排除药物或迷走神经张力增高的因素所致。

【治疗与预后】

（1）病因治疗 应积极消除基本病因，如积极治疗急性心肌梗死、心肌炎、恢复电解质平衡等。

（2）药物治疗 对不能明确病因的患者，以对症治疗为主。心率缓慢伴症状明显时，可使用烟酰胺、氨茶碱、先心安等，病情紧急用阿托品1～2 mg 加入 10% 葡萄糖 250 ml 静脉点滴，或用异丙基肾上腺素 0.5～1 mg 加入 10% 葡萄糖 250 ml 缓慢静脉点滴，同时停用对窦房结、房室结有影响的药物。也可试用沙丁胺醇（舒喘灵）口服（2.4～4.8 mg，每 6 h 一次），或博利康尼口服（2.5～5.0 mg，每 6 h 一次）。有报道认为，小剂量的肼苯达嗪可通过扩张血管反射性刺激交感神经以及直接兴奋 β-受体，从而加快窦性节律。

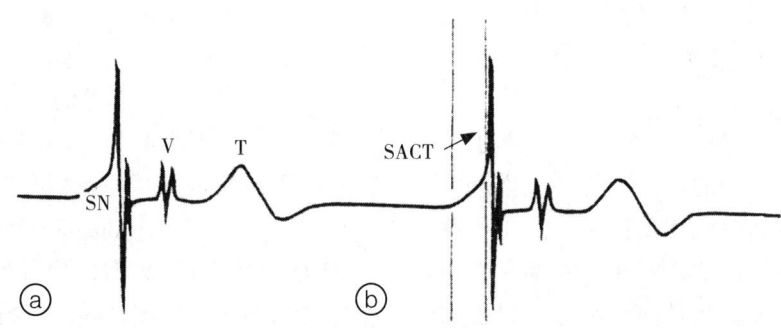

图 10-2-5M 窦房传导时间直接测量法示意图

a. 示分别为高位右心房电图（A）、心室电图（V）、T波（T）和窦房结电位；b. 示复制的一份窦房结电图，从窦房结电位的起始点及心房激动的起始点各画一条垂直线，两线之间的间距为 SACT

[引自 Reiffel 等，1980]

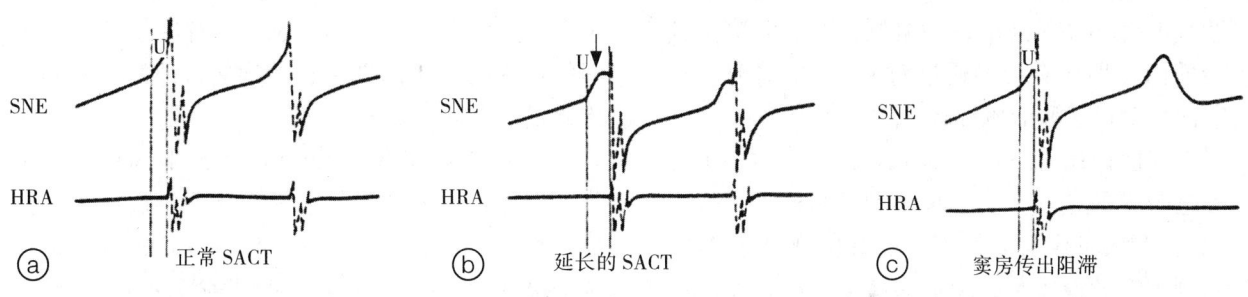

图 10-2-5N 窦房结电图的窦房结和心房电位示意图

a. 示正常窦房传导的窦房结电图中，可见窦房结电位经上升的斜坡进入到心房电位，下面为参照的高位右心房电图（HRA），两条垂直的间距为窦房传导时间，始于上升斜坡的起点止于高位右心房电位的起点；b. 示一度窦房阻滞，可见窦房传导时间延长，表现为上升斜坡的起点到心房电位间距延长。注意窦房结电图在上升的斜坡形成高峰（↑）后，于心房电位之前下降，窦房传导延迟使窦房结电位在被心房电位埋没前更多地记录在窦房结电图上；c. 示二度窦房阻滞，第 2 个窦房结电位后，无心房电位出现

[引自 Reiffel 等. 1980]

（3）起搏器 对症状明显而严重持久的窦性心动过缓、窦性停搏、双结病变或高度、三度房阻滞，或反复发生Adams-Stokes综合征者，针对不同类型的心律失常患者选择植入不同的起搏器：如AAI、VVI、VVIR、DDD、DDDR等治疗。

（张开滋 华伟 柳茵 邢福泰）

六、长Q-T综合征

【同义名】

长Q-T间期综合征、Q-T间期延长综合征、特发性Q-T间期延长综合征、原发性Q-T间期延长综合征、家族性Q-T间期延长综合征。

【概述】

长Q-T综合征（long QT syndrome，LQTS）是以心电图Q-T间期延长，伴恶性心律失常，尤其是尖端扭转型室速（TdP），心脏性晕厥和猝死为临床特征的一组综合征。

长Q-T综合征是人类第一个发现的离子通道疾病，其重要性是对它的研究和防治，推动和带动了整个心血管疾病领域的遗传学－分子生物学、离子流－细胞电生理学、室速－室颤－心脏性猝死的电生理研究和临床预防及治疗。目前将长Q-T综合征、Bruguda综合征、短Q-T综合征、儿茶酚胺敏感性室速、孤立性房颤和先天性传导系统疾病统称为遗传性离子通道疾病（inherited ion channel diseases）。

早在1991年，著名电生理学家Zipes曾预言：如果说我们通过对预激综合征的研究，阐明了阵发性室上性心动过速的发病机制，并且解决了其诊治的话，那么有可能通过对LQTS的研究，解决室性心动过速和心脏性猝死的防治。

心脏性猝死（suddle cardiac death，SCD）是世界范围内的是一个防治难点和研究热点，每年有50多万人发生心脏性猝死，其中90%左右猝死病例为室速或室颤，少数为缓慢心率诱发。以长Q-T综合征（LQTS）为代表的分子遗传学的研究进展，为室速、室颤和心脏性猝死防治，及其发生机理的研究奠定了基础。

分类：长Q-T综合征可分为先天性或遗传性长Q-T综合征（congenital or inherited long QT syndrome，CLQTS）和后天获得性长Q-T综合征（acquired long QT syndrome，ALQTS）两大类。本文主要介绍前者。

【溯源与发展】

（1）1957年，Jervell和他的同事Lange-Nielsen首次报道了一种以Q-T间期明显延长、先天性耳聋、儿童期高发心脏性猝死为表现特征的家族性疾病。该家系为挪威家庭6个兄妹中有4个患有Q-T间期延长和晕厥，并伴有耳聋，其中3人于10岁前猝死。1964年Fraser等对一家系4例作了较全面的描述，表现为先天性耳聋。时而晕厥、最后猝死，而加以命名为Jervell-Lange-Nielsen综合征（JLNS）。又称为耳聋的Q-T间期延长综合征、心－耳综合征、聋－心综合征等。呈常染色体隐性遗传（AR）特点，较少见。

（2）1963年Romano和Ward等人又分别报道了一种几乎相同的家族性疾病，所不同之处在于后者听力正常，后人称之为Romano-Ward综合征（RWS）、不伴耳聋的Q-T间期延长综合征。为常染色体显性遗传（AD），较常见。1964年Fraser等人提示这两种疾病有遗传学关联。

（3）1964年，Gamstorp等报道没有耳聋，症状同JLN和RWS两型，但伴有血清钾降低，也呈家族性的Q-T间期延长综合征病例，经补钾镁后症状可缓解。后人称为第三型Q-T间期延长综合征病例，亦称Gamstorp综合征或低钾型遗传性Q-T间期延长综合征。

（4）1966年，Yanowitz和Abidskov报道了Q-T间期易受交感神经影响。

（5）1972年Mathew和1986年蓝以文，1987年李树林等都报道过同一家系中存在着伴耳聋和不伴耳聋的Q-T间期延长的病例，即两种不同遗传方式可在同一家系出现。

（6）1974年Vincent和1975年Schwartz也分别报道这方面的病例，提出这两种疾病其实只是一种疾病的两个变化类型，并首次使用LQTS这个统一的名词。直到1985年此命名被正式使用。

（7）1991年，Vincent研究组的Keating等人首先发现了LQTS相关的基因连锁位点。

（8）1991—1996年间，华裔学者严干新和其美国的同事Antzelevitch，Sicourin等人，应用玻璃微电极技术定量测定犬心室肌从心外膜到心内膜动作电位时，发现心室肌中层肌细胞具有独特的电生理学特性而将其命名为 M 细胞。M 细胞的主要电生理学特性包括：明显延长的动作电位时程 APD。其离子流基础是缓慢激活延迟整流钾电流 I_{Ks} 小，而晚钠电流（late-I_{Na}）大。M 细胞的 APD 具有慢频率依赖性和对药物的特殊反应性，在缓慢心率下许多药物作用于 M 细胞而容易发生后除极、触发活动，折返型室速/室颤。M 细胞动作电位 1 相期呈峰—切迹—圆顶形态，其离子流基础是 M 细胞复极早期较大的 I_{to} 电流，这是 T 波形成和 ST 段抬高的基础。

（9）1993 年 Schwartz, Moss, Vincent 等代表国际 LQTS 协作组提出了诊断标准（Circulation, 1993, 88: 782-784），为在国际范围内统一诊断标准奠定了基础。

（10）1996 年 Vincent 研究组的华裔学者 Wang Qing 发现了 1 型 LQTS 的致病基因 KCNQ1，为 LQTS 分子生物学遗传机制研究及其与临床的关系奠定了基因。几年后他的研究组又发现了 3 型 LQTS 的致病基因 SCN5A。

（11）2000 年，华裔学者 Zhang Li 和 Vincent 研究组经过 10 多年认真对比分析大量常规 12 导联心电图和分子生物学遗传学资料，研究出利用 12 导联心电图进行 LQTS 基因分型预测的方法，可靠性在 64% 以上，成为研究临床与分子生物学关系的典范。

（12）到目前为止，已发现的 LQTS 致病基因已有 12 个基因，突变点 700 多个，突变的种类包括错义突变、移码突变、无义突变、插入/缺失突变、剪切点突变等。我国的研究起步较晚，除发现一些国外已报道的突变位点外，也发现了中国人特有的 3 个基因的 17 个新突变位点。

【流行病学】

Fraser 等认为特发性 JLNS 发病率为 1.6/100 万 ~ 6/100 万。Schward 等认为此型只占全部 Q-T 间期延长综合征的 20% ~ 30%；RWS 占 70% 以上，发病率为 3.5/100 万 ~ 14/100 万。目前估计 0.01% 的人为基因携带者，其中 2/3 发生晕厥，有症状者中几百分之一发生心脏事件。在美国 LQTS 每年导致 3 000 ~ 4 000 名儿童及青少年猝死。来自意大利的 Stramba-Badiale 等的一项前瞻性观察表明，在 44 596 名刚出生 3 ~ 4 周的新生儿中，Q-Tc 在 440 ~ 469 ms 的个体占 1.4%，Q-Tc ≥ 470 ms 的个体占 0.7/1 000。对后一组个体进行分子筛查发现其中 46% 的个体携带 LQTS 致病突变。加上考虑到 Q-Tc 在 440 ~ 469 ms 的个体也可携带突变，据此推测 LQTS 的发病率应该至少接近 1/2 500。按照这个比率计算，我国估计有 50 万人左右的 LQTS 患者。

我国于 20 世纪 60 年代末至 70 年代已有长 Q-T 综合征散在病例报道及家系分析，1974 年祁述善报道一家系三代 28 人中有 18 人患病，其中 8 人因室颤猝死的大家系；1976 年孙德翔报告 4 例 JLNS；1986 年蓝以文、1987 年李树林都报道过同一家系中存在着耳聋和不伴耳聋的 Q-T 间期延长综合征的病例；靳彦、李歧爱报道低钾型遗传性 Q-T 间期延长综合征（临床心血管病杂志，2000,16:539-540），总的来说以 RWS 型居多。说明该病在我国并非少见。

1999 年，在中国中华医学会心电生理与起搏分会的支持下，成立了中国长 Q-T 综合征全国注册研究小组（组长：胡大一，副组长：崔长琮、杨均国），后来随着研究的深入进展，于 2004 年在中国中华医学会心电生理与起搏分会和中国生物医学工程学会心脏起搏与电生理分会的共同支持下成立了全国离子通道病注册协作组。所以，最近 10 年也是我国 LQTS 研究紧跟国际发展趋势而稳步发展的时期，在临床研究、治疗方法探讨、基因筛查等各方面都取得了长足的进步。

【遗传学特点】

从 20 世纪 90 年代初开始，一系列里程碑式的研究奠定了遗传性 LQTS 的分子遗传学基础。RWS 至今已有 12 个基因亚型，分别是 KCNQ1（LQT1）、KCNH2 亦称 HERG（LQT2）、SCN5A（LQT3）、Ankyrin-B（LQT4）、KCNE1（LQT5）、KCNE2（LQT6）、KCNJ2（LQT7）、Cav 1.2CACNA1C（LQT8）、CAV3（LQT9）、SCN4B（LQT10）、AKAP9（LQT11）和 SNTA1（LQT12）（表 10-2-6A）。不过来自美国的张莉博士认为 LQT4 和 LQT7 实际上不应该包括在 LQTS 里，因为这两型的特点是 U 波的异常，而非 T 波异常。这两个亚型应该称作长 Q-U 综合征更合适。

由此可见，虽然 LQTS 分为 12 型，但 85% 以上患者都属 LQT1、LQT2、LQT3 三型。

表 10-2-6A　长 Q-T 综合征的分子遗传学

基因	座位	综合征	蛋白和亚基	功能及异常	占目前所有检出突变的百分数
KCNQ1	11p15.5	LQT1，SIDS	Kv7.1 α	I_{Ks} ↓ KvLQT1	34%
KCNH2	7q35	LQT2，SIDS	Kv11.1 α	I_{Kr} ↓ HERG	40%
SCN5A	3p21	LQT3，SIDS	Nav1.5 α	I_{Na} ↑	11%
ANK2	4q25	LQT4，ABS	Ankyrin-B	$I_{Na,K}$ ↓ I_{NCX} ↓	3%
KCNE1	21q22.1	LQT5	Mink α	I_{Ks} ↓	5%
KCNE2	21q22.1	LQT6，SIDS	MiRP1 α	I_{Kr} ↓	1.6%
KCNJ2	17q23	LQT7，ATS	Kir2.1 α	I_{K1} ↓	4%
CACNA1C	12p13.3	LQT8，TS	Cav1.2 α 1c	I_{CaL} ↑	罕见
CAV3	3p25	LQT9，SIDS	小凹蛋白-3	I_{Na} ↑	1%
SCN4B	11q23	LQT10	Nav1.5 β4	I_{Na} ↑	罕见
AKAP9	7q21–q22	LQT11	Yotiao	I_{Ks} ↓	罕见
SNTA1	20q11.2	LQT12	PMCA4b	I_{Na} ↑	罕见
KCNQ1	11p15.5	JLN1	Kv7.1 α	I_{Ks} ↓ KvLQT1	罕见
KCNE1	21q22.1	JLN2	mink β	I_{Ks} ↓	罕见

表中 I_{Ks}：缓慢激活延迟整流钾电流；I_{Kr}：快速激活延迟整流钾电流；I_{Na}：钠电流；$I_{Ca^{2+}}$：L 型钙电流

通常 RWS 为常染色体显性遗传，父母只要有一方携带异常基因即可传给后代。JLNS 为常染色体隐性遗传，父母双方必须都携带有异常突变才会使子女受累。一般 JLNS 患者症状更严重，猝死的几率也更高。也有报道偶发病例由新发 (de novo) 基因突变导致 Q-T 间期延长，即只有先证者基因突变，父母双方基因均正常。

（1）与 RWS 有关的基因　1991 年，Keating 等用基因组连锁分析法在尤他州的一个大家系中发现了与 LQTS 相关的第一个基因，位于 11p15.5 的 Hravey-ras 位点。Keating 等很快又报道了其他 7 个家系也与 Hravey-ras 位点有关。Towbin 等在 23 个家系中进行的研究中，肯定了这些家系中 65% 与 Hravey-ras 位点有关。但是有些研究排除了 Hras 是 LQTS 的致病基因，于是就有了遗传异质性的报道。到目前为止，已阐明 LQTS 的 12 个致病基因共 700 多个突变位点。目前仍有几个常染色体显性遗传的 LQTS 家系与已知的基因都无关，提示仍有其他基因存在。基因突变的类型包括错义突变、移码突变、无义突变、缺失/插入突变、剪接位点突变等。

（2）JLNS 的相关基因　1997 年，Neyroud 等通过分析 4 个同血亲的家系，发现 JLNS 与 11p15.5 有关，并在 2 个家系 3 个发病儿童中发现了一个纯合插入-缺失突变，位于 KvLQT1 的 C 末端。1 个 7bp（CAGTACT）的缺失和 1 个 8bp（GTTGAGAT）的插入引起 KvLQT1 蛋白 C 端的提前终止。这个患者 Q-Tc 间期延长，有先天性耳聋，但其父母表型正常。严重的 Q-T 间期延长和耳聋反映 I_{Ks} 通道电流明显减小。KvLQT1 在内耳的纹状血管表达进一步表明 KvLQT1 对维持正常听力有重要的作用，可能是通过维持内淋巴稳态来实现。因此现在认为，KvLQT1 的纯合突变导致 JLNS1，耳聋的出现需要两个突变的等位基因。JLNS 患者被认为易于出现心律失常，一个等位基因的突变就能增加心律失常的危险，所以，心律失常危险性似乎有"基因剂量"依赖性。

晚近分子遗传学研究发现，JLNS 并没有完全遵循隐性遗传的规律，其基因杂合子者表现出常染色体显性遗传的特点，即 Q-T 间期轻、中度延长，并可发作晕厥但不伴耳聋。因此 JLNS 是一种常染色体隐性（耳聋）和显性（LQTS）遗传相结合的遗传类型。最近有证据表明，少数 RWS 也可作为隐性形式遗传，作为携带杂合突变的父母皆无 Q-T 间期延长，而只有携带纯合突变的先证者表现为 Q-T 间期延长，晕厥，但不伴听力异常。

从 ECG 特点看，根据张莉、Vincent 等人的判断标准，LQT1 患者具有平滑、基底部较宽的 T 波；LQT2 患者 ECG 上常见低振幅和有切迹的 T 波；而 LQT3 患者 ECG 更突出地以延迟出现的高尖 T 波为特征。具体分型图示见图 10-2-6A ~ 图 10-2-6C。然而，在各型 LQTS 患者中，这些 ECG 形态的差异有一定程度的交叉重叠，并且在一些家系中，可以观察到 T 波形态的极度异质性。

【发病机制】

关于 LQTS 的发病机制有多种说法，20 世纪 70 年代中期提出交感神经不平衡学说，80 年代提出心肌内在异常发病学说，目前认为本病是由基因突变所致。

LQTS 诱发 TdP 的机制是由于早期后除极（early after depolarization，EAD）和触发活动。LQTS 患者的主要临床表现和致死原因是尖端扭转型室速（TdP），且 TdP 不能被程控期前刺激诱发和终止，说明 TdP 不由折返性机制引发。目前的实验及临床研究结果已明确，LQT2 和 LQT3 患者动作电位时程（action potential duration，APD）延长，产生 EAD 及其触发活动并诱发 TdP，而 TdP 持续可能是反复的 EAD 及其触发活动和折返激动共同参与。LQT1 患者占全部 LQTS 患者的约 50%，但因 I_{Ks} 减低而产生 EAD 并诱发 TdP 的实验及临床证据尚不充分，LQT1 动物模型及 TdP 发生机制未完全统一。新近 Antzelevitch 应用 LQT1 动物模型研究显示，单独阻断 I_{Ks} 或同时给予 β 肾上腺素能刺激并不诱发 EAD，但 I_{Ks} 阻断加 β 肾上腺素刺激引起延迟后除极（delayed afterdepolarization，DAD）增加 APD 离散度，LQT1 患者 TdP 的发生机制有待于进一步研究。

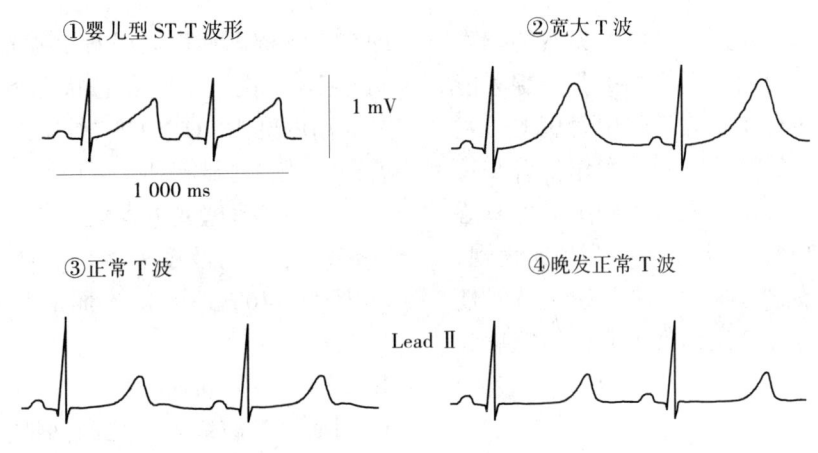

图 10-2-6A　LQT1 的典型心电图图形

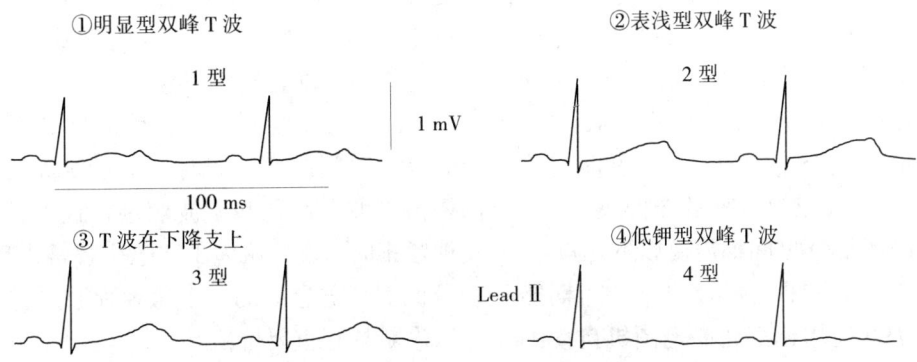

图 10-2-6B　LQT2 的典型心电图图形

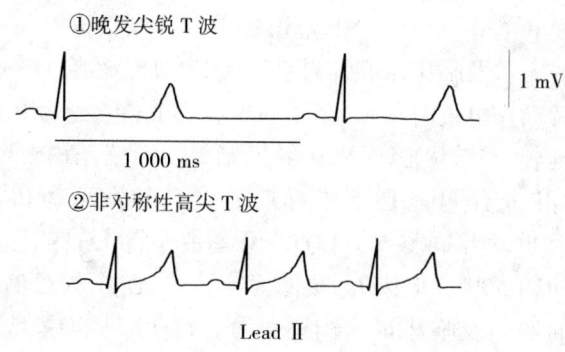

图 10-2-6C　LQT3 的典型心电图图形

【临床表现】

1. 症状

在婴幼儿期即可发病，可在儿童期发病，也可延迟至成年以后发病。一般发病愈晚，严重程度越轻，猝死危险越小。主要临床表现为晕厥及猝死，是因心室复极异常引起的快速室性心律失常所致。劳累、运动、紧张、焦虑、突然的响声等引起交感神经张力增加或者应用类肾上腺素能药物常可能诱发，亦有在安静睡眠中发病的。发作短暂和轻者可出现黑矇、眩晕。发作重者和持续时间长者可导致晕厥、猝死。有些患者可有心悸、嗅觉异常、面部风吹感觉等一系列先兆表现，发作后 24h 内常有倦怠和嗜睡。由于缺乏特异性诊断标准，临床上常容易误诊为不典型的癫痫和癔病。

2. 心电图表现

（1）Q-T 间期延长　传统认为 Q-Tc > 440 ms 为 Q-T 间期延长。Vincent 等发现在正常人或 LQTS 患者 Q-T 间期女性长于男性，因此提出男、女不同的诊断标准可避免漏误诊，即男性 Q-Tc ≥ 470 ms，女性 Q-Tc ≥ 480 ms 可做出诊断，尽管此诊断标准有较好的预测准确性，但由于 Q-T 间期的变异及重叠存在，部分正常人群的 Q-Tc 可能长于 0.44 s，而部分 LQTS 患者的 Q-Tc 可能在正常范围内，仍不能作为诊断 LQTS 的金标准。

张萍认为准确测量 Q-T 间期需要以下几点：

1）机测优先　心电图机测得的 Q-T 间期能明显减少误差，因此应用标准化心电图机自动测量 Q-T 和 Q-Tc 间期应成为主流方法。

2）慎重手测　手工测量 Q-T 间期时，应选择 II 导联或 V_5、V_6 导联。

（2）Q-T 间期频率适应性不良

1）定义　Q-T 间期代表心室总不应期，而心室总不应期与前心动周期的长短成正变关系，即心率加快，前 R-R 间期缩短时，Q-T 间期也缩短；而心率减慢，前 R-R 间期延长时，Q-T 间期也将延长，这种正变关系被称为 Q-T 间期的频率适应性。缺乏这种 Q-T 间期变化规律的现象，称为 Q-T 间期频率适应性不良。

2）心电图表现　有两种情况，一是随着 R-R 间期缩短，Q-T 间期反而延长；二是随着前 R-R 间期缩短，Q-T 间期不变。

3）评价　Q-T 间期频率适应性不良有几种评价方法：运动试验、动态心电图和药物激发试验。①运动试验：运动试验中测定不同心率时的 Q-Tc 值；②动态心电图：在 24 h 连续心电图监测基础上，分别在不同心率的时间段测量 Q-Tc 值；③药物激发试验：常选用去甲肾上腺素滴定法，即在连续逐渐递增去甲肾上腺素浓度的过程中检测 Q-Tc 变化。一些静息状态下 Q-T 间期正常而又被高度疑为 LQTS 的"健康人"，通过运动试验或药物试验可显露其"庐山真面目"。

（3）跨室壁复极离散度增大

1）Q-T 离散度（Q-Td）增大　正常人 Q-Td 范围是（46±18）ms，而 LQTS 患者为（133±21）ms。

2）Tp-Te 间期增大　Tp-Te 间期是指心电图 T 波顶点 -T 波终末点之间间期。Tp-Te 代表心室相对不应期，也代表不同层面心肌细胞跨室壁复极的差异。运动负荷试验分析结果显示：LQT1 患者 Tp-Te 间期显著大于 LQT2 患者，加用 β 受体阻滞剂后，LQT1 患者 Tp-Te 间期显著小于 LQT2 患者。而 Tp-Te 间期明显增大的 LQTS 患者更易发生尖端扭转型室速。

（4）T 波改变　特发性 LQTS 不仅引起心室肌复极时间改变，同时可引起复极波形变化，主要为 T 波电交替和 T 波切迹，且多见于运动和精神紧张时。目前认为 T 波电交替常出现在 Tdp 前，只识别高危患者的一个重要而直观的指标，对临床诊断具有重要价值。

（5）异常 U 波　出现 T-U 融合，使 Q-T 间期延长更为明显。

（6）窦性停搏 LQTS患者常可突然发生大于1.2 s的窦性停搏，发作前且无任何先兆及心率改变。一些患者在窦性静止后常伴有T波切迹，随后反复发生室早直至发生TdP。近年来研究证实，切除左侧交感神经节不能消除窦性停搏，但可消除T波切迹和随后发生的室性心律失常，提示LQTS的长间歇依赖性心律失常与β受体无关，而与心室复极改变和儿茶酚胺相关。

（7）心率缓慢 大多数特发性LQTS患者的心率低于正常人群，尤其是在儿童更为明显。在运动试验时心率也常低至正常性别、年龄所能达到的心率。

【诊断】

LQTS的相关基因虽基本确定，但目前尚不能直接应用于临床诊断，目前临床诊断主要根据临床表现。有发作性晕厥史，并有家族史及心电图有Q-T间期延长者即可做出诊断。根据1995年Schwartz提出并修正，由国际LQTS协作组建议的诊断标准如表10-2-6B。

LQTS的典型临床症状是尖端扭转型室速引起的反复短暂性晕厥和心脏性猝死，常无前驱症状。尽管有些LQTS患者晕厥和猝死的发生是在睡觉和休息时，但大多数患者是出现在运动（如跑步、游泳等）、情绪激动（如恐惧、害怕、生气和惊吓等）时，晕厥一般持续1～2 min。以上症状与LQTS的基因类型有关，LQT1和LQT5大约90%的症状发生在交感神经激活时如运动和情绪激动，LQT3约90%的猝死发生在睡觉或休息时，LQT2患者症状的出现几乎均在运动、情绪应激时（如铃声、雷声）、熟睡和唤醒之间。LQT1、LQT2、LQT5大多于运动中发病，与其致病的离子流基础I_{Kr}、I_{Ks}对肾上腺和儿茶酚胺的反应有关，也为β受体阻断剂及左颈胸心交感神经切除治疗提供了依据。尖端扭转型室速的诱发原因可能有两个，一是伴Q-T间期显著延长的心动过缓；二是窦性心动过速加上交感神经亢进，且后者常可自行终止。尖端扭转型室速转变成室颤是猝死的主要原因，但转变的机制仍不清楚长Q-T综合征一家系谱（图10-2-6D），LQTS导致死亡的实时动态心电图（图10-2-6E）。

表10-2-6B LQTS临床诊断标准

ECG 标准 *	计分
A. Q-Tc **	
＞0.48 s（女性或儿童）	3
0.46～0.47 s	2
0.45 s（男性）	1
B. 尖端扭转型室速（TdP）***	2
C. T波交替	1
D. 3个导联中有切迹型T波	1
E. 心率低于同龄正常值	0.5
临床病史	
A. 晕厥 ****	
与体力或精神压力有关	2
与体力或精神压力无关	1
B. 先天性耳聋	0.5
家族史 +	
A. 家族中有确定的LQTS患者 #	1
B. 直系亲属中有30岁以下发生的无法解释的心性猝死	0.5

评分：≤1分，LQTS的诊断可能性小；2～3分，LQTS的诊断为临界型；≥4分，LQTS的诊断可能性大

* 排除药物或其他疾患对ECG指标的影响；

** Q-Tc为采用Bazett's公式得出的Q-T计算值，即Q-Tc=Q-T/R-R$^{1/2}$；

*** 若TdP与晕厥同时存在，计分只取二者之一，如果某一家族成员同时具备A、B两项，计分只取二者之一；

\# LQTS计分≥4分

注：*除外继发性TdP；得分＞4分为肯定的LQTS，2～3分为可能的LQTS

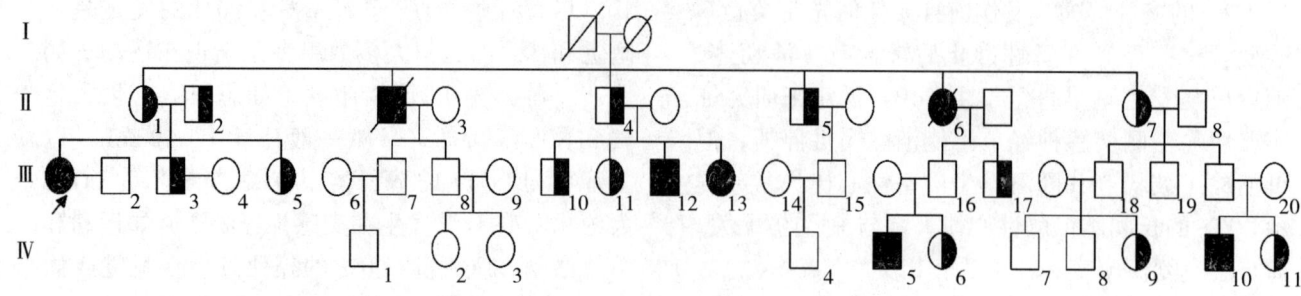

图 10-2-6D　长 Q-T 综合征一家系谱

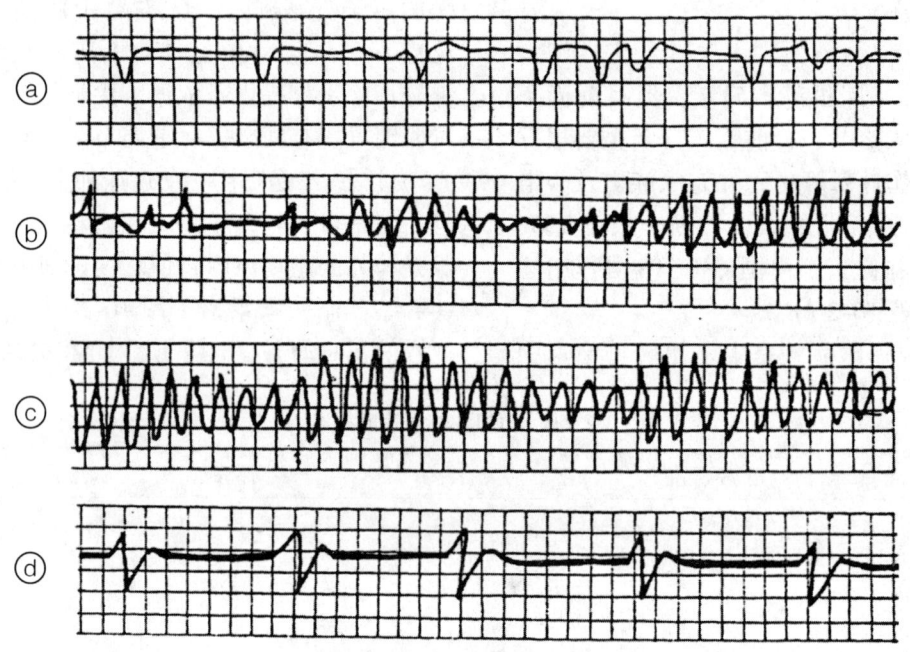

图 10-2-6E　LQTS 导致死亡的实时动态心电图

a. 频发室性期前收缩，偶为成对 R-on-T，Q-T 间期延长；b，c. 持续性多形性室速，心室率 240 bpm，持续 3 min 45 s；d. 继而发生室性自主心律，抢救无效死亡

新近，Zhang L 和 Vincent GM 研究组的研究显示：常见 LQT1、LQT2、LQT3 的不同基因类型的患者，心电图有一定的特征性改变（图 10-2-6A～图 10-2-6C），其准确性达 64% 以上，因此根据 ECG 上的 ST-T 波形态可初步判断 LQTS 基因型，有利于简化 LQTS 致病基因的筛选步骤，节约时间和金钱，有着重要的临床意义。

长 Q-T 间期综合征临床上可分为三型：

（1）Jerveu-Lange-Nielson 综合征（JLNS），又称为伴耳聋的 Q-T 间期延长综合征、心－耳综合征或聋－心综合征（Suydo-Cardiac syndrome）、聋哑心综合征、心脏－耳聋－骨骼综合征。由 Jerveu 和 Lange-Nielson 首次报道（1957），后来 Fraser 等做了较全面描述报道（1964）。

（2）Romano-Ward 综合征（RWS），不伴先天性耳聋，分别由 Romano 等（1963）和 Ward（1964）报道，也称为不伴耳聋 Q-T 间期延长综合征。

JLNS 为常染色体隐性遗传，发病相对少见，而 RWS 为常染色体显性遗传，发病较多见。但 JLNS 患者 Q-T 间期比 RWS 患者要长，发生晕厥、心律失常和以心脏性猝死等恶性事件的概率也高。

（3）低钾型遗传性Q-T间期延长综合征，也呈家族性，不伴有耳聋，但伴有血清钾降低，临床症状同上述两型，经补钾补镁后症状可缓解，由Gamstorp等首次报道（1964），故也称为Gamstorp综合征。但未被人们所重视。直到1971年，Andersen等首次描述了一种以间歇性肌无力、期外收缩、伴多种发育异常为特征的疾病，它才被人们所认识，并被称为Andersen综合征。1994年，Tawil等又报道了该病钾敏感性外周麻痹、心室逸搏和面部异常等特征。2006年之后的文章在描述该病时基本都用Andersen-Tawil综合征（ATS）。

Plaster等首先发现ATS是一种新的离子通道病，是因编码钾离子通道的基因突变而产钾离子通道病，以周期性麻痹、心律失常和骨结构发育不良为主要特征。骨发育不良包括矮小身材、脊柱侧突、指（趾）弯曲、眼距过宽、小或大耳伴有耳位低下或倾斜、小颌和宽额。ATS的发生特点即可以是常染色体显性遗传，也可以是个别散发。在ATS家族中，其典型的三个临床特征的表现具有高度变异性：一些个体可表现出所有症状，而其他个体则只表现出1种或2种主要症状。

危险分层：

（1）猝死病史　既往有晕厥和心脏性猝死史的LQTS患者，再发心脏性猝死的发生率增加13倍。

（2）基因亚型　LQT1患者的死亡低，40岁之前和治疗之前发生首次心脏事件的危险性低，相当比例的患者无症状。LQT2和LQT3患者发生心脏事件的相对危险性要高，而LQT3常于夜间猝死，不易被发现，救治机会极少，因此LQT3恶性度最高。

（3）性别　除LQT1外，LQT2和LQT3患者的预后与性别有显著相关性，女性LQT2和男性LQT3患者危险性相对较高。

（4）Q-T间期　Q-T间期延长一直被认为是LQTS患者发生心脏事件（晕厥、猝死）最强的预测因子，若Q-Tc>500 ms，则40岁之前发生心脏事件的风险增加。如果Q-Td增加100 ms，且不能被β受体阻滞剂所抑制，猝死风险也增加。运动心电图对危险分层没帮助。

（5）T波电交替（TWA）　LQTS患者出现TWA时，发生TdP和猝死的危险性明显增高。

进行危险分层，需综合上述多因素进行评价（图10-2-6F），以便对LQTS的危险度全面分析。

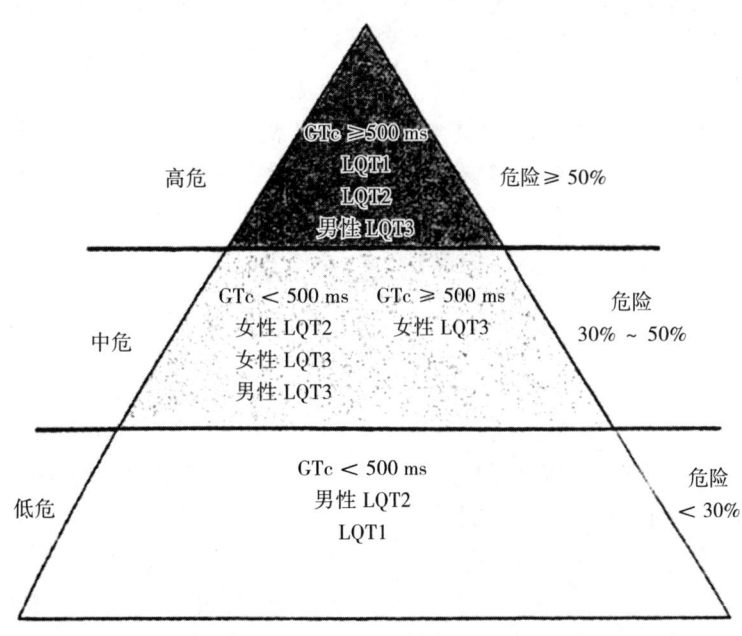

图10-2-6F　长Q-T综合征患者分层的金字塔

[引自张萍. 遗传性心律失常心电图精要]

【治疗】

1. 基因特异性治疗

长Q-T的综合征的病因的基因特异性治疗是：①根据病史和家系调查而初步诊断为先天性或者后天性，并且就其病因给予相应的的基因特异性治疗。②长Q-T的病因治疗的重点是诊断和确定后天获得性长Q-T综合征的病因，并给予积极有效的相应病因治疗。

（1）TdP的紧急处理 LQTS患者发病时的典型表现TdP，可能转化成室颤的TdP需要直流电击来终止。更大的挑战是如何预防TdP的再次发作。紧急措施包括：撤掉所有可能诱发TdP的药物、抑制EAD、提高基础心率、服用镇静剂等。

抑制EAD：临床和实验证据都证实Mg^{2+}可有效抑制TdP。对无症状的室性早搏二联律患者（即将发生TdP），注射速度要慢（2 g/2 min）；而对TdP正在发作过程中的患者，注射速度要快（2 g/(30~60) s）。隔5~15 min可再次给药2 g。也可3~10 mg/min持续静点，补镁的同时必须补充足够的钾，要使血清钾水平大于4.5 mmol/L。利多卡因通过阻滞钠内流也可能抑制EAD，但对TdP患者的有效率只有50%。

提高基础心率：临时起搏可以挽救TdP患者的性命。开始时的起搏频率有必要设在100~140次/min，一旦心律失常得到控制，起搏频率应逐渐下降到最低的可预防室性早搏的频率。在获得性LQTS患者，β肾上腺能激动剂异丙肾上腺素也可以用来提高基础心率预防TdP的复发；而在先天性LQTS患者，β受体阻断剂是长期的治疗药物。

镇静：恐惧也能引起心律失常，所以镇静很重要，麻醉可能有助于缓解"心律失常风暴"。

（2）遗传性LQTS的长期治疗 循证医学实践证明，LQTS的标准治疗是抗肾上腺素能治疗，如β受体阻滞剂、左侧心脏交感神经节切除术（LCSD），对少数病例，需要辅以起搏器或埋藏式心脏复律除颤器（ICD）除颤器治疗。其他如补钾、美西律等仅是"探索性"治疗措施，必须在正规的抗肾上腺素能治疗的前提下应用。

β受体阻滞剂：除非出现有特异的禁忌证，β受体阻断剂是当今对有症状的LQTS患者的首选治疗。能有效控制LQT1和LQT2晕厥发作频度，而对LQT3的有效性不明确。

在β受体阻滞剂的使用中似乎所有的β受体阻滞剂都有效，但以普奈洛尔（2~4 mg/(kg·d)）和纳多洛尔（0.5~1 mg/(kg·d)）为最常用。

左心交感神经节切除术（LCSD）：在单腔气管插管麻醉下，直接经锁骨下入路分离到左侧星状神经节，在下1/3处离断，然后向下分离直到胸3交感链切除，进行病理学分析。切除范围包括左星状神经节下半部及胸1~4或1~5交感神经结。这对预防心脏性猝死有辅助作用。这对预防心脏性猝死有辅助作用。无须开胸，手术时间只需30~40 min。也可以采用经电视胸腔镜的方法，切除范围类似。

2004年的资料显示，在对147例行LCSD手术的LQTS患者生存状况研究中发现，患者的平均Q-Tc是（543±65）ms，LCSD可以将Q-Tc缩短（39±54）ms（$P < 0.001$），平均随访7.8年，总猝死率为7%；心脏事件的发生率降低了91%；术后6个月内Q-Tc是否大于500 ms是衡量患者术后危险性高低的重要指标。

心脏起搏和ICD：起搏器通过预防窦性停搏或心动过缓增加了对LQTS患者处理的有效性，但它不能作为LQTS的唯一治疗措施。最好是起搏器联合应用β受体阻滞剂。如果患者在接受充分剂量的β受体阻滞剂和LCSD治疗后仍有晕厥发作，或在β受体阻滞剂治疗期间有心脏骤停（需要复苏）发生，或记录到首次心脏事件是心脏骤停，应植入ICD，是避免心脏性猝死的确保安全的治疗措施。

2. 其他治疗

LQTS的分子生物学发现提示针对钠和钾通道基因突变可能进行特异治疗。特别对LQT3患者钠通道阻滞剂如美西律可能有一定疗效；对LQT2和部分LQT1患者，应用钾通道开放剂或增加细胞外钾浓度值得考虑。近来在国外有人尝试基因介入治疗，但绝大多数只是离体实验或个别在活体动物心脏进行。如Mazhari等在CHO细胞上瞬时共表达KCNE3（E3）和KCNQ1亚单位，发现E3的共表达可增加外向电流并加速KCNQ1的激活。随后他们又在豚鼠的左心室腔内注射用腺病毒表达的E3。72 h后，心电图上的Q-Tc

缩短了10%。转导E3成功的细胞比对照细胞的APD缩短了3倍多。因此他们的结论是，E1的非均一表达可能有潜在的致心律失常作用，而均一的异位表达可能用于加快复极治疗LQTS。

3. 无症状性LQTS患者的治疗

对Q-T间期延长但又无症状的患者，以及对有全部症状的LQTS患者的同胞及近亲是否应该进行治疗？这时需要考虑：一方面是未接受治疗患者其首次心脏事件期间死亡的危险有多大，另一方面是对不需要治疗儿童或年轻人接受终身治疗的精神后果有多大？对这些问题，目前还没有满意的答案。目前的资料提示在首次晕厥事件发生后猝死很罕见；然而，猝死可能发生，并且在单个家庭对不幸的父母而言它一旦出现就可能代表了100%的病死率。至少，这些人应定期做ECG复查，以便及时发现一些高危因素并及时采取相应防治措施。

值得提醒的是，即使是采用了手术、起搏器或ICD治疗后，仍应服用足够剂量的β阻滞剂，同时注意避免诱发因素如噪声（摇滚乐、打猎、突然的铃声）、强烈的情绪波动和压力过大，限制确诊患者参加竞技性体育运动，鼓励患者在体力活动或热天时饮用电解质丰富的液体，避免可能延长Q-T间期的药物等。经过这些措施后，这种疾病的猝死发生率可大大下降。

4. 获得性LQTS

许多原因可引起获得性LQTS，其中药物是最常见的诱因（表10-2-6C）。尤其是抗心律失常药，很容易引起Q-T间期延长和TDP。奎尼丁甚至在治疗剂量之下就可以延长Q-T间期促发心律失常。普鲁卡因胺和索他洛尔更经常地在中毒剂量时致心律失常。尽管胺碘酮也有延长Q-T间期作用，但它的致心律失常性却很低。利多卡因不延长Q-T间期。

任何破坏复极电流的因素（如心衰引起I_{to}电流减低）都能增加服用阻滞I_{Kr}药物时促发TdP的可能。还有一些遗传学因素可能会使某些人群易发TdP。尽管先天性LQTS显示常染色体显性遗传，但不是所有的突变携带者都有Q-T延长，也不是所有的受累者都有症状。任何阻滞I_{Kr}的药物都可能在无症状的遗传性LQTS患者引起致命性心律失常。而且LQTS还有外显率低的现象（某些家族中70%的突变携带者Q-T间期正常），以及无耳聋的RWS也有隐性遗传方式。

表10-2-6C 获得性LQTS的诱因

心源性
　　心律失常（完全心脏阻滞，严重心动过缓性心律失常），冠心病，心肌炎，低体温

代谢性
　　酗酒，可卡因或有机磷化合物中毒，心肌缺血，神经性厌食症或贪食症，电解质紊乱（低钾血症，低镁血症，低钙血症），甲状腺功能低下，液体蛋白饮食

神经源性
　　脑血管意外，脑炎，蜘蛛膜下腔出血，创伤性脑损伤，自主神经系统疾病，人类免疫缺陷疾病

药源性
　　心脏科用药：奎尼丁　普鲁卡因胺　双异丙吡胺　索他洛尔　伊布利特　苄普地尔　多菲莱德　氟卡尼　寿必山　依拉地平　莫昔普利　尼卡地平
　　非心脏科用药：红霉素　格雷沙星　左氟沙星　斯帕沙星　喷他脒　金刚烷胺　氯喹　酚噻嗪　氟哌啶醇　特非那定　阿司咪唑　酮康唑　伊曲康唑　丙丁酚　酮色林　西沙必利　地昔帕明　冬眠灵　多拉司琼　氟哌利多苯丙氨酯　氟西汀　膦甲酸　磷苯妥英　米怕明　左醋美沙朵　美索达嗪　那拉曲坦　奥曲肽　帕罗西汀　匹莫齐特　归他品　利培酮　沙美特罗　舍曲林　舒马曲坦　他莫昔芬　硫利达嗪　替托尼定　顽发克星　佐帕司通　佐米曲坦　三环抗抑郁药　罂粟碱　免疫抑制剂　蒽环类化疗药　三氧化二砷等

现在认为，所谓获得性LQTS可能就是一些携带沉默突变的遗传性LQTS患者，他们在没有触发因素时无症状，直到某种药物进一步破坏了复极才有外显症状。据报道，一个77岁女性患者，有高血压病史，由于消化系统疾病住院，既往无晕厥和Q-Tc延长史。服用西沙必利后出现QT间期延长，13天后出现室颤。撤药1个月后Q-Tc恢复正常。其所有家人皆无Q-Tc延长，无任何心脏病史。基因筛查结果显示，先证者及其2个儿子均携带KvLQT1基因Y315C杂合突变。

（李翠兰　张开滋　孟庆华）

七、短Q-T综合征

【同义名】

短Q-T间期综合征、特发性短Q-T综合征、原发性短Q-T综合征。

【概述】

短Q-T综合征（short QT syndrome，SQTS）是一种单基因突变引起心肌离子通道结构及功能异常而导致恶性心律失常的遗传疾病。临床上，该综合征以Q-T间期和心室或心房有效不应期（effective refractory period，ERP）明显缩短、胸导联T波对称性高尖、心脏结构无明显异常、阵发性心房颤动（artrial fibrllation，AF）、室性心动过速（ventricular tachycardia，VT）或心室颤动（ventricular fibrillation，VF）、晕厥的反复发作和心脏性猝死为特征，是2000年以来才被逐渐正确认识并引起广泛关注的一种新的临床猝死综合征。可分类为遗传性短Q-T综合征和继发性短Q-T综合征两型，本文详加介绍的是前者。

【溯源与发展】

1990年Kontny等发现1例心室颤动（室颤）反复发作的晕厥患者，室颤自行终止后即刻的Q-T间期明显缩短，40年后尸检解剖未发现器质性心脏病。1993年Algrat等回顾性分析了6 693份动态心电图，发现Q-T间期延长和缩短，均增加猝死危险，与正常Q-T间期相比，相对危险度分别为2.3和2.4，但当时未做深入研究。1994年傅勇等报道1例24岁女性患者，未发现器质性心脏病，在劳累情绪激动时发作晕厥抽搐，平素心电图Q-T间期极短（Q-Tc=270~300 ms），晕厥发作时心电图证实为尖端扭转型室性心动过速（室速）和室颤，惜未做进一步研究。1997年张绍良等报道一个短Q-T间期伴有多形性室速家系，3代41位男女均有患病，11人符合短Q-T综合征，9人猝死之前均有室速史，猝死年龄分别为17岁、26岁、28岁、28岁、30岁、32岁、33岁、34岁，均为青壮年。1999年Brugada报道了3例患者Q-T间期<266 ms，不久发生猝死，惜当时未做进一步研究。1999年Cussak等报道一家系3名成员心电图的短Q-T间期现象，正式提出短Q-T综合征的命名，2002年Gussak等进一步综述了短Q-T现象并提出其可能的分子机制，区分了非依赖型短Q-T短期综合征与依赖型短Q-T间期综合征。2003年7月，Gaita和Schimpf等人对两个短Q-T综合征家系、6例患者的有创及无创电生理检查和ICD植入结果等临床资料进行了详尽的报道（图10-2-7A），使人们对短Q-T综合征有了一个较为全面的认识。2003年11月在美国佛罗里达州召开的一年一度全美心脏病学会上，我国学者洪葵向全世界宣布短Q-T综合征第一个致病基因-KCNH2被发现，开创了短Q-T综合征分子遗传学研究时代的到来。2003年Schimpf等报道用，ICD治疗短Q-T间期综合征在窦性心律时常引起不恰当放电现象。2003年方炳森、龚仁泰报道了5例短Q-T综合征危重症患者。2004年Gaita等报道用奎尼丁治疗短Q-T间期综合征。2004年罗玉兰等对国人204例短Q-T间期心电图进行分析。2004年1月，美国纽约洲Utica市Masa医学研究所宣布：通过对两个短Q-T综合征家系的血样进行检测，在HERG（KCNH2）上发现了与短Q-T综合征相关的两种不同的突变位点。2005年Priori等提出按短Q-T综合征相关基因发现的顺序可分为3个基因分型的概念。2005年郭成军等介绍了短Q-T综合征快频率室速/室颤的电生理机制与导管射频消融治疗，从此，对短Q-T综合征研究方兴未艾。2007年，Antzeleyitch等又提出SQTS4型和SQTS 5型的诊断。2008年，Hassel等应用斑马鱼成功地建立了第一个遗传性SQTS的动物模型。至今遗传性SQTS已受到国内外学者的广泛关注和深入研究。

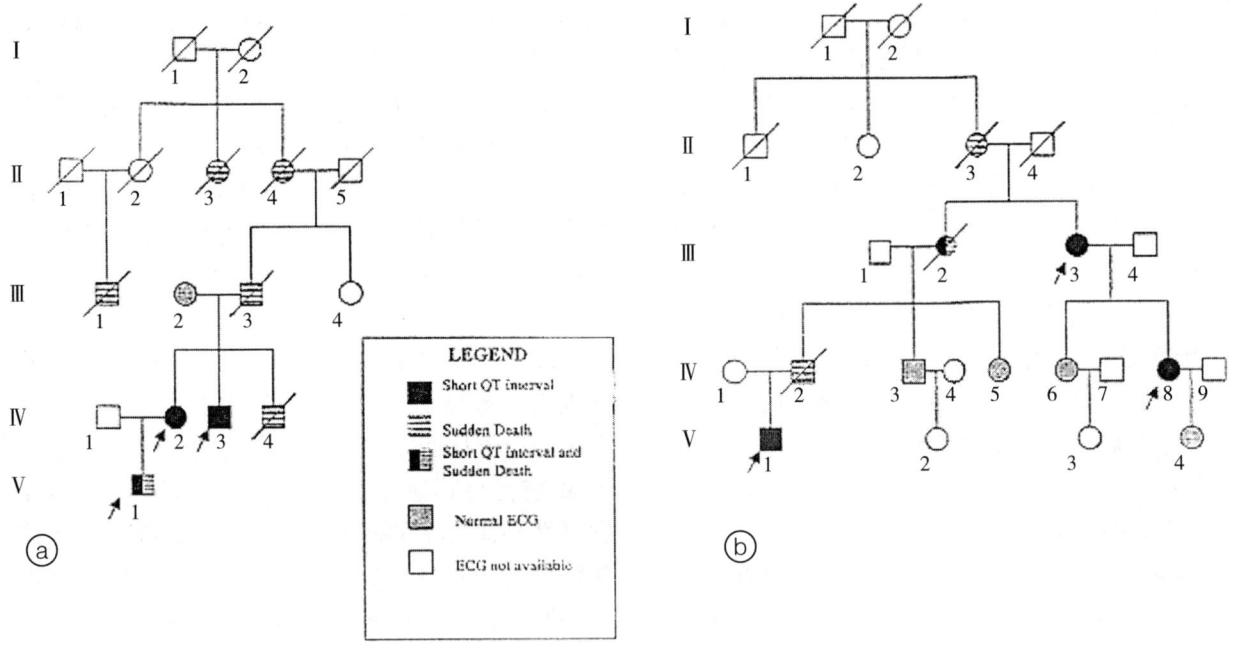

图 10-2-7A 2个患SQTS的家系图谱

a. 为家系1；b. 为家系2。圆形代表女性，方形代表男性，符号上有斜线表示该成员已死亡；全黑色符号表示该成员患有短QT间期；横条纹状符号表示该成员已猝死；一半黑色一半横条纹状符号表示该成员患有短QT间期和已猝死；空白符号表示该成员无心电图记录；灰色符号表示该成员心电图正常；箭头所指6位成员均经临床和辅助检查评估确诊为遗传性SQTS

[引自 Gaita 等 .2003]

【流行病学】

短Q-T综合征是近10多年来发现的一个新综合征，目前主要是病例报道或家系报道，集中于临床资料的遗传学报道，但缺乏流行病学调查，文献中有两篇论文：1993年Algra等在检测6 693例连续动态心电图和分析易发猝死的危险因素时，发现不仅长Q-T间期（QTc＞440 ms）是猝死的危险因素，而且短Q-T间期（Q-Tc＜400 ms）也易引起猝死，与正常Q-T间期相比，相对危险度分别为2.3和2.4，但当时并未作深入研究。2007年Anttonen等，在12个芬兰不同地区随机选择的10 822例30～59岁（平均（44±8.4）岁）的一般芬兰人群中，Q-Tc＜320 ms者的发生率为0.1%。2008年Funada等报道在日本金泽港对10 984例体检心电图中，短Q-T间期男性69例（1.25%）、女性89例（1.63%）。目前尚缺乏该病生存率和自然死亡率的流行病学资料。

2004年罗玉兰等对3 055例教职工进行体检，其中男2 311例，女743例，男女之比为3.1∶1，年龄21～91岁。共检出204例短Q-T者进行了心电图分析，总检出率为6.7%，其中男为7.3%，女为4.8%，男女之比为1.58∶1，与年龄无关。2006年赵东晖等报道547例健康中国人用Q-Tp法，检出短Q-T间期者16例（占2.92%）。

这说明短Q-T间期发生率较低，而引短Q-T综合征仅为此中的0.3%～0.4%，多数为男性。

【遗传学特点】

2005年，Priori等提出遗传性SQTS可分为三型：

Ⅰ型 *KCNH2*基因，通常指的是HERG基因，表达一种控制快激活延迟整流钾通道电流的蛋白。Brugada等利用候选基因方法对三个不同家族进行基因突变清扫序列分析：在一个家族中发现了*KCNH2*基因2个错义突变，在核苷酸1 764区，胞嘧啶C区变为腺嘌呤A，另一个家族的突变则为鸟嘌呤G。两种基因突变均导致通道蛋白处同样的氨基酸变化，即赖氨酸替代了天门冬氨酸。而第三个家族中，在基因编码区，外显子及内含子处均未发现基因突变。为阐明突变的N588K改变外向钾通道的作用机制，Brugada

等把编码小，单一的跨膜亚单元的 KCNE2 和 N588K 共同表达到通道，分析被转入人细胞的突变通道离子流后表明突变终止了 KCNH2 通道的激活，随之增加了电流，且有无 KCNE2 的共同表达突变所致的离子效应相似。分析电流与电压的相关性表明，不管有无 KCNE2，生理范围内的电压下，突变通道不能调节电流。通过动作电位膜片钳试验，正常或野生型离子通道外向钾激活的动力学表明，1 相和 2 相的缓慢激活和 3 期通道激活引起的电流迅速增加导致了典型的驼峰样改变。比较而言，突变通道动作电位有阶段的电流变化更大。生理分析结果表明，突变异致功能获得，因而缩短动作电位。

Cordeiro 等还发现尽管 N588K 突变导致心室大量钾电流外流，却对浦肯野纤维无效，它选择性地缩短心室动作电位引起心室不应期的持续性缩短。动作电位和不应期的异质性或许为心律失常的发作提供了诞生的基础。

对阵发性房颤患者的分析表明或许较多的异质性出现在心房并可能与心律失常有关。近期以来，Brugada 等发现了动作电位缩短与房颤的明确关系，并在又一个以房颤为唯一临床表现的短 Q-T 综合征家系中发现了相同的遗传学突变。

Ⅱ型 KCNQ1 基因编码的蛋白的亚单元控制的 [Ikv（s）]，这一突变是由 Bellocq 等首先在一复苏后 Q-T 间期为 290 ms 的 70 岁男性室颤患者中发现并提出的。该患者在电生理检查中未诱发出心律失常且无器质性心脏病。生理分析表明 KCNQ1 基因突变产生与正常通道幅度相似的外向钾电流。然而，由于半激活电位是显著变化，突变通道被更多的负电位激活促进激活动力学，导致外向电流功能获得而解释短 Q-T 综合征的表现型。遗传学发现 KCNQ1 基因（KvLQT1）发生了错义突变，在核苷酸 919 区，鸟嘌呤 G 突变为胸嘧啶 C。电压钳实验证实了突变引起的选择性瞬间电压依赖性钾通道的生理效应，且突变导致功能获得并缩短了心室肌的动作电位。

Ⅲ型 近来，又提出了与 KCNJ2 基因突变有关的短 Q-T 综合征的第三种形式，其编码的通道蛋白控制内向整流钾通道电流。发生突变的先证者和他的父亲的校正 Q-T 间期分别为 315 ms、320 ms，其心电图表现为不对称 T 波和异常的快速的终末部分。KCNJ2 编码的蛋白包括一条氨基酸长链形成的通道孔构成的两个跨膜成分。其在动物细胞中的表达，突变通道产生的电流没有达到正常通道所调节或减少的程度，它一般调节至 $-80 \sim -30$ mV，此范围的电压对应 3 相末和 4 相。对突变通道刺激后形态上表现为心室肌动作电位后期复极的选择性加速，它在复极 90% 时缩短了动作电位。

以上 3 型均引起动作电位 2 相和 / 或 3 相明显加速，导致 Q-T 间期缩短。Schimpf 等认为以上离子通道病变在引起短 Q-T 间期的同时，增大了 M 细胞与其他心肌细胞的复极离散度，是促发恶性心律失常的病理基础。此外，部分婴儿猝死综合征也可能与特发性 SQTS 相关，后者是否与心肌钙超负荷代谢或自主神经失衡等相关也有待进一步研究。

2007 年 Antzeleyitch 等又提出 CACNAIC、CACNB 分别为 SQT4 型、SQT5 型的突变基因，详见"[临床表现] 3. 类型"，在此不加赘述。

【发病机制】

遗传性 SQTS 是一种新发现遗传性心脏离子通道病，其发病机制至今尚未完全明了。据 Brugada 实验室对 6 个家系的分析，证实遗传性 SQTS 呈常染色体显性遗传。Brugada 和洪葵等发现了遗传性 SQTS 的第一个致病基因——KCNH2（HERG），并进一步证实该基因错义突变，使 I_{Kr}（心肌细胞快速激活的延迟整流钾电流）功能获得显著增加，导致心室肌细胞动作电位 3 相钾离子流迅速外流，动作电位时程和不应期不均一性缩短，形成短 Q-T 间期和易损性增加。2005 年，Priori 等提出遗传性 SQTS 可分为 3 型：1 型由 I_{Kr}-HERG（心肌细胞快速激活延迟整流钾离子流）通道变化所获得的功能增益所致，其 N588K 是 KCNH2（HERG）基因突变的高发位点；2 型由 I_{Ks}-KvLQT1（心肌细胞缓慢激活延迟整流钾离子流）通道变化引起通道功能增益，其由 I_{Ks} 离子通道 α 亚单位的 KCNQ1 基因突变了 V307L 所致；3 型由编码 I_{K1}-Kir2.1（心肌细胞内向整流钾离子流）通道的基因 KCLJ2（Kir2.1）突变 D172N 纯合子或相关杂合子所致。Priori 等还应用模拟动作电位扩布技术探讨了以上三型遗传性 SQTS 的心电图异同点（图 10-2-7B）。2007 年，

Antzelevitch 等在对连续 82 例 Brugada 综合征先证者的心肌细胞离子通道基因突变扫描研究中，发现 7 例患者（8.5%）的心电图既符合 Brugada 综合征的特征，又具有 Q-Tc 间期缩短，其中 3 例（Q-Tc 间期分别为 330 ms、346 ms 和 360 ms）发现致病基因为 CACNAIC 或 CACNB2 错义突变，使 L 型钙通道的 α_1 或 β_{2b} 亚单位功能缺失。作者称其为 Brugada 综合征 3 型和 4 型或遗传性 SQTS4 型和 SQTS5 型，并提出此类病例可作为这 2 个可引起猝死的综合征合并存在的独特临床实体（图 10-2-7C）。各型遗传性 SQTS 均引起动作电位 2 相和/或 3 相等明显加速，导致 Q-T 间期缩短（图 10-2-7D）。Schimpf 等认为以上离子通道病变在引起短 Q-T 间期的同时，增大了 M 细胞与其他心肌细胞的复极离散度，是促发恶性心律失常的病理基础。此外，部分婴儿猝死综合征也可能与遗传性 SQTS 相关，后者是否与心肌钙超负荷代谢或自主神经失衡等相关也有待进一步研究。

总之，由于 SQTS 的基因突变均能引起相关的基因功能激活，使离子通道功能增加，离子流异常增加，缩短了动作电位的复极时间和不应期，形成短 Q-T 间期。

产生心律失常机制：Q-T 间期（QTI）代表心室除极和复极总时间，是心室电兴奋的标志，其延长或缩短主要取决于 ST 段和 T 波时限的延长和缩短，而这些改变主要取决于参与心室肌复极的离子流是否处于平衡状态，离子流包括内向 Na^+ 电流、Ca^{2+} 电流和外向 K^+ 电流。当 Na^+ 电流、Ca^{2+} 内向电流减弱或 K^+ 外向电流显著减弱时，动作电位的时程将缩短，Q-T 间期延长。Brugada 等认为 Q-T 间期的缩短能导致心房和心室肌复极的离散度增加，是产生折返性心律失常为重要基础，也正因为心肌复极的离散度增大，使心电图 Tpeark-Tend（T 波顶峰与 T 波终点的时间）间期延长，可能是短 Q-T 间期患者心律失常发生的机制之一。

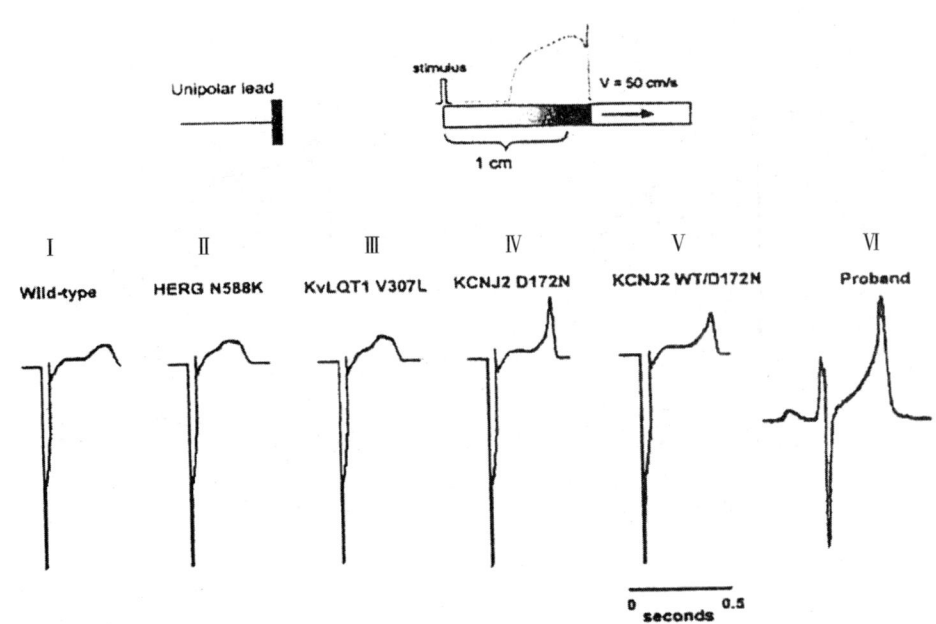

图 10-2-7B　模拟动作电位扩布和各型遗传性 SQTS 心电图特点

上图左侧为单极导联探查电极，右侧长方形为 2 cm×0.2 cm 心肌细胞，箭头为刺激后动作电位扩布方向。下图 I 为野生型基因（对照组）心电图 Q-T 间期正常；Ⅱ 和 Ⅲ 分别为 1 型和 2 型遗传性 SQTS 心电图，Q-T 间期缩短，T 波前后支对称；Ⅳ 和 Ⅴ 分别为 3 型遗传性 SQTS 的 D172N 纯合子和 D172N 杂合子突变心电图，Q-T 间期缩短，T 波前后支不对称；Ⅵ 为 1 例 3 型遗传性 SQTS 先证者心电图，其 Q-T 间期缩短和 T 波前后支不对称与 Ⅳ 和 Ⅴ 十分相似

[引自 Priori 等. 2005]

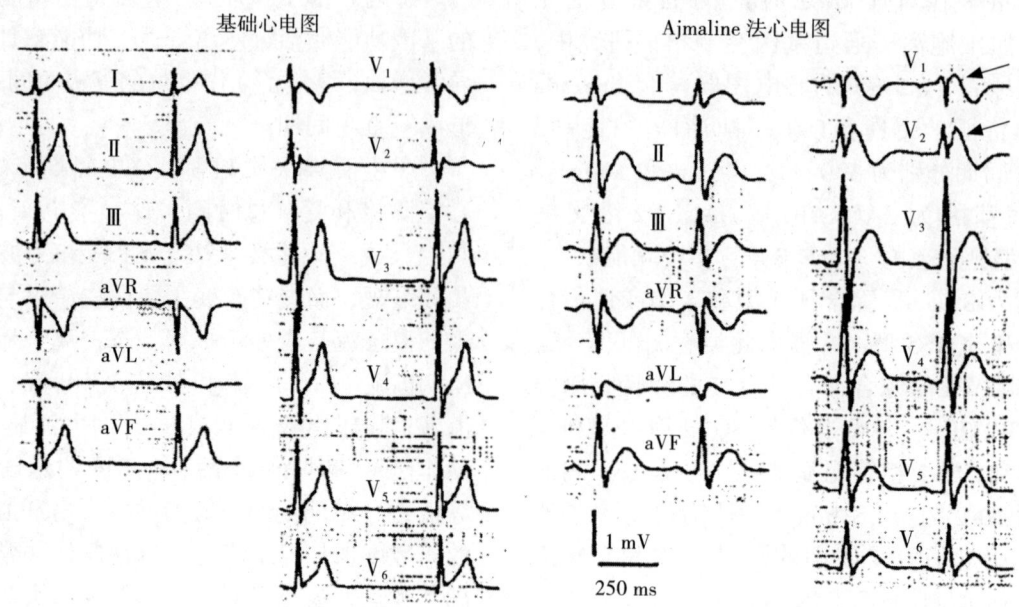

图 10-2-7C　1 例遗传性 SQTS 伴 Brugada 综合征先证者心电图

男性，25 岁；为心脏性猝死幸存者。左侧为基础心电图，Q-Tc 间期 330 ms。右侧为应用 Ajmaline 法心电图，在 V_1 和 V_2 导联上 2 个肋间可见典型 Brugada 波（↑）。经检测发现 L 型钙通道的 α_1 和 β_{2b} 亚单位的编码基因 CACNB2 突变

[引自 Antzelevitch 等. 2007]

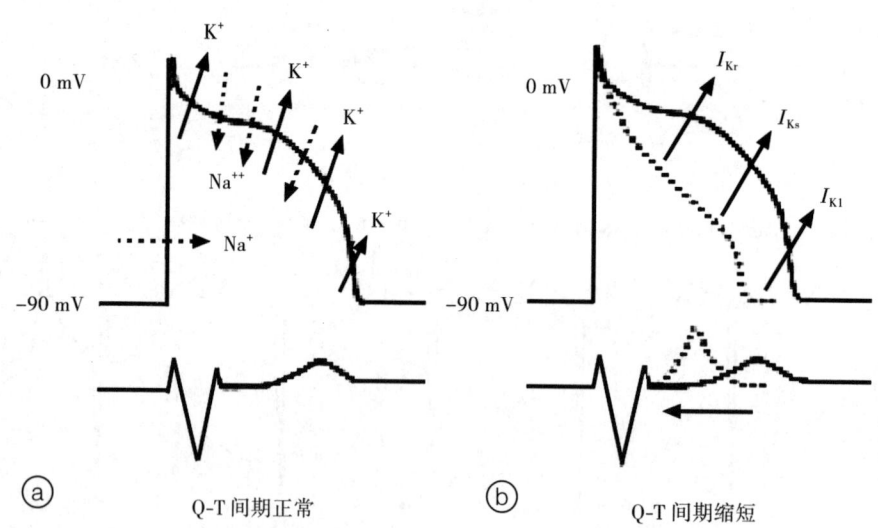

图 10-2-7D　遗传性 SQTS 发病机制示意图

a. 为 QT 间期正常者心室肌细胞动作电位时相离子流和体表心电图 QRS-T 波群；b. 为遗传性 SQTS 者心室肌细胞动作电位时相离子流和心电图 QRS-T 波群

[引自 Brugada 等. 2005]

产生心电图特征性改变的机制：主要是编码钾通道的基因发生改变，导致K^+外向电流增强，使动作电位里程显著缩短，导致Q-T间期缩短，表现为ST段缺失、T波高尖、变窄。

【临床表现】

遗传性SQTS的临床表现差异较大，可能与基因突变的类型和心肌细胞离子流异常的程度相关。轻者可仅表现为心悸、头晕等，重者可表现为心脏骤停、猝死等。发病年龄从3个月到84岁不等。确诊时中位年龄为30岁，男性多见。对遗传性SQTS患者进行超声、MRI检查均未发现器质性心脏病改变，尸检也未发现心脏有明显异常。

1. 症状

根据近年国内外报道资料较完整的25例遗传性SQTS，其临床特征，见表10-2-7A。现有病例男女性别无显著差异；发现年龄以40岁以下多见（72%）；有较高的猝死家族史、有/可诱发室性心动过速或心室颤动（VT/VF）和心房颤动（AF）史（48%~52%）；有较高的黑矇、晕厥、心脏骤停或猝死等严重症状发生率（56%）。此外，Gaita等和Giustetto等报道遗传性SQTS家系中猝死或心脏停搏也可发生于＜1岁的婴儿。

2. 心电图和电生理检查特点

从已报道的病例中，可见以下特点：

（1）短Q-T间期和Q-Tc间期 遗传性SQTS体表心电图Q-T间期范围为220~290 ms，为Q-T间期预测值（Q-Tp）的59%~78%，Q-Tc间期范围为225~320 ms。其中Q-Tp是参照Rautaharju等对14 379例健康人Q-T间期的测量结果，提出Q-Tp=656/（1+心率/100）ms，并提出短Q-T间期为＜Q-Tp×88%，该标准至今已被国内外多数学者所接受。而短Q-Tc间期的标准众说纷纭，Q-Tc间期的正常范围下限在以往较少令人注意。部分作者提出的标准也互有差异，但一般男性较短，女性较长。鉴于近年已报道的遗传性SQTS病例的Q-Tc间期大多数均＜320 ms，而少数病例Q-Tc间期＞340 ms，故Anttonen等提出非常短Q-Tc间期为＜320 ms，短Q-Tc间期为＜340 ms。至于Q-Tc间期的测量方法主要有以下四种：① Bazett公式：Q-Tc间期 = $QT/\sqrt{R-R}$，该方法由Bazett于1920年提出，也是目前最常用的方法。该法的优点是沿用历史悠久，计算方便。其缺点为易受心率影响，尤其在心律过慢（≤40次/min）或过快（≥120次/min）时，可产生偏差。心率过快时，Q-Tc过度增大；反之，Q-Tc过度变小；② Framingham公式：由于计算公式通过直线回归分析所得，又称Q-T线性公式。Q-Tc（QTLc）= Q-T+0.154[1-(R-R)]，该法由美国Framingham研究中心于1992年提出，在心率为60~100次/min时比较正确，在心率＜60次/min或＞100次/min时易发生偏差。谢振武等于1999年提出中国人的Q-T = Q-T+0.216 2[1-(R-R)]；③ Fridericia公式：Q-T（QTfc）= $QT/\sqrt[3]{R-R}$，该法由Fridericia等于1920年提出，该法适用于儿童至老年人，在心率较慢时较为正确，在心率较快时易发生偏差；

表10-2-7A 25例遗传性SQTS的临床特征

项目	例/%	项目	例/%
性别：男	13/52	症状：无症状	3/12
女	12/48	心悸、头晕	11/44
年龄：4~20岁	7/28	黑矇、晕厥	8/32
21~40岁	11/44	心脏骤停、猝死	6/24
41~60岁	2/8	ECG：Q-T 220~290 ms	25/100
61~84岁	5/20	Q-T/Q-Tp＜80%	25/100
猝死家族史	12/48	Q-Tc 225~320 ms	25/100
有/可诱发VT/VF*	12/48	其他常规辅助检查阴性	25/100
有AF史	13/52		

注：* 共有12例做心电生理诱发试验，其中10例（83.3%）可诱发VT或VF

④列线图公式（nomogram formula）：Q-Tc（Q-Tnc）= Q-T+ 校正数，该法由 Karjalainen 等于 1994 年提出，作者称其是目前最为正确的计算 Q-Tc 方法，但尚有争议。因 Q-T 间期的长短除了与心率相关外，尚与年龄、性别、体位、呼吸、昼夜节律、季节、自主神经张力、电解质水平和心内外疾病、酸碱平衡失调、药物、遗传基因等相关。

在测量和计算 Q-Tc 间期时，应注意以下方法：①宜在 Ⅱ、V_5、V_6 等心电图波幅较高的导联进行；②至少取 3～5 个心动周期计算 Q-T 间期平均值；③QRS 波群的起点在有 q 波的导联测量较准确；④T 波的终点以 T 波后支的切线与等电位线的交叉点确定；⑤在心电图机自动分析后，必须由有经验的医务人员重新核对，以减少误差。

（2）短 Q-T 间期与心率的关系　多数遗传性 SQTS 病例表现为非频率依赖性持续型短 Q-T 间期（图 10-2-7E），个别病例表现为慢频率依赖性（间歇型）Q-T 间期缩短（图 10-2-7F）。

（3）Q-T 间期频率适应性不良　有两种表现：①随着心率增快，Q-T 间期缩短的线性相关性斜率小；②心率减慢时，Q-T 间期并不随之延长。Q-T 间期频率适应不良也可作为短 Q-T 间期综合征的另一诊断标准。

（4）T 波改变　多数遗传性 SQTS 病例 T 波直立、高尖，近于对称，尤以 $V_2 \sim V_4$ 导联为著（约 50%），但 3 型 SQTS 以不对称 T 波为独特的心电图特征（图 10-2-7B，图 10-2-7G）。ST 段缺如，T 波起始于 S 波的终末。T 波末 -P 波间期明显延长，Tp-Te 间期相对延长，提示跨室壁复极离散度增大。

（5）心律失常　在症状明显时，多数遗传性 SQTS 病例可出现心房颤动、室性心动过速或心室颤动，个别病例可出现一过性心动过缓，甚至二度和三度房室传导阻滞。

（6）心脏电生理检查　部分遗传性 SQTS 病例行心脏电生理检查时，发现心房有效不应期和心室有效不应期均较短，易诱发心房颤动、室性心动过速或心室颤动（约 83.3%）。

3. 类型

① 按基因突变分类：可分为 SQTS1、SQTS2、SQTS3 和 SQTS4、SQTS5 五种类型（表 10-2-7B），其中 SQTS4 和 SQTS5 虽然获得 Antzeleyitch 等和 Schimpf 等学者赞同，但尚需进一步验证；② 按与心率的关系分类：可分为非频率依赖性持续型 SQTS 和慢频率依赖性（间歇型）SQTS（图 10-2-7E，图 10-2-7F）；③ 按 T 波形态分类：可分为 T 波对称型（图 10-2-7E）和 T 波不对称型（图 10-2-7B，图 10-2-7G）；④ SQTS1、SQTS2、SQTS3、SQTS4 心电图类型特点分类（图 10-2-7H）。

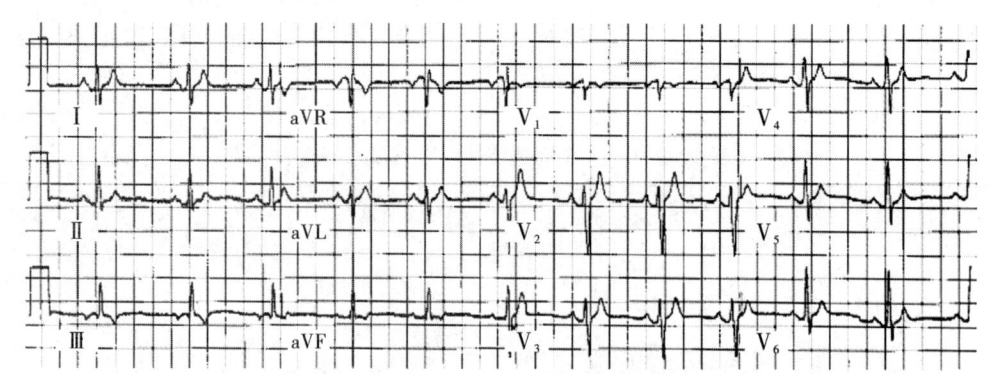

图 10-2-7E　遗传性 SQTS 非频率依赖性持续型短 Q-T 间期心电图

女性，17 岁；窦性心律，心率 60～75 bpm，Q-T 间期 280 ms，Q-T/Q-Tp 71%，Q-Tc 间期 300 ms

［引自 Gussak 等．2000］

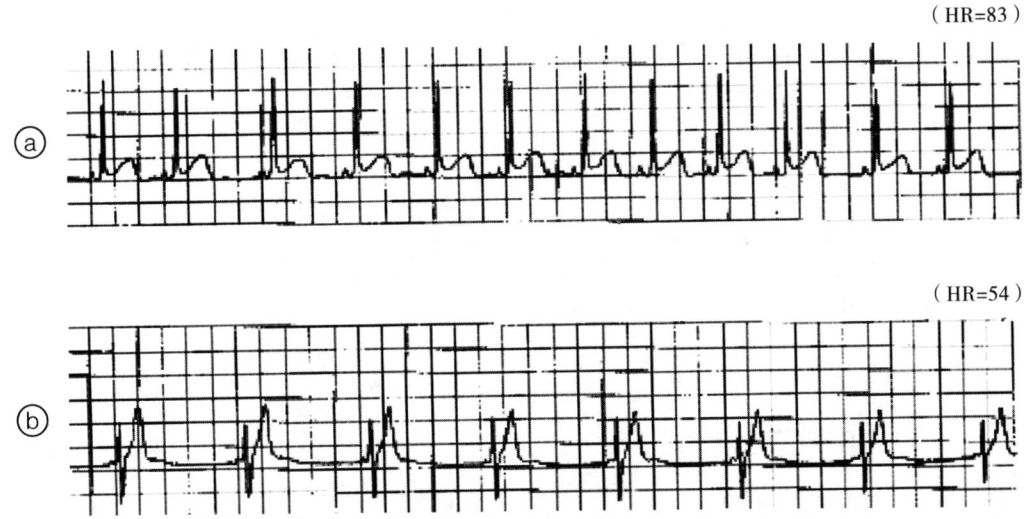

图 10-2-7F 遗传性 SQTS 慢频率依赖性 QT 间期缩短心电图

女性，4 岁。a. 窦性心律不齐，心率 83 bpm，Q-T 间期正常（320 ms），Q-T/Q-Tp 为 95%，Q-Tc 间期 405 ms；b. 游走性房性心律，心率 54 bpm，Q-T 间期 220 ms，Q-T/Q-Tp 52%，Q-Tc 间期 225 ms

［引自 Gussak 等. 1999］

表 10-2-7B 遗传性 SQTS 的基因突变分类

类型	通道蛋白	突变基因	离子流异常	异常动作电位
SQT 1 型	HERG	KCNH2	I_{Kr}	2 相、3 相
SQT 2 型	KvLQT1	KCNQ1	I_{Ks}	2 相、3 相
SQT 3 型	Kir2.1	KCNJ2	I_{Ki}	4 相
SQT 4 型	L 型钙通道的 α_1 亚单位	CACNAIC	I_{Ca}	2 相、3 相
SQT 5 型	L 型钙通道的 β_2b 亚单位	CACNB2	I_{Ca}	2 相、3 相

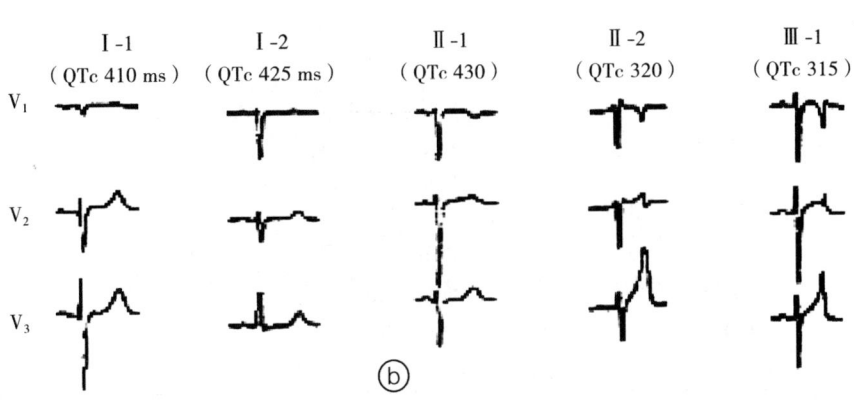

图 10-2-7G 一家系遗传性 SQTS 3 型家系调查和心电图

a. 为家系调查，黑色图案者患有 SQT 3 型，箭头所指为先证者；b. 为该家系 5 名成员 $V_1 \sim V_3$ 导联心电图，其中 I-1、I-2、II-1 心电图 Q-Tc 间期在正常范围，II-2 和心电图 III-3 为 SQT 3 型心电图，Q-Tc 间期缩短，且可见 T 波不对称，前支缓慢，后支快速

［引自 Priori 等. 2005］

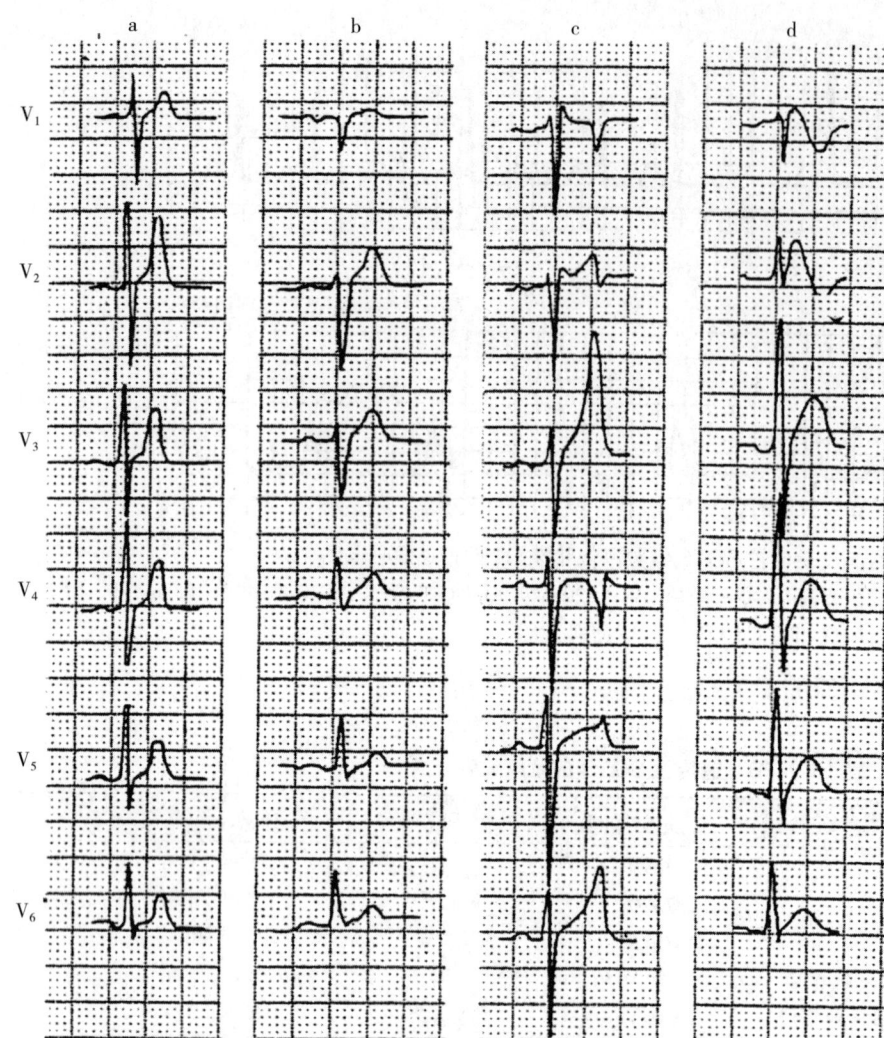

图 10-2-7H 遗传性 SQTS 4 个类型心电图

a. SQT1：ST 段和 T 波均缩短，T 波直立、高尖、对称；
b. SQT2：ST 段明显缩短，甚至没有 ST 段，T 波基本正常；
c. SQT3：ST 段无改变，T 波窄高、不对称，降支陡直；
d. SQT4：ST 段明显缩短，$V_1 \sim V_3$ 导联可见 I 型 Brugada 波

【诊断与鉴别诊断】

遗传性 SQTS 的诊断标准尚未统一，根据相关文献建议如下：

1. 遗传性 SQTS 的建议诊断标准

（1）心电图特点 必须具备：① Q-T 间期 =300 ms；② Q-T/Q-Tp < 80%；③ Q-Tc 间期 ≤ 320 ms。其中以 Q-Tc 间期最为重要，但以往对 Q-Tc 间期的下限尚无统一意见（表 10-2-7C）。2005 年，Pfeufer 等报道，Q-Tc 间期不仅与心率、年龄和性别相关，而且与基因变异等相关，经 3 277 例一般人群的研究结果，认为 Q-Tc 间期的下限为 345.8 ms。但近年 Viskin 等和 Antzelevitch 等提出 Q-Tc 间期男性 ≤ 370 ms 和女性 ≤ 380 ms 时应考虑为 SQTS。

表 10-2-7C Q-Tc 间期的正常范围下限

作者	报道时间	例数	Q-Tc 间期下限 /ms
Gallagher 等	2006	12 012	335 ~ 346
Pfeufer 等	2005	3 277	345.8
Lepeshkin 等	1956	6 000	330 ~ 351
吴杰等	2001	5 360	355 ~ 378
谢振武等	1999	4 322	342 ~ 350
鲁端等	1987	100	345 ~ 360

（2）临床特点 必须至少具备以下1项表现：①有猝死家族史；②有/电生理检查可诱发症状性心房颤动/室性心动过速/心室颤动；③有黑矇、晕厥、心脏骤停或猝死史。

（3）其他常规辅助检查 无异常发现，无器质性心脏病解剖结构和功能异常，但心脏电生理检查心房肌和心室肌有效不应期缩短。

（4）遗传学等检查 可发现遗传性SQTS的相关突变基因、通道蛋白和心肌细胞离子流等异常。

（5）必须排除可引起继发性QT间期缩短的相关病因或诱因。

以上（1）、（2）、（3）、（5）项表现是临床诊断遗传性SQTS的必备条件，而遗传学等检查是确诊遗传性SQTS的重要证据。

2. 遗传性SQTS的鉴别诊断

在诊断遗传性SQTS时，必须注意具有心电图短QT间期者并非一定是遗传性SQTS，其亦可以见于正常变异或继发性SQTS等，只有在排除上述原因和具有遗传性SQTS的诊断标准时，始能确定诊断。

（1）短Q-T间期和短Q-Tc间期可见于健康人和一般人群。Rautaharju等在提出短Q-T间期的标准为<Q-Tp×88%的同时，发现健康人群中短Q-T间期发生率为2.5%（360/14 379）。赵东晖等报道，547例健康中国人用Q-Tp法检出短Q-T间期者16例（2.92%）。但Rautaharju等和赵东晖等均未进行随访和分析短Q-T间期者的心律失常发生率、心源性或非心源性死亡率与Q-T间期正常者有无差异。唯可见短Q-T间期在健康人群中的发生率约为2.5%~2.92%。2007年Anttonen等报道，对芬兰12个不同地区随机选择的中年人群（(44±8.4)岁）的10 822份12导联心电图（纸速为50 mm/s），在心电图机自动分析后，由具有临床心电生理特殊资格的心脏病学专家校对后可见，根据Q-Tc、Q-Tfc和QTnc确定的校正Q-T间期<320 ms（非常短）的发生率分别为0.10%、0.08%和0.06%，<340 ms（短）的发生率分别为0.4%、0.3%和0.3%。其中男性较女性测定值更短，Q-Tc<360 ms的男性和女性发生率分别为4.4%和1.3%。平均随访（29±10）年后发现，在调整年龄、性别、吸烟率、胆固醇水平、心率、收缩压和心血管疾病患病率后，经过多因素回顾性分析，校正的Q-T间期非常短或短者与校正的Q-T间期正常者（360~450 ms）全因死亡率或心血管病死亡率并无明显差异。Q-Tfc<340 ms者中，无一例发生心脏性猝死、猝死幸存者或室性快速性心律失常。2008年Funada等报道，在对连续10 984例日本金泽港市体检人群的心电图分析中发现，5 511例男性中有69例（1.25%）Q-Tc间期<354 ms，5 473例女性中有89例（1.63%）Q-Tc间期<364 ms，在全部体检人群中，仅有3例（0.03%）Q-Tc间期<300 ms，均未出现黑矇、晕厥等症状和恶性室性心律失常。以上资料说明，短Q-Tc间期者在一般人群或健康人群中的发生率较低，但其全因死亡率或心血管病死亡率是否高于Q-Tc间期正常者，尚缺乏有说服力证据。

（2）短Q-T间期和短Q-Tc间期可由机误所致 Reinig等报道，随机选择1988—2004年间106 432例病人连续的479 120份心电图进行回顾性分析，由心电图机（Marquette MAC 5000 Resting ECG System）自动分析报告Q-Tc<300 ms者有215份心电图（0.004‰），后经人工核对，无1例Q-Tc<300 ms。其机误原因有起搏假象、室上性心动过速时错误地测定T波终点和误判心动周期的长度等。因而作者提出在一般人群中Q-Tc间期300 ms十分罕见，而心电图机的自动分析报告必须由有经验的医务人员认真核对。

（3）短Q-T间期和短Q-Tc间期可由继发性SQTS引起 继发性（获得性）SQTS系指由后天病因或诱因引起的短暂性Q-T间期缩短，可诱发严重心律失常，在驱除相关病因或诱因后，Q-T间期即恢复正常。至今已报道的常见病因和诱因有洋地黄中毒、高钙血症、高钾血症、低温、急性心肌梗死超急性期等，少见原因有高温、甲状腺功能亢进症、心动过速变异型、心绞痛、脑血管意外、酸中毒、乐果中毒、服用激素类药物（乙酰胆碱、儿茶酚胺、雄激素等），以及自主神经张力失衡、慢性疲劳综合征、运动员、早期复极综合征等。继发性SQTS的发生机制和常见病因心电图（图10-2-7I～图10-2-7O）。

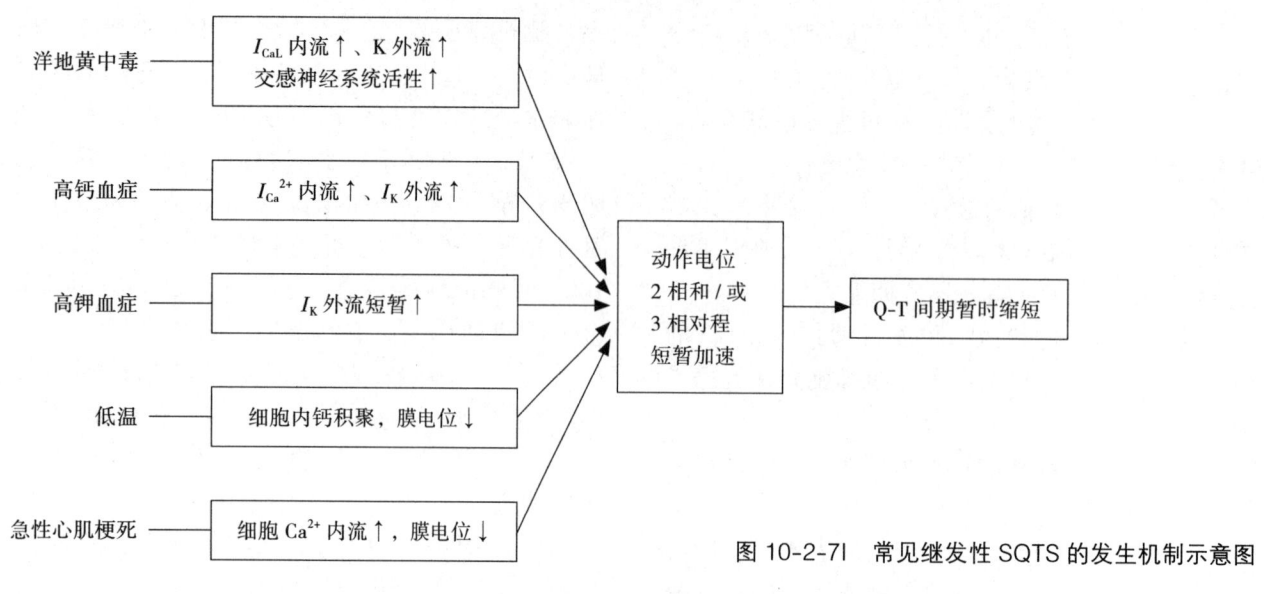

图 10-2-7I 常见继发性 SQTS 的发生机制示意图

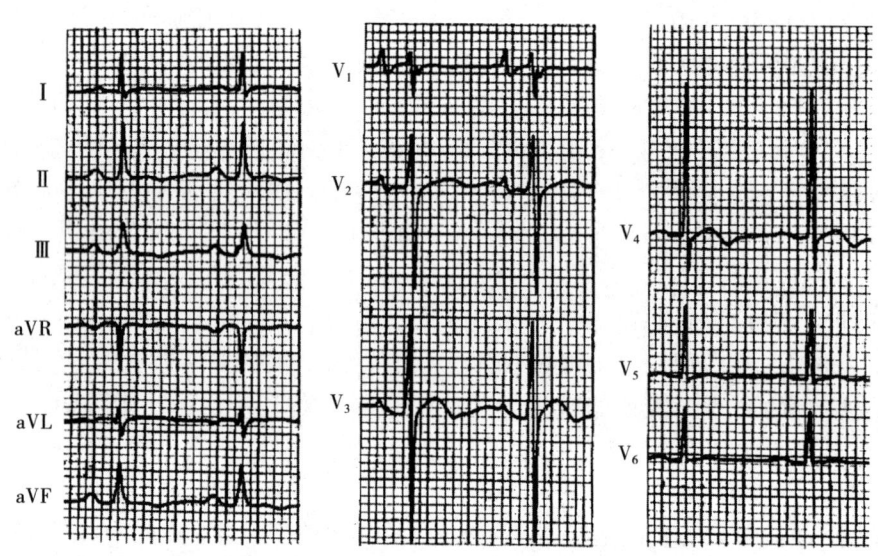

图 10-2-7J 洋地黄致继发性 SQTS 心电图

患者女性，74 岁；慢性肺心病。经抗炎利尿和强心（西地兰 0.2 mg/d）7 天后记录此图，Q-T 间期 240 ms，Q-T/Q-Tp 75%，Q-Tc 间期 310 ms

[引自龚仁泰，方炳森. 2005]

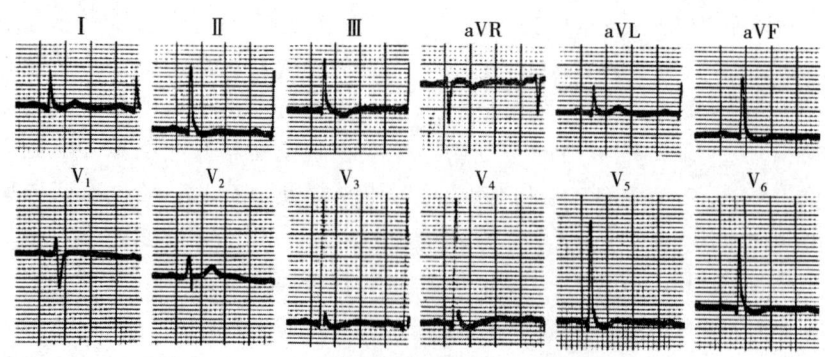

图 10-2-7K 高钙血症致继发性 SQTS 心电图

患者女性，29 岁；恶性淋巴瘤，多脏器损害，血钙 17.4 mg/dl。Q-T 间期 280 ms，Q-T/Q-Tp 80%，Q-Tc 间期 330 ms

[引自鲁端. 2008]

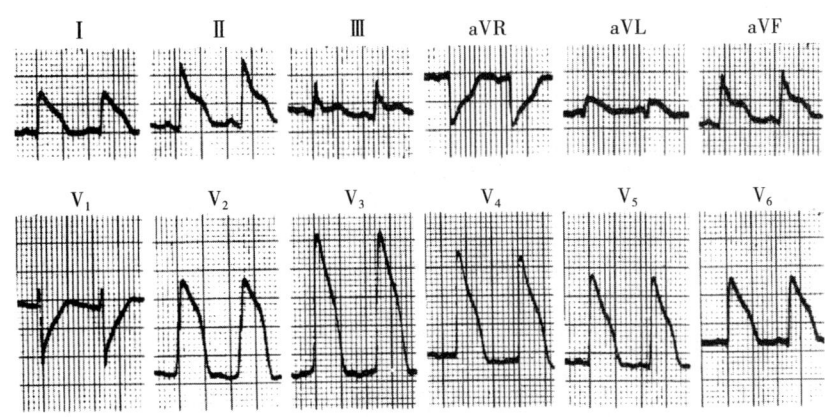

图 10-2-7L 高钾血症致继发性 SQTS 心电图

患者糖尿病酸中毒,血钾 6.9 mmol/L。心电图示"损伤电流"样改变,Q-T 间期 240 ms,Q-T/Q-Tp 80%,Q-Tc 间期 330 ms

[引自鲁端. 2008]

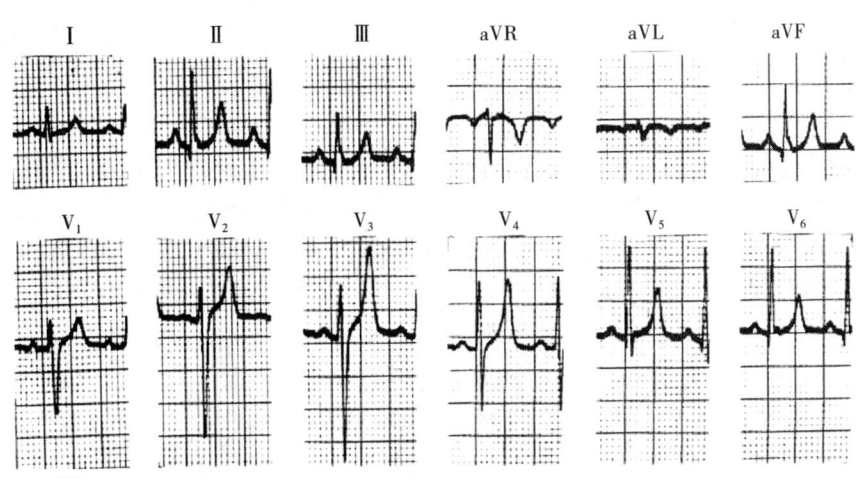

图 10-2-7M 低温致继发性 SQTS 心电图

患者男性,24 岁;低温 29.4℃(85 ℉)。在复温至 36.4℃(97.6 ℉)时记录心电图示 Q-T 间期 0.28 s,Q-T/Q-Tp 为 84%,Q-Tc 间期 349 ms

[引自鲁端. 2008]

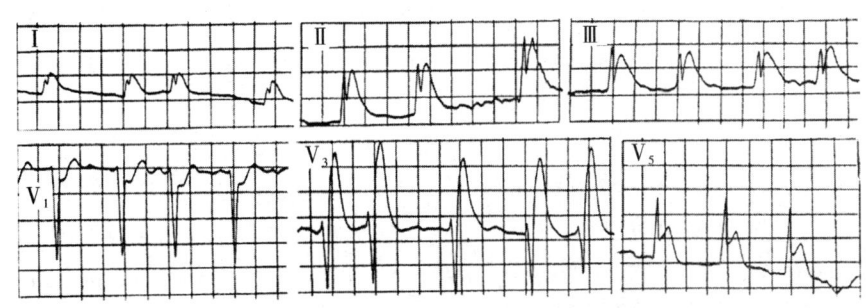

图 10-2-7N 急性心肌梗死引起 SQTS

患者男性,51 岁;急性下壁心肌梗死,心脏骤停复苏后。心电图示房颤,Q-T 间期 280 ms,Q-T/Q-Tp 为 73%,Q-Tc 间期 330 ms

[引自龚仁泰,方炳森. 2005]

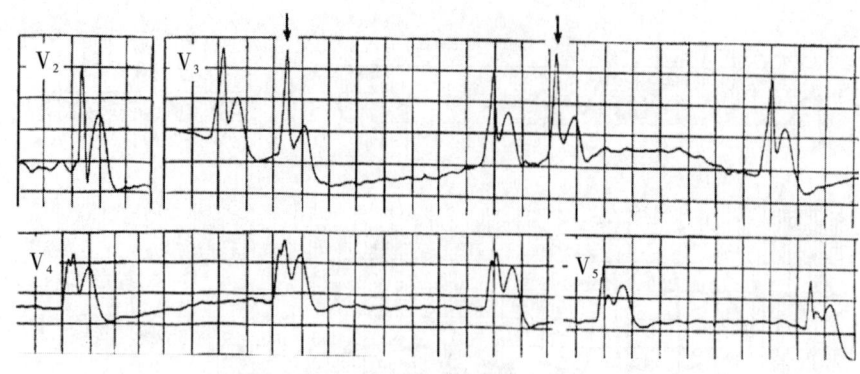

图 10-2-7O　心脏骤停复苏后 SQTS 心电图

患者男性，58 岁；左胫腓骨骨折，心脏骤停复苏后。心电图示心房颤动、三度房室传导阻滞、ST 段抬高、室上性期前收缩。Q-T 间期 280 ms，Q-T/Q-Tp 84%，Q-Tc 间期 280 ms

[引自龚仁泰，方炳森. 2005]

【治疗与预后】

（1）病因治疗　遗传性 SQTS 的基因治疗至今尚未见有报道，虽然，McPate 等已应用基因技术开展了 I 类和 III 类抗心律失常药物对 1 型遗传性 SQTS 由基因突变所致 I_{Kr}-HERG 通道功能增益的抑制作用的实验研究，且发现其作用为 E-4031＞胺碘酮＞奎尼丁＞普罗帕酮＞丙吡胺等，但如何应用于临床和对遗传性 SQTS 进行病因治疗仍是一个远未解决和尚待不断探索的难题。而驱除病因是继发性 SQTS 的根本治疗方法，纠正洋地黄中毒、高钙血症、高钾血症和低温状态等能使 Q-T 间期恢复至正常范围、防治致命性心律失常的发生和改善病人的预后。

（2）电复律和电除颤治疗　①遗传性 SQTS 在发生致命性快速室性心律失常时，应立即行电复律和电除颤治疗；②基于遗传性 SQTS 有较高的致命性心律失常和猝死发生率，目前多数学者均主张安装植入型心律转复除颤器（implantable cardioverter defibrillator，ICD）是该综合征首选的有效治疗方法。特别是有晕厥、心脏骤停史、心脏电生理检查可诱发症状性室性心律失常和/或有猝死家族史者，是及时安装 ICD 的绝对适应证。但需注意此类患者由于多有高尖型 T 波易被 ICD 误感知而导致不适当放电，故应适时调节 ICD 相关触发阈值、感知和延迟等功能参数。

（3）药物治疗　据有关文献报道，遗传性 SQTS 的首选抗心律失常药物是奎尼丁，其次可供选择的药物有丙吡胺、氟卡尼、维拉帕米、普罗帕酮、Nifekalant 等。Gaita 等报道，对 2 个家系 6 例特发性 SQTS 患者选用氢化奎尼丁（hydroquinidine）、氟卡尼（flecainide）、索他洛尔（sotalol）或依布利特（ibutilide）治疗。结果除 1 例 6 岁男孩因不能耐受索他洛尔和氢化奎尼丁的副作用而终止治疗外，其余 5 例在应用氢化奎尼丁后，Q-T 间期均从 250～280 ms 延长至 320～380 ms；Q-Tc 间期均从 273～307 ms 延长至 380～435 ms；Q-T 间期与 Q-Tp 比率（Q-T/Q-Tp）均从 66%～73% 延长至 93%～103%（表 10-2-7D 和图 10-2-7P）；心脏电生理检查心室肌有效不应期从（145±13）ms 延长至（220±22）ms，且不再诱发室性心律失常。而氟卡尼、索他洛尔和依布利特均未能明显延长 Q-T 间期、Q-Tc 间期和 Q-T/Q-Tp。因而提出氢化奎尼丁可能对遗传性 SQTS 患者预防室性心律失常和猝死有效，其中特别适合于拒绝安装 ICD 和不适宜安装 ICD 的幼儿患者。新近 Wolpert 等和 Giustetto 等也报道口服奎尼丁能抑制遗传性 I 型 SQTS 患者 I_{Kr}——HERG（快速激活延迟整流钾离子流）通道变化所获得的功能增益，从而恢复正常的频率依赖性 Q-T 间期线性关系和 Q-T 间期延长，不易诱发室性心动过速和心室颤动（图 10-2-7Q）。McPate 等、Mizobuchi 等和 Schimpf 等报道，丙吡胺可延长遗传性 SQTS 患者的 Q-T 间期和心室肌有效不应期。Bjerregard 等报道对遗传性 SQTS 合并心房颤动的患者宜选用普罗帕酮，可预防阵发性心房颤动的发作，但机制不明，且不能延长患者的

Q-T间期。傅勇等曾报道维拉帕米可成功防治1例SQTS患者发生尖端扭转型室性心动过速和心脏性猝死，而利多卡因却可使该例病情恶化。张绍良等曾报道1家系遗传性SQTS的多形性室性心动过速应用维拉帕米无效，而应用大剂量利多卡因和普罗帕酮可终止室性心动过速，美西律可预防室性心动过速发作。以上报道相关药物对遗传性SQTS患者的疗效差异可能与SQTS的不同类型基因突变和心肌细胞离子流异常的种类及程度迥异相关，且上述药物治疗选择仅从有限的资料中提供，尚需较大范围的多中心进一步研究才能提供确切的遗传性SQTS患者的药物选用原则。

（4）经导管射频消融治疗　2005年和2008年，国内郭成军等共报道2例（分别为男性22岁和女性44岁）遗传性SQTS患者，反复发生黑矇、晕厥和室性心动过速，经体检、心电图运动试验、超声心动图、心脏磁共振、血生化和心肌酶学等检查均无异常，唯在心脏电生理检查时，于左室后乳头肌与室间隔相交处等可诱发多频率室性心动过速和心室颤动，经导管射频消融后不能再诱发室速和室颤，已分别随访3年余和4月余，无相关症状，未服用抗心律失常药物，无室性心律失常发作，疗效满意。为治疗遗传性SQTS开创了一种新的治疗方法，但仍需较大样本的临床研究才能确定该方法对遗传性SQTS患者的短期和长期疗效。

（5）预后　由于遗传性SQTS与致病基因相关，常呈家族性聚集发病倾向，又有较高的心脏性猝死几率，故在发现疑似病例时，应及时进行相关基因检测和家系筛查，以能尽早确诊和治疗，预防致命性心律失常的发生，改善患者预后。

表 10-2-7D　遗传性 SQTS 患者的抗心律失常药物疗效

年龄（岁）	性别	药物	给药途径	剂量	心律	心率(bpm)	QRS(ms)	Q-T(ms)	Q-Tc(ms)	Q-T/Q-Tp(%)
35	男	（用药前）			窦性	66	80	270	283	68
		氟卡尼	静注	2 mg/kg	窦性	62	90	300	305	74
		氟卡尼	口服	100 mg bid	窦性	60	100	320	320	78
		索他洛尔	口服	80 mg bid	窦性	63	80	260	266	65
		依布利特	静注	1 mg/kg	窦性	60	80	290	290	71
		氢化奎尼丁	口服	250 mg tid	窦性	60	100	380	380	93
31	女	（用药前）			窦性	86	80	250	299	71
		氟卡尼	静注	2 mg/kg	窦性	80	90	240	277	66
		氟卡尼	口服	100 mg bid	窦性	83	100	240	282	67
		索他洛尔	口服	80 mg bid	窦性	63	80	280	287	70
		依布利特	静注	1 mg/kg	窦性	67	80	280	296	71
		氢化奎尼丁	口服	250 mg tid	窦性	85	100	360	428	102
6	男	（用药前）			窦性	76	70	250	281	67
		索他洛尔	不能耐受							
		氟卡尼	口服	25 mg bid	窦性	68	90	280	298	72
		氢化奎尼丁	不能耐受	不能耐受						
67	女	（用药前）			窦性	72	120	270	296	71
		氟卡尼	静注	2 mg/kg	窦性	73	150	320	350	84
		氢化奎尼丁	口服	500 mg bid	窦性	83	120	370	435	103
40	女	（用药前）			窦性	72	100	280	307	73
		索他洛尔	静注	50 mg	窦性	81	100	260	302	72
		氢化奎尼丁	口服	500 mg bid	窦性	66	100	380	380	96
15	男	（用药前）			窦性	66	85	260	273	66
		氢化奎尼丁	口服	500 mg bid	窦性	95	100	320	403	95

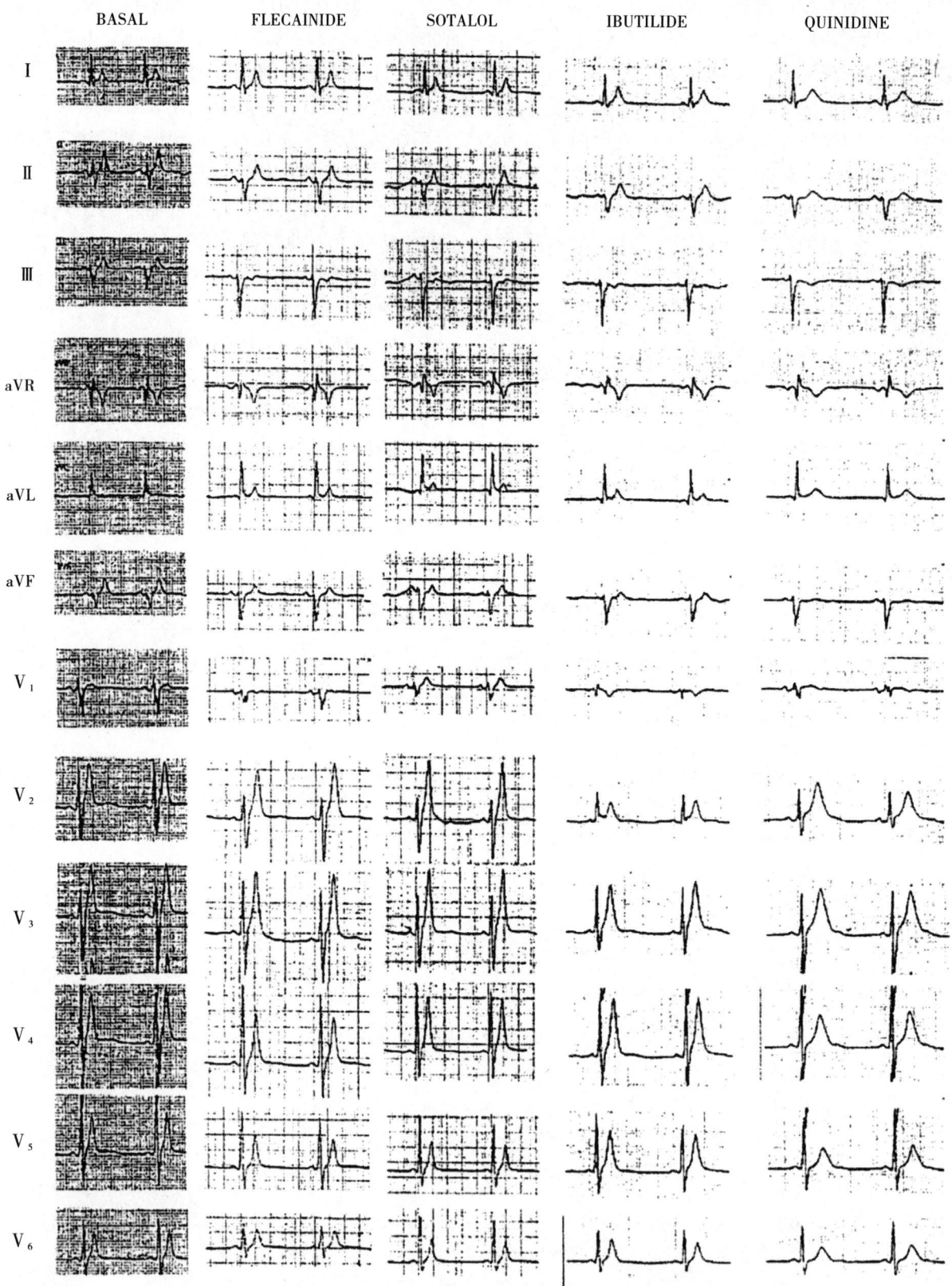

图 10-2-7P 1 例遗传性 SQTS 患者的抗心律失常药物疗效心电图

患者男性，35 岁；遗传性 SQTS，经抗心律失常药物治疗前后的体表 12 导联心电图。自左至右分别为基础心电图和经静脉输注和口服氟卡尼、口服索他洛尔、静脉输注依布利特及口服氢化奎尼丁后 12 导联心电图

[引自 Gaita 等. 2004]

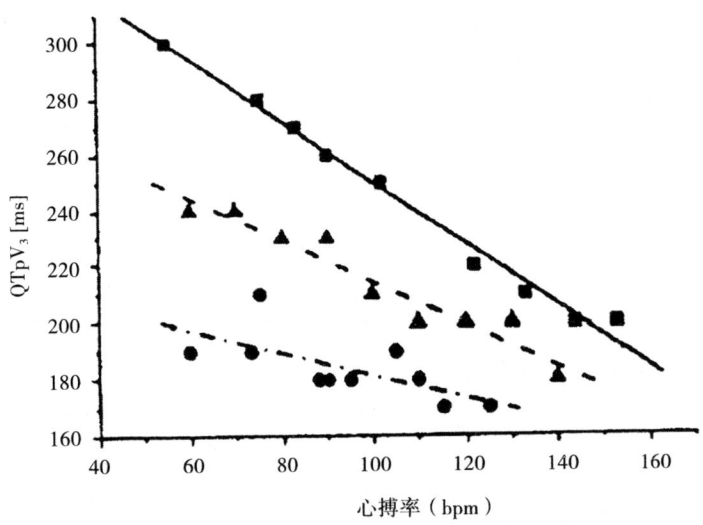

图 10-2-7Q 遗传性 SQTS 患者服用奎尼丁后的踏车运动试验 Q-T 间期变化

图中横坐标为踏车运动试验后心率（bpm），纵坐标为 V_3 导联 Q 波起始点至 T 波顶峰时间（Q-Tp V_3, ms）。方块形代表正常人踏车运动试验后随着心率增快 Q-Tp V_3 相应明显缩短，呈线性关系；圆形代表未服药的遗传性 SQTS 患者踏车运动试验后随着心率增快 Q-Tp V_3 未明显缩短，不呈线性关系；三角形代表服用奎尼丁（1 000 mg/d）的遗传性 SQTS 患者 Q-Tp V_3 延长，且踏车运动试验后随着心率增快 Q-Tp V_3 相应缩短，线性关系恢复

[引自 Wolpert 等. 2005]

作为一种最近才被逐渐正确认识的基因突变性疾病，我们目前对短 Q-T 综合征还知之甚少，目前需注意发现更多的短 Q-T 综合征患者和家系，展开大量的基础和临床研究，深入了解其基因特性及作用机制，进一步阐明其致恶性心律失常的机制，为实现真正有效的治疗提供论据，有助于特异性、高效的治疗药物及其他治疗手段。

（鲁 端 张开滋）

八、Brugada 综合征

【同义名】

Brugada 三兄弟综合征、右束支阻滞 – 多形性室速 – 晕厥综合征、夜间意外猝死综合征。

【概述】

Brugada 综合征（Brugada syndrome，BrS）是一类因编码心肌细胞离子通道的基因产生突变导致心肌细胞复极时离子流发生紊乱，从而诱发多形性室性心动过速（室速）、心室颤动（室颤）等恶性心律失常的临床综合征。临床上，该综合征以心脏结构无明显异常，右胸导联穹隆型 ST 段抬高、多形性室速或室颤和晕厥的反复发作，以及心脏性猝死为特征。占猝死者 4%，占心脏结构正常猝死者 20%。自 1991 年 Brugada 兄弟报道以来，该病已成为世界某些地区除意外交通事故外，40 岁以下男子死亡的主要原因。更为严重的是，大多数患者发生的第一症状就是猝死，根本来不及防范和救治。近年来，Brugada 综合征的病例报道呈指数增长。因其有较高的致死率，Brugada 综合征已成为全球高度关注的一个疾病。

【溯源与发展】

早在 1959 年就有人报道貌似健康人群心电图表现为 $V_1 \sim V_3$ 导联的 ST 段抬高和 T 波倒置，伴或不伴右束支阻滞者与猝死有关。1989 年 Martini 等报道 6 例室颤而不伴有明显器质性心脏病患者，其中 3 例具有 Brugada 综合征特征。具有重要意义的是 1992 年西班牙学者 Brugada 和 Brugada 在北美心脏起搏与电生理大会（NASPE）上首先报道了 4 例临床有多形性室速或室颤，心电图类似右束支阻滞，而心脏结构正常的患者。以后，Brugada 两兄弟又总结了 4 个相似的病例，于 1992 年在美国心脏病杂志（JACC）发表了题为"右束支阻滞、持续ST段抬高与心脏性猝死"的论文。全文详细描述了无器质性心脏病伴有心脏性猝死和猝死存活的8例患者,其中有3例儿童,2例为同胞姐弟(或兄妹),于2岁时均发生猝死,另1例于8岁时发生猝死,成人发生猝死在25~53岁。追溯家族史有两个家族中有不明原因猝死,并随访5年进行观察,提出了一个特殊综合征,从而引起世界范围的广泛关注。1968年Brugada又报道了63例。由于本征具有显著的心电学特征性,又有夜间猝死的凶险,仅仅10年间就使Brugada综合征风靡全球,也使Brugada兄弟名闻遐迩,年少有为的三弟Brugada R加盟两兄的科研事业,负责Brugada综合征课题组的遗传学研究,Brugada三雄共同致力于本征的研究,这是学术界一大色彩性传奇事件,将揭示Brugada综合征许多现在的谜团,而被人们称奇赞道,因而得名为Brugada三兄弟综合征。值得提出的是,1996年Corado等报道一家系16人中8人患病的家族性疾病。1999年Marco等回顾分析163例Brugada综合征患者,36例有晕厥家族史,104例有症状的患者中,28例(27%)出现晕厥,76例(73%)多在夜间休息时出现多形性室速或晕厥。2002年Priori等报道了200例Brugada综合征,28例先证者和56个家系成员84例都存在SCN5A基因突变,并初步提出危险分层策略。同年Brugada等人发表了有Brugada综合征的临床表现,而无器质性心脏病的患者进行长期随访结果。2004年由美籍华裔学者严干新首次依据心电图特点,命名为Brugada综合征。2002年和2005年ESC分别发表了专家共识提出了BrS的诊断标准,推动了BrS研究进程。

【流行病学】

1992年以后BrS在世界各地报道逐渐增多,BrS发病为世界性分布以亚洲尤其东南亚和日本较多发。BrS是日本年轻人猝死的主要原因,无任何先兆,全发生在夜间猝死,称为意外夜间猝死综合征。在菲律宾、老挝、柬埔寨、越南等国也很常见,在泰国东北部地区年死亡率约为40/10万人。其中日本进行多次大规模前瞻性流行病学调查。其中2001年报道的两次调查结果,在8 612人和13 929人中发现符合BrS心电图表现的患者发生率各为0.14%(8 612人中12例)和0.7%(13 929例中98例)。最近在日本对学龄儿童进行的调查表明,具有BrS样心电图表现的患者发病率在儿童明显低于成年人,并且具有随年龄增加而增多的趋势。欧洲的一项调查表明具有BrS特点的心电图表现在一般健康人群发生率为0.1%。华裔人群BrS近年亦屡有报道,BrS在我国普通人群发病率尚无统计资料,考虑到国内临床医生尤其基层单位对BrS的认识不足,根据新加坡、中国台湾、中国香港三项病例推测国人中BrS应不罕见。BrS多发于青中年人,发病高峰年龄为40岁,在男女性别似乎有明显差异,男性BrS发病率明显多于女性。从我国香港报道的迄今是我国最大的50例病例分析;我国1998年熊凯宁首报1例Brugada综合征后,近年病例报道渐多,据初步统计近200余例,尚未见到大家系的报道,见图10-2-8A。随后报道的病例迅速增加,这些病例都有特征性心电图改变及引发室颤、室速的严重临床后果。发病特点与西方同类型患者类似。BrS的发病年龄最小者只有2天,最大的84岁。据估计,由BrS引起的猝死占所有猝死病例的4%~12%,至少占心脏解剖结构正常猝死病例的20%。在BrS流行地区发病率为5/万,是除交通事故以外,40岁以下青年男性死亡的首因。因为BrS的ECG呈动态变化且常为隐匿性,因此BrS的人群实际发病率难以统计。

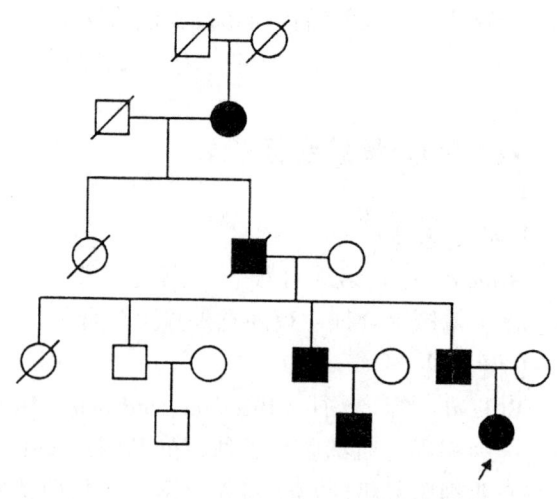

图10-2-8A 一家系二代6例Brugada综合征系谱图

【遗传学特点】

BrS 呈常染色体显性遗传，但有 2/3 的患者呈散在发病。到目前为止已发现 9 个 BrS 的致病基因，分别是编码心脏钠离子通道 α、β 亚单位的 *SCN5A*、*SCN1b* 和 *SCN3b*，钠通道调节因子 *GPD*1L、编码钙通道的 α、β 亚单位的 *CACNA*1C 和 *CACNB*2b，编码 I_{to} 通道的 *KCNE*3 基因，编码 I_{Kr} 通道的 *KCNH*2 基因。

1. 致病基因

Brugada 综合征多见于散发病例，50%患者有家族史，目前认为该综合征为常染色体显性（不完全外显）遗传性疾病，编码钠通道、短暂的外向电流（I_{to}）、I_{K-ATP}、钠-钙交换电流等通道的基因均被认为是可能的候选基因，而目前惟一已被证实的致病基因是编码钠通道 α 亚单位的 *SCN5A* 基因，1998 年由 Chen 等人首先报道。*SCN5A* 是人类 3 号染色体上 3p21～24 的编码心脏电压依赖性钠通道蛋白 α 亚单位基因，该亚单位有 4 个同源结构域（DⅠ～DⅣ）每个结构域由 6 个 α 螺旋跨膜区（S_1～S_6）组成。*SCN5A* 基因长 80 kb，含有 28 个外显子和 2 016 个氨基酸，最近，已发现 100 余种 *SCN5A* 基因突变与 BrS 有关。已知的 Brugada 综合征致病基因 *SCN5A* 编码钠通道 α 亚单位模式。4 个 P-loop 共同围成钠离子内流的"孔"，决定了钠通道的通透性和选择性。

（1）*SCN5A* 突变位点 目前，欧洲心脏病协会离子通道疾病数据库中收录的与 Brugada 综合征相关的 *SCN5A* 突变位点已有 72 多个，国内也发现了 3 个新的突变位点。它们多位于Ⅰ和Ⅱ区之间，Ⅲ和Ⅳ区之间的胞内连接部分，DⅢ区的 P 环以及 C 末端。至少包括三种类型，即拼接-供体突变（spice-donor）、框移突变（frame-shift）和错意突变（missense）。现已证实 12%～25% Brugada 综合征患者携带 *SCN5A* 突变。

当 *SCN5A* 基因发生突变时，可能出现以下结果：①通道的表达或细胞内转运过程阻碍，导致细胞膜表面功能性钠通道数量减少；②钠通道动力学特征改变：失活加速、复活减慢，或通道处于中间失活状态的比例增加，或者突变位于"孔"结构上，导致通透性破坏，通道无功能；③混合型：既有蛋白表达的下降，又有动力学改变，最终导致钠电流丧失或减少。Brugada 综合征患者心肌组织内同时存在正常和突变的通道，可引起心外膜心肌动作电位圆顶波的变化，产生明显的右室心外膜与心内膜复极离散加大，引起心电图 Brugada 波，同时也造成心肌不同部位的 2 相平台区丧失或仍然存在，使不应期出现不均质性，形成复极显著离散，最终构成折返性心律失常的发生基质。在此基础上引起了 2 相折返性室性期前收缩，进而引起患者的室速和室颤。这种钠通道的失活具有温度依赖性，因而，发热时可使隐匿的 Brugada 综合征显现并且危险性增加。

（2）甘油-3-磷酸脱氢酶 1 导致 BrS2 的致病基因是位于 3 号染色体的甘油-3-磷酸脱氢酶 1 基因（*GPD*1L）。*GPD*1L 由 8 个外显子、351 个氨基酸组成，位于 3p24-p22。尽管 *GPD*1L 在 BrS 中的具体作用心动过速机制尚需进一步研究，但已明确其参与心脏钠通道向细胞表面的运输。在共表达 *GPD*1L 和 *SCN5A* 转染的 HEK（人胚肾）细胞中，突变的 *GPD*1L 可减少 *SCN5A* 在细胞膜表面的表达，并减少内向钠电流。最近来自日本的 220 例 BrS 的调查报道，显示 *GPD*1L 基因与日裔 BrS 患者无相关关系。

（3）*CACNA*1C BrS3 的致病基因是位于 L 型钙通道 $α_1$ 亚单位的 *CACNA*1C 基因。基因片段长 640 kb，由 50 个外显子和 2 138 个氨基酸组成，位于染色体 12p13.33。包括 4 个功能域、6 个跨膜片段。其电流 I_{CaL}，影响去极化的钙离子内流并主要维持动作电位 2 期。突变 A39V 和 G490R 引起的 *CACNA*1C 功能丧失导致 BrS 和短 Q-T 综合征复合型。

（4）*CACNB*2b L 型钙通道 β 亚单位基因 *CACNB*2b 位于 10p12，长 421 kb，由 14 个外显子、660 个氨基酸组成，调控 I_{CaL} 电流。在 82 例 BrS 患者中发现的 *CACNB*2b 基因 S481L 突变引起的 I_{CaL} 电流降低，可导致 BrS4 和短 Q-T 综合征的复合型。

（5）*SCN1b* *SCN1b* 编码于压力依赖的钠通道 $β_1$ 亚单位，由 213 个氨基酸组成，形成 α 螺旋结构。Watanabe 等在 282 例 BrS 患者中筛查发现了 *SCN1b* 的 3 个基因突变，与 *SCN5A* 共转染有降低 I_{Na} 电流的作用。

（6）*KCNE*3 *KCNE*3 基因位于 11q13～q14，长 13 kb，由 103 个氨基酸组成，构成压力依赖性

钾通道，为 KCNE 的 β 亚单位。其突变 R99H 与 Kv4.3 共转染 CHO 细胞，发现 I_{to} 电流降低及电流加速失活。

（7）KCNH2 晚近发现了 KCNH2 基因 R1135H 突变可导致 BrS 和短 Q-T 综合征。电压钳实验揭示突变通道引起较大的尾电流和 I_{Kr} 电流缓慢失活。计算机模型测试了 R1135H 突变对人左右心室动作电位影响，发现右室肌外膜动作电位穹窿消失更明显。这个基因突变揭示 KCNH2 功能获得既可引起 BrS 又可导致短 Q-T。

（8）SCN3b 最新研究发现 SCN3b 基因突变与 BrS 有关。膜片钳技术分析发现，野生型 SCN5A、SCN1b 和突变 SCN3b 共转染，钠离子流峰值降低 83%，说明 SCN3b 突变导致钠电流降低。

2. Brugada 综合征的遗传异质性

Brugada 综合征外显率较低，84% 的基因携带者的心电图可以是正常的，其中部分基因携带者无临床症状，在基础和药物激发条件下心电图仍然正常，被称为静息基因携带者。Brugada 综合征具有较宽的临床疾病谱，从静息基因携带者、无症状仅药物激发试验阳性者、自发心电图异常者、晕厥反复发作者到猝死生还者。这提示 Brugada 综合征具有明显的遗传异质性。

3. Brugada 综合征遗传学检测的预测价值

分子遗传的研究对于 Brugada 综合征发病机制的阐明具有重大意义，但用于临床诊断尚有不少的限制。首先，检测 SCN5A 基因突变（目前唯一已知致病基因）需要数周至数月的时间。其次，很少有临床科室直接能作基因检测。第三，现在只有一少部分 Brugada 综合征患者（10%~30%）能检测出 SCN5A 基因突变。最后，可能存在新的致病基因。因此，目前基因突变尚不能作为 Brugada 综合征诊断和判断预后手段，但基因检查可以早期发现家族成员的患病危险性，进一步理解基因型-表型之间的关系，对开发和研制有效的治疗药物具有很大的帮助。

【发病机制】

1. Brugada 波的形成原理

心室肌细胞的动作电位（action potential，AP）按发生顺序人为分成五个时期：即 0 相除极、1 相、2 相、3 相、4 相的复极。从图 1 可以看出，1 相、2 相的复极是由 K^+ 离子的外流、Na^+ 离子、Ca^{2+} 离子的内流共同形成。短暂外向钾流（I_{to}）产生 AP 1 相，形成 AP 尖峰，反映为动作电位尖峰和平台之间的切迹。

Antzelevitch 等在模拟 Brugada 综合征的实验研究中发现：AP 圆顶大小，主要取决于 I_{to} 大小，I_{to} 明显时，AP 切迹（I_{to} 介导）增大达到负电位，影响 I_{Ca} 激活，AP 圆顶不能形成，导致全或无复极。使 AP 时间缩短 40%~70%（如 AP 圆顶完全消失）。由心外膜 AP 圆顶完全消失引起的 ST 段抬高，心电图表现为"穹窿"形抬高（图 10-2-8B）。由心外膜 AP 圆顶降低引起的 ST 段抬高，心电图表现为凹面向上或"马鞍"形抬高（图 10-2-8C）。应用 Na^+ 阻滞剂抑制 I_{Na}，使 AP 1 期和 2 期外向电流增加，可使隐匿型 Brugada 综合征得以显现。

2. 伴发的快速室性心律失常的发生机制

目前的研究表明，Brugada 综合征伴发的快速性室性心律失常的发生机制为 2 相折返。由于 I_{to} 的内在差异和/或病变部位的差异，Brugada 综合征心室肌细胞"全"或"无"的复极模式并非均匀地发生在所有的心肌细胞，而是在 I_{to} 离子通道分布占优势的心外膜明显，右室心肌比左室心肌更明显。右室心外膜心肌同一部位的不同点"全"或"无"的现象也不均匀。不同位置 2 相圆顶波的消失常不一致（即某些部位消失，另一些部位仍存在）。这种非均质性的改变造成了心室复极的离散。心内膜与心外膜之间，右室肌与左室肌之间，2 相平台期存在与 2 相平台期消失的不同部位之间都存在明显的复极差，使 2 相平台期仍然存在的部位与 2 相平台期消失部位之间电压梯度显著增大，当电压梯度足够大时产生局部电流，以电紧张扩布的方式从 AP 平台期存在的部位向平台期丢失的部位传导，引起该部位被传来的 2 位相电流激动，形成一次联律间期很短的室性期前收缩，称为 2 相折返性室性期前收缩。2 相折返性室性期前收缩落入心室肌折返期/易损期，引发快速连续的折返，形成 Brugada 综合征多形性室速和室颤（图 10-2-8C）。

【心电图表现】

Brugada综合征最具特征性的临床表现是其标志性的心电图改变，包括心电图图形异常（Brugada波）以及继发的恶性室性心律失常。

1. Brugada波的心电图特点分型及特征

Brugada波心电图表现：右胸导联（$V_1 \sim V_3$）J波、ST段抬高、T波改变三联症（图10-2-8D）。显然，QRS波后高大明显的J波形成了类右束支阻滞中的r′波，而J波与其后的下斜型抬高的ST段共同形成"穹隆"型，形成Ⅰ型Brugada波。

2002年ESC发布的专家共识建议对于其异常心电图的定义和分型做了详尽的描述。根据上述3种心电图改变的特征将Brugada波分为3型。Ⅰ型，ST段抬高呈穹隆型（或穹型），J波或ST段抬高≥0.2 mV，逐渐下降到T波呈负向，其间极少或无等电位线；Ⅱ型，J波≥0.2 mV，ST段抬高仍在基线上≥0.1 mV，T波正向或双向，呈马鞍型（或鞍型）；Ⅲ型，右胸导联ST段抬高＜0.1 mV，呈穹型及（或）鞍型，见表10-2-8A，图10-2-8E。三种类型Brugada波的特征性心电图改变主要表现在右胸$V_1 \sim V_3$导联，常在多个导联中同时出现，并以V_2导联最明显，少数情况时也能在V_4导联出现Brugada波。

在一般人群中，Ⅱ型及Ⅲ型Brugada波的检出率是Ⅰ型Brugada波检出率的5倍（58/万：12/万），男性的检出率远远高于女性。在已经确诊Brugada综合征的患者中，Ⅰ型Brugada波阳性者占60%以上。言外之意，不到40%Brugada综合征患者的Ⅰ型Brugada波不典型，或呈隐匿性，需要进一步做药物激发试验。三种类型Brugada波的发生率不同，其在Brugada综合征诊断中的意义截然不同。Ⅰ型Brugada波有较强的诊断意义，而Ⅱ型及Ⅲ型Brugada波即使明确存在时也无诊断价值，不能作为Brugada综合征的诊断依据。

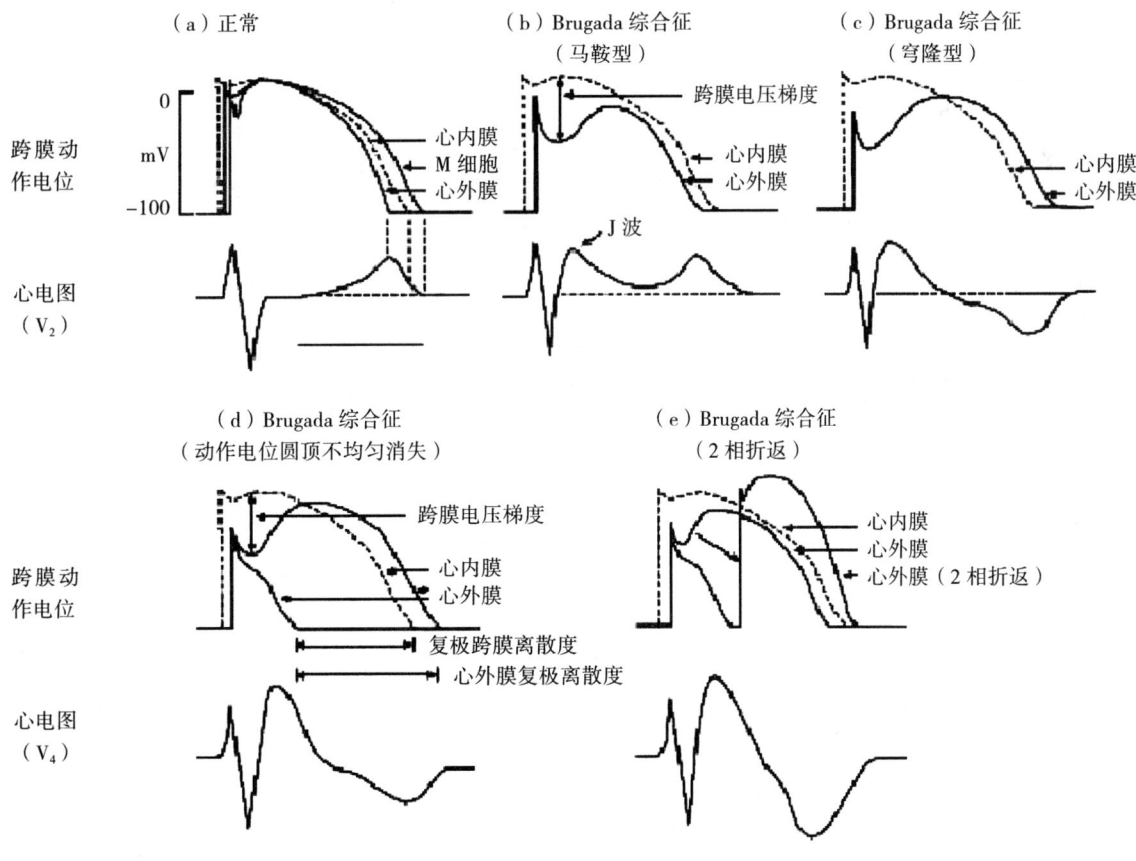

图10-2-8B Brugada综合征异常心电图形成机制

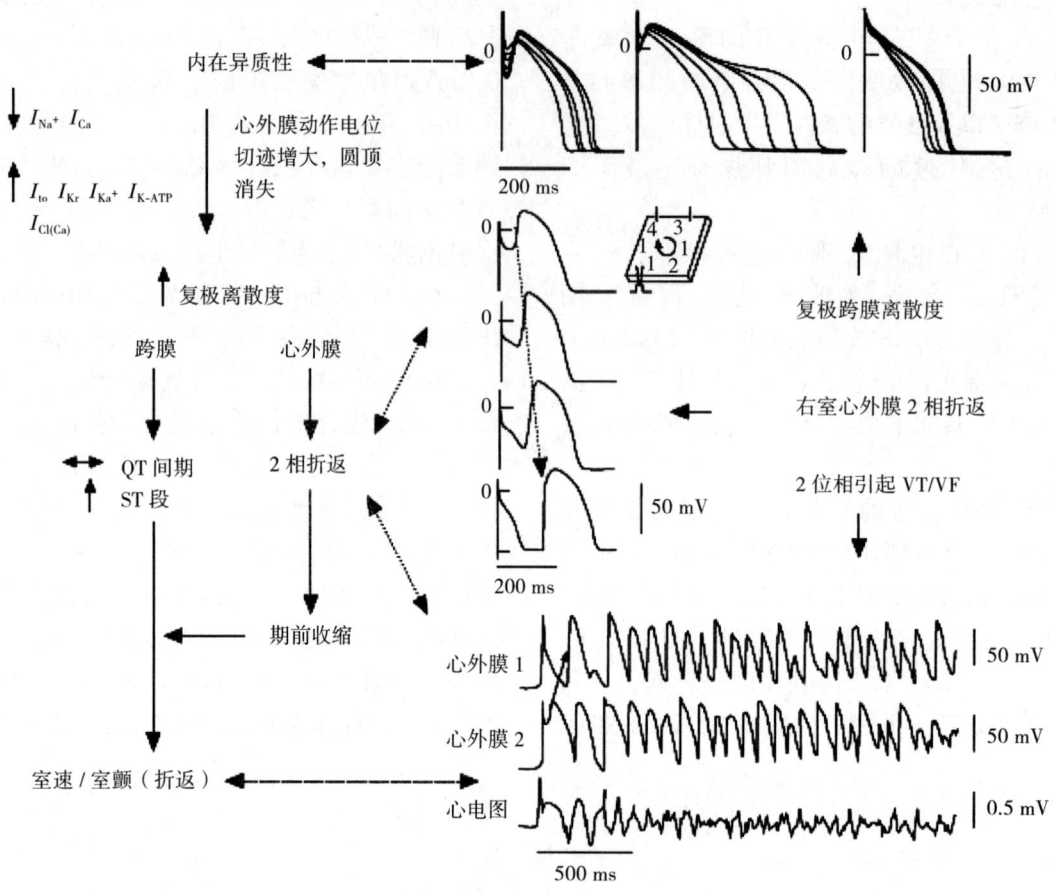

图 10-2-8C Brugada 综合征恶性心律失常形成的 2 相折返机制

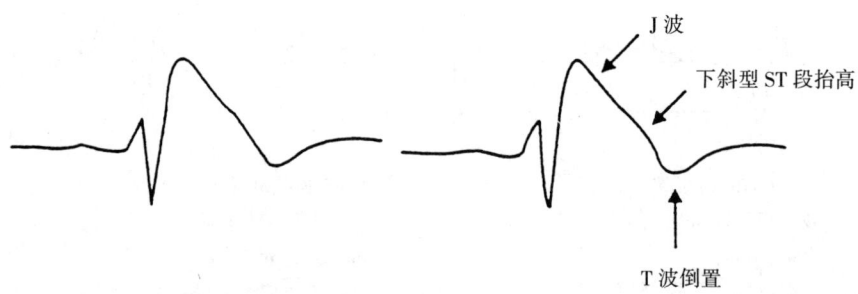

图 10-2-8D 形成 Brugada 波的三部分

表 10-2-8A 三种类型 Brugada 波的表现

	J 波振幅	ST 段		T 波
		抬高形状	终末部	
Ⅰ	≥ 0.2 mV	下斜型	逐渐下降	倒置
Ⅱ	≥ 0.2 mV	马鞍型	抬高 ≥ 0.1 mV	直立或双向
Ⅲ	≥ 0.2 mV	低马鞍型抬高	< 0.1 mV	直立

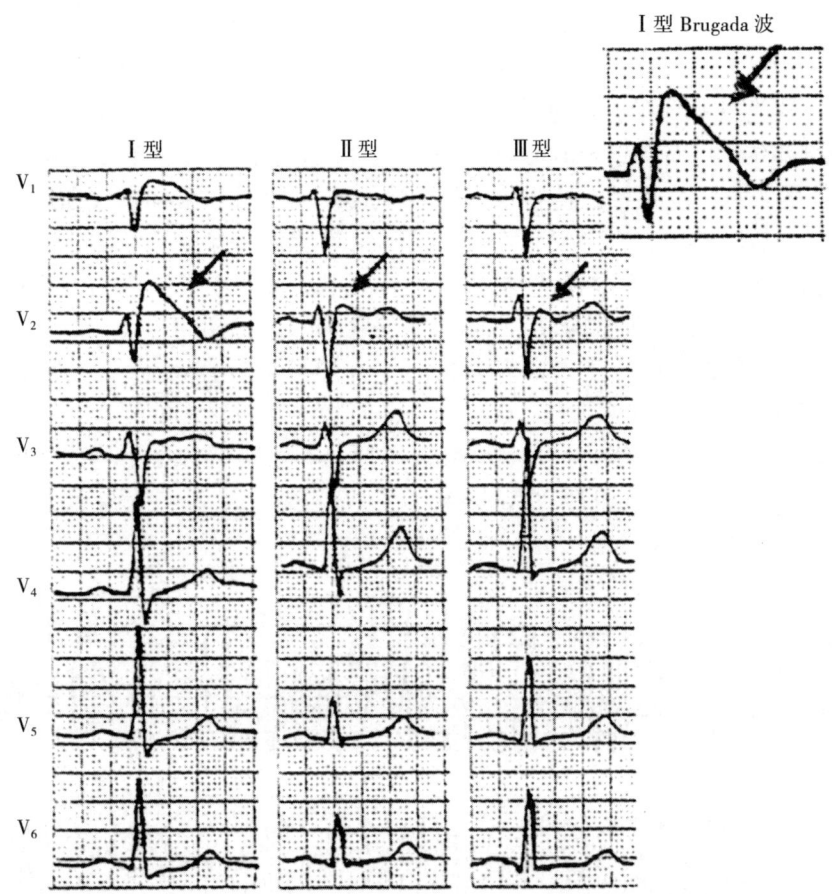

图 10-2-8E 三型 Brugada 波心电图表现
[引自张萍. 遗传性心律失常心电图精要]

2. Brugada 波的特点

Ⅰ型 Brugada 波的具有以下特点：①间歇性：在不同次的心电图记录中，患者该波时有时无。40%以上的患者异常心电图可暂时正常化；②多变性：指同一患者不同时间的心电图在上述Ⅰ、Ⅱ和Ⅲ型之间自行或在各种外界因素的影响下相互转变；③隐匿性：虽然携带 SCN5A 基因突变，但一般情况下 Brugada 波不出现，使用钠通道阻滞剂可揭示心电图改变。心电图 Brugada 波隐匿性患者，平素又无临床症状时可以表现为突然发病或猝死，这类患者具有更高的危险性及猝发性；④非经典部位：已有下壁导联心电图异常 Brugada 综合征的报道。上述特点使得仅靠心电图诊断较为困难，易造成漏诊。

3. Brugada 波伴发的室性心律失常

Brugada 波与恶性室性心律失常构成 Brugada 综合征。Brugada 波伴发的恶性心律失常多为快速多形性室速或室颤。发作前多无先兆，Q-T 间期正常，多数发作前窦性心律缓慢，呈慢频率依赖性。发生的室速、室颤有一定的自限性，即发作后短时间内室速、室颤能自然终止，临床只表现为阵发性呼吸困难，或夜间睡眠中被惊醒等，也可发生晕厥或抽搐。若无旁观者证实，这些患者常可被视为无症状或正常，也有相当比例的室速、室颤表现为持续性，并导致心脏停搏或猝死（图 10-2-8F）。Brugada 波伴发的室速、室颤有较高的复发性。未经治疗的患者在 1~2 年的随访中，30%~40% 的患者有恶性室性心律失常的重新发生。

4. 心电图的其他异常

Brugada 综合征者还可伴有其他心电图异常，室上性心律失常发生率 20%，房颤发生率为 10%~20%。可伴窦房和房内传导障碍。有发生房室阻滞的倾向，心电图表现为一度房室阻滞，心电图证实大多数因为 HV 间期轻度延长，延长后的 HV 间期很少超过 70 ms。Brugada 综合征 Q-T 间期有时略延长，右胸导联 Q-T 间期延长较左胸导联明显，可能由于右室心外膜动作电位时程延长更明显。此外，心率变异性检查多为阳性。

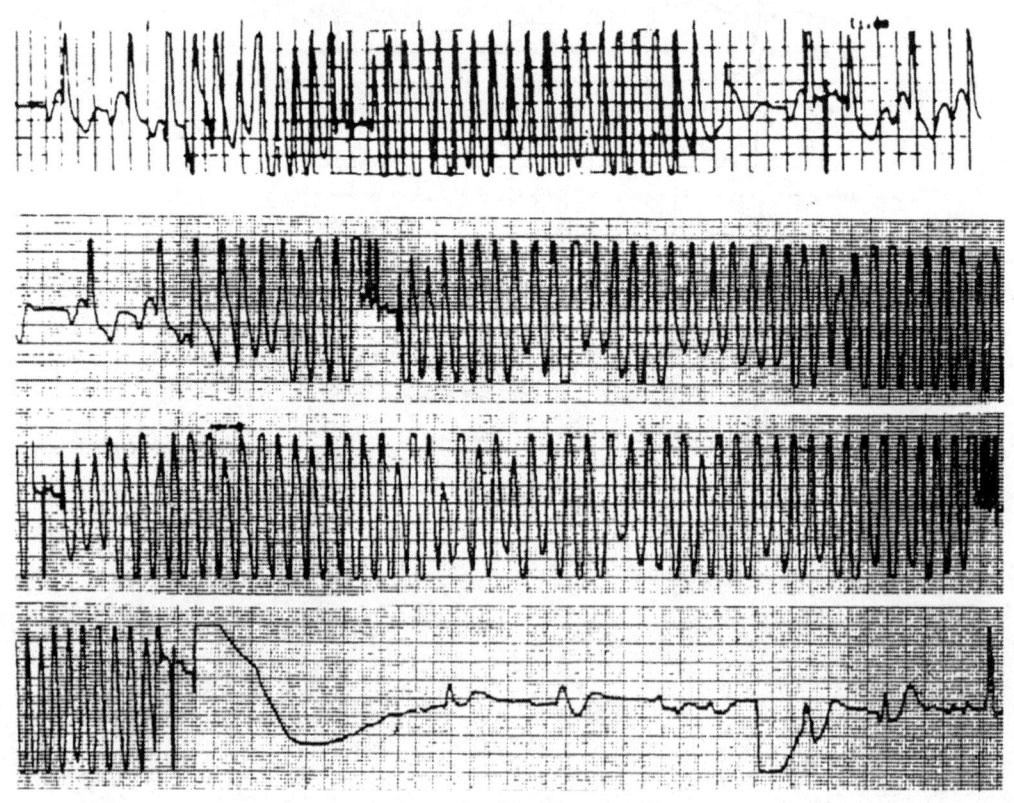

图 10-2-8F　室颤的自限性和持续性

植入的 ICD 记录同一患者两次室颤的发作，一次室颤自行终止，显示室颤的自限性，另一次持续时间长，ICD 放电后终止

【临床表现】

Brugada综合征是以晕厥和猝死为首发表现，心脏结构"正常"，心电图有特征改变的一种无器质性心脏病变的室性心律失常或称之为原发性心脏电疾病。

1. 以晕厥和猝死为首发表现

其特点为：①平时无症状，发作前无先兆和诱因；②多在夜间睡眠中发作（晚上10：00～次日上午8：00），心电图监测为阵发性室性心动过速和室颤（图10-2-8G）；③有家族遗传倾向。患者多数有心脏猝死家族史，家系调查可发现家族成员中有异常心电图携带者；④多见于青中年男性，男女比为10：1。Brugada资料中第一次心律失常发生的平均年龄为35～41（范围2～77）岁。

2. 心脏结构"正常"

经体检、生化检查（心肌酶谱，电解质）、X线胸片，心脏超声，放射性核素显影、心脏运动负荷试验、心血管造影等系统检查未见心脏结构异常。关于Brugada综合征是否为特发性疾病目前仍有很大争议。某些作者认为有器质性疾病的理由是：受到检查技术的限制。按照目前检查技术，特别是无症状患者不能完全排除心脏器质性疾病，一些冠状动脉痉挛、轻微肥厚型心肌病往往难以发现，所以一些作者认为所谓的正常心脏猝死者，其实心脏并不正常。只要有更好的检测手段或方法，终会发现实际上其心脏结构或功能是异常的。

【诊断与鉴别诊断】

详细询问病史和家族史是诊断的关键。不能解释的晕厥、晕厥前症状、快速心悸病史和家族性心脏猝死史是诊断的重要线索。50%患者有家族史，静态心电图呈典型改变（Ⅰ型），可做出Brugada综合征诊断。但50%病例静态心电图呈隐匿型，静态心电图不能做出诊断。诊断时最重要的是要排除冠心病、左室功能障碍和致心律失常右室心肌病（ARVC）。另外对此病的认识程度和诊断意识也具有重要的作用。

1. 诊断标准

下列是ESC于2005年建议的诊断标准，由于Brugada综合征研究仍在进展之中，建议的诊断标准是从现有可获得研究资料总结得出的，可能随研究的不断进展，需要及时更新。

（1）Brugada综合征1+1/5的诊断公式 Brugada综合征主要包括心电图及临床心律失常两部分表现，因此相应的诊断标准也可简单归纳为1+1/5的诊断公式。公式中的1是指患者必须有心电图Ⅰ型Brugada波，1/5是指患者除具有Ⅰ型Brugada波之外，还须具有表2-4-3列出的5个其他标准中的一个。并排除其他引起心电图异常的因素，可诊断。

（2）对于1个右胸导联（V_1～V_3）出现Ⅱ型和Ⅲ型异常心电图者，经药物激发试验阳性，如有上述临床表现可诊断Brugada综合征。

（3）如无上述临床症状仅有特征性心电图改变不能诊断为Brugada综合征，只能称为特发性Brugada征样心电图改变（idiopathic Brugada ECG pattern），或称Brugada波样心电图，诊断要适度避免扩大化。

（4）如果没有完全满足心电图标准（如Ⅰ型改变J点只抬高0.1 mV），但有上述临床表现中的一项或多项，诊断应慎重，见表10-2-8B。

2. Ⅰ型Brugada波的获取及药物激发试验

鉴于Brugada综合征心电图表现的隐匿性、间歇性及多变性，对该病的诊断带来一定困难，近年来开展的药物激发试验使隐匿性Brugada综合征显露，不典型心电图表现变为典型（Ⅰ型Brugada波），有助于明确诊断，逐渐成为Brugada综合征的另一研究热点。

（1）药物激发试验的种类剂量

2005年ESC心律失常组提出的Brugada综合征诊断标准中，推荐Brugada综合征心电图特征药物及剂量，见表10-2-8C。

国内专家用于揭示该疾病心电图改变的药物为普罗帕酮：1～1.5 mg/kg于5 min内静脉注入，20 min后患者如无不适，则给予0.5 mg/kg于2.5 min内静脉注入，总用量＜2 mg/kg。

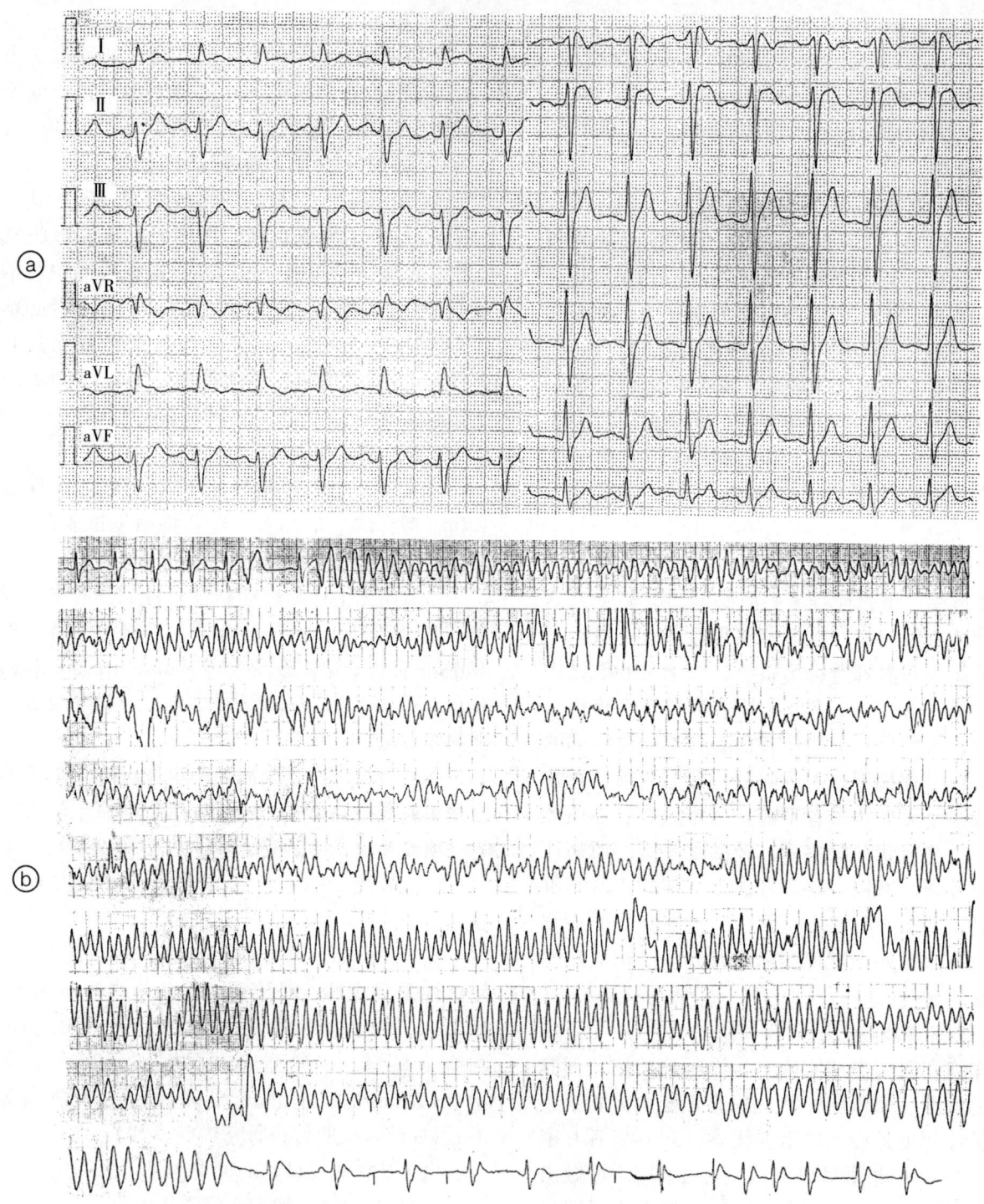

图 10-2-8G　Brugada 综合征患者晕厥发作前后心电图

45 岁，男性；Brugada 综合征患者发作前后心电图。a.晕厥发作前心电图；b.发生晕厥时监护导联连续记录心电图，尚未电复律自动终止室速、室颤

表 10-2-8B　Brugada 综合征临床诊断的 5 个标准

本人史	家族史
1. 室颤或多形性室速	1. 家族成员有 45 岁以下猝死
2. 晕厥或夜间极度呼吸困难	2. 家族成员存在 I 型 Brugada 波
3. 心脏电生理检查阳性	

表 10-2-8C　用于揭示 Brugada 综合征心电图特征的药物及剂量

药物	剂量和用法
阿义马林	1 mg/kg　5 min，静脉注射
氟卡尼	2 mg/kg　10 min，静脉注射（400 mg 口服）
普鲁卡因酰胺	10 mg/kg　10 min，静脉注射
吡西卡尼	1 mg/kg　10 min，静脉注射

（2）药物激发试验适应证

①无器质性心脏病猝死生还者；②无器质性心脏病原因不明晕厥者；③无器质性心脏病多形性室速者；④有 Brugada 综合征、心脏猝死和反复发作不明原因晕厥家族史者；⑤无器质性心脏病、无症状、疑似 Brugada 综合征心电图改变者（至少 1 个右胸导联有马鞍型改变或下斜型 J 点或 ST 段抬高 < 0.2 mV）。

（3）药物诱发试验的方法

①持续的心电监护下进行，并做好心肺复苏的各种准备。建议用药后要监测至心电图正常（氟卡尼、普鲁卡因酰胺和阿义吗林的半衰期分别为 20 h、3~4 h 和数分钟）。②患者属于药物引发房室阻滞的高危人群（老年晕厥患者），或有晕厥史的高龄患者时，可在临时起搏的保护下进行激发试验。其他患者特别是年轻患者，药物诱发实验可在床边进行。③药物激发实验应按上述推荐的剂量，出现下列情况之一应终止试验：a. 出现 I 型心电图异常；b. II 型心电图 ST 段抬高幅度增加 ≥ 0.2 mV；c. 出现室性期前收缩或其他心律失常；d. QRS 波宽度达基础值 130%。异丙基肾上腺素和乳酸钠可有效抵抗上述药物的作用。④药物试验中可能发生严重的心律失常包括室颤。如出现应立即终止试验，立即电复律转复室速、室颤，异丙肾上腺素（1~3 μg/min）治疗可使抬高的 ST 段恢复正常，并能预防室颤电风暴发生。

（4）药物试验阳性标准

①基础心电图阴性，药物试验如果 V_1 ~ V_3 导联 J 波的振幅绝对值 > 0.2 mV 者（无论有无右束支阻滞）。②基础心电图 I 型表现不明显或呈 II 型和 III 型表现，药物试验后转变成 I 型心电图改变者。③由 III 型转变成 II 型则意义不明确（图 10-2-8H）。

（5）药物激发试验的评价

①药物激发试验可使隐匿性的 I 型 Brugada 波出现或更为典型。②药物激发试验的结果有较高的特异性和敏感性，以缓脉灵的作用最强，其他药物稍逊。③与遗传基因学检查的对照研究结果表明，应用缓脉灵激发试验后心电图无改变者常无基因学异常，有改变者的遗传基因学的分析结果均显示存在基因突变。④对于已有 I 型 Brugada 波而无症状的患者，由于药物激发试验不能提供更多的诊断信息，而又有引发恶性心律失常的危险，因而不做药物激发试验。

（6）扩大心电图记录范围　提高右胸 V_1 ~ V_3 导联心电图的记录位置可提高 I 型 Brugada 波的检出率。具体方法是将 V_1 ~ V_3 导联的记录电极部位从第 4 肋间垂直提高到第 3 肋间、第 2 肋间。这种方法能提高典型 I 型 Brugada 波的检出率，包括药物激发试验结果阴性及阳性的患者（图 10-2-8I）。研究表明 V_1 ~ V_3 导联记录的位置上移之后，非 Brugada 综合征者无一人出现 I 型 Brugada 波，提示这种方法特异性较强。但抬高记录位置后，记录到的 Brugada 波是否存在假阳性需大规模前瞻性对照研究。而且在电转复后、发热（热水浴后）、运动、葡萄糖胰岛素合剂、高钾或低钾血症、饮酒等情况下，亦可出现Ⅰ型Brugada波，应避免之。

3. 心脏电生理检查

很多情况时，电生理检查结果是决定Brugada综合征诊断是否成立的关键性一步。因而临床医生熟悉心脏电生理检查方法十分重要。

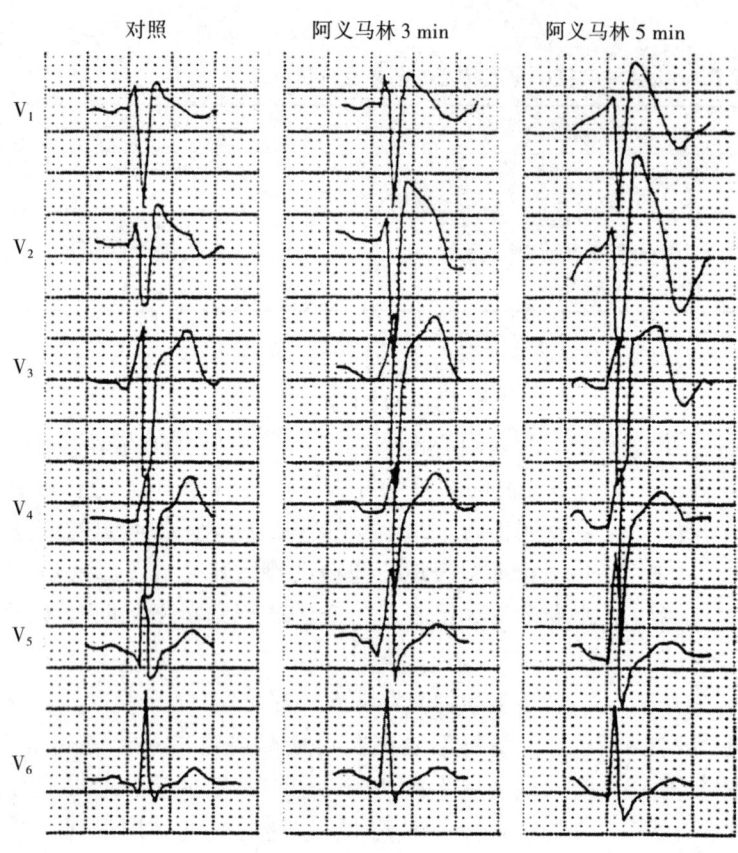

图 10-2-8H Brugada 综合征的药物激发试验

35岁，男性；Brugada综合征患者，平素Ⅰ型Brugada波不明显，静推阿义马林50 mg后记录3 min和5 min的心电图，与对照相比则V_1~V_3导联出现典型Ⅰ型Brugada波

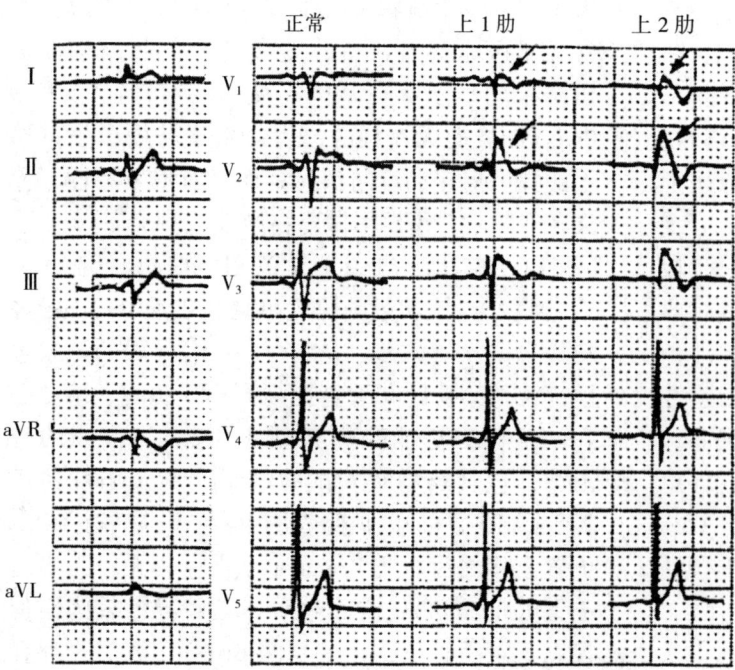

图 10-2-8I 将胸导联记录电极向上移 1~2 个肋间诱发了Ⅰ型 Brugada 波

[以上2图引自张萍. 遗传性心律失常心电图精要]

（1）电生理检查的基本方法　先行常规心内电图的记录及程序刺激检查，与射频消融术的标测相比，心内记录电极导管可以减少为2支，1支记录希氏束电图，1支做心房或心室的刺激。术中需进行心房刺激测定心房、房室结不应期，房室结下传文氏点时间和窦房结功能恢复时间等。

心室刺激是电生理检查的核心部分。①刺激的部位：心室刺激部位可依次选择右室心尖部，右室流出道及右室游离壁。当一个部位的电生理检查结果未达到预计要获得的结果和终点时可移至下一个刺激部位，而室性心律失常的诱发率也会随之升高。②右室心尖部与右室流出道相比：前者恶性室性心律失常的诱发率约30%，明显低于后者的诱发率70%，而右室游离壁的诱发率更高。

程序刺激的检查方法：①基础S_1S_1：刺激需选择2～3个周期，例如600 ms，500 ms，400 ms，必要时还可选择更短的周期，例如350 ms；②期外刺激：可加发1～3个期外刺激。一般认为，仅加发S_2刺激，诱发快速性室性心律失常的诱发率很低，为0%～10%；加发S_2及S_3刺激后，诱发率将大大提高，为60%～85%。如果仍然未能诱发快速性室性心律失常时，可增加S_4刺激。S_4刺激应用后，可进一步提高诱发率，并使室颤的诱发比例增加，但也增加一定比例的假阳性。发放的期外刺激的最短联律间期不应短于200 ms。

心脏电生理检查的终点：①诱发出持续性室速或室颤：诱发的室速绝大多数为多形性室速，很少诱发出单形性室速；②能够反复多次、重复诱发出非持续性、多形性室速：非持续性室速是指每阵大于6个周期，室速持续时间＜30 s。诱发的非持续性室速的心室率一般应当较快，多在200～300次/min。

（2）心脏电生理检查的评价　①心脏电生理检查结果阳性时，是Brugada综合征确诊的重要标准之一，有着重要的临床意义；②心脏电生理检查中，能诱发并能达到检查终点的为60%～85%，检查结果不仅对诊断有价值，对预后和危险分层也有重要意义；③心脏电生理检查结果中，原有临床症状者的诱发率明显高于无症状者（70%：30%）。男性患者高于女性患者（54%：32%）。HV间期延长者的诱发率高于HV间期正常者。室颤的诱发率高于多形性室速（65%：35%）的诱发率；

④诱发多形性室速和室颤的期外刺激的联律间期一般较短。这与器质性心脏病的电生理检查结果不同。后者应用短联律间期诱发的快速室速或室颤可能属于非特异性反应，而Brugada综合征患者经短联律间期诱发的快速室速及室颤，可能就是目标心律失常。其心室不应期值也比对照组明显缩短；⑤常规电生理检查结果阴性时，可给予药物后重复上述电生理检查；⑥加发S_5刺激能够明显提高诱发率，也能增加假阳性率。根据S_5刺激结果阳性而植入ICD时，植入后ICD不放电的比例升高；⑦Brugada综合征患者心脏电生理检查的阳性结果重复性很高（＞70%）。

4．鉴别诊断

Brugada综合征需与能引起右胸导联ST段抬高和引起心脏性猝死的有关疾病相鉴别。

（1）与引起ST_{V_1}～ST_{V_3}抬高的疾病鉴别　右胸导联ST段抬高不仅限于Brugada综合征，下列情况均可引起：不典型的右束支阻滞，右室肥厚，早期复极综合征，急性心包炎，急性心肌缺血或梗死（前向壁、右室），左室室壁瘤，肺栓塞，变异型心绞痛，主动脉夹层，各种中枢神经、自主神经功能异常。假性肥大性肌营养不良，强直性肌萎缩、遗传性运动失调，维生素B_1缺乏，高钾血症，高钙血症，致心律失常性右室心肌病，漏斗胸，低体温，纵隔肿瘤和心包积液致右室流出道机械压迫，训练有素的运动员。下面介绍几种重要疾病和药物引起心电图Brugada样改变相鉴别。

1）与右束支阻滞心电图的鉴别　Brugada波中的J波可伪似r'波，成为"类右束支阻滞"心电图表现。鉴别时，当V_1～V_3导联有r'波，ST段和T波改变，而在V_5～V_6导联无相应的宽而顿的δ波时则可能为Brugada波，相反时为右束支阻滞。

2）与早期复极综合征的鉴别　由于两者有很多相似之处，都常发生在"健康青年人"，心电图表现都有J波及ST段的抬高，异丙肾上腺素均可使ST段抬高幅度降低，β受体阻滞剂均可使之增加。故两者的鉴别十分重要。二者鉴别要点：①早期复极综合征常有不典型胸部症状，而无恶性室性心律失常。②早期复极综合征的ST抬高出现在V_3～V_5导联，呈凹面向上型，其后伴有高耸的T波。③ST段抬高较为固定，但运动可使之正常化，见表10-2-8D。

3）与致心律失常性右室心肌病（ARVC）的鉴别　Brugada综合征与致心律失常性右室心肌病两者临床有许多相似的特点，都常发生在年轻患者，都可能有致命性室性心律失常，心电图改变都集中在右胸导联，均有类右束支阻滞的改变，部分Brugada综合征的尸检也提示其有与ARVC类似的病理特征，提示两者之间有一定的交叉。

但从分子遗传学研究的角度，两者显然属于不同的疾病。在做出Brugada综合征诊断前应认真地排除ARVC。二者鉴别要点：①ARVC右室结构异常。超声心动图、核磁共振显像有助发现；病理检查可见右室心肌萎缩被纤维、脂肪组织取代。②在V_1、V_2导联QRS之后ST段初始部可见一小棘波（Epsilon波）。③$V_1 \sim V_3$抬高的ST段呈凸面向上型，见表10-2-8E。

表10-2-8D　Brugada综合征与早期复极综合征的鉴别

	心电图变化的导联	J点	J波	ST段形态
Brugada综合征	右胸导联（$V_1 \sim V_3$）	不明显	J波与ST段的分界不明显	下斜型抬高（Ⅰ型）
早期复极综合征	中胸导联（$V_3 \sim V_6$）	明显 有顿挫	J波与ST段的分界明显	凹面向上抬高

表10-2-8E　ARVC与Brugada综合征鉴别诊断

临床特点	ARVC	Brugada综合征
好发年龄（岁）	25~35	35~40
性别（男：女）	3:1	8:1
分布地区	世界范围	世界范围
遗传	常染色体显性（隐性）	常染色体显性（不完全外显）
染色体	1，2，3，10，14（17）	3
基因	hRYR2	SCN5A
症状	心悸、晕厥、猝死	晕厥、猝死
伴随因素	运动	睡眠、静息
影像	右室形态和功能异常，也可侵犯左室	正常
病理	纤维脂肪变性	正常
复极（ECG）	胸前导联T波倒置	$V_1 \sim V_3$导联ST段抬高和/或T波倒置
除极（ECG）	ε波	右束支阻滞/电轴左偏
房室传导	正常	50%PR/HV间期延长
房性心律失常	后发生的（继发性）	早期发生的（原发性10%~25%）
心电图改变	固定不变（绝大多数）	动态变化
室性心律失常	单形性室速/室颤	多形性室速/室颤
心律失常机制	疤痕依赖性	2相折返
Ⅰ类抗心律失常药物	↓	↑
Ⅱ类抗心律失常药物	↓	↑
Ⅲ类抗心律失常药物	↓	—/↑
Ⅳ类抗心律失常药物	—/↓	—
β受体激动剂	↑	↓
预后	猝死，心衰	猝死

注：箭头表示ST段抬高的变化；↑：增加；↓：下降；—/：如果变化也很小；ARVC：致心律失常右室心肌病

第十章 心肌病

4）急性前间壁心肌梗死 心肌梗死时 V_1 ~ V_2 导联 ST 段与 T 波上升支融合在一起呈单向曲线弓背上抬，对应导联 ST 段压低，且随着病情发展呈典型 ST-T 演变过程，患者多有冠心病病史或胸痛、胸闷和心肌酶谱升高可资鉴别。

5）急性心包炎 急性心包炎除 V_1 和 aVR 导联外呈普遍导联 ST 段凹面向上抬高，有发热、胸痛、肝大、奇脉，有时气促、紫绀。心前区疼痛及心脏压塞，二维超声可探及积液。

6）特发性 J 波 特发性 J 波与 Brugada 综合征的共同临床特征是患者均无明显器质性心脏病，都有心室颤动史及猝死的危险。不同点为：前者呈特征性 J 波，12 导联均可出现，以下壁导联及左侧胸导联最为明显，不伴有 ST 段抬高，V_1、V_2 导联 J 波极性常向下；后者 V_1 ~ V_3 导联 ST 段抬高或不伴右束支传导阻滞。

7）与药物可引起心电图 Brugada 样改变鉴别，见表 10-2-8F。

（2）非器质性心脏病多形性室速/室颤的鉴别 多形性室速是指伴 QRS 波形变化的室速，包括尖端扭转型室速（TdP）。Brugada 综合征应与下列非器质性心脏病的多形性室速/室颤（PVT/VF）相鉴别：①先天性长 Q-T 综合征（LQTS）。②儿茶酚胺敏感的多形性室性心动过速（CPVT）。③伴极短联律间期的 TdP（短联律 TdP）。④伴正常心电图的特发性室颤（正常 ECG 的 IVF）。⑤特发性 J 波的室颤（特发性 J 波的 IVF）。鉴别诊断要点，见表 10-2-8G。

表 10-2-8F 引起 Brugada 综合征样心电图改变的药物

Ⅰ. 抗心律失常药	3. 钾通道开放剂
1. 钠通道阻滞剂	尼可地尔
ⅠC 类（氟卡胺，吡西卡尼，普罗帕酮）	Ⅲ. 精神药物
ⅠA 类（阿义马林，普鲁卡因酰胺，双异丙吡胺，西苯唑啉）	1. 三环类抗抑郁剂
	阿米替林、去甲替林、去甲丙咪嗪
2. 钙通道阻滞剂	2. 四环类抗抑郁剂
维拉帕米	马普替林
3. β 受体阻滞剂	3. 酚噻嗪
普萘洛尔等	奋乃静，氰美马嗪
Ⅱ. 抗心绞痛药	4. 选择性 5 羟色胺再吸收抑制剂
1. 钙通道阻滞剂	氟西汀
硝苯地平、硫氮䓬酮	Ⅳ. 其他药物
2. 硝酸盐	1. 乘晕宁
硝酸异山梨酯，硝酸甘油	2. 可卡因中毒
	3. 酒精中毒

表 10-2-8G 非器质性心脏病 PVT/VF 的分类与鉴别

类型	临床特点	基础 ECG	发作 ECG	诱因	诱发方式	治疗
先天性 LQTS-TdP	家族史、可伴先天耳聋多见儿童青少年	Q-T 延长 T、u 改变	TdP	应激（常见）	长联律的早搏诱发	β 阻滞剂、起搏器、ICD、其他
CPVT	可有家族史多见青中年	正常 窦缓常见	PVT	应激（总是）	窦律增快	β 阻滞剂（最大耐受量）
短联律 TdP	可有家族史多见于儿童	正常	TdP		短联律的早搏诱发	异搏定、ICD
正常 ECG 的 IVF	无家族史多见青中年	正常	VF	电生理可诱发	短联律早搏首日可多次发作	Ia、ICD
特发 J 波的 IVF	无家族史	多导联见异常 J 波	TdP/VF			钙拮抗剂 ICD

【预后和危险分层】

危险分层的目的是发现有猝死危险的高危患者，对于后继的治疗决策尤为重要，但目前已发表的研究存在较大分歧。Brugada 等研究发现，Brugada 综合征猝死幸存者猝死再发生率为 69%。以晕厥为首发症状，心电图表现为 I 型者，猝死发生率为 19%。无症状者猝死发生率为 8%~12%。而 Priori 等研究显示，Brugada 综合征猝死发生率相对较低。目前研究表明，无症状患者高危因素包括：男性伴可诱发室速或室颤和自发 ST 段抬高者（I 型心电图表现）。

最近 Brugada 等对 547 例既往无心脏骤停的 Brugada 综合征研究，通过对临床资料评估，得出以下结论：① Brugada 综合征患者发生心律失常猝死危险性很高，包括未发生过心脏骤停的患者。随访（24±33）个月，有 8.2% 患者发生猝死或至少记录到一次 VF 发作。自发 I 型心电图异常者比钠通道阻滞剂诱发者一生中发生心律失常的危险性高 7.7 倍。②男性是猝死的另一危险因素，猝死的危险性比女性高 5.5 倍。③程序刺激诱发出持续室速是危险性高的强标志，比未诱发者猝死危险性高 8 倍。④阳性家族史者与阴性者危险性相同。

Atarashi 等报道 3 年的随访结果，有症状者累积的心脏事件发生率为 33.4%，而无症状者仅为 6.4%（$P=0.0004$），β 受体阻滞剂和胺碘酮治疗并不能增加生存率。Brugada 等报道了对 Brugada 综合征长期随访的系列结果，认为电生理检查诱发室性心律失常是不良预后的危险因素，而性别、猝死家族史和药物激发试验后出现 I 型心电图不是有效的预测指标。随后 Priori 等发表的 Brugada 综合征随访结果却否定电生理检查的预测价值，而基础状态下自发心电图异常加上晕厥是最强的预测因子。产生分歧主要的原因在于进入研究的样本量尚小、随访时间和评估方案不一致，特别是电生理刺激方案不统一，有待于进一步的研究。

无症状患者中，电生理检查诱发 VT/VF，预示危险性高。但需注意有 6%~9% 假阳性，尤其是应用过激的刺激方法。推荐的电生理检查方案：刺激部位为右室心尖部，刺激周长≥200 ms，可增加到 3 个额外刺激。如果未能诱发，可以刺激右室流出道，但其预测价值目前尚不清楚。

此外，无创性检查亦有助于危险分层，其中晚电位阳性具有较高的预测价值。

张萍认为进行 Brugada 综合征预测风险价值评估，I 型 Brugada 波发生恶性心律失常的几率较无自发性 I 型 Brugada 波高 7.7 倍，较药物诱发的 I 型 Brugada 波患者更易发生室颤或猝死（图 10-2-8J）。进行猝死风险评估时需综合征分析上述因素，做出较全面的危险评估（图 10-2-8K）。

【治疗】

Brugada 综合征所有的临床表现都归结为威胁生命的 VF/VT 及其并发症的发作。Brugada 综合征是典型的右心室心电不均一性疾病，减少右心室复极 1 相末心电的不均一性可能是治疗 Brugada 综合征等起源于右心室恶性心律失常的一个重要思路。针对其发病机制，有以下几种方法可用于治疗。

1. 非药物治疗

Brugada 综合征的非药物治疗包括植入式自动心脏复律除颤器（ICD）、消融和起搏器 3 种。

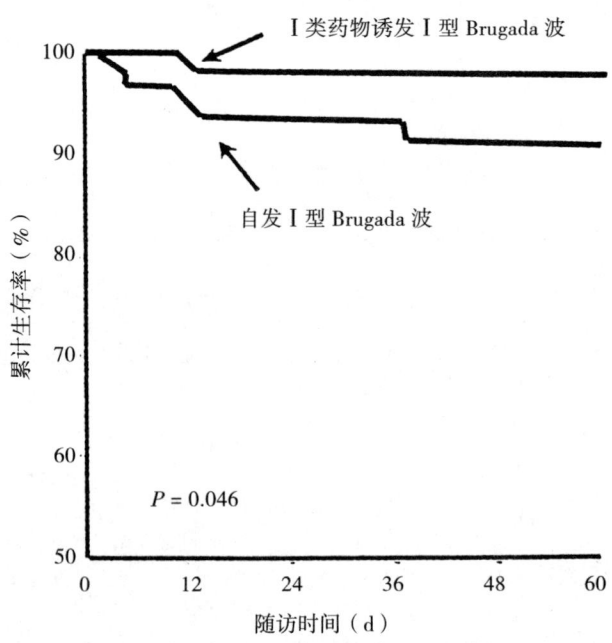

图 10-2-8J　自发性 I 型 Brugada 波预测风险的价值

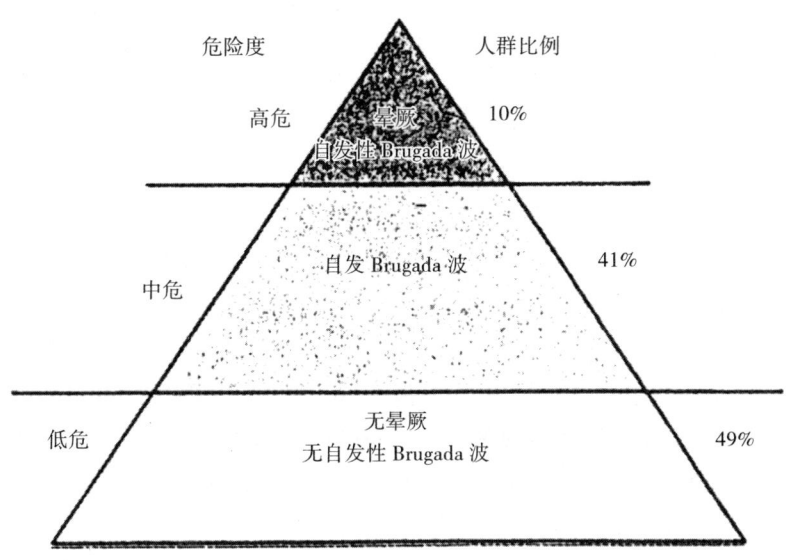

图 10-2-8K Brugada 综合征患者危险分层的金字塔
[以上 2 图均引自张萍. 遗传性心律失常心电图精要]

（1）ICD 治疗　ICD 是目前唯一已证实对 Brugada 综合征治疗有效的方法。植入 ICD 的适应证：①猝死幸存者，心电图为 I 型异常（自发或钠通道阻滞剂诱发）；②有晕厥、抽搐或夜间濒死呼吸困难，在除外非心脏疾病引起者，也应安装 ICD；③如表现为自发 I 型心电图异常而无家族史者，需行电生理检查，如诱发出室性心律失常需置入 ICD。无家族史的无症状患者，应用钠通道阻滞剂后出现 I 型心电图表现，需密切随访。婴幼儿患者不适合置入 ICD。一组 Brugada 综合征并经 ICD 治疗长期随访的结果表明，近 30% 的患者至少被 ICD 治疗过一次，在 5 年随访期中 ICD 的累积有效率分别为 18%、24%、32%、36% 和 38%。

（2）射频消融术治疗　近几年，有报告通过射频消融术能够将局部可能触发室速或室颤的室性期前收缩消融，以防治室速、室颤的发生，但目前这种方法积累的病例尚少。

（3）起搏器治疗　鉴于 Brugada 综合征患者的猝死和晕厥常发生在夜间心率较慢时，心电图也能证实晕厥发作时患者常同时有心动过缓，对这部分患者可考虑通过心脏起搏器的治疗消除患者的缓慢心率，进而防治慢频率依赖性的室速或室颤，但直到目前这种治疗的疗效还未进行过大规模的研究，尚无肯定的结论。

2. 药物治疗

①目前唯一能显著阻断 I_{to} 电流的药物则是奎尼丁，奎尼丁是一个特殊的 I 类抗心律失常的药物，其兼有 Na^+ 通道阻滞作用及 I_{to} 阻滞的作用。奎尼丁应用时应当给予大剂量（1 200～1 500 mg/d）。②可应用促进 L-型钙流的药物异丙基肾上腺素。二者均可使 Brugada 综合征患者抬高的 ST 段正常化，预防 2 相折返和多形 VT，有效控制电风暴，尤其是儿童。③最近报道一种磷酸二酯酶 III 抑制剂西洛他唑可通过增加心率增加 I_{Ca}，减少 I_{to}，可使患者抬高的 ST 段恢复正常。④正在进行试验的药物 tedisail 具有阻断 I_{to} 作用，且无奎尼丁相对强的内向电流阻滞作用，建议作为备选药物。临床需进一步开发具有心脏选择性和 I_{to} 特异阻断作用的药物。目前，药物治疗的循证医学资料目前尚少，其确切的疗效尚待确定。

总之，目前的研究显示，ICD 是唯一证实能够预防 Brugada 综合征猝死的有效方法，药物和射频导管消融等治疗只能作为辅助治疗方法，以减少 ICD 放电次数，提高患者的生活质量，不宜单独使用。

3. 基因治疗

Brugada 综合征与长 Q-T 综合征有重要的相似性，两者都有心肌复极的异常，一个表现为复极延长，一个表现为复极两相的全或无模式，两者都可发生危及生命的室性心律失常。现已证实，引发Ⅲ型长 Q-T 间期综合征的钠通道蛋白基因 *SCN5A* 突变是引发人类室速或室颤的原因。*SCN5A* 基因的同一突变位点，可同时导致 Brugada 综合征及长 Q-T 综合征。因此，钠通道蛋白基因 *SCN5A* 是 Brugada 综合征遗传学研究中最重要的候选基因。对 Brugada 综合征患者的家系进行进一步的基因连锁分析以期发现全部的致病基因，有望在不久的将来应用"特异性基因治疗"根治本病。

Brugada 综合征问世 20 年来，发病率不断升高，医学对该病的临床表现、基因、细胞、离子，甚至分子机制的研究层出不穷。心电图药物激发试验，心脏电生理检查在临床上逐渐应用、逐渐普及。临床诊断思路、诊断标准、治疗方案也在逐步清晰、明确和细化。但应看到，未获诊断或已确定诊断病例发生猝死的报告仍然很多，特异性 I_{to} 电流的阻滞药物尚未研发出来，遗传基因学的研究结果仍然离散而不能集中。距有效的临床基因治疗仍然遥远。为了彻底解开 Brugada 综合征的发病机制之谜，为了控制及根治 Brugada 综合征还需走很长的路。目前最为迫切的任务是组织更大规模的国际多中心协作试验，尽快统一诊断和注册登记标准，对更多的患者进行更长时间的随访，以期为本病的根治性治疗积累更多的资料。

（张英杰　林治湖　张开滋）

九、Kearns-Sayre 综合征

【同义名】

Kearns 综合征、眼肌麻痹综合征、眼肌麻痹-房室阻滞综合征、眼外肌麻痹-色素性视网膜炎-心脏传导阻滞综合征、慢性进行性眼外肌麻痹、下行性眼外肌肌病、进行性眼外肌营养不良、眼外肌麻痹、眼外肌肌病、眼咽肌营养不良、眼咽远端肌肌病、眼肌麻痹附加病（ophthalmoplegiaplus）等（MIM*530000）。

【概述】

线粒体脑肌病（mitochondrial encephalomyopathies，ME）系指因细胞质中线粒体 DNA 发生突变，并由其进行传递，呈母系遗传方式为特征，以累及中枢神经系统和肌肉系统为主的一组多系统疾病，故称为线粒体脑肌病。根据临床表现，将线粒体脑肌病常见的分为以下几种：肌阵挛性癫痫伴破碎红纤维病（myoclonic epilepsy and regged red fibers，MERRF）、线粒体脑肌病合并高乳酸血症及卒中样发作（mitochondrial encephalomyopathy with lactic acidosis, and stroke-like episodes，MELAS）、神经源性肌软弱、共济失调并发色素性视网膜炎（neurogenic muscle weakenss, ataxia, and retinitis pigmentosa，NARP）和 Leigh 综合征（Leigh syndrome，LS）、Kearns-Sayre 综合征（Kearns-Sayre syndrome，KSS）、慢性进行性眼外肌瘫痪（chronic progressive external ophthalmoplegia，CPEO）等。

关于 KSS 和 CPEO 关系，从临床表现上看，CPEO 常在青春期或成年发病，以单纯眼外肌麻痹为首发症状，呈眼睑下垂、缓慢进展为全眼外肌瘫痪，眼球运动障碍，因眼外肌对称受累，复视并不常见，部分患者可有咽部肌肉受累出现吞咽困难、若累及四肢骨骼肌可出现四肢无力。KSS 常在婴儿、儿童或青春期发病，除进行性眼外肌麻痹外，还具有视网膜色素变性、心脏传导阻滞三大主征外尚伴有听力障碍、共济失调等。但从遗传学看两者的发病机制一致，均为 mtDNA 缺失。现已共识这是同一疾病的两种类型。本文遵循这一认识进行一起讨论。

Kearns-Sayre 综合征（Kearns-Sayre syndrome，KSS）是线粒体脑肌病中的一个主要代表性疾病，也是线粒体脑肌病中唯一侵犯心脏的疾病。它是一个主要累及中枢神经系统、肌肉系统和心脏等高需能的多组织器官受累的疾病。主要表现为眼外肌麻痹、视网膜色素变性和心脏传导阻滞，并可伴有耳、肾脏和内分泌等多组织器官损害。目前认为 KSS 多数与线粒体 DNA（mitochondrial DNA，mtDNA）的片状缺失有关，少数与 mtDNA 点突变有关，造成线粒体代谢酶缺陷，使 ATP 合成障碍，能量不足导致的一组多系统的遗传性综合征。

第十章 心肌病

【溯源与发展】

1868年首由von Graefe报道。1886年再由Bristowe描述，呈慢性进行性上睑下垂与眼球运动障碍。1958年Kearns和Sayre报道2例，并认为是具有眼外肌麻痹、视网膜色素变性和心脏传导阻滞的一个独立疾病。1967年Shy等对KSS肌肉活检发现线粒体形态异常，认为本征是以侵犯神经、肌肉、心脏为主的一种全身性疾病。20世纪八九十年代不少学者做了病例报道，如：1979年Schnizle和1980年Lerlille等分别报道了多个家系呈母系遗传的病例，而散发性病例报道较多，并对发病机制、遗传学、心血管损害、治疗等进行了论述。值得提出的是早期有一些学者推测性地提出某些疾病可能为细胞质遗传，直到1987年Wallace等通过对线粒体DNA突变和Leber遗传性视神经病（LHON，MIM535000）之间关系进行研究，研究结果表明LHON是线粒体引起的疾病，才明确地提出线粒体突变可引起人类疾病，即细胞质遗传被证实。随着对线粒体生物化学和遗传学的认识提高，由线粒体突变确定的线粒体疾病也越来越多。短短的二十几年中，从人们第一个认识LHON是线粒体疾病以来，现已发现人类有60余种疾病与线粒体DNA突变有关，谱写了线粒体疾病作为一门独立病种的新篇章。无容置疑地线粒体疾病是一个庞大的家族，这一领域的研究正迅猛发展中，这也推动了KSS、CPEO的研究和进展。1983年Rheuban对50例KSS患者的分析，20%病例因心脏传导阻滞而发生猝死，此后关于KSS的心脏传导阻滞报道也越来越多。

具有里程碑作用的是1981年Anderson测定人类mtDNA全长序列，并提出了此病为母系遗传；1988年Holt等首次报道在线粒体肌病患者的肌肉中检测出mtDNA大片状缺失，证实mtDNA突变是人类疾病的重要原因；1989年King等首次建立了人类无mtDNA细胞系（po细胞），用于研究线粒体在不同核背景下表现，建立了研究缺陷型线粒体功能的新方法。由此发现了愈来愈多的mtDNA致病性突变，使人们对线粒体疾病有了新认识，并发展形成了有别于传统孟德尔遗传（Mendelian inheritance）的线粒体遗传（mitochondrian inheritance）新概念。此后，线粒体疾病的研究如雨后春笋般的涌现，由此开创了线粒体分子遗传学研究的新纪元，从深层次地揭示了KSS、CPEO发病机制，其势头是方兴未艾，这对未来进行基因治疗提供了理论依据，展示了广阔的美好前程。

【遗传学特点】

1. 遗传方式

人类在进行有性生殖中，精卵结合时受精卵中的线粒体主要来自卵母细胞，卵母细胞，含有几十万个mtDNA，而精子只有几个到几百个mtDNA。相对卵母细胞而言，精子细胞对线粒体基因影响很小，故无明显的表型作用，正因为线粒体绝大部分来自卵母细胞，即来自母系，决定了线粒体传递方式为母系遗传（maternal inheritance）。母亲将突变的mtDNA传递给她的儿子和女儿，但只有女儿能将其突变mtDNA再传给下一代。

KSS并不全部表现出特定的母系遗传方式，这在50%以上的病例是散发性可充分表现出来外；也因为某些突变的mtDNA数目从10万个锐减到少于100个的过程称为"遗传瓶颈效应"（genetic bottle neck）有关，遗传瓶颈限制了下传mtDAN的数量和种类，多数突变mtDNA不能通过遗传瓶颈，所以不发病；又因为由于阈值作用，子女中得到较多突变mtDNA者将发病，得到较少突变mtDNA不发病，或病情较轻，所以KSS不完全符合母系遗传方式。

早期文献曾报道为常染色体显性遗传方式是不对的，现近10年来对线粒体深入研究，已揭示KSS、CPEO是确定无疑的线粒体脑肌病之一，双亲信息不等量表现决定了线粒体疾病的遗传方式不符合孟德尔遗传，而是母系遗传，且每代有较常染色遗传有更多的发病个体。

2. 能量代谢中心细胞器受损

线粒体（mitochondria）作为真核细胞的能量代谢中心，早已被人们熟知，自1894年在动物细胞质内发现线粒体以来的百余年来，人们对线粒体的结构、功能及其与疾病的关系进行了不懈的努力研究，逐渐地有了较深入的认识，1963年Nass首次在鸡卵母细胞中发现线粒体中存在DNA，同年Schatz分离到完整的线粒体DNA（mitochondrisl DNA，mt DNA）引起了人们的广泛重视，从而开启了对mtDNA的探索。

细胞呼吸作用（cell respiration）中的氧化还原（oxidation-reduction）反应是在线粒体中进行。每个线粒体内膜上含5种具有传递电子功能的酶复合物，组成呼吸链-氧化磷酸化系统，通过跨内膜的质子梯度，使ADP磷酸化生成ATP，产生的大量ATP供给整个机体利用，所以线粒体被称为能量代谢中心、细胞的氧化中心和动力工厂。

不同的组织器官对能量的依赖程度不同，对能量依赖程度较高的组织比其他组织更易受到氧化磷酸化（OXPHOS）损伤的影响。中枢神经系统对ATP依赖程度最高，对OXPHOS缺陷最敏感，易受阈值效应影响而受累。其他依次为骨骼肌、心脏、胰、肾、肝等。如肝中突变mtDNA达80%时，尚不表现出病理症状，而脑组织和肌肉组织达同样比例，早就发病了。

由于mtDNA突变，其能量代谢中心功能处于病理状态，细胞中突变型mtDNA达到一定比例，线粒体产生能量的能力下降到一定的阈值时，细胞就丧失了正常功能。高度依赖于氧化磷酸化高需能组织器官，神经系统、肌肉系统和心脏更是首当其冲，也就遭受到严重损害，这在KSS、CPEO等表现尤为突出。

3. 线粒体DNA突变

自1988年Holt等首次报道线粒体肌病患者的肌肉中，检测到mtDNA大片状缺失后以来，涌现出大量同类研究的文献报道。认为KSS、CPEO大多数与线粒体大片状缺失有关，少数与线粒体点突变有关，其发病也与突变型线粒体有关。

（1）线粒体DNA（mtDNA）缺失　国内外学者通过Southern杂交、原位杂交、免疫组化分析等方法对线粒体DNA进行研究，其研究结果基本一致，如Schon研究发现几乎所有的KSS患者及50%CPEO患者有mtDNA缺失。但也有人报道，80%~90%KSS和70%CPEO患者可检测到mtDNA的缺失。如国内的左伋、李晓雯、田旭、王朝霞等认为KSS、CPEO主要是由于mtDNA大片状缺失引起的，缺失绝大多数为单一片状，但缺失的大少及范围各不相同，从0.5~8 kb，但也有报道为1.3~7.6 kb，高枫等曾在CPEO患者体内发现15 kb的大片状缺失。最常见的缺失是位于8 482~13 459位碱基之间4 977 bp的片段，该缺失约占全部患者的1/3，故称"常见缺失"（common deletion），缺失的部位发生在重键和轻键两个复制起始点之间，缺失区两侧有相同重复序列。缺失如此大的线粒体DNA片段，必然也丢失了大量的基因；可出现不同程度的线粒体蛋白质合成缺陷，进而影响线粒体氧化磷酸化的进行，并影响到五种呼吸链复合物。

通过网上检索发现，目前已有120种不同的mtDNA缺失被报道。国内王朝霞等报道5例文献中从未报道缺少类型，这正说明mtDNA缺失是较广泛，应进一步深入研究发现，这对了解mtDNA缺失全部类型是有实际价值的。

（2）线粒体DNA点突变　在线粒体脑肌病中的MERRF、MELAS检出点突变是常见的，并为特异性分子遗传学表现。但国内外学者研究发现，在少数KSS、CPEO患者可检测到多种的线粒体DNA点突变。如王朝霞等在11例KSS、CPEO患者中有5例检测出mtDNA缺失，1例为A3243G点突变（A3243G PM），这有发展为感觉性神经听力障碍高风险。戚豫等在1例CPEO患者骨骼肌线粒体DNA中发现T-C10909点突变，左极、李晓雯等也证实偶尔可见8 334位点（tRNA^{len}）和3 242位点（tRNAlen）点突变，可引起CPEO。目前认为在少数KSS、PCEO中可有线粒体DNA点突变，这也是发病原因之一。

缺失的线粒体DNA和点突变的线粒体DNA总和，称为突变型线粒体DNA。患者在幼年时期体内的突变型线粒体DNA比例 < 45%尚不足影响线粒体的功能，因而患者表现正常，或症状轻微，但由于突变型DNA分子较短，具有增殖作用，随着年龄增加突变型线粒体DNA分子而逐渐积累，达到一定比例 > 50%即出现"阈值效应"，表现出临床症状，且随增龄症状也越加重，这就解释了KSS三大主征病程进度。

突变具有异质性，同一种临床表型，基因型都不同，是线粒体脑肌病具有异质性的表现，KSS和CPEO病情严重程度取决于缺失型mtDNA的异质性水平和组织分布。异质性程度低时，仅表现出眼外肌麻痹为CPEO；肌细胞中缺失型mtDNA > 85%时，表现出三主征为严重的KSS。不同的表型和基因型之间也有部分交叉。

有人认为线粒体DNA的缺失可能由基因组

内重组引起。Fromenty 等在 2 例 KSS 所有组织中均发现重复型线粒体 DNA；Hbushmand 等在线粒体疾患的淋巴中也发现高达 24.2 kb 的重复型线粒体。缺失型线粒体 DNA 和重复型线粒体的组织分布不同，而且二者含量亦不同，除心肌外，前者远高于后者。进一步研究证实缺失型 mtDNA 与表型有关，而重复型 mtDNA 可能是导致缺失的原因。

综上所述，线粒体 DNA 缺陷是十分繁杂的，有待于进一步研究和明确。

4. 核基因组作用

线粒体脑肌病发病机制是十分复杂的，除 mtDNA 缺陷外，核基因组肯定起着重要作用，因为核 DNA（nDNA）参与线粒体 DNA 的复制、转录、翻译整个过程，在氧化磷酸化过程中四种酶是由 mtDNA 和核 DNA 共同编码；编码这些酶的核基因突变都会对线粒体的功能产生不同程度的影响，因此，有些线粒体脑肌病，包括 KSS、CPEO 在内是核 DNA 与线粒体 DNA 共同作用而发病。所以研究这两者的关系，尤其是核 DNA 对线粒体功能的影响，可能是彻底阐明线粒体脑肌病发病机制的关键。由于这是一个复杂的工程，目前研究仅是初步的探索，知之不多，有待于积极研究，这是今后的发展方向之一。

【发病机制】

不同时期，不同学者，对发病机制认识不同，因此观点亦不同，如 1890 年 Hatchinson 曾提到梅毒原因；1990 年 Moebins 和 Saenger 提出系神经核变性；1951 年 Kiloh 和 Novin 主张肌源性学说；1958 年 Kearns 认为可能系一种自身免疫有关的线粒体病；也有人认为是呼吸链复合酶 I 的缺陷及辅酶 Q 代谢障碍所致。

经过近 10 余年来对 KSS、CPEO 的分子遗传学深入研究，现已明确其发病机制与大多数线粒体 DNA 片状缺失、少数与点突变密切相关，当这些突变型线粒体 DNA > 50% 时，就导致能量代谢障碍，不能产生足够的 ATP 供机体的需求，就可能发病。

线粒体脑肌病的发病机制相当复杂。核基因组影响线粒体 DNA 的复制、转录、翻译等诸多过程，在 KSS、CPEO 发病过程中，除线粒体 DNA 外，核基因组肯定起着非常重要的作用。这些有待于进一步阐明其发病机制，这是今后研究的发展方向。

【病理】

主要为肌肉、神经肌肉结合处、末梢神经及脑神经核等受累。心肌和骨骼肌活检见肌纤维大小不等，空泡变性，且为结缔组织所取代，呈红色破布样纤维（RRF），它是线粒体发生结构和功能异常、增生聚集所致；SDH 染色见有肌纤维肌膜下氧化酶染色加深。光镜下所见为肌纤维大小不等；电子显微镜下见线粒体增殖、肿胀、形态异常，线粒体嵴排列紊乱，有时可见线粒体内出现晶状格包涵体。因其堆积而使肌纤维局灶性分离，脑组织检查见大脑白质、脑干和脊髓呈海绵样退行性改变。

【临床表现】

男性略多，男女之比为 1.5∶1，好发于幼儿、青少年，75% 患者发病在 20 岁之前。50% 有家族史，其余 50% 为散发病例。

主要临床表现为慢性进行性眼外肌麻痹、视网膜色素变性和心脏传导阻滞三主征。

（1）眼外肌麻痹　100% 有眼外肌麻痹，主要表现为眼外肌受累，最早表现为上睑下垂，可单侧或双侧，可一侧轻另一侧重，进展相当缓慢，进行性眼外肌麻痹发展至完全性麻痹，需达 30～40 年，但不累及瞳孔，少数可累及其他肌肉，如吞咽困难和四肢肌肉无力等。

（2）视网膜色素变性　约有 100% 患者有视网膜色素变性（retinitis pigmentosa，RP），表现为视网膜上皮细胞色素斑形成、眼底血管变细、视神经萎缩所致视力下降、视野狭小、暗点扩大，还有近视、夜盲、白内障等。

（3）心脏传导阻滞　1977 年 Berenberg 等报道 35 例。心脏传导障碍占 80%，1979 年 Roberts 报道 17 例，开始时心电图正常，此后全部病例逐步进展为各种心脏传导阻滞，其中 9 例为三度房室传导阻滞占 53%。患者有早发致死性房室传导阻滞的高度危险。1983 年 Rheuban 对 50 例患者分析，其中 20 例（占 40%）因传导阻滞而发生猝死。现认为有 20% 患者因心脏传导阻滞而猝死。

患者传导阻滞为进展性，出现在眼部病变之后，呈进行性恶化，典型 KSS 病例常累及房室结、希氏束远端、束支的传导病变为特征，发生二度或三度房室传导阻滞，是致死的主要原因。

57%有心脏方面表现，包括晕厥，充血性心力衰竭和心脏停搏。

（4）神经系统损害　有30%~40%患者有神经系统方面表现，出现智力发育迟缓，注意力、抽象力、执行功能减退等认知功能障碍，震颤和肌张力障碍等锥体外系症状。

（5）神经性耳聋　约有67%患者有神经性耳聋，多为自幼听力下降，呈慢性进行性加重，其特点为双侧、对称性，以高频听力受损为主，有些患者虽没出现听力减退，但听力检查可发现异常。

（6）内分泌系统损害　10%的KSS患者合并糖尿病；38%生长发育迟缓，如身材矮小、脊椎侧弯等；20%性腺发育不良；7%~8%甲状旁腺功能减退；多毛症等。

（7）其他合并症　合并自身免疫性Addison病、甲状腺炎，肾小管功能障碍等，此外还合并眼珠突出、植烷酸增加、α脂蛋白血症、β脂蛋白血症等。

【辅助检查】

（1）血乳酸和丙酮酸水平升高，活动平板运动最小量试验更具敏感性，即运动后10 min后测血乳酸和丙酮酸值，线粒体肌病患者在运动后血乳酸、丙酮酸水平升高，休息10 min后仍不能恢复到正常水平，且乳酸、丙酮酸的值大于正常；

（2）约有30%患者出现CK、LDH、SCOT增高；

（3）心电图表现　80%的病例有心脏传导障碍，一度~三度房室传导阻滞，单束支或双束支阻滞等，以右束支阻滞伴电轴左偏为多见，此外可有窦性心动过缓，窦性停搏。心脏传导障碍出现在眼部病变之后，且呈进行性恶化，常为致死的主要原因。如果心电图没有改变，加做电生理检查表现为AH间期缩短，同时伴有HV间期延长，这有利于避免漏诊；

（4）脑脊液蛋白和乳酸水平升高，蛋白含量通常>1 g/L；少数患者脑脊液叶酸水平降低；

（5）肌电图多呈非特异性肌源性损害改变；

（6）头颅MRI检查通常可见皮质下白质、大脑深部白质和丘脑出现高信号灶，还可见到大脑皮质和小脑皮质萎缩；

（7）肌肉病理改变　光镜下Gomori三色染色可见大量的破碎红纤维（RRF）；细胞色素C氧化酶（COX）染色可见散在分布的COX缺失纤维；电镜下可见异常线粒体数目增多，线粒体嵴排列紊乱等形态改变；

（8）线粒体DNA检查，可发现片状缺失、点突变。

【诊断与分型】

1. 诊断

（1）Bernier诊断标准　2002年Bernier等提出了线粒体脑肌病的诊断标准，该标准含主要诊断指标和次要诊断指标，并根据对诊断标准的满足情况，进一步分为明确诊断，很可能和可能诊断。Bernier等诊断标准虽全面，但繁杂，临床较少应用。

（2）临床诊断标准　KSS的诊断主要依据阳性家系史，典型临床三大主征表现，结合实验室检查，确诊则依赖于肌肉活检发现有大量异常线粒体堆集、基因检测发现线粒体DNA突变，可确诊。

2. 分型

（1）根据临床表现的程度，分为三型

1）完全型　临床上具有慢性进行性眼外肌麻痹、视网膜色素变性和心脏传导阻滞三主征，为KSS；

2）单纯型　临床上只具有慢性进行性眼外肌麻痹，而无视网膜色素变性和心脏传导阻滞，为CPED；

3）不全型　临床上只具有慢性进行性眼外肌麻痹、视网膜色素变性、心脏传导阻滞三主征中的任何两项，为不全型KSS。

目前有人又提出20岁以前发病，眼外肌麻痹，视网膜色素变性为另一种KSS三主征，但未被众多学者认可，笔者认为这是一种发病较早的不全型KSS。

（2）根据受累肌群和病变部位分型

根据病变部位及受累肌群可分四型：①单纯眼外肌麻痹－眼型；②同时累及眼轮匝肌、面肌及四肢肌肉；③眼咽肌营养不良；④眼外肌麻痹合并其他病变。

【治疗与预后】

1. 治疗

基因治疗，其方法为减少野生型线粒体基因组突变的比例（基因移位），将突变的 mtDNA 转变为正常细胞核 DNA（异位表达），使用特异性限制性内切酶纠正突变的 mtDNA、诱导肌肉再生等方法。该研究方向虽为根治性，但尚处于实验阶段，目前尚不能应用于临床。

目前 KSS 无有效治疗方法，现主要治疗包括以下几个方面。

（1）饮食治疗 给予高蛋白、高碳水化合物、高维生素 B 族，低脂肪的三高一低饮食，能提供能量，有利于受损的多器官多组织修复，又能减少糖原异生和脂肪以及内源性毒物的产生。

（2）药物治疗 应用辅酶 Q_{10}、肌苷、ATP、辅酶 A（COA）叶酸等心肌和神经营养剂。辅酶 Q_{10} 是线粒体呼吸链上复合物Ⅰ、Ⅱ、Ⅲ间的连接者和氧自由基清除剂。从理论上讲，使用辅酶 Q_{10} 可能增加呼吸链功能，能对抗氧化应激反应，能改善心脏传导和神经系统功能，还能降低血和脑脊液中乳酸、丙酮酸浓度等，这都有利于症状的改善，辅酶 Q_{10} 对 KSS 有较好的疗效。但临床上应用辅酶 Q_{10} 缺乏大样板循证医学依据，对心脏传导阻滞方面的治疗价值尚需进一步证实。

肌苷长期治疗对 KSS 患者的肌力改善有一定疗效，尤其是耐力活动改善较显著。

ATP80～120 mg+CoA100～200 u+10%GS 精脉滴注，1 次/天，持续 15 天，以后长期 ATP 口服，具有改善三主征症状的功效。

目前盛行辅酶 Q_{10}（240 mg/d）+肌苷（3 g/d）+硫辛酸（300 mg/d）合剂静点，被称为治疗 KSS "鸡尾酒"疗法，该疗法除具有辅酶 Q_{10}、肌苷共同疗效外，尚能降低患者血乳酸水平、氧化应激反应以及增加踝关节背屈力量，初步观察有一定的疗效，最终判定有赖于大样板循证医疗的证实。

（3）起搏器治疗 1998年 ACC/AGA 起搏器治疗指南中指出，神经肌肉疾病中出现房室传导阻滞，包括 KSS、肌强直性肌营养不良、Erb 营养不良、腓肠肌萎缩等，均是植入起搏器的指征。2002ACC/AHA 起搏器指南中又再次重申了上述意见，并明确指出 KSS 只要出现房室传导阻滞，无论有无症状，均应不要等待心电图出现二度或三度房室传导阻滞或双束支阻滞才需植入起搏器的限制，应立即植入起搏器治疗，这样能避免猝死，延长患者的生存期及改善生活质量。

（4）心脏移植 目前已有严重心脏病变施行心脏移植或心肺联合移植个案报道，短期效果尚好，因例数较少移植后心脏是否会再出现心脏原病变化，尚不得而知。

（5）对症治疗 应积极治疗心律失常和心力衰竭。对神经性耳聋，可植入人工耳蜗以改善听力。合并糖尿病者，应控制饮食，适当运动，应用降糖药物或胰岛素治疗。出现肾小管酸中毒，应纠正水、电解质平衡。甲状旁腺功能减退应对症治疗，防止抽搐的发生。

（6）中药治疗 应用辨证施治采用党参、黄芪、枸杞等进行补中益气、活血化瘀、综合调理治疗，长期应用可能对部分患者改善症状。

2. 预后

预后与发病年龄早晚，症状及体征的多少与严重程度密切相关，发病年龄越小，症状越多，预后越差。眼部病变造成失明很少，也对生命威胁不大；中枢神经系统损害症状较多较严重者，可致残，甚至死亡；心脏传导阻滞可导致猝死。

【实例】

1. 病例介绍

先证者（Ⅲ₁）患者男性，16 岁；因双眼睑下垂 10 年，近 2 天出现 4 次晕厥入院。该患者自幼失聪，6 岁时双眼睑轻度下垂，继之生长较迟缓，身高落后于同龄儿童，于 10 岁时出现听力下降且逐渐加重，2 年前（14 岁）时双眼睑下垂比前加重，且有轻度视物模糊而第一次就诊。家族史：经家系调查，绘制系谱图（图 10-2-9A）。外祖父、母非近亲婚配，外祖母（Ⅰ₂）患双眼睑下垂，听力障碍，因心脏病（原因不明）猝死；外祖父非本征死亡；母（Ⅱ₂）双眼睑下垂，于 31 岁因高度房室传导阻滞死亡；舅父（Ⅱ₃）双眼睑轻度下垂，心电图示一度房室传导阻滞；大妹（Ⅲ₂）无双眼睑下垂，1 岁时死于肺炎；父、小妹及家系中外祖父、姨、姑舅妹和弟均为正常。查体示：双眼睑轻度下垂，抬举困难（图 10-2-9B），眼底检查示双眼底视网膜色素轻度变性；听力检查示双耳轻度神经性耳聋，心肺听诊未见异常，心电图示窦性心律，一度房室传导阻滞（图10-2-9C）。初步诊断：Kearns-Sayre综合征，家属不同意入院检查，仅给予对症治疗，嘱随时复查。1年前自感心前区不适，活动时胸闷加重，四肢无力而第二次就诊，检查心电图示窦性心动过缓，一度合并二度Ⅱ型房室传导阻滞（图10-2-9D），家属再次不同意入院而放弃治疗。2天前出现4次晕厥，第三次病重经劝告收治入院。查体：体温36.6℃，脉搏37次/min，呼吸18次/min，血压104/58 mmHg，精神萎靡，身材矮小，双眼睑中度下垂，瞳孔等圆等大，对光反射正常。眼底检查：视盘边缘清晰，视网膜血管走行正常，视网膜色素部分脱失。听力检查：双耳中度神经性听力损失。颈软，颈动脉搏动不明显，两侧胸廓对称，心音低钝，心率37次/min伴心律不齐，心尖部可闻及3/6级杂音，双肺呼吸音清，肝脾不大，下肢无浮肿。四肢肌力Ⅳ级，肌张力减退，腱反射减弱，无病理反射。辅助检查：心电图示三度房室传导阻滞，房室交接性心律（图10-2-9E），心脏超声心动图示心肌受累，左室功能偏低（图10-2-9F）。心肌酶学检查：CK、LDH升高。血尿便常规、电解质、肝肾功能均正常。

2. 临床诊断：Kearns-Sayre综合征（完全型）

该患具有典型眼外肌麻痹、视网膜色素变性、心脏传导阻滞的三大主征，又有骨骼肌、心肌、神经系统等多系统受累表现，限于技术条件虽未做肌肉活检、基因学检查，结合阳性家族史呈母系遗传方式，其诊断当属无疑。

3. 讨论

该患者自幼听力障碍，眼外肌麻痹10年、听力下降6年虽逐渐加重，但进展相当缓慢为轻、中度损害。而心律失常，仅2年就由一度房室传导阻滞发展到二度房室传导阻滞，进而为三度房室传导阻滞伴房室交接性心律，且有频发晕厥。这说明该例KSS的心脏损害使心肌受累，波及其房室传导系统呈进行性恶化，进而发展为致死性的三度房室传导阻滞，与文献报道相符。给予对症治疗外，为防心脏性猝死，翌日植入心脏起搏器治疗。

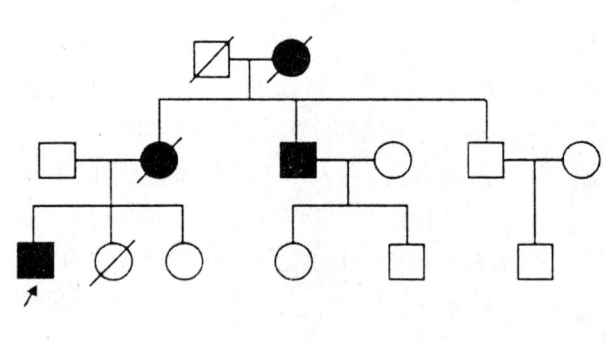

图10-2-9A 朱氏Kearns-Sayre综合征系谱图

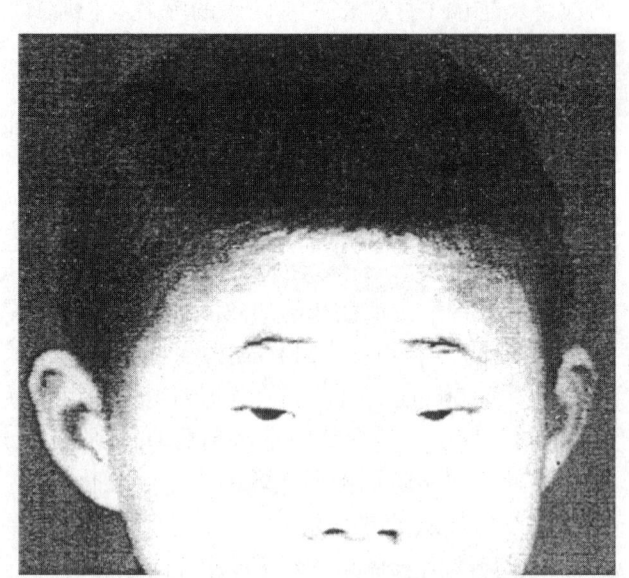

图10-2-9B Kearns-Sayre综合征外貌图
16岁男孩，双眼上睑下垂

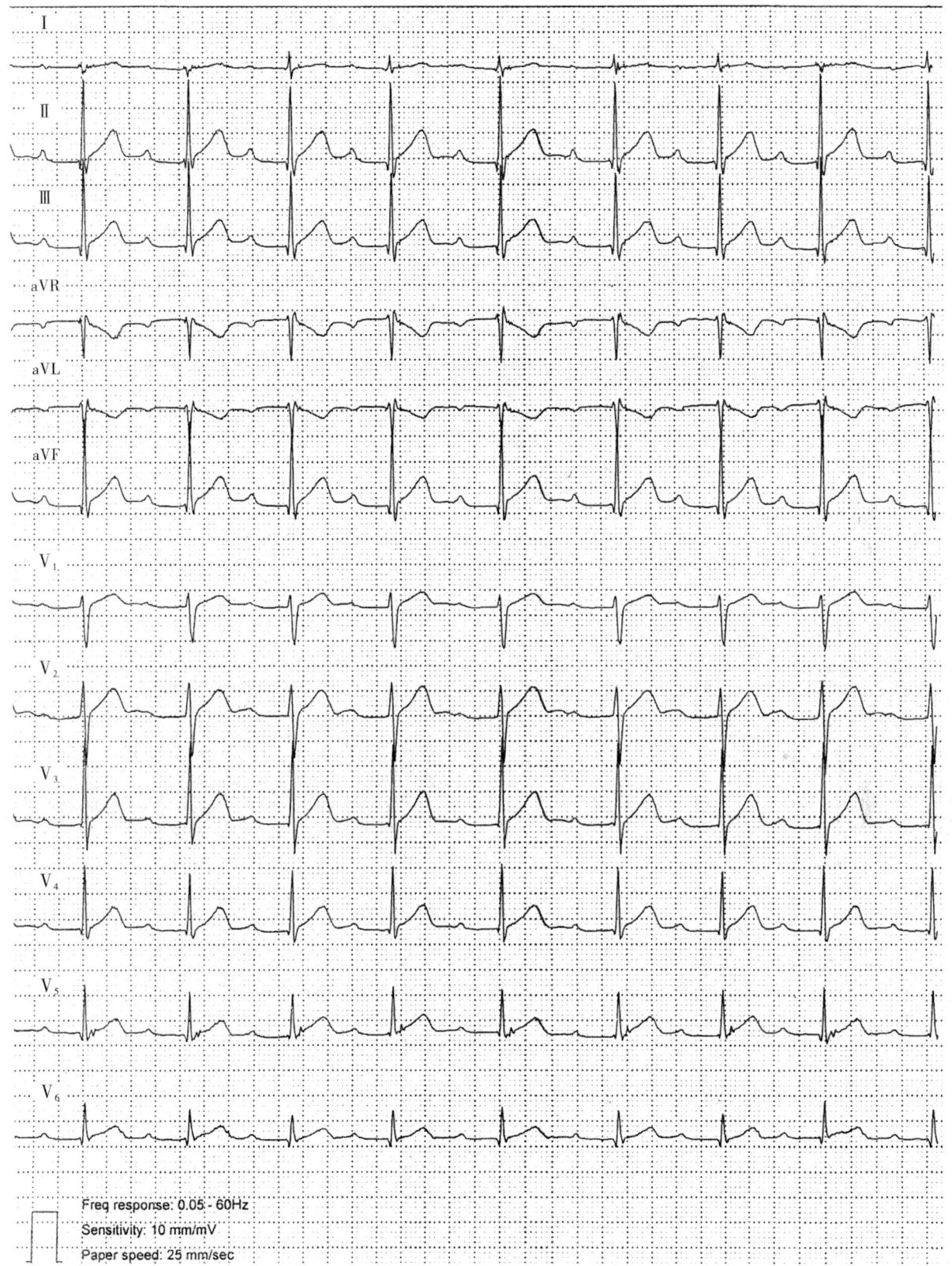

图 10-2-9C　Kearns-Sayre 综合征心电图

男性，14 岁。因进行性眼外肌麻痹，视网膜色素变性 3 年，伴耳聋 2 年，初步诊断：Kearns-Sayre 综合征。心电图示窦性心律，心率 70 bpm，P-R 间期 350 ms，为一度房室传导阻滞，其他均在正常范围。

心电图诊断：窦性心律，一度房室传导阻滞

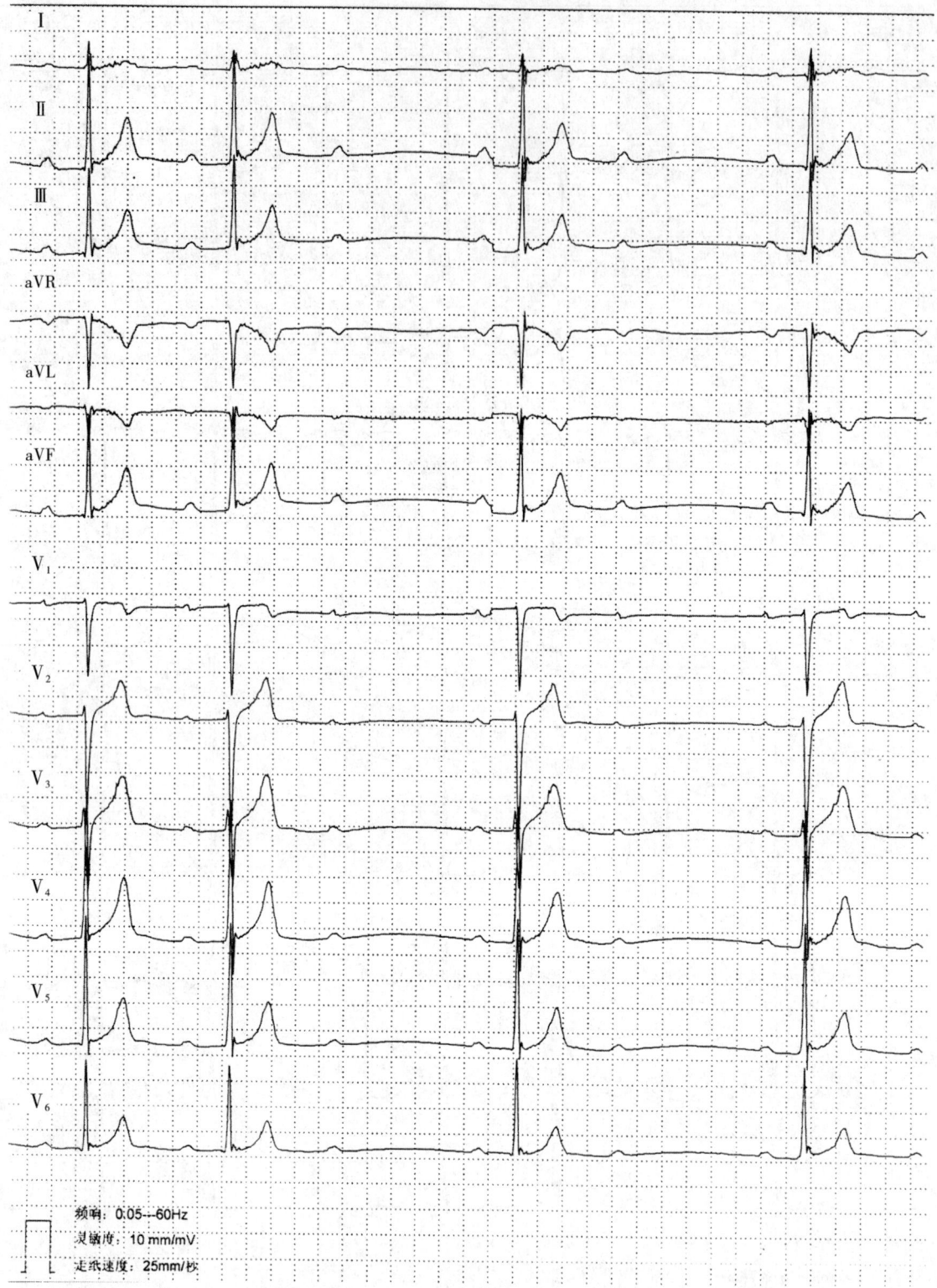

图10-2-9D Kearns-Sayre综合征心电图

男性，15岁。临床诊断：Kearns-Sayre综合征，1年后就诊复查。心电图示第1、第2个P-QRS-T波群为窦性心律，心率34 bpm，P-R间期400 ms，为窦性心动过缓伴一度房室传导阻滞；第3、第4个P-QRS-T波群的P-R间期固定也为400 ms，但第3、第5个P波未下传心室，其房室传导比例2∶1，为二度Ⅱ型房室传导阻滞。

心电图诊断：窦性心动过缓，一度合并二度Ⅱ型房室传导阻滞

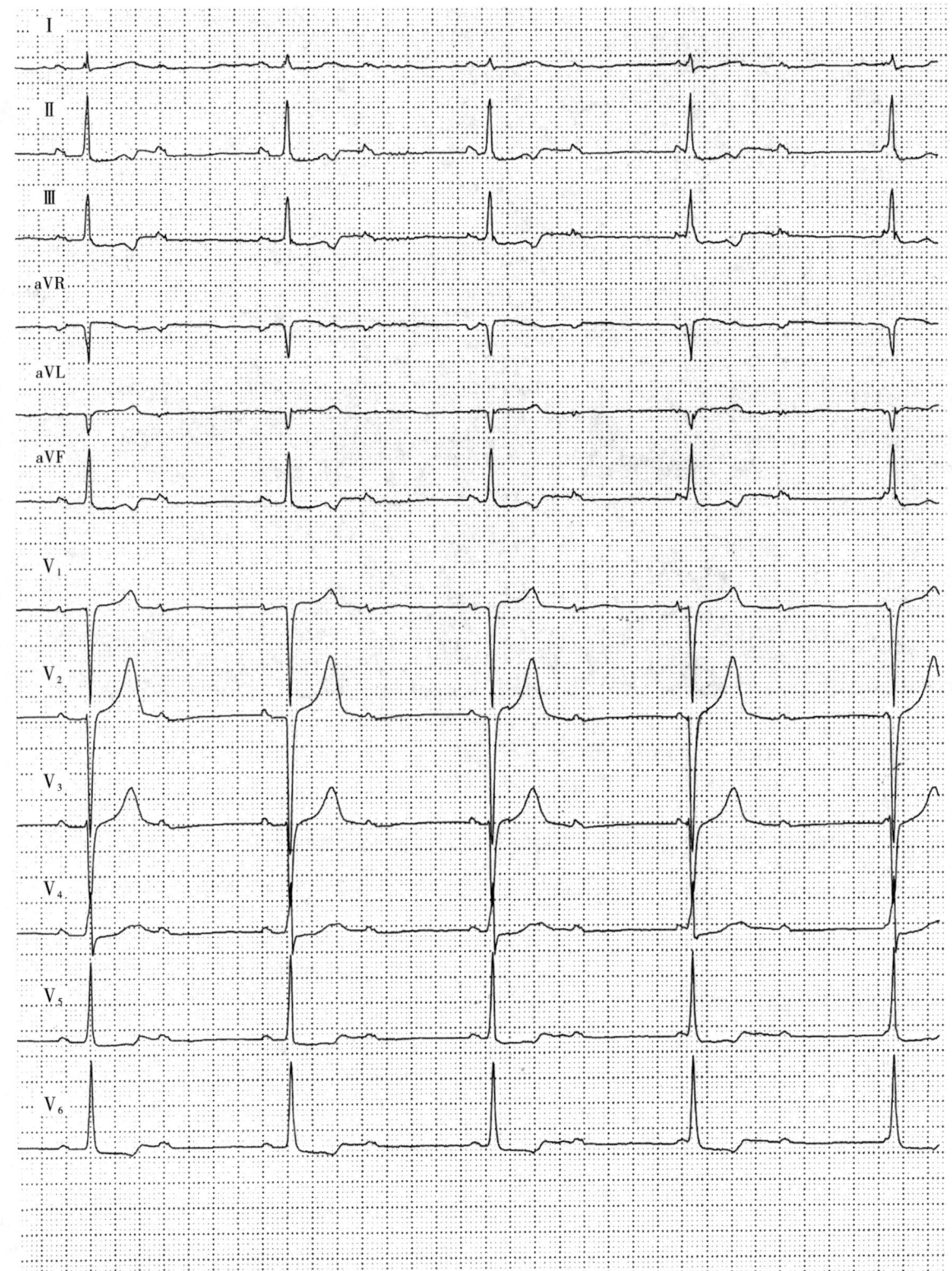

图 10-2-9E　Kearns-Sayre 综合征心电图

男性，16 岁。临床诊断 Kearns-Sayre 综合征。心电图示心房波与心室波之间完全无关系，呈完全性房室脱节；心房率 72 bpm，心室率 37 bpm，心房节律由窦性激动构成，心室节律由房室交接性心律构成，为三度房室传导阻滞。

12 心电图诊断：三度房室传导阻滞，房室交接性心律

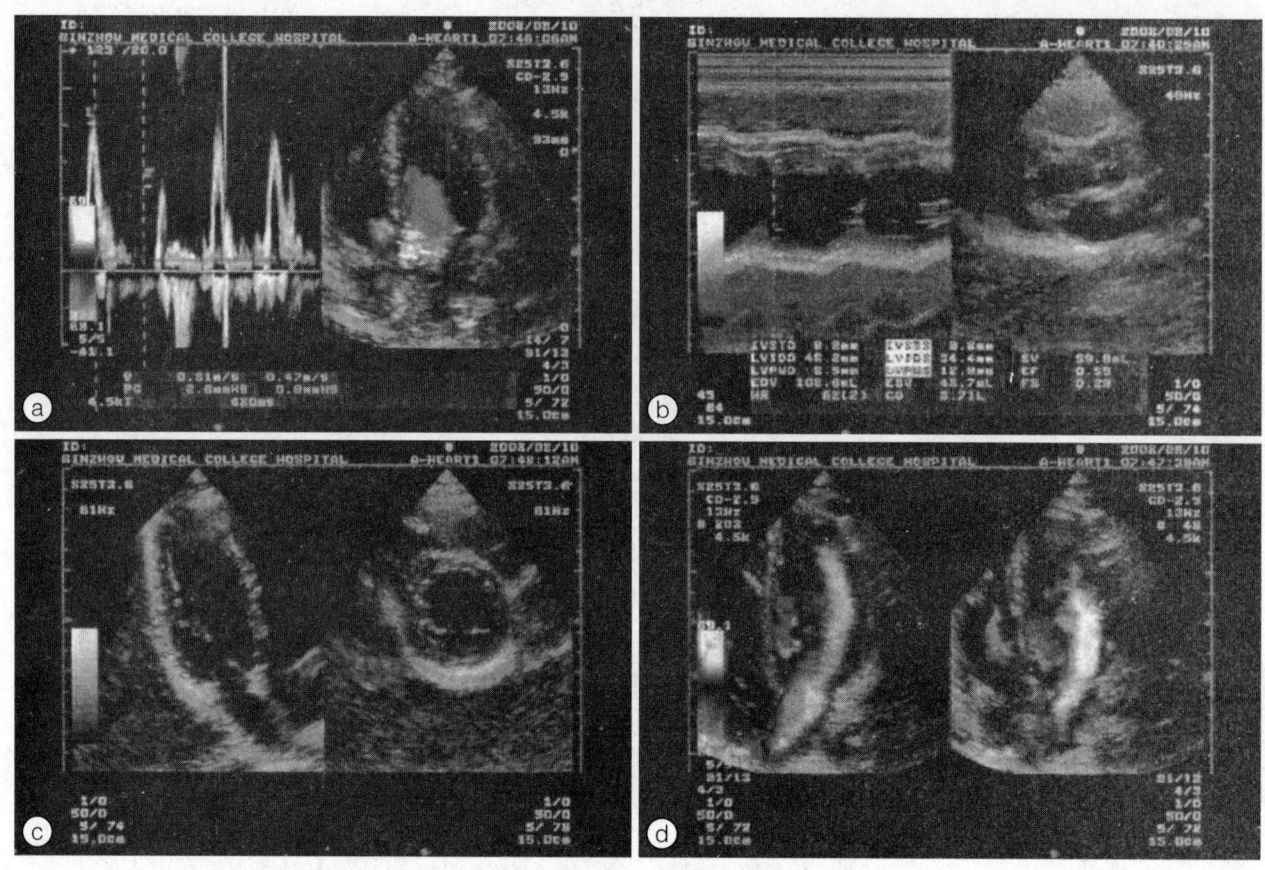

图 10-2-9F 超声心动图

超声表现：各房室内径正常，室间隔厚度正常，运动幅度偏低，左、右室壁厚度正常，运动协调，左室心肌回声毛糙均质，心肌排列紊乱，收缩幅度偏低，主动脉及其他各瓣膜形态、结构、启闭运动未见异常。

CDFI：收缩期二、三瓣口探及少量反流信号。

超声提示诊断：心肌受累疾患，Doppler 示二、三尖瓣少量反流，左室收缩功能偏低

（张开滋　邢福泰　孟庆华　徐丽英）

十、婴儿猝死综合征

【同义名】

婴儿猝死综合征（sudden infant death syndrome，SIDS）（OMIM：272120）"摇床死亡"（cot death），"摇篮死亡"（crib death），"婴儿猝死"，"婴儿不明原因猝死"（sudden unexplained infant death）。

【概述】

婴儿猝死综合征（sudden infant death syndrome，SIDS）一直是法医学、儿科学、心脏病学、神经病学、病理学、遗传学等相关学科的研究热点。现定义为：经过完整尸体解剖，全面的死亡现场和临床病史调查仍不能发现明确死因的 1 岁以内婴儿的突然死亡。由此得知婴儿猝死综合征为一排除诊断。

【溯源与发展】

其概念几经波折，早在 1969 年第二届国际婴儿猝死综合征会议就正式提出 SIDS 这一名词，并将其定义为"婴幼儿突然意外死亡，经全面的死后检查仍不能揭示其死因者"。然而这个定义比较模糊，容易被误用，这样使诊断困难，研究结果很难作为权威流行病学数据进行纵向和横向比较。后来又有许多专家提出了不同的概念，比较有影响力的是把 SIDS 作为一种排除性诊断。1989 年，经过 20 年的调查和研究，美国国立卫生研究院儿童健康与发展研究中心（national institute of child health and human development，NICHHD）组织专家委员会对 SIDS 的定义进行了

修正和补充，将婴幼儿改为1岁以内的婴儿，并强调猝死现场和病史调查的重要性。SIDS的最新定义为"1岁以内的婴儿突然、意外的死亡，通过全面仔细的检查，包括猝死现场和临床病史调查以及完整的尸体解剖，均不能解释其死因者"。

近年来，随着对SIDS研究的不断深入，人们对SIDS的认识也发生了改变，有的学者提出对SIDS需要进行重新定义或者进一步分型，有的学者甚至对SIDS的诊断是否成立提出争议。但到目前为止，绝大多数学者认为SIDS的诊断是成立的，其定义仍采用1989年的概念。为了便于世界各地研究组进行地区间的横向比较和某地区的前瞻性研究，2004年，来自欧洲、北美、大洋洲等地的儿科病理学家、法医病理学家和儿科专家在美国加州圣地亚哥对SIDS进行了定义和分型，称为圣地亚哥分型，至今广泛应用。

【流行病学】

主要发生在2~4个月，随后降低，90%发生在6个月以内，男女比例为6:4。我国只有一些散发病例报道，尚无确切发病率的报道。最近数据表明，日本和荷兰报道的最低，分别为0.09‰和0.1‰活产婴儿，新西兰在发达国家中发病率最高，达到0.8‰活产婴儿，美英国居中，分别为0.57‰和0.41‰活产婴儿。

SIDS总的发生率在活产婴儿中约为0.817‰，每年大约有5 000婴儿因此而丧命。在美国活产婴儿中的发病率为1/1 500。近年来呈下降趋势：1992年为1.200‰，1995年为0.876‰，1996年为0.835‰，1997年为0.800‰，1998年为0.757‰，2001—2002年为0.560‰~0.570‰。下降的原因除与采取适当的预防措施有关外，疾病分类的改变可能也是重要原因之一。即：可能有一些即往诊断为SIDS的病例，以后由于疾病分类的变化而归为其他疾病；或者原来未能发现病因，在以后的检测中却能被发现，如心脏病或其他疾病等，因此，可能并非SIDS发生率的真正下降。

SIDS是2周~1岁婴儿最常见的死亡原因，占该年龄组死亡率的30%。SIDS发病在出生后1个月内较少见，2~3个月达高峰，而后又呈下降趋势，95%的SIDS发生于生后6个月内。SIDS婴儿多死于安静状态，90%以上发生于睡眠中，一般多发生在早上3:00~10:00。SIDS在冬春季发病率较高，这似乎与冬春季上呼吸道病毒感染高发有一定联系。SIDS性别差异不大，男婴稍多于女婴，男女比例为4:6。种族上，美国黑人婴儿高于白人，而亚裔和西班牙裔发病率很低，这可能与不同种族的文化生活、卫生习惯、特别是婴儿睡眠体位的不同有关。

【遗传学特点】

现已发现的候选基因分五大类，详见Weese-Mayer等人的综述。分别为：

（1）离子通道蛋白相关基因导致的SIDS 1976年，Maron和Shwartz提出假说，认为SIDS可能同LQTS一样源于心肌细胞复极异常。1998年，一项持续19年的重要的研究结果公布：34 000名婴儿分娩后第3或第4天记录心电图，跟踪随访中死于SIDS的有24人，其Q-Tc显著高于死于其他原因的或仍存活的个体。24人中其中12人的Q-Tc大于440 ms。然而随后有研究认为将Q-Tc切点定为440 ms会使许多正常婴儿接受不必要的治疗和给家长不必要的思想压力。但是随着研究的深入，多项研究报道，SIDS中的确有一部分Q-Tc延长，并且发现了Q-Tc延长与SIDS呈强相关，优势比（OR=41.3，95%CI 17.3~98.4）超过了传统的危险因素俯卧位睡眠和吸烟。同时发现了相应的离子通道相关蛋白基因的突变，见表10-2-10，有些位点也在细胞水平做了功能研究证明其致病性。

现认为离子通道蛋白相关基因的突变占SIDS的10%~15%，其他相关基因尚需要继续研究。值得一提的是，离子通道的一些种族特异性的多态位点能够预测心律失常的发生和终点事件。如非裔美国人中，多项研究表明SCN5A的S1103Y是心律失常事件和猝死的风险标志，纯合Y1103发病风险是对照组的24倍，尤其是在酸中毒的情况下，更容易触发心律失常。

（2）5-羟色胺（5-HT）转运体相关基因 5-HT是延髓中一种重要的神经递质，影响多项生理活动，如呼吸、心血管系统、体温、生物钟等。多项研究发现，在延髓含有5-HT的核团中，5-HT受体的密度减少，而5-HT能神经元的数量增多。通过多项遗传学研究发现，编码5-HT转运体的基因5-HTT的多态性与SIDS相关。这些多态包括启动子区的插入和缺失多态，2号内含子的可变数目串联重复（VNTR），以及 3′ UTR 的多态。它们可能影响了启动子、增强子的活性，影响了基因表达或影响了基因表达后的 mRNA 的稳定性。

（3）自主神经系统早期胚胎发育时期相关基因　研究发现 SIDS 患者有自主神经功能异常，如过度出汗、体温升高、心率变异性升高及对阻塞性睡眠呼吸的反应性降低等。基于此，相继有研究发现了自主神经发育相关基因，如 *PHOX2A*、*PHOX2B*、*BMP2*、*RET*、*ECE1*、*EDN1*、*EN1*、*TLX3* 等基因的 SNP 与 SIDS 的相关性。

（4）烟碱代谢酶基因　孕期或出生后吸烟是 SIDS 的重要危险因素，所以有关烟碱代谢的酶可能与 SIDS 有关。烟雾中的多环芳烃（PAHs）需要经过两相代谢途径才能清楚。第一相通过细胞色素 P450 1A1（CYP1A1）将疏水的 PAHs 转化为亲水的活性亲电中间体。第二相反应通过谷胱甘肽硫转移酶（GSTs）或尿苷二磷酸葡萄糖醛酸转移酶（UDPGTs）转化为可以排出体外的化合物。编码上述两相反应的主要酶的基因分别为 CYP1A1 和 GSTT1，两者的多态性可能与 SIDS 有关，但尚没有研究最后证明。

（5）调节炎症、能量代谢、低血糖症和温度控制的基因　调节炎症的 *HLA-DR2*、*C4*、*IL-10* 等基因的多态性有报道与 SIDS 相关，与能量代谢相关的 mtDNA 的基因突变也有报道。SIDS 与低体重和宫内生长迟缓有关，考虑与低血糖有关，其中编码葡萄糖激酶的 GCK 和葡萄糖-6-磷酸酶的 *G6PC* 基因成为研究热点。

表 10-2-10　离子通道蛋白相关基因与 SIDS

基因	染色体定位	综合征	遗传方式	电流/离子改变	占 SIDS 的比例
KCNQ1	11p15.5	LQTS1	AD/散发	$I_{Ks}\downarrow$	~1%
		JLNS	AR/散发		
KCNH2	7q35	LQTS2	AD/散发	$I_{Kr}\downarrow$	~1%
SCN5A	3p21	LQTS3	AD/散发	$I_{Na}\uparrow$	3%~5% 白色人种
		BrS1	AD/散发		
KCNE2	21q22.1	LQTS6	AD/散发	$I_{Kr}\downarrow$	~1%
CAV3	3p25	LQTS9	AD/散发	$I_{Na}\uparrow$	~5% 黑色人种
RyR2	1q42.1-q43	CPVT1	AD/散发	肌浆网钙释放↑	~2%
GPD1L	3p24	BrS2		GPD1-L 蛋白 $I_{Na}\downarrow$	~1%

AD：常染色体显性；AR：常染色体隐性；LQTS：长 Q-T 综合征；JLNS：Jervell and Lange-Nielsen 综合征；BrS：Brugada 综合征；CPVT：儿茶酚胺敏感性多形性室性心动过速。

现认为离子通道蛋白相关基因的突变占 SIDS 的 10%~15%，其他相关基因尚需要继续探讨

【发病机制】

SIDS 尸检的特点，80% 以上有胸腔脏器表面的点状出血，主要在胸腺、心肺器官的表面，横膈以下很少发现出血点。经过 30 余年的流行病学、儿童保健、新生儿临床、病理、生理学等专家们的广泛研究，至今本病的原因尚未确切明了，但一致认为是多种综合因素所致。乳母吸烟或母婴被动吸烟、宫内不良因素、睡眠体位因素、胃食管反流等与母亲和婴儿相关的高危因素；种族、性别差异；生活环境或环境温度；缺氧与高碳酸血症；病毒、细菌等感染；脑部缺陷、免疫系统异常、新陈代谢紊乱、呼吸调节机制发育不良；遗传变异等许多高危因素和机制可促成或诱发 SIDS。目前有关 SIDS 病因的研究已深入到基因水平。

（1）与母亲和婴儿相关的高危因素　包括低龄孕妇、受教育较少、孕期吸烟、胎盘异常、宫内不良因素、产前检查过迟或缺乏围生期保健等。

Taylor 等于 1995 年对美国 48 个州和两个特区进行全国性的 SIDS 危险因素再调查；Rajs 等对 85 例 1 岁以下婴儿行法医鉴定时进行心包液中烟碱浓度的测定，研究结果均认为孕母吸烟使 SIDS 的肺神经内分泌细胞（PNEC）增生，此类

细胞的功能异常，可能是吸烟导致SIDS增加的病生理机制。因此建议要降低SIDS，必须竭力避免主动或被动吸烟。

在妊娠第2~3个月，随着孕妇血清中α-甲胎蛋白（α-AFP）的水平升高，SIDS的危险性逐渐增大。孕妇血清α-AFP小于等于正常第5百分位（0.77）时，SIDS的发生率是2.7/10万；当孕妇血清α-AFP大于第95百分位（1.35）时，SIDS的发生率是7.5/10万人口，约为前者的2.8倍，提示宫内不良因素可能增加婴儿出生后发生SIDS的危险性。

此外，还有研究证明产妇分娩后过量饮酒能显著增加SIDS的危险性，是造成SIDS的危险因素。

（2）与婴儿相关的高危因素 包括俯卧位或侧卧位睡眠、与他人（往往是母亲）同床睡眠、床上用品过于柔软、早产或低出生体重、小于胎龄、被动吸烟、胃食管反流等。

国外学者对俯卧睡眠与SIDS的关系进行大样本调查研究表明两者间存在显著相关性。Skadbery报道，挪威1987—1989年SIDS的发生率为3.5%，1990年该国开展放弃俯卧睡眠运动后SIDS发生率逐年下降。俯卧睡眠可能是通过限制CO_2弥散、导致CO_2再吸入，对心血管系统造成影响，导致听觉唤醒阈值升高等机制使SIDS发生。总之，俯卧位睡眠可对婴儿呼吸系统、心血管系统、神经系统产生不利影响，三者功能障碍的协同作用，可能是导致SIDS发生的原因。侧卧位睡眠被认为是早产儿和（或）低出生体重儿发生SIDS的高危因素之一。

多胎也是SIDS的高危因素，双胎发生SIDS的危险性均增加。胃食管反流的少量反流酸可以引起支气管收缩和肺阻力增加，使喉化学感受器刺激造成喉痉挛，增加气道梗阻性呼吸暂停和心率减慢，从而促使SIDS的发生。

（3）种族、性别差异 根据美国国家儿童健康及人类发展研究所结果，SIDS的非白种人中，如黑人和美国印第安、阿拉斯加的发生率是平均水平的2~3倍，是西班牙人和亚洲人的6倍，表明SIDS具有一定的种族易感性。

研究还发现，男孩比女孩更容易患上此综合征，表明SIDS具有一定的性别差异，但为什么会存在这些差异，迄今为止却还没有人能够回答。

（4）家庭社会经济地位 不良的家庭社会经济背景可增加SIDS发生率。

（5）生活环境与温度过热 空气污染与SIDS密切相关。Dales等发现居住环境中一氧化碳（CO）和二氧化硫（SO_2）浓度增高可使SIDS的发生率增加17.7%。Klonoff-Cohen等发现居住环境中的二氧化氮（NO_2）浓度与SIDS发生密切相关，尤其在婴儿发生SIDS的前1天，其生活环境中的NO_2含量显著增高。

婴儿期产热能力增加而发汗能力相对恒定，睡眠时穿着过多或盖被太厚、睡眠环境温度过高都可导致婴儿过热。国外学者研究发现婴儿过热可增加呼吸暂停的发病率，部分SIDS患儿的临死前曾有异常过热和大汗淋漓的状态。一些作者发现SIDS发生与季节有关，冬季发病率较夏季为高，认为可能冬季裹得太紧是俯卧睡眠致SIDS发生的促发因素。Maskrey研究体温对缺氧和高碳酸血症的反应是否影响SIDS的发生后，结论为环境温度增高伴有感染发热时，可以严重损害体温调节中枢，改变化学感受器的反应，破坏正常的呼吸规律，从而促使SIDS的发生。因而应该使婴儿处于清洁的空气和适宜的环境温度中。

（6）缺氧与高碳酸血症 尸检证实在SIDS病例中存在肺、脑干或其他器官的结构和功能改变，近2/3的病例在猝死前具有慢性缺氧或轻度窒息的组织学或生化证据。有研究发现近60%（30/51）的SIDS病例的脑脊液中血管内皮生长因子（VEGF）水平显著升高，由于缺氧是VEGF增加的重要原因，故认为在SIDS发生数小时前有缺氧事件的发生，因为缺氧开始至VEGF基因转录及VEGF蛋白表达至少需要数小时（组织中VEGF水平在缺氧后6h即可测出，12h达高峰，24h恢复到基础水平）。这些缺氧事件最常见的原因可能是心动过缓、上呼吸道阻塞或周期性呼吸。多种原因引起的通气不足的低氧最终诱发SIDS，产前接触尼古丁的孕妇，在其婴儿发生缺氧/高碳酸血症时，可加重婴儿的心动过缓而促使SIDS的发生。

（7）感染 众多研究表明部分SIDS病例在猝死发生前可能存在轻微感染而未被觉察：①病毒感染：SIDS的冬季发病呈高峰，可能与冬季易于遭受轻微病毒感染有关，经常轻微到尸检都很难发现。有作者在62例SIDS病例的心肌标本中检测到25例（41.7%）为病毒阳性，其中肠道病毒14例（22.5%），腺病毒2例（3.2%），EB病毒3例（4.8%），细小病毒B19 7例（11.2%），而在对照组中未检测到任何病毒。而且SIDS病例的心肌组织内存在明显在炎症细胞浸润。提示心肌病毒性感染可能是SIDS的重要原因。②细菌感染：5.1%的SIDS病例有过百日咳杆菌引起的上呼吸道感染病史，故百日咳可能是SIDS的原因之一。Blackwell等认为潜在有害细菌定植及炎症反应使缺乏免疫能力的婴儿更易于遭受损害，细菌毒素引起的促炎细胞因子上调并引起严重炎性反应是SIDS的重要原因。③肺囊虫感染：Chabe等自SIDS病例的肺组织石蜡包埋切片中发现了肺囊虫，因此认为肺囊虫感染也可能是SIDS的原因之一。

（8）舌下神经发育不良和舌下神经核不成熟　一名5个月的女婴，因胃食管反流和发生的吸入性肺炎而最终发生SIDS形态学检查证实该患儿存在舌下神经发育不良和舌下神经核不成熟，伴漏斗核的发育不良。这一结果表明舌下神经可能通过损害吞咽功能和反复发生吸入性肺炎而导致SIDS的发生。

（9）觉醒障碍　生理学研究发现，SIDS患儿存在唤醒反应缺陷及延髓呼吸中枢成熟延迟，当这些患儿存在由各种原因引起的缺氧时，不能及时觉醒，因而易于发SIDS。Kato等使用多功能睡眠记录仪对婴儿在快动眼睡眠期和非快动眼睡眠期的皮层觉醒状况进行了研究，结果发现以后发生SIDS的婴儿其皮层觉醒（完全觉醒）次数明显少于对照组（$P<0.05$）；而在快动眼睡眠期皮层下觉醒（非完全觉醒）次数（均$P<0.05$）和持续时间均显著多于对照组。在睡眠的第一阶段，即自21:00~24:00，SIDS患儿的皮层下活动显著多于对照组（$P<0.05$），而在后半夜（3:00~6:00am）皮层觉醒的次数则显著少于对照组（$P<0.05$）。提示SIDS的发生可能与婴儿睡眠时的觉醒障碍有关。

（10）垂体腺苷酸环化酶激活肽（PACAP）缺乏　PACAP是新生鼠暴露于低氧/高碳酸血后对通气反应具有重要调节作用的激素，缺乏时可引起呼吸调节障碍。PACAP依赖的信号传导通路的先天性缺陷可导致婴儿呼吸异常，因而易于发生SIDS。

（11）血红蛋白成熟延迟　在妊娠的最后1周，胎儿的血红蛋白开始从胎儿型向成人型转变。研究表明血红蛋白转变延迟或不能转变与SIDS发生有关，即成人型血红蛋白水平与SIDS发生呈负相关，故认为血红蛋白转型延迟可能在SIDS的发病机制中发挥着重要作用。

发病的危险因素有：俯卧和侧卧位是SIDS最重要的独立危险因素。另外其他明确的独立危险因素包括睡在温软的环境中、孕期吸烟、过热、早产和/低体重、低育龄、男性。黑种人和美国印第安人和土著阿拉斯加婴儿是全国平均水平的2~3倍。有争议的危险因素包括免疫疫苗接种、喂养方式、非母监护人、与父母/其他婴儿同床。

对于发病病理生理机制，Wedgewood提出的"发病三元模型理论"合理的解释SIDS的发病，即：①易感的发育阶段，多集中在出生后第2个月到第4个月期间；②易激惹的内源性因素，如发育异常；③触发致死过程的外源性扳机事件，如俯卧、环境过热等。三个条件共同作用，触发了SIDS的发生。Rognum等在此基础上加入了"基因性危险因素"作为潜在的危险因素。学者们认为"发病三元模型理论"的优势在于能最大限度地将病理学、微生物学、生理学、流行病学、儿科学等各个领域内的信息都概括到这个主要方面，并能整合新的知识，见图10-2-10A。

总之，SIDS的发生是遗传与环境因素共同作用的结果，易于发生猝死的婴儿可能存在"SIDS基因"并操纵着多基因遗传，在环境危险因素的共同作用下，如轻微感染、俯卧位睡眠、环境过热等时，即可触发恶性循环和死亡机制，包括高热、呼吸不规则、缺氧及自我复苏能力缺陷等，最终导致SIDS的发生。

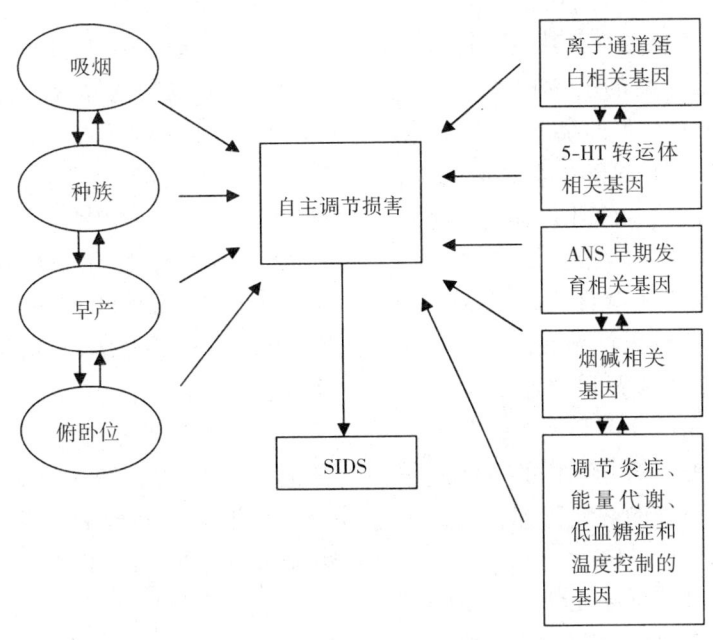

图 10-2-10A　环境和遗传因素相互作用导致 SIDS 发生的示意图
ANS，自主神经系统；5-HT，5-羟色胺（基于文献的图修改而成）

【临床表现】

凡是 1 岁以内婴幼儿不明原因猝死，都应考虑 SIDS 的可能性。平素健康，无异常症状和阳性体征。主要是猝死的表现，常在睡眠中呼吸停止，临床症状多被忽略，大多数死在家中，极少数观察到的现象为婴儿突然发生青紫、呼吸停止、四肢软瘫，听不到哭声，未发现任何挣扎。部分死后可见拳头紧握或手抓衣服，尸体在床角，说明死前曾有挣扎。多数婴儿可有轻微的上呼吸道感染症状，有些死婴内脏分离出柯萨奇病毒或埃可病毒，有时为呼吸道合胞病毒。有些婴儿曾发作过呼吸暂停，几乎死亡，经过复苏，有些可正常生活下去，但有些可在短时间后因复发而死亡。患儿常在安静状态下死亡，50%~80% 发生于午夜至清晨 6 点之间，且发病高峰季节在冬季，尤其 1 月份，似乎与寒冷气候有关。

- 圣地亚哥 SIDS 临床分型

圣地亚哥定义包括两个层次，先是广泛定义，即 1 岁以内婴儿经过完整尸体解剖，全面的死亡现场和临床病史调查仍不能发现明确死因的突然死亡。再分为 4 个亚型：I_A，I_B，II 型和分类不明的婴儿猝死（unclassified sudden death，UISD）。广泛的定义能完善案件管理和死亡调查，而更细致的分型则有利于基础研究。以下是具体分型：

I_A 型，需具备 SIDS 的典型特征和完整的文档资料，在符合泛定义前提下满足下列要求：临床方面：①年龄大于 21 天并小于 9 个月；②无异常病史，包括足月妊娠（胎龄＞37 周）；③生长发育正常；④同胞、近亲，或其他在同一监护人监护下的婴儿无类似死亡。

死亡环境方面：①对可能存在致死因素的事故现场进行调查，其结果不能解释死亡原因；②睡眠环境安全，未发现可导致意外死亡的证据。尸检方面：①无潜在的致死性病理改变，可以出现轻微的呼吸系统炎症或胸腔内脏器表面点状出血；②没有无法解释的创伤、虐待、忽视或非故意伤害的证据；③未发生过严重胸腺应激反应的证据（指胸腺重量小于或／和皮质淋巴细胞中度／重度缺失），偶见"星空状"分布（starry sky）的巨噬细胞或皮质萎缩；④毒理学、微生物学、放射学和玻璃体液的化学检查及代谢状态分析等结果均阴性。

I_B 型，具备典型特征但文档资料不完整，在满足符合泛义 SIDS 及 I_A 型 SIDS 型条件的同时，没有调查可能存在致死因素的事故现场和／或以下一项以上检查未施行：毒理学、微生物学、放射学和玻璃体液化学检查及代谢状态分析等。

Ⅱ型，指除外下列各项之一，其余均符合条件。临床：①年龄不在Ⅰ型的范围内，即出生<21天或>270天（9个月）的婴儿；②同胞、近亲或在相同监护人监护下的婴儿有类似死亡，但杀婴或已发现的遗传性疾病除外；③已经排除可能与新生儿或围生期异常有关的死亡。死亡环境：覆盖婴儿导致的机械性窒息不能排除。尸检：①生长发育异常，但与死亡无关；②虽有明显的炎症性变化或异常，但不足以解释死因。

分类不明的婴儿猝死：这一类型指那些不完全符合Ⅰ型或Ⅱ型的标准，对其死亡的自然或非自然环境因素的鉴定不明确的婴儿猝死，包括未做尸检等。

另外，婴儿被发现时处于濒死状态，虽经复苏但最终死亡（顿挫型的SIDS）案例，一般可根据相关标准的补充划分到前述4种亚型之中。

心电图改变：多数情况下没有心电图记录，或者没有心电图的异常。有离子通道蛋白基因突变的推测具有相应的心电图表型。如LQTS相关基因突变改变的，常有Q-Tc延长。猝死时可能发生了尖端扭转型室速（TdP），也可能是室颤。RyR2突变导致的儿茶酚胺敏感性多型性室速（CPVT），猝死时可能发生了室性心动过速。如果是SQTS相关基因改变的，推测应有Q-T间期缩短。

文献报道有些婴儿发生猝死前刚好有心电图记录。比如，1979年，Southall等就描述了一个婴儿出生12天时发生了猝死，之前的心电图记录显示Q-Tc非常长，达到了630 ms，同时伴随心室复极延长2:1房室传导阻滞，见图10-2-10B。

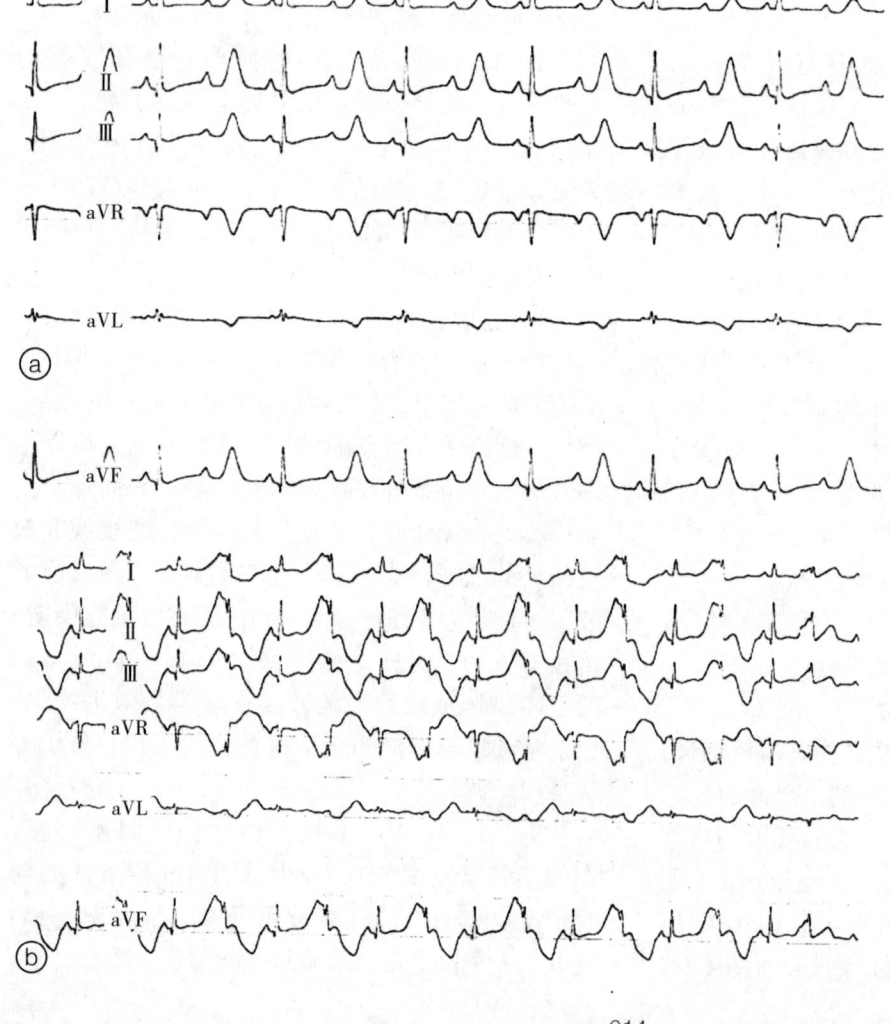

图10-2-10B 6导联同步记录心电图记自一个并指和LQTS的婴儿，显示Q-T间期延长

a. 每一个T波上可看到2个P波，有2:1房室传导阻滞，因为下一个P波出现的时候T波甚至还没开始；由于心室复极还未发生，所以心室不能再次去极化；b. 这个6导联记录来自同一婴儿，稍晚于a记录。Q-T间期非常长，T波正负双向交替出现，复极无序先是一个方向然后是另一个方向，像钟摆一样摆动。这种现象典型出现在尖端扭转型室速之前

【辅助检查】

目前没有特殊的针对性检查手段。患儿同胞兄妹的发生率为14‰~21‰，是一般人群的10倍。若系孪生子，则另一孪生同胞的发生率竟高达42‰，是一般人的20~25倍。所以家中若有SIDS家族史，再次生产时应及早筛查预防。最简单的预防手段就是新生儿出生后尽早做心电图检查，以确定是否由LQTS、SQTS或BrS等这一类原发性心电疾病引起。一般出生2~4周时就可以做。

【诊断与鉴别诊断】

1. 分子遗传学诊断

筛查LQTS、SQTS或BrS的致病基因。

2. 临床诊断

诊断主要是仔细地临床病史询问，全面的死亡现场考查及完整的尸体解剖，然后进行排除性诊断。其中尸体解剖应包括皮肤黏膜的检查，排除外伤、虐婴等机械性死亡，心、肺、呼吸道、肝、肾等重要脏器的病理学检查，毒理学、微生物学、放射学和玻璃体液的化学检查及代谢状态分析，并有相应的照片记录。根据上述检查结果，参考2004年圣地亚哥SIDS分型进行诊断。

排除明确的病因，才能做出诊断并进行临床分型，主要应与以下情况进行鉴别：

（1）窒息造成的婴儿死亡。需注意呼吸道是否通畅，脏器是否有出血、水肿。

（2）机械性损伤造成的婴儿死亡。机械性损失需注意皮肤微小的痕迹，内脏有无破裂、渗血。

（3）中毒、感染及其他疾病引起的死亡。通过血、胃液等液体的生化检查、细菌培养，脏器镜检有无炎细胞等检查确定病因。

【危险分层】

目前的证据对本病还不足以进行危险分层。

【治疗与防治】

2005年美国儿科学会推荐的指南，提出了以下的建议：

（1）仰卧位睡觉，避免俯卧位和侧卧位。

（2）摇篮中避免软垫，保持硬的睡觉环境。

（3）怀孕期间不吸烟 在很多流行病学研究中这是一个主要的危险因素，值得注意的是婴儿出生后也不要吸烟，避免婴儿吸二手烟。

（4）把孩子放到同卧室的单独的床上或摇篮中，离父母床近的位置，便于喂养。

（5）考虑在小憩和睡觉时使用镇定剂 在婴儿即将睡觉时用，一旦入睡不要再追加。如果婴儿不愿使用，不要强迫。对于母乳喂养的婴儿推迟使用，1个月后正常的母乳喂养模式建立起来之后使用。

（6）避免过热 不要让婴儿穿太多衣服，同时室内温度应适当。

（7）避免使用降低SIDS的商业宣传品 因为其安全性和有效性尚无科学评价。

（8）不要将家庭检测当作降低SIDS的策略 电子呼吸和心脏监测仅用于严重心脏和呼吸不稳定的患者，没有证据表明它可以识别高危儿童。

（9）避免位置性斜形头 在婴儿清醒时，可以适当增加俯卧；睡眠时可以周期性的改变头偏的方向。早期发现位置性斜形头，一旦出现需采取措施，通过矫形器或手术治疗。

（10）继续开展仰卧位睡眠运动。

【实例】

一男婴出生后正常，但在第19天时在其母亲怀中突然一声尖叫，随后出现皮肤青紫、脸色发白。在到达附近医院之前出现呼吸暂停、脉搏消失。其母亲随即对他进行口对口呼吸和胸部按压急救。到达医院时ECG显示室颤。直流电复律在第十次30 J电击时成功。20 h后彻底恢复正常。该婴儿出生时体重4 170 g，婴儿评分正常。父母没有其他子女，非近亲结婚。母亲是萨摩亚人，父亲是印度斐济后裔，均无晕厥史。婴儿母亲的两个同胞兄弟有不明原因猝死，其中一个智力迟钝，在20岁时淹死在游泳池中；另一个在8个月大时死于非特异心脏问题。另外4个同胞正常。没有SIDS家族史。母子均无用药史。

婴儿无面部异常。入院24 h记录的心电图显示Q-Tc有延长达到0.48 s，心脏超声心动图和MRI检查结果正常。代谢筛查结果阴性。一个月后，心脏电生理学研究未能诱发出任何心律失常，母亲和外祖母的12导联心电图显示Q-Tc 0.46 s，临界值（正常女性上限0.47 s）临界值（正常女性上限0.47 s）。父亲和祖母ECG与Q-Tc均正常。婴儿开始阿替洛尔4 mg/（kg·d）。他的父母得到一个体外除颤器和呼吸暂停报警器。跟踪随访期间Q-Tc一直在正常范围内。随访到44个月时该婴儿发育正常，没有心脏事件发生，Q-Tc 0.38 s。

[引自 2005 年新西兰的 Skinner JR 等报道 1 例婴儿猝死抢救成功的病例]

（仇晓亮　李翠兰　张开滋）

十一、成人猝死综合征

【同义名】

不明原因的猝死（sudden unexplained death, SUD）或者意外猝死（sudden unexpected death, SUD）、青壮年猝死综合征（sudden manhood death syndrome, SMDS）、夜间猝死综合征（sudden unexplained nocturneal death syndrome, SUNDS）、意外夜间猝死综合征、夜间睡眠猝死综合征、不明原因的猝死。

【概述】

对于那些尸检心脏结构正常、无法找到确切死因的猝死病例，目前称之为成人猝死综合征（sudden adult death syndrome, SADS）。因其死亡机制仍然未确定，众说纷纭，所以成为当前临床医学、法医学研究的热点之一。

【溯源与发展】

早在 1917 年菲律宾医学杂志已有称之为"Bangunut"（睡眠中挣扎与呻吟）或"arise and moan"（睡眠中尖叫猝死）的报道，在日本称之为"Pokkusi"（夜间意外猝死），在泰国东北部称之为"Lai Tai"（睡眠时死亡）。当地土著居民认为是青年男子在睡眠时被寡妇的鬼魂带走了，所以，一些青年男子夜晚睡觉时，身着女性艳装睡眠，借此迷惑寡妇鬼魂，而不会被带走，但沿袭了 80 年之久的习俗并未解决睡眠死亡的问题。泰国东北部年死亡率在 40 人 /10 万人口，是该地区年轻男性突然死亡的第二位，仅次于交通事故（第一位）。

该病好发于东亚和东南亚的泰国、老挝、柬埔寨、越南、菲律宾、日本及中国南方地区。20 世纪 80 年代位于美国佐治州亚特兰大市美国疾病控制中心（CDC）报道，在越南战争之后大批东南亚难民中身体良好的青年男性，在夜间睡眠中猝死 120 例，尸检证实死者无器质性心脏病。这才引起欧美及全世界的关注。

1992 年 Brugada 两兄弟报道了意外夜间猝死综合征，即后来严干新称之为 Brugada 综合征。随着研究的深入，人们逐渐认识到多种离子通道疾病，如长 Q-T 综合征、短 Q-T 综合征、儿茶酚胺敏感性室速、特发性室颤都可以引起该病。

1988 年 Thomas 等报道，对旺兹沃思的 322 例成人猝死病例（18 ~ 69 岁）进行详细的尸检，11 例（3.4%）找不到死亡原因。1996 年 Loire 等又报道了对 1 000 例 65 岁以下的成人猝死者进行的尸检研究结果，其中 12.3% 的猝死者心脏未发现任何异常。类似的有 2003 年 Bowker 等公布了一项英国全国性猝死调查的结果，在进入研究的 692 例猝死病例（16 ~ 64 岁）中，23 例（3.3%）找不到死亡原因。

对于这些尸检心脏结构正常、无法找到确切死因的病例，Bowker 等第一个提出了成人猝死综合征的概念，目的为了是提高人们对这一类疾病的重视程度，并希望能对其潜在的病因进行系统研究。

【流行病学】

一项调查表明泰国东北部 Khon Kaen 省 20 ~ 49 岁人群该病年发病率高达 38 人 /10 万人口，是青壮年中仅次于车祸的第二大死因。美国疾病控制中心公布 1981—1982 年在美国的东南亚洲后裔该病死亡率上升至高峰，达 25/10 万人，他们平均为 32 岁（16 ~ 63 岁），大多为男性，68% 死亡者来自老挝、18% 来自柬埔寨、13% 来自越南。日本的发病率为 1.3% ~ 1.5%。

我国特别是广东省在地理位置上毗邻东南亚地区，属该病高发地区。2008 年成建定等采用描述性研究方法，对广东省东莞市、深圳市龙岗区及宝安区成年猝死综合征的流行病学调查中指出，共 975 例进行回顾性分析。结果为国人主要发生于劳动强度较高、文化素质较低的生产作业者，年发病率约为 1.0 人 /10 万人口；男性病例占 92.23%。80.56% 的病例集中在 21 ~ 40 岁；4、5 月份异常高发，该病例与急诊发热病例的月份呈正相关（$r=0.785$, $P < 0.05$）；64.96% 的病例籍贯属于北纬 30° 以南地区，目击病例的临床症状集中表现为睡眠中突发呼吸障碍。结论：本研究首次勾勒了中国人群该病的流行现状。薛新华等报道湖南、广西、四川某些地区年龄分布集中在 19 ~ 47 岁，男女发病差异显著，男性青壮年具有高度危险性。

【遗传学特点】

近年来，对包括长 Q-T 综合征、Brugada 综合征、儿茶酚胺敏感性多形性室速等原发性心电疾病的认识逐渐加深，分子生物学手段在心血管领域的应用也越来越普遍，现在已经知道上述原发性心电疾病是引起相当一部分成人猝死综合征的重要原因。这类疾病一般不伴有明显的器质性心脏病，可以猝死为首发表现，发病往往与特定基因突变导致的心脏离子通道异常有关，可表现为家族性发病。

对于上述各种疾病的遗传学特点，已在本章的其他节内有详细阐述，为节省篇幅，故在此不加赘述。

随着研究的不断深入，目前已经能够发现相当一部分成人猝死综合征病例的突变基因。

Tester 等于 2004 年报道了对 49 例不明原因的猝死病例进行分子生物学研究的结果，该研究检测了所有病例编码心脏 Ryanodine 受体（一种钙释放通道）的基因 RyR2，结果发现有 7 例存在明确的 *RyR2* 基因错义突变，而已经明确 *RyR2* 基因的突变与儿茶酚胺性多形性室速、致心律失常性右室心肌病这两种可导致猝死的疾病有关。

2007 年 Tester 等又报道了对同一猝死群体检测长 Q-T 综合征相关基因突变的研究，结果显示有 10 例猝死者存在与长 Q-T 综合征相关的基因突变（*SCNA5*）。

最近 Nishio 等报道，通过对 17 例不明原因的猝死病例检测与长 Q-T 综合征相关的基因突变，发现一例 40 岁非洲裔男性存在心脏钾离子通道 *KCNQ*1 突变基因的 V207M 杂合型突变，后者是一种种族特异性突变，已知其在非洲人群中出现的概率为 0.23%。Nishio 等又将 Kcnq1-V206M 突变导入一只小鼠，使其成为带有该突变基因的杂合子，结果发现该小鼠的 Q-T 间期显著延长。

值得一提的是，Krahn 等最近报道了对 63 名不明原因的心脏骤停幸存者进行的研究结果，通过对这些患者进行包括 MRI、平均信号心电图、运动试验、药物冲击以及选择性电生理检查的系统评估，使 35 名患者（56%）得到了诊断，其中长 Q-T 综合征 8 例，儿茶酚胺性多形性室速 8 例，致心律失常性右室心肌病 6 例，早期复极 5 例，冠脉痉挛 4 例，Brugada 综合征 3 例，心肌炎 1 例。

对其中 19 名患者进行了针对性的基因检测，有 9 名（47%）存在致病性基因突变。

因此，有学者认为成人猝死综合征是与长 Q-T 综合征、Brugada 综合征、儿茶酚胺多型性室速有惊人的相似，所以该病是其中一个类型，不是一个独立的疾病。或是特发性室颤的一个亚型。

但有学者认为，在多数散发病例中很少能检测出这些相关的致病基因，有待今后加强进一步研究方能确立。

【发病机制】

进行探索的研究有：① SADS 与心脏自立神经功能状态的相关研究；② SADS 与心肌蛋白的相关性研究；③ SADS 与心脏传统系统病变的相关性研究；④ SADS 与睡眠的相关性研究等。虽然取得了一点成果，但是微乎其微，难以对 SADS 的猝死，做出令人信服的解释。

随着分子遗传学研究进展和广泛应用，用此研究心脏结构正常的心脏性猝死，正成为当今研究的热点之一。在 SADS 死因的众多学说当中，突发性的心律失常受到最为广泛的认同。寻找敏感基因是目前研究的热点，但是文献报道的相关基因却未能在大多数病例中得到确证。成年猝死基因型的复杂性使基因学研究面临着巨大的挑战。致病基因的突变引起一些家族性遗传病，但致病基因的外显率却不高，与临床表现形成复杂的关系。一种基因突变可致多种临床表现。而遗传异质性的存在又使相同的表型可能与多种的遗传缺陷有关。因而，有关基因突变与 SADS 的关系，以及这些突变所引起的细胞功能变化有待进一步的研究、发现和诠释。从基因多态性的角度去研究 SADS 有广阔的空间，这将有助于 SADS 的诊断和预防。

【临床表现】

（1）均发生在发育良好，既往身体健康的青壮年。据成建定等在广东青壮年猝死的流行病学调查研究表明，772 例病例的年龄范围为 15～52 岁，80.56% 病例集中在 21～40 岁，见图 10-2-11A。

（2）SADS 虽可全年发病，其中 4、5 月异常高发，而且 SADS 发生的月份分布与急诊发热病例的月份相类似，相关分析表明，两者的月份分布呈正相关（$r=0.785$，$P<0.05$），见图 10-2-11B。

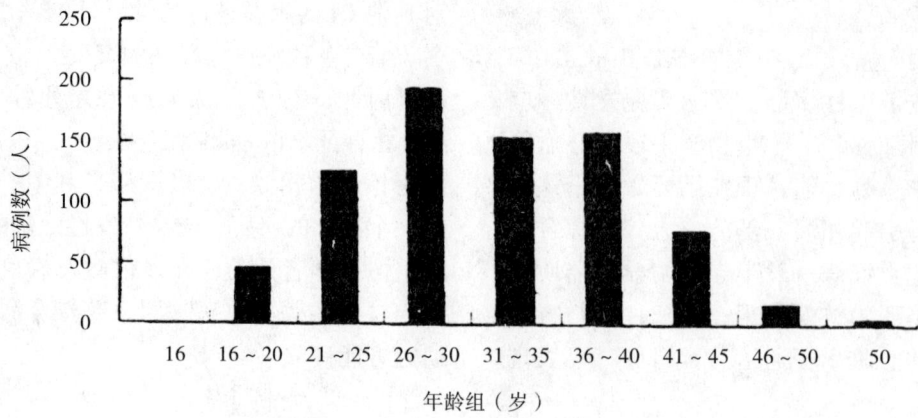

图 10-2-11A 772 例 SADS 病例的年龄分布情况
[引自成建定等. 流行病学调查]

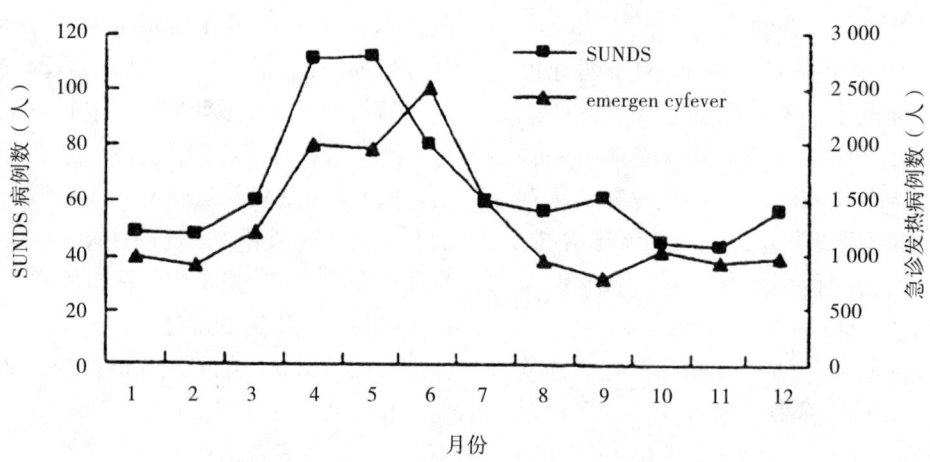

图 10-2-11B SADS 急诊发热病例的月份分布
[引自成建定等的流行病学调查]

(3) 发病性别与时间，SADS 男多于女，为 (11~13):1，多死于睡眠中，以凌晨 2~4 时较多，个别死亡发生在午睡中。

(4) 文化程度与职业，据相关研究发现，SADS 的死者，普遍为学历较低，文化素质偏差，死亡多为生产第一线体力劳动者。

(5) 死亡状况，发病突然，进展迅速，常在睡眠中发生呻吟、梦呓、打鼾、惊叫、呼吸困难、口吐白沫、四肢抽搐等症状，有些清晨发现已死在床上；少数人上述症状可反复发作。总之以猝死为首发症状。

(6) 尸检不能发现致死原因，心脏无病理改变，亦无中毒或机械死亡证据。

Corrado 等对意大利威尼托地区自 1979 年到 1998 年 273 例连续的年轻人 (35 岁) 猝死病例进行了尸检，结果发现 16 例 (6%) 没有心脏结构性病变，其发生猝死的原因不明。Wisten 等报道了从 1992 年到 1999 年瑞典 181 例年轻人 (15~35 岁) 猝死病例的研究结果，所有资料来源于瑞典全国性的法医数据库，结果显示 21.0% 的猝死病例没有心脏结构性异常，找不到导致其猝死的确切病因。

Virmani 等指出"表面正常"的心脏在猝死病例中所占的比例随年龄增长逐渐下降，14~20 岁年龄组中 30%，21~30 岁年龄组中 21%，31~40 岁年龄组中 9%。而 Fabre 等对 1994 年到 2003 年 453 例猝死病例 (15~81 岁) 的验尸资料进行了分析，结果发现 59.3% 的心脏结构正常，而且在≤35岁和＞35岁两个年龄组心脏结构正常者所占的比例基本相等。

【诊断与鉴别诊断】

(一) 诊断

本病特征是平素健康青年男性在睡眠中猝死，有好发地理地区分布特点即东南区地区人群、好发的季节及时间，临床和尸检未有心脏的结构异常改变，又可除外中毒或机构性死亡，诊断可资成立。

(二) 鉴别诊断

诊断成人猝死综合征首先要排除以下情况：

(1) 冠心病　冠心病是老年人猝死的最常见原因。由于重视不足或受医疗条件限制，很多冠心病未得到及时的诊断治疗，这部分患者可突发急性大面积心肌梗死或者致死性心律失常。冠心病的诊断并不困难，死后通过尸检也可明确。

(2) 其他心脏大血管器质性疾病　包括肥厚型心肌病、扩张型心肌病、致心律失常性右室心肌病、心肌炎、马方综合征以及主动脉夹层等，生前通过仔细的病史体检并结合超声心动图、CT或磁共振检查能够诊断，猝死者通过尸检也可明确。

(3) 脑血管疾病　脑出血病患者绝大多数有血管病的基础，高血压、糖尿病和动脉粥样硬化等是常见病因。在情绪激动、烟、酒等不良刺激下常可引起血压急剧升高，以致血管破裂出血，如果出血量大可引起脑疝压迫生命中枢迅速致死。通过病史、体征并结合CT或磁共振等影像学手段容易明确，对已经死亡者进行尸检也不难查出死因。

(4) 肺栓塞　近年来肺栓塞的发病率越来越高，在老年猝死的病因中占有重要的地位。由于老年人大多存在血液高凝状态，相当一部分患者有下肢静脉曲张、静脉炎或血栓形成。肺动脉较大分支的栓塞可引起猝死，尸检能够明确。

(5) 消化道疾病　出血坏死性胰腺炎严重凶险，其导致猝死较多，而上消化道出血也可引起猝死，夜间突发出血引起休克或呕吐物阻塞咽喉，引起窒息是上消化道出血导致猝死的主要原因。消化道疾病通常有明确的病史，对猝死者的尸检也不难查明死因。

(6) 低血糖　糖尿病患者夜间因严重低血糖导致猝死的也较多见，其原因在于部分糖尿病患者治疗不正规，或是使用降糖药后未能及时进餐，这些患者血糖水平波动大，夜间常发生低血糖。由于夜间熟睡时交感神经张力低，如果同时应用β受体阻滞剂更容易掩盖心慌、饥饿、出汗等典型低血糖症状，患者不易觉醒而出现猝死。

【亲属筛查与猝死防治】

由于相当一部分成人猝死综合征病例存在可以识别的潜在疾病，尤其是遗传性的心脏离子通道疾病，因此有必要对成人猝死综合征病例的亲属特别是直系亲属进行包括临床评估和基因检测的系统筛查。

Behr等对32例成人猝死综合征的109名一级亲属进行检查，结果发现32个家庭中有7个(22%)存在遗传性心脏疾病，其中4个家庭为长Q-T综合征。Krahn等最近报道的研究中对9名存在致病性基因突变的心脏骤停幸存者的64名亲属进行了基因筛查，发现有15人(24%)受累。

对那些明确发现患有遗传性心律失常的患者，应该按照相应疾病的治疗原则采取相应的防治措施，如经济条件允许建议植入ICD。一旦出现猝死，及时的除颤和心肺复苏常可挽救患者的生命。

【实例】

患者男性，29岁，江苏淮安人。1998年4月20日转入本院。平素健康，白天活动自如、无任何症状。4年内出现凌晨(1~2时)睡梦中尖叫、抽搐反复发作共19次，每次持续2~3 min，发作前无先兆症状，发作时伴呼吸抑制或尿失禁。因白天检查无异常发现，而被诊断为癫痫，长期服用卡马西平治疗。曾于3月30日在住院连续监护期间凌晨2时许心电图先记录到偶发室性早搏，继之突发多形性室性心动过速(简称室速)/室颤，而出现抽搐，呼吸停止，经抢救后恢复窦性心律。转入本院后多次进行连续动态心电图记录与超声心动图、平板运动试验及^{99m}Tc-RBC心血池显像检查，均未发现心脏有任何异常，Q-T间期亦始终正常，仅晚电位2次呈阳性。患者拒绝创伤性检查。其双亲健在，5位兄妹进行详细检查未发现异常亦无同样症状。患者否认应用违禁药，亦无酗酒史。入院后服用索他洛尔（120 mg/d）期间，4月26日凌晨1时在惊叫后心脏骤停，证实为室颤，电除颤后又发作3次，乃给予临时心室起搏并口服胺碘酮治疗。4月28日以S1S2刺激心室，即刻诱发室颤（图10-2-11C），用ICD电能24 J除颤成功后，顺利植入ICD装置，并继续服用胺碘酮0.2 g/d治疗。10月5日凌晨1时又复发室颤，前后共13次，均经ICD除颤复律。其后增加胺碘酮剂量后迄今无室颤复发。

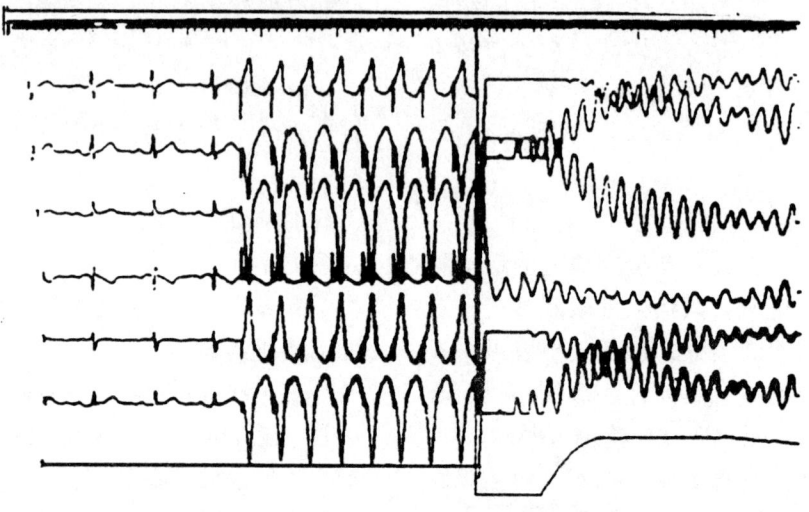

图 10-2-11C　S_1S_2 刺激心室即刻诱发室颤
[引自黄元铸，等. 突发性原因不明夜间猝死综合征]

（华　伟　王　欣　张开滋）

参考文献

1. Wang Q, Curran ME, Splawski I, et al. Positional cloning of a novel potassium channel gene: KVLQT1 mutations cause cardiac arrhythmias. Nat Genet,1996, 12(1):17.
2. Norgett EE, Hatsell SJ, Carvajal-Huerta L, et al. Recessive mutation in desmoplakin disrupts desmoplakin-intermediate filament interactions and causes dilated cardiomyopathy, woolly hair and keratoderma. Hum Mol Genet, 2000,9(18):2761-2766.
3. Pautaharju PM, ZM. Linearly scaled rate invariant normal limits for Q-T interval eight decades of incorrect application of power functions.J Cardiovase Electrophysio, 2002,13:1211-1218.
4. Hughes SE, McKenna WJ. New insights into the pathology of inherited cardiomyopathy. Heart, 2005,91(2):257-264.
5. Strohmer B, Schernthaner C, Pichler M. Multiple appropriate and spurious defibrillator shocks in a patient with right ventricular cardiomyopathy. Int J Cardiol, 2005, 102(2):363-366.
6. Grunnet M, Behr ER, Calloe K, et al. Functional assessment of compound mutations in the KCNQ1 and KCNH2 genes associated with long QT syndrome. Heart Rhythm, 2005,2:1238-1249.
7. Priori SG, Pandit SV, Rivolta I, et al. A nove form of short QT syndrome(SQT3) is caused by a mutation in the KCNJ 2 gene. Circ Res, 2005,96(7):800-807.
8. Cordeiro. JM, Brugada R,Wu YS, et al. Modulation of I(kr)inactivationmutation N588k in KCNH2: a link toarrhythmogenesis in short QT syndrome. Cardiovasc Res, 2005,67(3):498-509.
9. Cardiomyopathy. Journal of the American College of Cardiology, 2005, 45(7): 969-981.
10. HERG K^+ channel involved in variant 1 short QT syndrome. J Mol cell Cardiol, 2006,41(3):563-566.
11. Satomi K, Kurita T, Suyama K, et al. Catheter ablation of stable and unstable ventricular tachycardias in patients with arrhythmogenic right ventricular dysplasia. J

Cardiovasc Electrophysiol, 2006,17(5):469-476.
12. Folino AF, Bauce B, Frigo G, et al. Long-term follow-up of the signal-averaged ECG in arrhythmogenic right ventricular cardiomyopathy: correlation with arrhythmic events and echocardiographic findings. Europace, 2006, 8(6):423-429.
13. Ho CY, Seidman CE. A contemporary approach to hypertrophic cardiomyopathy. Circulation, 2006,113(24): e858-e862.
14. Moreira FC, Miglioransa MH, Mautone MP, et al. Noncompaction of the left ventricle: a new cardiomyopathy is presented to the clinician. Sao Paulo Med J, 2006,124(1): 31-35.
15. Otterspoor LC, Reichert CL, Cramer MJ, et al. Arrhythmogenic right ventricular cardiomyopathy: asymptomatic to life threatening as illustrated by the cases of two sisters. Neth Heart J, 2007,15(10):348-353.
16. Sen-Chowdhry S, Lowe MD, Sporton SC, et al. Arrhythmogenic right ventricular cardiomyopathy: clinical presentation, diagnosis, and management. Am J Med, 2007,117(9):685-695.
17. Yao Y, Zhang S, He DS, et al. Radiofrequency ablation of the ventricular tachycardia with arrhythmogenic right ventricular cardiomyopathy using non-contact mapping. Pacing Clin Electrophysiol, 2007,30(4):526-533.
18. Murphy RT, Starling RC. Genetics and cardiomyopathy: where are we now? Cleve Clin J Med, 2007,72(6):465-483.
19. Hoedemaekers YM, Caliskan K, Majoor-Krakauer D, et al. Cardiac beta-myosin heavy chain defects in two families with non-compaction cardiomyopathy: Linking non-compaction to hypertrophic, restrictive and dilated cardiomyopathies. Eur Heart J, 2007, 28(22):2732-2737.
20. Lehnart SE, Ackerman MJ, Benson DW, et al. Inherited arrhythmias. A National Heart, Lung, and Blood Institute and Office of Rare Diseases Workshop Consensus Report About the Diagnosis, Phenotyping, Molecular Mechanisms, and Therapeutic Approaches for Primary Cardiomyopathies of Gene Mutations Affecting Ion Channel Function. Circulation, 2007,116:2325-2345.
21. Schimpf R, Veltmann C, Giustetto C, et al.in vivo effects of mutant HERG K+ channel inhibiton by disopyramide in patients with a short QT-1 syndrome: A pilot study. J Cardiovasc Electrophysiol, 2007,18(11):1157-1160.
22. Antzelevitch C, Pollevick GD, Cordeiro JM, et al. Loss-of-function mutations in the cardiac calcium channel underlie a new clinical entity characterized by ST-segment elevation, short QT intervals, and sudden cardiac death. Circulation, 2007,115(4):442-449.
23. Kärkkäinen S, Peuhkurinen K. Genetics of dilated cardiomyopathy. Ann Med, 2007,39(2):91-107.
24. Castellano G, Affuso F, Di Conza P, et al. Myocarditis and dilated cardiomyopathy: possible connections and treatments. J Cardiovasc Med (Hagerstown), 2008,9(7): 666-671.
25. Dellefave L, McNally EM. Sarcomere mutations in cardiomyopathy, noncompaction, and the developing heart. Circulation, 2008,117(22):2847-2849.
26. Colombo MG, Botto N, Vittorini S, et al. Clinical utility of genetic tests for inherited hypertrophic and dilated cardiomyopathies. Cardiovasc Ultrasound, 2008,6:62.
27. Morimoto S. Sarcomeric proteins and inherited cardiomyopathies. Cardiovasc Res, 2008,77(4):659-666.
28. Fifer MA, Vlahakes GJ. Management of symptoms in hypertrophic cardiomyopathy. Circulation, 2008,117(3): 429-439.
29. Newman DB, Quin EM, Winscott JG, et al. Hypertrophic cardiomyopathy. J Miss State Med Assoc, 2008,49(11): 330-334.
30. Monteiro S, Costa S, Monteiro P, et al. Hypertrophic cardiomyopathy-state of the art in 2007. Rev Port Cardiol, 2008,27(5):625-637.
31. Alcalai R, Seidman JG, Seidman CE. Genetic basis of hypertrophic cardiomyopathy: from bench to the clinics. J Cardiovasc Electrophysiol, 2008,19(1):104-110.
32. Fichet J, Genee O, Pierre B, et al. Fatal QT interval.Am J Emerg Med, 2008,26(6):739.e5-6.
33. Lappé JM, Pelfrey CM, Tang WH. Recent insights into the role of autoimmunity in idiopathic dilated cardiomyopathy. J Card Fail, 2008,14(6):521-530.
34. Finsterer J. Cardiogenetics, neurogenetics, and pathogenetics of left ventricular hypertrabeculation/ noncompaction. Pediatr Cardiol, 2009,30(5):659-681.
35. van der Zwaag PA, Jongbloed JD, van den Berg MP, et al. A genetic variants database for arrhythmogenic right ventricular dysplasia/cardiomyopathy. Hum Mutat, 2009,30(9):1278-1283.
36. Garcia FC, Bazan V, Zado ES, et al. Epicardial Substrate and Outcome With Epicardial Ablation of Ventricular Tachycardia in Arrhythmogenic Right Ventricular Cardiomyopathy/ Dysplasia. Circulation, 2009,120(5): 366-375.
37. Marian AJ. Contemporary treatment of hypertrophic cardiomyopathy. Tex Heart Inst J, 2009,36(3):194-204.
38. Nishio H, Kuwahara M, Tsubone H, et al. Identification of an ethnic-specific variant (V207M) of the KCNQ1 cardiac potassium channel gene in sudden unexplained death and

implications from a knock-in mouse model. Int J Legal Med, 2009,123(3):253-257.
39. Krahn AD, Healey JS, Chauhan V, et al. Systematic Assessment of Patients With Unexplained Cardiac Arrest. Cardiac Arrest Survivors With Preserved Ejection Fraction Registry (CASPER). Circulation, 2009,120(4):278-285.
40. 傅勇,贾志梅,彭永文,等. Q-T间期极短型尖端扭转室速的发病机制探讨——附1例报道. 中国医科大学学报,1994,23:451-452.
41. 田中惠子,汤浅能彦. 线粒体脑肌病——Kearns-Sayre症候群. 临床神经病学杂志,1995,8(3):147-148.
42. 黄元铸,曹克将,廖铭扬. 突发性原因不明夜间猝死综合征一例. 中国心脏起搏与心电生理杂志,1998,12(4):325-326.
43. 张开滋. 遗传性Q-T间期延长综合征. 美国中华心血管病杂志,1999,1(1):71-72.
44. 靳彦,李岐爱. 低钾型遗传性Q-T间期延长综合征一家系4例. 临床心血管病杂志,2000,16(12):539-540.
45. 陈竺. 医学遗传学. 北京:人民卫生出版社,2001,153-158.
46. 张开滋. 遗传性病态窦房结综合征. 见:郭继鸿,张萍主编. 动态心电图学. 北京:人民卫生出版社,2003,587-588.
47. 王朝霞,袁云,高枫,等. 慢性进行性眼外肌瘫痪和Kearns-Sayre综合征的线粒体DNA突变分析. 中华医学遗传学杂志,2003,20(4):273-278.
48. 洪江. 短Q-T综合征的心电图表现. 临床心电学杂志,2003,12(4):277-278.
49. 洪江,郭继鸿. 短QT综合征. 中华心律失常学杂志,2004,8(3):185-188.
50. 罗玉兰,周从义. 204例短Q-T间期心电图分析. 实用心电学杂志,2004,13:243-244.
51. 郑智,李树生. 猝死防治学. 北京:中国医药科技出版社,2004,92-191.
52. 薛莉,刘晓方. 我国心脏致密化不全的临床文献分析. 临床心血管病杂志,2004,20(2):136.
53. 郭成军,张英川,方冬平,等. 导管消融治疗短综合征多频率室性心动过速和心室颤动一例. 中华心血管病杂志,2005,33:90-91.
54. 郭成军. 短Q-T间期与短Q-T综合征. 中华心律失常学病杂志,2005,9(5):364-367.
55. 刘晶发. 短Q-T间期综合征. 青海医药杂志,2005,35(10):62-64.
56. 高志胜,马春梅,李红梅. Brugada综合征研究进展. 心血管病学进展,2005,26(2):152-155.
57. 单其俊. Brugada综合征. 中国心脏起搏与心电生理杂志,2005,19(4):246-253.
58. 陈竺. 医学遗传学(八年制高校教材). 北京:人民卫生出版社,2005,180-184.
59. 卢永昕. 从心肌病的新观念看分子心脏病时代的来临——2006年心肌病定义和分类的专家共识简介. 临床心血管病杂志,2006,22(7):385-387.
60. 洪葵. 遗传性室性心律失常. 临床心电学杂志,2006,15(4):243-250.
61. 赵东晖,等. 短Q-T间期的心电图诊断标准探讨. 心肺血管病杂志,2006,25(2):80-82.
62. 赵东晖,张英川,郭成军. 短QT间期的心电图诊断标准探讨. 心肺血管病杂志,2006,25(2):80-82.
63. 王晓波,罗平. 短Q-T综合征发病机制的研究近况. 医学综述,2007,13(5):387-389.
64. 杜忠东. 心肌病分子水平的定义和分类——2006年美国心脏学会心肌病定义和分类专家建议. 实用儿科临床杂志,2007,22(13):1034-1036.
65. 王立军. 心肌病的定义和分类. 国际内科学杂志,2007,34(12):712-715.
66. 郭航远. 新编心肌病学. 杭州:浙江大学出版社,2007,1-32,701-702.
67. 徐磊. 致心律失常性右室心肌病致病基因及机制研究进展. 中国分子心脏病学杂志,2007,7(5):314-316.
68. 宋伟波,曾和松. 心肌致密化不全研究进展. 心血管病学进展,2007,28(3):432-435.
69. 贾建平. 神经病学. 北京:人民卫生出版社,2008,378-382.
70. 张玉,李建萍,苗玲. Kearns-Sayre综合征的临床表现、诊断与治疗. 临床神经病学杂志,2008,21(5):392-394.
71. 蔡运昌,张陈匀. 左室致密化不全的研究进展. 贵州医药,2008,32(4):463-763.
72. 何晓静,赵建农. 致心律失常性右室心肌病的MRI诊断价值. 第三军医大学学报,2008,30(20):1090-3091.
73. 张羽中,张建义. 致心律失常性右室发育不良/右室心肌病的诊断及研究进展. 心血管病学进展,2008,17(5):891-894.
74. 刘尚武,王晓黄,2例扩张型心肌病心电图表现. 临床心电学杂志,2008,17(2):128-129.
75. 李翠兰,胡大一,仇晓亮. 遗传性心律失常性心肌病:2007研究与专家共识. 心血管病学进展,2008.
76. 许原. 心肌病心电图2008. 临床心电学杂志,2008,17(4):249-253.
77. 华伟,张澍. 充血性心力衰竭的非药物治疗. 北京:人民卫生出版社,2008,1-303.
78. 鲁端. 短Q-T间期与继发性短Q-T综合征. 心电学杂志,2008,27(2):181-185.
79. 李海宴,郭成军,任学军,等. 短QT综合征的诊断与治疗. 中华心律失常学杂志,2008,12(5):335-338.
80. 洪葵. 遗传学检测对Brugada综合征的辅助诊断价值. 临床心电学杂志,2008,17(6):450-451.

81. 薛新华，张惠芹. 青壮年猝死综合征的研究现状. 刑事技术，2008,3:35-37.
82. 郑一诚，周俊宜. 青壮年猝死综合征的研究状况. 中山大学学报，2008,29(4):156-162.
83. 郭继鸿，胡大一. 中国心律失常学2009. 北京：人民卫生出版社，2009,552-547.
84. 肖传实，张开滋，刘权章，等. 临床心血管综合征学. 北京：科学技术文献出版社，2009,452-500.
85. 刘文玲，胡大一. 致心律失常性右室心肌病研究的最新进展——欧洲心律失常学会2009年会报道. 中国心脏起搏与心电生理杂志，2009,23(3):202-203.
86. 邢福泰，张开滋，杨波，等. 心电学综合征. 北京：科学技术文献出版社，2009,51-166.
87. 张萍. 遗传性心律失常心电图精要. 临床心电学杂志，2009,321-331.
88. 赵易. 病态窦房结综合征. 心电学杂志，2009,8(4):265-288.
89. 牛琦，黄元铸，侯熙德，等. 以心脏症状为主要表现的线粒体病二例. 中华心血管病杂志，2009,37(10):939.
90. 成建定，利焕祥，李杰，等. 中国人群青壮年猝死综合征的流行现状. 国际内科杂志，2009,35(3):125-158.
91. 浦介麟，张开滋，李翠兰，等. 遗传性心律失常. 北京：人民卫生出版社，2010,97-210.
92. 洪蔡，熊琴海. Brugada综合征——临床和分子生物学研究进展. 心血管病学进展，2010,31(1):13-16.

附　录

人类基因组计划（HGP）是生物医学领域的阿波罗登月计划，随着这本生命天书的破译，必将使21世纪的医学发生革命性变化，会促进我国新医学模式的诞生。

中国医学科学院院长、全国高校8年制临床医学专业卫生部规划教材编委会主任委员刘德培院士，卫生部长《医学遗传学》主编陈竺院士明确写到："由于遗传因素在疾病诊断和治疗中的重要性，所有的医生都需要熟悉遗传学原理和遗传学检测，才能正确地诊断、治疗疾病以及为病人提供建议。医学遗传学，曾经作为专家领域，现在很快变成了初级医生的必修课"。

由于《临床心血管遗传病学》涉及医学遗传学内容很多，为普及和提高广大医务人员的遗传学知识，也为能更好地领会本书内容，笔者结合自己的经验并参阅了大量参考资料，整理和编辑了《医学遗传学名词选释》、《MIM、OMIM释义与功用》、《人类基因组计划解读》、《心血管遗传病的皮纹学表现》供其参用。

一、医学遗传学名词选释

一画

一卵双生　又称同卵双生（monozygotic twins）或"单卵双生"。同一个受精卵在胚胎发育早期，卵裂球（blostomer）分割为两团细胞，而发育成的双生子。

二画

二价体（bivalent）　第一次减数分裂时，由同源染色体联会（autosyndesis）成对，每一对含有两条同源染色体所形成的复合体。

二倍体（diploid）　指具有两套染色体组的细胞或个体，以2n表示。

二联体（byad）　细胞分裂时，每条复制后的染色体，由着丝粒连接在一起的两条姐妹染色单体（sister chromatid），即称二联体。

二卵双生（dizygotic twin）　又称"异卵双生"。由两个受精卵发育而成的双生子。

人类基因组（genome）　是由人类单倍体的所有DNA构成，包括核基因组和线粒体基因组，它主要是由外显子、内含子和侧翼序列组成。

人类基因组计划（human genome project, HGP）　1990年美国国会批准15年（1991—2005）拨款30亿美元用于该计划，通过三步曲，即连锁图（遗传图）、物理图和基因组测序揭示人类基因组DNA30亿碱基对的全序列。HGP是生物医学领域的阿波罗登月计划，它给21世纪的生物医学科学带来一场遗传学革命。由于HGP意义重大而影响深远，引起各国政府高度重视，纷纷投入大量资金推进HGP研究，使其研究进展一再超前。2000年6月26日美国总统克林顿和英国首相布莱尔宣布人类基因组序列草图诞生。2001年2月15日美、英、日、法、德、中6国科学家组成的国际人类基因组测序联合体和美国Celara公司发表了根据人类基因组94%序列草图做出的初步分析。2004年10月21日，《Nature》杂志公布了6国国际人类基因组测序联合体完成序列，该序列覆盖了99%的常染色质区域，准确率高达99.999%。

三画

三体（trisomy） 二倍体细胞中，某对染色体增加了一条染色体的细胞或个体，以2n+1表示，如21三体。

三倍体（triploid） 具有三个染色体组的细胞或个体。如69，xxx；69，xxy个体。

子一代（first fliial generation，F_1） 又称杂种一代。由亲本杂交产生的第一代杂种。

四画

无效等位基因（amorph） 因突变而完全失去活性的突变基因。

无着丝粒染色体（acentric chromosome） 因染色体断裂而致的不含着丝粒的染色体片段，这种片段在细胞分裂中将丢失。

无义突变（nonsense mutation） 是指碱基替换后，使一个编码氨基酸的密码子突变为不能编码任何氨基酸的一个终止密码子（UAG，UAA，UGA），造成多肽链合成的提前终止，肽链长度缩短，成为无活性的多肽片段。

不分离（nondisjunction） 在细胞分裂后期，特别在一次减数分裂后期，同源染色体对不能分开，所以进入同一个子细胞，致使一个子细胞多一条，而另一个子细胞少一条染色体，即一个是2n+1，另一个是2n-1。

不完全显性（incomplete dominance） 又称中间型显性或半显性，其指杂合子（Dd）的表型介于纯合子显性（DD）性状与纯合子隐性（dd）性状之间。即杂合子性状可以表现出来，但临床表现较纯合子显性为轻。

不规则显性遗传（irregular dominance） 杂合子显性基因可以由于某种原因而不表现出相应的性状。这在系谱中可出现隔代遗传现象。

中期（metaphase） 是细胞分裂中的一个时期，此时染色体充分凝聚、缩短，核膜破裂，染色体排列在细胞的中央赤道板上。

中央着丝粒染色体（metacentric chromosome） 着丝粒位于染色体的中央位置，即其长、短臂长度相等或接近相等的染色体。

内含子（intron） DNA复制时，初级转录物中无编码意义而被切除的序列。在前体RNA的内含子也常被称作"间插序列"。

反应规范（reaction norm） 基因型对环境反应的幅度，即在一定的环境条件下，特定的基因型所产生的表型的变动范围。

反效等位基因（antimorph） 作用和野生型等位基因相对抗的突变基因。

分离（segregation） 指减数分裂（meiosis）时，杂合体中成对的等位基因保持独立，在形成配子时两者相互分开，随机进入不同的配子的遗传现象。

分子病（molecular disease） 指由蛋白质或酶缺陷所引起的代谢性异常疾病。

从性遗传（sex-influenced inheritance） 位于常染色体上、由多基因决定的性状，在男、女性中却有不同表型的遗传现象。

从性性状（sex-influenced characters，sex-conditioned character） 由常染色体上的多基因决定的性状，表现程度与性别有关。

双线期（diplotene stage） 第一次减数分裂前期的一个时期，在粗线期后，同源染色体开始分开。

五画

末期（telophase） 细胞分裂的过程中，子染色体到达细胞的两极开始，至胞质分列形成两个细胞为止的阶段。

正控制（positive control） 调节基因的产物（激活物），能促进结构基因转录作用中代谢调节的一种基因控制方式。

本底辐射（background radiation） 由宇宙射线和自然辐射形成，也可以由人为污染辐射而提高本底辐射，人类有相当一部分的自发突变是在天然辐射源的影响下引起的。从而影响人类的健康和遗传。

电离辐射（ionizing radiation） 某些射线

使被照射物质形成带电的离子对，这种现象称为电离辐射。一般分为两大类：①电磁辐射，包括 X 线、γ 线、紫外线等；②粒子辐射，包括电子、正电子、质子、重氢核、α 粒子、中子等。

外显子（exon） 真核细胞的真核基因中，与成熟 mRNA、rRNA 或 tRNA 分子相对应的 DNA 序列，当编码序列。

外显率（penetrance） 某一显性基因（在杂合状态下）或纯合隐性基因型在特定环境中，某一基因型显示预期表型的个体比率，一般用 % 表示。

半合子（hemizygote） 在男性的一对性染色体（46，XY）中，Y 染色体上缺少与 X 染色体上相应的等位基因，即男性性染色体只有成对基因中的一个成员，故称半合子。

半保留复制（semiconservative replication） 按照 DNA 双螺旋结构的特征，推测 DNA 复制的方式是：以亲代 DNA 的双链中的每一条单链为模板，按碱基配对的原则，各自合成一条互补新链，这样组成的 DNA，其中一条是旧链，另一条是新链，即重新形成的新链中各保留一条原有的 DNA 单链，故称半保留复制。Meselson 等的实验证实了 DNA 的复制是以半保留方式进行的。

母体遗传（母系遗传）（maternal inheritance） 由非染色体遗传因子控制的遗传现象。其特点是由母体将她的线粒体 DNA（mtDNA）遗传给她的所有子女，但只有她的女儿又可将其 mtDNA 传给下一代女子。

主基因（major gene） 在多基因遗传中除微效基因外，存在一些对数量性状能产生明显表型效应的基因。

发病阈值（threshold） 多基因遗传病中，一个个体的易患性高达发病的临界值而发病的最低值。

六画

共线性（colinearity） 细菌顺反子中，突变位点的排列顺序与其翻译产物中氨基酸突变位点的排列顺序相一致。大多数真核基因中由于内含子的存在，使得这一对应关系并不完全一致。

共显性（codominance） 亦称等显性，是指常染色体上一对等位基因之间，没有显性与隐性的区别，因此，在杂合子中不同的等位基因可同时表现出相应表型的现象。由复等位基因决定的性状，更常见到这种共显性现象。

亚中着丝粒染色体（submetacentric chromosome） 着丝粒的位置介于染色体的中部和端部之间，因此有长臂和短臂之分，但有的差别不大明显。

再发风险（recurrence risk） 在一个家庭中，接着出生的孩子中再次出现同一遗传缺陷的几率。

同卵双生（homozygotic twin） 见"一卵双生"。

同配性别（homogametic sex） 带有一对相同的性染色体（如 XX），只能产生一种类型配子（X）的性别。如女性只能产生带有 X 的卵。

同源染色体（homologous chromosome） 指体细胞内的成对染色体，它们具有同样基因位点，形态结构基本相同，其中一条来自父方，一条来自母方，在减数分裂前期能相互配对的染色体。

同义突变（same sense mutation） 是指碱基替换后，一个密码子变成另一个密码子，但是所编码的氨基酸没有改变，这是由于遗传密码的兼并性。

回交（backcross） 子一代杂种个体与双亲之一进行的杂交。

回复突变（reverse mutation, back mutation） 突变基因转变为野生型基因的过程，又称反突变。

先证者（propositas, proband） 在家族中最先被发现具有某一特定性状或疾病的个体。

先天性（congenital） 出生时即存在的表型。先天性性状可以是也可以不是由遗传决定的。

先天性疾病（congenital disease） 所谓先天性疾病是指婴儿出生时即有的症状，大多数是遗传病，但不一定都是遗传病。

自由组合（assortment independent） 在减数分裂过程中，不同对染色体上的基因对之间，可随机组合分配到两个子细胞的现象。

血缘（consanguinty） 同一祖先的后代之间的血统关系，也称近亲。

血缘族（kindred） 具有血缘关系的家庭。

血红蛋白病（hemoglobinopathy） 血红蛋白分子异常所致的一组遗传病。

后期（anaphase） 细胞有丝分裂或减数分裂时，各染色单体离开赤道面，分别向细胞两极移动的时期。

合子（zygote） 受精卵，即指精卵受精形成的二倍体细胞。

肌动球蛋白（actomyosin） 肌纤维的基本收缩成分，由肌动蛋白和肌球蛋白组成。

负控制（negative regulation） 调节基因的产物——阻遏物，结合到操纵基因位置上时，可阻止RNA聚合酶催化转录，从而使目的基因表达量减少的一种调节方式。

杂种（hybrid） 基因型不同的个体杂交所产生的后代。

杂合子（heterozygote） 又称杂合体。在二倍体生物中，一对同源染色体上的某个位点有两个不同的等位基因的个体或细胞。

杂种优势（heterosis, hybrid vigor） 杂交子代在生长、寿命、适应能力和繁殖能力等各方面均优于双亲均值的现象。

多态性（polymorphism） 人群中常见的DNA序列变异。

多体性（polysomy） 二倍体细胞个体中，染色体数目多于二倍体数，即其对同源染色体不是二条，而是三条、四条、五条，多见于性染色体病中，如48，XXXX；49，XXXYY等。

多倍体（polyploid） 有三个或四个染色体组组成的细胞或个体，如69，XXX；69，XXY。

多效性（pleiotropy, pleiotropism） 一个基因可多种遗传性状产生影响的现象。

多因子遗传（multifactional inheritance） 表型性状取决于两个以上微效基因的积累作用，也受环境因子的影响。

多基因遗传（polygenic inheritance） 见"数量遗传"。

多基因病（polygenic disorder） 亦称多因子疾病（factorial disorder）、复杂性疾病（complex disease）。起因于遗传素质和环境因素，包括一些先天性发育异常和一些常见病（冠心病、高血压、先心病等）。多基因病有家族聚集现象，但无单基因病那样明确的家系传递格局，它不是一个突变基因起作用，而是多个微效基因共同起作用。

多着丝粒染色体（aneucentric chromosome） 因染色体畸变而出现的具有二个或多个着丝粒的染色体。

交叉（chiasma pl.chiasmata 复） 在第一次减数分裂的双线期（diplotene），联会复合体（synaptonemal complex）中非姐妹染色单体之间可发生互换，互换的连接点即称交叉。

交换（crossover, crossing over） 同源染色体相对片段（包括基因）之间，遗传物质间的局部互换。

产前诊断（prenatal diagncsis） 又称宫内诊断，通常在怀孕第20周前，应用各种诊断技术对胎儿的形态学、染色体分析、生化、分子生物等检查，以确定胎儿是否患有某种遗传病或先天畸形的诊断。

羊膜腔穿刺术（ammiocentesis） 用注射器经腹壁、子宫而刺入羊膜腔抽取羊水及羊水中的细胞，是目前最常用为产前诊断的技术。

异倍体（heteroploid） 又称非整倍体。指二倍体细胞或个体中，其染色体数目发生增加或减少的情况。

异染色质（heterchromatin） 间期核内的染色质丝处于高度浓缩、着色深的那部分染色质，一般无转录活性，复制延迟。

异配性别（heterogametic sex） 带有一对不同的染色体(X,Y)的个体，可产生不同型配子的性别。如男性（46，XY），可产生带X和带Y的精子。

异源多倍数（allopolyploid） 由不同物种的染色体组杂交形成的多倍体；或由远缘杂交加倍形成的多倍体。

异源嵌合体（chimera） 从不同基因型的合子演变而来的两个或多个不同细胞系构成的一个嵌合型个体。例如XX/XY嵌合体等。也指源自不同物种的DNA序列重组的DNA分子。

有丝分裂（mitosis） 是体细胞分裂的基本方式，是一个细胞分裂产生两个在遗传上与亲代完全相同的细胞的过程。在分裂过程中涉及（DNA）浓缩成可见的染色体和出现纺锤体的细胞分裂类型。

次缢痕（secondary contriction） 指某些染色体（如人的第1、9、16染色体）的长、短臂上可见的着色浅且变狭、变细的部位。

七画

克隆（clone） ①又称"天性繁殖系"，遗传组成完全相同的分子、细胞或个体及其组成的一个群体；②利用体外重组技术将其特定的基因或DNA序列插入体分子的操作过程。

克隆技术（clonal technique） 利用体外DNA重组技术，将某一特定的基因或DNA序列插入质粒载体，然后在细菌菌株中复制出该基因或DNA序列的一种技术。

抗突变基因（antimutator） 可抑制其他基因发生突变或降低其突变频率的基因。

抗变剂（antimutagen） 细菌体上可以抑制基因突变的抑制剂，使自发突变率或诱发突变率降低的一类化合物（一般为嘌呤衍生物）。

抗癌基因（antioncogene） 在肿瘤发生过程中，抑制细胞增殖、拮抗癌基因作用的一类基因。

连锁（linkage） 位于同一染色体上的两个或更多的非等位基因一起遗传的现象。

连锁图（linkage map） 表示某种生物染色体上已知基因的相对位置和相对距离的线性图。

连锁群（linkage group） 表示某种生物染色体上已知基因的相对位置和相对距离的基因群图样。

连锁分析（linkage analysis） 研究某一基因与其他基因连锁关系的方法。

位点（site） 基因组内具有一定功能的每个基因在染色体所占据的特定位置，又称基因座。

近交（inbreeding） 有血缘关系的个体间的交配。

近交系数（coefficient of inbreeding） 一个个体从同一祖先接受同一对等位基因的概率，或者该个体在同一位点上是纯合的比例，为度量个体的近交程度的参数。

近亲系数（coefficient of relationship）(r) 两个人从共同祖先接受某一基因的概率，或其所有基因都是从共同祖先遗传来的比例，如一卵双生的近亲系数为1，一级表兄妹的为1/8。

近端着丝粒染色体（acrocentric chromosome） 着丝粒位于末端附近部位的染色体。

条件显性（conditional dominance） 指一等位基因能否表现取决于环境条件的作用。

系谱（pedigree） 描述一个家族各世代成员的数目、亲缘关系、特定基因和遗传标记（性状、疾病）等，在该家族内的传递、表达和分布的示意图，又称"家谱"。

系谱分析（pedigree analysis） 是从先证者入手，追溯调查其所有家庭成员（直系亲属和旁系亲属）的表型，以推断某一性状或疾病在该家系中的遗传方式。

间期（interphase） 指从前一次有丝分裂结束至下一次有丝分裂开始间的时期，分与G_1期、S期和G_2期，在S期时DNA分子复制活跃。

启动区（启动子）（promotor） DNA分子上决定RNA聚合酶转录起始位点的DNA序列，它能与RNA多聚酶相结合而使转录开始的区段。

纯合子（homozygote） 又称纯合体。二倍体生物中，一对同源染色体特定基因座上有两个相同的等位基因，如DD或dd的个体或细胞。

医学遗传学（medical genetics） 主要研究人类病理性状遗传规律及其物质基础，是临床医学与遗传学相互渗透的一门边缘科学，是人类遗传学的一个组成部分。它揭示了人类纷繁的变异库，为人类遗传学提供了丰富的素材。其任务在于揭示各种遗传性疾病的遗传规律、发病机制、诊断和防治措施。

初级缢痕（primary contriction） 又称主缢痕，指染色体的着丝粒处凹陷缩窄区域，以此为界线将染色体分成长臂、短臂两部分。

拟表型（phenocopy） 亦称表型模拟。由于环境因素的作用，使一个的表型恰好与某一基因所产生的表型相同或相似的现象。

延迟显性（delayed dominance） 杂合子在生命的早期，其显性致病基因尚未表达或虽表达但尚不足以引起明显的临床表现，只在达到一定的年龄后才表达出疾病的一种遗传方式。

附加体（episome） 又称为游离基因，如大肠杆菌体内的无害噬菌体和性因子。其作用：①在菌体染色体外独立存在，独立复制；②附在细菌的染色体上，复制过程与宿主的染色体复制融合在一起。

八画

环状染色体（ring chromosome） 染色体两端缺失，含有着丝粒的片段两端发生重接，相接成环状的一种畸变的染色体。

表型（phenotype） 指环境条件与基因型相互作用，而使该个体呈现出的性状或特征。

表现度（expressivity） 具有相同基因型的个体间基因表达的变化程度。

附 录

表观遗传学（epigenetics） 是研究不涉及 DNA 序列改变的基因表达和调控的可遗传的变化，或者说是研究从基因演绎为表型的过程和机制的一门新兴的遗传学分支。

表型延迟现象（phenotypic lag） 新获得的遗传性状延迟表现出来的现象。将诱变剂加到细菌菌落中后，常在几代之后才有突变表现出现。

转化（transformation） 一个细菌品系吸收了从另一细菌品系人工分离获得的DNA，因而发生遗传性状改变的现象。

转导（transduction） 通过噬菌体感染将DNA转入宿主细胞并产生新性状的过程。

转录（trancription） 是指以 DNA 双链中的一条链为模板，ATP、CTP、UTP 作为原料，在 RNA 聚合酶催化下，按碱基互补方式拷贝成 RNA 单链的遗传信息过程。

转座子（transposon） 转座因子中的一种类型，能在质粒与质粒间或质粒与染色体之间转移位置的小段 DNA，包括插入顺序和某些基因。

转座因子（transposable element） 指某些基因不断改变其位点，从基因组内的一个碱基顺序插入另一个碱基顺序，或在不同种细胞之间往来转移的 DNA 片段。

非整倍体（aneuploid） 细胞中的染色体数目不是整倍数，如某对染色体增加一条或减少一条。如 47, XXY; 45, X。

易位（translocation） 泛指染色体片段位置上的改变，包括一条染色体某个片段位置的改变和不同染色体之间某个片段的转移（一个染色体片段移到另一条染色体上，以及 2~3 条染色体的几个片段的相互易位）。

易感性（susceptibility） 在多基因疾病中，由多基因基础所决定一个个体发生某种多基因病风险的高低，即称易感性。

味盲（taste blindness） 对苯硫脲（PTC）不能尝出其苦味的个体。

乳糖操纵子（lac operon） 由乳糖操纵基因和三个结构基因所组成的一个功能单位，控制一群连锁基因功能，如操纵大肠杆菌乳糖代谢中的透酸酶和 β 半乳糖苷酶的合成，这类操纵子只能调节同一 DNA 链上邻近几个基因的转录作用。

变异（variation） 泛指亲代与子代间或生物群体内不同个体之间基因型或表型的种种差异，包括形态的、生理生化的，以及行为、习性等各方面的不同。

变异体（variant） 出现了某种变异性状的个体，亦称变型。

单体型（monosomy） 二倍体细胞或个体中，其对染色体少了一条（2n-1），如 Turner 综合征患者的核型。

单倍体（haploid） 在每对染色体中，正常配子只含其中一条。配子中的染色体数作为染色体体基数，称为单倍数。具有单倍染色体的细胞或个体，称为单倍体。人类单倍体的染色体数量是 n=23。

单基因病（single-gene disorder） 受一对主基因影响而发生的疾病。起因于突变基因。在一对同源染色体上，可能其中一条带有突变基因；也可能两条染色体对应点都是突变基因。单基因病的遗传符合孟德尔遗传规律，故也称孟德尔遗传的疾病。

性状（character） 是指生物体发育过程中，基因与环境相互作用下形成并表现出来的形态和功能特征。

性连锁（sex-linkage） 位于性染色体的基因所表现的性状与遗传现象。

性染色体（sex chromosome） 与性别决定有关的一对染色体，如人类的 X 染色体和 Y 染色体。

性染色质（sex chromatin） 是在间期细胞核性中性染色体的异染色质部分显示出来的一种结构，分为 X 染色质和 Y 染色质两种。

性控性状（sex-controlled characters） 见"从性遗传"。

性连锁遗传（sex-linked inheritance） 又称伴性遗传；是相对于常染色体遗传而言的一类由位于性染色体（X 或 Y）上的基因所决定的性状、与性别相连系的遗传现象。包括 X 连锁遗传（X-linked inheritance）和 Y 连锁遗传（Y-linked inheritance）。

限性遗传（sex-limited inheritance） 某一特定表型只限于在一种性别（男性或女性）中表现的遗传现象。

限雄遗传（holandric inheritance） 又称 Y 连锁遗传；位于 Y 染色体上基因的遗传方式，只能由男性传给儿子而不传给女儿。

线粒体基因病（mitochondrial genetic disorder) 一些基因位于细胞质的线粒体中，这些线粒基因突变可致线粒体基因病，并随同线粒体传递，呈细胞质遗传，其遗传方式呈母系遗传。

细线期（leptotene stage） 第一次减数分裂前期的第一阶段。此时每一染色质浓缩、螺旋化而呈细线的时期。

细胞质遗传（cytoplasmic inheritance） 细胞中某些器官含有 DNA 并能自我复制。例如细菌的质粒、植物的叶绿体、动物（包括人类）和植物的线粒体等，这些细胞核以外的遗传物质所决定的遗传现象即称细胞质遗传。

细胞学图（cytological map） 见"染色体图"。

终变期（diakinesis） 第一次减数分裂前期的最后阶段。即双线期后，染色体经高度螺旋化、浓缩（称浓缩期）变得更粗、更短，此后，减数分裂进入中期Ⅰ。

孟德尔式群体（Mendelian population） 属于同一基因库、能互相交配的可用孟德尔定律进行分析的群体。

侧翼序列（flanking sequence） 是结构基因的 5′ 和 3′ 端两侧都有一段不转录的核苷酸序列。在 5′ 端含有启动子、增强子等，在 3′ 端含有终止子和多聚腺苷酸信号等。这些 DNA 序列都是与基因转录有关的重要作用元件。它们自身不被转录和翻译。但是对基因的转录表达和表达水平起重要调控作用。

姐妹染色单体（sister chromatid） 是指分裂周期时每一染色体复印后形成的两条染色单体（chromatid），互称为姐妹染色单体，它们各含有一条 DNA 双螺旋链。

姐妹染色单体交换（SCE） 一条染色体的姐妹染色单体在细胞内可自发地或在某些因素作用下，在同一位置，同时发生断裂和单体间发生片段的交换、接合的现象。

九画

带（band） 染色体经 Giemsa 或荧光染料处理后，在其长短两臂上所见的横纹。

带型（banding pattern） 应用显带技术使人类的 24 种染色体沿其长轴显示各染色体一条条宽窄不同、着色明暗度（或深、浅）不同的横纹，即带型。

相偶（coupling） 两个显性基因在一条染色体上，而其相对的隐性基因在另一条同源染色体上，此种状态称为相偶，或顺式排列，即同一染色体上的基因连锁现象。

指纹（finger pring） ①指皮肤的花纹，一些染色体患者的特异性指纹可用以辅助诊断。②电泳与色谱结合分离蛋白质成分的一种方法。

点突变（point mutation） 是指基因内一个或少数几个核苷酸对的增加、缺失或被置换所造成的结构改变。

显性遗传（dominant inheritance） 杂合状态下（Aa），显性基因 A 可以表现出表型的遗传性状。

适合度（fitness） 在某种环境条件下，某种已知基因型个体可存活并将其基因传递至下一代的相对能力（与其他基因型比较）。

重组（recombination） 由于基因的自由组合或交换，而在后代中出现亲代没有的新基因组合的过程。

重接（reunion） 指染色体发生断裂后，断裂的片段在原来的位置上重新接合的过程。即染色体恢复正常，将不引起遗传效应。

重组子（recon） 发生 DNA 重组的最小遗传单位。

重组体（recombinant） 由不同来源的 DNA 重组，组合成的分子、细胞或新个体。

重复（duplication） 由于同源染色体之间不等交换或染色单体不等交换，以及同源染色体片段的插入等，导致某条染色体某一片段增加了一份或一份以上，使这些片段的基因多了一份或几份的现象。

复制叉（replicative fork） DNA 复制时，由于解旋和合成同时进行，因而从复制起始点，两条链分开并延伸，形成"Y"形结构，称为复制叉。Y 形结构的双臂含有模板以及新合成的 DNA。

复等位基因（multiple alleses） 二倍体个体的同一基因座上一般只有两个等位基因。但群体中同一基因座上有的可具有 2 个或 3 个以上的不同的等位基因，称复等位基因，如 ABO 血型基因。

前期（prophase） 细胞分裂的第一个阶段，

此时染色质浓缩形成细长的染色丝,并随之变短变粗,核仁和核膜逐渐消失。第一次减数分裂前期的特征是同源染色体配对联会,不完全地分离。

染色体(chromosome) 是遗传信息的载体,由 DNA、RNA 和蛋白质构成,其形态和数目具有种系的特性,细胞分裂时才可见。

染色质(chromatin) 真核细胞在间期时的细胞核内,由 DNA、组蛋白、非组蛋白及少量 RNA 组成的线性复合的结构。

染色体显带(chromosome banding) 应用特殊处理和染色后,使染色体的一定部位显示出深浅不同的特异性带纹,可以更有效地识别各染色体的结构特征和检出各种结构畸变。常用的显带技术有Q显带(Q带)、G显带(G带)、C显带(C带)和N显带(N带)。

染色粒(chromomere) 在光学显微镜下,在伸展的染色体上可见到的由染色质丝局部凝缩形成的"串珠"状结构。

染色体图(chromosome map) 又称"连锁图"、"细胞学图"。依据细胞遗传学和分子遗传学等方法确定,连锁基因或遗传标记在染色体上相对位置的线性图。

染色(体)线(chromonema) 在间期,特别是在细胞分裂的前期,在电子显微镜下,可见每一染色质呈纤细的线型结构,以后逐渐凝集、缩短而形成一条染色单体。

染色单体(chromatid) 在细胞分裂的前期和中期时,由一条染色体复制后仍由同一着丝粒连在一起的两条子染色体,每条子染色体就称一个染色单体。

染色体多态(chromosome polymorphism) 在群体的健康人中,核型内一条或数条染色体存在比较恒定的但无临床表现的微小形态变异,并按孟德尔定律的方式遗传,这类变异叫染色体多态。

染色体畸变(chromosome aberration) 染色体数目或结构发生异常改变,包括缺失、重复、倒位、易位等。

染色体遗传学说(chromosome theory of heredity) 1902 年由 Sutton 首先提出,认为染色体是基因的载体,他在减数分裂过程中的行动与基因的遗传行为是一致的;其后 Morgan 等做了进一步补充、发展。

染色体重排(chromosome rearrangement) 是指染色体断裂后未在原位重接,造成断裂片断丢失,易位而引起的染色体结构改变。

染色体丢失(chromosome lose) 在细胞有丝分裂过程中,某一染色体未与纺锤丝相连,不能移向两极参与新细胞的形成;或者在移向两极时行动迟缓,滞留在细胞质中,造成该条染色体的丢失而形成亚二倍体。染色体丢失也是嵌合体形成的一种形式。

染色体断裂综合征(chromosome breakage syndrome) 一种常染色体遗传病,细胞内有大量自发的或病毒诱发的染色体断裂的一种疾病,例如 Fanconi 贫血、Bloom 综合征。

突变(mutation) 基因结构发生了改变而导致细胞、病毒或微生物基因型发生稳定的,可遗传的变化过程。

突变子(muton) DNA 中顺反子内发生突变的最小单位,相当于一对核苷酸。

突变体(mutant) 又称"突变型",指携带突变基因的细胞或个体。

突变率(mutation rate) 在一定时间内,每一世代中发生的基因突变总数或特定基因座上的突变数。

结构基因(structural gene) 一般指编码蛋白质的基因。广义上也包括编码 RNA 的基因。

选择性剪接(alternative splicing) 同一前体 mRNA 的外显子,通过不同组合形成不同的成熟 mRNA 分子。选择性剪接可以是组织特异性的。

标记基因(marker gene) 可作为遗传标记的基因。

亲缘系数(coefficientr of relationship) 是指有共同祖先的两个个体中,在某一位点上具有同源基因的比例。

十画

载体(vector, vehicles) 指在基因工程中,携带并转运外源性基因到受体细胞内进行复制和表达的 DNA 物体(如质粒、噬菌体、病毒等)。这些物体具有自我复制能力。

起始因子（initiation factor） 启动蛋白质的生物合成，促进核糖体和mRNA结合的蛋白质因子。

起始密码子（initiator，start codon） 翻译开始时决定多肽链第一个氨基酸的密码子，例如AUG。

获得性状的遗传（inheritance of acquired characteristics） 在个体发育过程中，由于环境影响（而不是由于基因作用）而形成的性状并可向子代传递的现象。

真核生物（eukaryote，eucaryote） 其细胞具有细胞核（即具有核模、核质）和多种胞器的生物。

核型（karyotype） 又称"染色体组型"，按照Denver体制，将一个个体细胞中的全部染色体，按其大小、形态、着丝粒位置排列构成的图像。

核型分析（karyotyping） 将待测细胞按Denver体制进行染色体数目、形态特征的分析，确定其是否正常以及异常特点做出结论的过程。核型分析中常用的符号和术语见附表1-1。

核小体（nucleosome） 真核生物染色质的基本结构单位，呈"珠"状结构，是由160~200bD的DNA链缠绕在组蛋白的八聚体分子的一个核心上。核小体通过DNA连接形成染色质的一段结构。

核仁组织者（nucleolus organizer） 指D组和G组近端着丝粒染色体短臂和随体之间的副缢痕区，能转录合成rRNA的DNA序列所在的部位，可组织形成核仁。

索引病例（index case） 指某一种家族性遗传病中，首先被发现的具有特征症状患者，即"先证者"。

原核细胞（prokaryotic cell） 原核生物体内的细胞，其细胞内染色体DNA组成中无组蛋白，无核膜，故核物质不能形成一定形态结构的细胞核。细胞内也无线粒体、高尔基体等细胞器。

致畸剂（teratogen） 能引起胚胎畸变的任何物理、化学或生物因子。

致死因子（lethal factor） 能阻断胚胎或细胞的正常发育过程，从而导致机体在某个发育阶段夭折的突变型基因或染色体结构畸变（缺失或重复）。

致死基因（lethal gene） 一种使细胞或个体的代谢或发育过程受到严重影响，因而导致细胞或个体死亡的基因。

致育因子（F因子）（fertility factor，F factor） 在细菌细胞内，位于质粒环形DNA上的一个基因，可独立或融合到细菌染色体内，起决定细菌性别的一种小型环状双链DNA，又称性因子。

缺失（deletion） 染色体丢失，部分片段或DNA分子丢失一些核苷酸的现象。

倒位（inversion） 某一染色体发生两次断裂后，两断点之间的片断旋转180°后重接，造成染色体上基因顺序的重排，是染色体结构畸变的一种类型。

准性生殖（parasexuality） 不经过减数分裂而导致基因重组的一种生殖方式，常见于霉菌中。准性生殖过程包括异核体、双倍体的形成，以及体细胞交换和单元化。

流动因子（mobile element） 见"转座因子"。

调节序列（regulatory sequence） 控制基因表达的DNA序列（如基因启动子）。人类基因组中同时具有抑制和增强的调节序列。

调节基因（regulatory genes） ①控制结构基因转录起始和产物合成速率的基因；②能影响其它基因活性的一类基因。

氨基酸序列（amino acid sequence） 组成蛋白质的氨基酸线性次序。

阅读框（reading frame） 以核苷酸三联体方式读取核苷酸序列的翻译信息。

家族性疾病（familia disease） 在亲代和子代中均有患者，或在正常父母中所生同胞中出现一个以上患者。遗传病往往表现为家族聚集现象，但有些家族性疾病，并非全是遗传病，而现在多用于表达尚未弄清病因而又怀疑遗传病时的疾病，但在弄清遗传病因后，应采用"遗传性"。

家族聚集现象（family aggregation） 通过调查显示某病在患者亲属中发病率高于一般人群或对照的非患者亲属发病率的现象。

十一画

基因（gene） 旧称遗传因子，1909年后改称基因。遗传信息的基本单位。一般指位于染色体上编码一个特定功能产物（如蛋白质或RNA分子等）的一段核苷酸序列。

附　录

附表 1-1　核型分析中常用的符号和术语

符号术语	意义	符号术语	意义
A–G	染色体组的名称	+ 或 −	在染色体和组号前面，表示染色体或组内染色体增加或减少；在臂或结构后面，表示这个臂或结构的增加或减少
1–22	常染色体序号		
→	从……到……		
/	表示嵌合体染色体		
ace	无着丝粒断片（见 f）		
?	分类或情况不明		
cen	着丝粒	mat	母源的
chi	异源嵌合体	min	微小体
:	断裂	mn	众数
: :	断裂与重接	mos	嵌合体
ct	染色单体	p	短臂
del	缺失	pat	父源的
der	衍生染色体	ph	费城染色体
dic	双着丝粒	pro	近侧
dir	正位	psu	假
dis	远侧	q	长臂
dmin	双微体	qr	四射体
dup	重复	r	环状染色体
e	交换	rcp	相互易位
end	（核）内复制	rea	重排
f	断片	rac	重组染色体
fem	女性	rob	罗伯逊易位
fra	脆性部位	s	随体
g	裂隙	tan	串联易位
h	副缢痕	ter	末端
i	等臂染色体	tr	三射体
ins	插入	tri	三着丝粒
inv	倒位	var	可变区
mal	男性	mar	标记染色体

基因库（gene pool）　有性生殖生物的某一群体中，能进行生殖的所有个体所携带的全部基因及其遗传信息。

基因组（染色体组）（genome）　单倍体细胞核、细胞器或病毒粒子内所含有的全部 DNA 分子或 RNA 分子；单倍体细胞所含有的整套染色体（如精子或卵内含有的整套染色体，人类为 23,X 或 23,Y）。

基因组 DNA（genome DNA）　细胞核内的全部 DNA（与线粒体 DNA 相对而言）。

基因型（genotype）　一个生物体或细胞的遗传（基因）组成。

基因流动（gene flow）　由于合子或配子的散布，基因从一个群体扩散到另一个群体，因而引起等位基因频率改变的现象。

基因频率（gene freguency）　群体中某特定等位基因数量占该基因座全部等位基因总数的比率。

基因表达（gene expression）　是 DNA 序列的遗传信息，通过转录产生的 mRNA 再经翻译，最终呈现表型效应的过程。

基因定位（gene mapping, gene localization）　确定基因在染色体上的位置和排列顺序的过程。

基因治疗（gene therapy） 将某个正常基因导入患者体内细胞中使之表达，对患者缺乏的或异常的某种蛋白质提供其正常表达产物，从而起到治疗作用的方法。

基因的多效性（gene pleiotropy） 指一个基因可以决定或影响多个性状。

营养缺陷体（auxotroph） 由于遗传缺陷导致自身不能合成生存所必需的营养成分的细胞或微生物，因此只有在基本培养基中加入某些生长因子后才能生长。

接合（conjugation） 原核生物和单细胞生物（大肠杆菌、草履虫）两两接合后，可使DNA转移或重组的一种有性生殖过程。

常染色体（autosome） 染色体组中，除性色体（如X，Y）外的其他染色体，如人的第1~22对染色体。

常染色体病（autosomal disease） 是由常色体数目或结构异常引起的疾病。

常染色体显性遗传的定义：位于常染色体上的基因，当其在杂合子（Dd）状态时，即能表现出相应性状的一种遗传方式。

常染色体显性遗传（autosomal dominant in-heritance, AD） 是指决定某种生理或病理性状的基因位于常染色体上，此基因对其相应等位基因来说是显性的，这种遗传病的传递方式称为常染色体显性遗传。这类基因称为显性基因（dominant gene），以英文大写字母A、B、D等表示。显性基因决定的性状称为显性性状（dominant character）。

常染色体完全显性（complete dominance） 是指杂合子（Dd）可以完全表现出与显性纯合子（DD）相同的性状。用D代表决定某种显性性状的基因，用d代表其相应的隐性等位基因，在完全显性的情况下，杂合子（Dd）与纯合子（DD）的表型完全相同，即在杂合子Dd中，显性基因D的作用完全表现出来，而隐性基因d的作用被完全掩盖，从而使杂合子表现出与显性纯合子完全相同的性状。

常染色体显性遗传的特征：①由于致病基因位于常染色体上，因而遗传与性别无关，即男女患病的机会均等；②患者的双亲中必有一个为患者，但绝大多数为杂合子，患者的同胞中约有1/2的可能性也为患者；③系谱中可见本病的连续传递，即通常连续几代都可以出现患者；④双亲无病时，子女一般不会患病（除非发生新的突变）。

常染色体隐性遗传（autosomal recessive in-heritance, AR） 致病基因为隐性基因，以英文小写字母a、b、d等表示，所以只有隐性纯合子（aa, bb等）才会发病。

常染色体隐性基因遗传的特征：①由于基因位于常染色体上，所以它的发生与性别无关，男女发病机会相等；②系谱中患者的分布往往是散发的，通常看不到连续传递的现象，有时在整个系谱中甚至只有先证者一个患者；③患者的双亲表型往往正常，但都是致病基因的携带者（Aa或Bb），此时出生患儿的可能性约占1/4，在无病的子女中，1/3是正常个体，有2/3的可能性为携带者；④近亲婚配时，子女中隐性遗传病的发病率要比非近亲婚配高得多。

野生型（wild type） 在自然界中的最常见非突变性的表型。可以作为"正常"的同义词。

移码突变（frameshift mutation） DNA分子中一个或几个核苷酸对的缺失或插入编码内的核苷酸数目不是3的倍数而致的突变，其效应是在蛋白质合成时由于mRNA分子密码子读码的改变而导致读框的移动。

移码框架（frameshift frame） DNA突变导致遗传物的增加或丧失（一个或多个核苷酸），在DNA翻译成蛋白质过程中导致信息的改变，即三联密码序列的改变。

偶线期（zygotene stage） 又称合线期，在减数分裂前期，同源染色体开始进行联会的一个阶段。

减数分裂（meiosis） 是配子发生过程中产生精子和卵子的一种特殊细胞分裂，在生殖细胞成熟过程中DNA复制一次后，细胞连续分裂两次，结果形成的4个配子都只含有单倍体的染色体（n），染色体数目减少了一半。

着丝粒（centromere） 连接两条染色单体之间的部位，它是动粒（kinetochore）形成的位点，并与纺锤体的微管相连，在细胞分裂中与染色体的运动密切相关。失去着丝粒的染色体片断通常不能在分裂后期向两极移动而丢失。着丝粒将染色体划分为短臂（p）和长臂（q）两部分。

着丝粒融合（centric fusion） 两条近端着

丝粒染色体的长臂在着丝粒处断裂并融合，形成一条较大的染色体，又称罗伯逊易位（如 21/21 易位）。两条近端着丝粒染色体的长臂在着丝粒处断裂并融合，形成一条较大的具有两条长臂的染色体。

着色性干皮病（xeroderma pigmentosum） 常染色体隐性遗传病，患者皮肤对日光或紫外线特别敏感，常因此引起皮肤癌而导致死亡。

黏性末端（cohesive end） 简称黏端。①指DNA分子两端各伸出一段方向相反的5′末端互补单链，可通过碱基配对的结合，形成环状分子或同另一个DNA链的同样互补单链互补粘连；②Ⅱ型限制酶在限制性片段上留下的单链末端，可与对应的单链末端互补。

粗线期（pachytene stage） 减数分裂前期的一个时期，同源染色体完全配对，组成二条姐妹染色单体，染色体变短、变粗。

密码子（condon） 编码1个氨基酸的1组三联碱基。每个蛋白都由编码蛋氨酸的特异密码子"ATG"开始。编码区结束的标志可能是下列3组密码：TAG、TAA、TGA。

隐性（recessiveness, recessive） 在杂合（如Aa、Bb）状态下，隐性等位基因（a或b）支配的性状不能表现的现象。

隐性基因（recessive gene） 二倍体生物在杂合子（Aa）状态下，该基因控制的性状不能表现，只在纯合子（aa）才能表现的基因。

脱氧核糖核酸（DNA）（deoxyribonucleic acid） 简称DNA。由四种脱氧核糖核苷酸经磷酸二酯键连接而成的长链聚合物，是遗传信息的载体。

假基因（pseudogene） 是与某些有功能的基因结构相似，但不能产生有功能产物的基因。

剪接（splice） 基因的外显子和内含子转录成RNA序列的原始RNA转录本为异质核RNA（hnRNA），剪接是把非编码内含子的RNA序列切掉，外显子的RNA序列拼接起来的过程。

随体（satellite） 指人类近端着丝粒染色体的短臂末端的形成的球形或圆柱形的染色体节段。

断裂和重接（breakage and rejoin） 在多种因素作用下，染色体发生断裂，断裂后断裂片段在原来的位置上重新接合，称为愈合或重合（reunion）。如果断裂片段未在原位上重接；即可发生断片丢失或易位等染色体结构畸变。

十二画

超显性（overdominance） 杂合子的表型超过显性两个纯合子的表型的极端现象。

超基因（supergene） 一条染色体上一组紧密连锁的若干基因，同时作用于同一性状或一系列相关性状的现象。

联会（synapsis） 减数分裂中两条同源染色体的密切联接配对的现象。

插入（insertion） 在DNA或RNA链中增加一个或多个额外核苷酸的过程。

插入易位（insertional translocation） 染色体臂内发生二次断裂后形成的断片，插入到另一染色体臂内的断裂处，形成一条衍生染色体的过程。

插入序列（insertion sequence, IS） 见于细菌中，含转座酶编码序列的一种最小的转座因子，能在质粒之间或质粒与染色体之间转移位置的一小段DNA，本身不含有任何基因。

遗传率（heritability） 又称遗传力。数量遗传的基本参数之一，通常用百分比表示，是在数量性状由父母到子女的遗传传递过程中，可以遗传并予保留的部分。

遗传病（hereditary disease） 在生殖细胞中由于遗传因素如基因突变或染色体畸变引起的疾病，是遗传性疾病的简称。

遗传平衡（genetic polymorphism） 指在大的随机交配群体中，在没有突变、选择和迁移条件下，基因频率与基因型频率与Hardy-Weinberg平衡定律的假定相符的一种情况，可代代保质不变。

遗传多态性（genetic polymorphism） 同一个群体的不同个体或同一物种的不同群体间，存在不同基因型的现象。

遗传标记（genetic marker） 用某种遗传性状作为标志，以显示细胞、个体、家系和群体某种性状的遗传方式。

遗传致死（genetic lethal） 一种遗传决定的性状，凡具有此性状的个体不能生存。

遗传密码（genetic code） 核苷酸序列所携带的遗传信息。为编码20种氨基酸和多肽链起始及终止的一套64个三联体密码子。

遗传漂变（genetic drift） 在小群体中，由

于世代间配子的随机抽样造成的误差，所导致的基因频率随机波动。

遗传的性状（genetic trait） 由基因决定的性状。

遗传连锁（genetic linkage） 位于同一条染色体上的各基因能一起遗传的现象。

遗传筛查（genetic screening） 从一个群体中鉴别和筛查出某种所需的基因或基因型的过程。

遗传平衡定律（Hardy-Weinberg law） 在一个没有突变、选择和迁移的遗传漂变的无限大的随机交配群体中，一对等位基因在常染色体上遗传时，无论群体起始因频率如何，只要经过一代的随机交配，群体的基因型频率和基因频率即达到平衡状态。

遗传医学（genetic medicine） 为遗传病患者提供临床服务，包括遗传病的诊断、治疗、筛查、预防、咨询、随访和医学指导等。最终目的在于减少遗传病的发生和减少遗传病患者痛楚，使他们尽可能享有平安的幸福人生。

遗传早现（genetic anticipation） 某种性状或某种遗传病在患者家系中，其症状一代比一代严重，且发病时间一代比一代早的现象。

遗传印记（genetic imprinting） 亦称基因组印记、亲本印记。不同性别的亲本，在传给子代的同源染色体中的一条染色体上的基因，因甲基化失活，而表现出功能上的差异，所形成的表型也有所不同的现象。

遗传异质性（genetic heterogeneity） 不同基因型决定相同表型的现象。即表现型相同的个体，可以具有不同的基因型。

嵌合体（mosaic） 在遗传上不同的细胞类型或组织所组成的个体，如46，XX/47，XXY；45X/46，XX等。嵌合体可以是染色体数目异常之间、结构异常之间，以及数目和结构异常之间的嵌合。

等位基因（allele） 在一对同源染色体的同一基因座上的两个不同形式的基因。

等臂染色体（isochromosome） 是指一条染色体的着丝粒在染色体的中间，故其长短臂的长度相同。

隔离群（isolated population） 受地理因素、社会因素，如阶级社会中的宗教、种族、阶级等偏见，导致一些群体间不能相互婚配和基因交流的群体。

编码区（coding region） DNA或RNA中对应于蛋白质中氨基酸序列的一段核苷酸序列。

十三画

携带者（carrier） 携带某一隐性致病基因（a或b）的杂合子（Aa或Bb），或者是染色体平衡易位的个体，表型虽与正常人相同，但可将此致病基因和异常染色体传递给后代而引发疾病。

畸变（aberrations） 一般指染色体的数目或结构异常。

数量性状（quantitative character） 由多个微效基因控制、易受环境影响，呈连续变异的数量遗传的性状。例如人的身高。

数量遗传（quantitative inheritance） 由许多微效基因控制、易受环境因素影响、呈连续变异的性状。

错义突变（missense mutation） 是指DNA分子中某一碱基突变后，变成编码另一个氨基酸的密码子的现象。

微效基因（minor gene） 人类的一些遗传性状或某些疾病的遗传不是取决于一对基因，而是几对基因，每一对基因对遗传性状或遗传病形成的作用是微小，但有累加效应作用的一组基因。称为微效基因，也称为累加基因。

十四画

酶多态（enzyme polymorphism） 由于同一位点上基因的多态，于是产生了多种不同的变形酶。

碱基对（base pair） DNA分子中，由两个互补的核苷酸通过氢键形成的结构（如腺嘌呤与胸腺嘧啶）。其缩写形式bp代表双链DNA分子长度的最小单位。

碱基对替换（base substitution） DNA序列中，一种碱基替换另一种碱基而导致突变。存在两种类型：①转换（transition） 即嘌呤被其他嘌呤或嘧啶被其他嘧啶替换；②颠换（transversion） 嘌呤被嘧啶替换或嘧啶被嘌呤替换。

聚合酶链式反应（polymerase chain reaction, PCR） 一种被广泛应用的分子生物学技术，利用DNA聚合酶催化反应，产生成千上万的特定DNA聚合酶（通常100到5000碱基对）拷贝。细菌产生的DNA聚合酶（如Taq酶）在PCR反应被普遍应用。

管家基因（house keeping gene） 又称持家基因，为维持细胞基本生命活动需要，而时刻都在表达的基因。

端粒（telomere） 位长、短臂末端由特定的DNA重复序列构成的结构。含有TTAGGG六核苷酸重复的延伸序列，使正常染色体端部间不会发生融合，保证每条染色体的完整性。

雌雄嵌合体（gynandromorph） 同时具有男性与女性嵌合型性状和核型的个体。

寡核苷酸（oligonucleotide） 由20个以下的核苷酸能通过$3'，5'$—磷酸二酯键连接而成单体构成的短链DNA分子。

十五画

摩尔根单位（摩）（Morgan unit, M, mo） 在染色体上测定两个标志遗传图距的测量单位，即用于连锁图上基因之间的相对距离的单位。测定的是碱基对，而不物理图距。一个摩（mo）＝100%重组值，等于连锁图的全长：一个分摩（dmo）＝10%重组值：一个厘摩（cmo cM）＝1%重组值，相当于100 000碱基对。

十六画

整倍体（euploid） 指由整倍数染色体组成的细胞或个体，如2n=46。

整码突变（in-frame mutation） 基因的核苷酸数目为3的倍而不造成读框改变的突变。

颠换（transversion） 在DNA或RNA的碱基序列中，一个嘌呤（或嘧啶）被任何一种嘧啶（或嘌呤）置换而引起的一种突变。

融合遗传（blendiong inheritance） 又称"融合"遗传，子代某些性状呈双亲的中间类型，且在以后的世代中也不出现性状的分离。现代遗传学的发展的事实证明此论点是错误的。

操纵子（operon） 原核生物中由启动子、操纵基因，以及紧接着的若干结构基因所组成的一个转录功能单位。其中结构基因的转录为操纵基因所控制。

操纵基因（operator gene） 操纵子中，与一个或一组结构基因相邻并控制它们转录的基因。

十七画

臂内倒位（paracentric inversion） 某染色体的某个臂断裂内发生二次断裂后，中间的断片倒转180°后又重接，导致中间片段的带序颠倒了。

臂间倒位（pericentric inversion） 染色体的长、短臂各发生一次断裂后，具有着丝粒的中间片段倒转180°后又重接，重接后有关片段的带序发生了颠倒。

十八画

翻译（translation） 是指mRNA在核糖体上把转录的遗传信息转译成为多肽链的氨基酸序列的过程。

外文字母

AB抗原（A, B antigens） 决定ABO血型系统的黏多糖类。

Ac激活因子（activator） 激活－解离系统中能自主转座的调节因子。

Alu序列（Alu sequence） 人类基因组中的有50万～70万份拷贝，AluⅠ序列长282个核苷酸，由两个同源但各有差别的亚基组成。

Alu重复序列（Alu repetitive sequence, Alu family） 哺乳动物和人基因组中的一种中等重复序列，因该序列中有限制性内切酶Alu的切点而得名。

α螺旋（α helix） 常见于蛋白质的二级结构。由于允许最大程度地形成氢键，因而这种结构特别稳定。螺旋一周约3.5个氨基酸残基。

bp碱基对（base pair） 由两个互补的核苷酸通过氢键形成的结构，其缩写bp代表双链DNA分子长度的最小单位。

C-显带（C-banding） 应用NaOH或$Ba(OH)_2$预处理染色体标本后，再用吉姆萨（Giemsa）染液染色，可特异显示着丝粒异染色质和使Y染色体长臂远侧着色的显带技术，显示的带纹称C带。

DNA分子（DNA molecule） 组成遗传编码基础的单个分子。有四种：两种嘌呤，两种嘧啶。在RNA分子中尿嘧啶代替胸腺嘧啶。

DNA 复制（DNA replication） 即 DNA 合成过程，通过 DNA 复制把储存的遗传信息随着细胞的分裂传递给子细胞。DNA 复制的主要特点是：①半保留复制；②半不连接复制；③复制子。

DNA 修饰（DNA modification） DNA 合成后，通过一系列化学加工使其结构发生某些改变的方法，如 DNA 的甲基化等。

DNA 重组（DNA recombination） 发生在 DNA 分子内或分子间的遗传信息的重新组合的过程。

G- 显带（G-banding） 先用胰酶预处理染色体标本后，再用吉姆萨染液染色，使其一条同源染色体都具有独特的深、浅带纹,显示的带纹称 G 带。

G_1 期（G_1 phase） 又称"合成前期"。细胞周期中 DNA 合成前的间隙期，此时期没有 DNA 合成，但有 RNA 和蛋白质合成。

G_2 期（G_2 phase） 又称"合成后期"。细胞周期中 DNA 合成后的间隙期。

G-6-PD（glucose-6-phoshate dehydrogenase deficiency） 葡萄糖 -6- 磷酸脱氢酶缺乏症，俗称"蚕豆病"。患者因缺乏葡萄糖 -6- 磷酸脱氢酶而引起溶血性贫血症。

H-Y 抗原（H-Y antigen） 雄性个体细胞表面的一种组织相容性抗原（histocompatibility-Y antigen），编码基因位于 Y 染色体的短臂上，决定性腺向雄性方向发展。

LOD 记分（LOD score） 优势对数计分法，主要用以检测两个基因座间是否连锁的可能性。> 3 可以认为显著连锁，< 2 可排除连锁。

LOH 杂合性丢失（loss of heterozygosity） 一对杂合的等位基因变成纯合状态的现象。

Ph 染色体（Philadelphia chromosome） 见于慢性粒细胞白血病患者外周血细胞中的一个异常短小的染色体。因患者的第 22 号染色体长臂断裂后，断片易位至 9 号染色体的结果，成为慢粒白血病的标记染色体。因此畸变首先在美国费城（Philadelphia）发现，故简称与 Ph 染色体。

Q- 显带（Q-banding） 用萤光染料氮芥喹吖因（quinacrine mustard, QM）处理染色体标本后，在荧光显微镜下，可在各染色体上，沿其长轴特异性显示一条条宽窄和亮度不同的横纹即带（band），称 Q 带。据此可做出核型分析（karyotype analysis）和诊断。

R- 显带（R-banding） 又称反带。染色体标本经磷酸盐冲液预保温处理后，再用吉姆萨染液染色，可使各染色体显示出与 G 显带显示的深、浅带正好相反的带纹，即 G 显带显示的深带，R 显带为深带。由于 G 显带显示的各染色体两臂末端均为浅带，因此，对这一部位发生微细缺失等异常时，一般难以发现和识别，而 R 显带技术正好能将这一部位显示易于识别的深带，所以，可据此对染色体的末端缺失和结构重排进行分析、确诊。

X 连锁（X-linkage） 位于 X 染色体上的基因的遗传现象。

X 连锁显性遗传（X-linkage dominant inheri-tance, XD） 决定某种性状或疾病的显性致病基因位于 X 染色体上，这些基因的遗传方式即称 X 连锁显性遗传。

X 连锁显性遗传的特征 ①人群中女性患者比男性患者约多 1 倍，前者病情常较轻；②患者的双亲中必有一名是该病患者；③男性患者的女儿全部为患者，儿子全部正常；④女性患者（杂合子）的子女中各有 50% 的可能性是该病的患者；⑤系谱中常可看到连续传递现象，这点与常染色体显性遗传一致。

X 连锁不完全显性遗传（X-linkage incomplete inheritance） 在 X 连锁显性遗传中，这种不完全显性表现为杂合子（Aa）的表型介于纯合显性（AA）和纯合隐性（aa）之间,即杂合患者（Aa）较纯合体患者（AA）为轻。

X 连锁隐性遗传（X-linked recessive inheri-tance, XR） 决定某种性状或疾病的隐性致病基因位于 X 染色体上，这些基因的遗传方式即称 X 连锁隐性遗传。

X 连锁隐性遗传病的遗传特征 ①人群中男性患者的发病率远比女性患者多，系谱中往往只有男性患者；②双亲无病时，儿子可能发病，女儿不会发病。儿子如果发病，母亲一般是一个携带者，此时，1/2 女儿可能为携带者；③男性患者的兄弟、外祖父、舅父、姨表兄弟、外甥、外孙等也有可能是患者；④如果女性是患者，其父亲一定也是患者，母亲一定是携带者。 其父母再生育时,儿子将有 1/2 发病，1/2 正常；女儿 1/2 发病，1/2 为携带者。

X染色体（X chromosome） 与性别决定有关的一种性染色体之一。在人类，女性具有二条X染色体（46,XX）；男性只有一条X染色体，另一条与Y染色体（46,XY）。男性因Y染色体上缺乏与X染色体上对应的基因，故又称半合子（hemizygote）。

X染色体失活（X chromosome inactiveation, Lyonization） Lyon假说认为女性两条X染色体在胚胎发育早期，其中一条X染色体的遗传性状的表达随机失活，在间期核中形成异固缩的染色质，不能进行转录，此时，她的X染色体的基因产物也和只有一条X染色体的正常男性一样，称为剂量补偿（dosage compensation）。

Y染色体（Y chromosome） 与雄性决定有关的一种染色体，在人类男性含有一条Y染色体。

Y连锁遗传（Y-linked inheritance） 又称限雄遗传，决定某种性状或疾病的基因位于Y染色体上，所以只有在男性或雄性中表达的遗传现象。

Y连锁遗传的特征 其遗传规律比较简单，具有Y连锁基因者均为男性，这些基因将随Y染色体进行传递，父传子、子传孙，因此称为全男性遗传，不传给女儿。

Z染色体（Z chromosome） 某些昆虫、鱼和鸟的性别由ZW型性染色体决定，雄性是同型的ZZ性染色体，雌性是异型的WZ性染色体。

（刘权章）

二、MIM、OMIM释义与功用

世界公认的医学遗传学之父Dr.Victor A.McKusick系美国Johns Hopkins大学医学院教授，他与其他人合作者共同编著的《人类孟德尔遗传》（Mendelian Inheritance in Man, MIM）一书，自1966年初版以来，每2~3年修版一次，至1998年已出至第12版（附表2A）。该书一直是医学遗传学最权威的百科全书和数据库，被誉为医学遗传学界的"圣经"和"法典"。MIM包括所有已知的遗传

附表2A　McKusick著《人类孟德尔遗传：人类基因和遗传病目录》
各版收录的由孟德尔式表现型和（或）细胞与分子遗传学方法鉴定的位点条目[①][③]

年份（版本）	常染色体显性基因	常染色体隐性基因	X连锁基因	Y连锁基因	线粒体基因	总计
1966（1）	837	531	119			1 487
1968（2）	793	629	123			1 545
1971（3）	943	783	150			1 876
1975（4）	1 218	947	171			2 336
1978（5）	1 489	1 117	205			2 811
1983（6）	1 827	1 298	243			3 368
1988（8）	2 201	1 420	286			3 907
1990（9）	2 559	1 477	310			4 346v
1992（10）	3 047	1 554	336			4 937
1994（11）	3 711	1 631	368			5 710
1998（12）	4 457	1 730	412	19	59	6 677
	8 005[④]		495	27	60	8 587[②]

① 引自McKusick VA Mendelian Inheritance in Man-A catalog of human genes and genetic disorders. 12th edi. Baltimore and London: The Johns Hopkins University Press, 1998
② 其中包括425个条目，仅为表现型描写，并非独立的基因位点
③ 截止2000年3月15日涉及1 014个疾病基因
④ 所有与常染色体上位点有关的条目

病、遗传决定的性状及其基因，除了简略描述各种疾病的临床特征、诊断、鉴别诊断、治疗与预防外，还提供已知有关致病基因的连锁关系、染色体定位、组成结构和功能、动物模型等资料，并附有经缜筛选的相关参考文献。MIM制定的各种遗传病、性状、基因的编号，简称MIM号（编码），为全世界所公认而广泛引用。现已共识有关遗传疾病的报道必须冠以MIM号，以明确所讨论的是哪一种遗传病。

随着医学遗传学的迅猛发展，MIM内容急据扩增，印刷版本的MIM尽管不断再版、增厚，但在科学研究已进入数字化年代的当今，显然已经很难跟上医学遗传学发展的步伐，有"力不从心"感。鉴此，OMIM即"在线《人类孟德尔遗传》、网上《人类孟德尔遗传基因数据》或《人类孟德尔遗传基因网上数据》（Online Mendelian Inheritance in Man）的简称，于1987年应运而生，该数据库收集和更新人类基因和遗传病中的变异信息，OMIM主要集中收集遗传性疾病的数据，数据是基于《Medelian Inheritance in Man》一书（第12版，1998），可以说是该书的电子版。电子版由美国国家生物技术信息中心发布，与书籍本身相比，有较多的最新数据（每日更新）。电子版同时还提供与相关站点的联系。

截止2003年12月26日的统计数据，OMIM总条目数为15 040个，与人类疾病或性状相关的基因座为11 189个，仅有表型描述的为1 458个，其他条目2 393个。其中，常染色体遗传条目14 099个，X连锁遗传条目833个，Y连锁遗传条目48个，线粒体遗传条目60个。已经定位的人类基因数目（不包括EST、拟基因、基因标志、cDNA）为8848个（其中1号染色体841个；2号染色体550个；3号染色体471个；4号染色体340个；5号染色体425个；6号染色体544个；7号染色体403个；8号染色体316个；9号染色体321个；10号染色体298个；11号染色体554个；12号染色体453个；13号染色体553个；14号染色体267个；15号染色体254个；16号染色体329个；17号染色体511个；18号染色体136个；19号染色体583个；20号染色体203个；21号染色体117个；22号染色体223个；X染色体520个；Y染色体35个）。

OMIM statistics for December 29, 2009 Number of Entries（附表2B）。

染色体上的基因座数目（附表2C）。

OMIM使用数码表示不同的基因和基因的变异体，其中六位数码表示基因，六位数码后加小数点，小数点后四位数码代表变异体。其中：

附表2B 2009年12月29日OMIM统计每个项目基因数

	Autosomal 常染色体性状	X-linked X连锁性状	Y-linked Y连锁性状	Mitochondrial 线粒体遗传性状	Total 合计
*Gene with known sequence 已知序列的基因	12 317	609	48	35	13 009
+Gene with known sequence and phenotype 已知序列和表型的基因	325	19	0	2	346
# Phenotype description, molecular basis known 已知分子基因的表型	2 433	216	4	26	2 679
%Mendelian phenotype or locus, molecular basis unknown 未知分子基础的表型或定位	1 642	141	5	0	1 788
Other, M phenotypes with suspected mendelian basis 其他，疑似孟德尔遗传的表型	1 866	138	2	0	2 006
Total 合计	18 583	1 123	59	63	19 828

附表2C 染色体上的基因座数目

染色体	基因座	染色体	基因座	染色体	基因座
1	1 209	9	463	17	715
2	775	10	452	18	174
3	625	11	771	19	773
4	469	12	649	20	308
5	577	13	222	21	143
6	733	14	380	22	306
7	541	15	364	X	695
8	447	16	477	Y	45

基因座合计：12340（Total number of loci：12340）

100000—199999　常染色体位点或表型（1994年5月15日前登录）

200000—299999　常染色体位点或表型（1994年5月15日前登录）

300000—399999　X染色体连锁位点或表型

400000—499999　Y染色体连锁位点或表型

500000—599999　线粒体位点或表型

600000以上　　　常染色体位点或表型（1994年5月15日后登录）

为等位基因的突变体所设定的数码放在小数点后。例如，第 IX 因子编号为 306900；各种第 IX 因子（B型血友病）的突变体编号是 306900.0001 到 306900.0101；β 珠蛋白基因数据号是 141900；镰状贫血的珠蛋白是 141900.0243。

OMIM 站点可以通过多种途径进行基因和遗传病关系的查询，可以用基因的名称（如 SOD，MAPK 等）或染色体位点查询相关疾病，也可以用疾病名称的关键词（如 Alzheimer 等）查房相关基因。

OMIM 对一些基因的资料相当详细，一般都包括了该基因的发现过程、目前的功能、结构研究情况、动物模型状态以及遗传病突变等，可以帮助医学研究人员迅速了解许多基因的基本研究状况及其与疾病的关系。

把新进展、新方法、新成果即时收录，成为无纸化丛书，是临床和科研的工具书，并且免费供全世界科学家浏览和下载。这是 Mckusick 教授在信息化时代又一大贡献。OMIM 的问世有力地推动了医学遗传学发展。OMIM 的网址：http://www.ncbi.nlm.nih.gov/omim。

（张开滋　谷志华　曲晓燕　孟庆华）

三、人类基因组计划解读

人类基因组计划（HGP）是国际上最大、最复杂的一项科学研究合作项目，是生物医学领域中的阿波罗登月计划，它要阐明人类基因组 DNA 序列及其功能。获得一张"生命元素周期表"，随着这本"生命天书"的破译，来揭示人类发育、生长、生殖、疾病、衰老、死亡等所有生命问题。进而奠定生物医学研究基础，促进医学发生革命性变化，促进新医学模式的诞生。本附录分研究经过、研究内容、医学中的意义三部分对 HGP 进行解读。

（一）研究经过

人类基因计划（human genomo project，HGP）。首先是在美国科学家在能源部（DOE）的一次会议上讨论酝酿，诺贝尔奖获得者 R.Dulbecco 于 1986 年在《Science》杂志上发表，率先提出，旨在：阐明人类基因组 DNA 长达 3.2×10^9 碱基对序列，发现所有人类基因并阐明其在染色体上的位置，从而在整体上破译人类遗传信息。经过学术界几年争论，1990 年美国国会批准这 15 年（1991—2005）拨款

30亿美元的HGP计划，由美国、英国、日本、德国、法国启动，中国在1999年宣布参加国际人类基因组计划，这是继上述五国之后，唯一的一个发展中国家。除美、英等国政府拨款外，还得到慈善机构出资资助。

另一个人类基因组计划，是1998年由位于美国马里兰州的一家私人公司——Celera Genomics提出并实施。

由国际科学家小组建立的人类基因组组织（Human Genome Organization，HUGO）对此计划在各国的实施进行协调工作。由于各国政府的重视、科学界和产业界的赞助，使其研究一再超前的努力，HGP作为全球性的合作项目已取得重大进展，随着最后一个染色体即1号染色体基因测序完成，提前2年于2000年6月26日，由美国、英国、日本、德国、法国、中国科学家组成的国际人类基因组测序协作组（International Human Genome Sequencing Consortium，IHGSC）和Celera公司共同宣布人类基因组草图的完成，并由美国总统克林顿在白宫和英国首相布莱尔在唐宁街共同宣布人类基因组序列草图诞生。分别在2001年2月15日的《Nature》和2月16日的《Science》上发表了他们的研究结果。尽管这两张人类基因组序列草图并不完整，它们只分别占整个人类基因组的83%～84%，但把二者结合起来，则可以基本上覆盖全部基因最重要部分。2004年10月21日，IHGSC在《Nature》上公布了人类基因组的完成序列，该序列覆盖了约99%的常染色质的区域，准确率高达99.999%，它为新世纪的生物医学研究奠定了坚实的基础。

人类基因组研究是一项庞大的科学工程，我国根据自己的具体实力和需求，于1994年初，在国家自然科学基金委员会和科技部"863"高科技计划的支持下，启动了"中华民族基因组中若干位点基因结构的研究"和"重大疾病相关基因的定位、克隆、结构与功能研究"，这些项目已经取得了一批较突出的科研成果。1998年，又分别在上海由陈竺为首和北京由杨焕章为首成立了基因组研究中心，大大推动了中国的人类基因组研究。1999年，我国作为HGP合作研究者，承担了人类基因组计划第一阶段中1%的测序工作，测定了10余万条序列，获得了1 000条以上人类新基因的全长cDNA。除了人类基因组研究计划以外，我国还独立进行了植物和微生物的基因组研究。2002年在世界上第一个完成了水稻基因组的全序列分析。

在人类基因组计划完成之后，Collins等发表了题为"基因组学研究前瞻（A Vision for Future of Genomics Research）"的文章，预见了基因组学在三个领域的重要影响：基础生物学、人类健康和人类社会，并形象地绘制出一座建立在人类基因组计划基础上的三层楼房。三个楼层分别称为"基因组学到生物学"、"基因组学到健康"和"基因组学到社会"。楼房的立柱包括"资源"、"技术发展"、"计算机生物学"、"培训"、"教育"和"伦理、法律及社会影响"。

人类基因组学研究无疑给医学带来一场革命。目前的医学正从"以疾病为中心"到"以健康为中心"过渡。人类基因组学对医学的贡献，不仅在于寻找病因和指导治疗，还在于维护人类健康，阐明发病机制，从而预防疾病的发生。另外，通过人类基因组多态性的研究，特别是大量单核苷酸多态性（single nucleotide polymorphism，SNP）的获得，可以使连锁不平衡（linkage disequilibriaum，LD）分析变得简单，从而有利于确定常见疾病的易感基因；同时，这种多态性还可以阐明个体间在药物反应上存在差异的遗传基础，进而根据个体的遗传背景优化治疗方案，实现"个体化医学"。

尽管人类基因组计划的实施最初是基于医学研究的需要，为探索疾病的分子机制和治疗方法的研究而提出的。事实上，对于遗传学来讲，人类基因组计划具有更重要的价值。基因组中含有人类从一个单细胞发育为个体的全部信息，也包含了人类所有的文化、习惯、愿望和思维的秘密。人类基因组全序列分析的完成无疑是人类认识自我的重要成果，也将成为最终认识生命奥秘的工具。

（二）研究意义

人类基因组计划的研究内容是完成遗传图谱（genetic map）、物理图谱（physical map）、序列图谱（sequence map）、转录图谱（transcriptional map）等四种对人类基因组的结构分析。

1．遗传图谱

遗传图谱是利用人类基因组中的一些特殊位点作为遗传标志而进行的基因组分区。遗传标志是在基因组中具有遗传多态性（polymorphism，同一位置有2个以上的等位基因，每种等位基因在人群中的出现频率应大于1%）的位点。遗传图谱采用遗传学距离（genetic distance）作为图距。遗传学距离属于经典遗传学概念，与遗传过程中的重组率相关，单位为cM（分摩尔根）。人类基因组的遗传大小已确定为3 600 cM。限制性片段长度多态性（RFLP）位点、短串联重复序列STR（short tandem repeat，或 short sequence length polymorphism, SSLP）都可以作为遗传标志。最精细的新一代DNA遗传标志是SNP（single nucleotide polymorphism，单核苷酸多态性）。SNP在人类基因组中平均每1 000 bp出现一个，将提供数万个遗传标志，可以精确地对基因组进行分区，同时也将成为致病基因定位的有力工具。

2. 物理图谱

物理图谱是除遗传图谱外的另一种对人类基因组进行分区的图谱。物理图的作图标志是各种已知序列的DNA片段，这种标志称为STS（sequence tagged site）。建立物理图谱必须先利用载体将所有的人类基因组DNA分段克隆，然后将含有STS序列的对应克隆相互重叠连接以明确其位置。载体对外源片段的容量对于建立物理图谱至关重要。如果每个载体插入片段过小，需要的克隆数目将过于庞大而无法操作。例如Cosmid插入片段的大小限制是30~40 kb，至少需要10^5个克隆才能将人的30亿bp的基因组克隆到载体上，还未将重复和重叠部分计算在内。酵母人工染色体（yeast artificial chromosome, YAC）克隆技术，使插入片段的长度扩大10倍。YAC装载能力为1~2 Mb，几乎减少了100倍的克隆工作量，但是由于YAC载体装载量仍然偏大，自身稳定性不够，带来很多不精确的因素。细菌人工染色体（bacteria artificial chromosome, BAC）克隆新技术的诞生，使得大规模克隆成为可能，并取代YAC用于大部分人类基因组的序列分析。

物理图谱在1998年10月已经完成含有52000个STS的作图，可以将人类基因组按照碱基数目划分为40kb大小的区段，覆盖了100%的基因组结构。物理图谱与遗传图谱可以进行转换，即确定1 cM间的碱基数目——物理图距离kb或Mb。

3. 序列图谱

序列图谱为人类基因组的全部核苷酸排列顺序。序列图谱是物理图谱的延伸，是最详细和最准确的物理图谱。DNA分子的巨大分子量给DNA序列测定带来相当大的困难，至少目前是无法将一个完整的人的DNA分子进行一次测序的。所以必须首先将庞大的DNA分子分区克隆，并赋予一定的标志（即遗传图和物理图中的标志），然后逐段进行序列分析，再将序列根据标志拼接起来来获得一个完整DNA分子的核苷酸排列顺序。

4. 转录图谱

转录图谱即为基因图谱，是编码蛋白质的序列在基因组中的位置。完成后的转录图谱将为我们提供人类基因或基因家族的准确数目，每一基因的序列和在基因组中的位置，并且提供基因表达的时间和空间关系。利用转录图谱可以深入分析基因产物的功能及其与各种疾病的关系。

目前（至2004年4月30日）NCBI的数据库中收集的人的具有完整开放阅读框的cDNA已经达到15 915个。

以上四种图谱是人类基因组计划的主要研究内容。此外，生物信息学在此过程中也得以建立和发展，如EMBL（The European Molecular Biology Laboratory）DNA数据库于1982年由EMBL建立，与美国NCBI的GenBank及日本的DDBJ共同组成全球性的国际DNA数据库，可进行核苷酸序列检索及序列相似性查询。

在上述三大数据库中，美国NCBI的Gen Bank和Human Genome数据库提供的信息最丰富，链接也最为方便，为充分利用基因组数据提供了有力的工具和手段。

（三）医学中的意义

人类基因组学计划的实施大大促进了医学的发展，DNA的遗传作图和物理作图对于认识疾病相关基因具有巨大的推动作用。遗传性疾病的基因定位，尤其是对多基因复杂性状的基因位点做全基因组的定位扫描，使得确定致病基因的工作更为容易。例如，高血压和糖尿病等疾病都在吸引着众多的医学家和药物学家从分子水平突破对这些疾病的传统认识，从而改变治疗方式。

转录图和基因全序列图与医学的关系就更为密切。研究病理状态下的表达图谱将为认识疾病的分子机制，以及提出新的诊断和治疗策略带来重要的线索。

人类基因组计划在医学方面对我们的帮助体现在以下几个方面：

（1）基因结构与功能的研究　人类基因组序列分析完成以后，人们可以迅速了解与某种细胞成分、细胞结构或细胞功能相关的全套基因信息——分子硬件（molecular hardware），大大推动了各个领域的研究工作，加快了在分子水平上对各种生理功能的认识。

（2）基因组信息与疾病易感性的研究　遗传学长期以来就期望能够在了解人类基因变异的基因上确定疾病的易感状态。随着人类基因组全序列的测定完成，这种梦想已经开始实现。随着大规模分析的展开，尤其是对病人与正常人群间的SNP进行的比较，必将最终确认各种疾病易感人群的遗传学背景。

（3）基因组与癌症研究　鉴定肿瘤相关基因是癌症研究的中心目标之一。人类细胞中的DNA在生命过程中持续暴露于各种突变剂中，并且在复制过程中不可避免地发生错误。一旦不能纠正在关键基因中发生的有害突变，肿瘤细胞就可产生，因此，癌症是最常见的基因病。

（4）疾病的遗传学背景　人类基因组计划在医学上最重要的意义是确定各种疾病的遗传学基因，即基因结构基础。首先，它将有利于已知的单基因遗传疾病进行定位克隆。在这一点上，新的鉴定遗传病基因的方法——定位候选克隆（positional candidate cloning）正在发挥越来越大的作用。一旦致病基因的染色体定位得以确认，那么就可以利用因特网上的基因网站所提供的基因序列数据鉴定出候选致病基因，此方法被称为定位候选基因克隆策略（positional candidate gene clone approache）。这种策略将加速致病基因克隆的研究工作。

（5）药物基因组学（pharmacogenomics）　每一个体都是基因与环境相互作用的产物。药物基因组学是研究遗传变异是如何影响每个病人对药物的反应性的。这项研究将促进药物开发和使用的个性化，使之更为经济、有效。同一疾病的不同病人，将根据他们基因的差别，预测他们对药物的反应性。药物基因组学还包括利用人类基因组数据资料选择药物靶位，一方面是针对疾病易感基因，另外也将针对那些重要受体、蛋白酶或蛋白激酶。

（6）HGP的计划完成，促进了功能基因组学（fuctional genomic）时代的到来　功能基因组学是研究基因组中所有基因功能的学科，它从整体水平上研究一种组织或细胞在同一时间或同一条件下所表达的基因的种类、数量、功能及在基因组中的定位，或同一细胞在不同状态下基因表达的差异。它可以同时对多个表达基因或蛋白质进行研究，使得生物学研究从以往的单一基因或蛋白质研究转向多个基因或蛋白质的系统研究。

功能基因组学最早是在20世纪80年代出现的。可以说功能基因组学先后有两个不同角度的来源，一是来自于对疾病的研究，目的在于筛选与疾病状态和发病相关的功能基因；二是来自于基因组学研究，是基因组学研究的进一步深入。

功能基因组学是从基因整体水平上对基因的活动规律进行探讨，其研究内容主要包括基因的表达、蛋白质产物的功能、基因组多样性的研究、基因组功能注释。

（7）HGP的计划完成，加快了蛋白质组成研究进展　特别是最近开展的人类蛋白质组计划（HPP），可能会提供在蛋白质水平进行疾病诊疗方法。

总之，在基因水平乃至在蛋白质水平诊治疾病已经开始，展现了美好的前景。

（张开滋　邢福泰　刘权章　摘编）

四、遗传心血管病的皮纹学表现

皮纹（derma toglyphic）是遗传因素所决定的，是一种遗传性状，即人们手指、手掌和足趾、足跖面皮肤的嵴线构型，即皮肤纹理图形，简称皮纹。心血管的主要分化过程起始于胚胎第4周，且都在2~3周内完成，而皮纹的发生在胚胎第6~7周，形成在14周，一旦皮纹形成，则皮纹终生不变，是体表明显的遗传性状，有其特异性，成为每个人特殊印痕标记。现已发展成一门独立学科——人类医学皮纹学（human medical dermatoglyphics）。

在遗传病的咨询中，利用皮纹学检查并结合临床诊断、家系调查、系谱分析、染色体，以及基因学检查等方法，可发现体内潜在的不利于婚姻、优生和优育的遗传因素或遗传性疾病，从而采取积极防治措施。因此，使用皮纹分析方法，能初步筛查和辅助诊断一些遗传性心血管病，尤其是有心血管异常改变的染色体综合征。

下面介绍皮纹学分析，列举某些心血管异常改变的染色体综合征、单基因遗传性心血管病及多基因遗传性心血管疾病的皮纹表现。

（一）皮纹学分析

1. 指纹（finger print）

人类的指纹可分为弓形纹（arch）、箕形纹（loop）和斗形纹（whorl）三大类（附图4-1），分别以A、L和W表示。①弓形纹的纹线是从一侧发出到另一侧，中间隆起呈弓形，有的弓形纹弯度较大呈帐篷状称帐形弓（附图4-2a）；②箕形纹的纹线自一侧起始，斜向上弯曲后再回到原处，形似簸箕故称箕形纹。箕形纹的箕头下侧有一呈三方向走行的纹线，该中心点称三叉点（triadius）（附图4-3）。根据箕口朝向手的尺侧者正箕或尽箕，箕口朝向手的桡侧者称反箕或桡箕（附图4-2b）；③斗形纹的特点是有两个三叉点。根据纹形不同又可分：a. 环形斗。纹理呈同心圆，故又称同心斗，其左、右下方各有一个三叉点（附图4-4a）；b. 螺形斗。纹理呈螺旋形走行，左、右、下方各有一个三叉点（附图4-4b）；c. 绞形纹。实际上是两个箕形纹构成，故又称双箕

头（附图4-4c）。两个箕头互相绞着，两箕纹朝相反方向走行，并各有一个三叉点即有两个三叉点。除此三类型外尚有囊形斗、偏形斗、变形斗等。

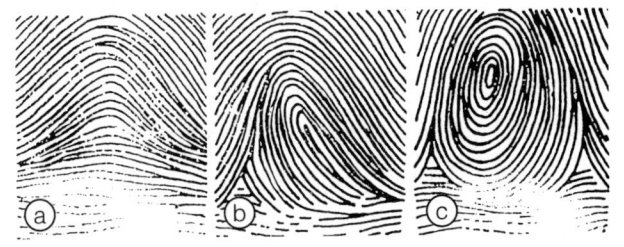

附图4-1 指纹的三种类型
a. 弓形纹；b. 箕形纹；c. 斗形纹

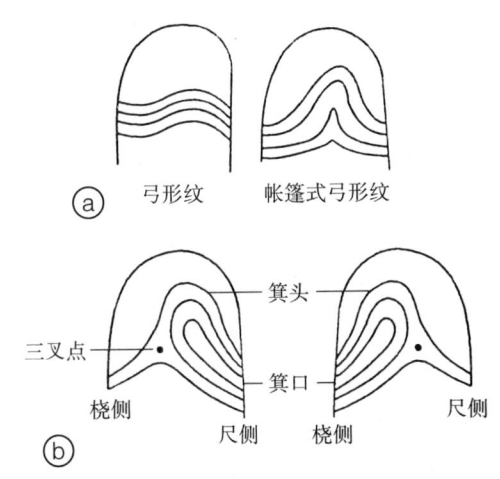

附图4-2 弓形纹（a）和箕形纹（b）

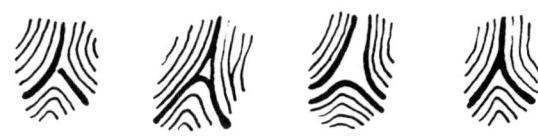

附图4-3 常见的三叉点结构图形

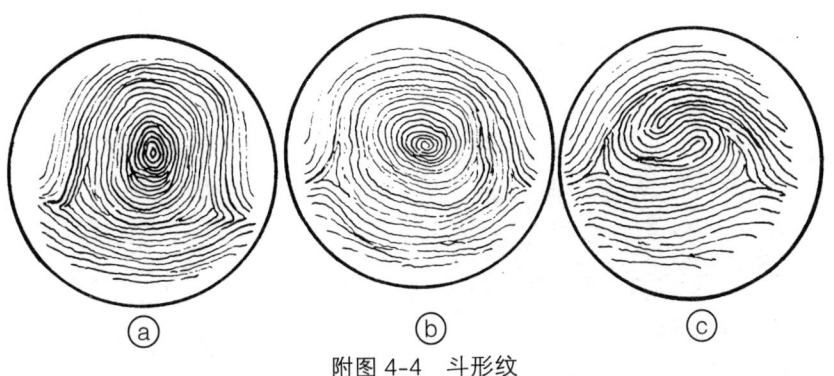

附图4-4 斗形纹
a. 环形斗；b. 螺形斗；c. 绞形斗

嵴纹计数（ridge count） 嵴纹计数是指从箕形纹或斗形纹的中心点到三叉点的中心画一横线，然后计数横线经过的纹数得数（附图4-5）。弓形纹没有三叉点故得数为零。临床应用时是将左右双手10指的嵴纹数目相加，求出总嵴纹数（total finger ridge count, TFRC）。斗形纹有两个三叉点，故需进行二次计数，并将得数记入表内，但在计算TFRC时，只把较大的得数统计入内。

根据大量的统计资料表明，在同一种族的正常人群，各种指纹的频率基本近似，而不同种族间则存在一定差异。例如，哈尔滨市正常男女的各种指纹的频率是，男女双手均以箕形纹和斗形纹的频率最高，约占95%，而弓形纹的频率极低（约5%），故TFRC高；而欧美人种的斗形纹比例较小，弓形纹多，故其TTRC较低。令人特别注意的是某些染色体病和遗传综合征患者，其指纹类型的比例与正常人间对比有明显的差异，如哈尔滨市正常女性的TTRC平均约138.5，而Turner综合征患者的TFRC可高达≥195。故据此可作辅助诊断的重要指标。

2. 手掌纹（palmar print）

如附图4-6所示，正常人的手掌可划分为五部分：①大鱼际区（thenar area）位于拇指下方；②小鱼际区（hypothenar area）位于小指的下方；③指间区（I_1-I_4）；④三叉点a、b、c和d，各位于第2、3、4、5指基部。由各三叉点又分别引起主线，如三叉点A线发自食指基部，通向小鱼际区；三叉点B线发自中指基部，进入I_4区或小指的下方；三叉点C线发自无名指基部，进入I_3区；三叉点d线发自小指基部，进入I_2区；⑤三叉点t，位于大、小鱼际的底端，手掌基部中央，远侧腕关节褶纹的附近，其发出的主线通向I_1区。

某些染色体患者的三叉点t位置有较特异的变化，故具有重要的辅助诊断价值。例如先天愚型患者的三叉点t向掌心移位，称三叉点t′；13三体患者的三叉点t向掌心移位更甚，称三叉点t″。所以，临床检查时，应掌握三叉点t的测量方法（method measuring trifurcate point t）。目前，常用的有下述两种方法（附图4-7）。

一是根据手掌长度的百分比计算，根据从远侧腕关节褶纹至中指基部褶线的长度，按百分比计算，求出t百分率。根据统计结果，t、t′、t″的比值如下（附图4-7A）。

三叉点t（正常比值）　　＜14.9%
三叉点t′　　　　　　　＞15%~19.9%
三叉点t″　　　　　　　＞40%

二是根据atd角大小计算：即从三叉点a和三叉点d分别画一直连至三叉点t，然后测定三者所形成的∠atd的角度大小，以表示三叉点t的具体位置（附图4-7b）。三叉点t的位置离远侧腕关节褶线越近、即离掌心越远，∠atd的角度越小；而三叉点位置离掌心越近，则∠atd的角度越大。例如，根据中国科学院遗传所等（1979）调查资料，我国正常人的∠atd的平均角度值约为41°，而先天愚型患者的atd的角度平均与64°。

3. 指褶纹（digital flexion creases）

正常人中除拇指只有一条指褶纹外，其余四指与指关节相应都有两条指褶纹（附图4-8）。但先天愚型患者因小指的第二指骨退化变形，故其小指只有一条指纹。

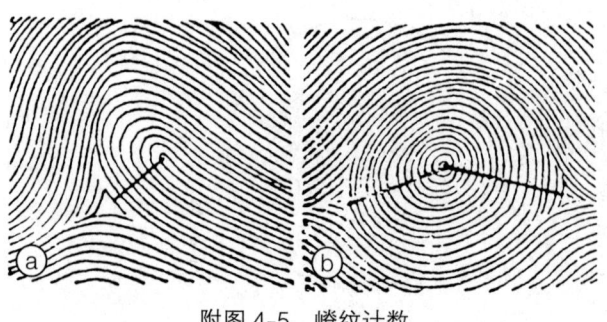

附图4-5　嵴纹计数
a. 箕形纹, 得数9; b. 斗形纹, 得数12-14

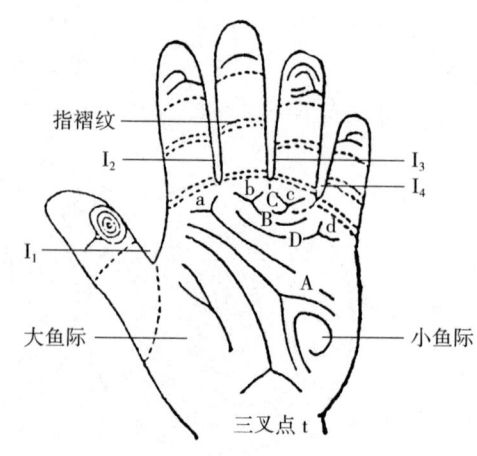

附图4-6　正常人掌纹特点

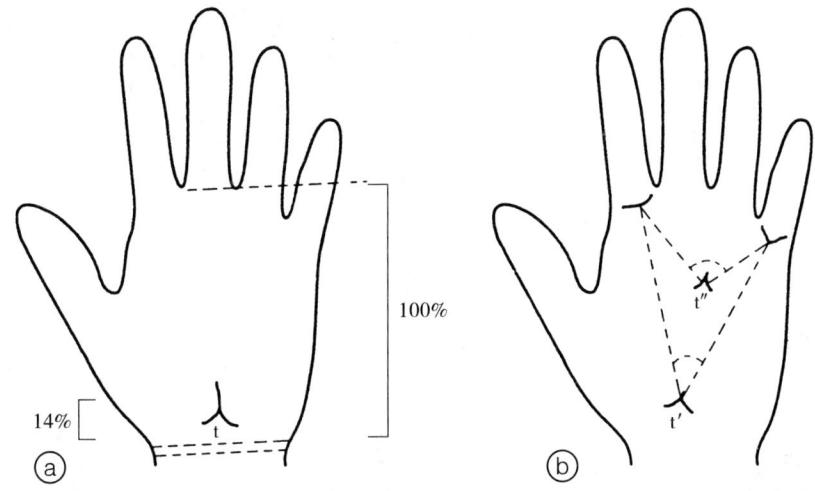

附图 4-7 三叉点 t 的测量方法
a. 根据手掌长度的百分比计算；b. 根据∠atd 大小计算

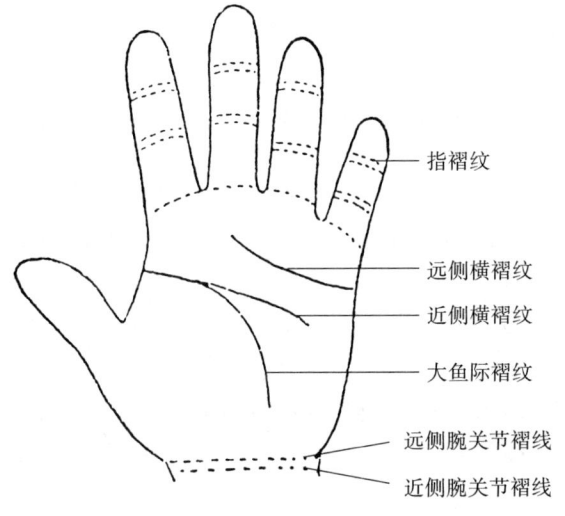

附图 4-8 正常人的指、掌褶纹

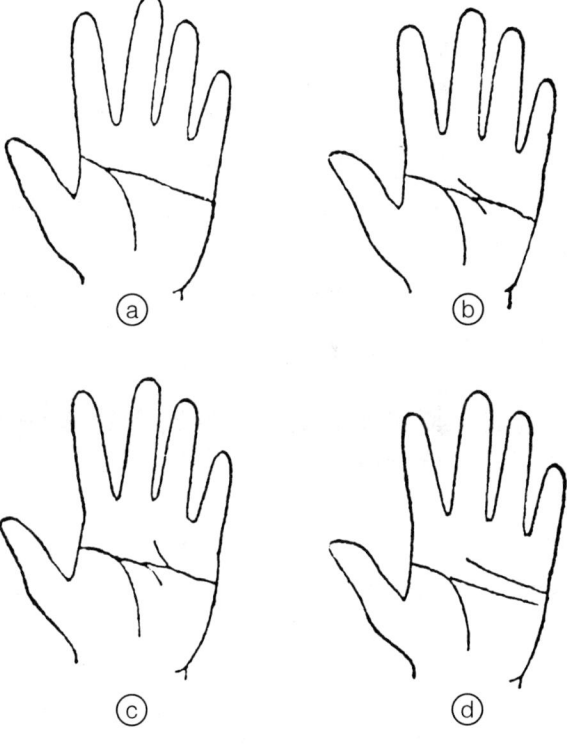

附图 4-9 掌褶纹及其变异类型
a. 通贯手；b. 变异Ⅰ型；c. 变异Ⅱ型；d. 悉尼手

4. 手掌褶纹（palmar flexion creases）

正常人的手掌褶纹如附图 4-6 所示，主要有三条大的褶纹，即远侧横褶纹、近侧横褶纹、大鱼际褶纹。应该注意的是有些个体，特别是一些染色体病患者中，其远侧横褶纹和近侧纹二者完全连接在一起，形成一条单一的直线横贯全掌（附图 4-9a），我国俗称通贯手（single transverse crease），国外一般称猿线（simian line）。根据统计资料显示，先天愚型、13 三体患者的双手通贯手频率比正常人群大 10~30 倍。因此在染色体病等诊断上具有重要的辅助诊断价值。但应该注意在正常的人群中，平均约 6% 的人也具有通贯手，但一般为单侧，或者近似通贯手，但实际是与通贯手结构不一样的变异褶纹（附图 4-9b、c、d），故需鉴别确定。

5. 脚掌纹（foot palmar flexion creases）

目前只发现踇趾球区的皮肤纹理在医学诊断上具有辅助诊断价值（附图 4-10）。但是，在踇趾球区的 7 种皮肤纹理类型，只有附图 4-10g 的胫侧弓形纹具有诊断意义。其特点是没有三叉点，纹理密度小，弓形弯度小、近似平行，弓凹朝向踇趾侧。此类型在正常人中很少见（一般只占 0.5%），而先

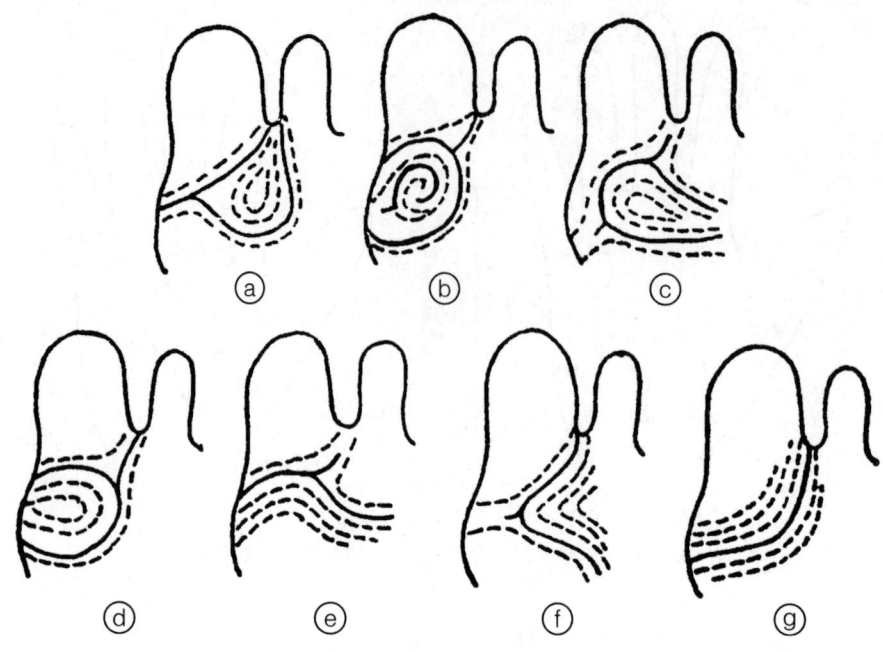

附图 4-10 拇趾球区的皮肤纹理类型
a. 远侧箕形纹；b. 斗形纹；c. 腓侧箕形纹；d. 胫侧箕形纹；e. 近侧弓形纹；f. 腓侧弓形纹；g. 胫侧弓形纹

天愚型患者很常见（约占 72%），所以是一重要辅助诊断指标。

附表 4-1 是一些染色体病患者的皮肤纹理特征简表，可做诊断时参考。

（二）某些有心血管异常改变的染色体综合征

1. 1q 部分单体综合征（partial 1q trisomy syndrome）

通贯手。

2. 2q 部分单体综合征（partial 2q trisomy syndrome）

三叉点 t 高位（t′ 或 t″），总嵴纹计数（TFRC）低。

3. 3p 部分三体综合征（partial 3p trisomy syndrome）

指纹中斗形纹多，故 TFRC 高。

4. 3q 部分三体综合征（partial 3q trisomy syndrome）

通贯手，三叉点 t 高位（t′），弓形纹少。

5. 4p 部分单体综合征（partial 4p monosomy

附表 4-1 一些常见染色体病患者的皮肤纹理特征

皮肤纹理特征	正常人群	先天愚型	18 三体	13 三体	5p-	45, X
1. 三叉点 t′	3%	82%				亦多见
2. 三叉点 t″	3%		25%	81%	80%	
3. 三叉点 A 线通向大鱼际区	11%			91%		57%
4. 通贯手（双手）	2%	31%	25%	62%	35%	
5. 指纹中弓形纹 >7	1%		80%	亦多见		
6. 指纹中斗形纹 >8	8%				32%	
7. 第 5 指只一指褶纹	0.5%	17%	40%			
8. 蹬趾球区胫侧弓形纹	0.5%	72%				
9. 蹬趾球区腓侧弓形纹	9%			42%		
10. TFRC 数值		低		低		高, ≥ 200

syndrome）

通贯手，弓形纹多，故 TFRC 低。

6. 4q 部分三体综合征（partial 4q trisomy syndrome）

通贯手，三叉点 t 和 D 线缺如。

7. 5p 部分单体综合征（partial 5p monosomy syndrome）

通贯手，三叉点 t 高位（t′或 t″），斗形纹多。

8. 6q 部分三体综合征（partial 6q trisomy syndrome）

通贯手，第 5 指只有一指褶纹。

9. 7p 部分单体综合征（partial 7p monosomy syndrome）

通贯手，TFRC 低。

10. 8p 部分三体综合征（partial 8p trisomy syndrome）

通贯手，手指指褶纹缺如或减少。

11. 8p 部分单体综合征（partial 8p monosomy syndrome）

通贯手，三叉点高位（t′）手指指褶纹减少或缺如。

12. 8q 部分三体综合征（partial 8q trisomy syndrome）

三叉点 t 高位（t′），指纹中弓形纹多。

13. 9p 部分单体综合征（partial 9p monosomy syndrome）

斗形纹较多，故 TFRC 增多，三叉点 t 高位（t′或 t″）。

14. 10q 部分单体综合征（partial 10q monosomy syndrome）

通贯手，三叉点 t 高位（t′）。

15. 10q 部分三体综合征（partial 10q trisomy syndrome）

通贯手，尺侧箕形纹多。

16. 11q 部分三体综合征（pqrtial 11q trisomy syndrome）

斗形纹、箕形纹多，故 TFBC 高。

17. 12p 部分单体综合征（partial 12p monosomy syndrome）

三叉点 t 高位（t′）。

18. 12p 部分三体综合征（partial 12p trisomy syndrome）

有的为通贯手，三叉点 t 高位。

19. 13 环状染色体综合征（ring 13 chromosome syndrome）

通贯手，三叉点 t 高位（t′，t″），三叉点 b、c、d 缺如。

20. 13 三体综合征（trisomy 13 syndrome）

通贯手，三叉点高位（t′），弓形纹多，故 TFRC 低，三叉点 A 线多通向大鱼际。

21. 14p 部分三体综合征（partial 14p trisomy syndrome）

通贯手，指纹中弓形纹多。

22. 14q 部分三体综合征（partial 14q trisomy syndrome）

通贯手，弓形纹多，故 TFRC 较低。

23. 15q22→qter 三体综合征（trisomg 15q22→qter syndrome）

三叉点 t 高位（t′）。

24. 18q 部分单体综合征（partial 18q monosomy syndrome）

斗形纹多（有的高达 10 个），故 TFBC 高。

25. 18q 部分三体综合征（partial 18q trisomy syndrome）

通贯手，10 指均为弓形纹，故 TFRR 为 0。

26. 18pter→q12 三体综合征（trisomy 18pter→q12 syndrome）

通贯手，皮纹发育不良。

27. 18q12→qter 三体综合征（trisomy 18q12→qter syndrome）

如 18 三体综合征的指纹中弓形纹比例多。

28. 18 三体综合征（trisomy 18 syndrome）

三叉点 t 高位（t″），指纹中弓形纹多（7 个以上），故 TFRC 低，30% 为通贯手。

29. 20p 部分单体综合征（partial 20p monosomy syndrome）

通贯手。

30. 20p 部分三体综合征（partial 20p trisomy syndrome）

无明显特异性，有的三叉点 t 高位（t′），弓形纹多。

31. 21 单体综合征（monosomy 21 syndrome）

通贯手。

32. 21 三体综合征（trisomy 21 syndrome）

双手通贯手，三叉点 t 高位（t'），第 5 指挠侧弯曲，且只有一指褶纹，第 1、2 趾间距宽。拇指球区胫侧弓形纹。

33. 21 环状染色体综合征（ring 21 chromosome syndrome）

皮肤嵴纹过度成熟。

34. 22 三体综合征（trisomy 22 syndrome）

通贯手，有的病例的三叉点 t 高位（t'或t"）。

35. 22pter→q11 单体综合征（monosomy 22pter→q11 syndrome）

三叉点 t 高位（t'，t"），指纹中斗形纹增多。

36. 三倍性综合征（triploidy syndrome）

通贯手，指纹中斗形纹比例多。

37. 48，XXXX 综合征（48，XXXX syndrome）

通贯手，TFRC 低。

38. 49，XXXXY 综合征（49，XXXXY syndrome）

指纹中 TFRC 低。

39. 49，XXXXX 综合征（49，XXXXX syndrome）

通贯手，TFRC 明显减少。

40. 脆性 X 综合征（fragile X syndrome）

男性患者指纹的大斗型纹和双箕斗较多，TFRC 和绝对嵴纹数（AFRC）值增高；女性携带者和脆性 X 阳的女性指纹中小箕形纹较多，TFRC 和 AFRC 值较低。

41. Turner 综合征（Turner syndrome）

三叉点 t 高位（t'），斗形纹多，故 TFRC 高，一般≥200，三叉点 A 线通向大鱼际区。

42. Klinefelter 综合征（Klinefelter syndrome）

三叉点 t 高位（t'），指纹 TFRC 比正常男性低。

（三）某些单基因遗传性心血管病的皮纹学表现

1. 遗传性心血管-上肢畸形综合征（Holt-Oram syndrome）

斗形纹增多，TERC 增高，平均在 175 以上。三叉点 t 高位（t'），部分病例缺如，大鱼际第一指间区极少有真实花纹，部分病例手掌屈褶线发育不全，国外资料报道通贯手达 60%，国内仅为 3%。

2. 马方综合征（Marfan syndrome）

斗形纹略多，常出现在第一、四指上，向心轴位轴三叉点且向桡侧移位，致使 atd 角缩小，三叉点 t 与桡距离比正常人缩短。手掌屈褶纹（远、近侧掌横褶纹、大鱼际纵褶纹）呈垂柳状分布，垂向手掌的向心部。

3. 斯-李-奥综合征（Smith-Lemli-Opitz-syndrome）

箕形纹出现率低，而弓形纹和斗型纹增多，TERC 均值低于正常。小鱼际区及第三、四指间缺乏真实花纹，50% 患者三叉点 t 高位（t"），atd 角增大，常出现完全型或变异型通贯手，约 3/4 为双侧性；32% 患者足拇球区出现胫侧弓型纹，为对照组的 64 倍。

4. 脑-肝-肾综合征（cerobro-hepato-renal syndrome）

双手斗形纹出现频率增高，三叉点 t 低位，第 5 指可见单一指褶线，一侧或双侧常见完全型或过渡型通贯手，部分患者皮嵴纹发育不良。

5. de Lango 综合征（de Lango syndrome）

桡箕纹增多，尤以第三指最常见，虽为特征性改变，但仅在 24% 患者中具有。斗形纹显著减少，可见指间三叉点 b 和 c 融合（约 41%）。以上患者三叉点 t 高位（t"），atd 角增大，完全型或变异型通贯手出现率增高，偶见小指单一褶线。

6. 唇裂（cleft Lip）

手掌皱褶多，掌褶纹常为桥贯型或悉尼型，小鱼际出现箕形纹或弓型纹。女性患者指端弓形纹增多，男性患者桡箕纹增高，atd 角增大，患者左手 a-b 计数增高。

7. 豹皮综合征（leopard syndrome）

双手斗形纹增多，atd 角小。

8. 先天性侏儒痴呆综合征（Noonan syndrome）

弓形纹增多，TFRC 减少。

9. 宽拇指（趾）综合征（Rubinstein-Taybi syndrome）

弓形纹增多，尺箕纹减少，桡箕纹虽不增多，但分布异常，除第二指外，可出现在其他指端上，尤其在第三指上。拇指（踇趾）出现顶端副三叉点，此为本征最特异皮纹特征。TFRC 低，以女性显著降低为突出，三叉点 t 高位，atd 角增大，大鱼际/第一指间区出现大而复杂花纹。完全型或变异型通贯手较常见。足踇球区远箕纹出现率增加，且发生形态变异—变长变歪，含有双箕纹（远箕/腓箕），后者最具诊断价值。足底常出现深沟纹。

10. 镰形细胞贫血（sickle cell anemia）

指褶纹增多，特别是中指多见。

11. 共济失调（friedreich ataxia）

尺箕纹出现率低，弓形纹出现率较高，atd角偏大，掌褶纹普通型少，而变异型、通贯手型较多。

12. Coffin-Lowry综合征（Coffin-Lowry syndrome）

小鱼际有横褶痕，atd角增大，TFRC减少。

（四）某些多基因遗传性心血管病的皮纹学表现

1. 心肌梗死（myocardial infarction）

男患左手拇指、中指尺箕纹增多，右手中指尺箕纹和小指的斗形纹增多。女性右手无名指斗形纹出现率为100%。掌褶纹普通型略高于正常人，变异Ⅱ型出现率增高，变异Ⅰ型降低，atd角接近正常。

2. 风湿性心脏病（rheumatic heart disease）

男患弓形纹减少，女患斗形纹增加；男患第三指间花纹出现率增高。Sanyar报道，患者及双亲75%三叉点t向尺侧移位，atd角增大。Annapurna报道女患有2个以上三叉点t'。

3. 先天性心脏病（CHD）

男性患者的箕形纹多，女性患者斗形纹多。与正常人相反，TERC和AFRC计数均低于正常，尤其男性，AFRC要比同龄人少。小鱼际花纹出现率高，大鱼际花纹明显减少，多见于房间隔缺损、法洛四联症、主动脉狭窄的男性患者；大血管异位及主动脉缩窄的女性患者。部分患者可有通贯手。

总之，一种先心病可能出现数项手纹异常，而一项异常的皮纹可见于不同类型的先天性心脏病。

4. 家族性甲状腺机能亢进症（famillial hyperthyrodism）

男性患者，第四指间区花纹出现率为40.9%，较正常人明显减少。女性患者大鱼际区和第二指间区花纹明显增多。通贯手出现率明显降低，提示本病患者指纹具有一定变异。

（五）皮纹在医学上的应用

皮纹学在医学上的应用主要有以下几个方面：

（1）筛选和辅助诊断某些遗传性疾病，如染色体病，意义较大。

（2）对于原因不明的弱智者，可用皮纹分析的方法进行筛选。

（3）用皮纹分析的方法可帮助确定双生子的卵性。

（4）有利于鉴别临床上不易区别的某些遗传性疾病。

（5）在无条件进行细胞学检查时，皮纹学检查对染色体病有一定辅助诊断价值，但最后须依据染色体分析，做出最后诊断。

（6）可用于单基因病、多基因病的辅助诊断。

据锦州医学院庄振西、高秀珍通过对皮纹与性格，皮纹与疾病的研究，以双盲法判断心血管系统疾病的符合率是81%。

（7）婴儿出生时，可印手、足纹登记造册备查，用皮纹生物特征作为识别个体的身份证明。

（8）皮纹学检查，取材方便，简捷可靠，与DNA检测有很好相关性。可作为DNA亲子鉴定的辅助手段。

总之，染色体病、某些单基因病、多基因病、先天畸形均有皮纹的改变，用此皮纹学检查可作为辅助诊断。对个体识别、亲子鉴定及双生子卵性鉴定均有一定作用。除此之外，在体育选材、高智力筛查、刑侦破案、指纹识别以及安全、金融、工程技术等方面也有一定作用，因这些不属医学皮纹学范畴，在此不一一介绍。

（刘权章　张开滋　崔　博　邓　宁）

参考文献

1. 李璞，刘权章，田瑞符. 医学遗传学纲要. 北京：人民卫生出版社，1979.
2. 杜传书. 医学遗传学基础. 广州：广东科学技术出版社，1982.
3. 卢惠霖. 中国医学百科全书——医学遗传学. 上海：上海科学技术出版社，1984.
4. 李广镰，张开滋，郑宗锷. 心血管遗传病学. 北京：北京医科大学、中国协和医科大学联合出版社，1994.

5. 左伋. 医学遗传学词典. 南京：南京大学出版社，1995.
6. 刘权章. 遗传咨询. 哈尔滨：黑龙江科学技术出版社，1999.
7. 曾溢滔. 遗传病的基因诊断和基因治疗. 上海：上海科学技术出版社，1999.
8. 贺林. 解码生命：人类基因组计划和后基因组计划. 北京：科学出版社，2000.
9. 陈竺. 医学遗传学（7年制规划教材）. 北京：人民卫生出版社，2001.
10. 王培林，傅松滨. 医学遗传学. 北京：科学出版社，2001.
11. 陈竺，强后勒，方福德. 基因组科学与人类疾病. 北京：科学出版社，2001.
12. 李璞. 医学遗传学. 第2版. 北京：北京医科大学、中国协和医科大学联合出版社，2002.
13. 陈竺. 医学遗传学（8年制规划教材）. 北京：人民卫生出版社，2005.
14. 刘权章. 临床遗传学彩色图谱. 北京：人民卫生出版社，2005.
15. 王鸿懿编译. 遗传学相关词汇. 临床心电学杂志，2006,15(4):314.
16. 左伋. 医学遗传学. 第4版. 北京：人民卫生出版社，2008.
17. 药立波. 医学分子生物学. 第2版. 北京：人民卫生出版社，2006.
18. 陆国辉，徐湘民. 临床遗传咨询. 北京：人民军医出版社，2008.
19. 边旭明. 实用产前诊断学. 北京：人民军医出版社，2008.
20. 傅松滨. 医学生物学. 第6版. 北京：人民卫生出版社，2006,185.
21. 药立波. 医学分子生物学. 第2版. 北京：人民卫生出版社，2006,84.
22. 姚荷生译. 皮肤纹理学与疾病. 南京：江苏科学技术出版社，1988.
23. 张开滋. 心血管病的皮纹学（综述）. 四川省首届医学皮纹学学术会议论文汇编，1990,98.
24. 陈祖芬. 手纹形态与人体疾病. 人类学学报，1990,9(2):168.
25. 崔博. 心肌梗塞的皮纹学研究. 优生与遗传，1992,3:56.
26. 庄振西. 手形、手纹、手诊. 北京：华龄出版社，1993.
27. 常桂珍，任杰，王明义，等. 先天性心脏病皮纹特点初探. 解剖学杂志，1994,17(6):483.
28. 楼新法，卢中秋，邵华信，等. 先天性心脏病患者的手纹研究. 山西医科大学学报，1998,29增刊:27.
29. 邵紫苑. 优秀体操运动员双箕斗特征的分析研究. 人类学学报，2000,19(4):313.
30. 任杰，常桂珍. 几种先天性心脏病皮纹特点研究. 中国优生与遗传杂志，2005,13(5):88.
31. 吴青平，李雯. 先天性智力低下儿童69例临床、皮纹及细胞遗传学研究. 中国优生与遗传杂志，2005,13(3):44.
32. 柳爱莲. 人类ABO血型与手纹相关性研究. 河南大学学报，2005,24(4):40.
33. 张丽敏，杨战军. 高智力人群的皮纹特征. 解剖学杂志，2007,30(2):238.
34. 张亮. 肿瘤患者皮纹特征的量化分类初步分析. 人类学学报，2007,26(2):165.
35. 马慰国. 实用医学皮纹学. 北京：科学技术文献出版社，2008.

图书在版编目（CIP）数据

临床心血管遗传病学／张开滋，肖传实，邢福泰等主编．－北京：科学技术文献出版社，2011.4
ISBN 978-7-5023-6720-6

Ⅰ．①临…　Ⅱ．①张…　②肖…　③邢…　Ⅲ．①心脏血管疾病：遗传病　Ⅳ．①R54

中国版本图书馆 CIP 数据核字（2010）第 160394 号

出　版　者	科学技术文献出版社
地　　　址	北京市复兴路 15 号（中央电视台西侧）／100038
图书编务部电话	（010）58882938，58882087（传真）
图书发行部电话	（010）58882866（传真）
邮购部电话	（010）58882873
网　　　址	http://www.stdph.com

E-mail:stdph@istic.ac.cn

策　划　编　辑	刘新荣
责　任　编　辑	刘新荣
责　任　校　对	赵文珍
责　任　出　版	王杰馨
发　行　者	科学技术文献出版社发行　全国各地新华书店经销
印　刷　者	北京博泰印务有限责任公司
版（印）次	2011 年 4 月第 1 版第 1 次印刷
开　　　本	889×1194　大 16 开
字　　　数	1150 千
印　　　张	42.25　彩插 8 面
印　　　数	1～3000 册
定　　　价	118.00 元

© 版权所有　　违法必究

购买本社图书，凡字迹不清、缺页、倒页、脱页者，本社发行部负责调换。